Overview of Parts & Units • Register der Abschnitte & Module

Part 1 Basic Medical & Health Terms

Unit 1 Diet & Dieting, Unit 2 Food & Drink, Unit 3 Craniofacial Trauma, Unit 4 States of Consciousness, Unit 5 Drugs & Remedies, Unit 6 At the Dentist's, Unit 7 Dental Operatory Equipment

Part 2 Body Structures & Functions Relevant to Dentistry

Unit 8 Head & Neck, Unit 9 The Teeth, Unit 10 Dentition & Mastication, Unit 11 Human Sounds & Speech, Unit 12 Nutrition

Part 3 Medical Science

Unit 13 Oral & Maxillofacial Pathology, Unit 14 Medical Statistics, Unit 15 Medical Studies & Research

Part 4 Clinical Terms

Unit 16 Orofacial Pain, Unit 17 Craniofacial Fractures, Unit 18 Therapeutic Intervention, Unit 19 Pharmacologic Treatment, Unit 20 Pharmacologic Agents, Unit 21 Surgical Treatment, Unit 22 Basic Operative Techniques, Unit 23 The Surgical Suite, Unit 24 Surgical Instruments, Unit 25 Perioperative Management, Unit 26 Sutures & Suture Material, Unit 27 Dental & Surgical Asepsis, Unit 28 Wound Healing, Unit 29 Fracture Management

Part 5 Dentistry

Unit 30 Basic Dental Materials, Unit 31 Dental Lab Procedures & Equipment, Unit 32 Dental Instruments, Unit 33 Dental Imaging Techniques, Unit 34 Oral Hygiene & Preventive Dentistry, Unit 35 Periodontics, Unit 36 Orthodontic Dentistry, Unit 37 Orthodontic Appliances, Unit 38 Temporomandibular Disorders, Unit 39 Cosmetic Dentistry, Unit 40 Restorative Dentistry, Unit 41 Endodontics, Unit 42 Prosthodontics, Unit 43 Dental Implantology, Unit 44 Oral Surgery, Unit 45 Maxillofacial Surgery

Part 6 Related Medical Specialties

Unit 46 Basic Radiologic Terms, Unit 47 Basic Terms in Anesthesiology, Unit 48 Types of Anesthesia & Anesthetics, Unit 49 Basic Terms in Plastic Surgery, Unit 50 Grafts & Flaps, Unit 51 General Oncology, Unit 52 Head & Neck Tumors

KWiC-Web

Key Words in Context

Fachwortschatz Zahnmedizin

Englisch – Deutsch

Fachwörterbuch &
Sprachtrainer

Ingrid & Michael Friedbichler

4., unveränderte Auflage
42 Abbildungen

Georg Thieme Verlag
Stuttgart · New York

Dipl. Übers. Mag. Ingrid Friedbichler
Mag. Michael Friedbichler, M. A.
Institut für Translationswissenschaft
Universität Innsbruck
Herzog-Siegmund-Ufer 15
A – 6020 Innsbruck

*Bibliografische Information
der Deutschen Nationalbibliothek*

Die Deutsche Nationalbibliothek verzeichnet diese Publikation in der Deutschen Nationalbibliografie; detaillierte bibliografische Daten sind im Internet über http://dnb.d-nb.de abrufbar.

Ihre Meinung ist uns wichtg!
Bitte schreiben Sie uns unter:
www.thieme.de/service/feedback.html

1. Auflage 2001
2. Auflage 2005
3. Auflage 2008

Wichtiger Hinweis: Wie jede Wissenschaft ist die Medizin ständigen Entwicklungen unterworfen. Forschung und klinische Erfahrung erweitern unsere Erkenntnisse, insbesondere was Behandlung und medikamentöse Therapie anbelangt. Soweit in diesem Werk eine Dosierung oder eine Applikation erwähnt wird, darf der Leser zwar darauf vertrauen, dass Autoren, Herausgeber und Verlag große Sorgfalt darauf verwandt haben, dass diese Angabe **dem Wissensstand bei Fertigstellung des Werkes** entspricht.

Für Angaben über Dosierungsanweisungen und Applikationsformen kann vom Verlag jedoch keine Gewähr übernommen werden. **Jeder Benutzer ist angehalten,** durch sorgfältige Prüfung der Beipackzettel der verwendeten Präparate und gegebenenfalls nach Konsultation eines Spezialisten festzustellen, ob die dort gegebene Empfehlung für Dosierung oder die Beachtung von Kontraindikationen gegenüber der Angabe in diesem Buch abweicht. Eine solche Prüfung ist besonders wichtig bei selten verwendeten Präparaten oder solchen, die neu auf den Markt gebracht worden sind. **Jede Dosierung oder Applikation erfolgt auf eigene Gefahr des Benutzers.** Autoren und Verlag appellieren an jeden Benutzer, ihm etwa auffallende Ungenauigkeiten dem Verlag mitzuteilen.

Rüdigerstraße 14
70469 Stuttgart
Deutschland
www.thieme.de

Printed in Germany

Zeichnungen: Angelika Kramer, Stuttgart
Umschlaggestaltung: Thieme Gruppe
Satz: Druckhaus Götz GmbH, Ludwigsburg
Satzsystem: 3B2 Version 6.05
Druck: Westermann Druck Zwickau GmbH, Zwickau

DOI 10.1055/b-006-163307

ISBN 978-3-13-242905-5   1 2 3 4 5 6

Auch erhältlich als E-Book:
eISBN (PDF) 978-3-13-242906-2

Geleitworte

So mehrdeutig und kreativ wie der für dieses Buch gewählte Untertitel **„KWiC" (Key Words in Context)**, so vielschichtig und facettenreich ist auch dieses Fachbuch, welches schon in dem von seinen Autoren verfassten Vorwort völlig zu Recht einen hohen Anspruch deutlich macht. Dies ist bei Weitem nicht ein Fachwörterbuch der üblichen Art, sondern es erweckt den Eindruck einer Mischung aus soliden Fachwortkenntnissen einerseits und fast schon philologischen Zügen andererseits. Die heute in allen Köpfen umhergehende Idee der Globalisierung wird täglich sowohl in der Industrie wie auch im Dienstleistungsbereich und nicht zuletzt in der Zahnmedizin zu einem unübersehbaren Faktum. Die hierbei allseits bekannte Öffnung nach Osten sollte uns weniger veranlassen, das kyrillische Alphabet oder asiatische Schriftzeichen zu erlernen, sondern es muss – gerade auf Druck von diesen eben genannten Seiten her – uns noch mehr motivieren, die englische Sprache im Allgemeinen und in unserem Fachbereich im Besonderen zu erlernen und zu praktizieren. Gerade aber auf Grund der zuletzt genannten Zusammenhänge ergibt sich die Notwendigkeit, sich in englischer Sprache nicht nur mehr oder weniger holprig, sondern kompetitiv mit einem hohen Qualitätsanspruch zu verständigen.

Zu dem bisher Gesagten bildet dieses Buch eine sicherlich einzigartige Grundlage. Nimmt man die Kurzform des englischen Untertitels **„KWiC"** in vereinfachter Form als Lautschrift an, so ist hiermit das in der Übersetzung deutsche Wort *„schnell"* gemeint: und dieses Buch ermöglicht beim Nachschlagen von Fachwörtern und deren Zusammenhängen eine Schnelligkeit, wie sie mit einem Wörterbuch der üblichen Art sicherlich nicht zu erzielen ist. Dies wird unter anderem gerade durch die Wiedergabe von Begriffen im Kontext erzielt, wobei die Art der hierbei gewählten Darstellung die beiden schon eingangs gemachten Feststellungen erfüllt: Der Leser erhält an vielen Stellen eine praktische philologische Kurzanleitung und eine fachliche Unterweisung. Dieses Buch, das trotz der hohen Ansprüche keinen auf Vollständigkeit erhebt – und wegen des Umfanges und der Entwicklung der einzelnen Fachgebiete auch nicht kann – ist sicherlich sowohl für die Studierenden, die sich verständlicherweise zunehmend mit englischsprachiger Literatur beschäftigen müssen, als auch für junge Wissenschaftler ein unentbehrliches Werkzeug. So kann man sich als erfahrener Fachmann nur wünschen, dass dieses Buch im Sinne der Globalisierung im deutschsprachigen Raum eine große Verbreitung finden möge und es auf Grund seiner Ansprüche und Zielsetzungen stets weiter wächst und durch neue Auflagen ergänzt werden wird.

Tübingen

Prof. Dr. Heiner WEBER
Ärztlicher Direktor
Poliklinik für Zahnärztliche Prothetik
Universitätsklinikum Tübingen

Keiner wird heute ernsthaft bezweifeln, dass die „Sprache der Wissenschaft" inzwischen das Englische ist. Man mag dies bedauern oder nicht, aber nahezu alle relevanten Informationen in der Zahnmedizin, seien sie klinischer Natur oder eher den Grundlagenwissenschaften unseren Faches zuzuordnen, werden international publiziert, damit also in englischsprachigen Zeitschriften. Nur so wird gewährleistet, dass wissenschaftliche Erkenntnisse deutscher Autoren auch global zur Kenntnis genommen werden.

Ich selbst kann mich noch gut daran erinnern, dass ich als junger Wissenschaftler große Probleme hatte, zahnmedizinische Fachausdrücke korrekt ins Englische zu übersetzen. Damals, in den 70er und 80er Jahren des letzten Jahrhunderts, gab es lediglich medizinische Wörterbücher, die kaum zahnmedizinische Fachausdrücke enthielten. Diese Lücke wurde durch die erste Auflage des Werkes **KWiC-Web Fachwortschatz ZAHNMEDIZIN Englisch** im Jahr 2001 geschlossen. Basierend auf den damit gemachten Erfahrungen und neuen Erfordernissen haben die Herausgeber in Kooperation mit zahlreichen kompetenten Mitautoren ab der 3. Auflage 2 wichtige Kapitel zur Terminologie in der Onkologie und den Tumoren im Kopf-Hals-Bereich ergänzt. Hervorzuheben ist auch die naheliegende Berücksichtigung der Terminologie verwandter medizinischer Fachgebiete, zum Beispiel der Radiologie.

Ich bin überzeugt, dass dieses Wörterbuch allen deutschsprachigen Wissenschaftlern, insbesondere auch unserem Nachwuchs, wertvolle Dienste leisten und sehr dazu beitragen wird, mit der englischen Terminologie in allen Gebieten der Zahnmedizin vertraut zu werden. Dies wird zur Folge haben, dass die Ergebnisse unserer klinischen und wissenschaftlichen Arbeit in gebührendem Maße international in Zukunft noch mehr beachtet werden. Den Herausgebern und Autoren möchte ich für ihre Leistung und ihr Engagement meine Hochachtung aussprechen, dem **Fachwortschatz ZAHNMEDIZIN** wünsche ich eine weite Verbreitung.

Hannover

Prof. Dr. Werner GEURTSEN
Direktor und Chefarzt
Klinik für Zahnerhaltung, Parodontologie und Präventive Zahnheilkunde
Medizinische Hochschule Hannover
sowie
Affiliate Professor of Restorative Dentistry & Oral Biology
University of Washington, Seattle, WA, USA

Vorwort

Als dieses Werk kurz vor der Jahrtausendwende konzipiert wurde, handelte es sich um ein terminologisches und sprachdidaktisches Pionierprojekt, das auf der Prämisse basiert, dass Zahnmedizinerinnen und Zahnmediziner heutzutage die Fachterminologie nicht nur in ihrer Muttersprache, sondern auch auf Englisch, der *Lingua franca* der Wissenschaft, beherrschen müssen. Der zahnmedizinische Band war damals ein Versuchsballon, ein Aufbruch zu neuen Ufern, der sich erst bewähren musste.

Im Jahr 2000 war die zweisprachige Lexikografie in der Zahnmedizin im Wesentlichen auf Wörterbücher beschränkt, in denen die Termini alphabetisch ohne jeden Kontext mit ihren Übersetzungen aufgelistet werden. Basierend auf unserer mittlerweile 30-jährigen Erfahrung bei der Vermittlung von medizinischem Fachenglisch haben wir mit diesem Projekt eine neue Möglichkeit für Fachleute entwickelt, sich die nötigen Sprachkenntnisse in den verschiedenen Fachbereichen anzueignen. Heute wird das Konzept bereits von mehreren Ländern in Europa und auch darüber hinaus übernommen.

Die ermutigenden Rezensionen zur 1. und vor allem zur 2. Auflage des zahnmedizinischen Bandes sowie die zunehmende Beachtung von Seiten deutschsprachiger Zahnmedizinerinnen und Zahnmediziner hatten uns veranlasst, nochmals die Ärmel hochzukrempeln und – unterstützt von mehr als einem Dutzend hervorragender Fachleute aus Deutschland, der Schweiz und Österreich – die völlige Neubearbeitung der 3. Auflage in Angriff zu nehmen.

Darin wurden alle Module überarbeitet, das Hauptaugenmerk bei der Überarbeitung lag aber auf den zahnmedizinischen Kerngebieten (Part 5, U30-U45), die signifikant erweitert, aktualisiert und präzisiert wurden.

Zwei neue Kapitel – Onkologie und Tumoren im Hals-Kopf-Bereich (U51 und U52) – wurden in der 3. Auflage hinzugefügt. Darüber hinaus wurde in den mit der Zahnmedizin eng verwandten Fachgebieten, wie Radiologie, Anästhesie und Chirurgie der zahnmedizinische Kontext erweitert. Ebenso wurden in den grundlegenden Kapiteln wie Pathologie und Biostatistik die allgemeinmedizinischen Wortverbindungen und Beispielsätze durch solche aus der zahnmedizinischen Literatur ersetzt. Des Weiteren wurden die Fachbereiche über die Querverweise noch stärker vernetzt.

Als Fachwörterbuch und Sprachtrainer in einem unterscheidet sich **KWiC-Web Fachwortschatz ZAHNMEDIZIN** vom lexikografischen Ansatz in herkömmlichen Glossaren und Fachwörterbüchern vor allem durch den modulartigen Aufbau nach Fachgebieten sowie durch die eingehende Kontextualisierung der Fachtermini und die Verknüpfung sinnverwandter Fachbegriffe. Trotzdem ist und bleibt KWiC-Web ein fachsprachliches Lehr- und Nachschlagewerk und ist nicht als zahnmedizinisches Fachbuch zu sehen.

Bei der Zuordnung der Termini zu den Fachgebieten war es unser Ziel, eher einschließend als puristisch und rigoros vorzugehen. Damit sollte der Graubereich, der bei einer modularen Struktur zwischen den Fachgebieten zwangsläufig entsteht, möglichst gering gehalten und assoziatives Lernen ermöglicht werden. Weiters wurde die didaktisch stimmige Reihenfolge der Stichwörter innerhalb der Module – ein großes Anliegen unserer Fachbeiräte – nach Möglichkeit verbessert.

Der Index wurde gründlich überarbeitet, vor allem der englische Teil wurde von ca. 3000 auf knapp 7000 Einträge erweitert, sodass nun nicht nur die Hauptstichwörter, sondern auch alle übersetzten Termini über den Index nachgeschlagen werden können.

Bei all diesen Verbesserungen ist es nicht möglich, eine klare terminologische Trennlinie zwischen Zahnmedizin und Allgemeinmedizin zu ziehen. So könnte man berechtigt fragen: Warum fehlt die Notfallmedizin oder weshalb gibt es kein Kapitel zur Anamnese? Die Liste ließe sich beliebig fortsetzen. Hier müssen wir den an diesen terminologischen Grenzbereichen interessierten Benutzer auf den **KWiC-Web Fachwortschatz MEDIZIN** (142 Units) verweisen, der bei Thieme in Buchform und digital erschienen ist.

Da die Fachterminologie einem ständigen Wandel unterworfen ist, waren wir auch mit der Frage konfrontiert, wie mit obsoleten Fachwörtern verfahren werden soll. Nachdem bei vielen Recherchen auch auf die ältere Literatur zurückgegriffen werden muss, haben wir uns dazu entschlossen, die veralteten Fachausdrücke zu belassen, sie aber jeweils mit dem †-Symbol zu kennzeichnen. Zudem wurden die gängigen aktuellen englischen Schlüsselbegriffe eigens hervorgehoben, indem jene Fachtermini, die in der National Library of Medicine als 'Medical Subject Heading' geführt werden, mit *'MeSH'* gekennzeichnet wurden. Nachdem die englische Sprache Latein als internationale Wissenschaftssprache weitgehend abgelöst hat, haben wir darüber hinaus die englischen Bezeichnungen, die der internationalen anatomischen Nomenklatur der FCAT (Federative Committee on Anatomical Terminology) entsprechend (Terminologia Anatomica/ Internat'l Anatomical Terminology, Thieme 1998) mit *'IAT'* gekennzeichnet. Bei den deutschen Übersetzungen wurde außerdem die Kennzeichnung von umgangssprachlichen Ausdrücken *(ugs)* und Benennungen, die für die Schweiz *(schw.)* bzw. für Österreich *(öst.)* spezifisch sind, neu eingeführt. Die deutsche Rechtschreibung wurde entsprechend der neuesten Rechschreibreform angepasst.

So hoffen wir, dass dieses Werk damit noch einschlägiger und nützlicher für alle deutschsprachigen Benutzer sein wird und ihnen eine solide Basis für die Fachkommunikation auf internationaler Ebene bietet.

Innsbruck — Ingrid & Michael Friedbichler

Vorwort zur 1. Auflage

Wir widmen dieses Buch unseren Töchtern Katrin und Dorit, die in den letzten Jahren viel Verständnis für unser „lexikografisches Kind" aufbringen mussten.

Wie in vielen anderen Fachgebieten ist mit der zunehmenden internationalen Vernetzung das Beherrschen der englischen Fachsprache in der Zahnmedizin zu einer wichtigen Zusatzqualifikation geworden. Einschlägige Hilfsmittel, mit denen sich Zahnmediziner die entsprechende sprachliche Kompetenz aneignen können, gibt es bislang aber nur ansatzweise.

Mit ***KWiC-Web:*** *Englischer Fachwortschatz Zahnmedizin* wurden bahnbrechende neue Materialien zur Aktivierung der produktiven Sprachkompetenz entwickelt. Auf der Grundlage von computergestützten lexikografischen Methoden und den neuesten Erkenntnissen der Spracherwerbsforschung wurde ein zukunftsweisendes Konzept entwickelt, welches Zahnmedizinern aller Fachrichtungen die Möglichkeit bietet, sich zwischendurch oder auf der Anreise zu einem Kongress mit den englischen Fachausdrücken und Wendungen eines bestimmten Fachbereichs rasch vertraut zu machen.

Neuland zu betreten bedeutet immer eine Potenzierung des Aufwandes. Wenngleich wir durch unsere Lehrtätigkeit an der Universität Innsbruck auf einen wertvollen Erfahrungsschatz in der Fachsprachenvermittlung zurückgreifen konnten, wäre dieses Buch ohne die Unterstützung eines ganzen Teams von Fachleuten und Beratern, denen wir an dieser Stelle unseren besonderen Dank aussprechen möchten, nicht realisierbar gewesen. An erster Stelle gebührt dieser Dank W. Gallagher, M.D. (FACS) und L. Cohen, D.D.S., Tucson, AZ., USA sowie N. Jones, M.D. (G.B.), die für uns die englischen Termini und Texte auf deren fachliche und sprachliche Richtigkeit überprüft haben.

Weiters bedanken wir uns bei einem Team von niedergelassenen und wissenschaftlich arbeitenden Zahnärzten, die jeweils die deutschen Entsprechungen der übersetzten Termini in ihren Fachgebieten überprüft haben und uns darüber hinaus beratend zur Seite gestanden sind. Ganz besonders hat uns Dr. P. Huemer (Zahnprophylaxe, Parodontologie, Implantologie, zahnärztliche Instrumente, Labortechnik) unterstützt. Weiters gilt unser Dank Dr. O. Barwart und Dr. G. Brodl (Kieferorthopädie), Univ.-Prof. Dr. Dr. I. Grunert (Zahnerhaltung u. -prothetik), Dr. C. Hoser (Unfallchirurgie), Dr. I. Moschen (Endodontie) und Univ.-Prof. Dr. B. Norer (MKG-Chirurgie).

Außerdem danken wir folgenden Fachleuten von der medizinischen Fakultät der Universität Innsbruck, die die nichtzahnärztlichen Abschnitte durchgesehen haben, für ihre Unterstützung: Dr. H. Hausdorfer (Allgemeinmedizin), Univ.-Prof. Dr. G. Helweg (Radiologie), Univ.-Prof. Dr. G. Putz (Anästhesie), Univ.-Prof. Dr. A. Stenzl (Chirurgie), Dr. H. Ulmer (Biostatistik) sowie Dr. S. Schreieck für die humorvollen Zeichnungen, die zur Auflockerung der fachlichen Materie beitragen sollen.

Last but not least verdankt dieses Buch seine Veröffentlichung dem Mut und Pioniergeist von Dr. T. Pilgrim und seinen Mitarbeitern vom Thieme Verlag, die sich nicht gescheut haben, mit ***KWiC-Web*** zu neuen Ufern aufzubrechen. Wir bedanken uns für das Vertrauen, das sie in uns und unsere Arbeit gesetzt haben und die weiten Wege, die sie bei der Konzeption einer benutzerfreundlichen grafischen Gestaltung und der Entwicklung einer speziellen Datenbank mit uns gegangen sind, um nur zwei der Punkte zu erwähnen, die für alle Pionierarbeit bedeutet haben.

Bleibt zu hoffen, dass dieses Buch all jenen, die sich mit der englischen Fachsprache der Zahnmedizin vertraut machen wollen, ein nützliches und effizientes Hilfsmittel sein möge, das ihnen das Tor zur internationalen Fachwelt öffnet.

Innsbruck, im Dezember 2000 — Ingrid & Michael Friedbichler

Danksagung

Die Neubearbeitung der 3. Auflage ist vor allem der Initiative von **Prof. Dr. Jens C. Türp** (Universitätskliniken für Zahnmedizin, Basel) zu verdanken, dessen tiefschürfende und weitblickende Rezension zur 2. Auflage in der Deutschen Zahnärztlichen Zeitschrift (2006; 61:346) dem Werk nicht nur zu größerer Bekanntheit und einem höheren Stellenwert in der Fachliteratur verholfen hat, sondern auch den Anstoß dazu gab, dieses „wertvolle Geschenk an die deutschsprachige Zahnmedizin" weiter zu verbessern.

Mit großem Engagement gelang es ihm, führende FachkollegInnen von der Bedeutung dieses Werkes für deutschsprachige Zahnmediziner zu überzeugen und ein ganzes Team von Fachbeiräten zu motivieren, diese Neubearbeitung in allen fachgebietsspezifischen Fragen zu unterstützen.

Für diese uneigennützige Unterstützung im Dienste an der deutschsprachigen Zahnmedizin gilt unser besonderer Dank (in alphabetischer Reihenfolge):

Prof. Dr. Johannes Einwag (Zahnärztliches Fortbildungszentrum, Stuttgart) – Präventive Zahnheilkunde

Prof. Dr. Andreas Filippi gemeinsam mit **Dr. Christin Wasmer** (beide Klinik für Zahnärztliche Chirurgie, Radiologie, Mund- und Kieferheilkunde, Universität Basel) – Orale Chirurgie

PD Dr. Jens Fischer (Klinik für Kronen- und Brückenprothetik, Teilprothetik und Materialkunde, Zentrum für Zahn-, Mund- und Kieferheilkunde, Universität Zürich) – Werkstoffkunde

Prof. Dr. Guido Heydecke (Poliklinik für zahnärztliche Prothetik, Universitätsklinikum Hamburg-Eppendorf) – Zahnärztliche Prothetik und Implantologie

Dr. med. dent. Karl Immler (niedergelassener Zahnarzt in Hard/Vlbg.) – Ästhetische Zahnheilkunde, Dentaltechnik

Prof. Dr. Irmtraud Jonas (Poliklinik für Kieferorthopädie, Universität Freiburg) – Kieferorthopädie

OA Dr. Gabriel Krastl (Klinik für Parodontologie, Endodontologie und Kariologie, Universität Basel) – Endodontie, konservierende Zahnheilkunde

Prof. Dr. Rainer Schmelzeisen gemeinsam mit **Dr. Ricarda Glaum** (beide Klinik für Mund-, Kiefer- und Gesichtschirurgie, Universität Freiburg) – MKG-Chirurgie

Dr. Dirk Schulze (Sektion Röntgen, Klinik für Mund-, Kiefer- und Gesichtschirurgie, Universität Freiburg) – Radiologie, bildgebende Verfahren

Prof. Dr. Jens C. Türp (Klinik für Rekonstruktive Zahnmedizin und Myoarthropathien, Universität Basel) – Kraniomandibuläre Dysfunktionen, Funktionsdiagnostik

OA Dr. Clemens Walter, DGP (Klinik für Parodontologie, Endodontologie und Kariologie, Universität Basel) – Parodontologie

Weiters sind uns **Martha Bohus** (Königsbrunn bei Augsburg) und **Veronika Rehers-Bender** (München), beide Übersetzerinnen und Konferenzdolmetscherinnen mit langjähriger Erfahrung in der Zahnmedizin, bei der Schlussredaktion des Textes in dankenswerter Weise zur Seite gestanden.

Schließlich seien auch **Dr. Peter Huemer** (Institut für Implantologie und Parodontologie, Wolfurt/Vorarlberg), der schon bei der Erstauflage Pate gestanden hat, und **Univ.-Prof. Dr. Dr. Ingrid Grunert** (Klinische Abteilung für Zahnersatz, Medizinische Universität Innsbruck) erwähnt; ohne sie hätte dieses Projekt niemals verwirklicht werden können.

Sie alle haben mitgeholfen, diesen Fachsprachenführer signifikant zu verbessern und so um ein Vielfaches nützlicher zu machen. Falls trotz aller Sorgfalt fachliche oder sprachliche Ungereimtheiten übersehen worden sein sollten, sind wir für Hinweise dankbar. Auch über konstruktive Anmerkungen jeglicher Art zum **Fachwortschatz Zahnmedizin** würden wir uns sehr freuen. Diese können jederzeit über die e-Mail-Adresse med-english@i-med.ac.at an uns gerichtet werden.

Für einen nicht unwesentlichen Beitrag zur besseren Anschaulichkeit des Werkes bedanken wir uns bei **Dr. Klaus de Cassan**, niedergelassener Zahnarzt in Murg/Hochrhein und Geschäftsführer der ZiiS-GmbH, der uns aus seinem Zahnwissen-Lexikon (http://www.zahnwissen.de) neue Abbildungen in uneigennütziger Weise zur Verfügung gestellt hat.

Es ist uns auch eine große Ehre, dass sich führende internationale Kapazitäten wie **Prof. Dr. Heiner Weber** (Tübingen), Präsident der Deutschen Gesellschaft für Zahn-, Mund- und Kieferheilkunde (2001–2004), und **Prof. Dr. Werner Geurtsen** (Seattle, WA, USA), Schriftleiter der Deutschen Zahnärztlichen Zeitschrift, bereit erklärt haben, ein Geleitwort für die 3. Auflage von **KWiC-Web Fachwortschatz Zahnmedizin** zu verfassen. Über ihre anerkennenden Worte freuen wir uns sehr, sind sie doch die beste Bestätigung der Arbeit aller am Projekt Beteiligten.

Nicht zuletzt gilt unser Dank auch **Dr. Christian Urbanowicz**, **Dr. Esther Tiessen**, **Dr. Thyra Parthen** und **Martina Dörsam** vom Georg Thieme Verlag für ihre Unterstützung und Geduld bei diesem für einen medizinischen Verlag außergewöhnlichen lexikografischen Werk.

Ingrid & Michael Friedbichler

Table of Contents · Inhaltsübersicht

Part 1 Basic Medical & Health Terms Related to Dentistry

Unit 1 Diet & Dieting • Nahrung & Diät 1
Unit 2 Food & Drink • Essen & Trinken 5
Unit 3 Craniofacial Trauma • Kopf- und Gesichtsverletzungen 10
Unit 4 States of Consciousness • Bewusstseinslagen 15
Unit 5 Drugs & Remedies • Medikamente & Heilmittel 18
Unit 6 At the Dentist's • Beim Zahnarzt 22
Unit 7 Dental Operatory Equipment • Zahnärztlicher Behandlungsraum 25

Part 2 Body Structures & Functions Relevant to Dentistry

Unit 8 Head & Neck • Kopf & Hals 28
Unit 9 The Teeth • Die Zähne 32
Unit 10 Dentition & Mastication • Zahnen & Kauen 37
Unit 11 Human Sounds & Speech • Sprache & menschliche Laute 42
Unit 12 Nutrition • Ernährung 46

Part 3 Medical Science

Unit 13 Oral & Maxillofacial Pathology • Orofaziale Pathologie 50
Unit 14 Medical Statistics • Biostatistik 58
Unit 15 Medical Studies & Research • Medizinische Studien & Forschung 64

Part 4 Clinical Terms

Unit 16 Orofacial Pain • Orofaziale Schmerzen 70
Unit 17 Craniofacial Fractures • Kraniofaziale Frakturen 75
Unit 18 Therapeutic Intervention • Therapeutische Maßnahmen 79
Unit 19 Pharmacologic Treatment • Medikamentöse Behandlung 82
Unit 20 Pharmacologic Agents • Arzneimittel & pharmazeutische Wirkstoffe 86
Unit 21 Surgical Treatment • Der operative Eingriff 92
Unit 22 Basic Operative Techniques • Grundlegende Operationstechniken 95
Unit 23 The Surgical Suite • Der Operationstrakt 99
Unit 24 Surgical Instruments • Chirurgische Instrumente 102
Unit 25 Perioperative Care • Perioperative Maßnahmen 105
Unit 26 Sutures & Suture Material • Chirurgische Nahttechniken & Nahtmaterialien 108
Unit 27 Dental & Surgical Asepsis • Zahnärztliche & chirurgische Asepsis 112
Unit 28 Wound Healing • Wundheilung 115
Unit 29 Fracture Management • Frakturbehandlung 119

Part 5 Dentistry

Unit 30 Basic Dental Materials • Wichtige Dentalwerkstoffe 124
Unit 31 Dental Lab Procedures & Equipment • Zahntechnik 129
Unit 32 Dental Instruments • Zahnärztliche Instrumente 133
Unit 33 Oral & Maxillofacial Imaging Techniques • Bildgebende Verfahren in der Zahnheilkunde 137
Unit 34 Oral Hygiene & Preventive Dentistry • Mundhygiene & zahnmedizinische Prophylaxe 141
Unit 35 Periodontics • Parodontologie 146
Unit 36 Orthodontic Dentistry • Kieferorthopädie 153
Unit 37 Orthodontic Appliances • Kieferorthopädische Geräte 159
Unit 38 Temporomandibular Disorders • Kraniomandibuläre Dysfunktion 163
Unit 39 Cosmetic Dentistry • Ästhetische Zahnheilkunde 168
Unit 40 Restorative Dentistry • Konservierende Zahnheilkunde 173
Unit 41 Endodontics • Endodontie 177
Unit 42 Prosthodontics • Zahnersatz & zahnärztliche Prothetik 180
Unit 43 Dental Implantology • Zahnärztliche Implantologie 185
Unit 44 Oral Surgery • Oralchirurgie 189
Unit 45 Maxillofacial Surgery • Kiefer- und Gesichtschirurgie 193

Part 6 Related Medical Specialties

Unit 46 Basic Radiologic Terms • Grundbegriffe der Radiologie 198
Unit 47 Basic Terms in Anesthesiology • Grundbegriffe der Anästhesiologie 202
Unit 48 Types of Anesthesia & Anesthetics • Anästhesieverfahren & Anästhetika 207
Unit 49 Basic Terms in Plastic Surgery • Grundbegriffe der plastischen Chirurgie 211
Unit 50 Grafts & Flaps • Transplantate 215
Unit 51 General Oncology • Allgemeine Onkologie 219
Unit 52 Head & Neck Tumors • Hals-Kopf-Tumoren 224

Index – English Terms • Index der englischen Fachtermini 229
Index – English Abbreviations • Index der englischen Abkürzungen 259
Index – German Terms • Index der deutschen Fachtermini 261

Quellenverzeichnis der Abbildungen 303
Grundsätzliches zur englischen Aussprache 304
Hinweise zur Aussprache medizinischer Fachwörter 304
Unterschiede zwischen AE und BE in der Schreibweise 304

Auf der hinteren Umschlaginnenseite und den -klappen finden Sie:

Hinweise zur Lautschrift (IPA)
Generelle Unterschiede zwischen AE und BE in der Aussprache
Die internationale Lautschrift (IPA-Zeichen)
Abkürzungen und Symbole

Ausführliche Benutzeranleitungen

Wozu wurde KWiC-Web Fachwortschatz Zahnmedizin entwickelt?

In den letzten Jahren sind für deutschsprachige Mediziner, für die die englische Fachsprache im Beruf unentbehrlich geworden ist, eine Reihe von Materialien auf den Markt gekommen, darunter gleich mehrere zahnmedizinische Fachwörterbücher. Ob umfassend oder als Taschenbuch, gebunden oder auf CD-ROM, all diese herkömmlichen Wörterbücher haben für den Sprachlernenden einen entscheidenden Nachteil. Durch die alphabetische Auflistung der Wörter sind sie zwar als Nachschlagewerke ideal, für den Erwerb des englischen Fachwortschatzes jedoch ungeeignet.

Was Sie hier in Händen halten ist eine völlig andere Art von Wörterbuch. Es ist nach dem Bausteinprinzip auf der Grundlage fachlicher Zusammenhänge aufgebaut und ermöglicht es sowohl Studenten der Zahnmedizin, die sich mit den grundlegenden Termini auseinandersetzen, niedergelassenen Zahnärzten, die sich mit den Begriffen der dentalen Implantologie vertraut machen wollen, Dentalhygienikerinnen ebenso wie Kieferchirurgen, aber auch Übersetzern von kieferorthopädischen Texten, gezielt den jeweils relevanten Wortschatz aus den entsprechenden Bausteinen (Modulen) ihren speziellen Bedürfnissen entsprechend zu aktivieren. Da sich jedes Modul auf eine überschaubare Anzahl von Fachtermini beschränkt, lassen sich diese Baustein für Baustein auf Reisen oder in schöpferischen Pausen zwischendurch leicht einprägen oder auffrischen.

Was bedeutet KWiC-Web und wie ist der Fachwortschatz strukturiert?

KWiC steht für *Key Words In Context* und **Web** für die Vernetzung in semantischen Netzwerken. ***KWiC-Web*** setzt in zweierlei Hinsicht neue Maßstäbe.

1. Keywords. Der zahnmedizinische Wortschatz in ***KWiC-Web*** ist in 50 Kapitel (Module), die in sogenannte semantische Netzwerke (sinnzusammenhängende Termini, Ausdrücke oder Wendungen, die wie Nervenzellen miteinander verbunden sind) gegliedert sind, aufbereitet. Diese Module umfassen die gängigen Begriffe der verschiedenen zahnmedizinischen Fachgebiete in baumdiagrammartigen Verknüpfungen – von einfachen, die Zahnmedizin betreffenden Wörtern aus der Allgemeinsprache, wie z.B *decayed tooth (kariöser Zahn)*, bis hin zu sehr spezifischen Mehrwort-Komposita, wie z.B. *internal derangement (Diskusluxation)*, einem wichtigen Ausdruck der MKG-Chirurgie.

Zusätzlich wurden die elektronisch herausgefilterten Schlüsselwörter auf ihren didaktischen Wert hin geprüft, d.h. typische englische Bezeichnungen und Wendungen wurden gegenüber medizinischen Internationalismen und Termini, die dem Non-Native-Speaker weder in der Bedeutung noch in der Aussprache oder Verwendung Probleme bereiten, bevorzugt berücksichtigt.

Obwohl Vollständigkeit ein unerreichbares Ziel bleibt, findet man in ***KWiC-Web*** alle wichtigen Fachtermini und darüber hinaus viele fachspezifische Wortverbindungen, die zwar gängig sind, aber bisher noch nirgends beschrieben wurden.

2. Context. ***KWiC-Web*** geht weit über eine Liste von englisch-deutschen Wortgleichungen hinaus. Da die adäquate Einbettung der Fachtermini im Kontext für Fachleute wie auch Übersetzer und Dolmetscher meist die größte Hürde im aktiven Sprachgebrauch darstellt, ist die Kontextualisierung der Termini ein wesentliches Kriterium. Spracherwerb findet schließlich immer im Kontext statt, und Übersetzungen bieten meist nur in sehr begrenztem Maß Hilfe.

Deshalb werden in ***KWiC-Web*** die Schlüsselwörter nicht nur mit deutschen Entsprechungen, sondern jeweils samt ihrem typischen semantischen Umfeld in englischen Erklärungen, Beispielsätzen, und den gebräuchlichsten Wortverbindungen (Kollokationen) und Phrasen, die alle einer riesigen Fachtextsammlung entnommen sind, präsentiert. Dies gibt dem Benutzer Einblick in die authentische Verwendung der Fachausdrücke in der medizinischen Literatur.

Fachwörterbuch, Thesaurus, Kollokationswörterbuch und Wissensdatenbank in einem

KWiC-Web vereint die Vorzüge eines englischen Erklärungswörterbuches mit jenen einer einsprachigen Phraseologiesammlung und eines zweisprachigen Nachschlagewerkes.

Jedes Modul beinhaltet rund 200 morphologisch oder semantisch verwandte Ausdrücke, Phrasen, und Kollokationen die mit verwandten Modulen durch Verweise verbunden sind, sodass ein einprägsames semantisches Netzwerk (= WEB) von miteinander in enger Beziehung stehenden Termini, Erläuterungen, Wortverbindungen, lexikalischen Clustern und Fakten entsteht, das einer Wissensdatenbank gleicht. Dadurch wird nicht nur die Verwendung der Schlüsselwörter veranschaulicht, sondern auch deren Verknüpfung und Beziehung mit anderen Fachtermini aufzeigt. So wird jedes Modul zu einer Zusammenschau der wichtigsten Schlüsselwörter und Wendungen, denen man in einschlägigen Fachtexten und im Klinikalltag immer wieder begegnet. Vertraute Ausdrücke und solche, die man schon einmal gehört, aber wieder vergessen hat, stehen dabei neben unbekannten, und ***KWiC-Web*** zeigt, wie sie untereinander vernetzt sind. Es entstehen im Unterbewusstsein Assoziationen, die das Wiedererkennen und Behalten auf lange Sicht wesentlich verbessern. Dadurch kommt das Arbeiten mit ***KWiC-Web*** dem Studium bzw. Querlesen Tausender Seiten von Fachtexten gleich – allerdings in kürzester Zeit, da es sich um einen stark verdichteten Auszug handelt (deshalb auch KWiC!).

Korpusgestütztes Erfassen

Ohne die Verwendung von repräsentativen elektronischen Korpora von authentischen englischen Fachtexten wäre die Selektion der Schlüsselwörter, Kontextbeispiele und Kollokationen nur mit Qualitätseinbußen und einem riesigen Zeitaufwand zu bewältigen. ***KWiC-Web*** basiert auf einem über 20 Millionen Wörter umfassenden medizinischen Korpus. Um die Verlässlichkeit hoch und die Fehlerhaftigkeit des Korpus gering zu halten, wurden ausschließlich authentische Quellen (Standard-Handbücher, Fachartikel, und Fachtexte englischsprachiger Autoren aus verschiedenen Fachbereichen) herangezogen.

Die moderne Computerlinguistik ermöglicht es uns, spezifische Fragen des Sprachgebrauchs, v.a. die Verwendung und Verbreitung von Fachausdrücken und Wendungen, anhand von authentischen Fachtexten per Knopfdruck zu prüfen. Da ***KWiC-Web*** auf der Grundlage solcher Textanalysen erstellt wurde, sind die Sprachdaten nicht nur aktuell sondern entsprechen auch jenen Termini und Wendungen, die in der Fachkommunikation tatsächlich verwendet werden.

Welches Englisch?

Die Weltsprache Englisch hat viele Ausprägungen und Varianten. In ***KWiC-Web*** wird grundsätzlich *Standard American* als Ausgangssprache verwendet, es wird aber auf regionale Varianten – besonders auf Unterschiede zwischen amerikanischem und britischem Englisch – verwiesen (*BE*, *espBE*) und fallweise auch erläutert (bes. bei unterschiedlicher Bedeutung oder Verwendung; siehe auch Hinweise zur Aussprache & Schreibweise, letzte Seite).

Wie sind die Module aufgebaut?

Die Aufbereitung des zahnmedizinischen Fachwortschatzes in übersichtliche Module erfolgte analog zur fachlichen Strukturierung in einzelne Fachbereiche.

Auch innerhalb der Module sind die Wortfelder nach fachlich-semantischen Kriterien angeordnet. Ähnlich wie bei einem guten Lehrbuch gelangt man den Begriffssystemen folgend von den grundlegenden Schlüsselwörtern zu immer spezifischeren Termini. Das zweite Ordnungsprinzip folgt didaktischen Kriterien. Grundlegende und häufig verwendete Ausdrücke werden jeweils vor den komplexeren und selteneren angeführt. Durch den ansteigenden Schwierigkeitsgrad kann jeder Benutzer die Eindringtiefe individuell bestimmen und einfach zum nächsten Modul/Abschnitt weitergehen, wenn er den Eindruck hat, es wird zu spezifisch. Durch die spezielle Anordnung der Schlüsselwörter innerhalb eines jeden Moduls (den Bedeutungszusammenhängen statt dem Alphabet folgend) ergeben sich zusätzliche Kopplungseffekte, wodurch die Effizienz von ***KWiC-Web*** weiter gesteigert wird, da die Behaltensquote vor allem für Benutzer, die mit dem betreffenden Fachgebiet in der Muttersprache bereits vertraut sind, noch höher wird. Die Einträge decken jedes Gebiet so ab, dass zwischen den Modulen keine wesentlichen Überschneidungen oder Lücken entstehen.

Die Module sind mit treffenden Überschriften versehen, die den jeweiligen Bereich klar umreißen. So findet man beispielsweise Termini wie *teeth grinding*, *exfoliated* und *gag reflex* im Modul **Dentition & Mastication**, und Einträge wie *ache*, *tender*, und *analgesic* im Modul **Pain**. Wenn sich auch in inhaltlich angrenzenden Modulen manche Ausdrücke wiederfinden, als Keywords sind sie jeweils nur einem Modul zugeordnet.

Das Ziel bei der Zuordnung der Termini zu den Fachgebieten war, eher einschließend als puristisch und rigoros vorzugehen. Das 'Keyword' stellt die 'Nabe' dar, an der die gängigen Kollokationen 'aufgehängt' werden, auch wenn nicht immer alle zu ein und demselben Fachgebiet gehören. Besonders in Fällen, wo der betreffende Fachbereich nicht eigens behandelt wurde (z.B. Gnathologie) oder das Stichwort in einem anderen Fachgebiet nicht angeführt ist, wurden auch Kollokationen mit einbezogen, die nicht zum betreffenden Fach gehören. Damit soll der Graubereich, der bei einer modularen Struktur zwischen den Fachgebieten zwangsläufig entsteht, möglichst gering gehalten und assoziatives Lernen ermöglicht werden.

Querverweise: Am Beginn jedes Moduls wird auf Zusammenhänge mit verwandten Modulen verwiesen, in denen der Benutzer viele Kontextausdrücke samt ausführlichen Erklärungen und Übersetzungen wiederfinden kann. Auf zusätzliche Querverbindungen zwischen einzelnen Termini verschiedener Module wird jeweils beim betreffenden Wort verwiesen (z.B. →U23-14). Damit wird das Modul (Unit 23) und die Eintragsnummer (14) bezeichnet.

Wie sind die einzelnen Einträge strukturiert?

Die Einträge enthalten folgende Komponenten:

Das Hauptstichwort (Schlüsselwort): Jedes Modul wurde so angelegt, dass es 10 bis maximal 35 Einträge (Hauptstichwörter und deren Wortfelder) umfasst. Nominalformen und Nominalverbindungen machen den Großteil der Schlüsselwörter aus; die dazugehörigen Adjektive, Präpositionen und Verben findet man in den Beschreibungen, Beispielsätzen, Wortverbindungen und Phrasen (z.B. *an elective operation, to undergo an operation for a tumor, to be operated on, operative approach, operating room*). Deshalb scheint z.B. das Verb *perform* zwar nirgends als Haupteintrag auf, im Kontext taucht es allerdings immer wieder in Verbphrasen wie *to perform a study/an operation/a biopsy* bei den betreffenden Nomina auf.

Verwandte Ausdrücke: Bei jedem Schlüsselwort sind Synonyme (*syn*), Fast-Synonyme (*sim*), Antonyme (*opposite*) und verwandte Ausdrücke (*rel*) wie z.B. Unter-, Ober- und Nebenbegriffe des Haupteintrags angeführt. Bei Vorliegen mehrerer synonymer Ausdrücke werden diese nicht einfach kommentarlos aufgelistet, sondern nach Gebräuchlichkeit gewichtet. Die häufiger verwendeten werden zuerst genannt, selten gebrauchte Benennungen werden gekennzeichnet (*rare*). Zusammen mit den Angaben zur Sprachebene und den Kontextbeispielen wird dadurch für den Benutzer ersichtlich, welcher Terminus in welchem Zusammenhang bevorzugt verwendet wird.

Deutsche Übersetzungen (Marginalspalte): Für jedes Schlüsselwort sowie vorhandene verwandte Ausdrücke werden in der Marginalspalte jeweils die deutschen Entsprechungen angeführt. Zusätzlich werden Wörter oder Passagen im Kontext, die für den Benutzer schwer aus dem Zusammenhang erschließbar oder besonders wichtig oder nützlich sind, übersetzt. Die übersetzten Passagen sind im englischen Text blau markiert und über Hochzahlen den Übersetzungen in der Marginalspalte zugeordnet. Dadurch bekommt der Benutzer auch Einblick in spezielle Bedeutungen der Termini im authentischen Kontext.
Da Zahnmediziner in Ausbildung, die ihre (Fach-) Englischkenntnisse verbessern wollen, die Hauptzielgruppe darstellen, wurden vielfach auch Wörter bzw. Passagen übersetzt, die nicht zur Fachsprache gehören, aber erfahrungsgemäß Probleme bereiten (z.B. Wörter wie *eventually*). Unser Ziel dabei war es, den Benutzern die Verwendung eines allgemeinsprachlichen Nachschlagewerks zu ersparen. Dies ist auch der Grund für die Lautschrift- und Betonungshinweise bei Nicht-Fachwörtern.
Bei den Übersetzungen wird ein Unterschied zwischen den Hauptstichwörtern und den Zusatzübersetzungen im Kontext gemacht. Bei Ersteren werden immer möglichst alle Entsprechungen angeführt (ggf. auch verschiedene Bedeutungen). Bei Letzteren ist das aus Platzgründen meist nicht möglich. Besonders in den Beispielsätzen und Worterklärungen wird daher meist nur eine Übersetzung angeführt (das dt. Äquivalent in eben diesem Kontext, teilweise sogar im entsprechenden Modus). Die Zusatzübersetzungen (auch bei den Kollokationen und Phrasen) sind also vor allem als "Anker" für das Verständnis des Wortes/Begriffs zu sehen.

Worterklärungen: Hier handelt es sich weniger um Definitionen als um beschreibende Erklärungen bzw. Paraphrasen in einfachem Englisch. Diese sind für Fachleute als Formulierungshilfe ebenso nützlich wie für Translatoren, die die Bedeutung des Fachausdrucks weder im Englischen noch in der Muttersprache kennen. Außerdem enthalten diese Umschreibungen viele weitere Über-, Neben- und Unterbegriffe zu den Haupteinträgen.

Authentische Beispielsätze (»-Symbol): Diese sind dem medizinischen Korpus entnommen und geben dem Benutzer Einblick in die authentische Verwendung der Fachtermini in der medizinischen Literatur. Bei der Auswahl der Beispiele wurde sowohl auf die sprachliche als auch die fachliche Relevanz geachtet.

Wortfamilie: Bei jedem Schlüsselwort und dessen verwandten Ausdrücken werden auch die dazugehörigen Wortfamilien (Verben, Adjektive etc.) angeführt. Man findet also beim Eintrag *diagnosis* auch *to (over)diagnose, misdiagnosis, (non)diagnostic* etc.

Hinweise zur Grammatik und Stilebene: Neben Angaben zu Wortart und grammatikalischen Besonderheiten (Plural, unregelm. Verb etc.) wird auch auf die Sprachebene, in der die Ausdrücke vorwiegend verwendet werden, verwiesen (z.B. medizinischer Fachterminus, Fachjargon, klinischer oder umgangssprachlicher Ausdruck). Bei Wörtern, die in mehr als zwei Stilebenen verwendet werden, wurde auf eine Angabe verzichtet. Aus Platzgründen konnte die Stilebene bei den verwandten Termini und den Wortfamilien nur dann angegeben werden, wenn diese von jener der Wörter davor bzw. danach abweicht. Die Stilebene von Termini ohne entsprechende Angabe entspricht daher jenen, die für die Wörter danach (verw. Termini) bzw. davor (Wortfamilie) angegeben sind. Die Kennzeichnung der Sprachebenen und deren Bedeutung ist den Erläuterungen zu den verwendeten Abkürzungen zu entnehmen (s. Umschlagklappe).

Phrasen und Kollokationen (***Use***): Diese werden ähnlich wie in Kollokationswörterbüchern jeweils in Blöcken von linken bzw. rechten Kollokationen dargestellt. Auf die Tilde wurde verzichtet; das zu ergänzende Tildewort ist kursiv/halbfett hervorgehoben. Der Eintrag ***drilling** technique / device / site • twist / spiral / countersink **drill*** ist also wie folgt zu lesen: *drilling technique, drilling device, drilling site* <neuer Block> *twist drill, spiral drill, countersink drill*.
Bei Aneinanderreihungen von Verbphrasen, z.B. *to relieve/blunt/alleviate **pain*** (*to* ist jeweils zu ergänzen) und bei zusammengesetzten Wörtern, wie z.B. *hypo/hyper**esthesia*** oder ***patho**genesis/physiology* steht der Schrägstrich direkt beim betreffenden Wort(teil).

Klinische Phrasen: In vielen Fachbereichen gibt es wiederkehrende klinische Situationen, in denen bestimmte Wendungen und Aussagen ständig vorkommen. Solche Standardphrasen sind jeweils am Ende des Moduls unter *Clinical Phrases* in ganzen Sätzen mit der deutschen Entsprechung angeführt (in 9 Modulen).

Aussprache: Bei englischen Wörtern, deren Aussprache bzw. Betonung Probleme bereiten kann, ist die internationale Lautschrift bzw. die Betonung angegeben. Eine Erklärung der Lautschriftsymbole anhand von Beispielen findet sich in der Umschlagklappe.

Tipps und Hinweise auf Besonderheiten (***Note***): Bei Stichwörtern, die in Bezug auf Verwendung, Bedeutung oder Grammatik besondere Schwierigkeiten bereiten, werden diese in leicht verständlichem Englisch erläutert (Hinweis auf falsche Freunde, Verwechslungsgefahr, Nebenbedeutungen, vom Deutschen abweichende Verwendung etc.).

Kann ich KWiC-Web auch zum Nachschlagen bestimmter Suchwörter verwenden?

Alle englischen Schlüsselwörter und Übersetzungsäquivalente sind auch über einen deutschen und englischen Index auffindbar, wodurch ***KWiC-Web*** auch wie ein zweisprachiges Fachwörterbuch zum Nachschlagen geeignet ist. Ein Index der englischen Abkürzungen ermöglicht das Auffinden jener Akronyme im Text, die im klinischen Bereich häufig verwendet und oft zu sprachlichen Stolpersteinen werden.

Wie kann ich mit KWiC-Web arbeiten?

Es gibt grundsätzlich drei Zugangswege zu den in ***KWiC-Web*** aufbereiteten Materialien.

1. Über das Inhaltsverzeichnis und das Modulregister. Im Inhaltsverzeichnis finden Sie eine Übersicht der einzelnen Module (Units), Abschnitte und Fachbereiche in englischer und deutscher Sprache. Hier können Sie die relevanten Bereiche auswählen und dann die betreffenden Module nacheinander in der gewünschten Tiefe durcharbeiten. Mit Hilfe des Griffregisters finden Sie schnell zu den gesuchten Modulen.

2. Über die Querverweise. Jedes Modul sowie viele Schlüsselwörter stehen mit anderen Modulen bzw. Einträgen in Verbindung. Auf Querverbindungen zwischen den Modulen wird jeweils am Beginn jeder Einheit verwiesen (***Related Units***). Wollen Sie also ein spezielles Fachgebiet umfassend erarbeiten, folgen Sie einfach diesen Verweisen, um zu jenen Fachbereichen zu gelangen, die damit in Verbindung stehen. Auch die Querverweise zwischen einzelnen Termini sind nützliche Wegweiser zu weiteren fachlichen Zusammenhängen.

3. Über die Indices. Suchen Sie spezielle Termini oder wollen deren Bedeutung, Übersetzung oder Verwendung nachschlagen, können Sie dies mit Hilfe des deutschen bzw. englischen Index tun. Mit dem Index können Sie auch schnell zu anderen

Schlüsselwörtern und ihrem sprachlichen Umfeld gelangen, selbst wenn kein direkter Zusammenhang besteht.

Wer kann mit KWiC-Web arbeiten?

Grundsätzlich jeder, der über grundlegende Englischkenntnisse aus der Schulzeit verfügt (upper intermediate). Durch die differenzierte Aufbereitung des reichhaltigen Sprachmaterials ist ***KWiC-Web*** für mehrere Benutzergruppen optimal verwendbar.

Studenten und Ärzte in Ausbildung, die mit englischen Lehrbüchern und internationalen Fachzeitschriften arbeiten, ihre Dissertation in englischer Sprache verfassen oder ein Auslandsjahr in Boston, Edinburg, Kapstadt oder Sydney anstreben.

Zahnärzte in Klinik und Forschung, die sich mit Hilfe von englischen Fachartikeln weiterbilden, internationale Kongresse besuchen oder einen Artikel in einer renommierten amerikanischen Fachzeitschrift veröffentlichen wollen.

Übersetzer und Dolmetscher, die im zahnmedizinischen Bereich arbeiten. Ob Sie sich in ein neues Fachgebiet einarbeiten oder spezielle Kollokationen oder Phrasen suchen, in ***KWiC-Web*** finden Sie auf kleinstem Raum eine Fülle von sprachlichen und fachlichen Informationen, die Sie sonst aus verschiedenen Nachschlagewerken erst mühsam zusammensuchen müssen oder überhaupt in keinem anderen Behelf finden können.

Zahnmedizinisches Personal (DentalassistentInnen, MundhygienikerInnen, Dentaltechniker etc.), die mit den wichtigsten englischen Begriffen und Wendungen in ihrem Fachbereich vertraut sein müssen. Durch die didaktische Gliederung der Schlüsselwörter (Grundlegendes zuerst) müssen Sie die relevanten Termini nicht erst mühsam aus einer Fülle von Informationen herausfiltern.

1

Unit 1 Diet & Dieting

Related Units: 2 Food & Drink, 12 Nutrition, 10 Dentition & Mastication, Part 5 DENTISTRY

ingest [ɪndʒest] *v MeSH* *syn* **take in** *v phr, sim* **eat**[1] [iːt] -ate [eɪt‖et] -eaten *v irr*

to take in food, drink or medication via the mouth for digestion[2] [daɪdʒestʃən‖dɪ-]

ingestion[3] *n MeSH* • **ingestants**[4] *n* • **intake**[5] *n MeSH* • **overeat**[6] *v clin* • **eater** *n* • **eating** *n*

» *Ingested food is mixed with salivary amylase [eɪ] before it reaches the stomach [k]. Fluoride ingestion from toothpaste is significantly reduced by rinsing[7] and/or spitting during toothbrushing. The increase in temperature of dental implants during intake of hot beverages[8] was measured. Do not eat anything until the numbness[9] in your mouth wears off. Eat up[10] before it gets cold. You should not eat a late meal before bedtime.*

Use ***to ingest*** food / foreign [fɒrɪn] bodies[11] • ***ingested*** eggs / fluid / drugs / poison • frequency of / daily / excessive / fluid ***ingestion*** • milk / unintentional / accidental[12] / toxin / caustic[13] [ɒː]/ co***ingestion*** • ***to eat*** less / enough / well / like a horse[14] / without help / cooked foods / a regular diet[15] / out[16] • to have sth./be unable/to refuse ***to eat*** • ready[17]-***to-eat*** • oral / caloric / high / poor / (in)adequate / heavy alcohol ***intake*** • dietary (protein/fat/potassium/iron/calcium) / salt / recommended daily ***intake*** • to be a big / small / fussy [ʌ] *or* picky[18] / compulsive [ʌ] ***eater*** • ***eating*** habits[19] / binge / disorder[20] / disordered patient • binge[21] [bɪndʒ] ***eating*** • obsessive, compulsive[22] ***overeating***

einnehmen, zu sich nehmen
essen[1] Verdauung[2] (Nahrungs)aufnahme, Einnahme (Medikament)[3] aufgenommene Nahrung, Ingesta[4] Ein-, Aufnahme, Zufuhr[5] s. überessen[6] Spülen[7] Getränke[8] Taubheit, Gefühllosigkeit[9] iss auf[10] Fremdkörper verschlucken[11] akzidentelle/ versehentliche Einnahme[12] Einnahme von Ätzmitteln[13] essen für vier[14] normale Kost zu sich nehmen[15] (ins Restaurant) essen gehen[16] fertig zubereitet[17] heikel beim Essen[18] Essgewohnheiten[19] Essstörung[20] Essstörung mit Heißhungerattacken/ Essanfällen[21] Fresssucht[22]

1

consume [uː] *v* *sim* **have**[1], **dine**[2] [aɪ] *v*, **lunch**[3] [lʌntʃ] *v & n*

consumption[4] [ʌ] *n* • **dining** *n* • **dinner**[5] [ɪ] *n* • **diner**[6] [aɪ] *n* • **overconsumption** *n*

» *Water consumption, teeth brushing and regular dentist check-ups are all good practices that help preserve your teeth. Nutritional [ɪʃ] needs can be met quite easily by adults who consume dairy [eɚ] products[7]. Why don't you have another toast? They lunched on fast food every day.*

Use ***to consume*** a varied diet [daɪət]/ little dietary fiber[8] / large quantities of beer • ***consumption of*** contaminated food[9] / heavy [e] meals[10] • coffee / alcohol / seafood[11] / excessive ***consumption*** • wine / sugar / soft-drink / carbohydrate ***consumption*** • fish / caffeine / starchy-plant / breakfast cereal / safe for[12] ***consumption*** • ***to dine*** out with sb. • ***dining*** hall[13] / room / table / car[14] • to have/go out for ***lunch*** • buffet [eɪ]/ business / school / in-office ***lunch*** • ***lunch***time / break *or* hour[15] / room • heavy / light / conference ***dinner*** • ***dinner*** canceling / meeting / party

konsumieren, verzehren, zu sich nehmen
essen, trinken, zu sich nehmen[1] speisen, dinieren[2] (zu) Mittag essen, Mittagessen[3] Konsum, Verzehr[4] Hauptmahlzeit, Abendessen[5] Esslokal[6] Milchprodukte[7] wenig Ballaststoffe zu s. nehmen[8] Konsum verdorbener Lebensmittel[9] K. schwerverdaulicher Gerichte[10] Konsum v. Meeresfrüchten[11] für den Verzehr geeignet/ mindestens haltbar bis[12] Speisesaal[13] Speisewagen[14] Mittagspause[15]

2

feed [fiːd] -fed-fed [e] *v irr* *sim* **nourish**[1] [nɜːrɪʃ] *v* → U12-1

(i) to give food to a baby, animals or persons who cannot eat without help
(ii) to supply with nutriment[2] [uː]

feed(ing)[3] *n MeSH* • **underfeeding**[4] *n* • **underfed** *adj* • **overfeeding** *n* • **feeder** *n*

» *A common factor that contributes to tooth decay is inappropriate infant[5] feeding practices, above all frequent or prolonged use of bottle feeding during the day or night. This study examined infant feeding, oral hygiene, and dental attendance practices in preschoolers with established dental disease. Generally, infants weighing [eɪ] less than 1200 g require 2-hour feedings, whereas larger infants are fed at 3-hour intervals. During your child's first visit, the dentist will inquire about your child's dietary and feeding habits. How often does your baby feed[6]?*

Use ***to feed*** sb. honey [ʌ]/ sb. with a spoon / poorly[7] • ***feeding*** bottle[8] / cup[9] / method / pattern[10] / problem / tube [uː]/ regimen[11] [dʒ] • breast[12]- [e]/ bottle-/ adequately[13] / well / tube-***fed*** • tube[14] / intravenous [iː]/ forced[15] / breast***feeding*** • bottle-***feeding*** caries • fluoride / chronic ***underfeeding*** • infant overfeeding • to be a heavy[16] [e]/ poor ***feeder***

(i) füttern, Nahrung zuführen (ii) (er)nähren, mit Nahrung versorgen
(er)nähren[1] Nahrung[2] Stillen, Füttern, Ernährung[3] Unterernährung[4] Säugling[5] trinken, nach d. Brust/ Flasche verlangen[6] wenig zu sich nehmen/ trinken (Baby)[7] Saugflasche[8] Schnabeltasse[9] Stillzeiten[10] Ernährungsplan[11] gestillt[12] ausreichend ernährt[13] Sondenernährung[14] Zwangsernährung[15] starker Esser[16]

3

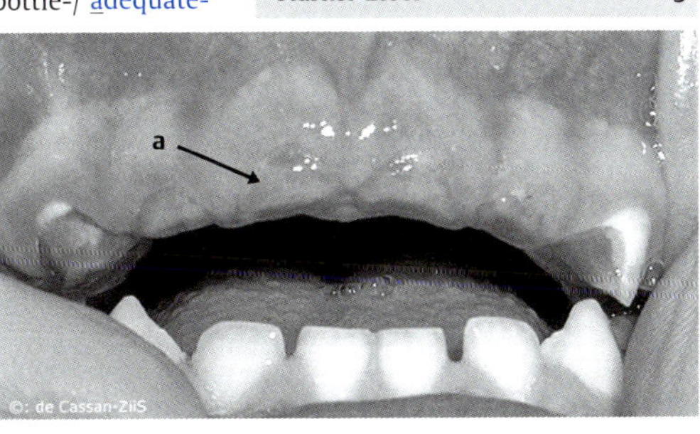

In this 4-year-old the maxillary teeth have been totally destroyed by early childhood caries, which in this case was related to inadequate feeding with excessive quantities of apple juice.

1

wolf [ʊ] **down** *v phr inf* *sim* **gulp** [ʌ] **down**[1], **bolt down**[2], **gobble (up)**[2] *v phr inf*

to take big bites[3] and swallow[4] hurriedly or greedily[5] [iː] without chewing [tʃuːɪŋ] or drink in one swallow[6] [swɒːloʊ]

» *Don't just wolf down your food, eat slowly and chew well. Get ready to gulp down a glass of Cabernet each day because red wine's antioxidant punch is thought to be a useful weapon in the fight against gum disease. The typical American can gobble up a hamburger in five minutes.*

(Speisen) hinunterschlingen
hinunterstürzen (Getränk), hinunterschlingen (Essen)[1]
gierig essen, verschlingen[2]
Bissen[3] schlucken[4]
gierig[5] Zug[6] 4

nonedible *or* **inedible** [e] *adj* *opposite* **edible**[1] *adj MeSH, rel* **palatable**[2] *adj*

unfit for human consumption, e.g. past its sell-by date[3]

unpalatable[4] *adj* • **palatability**[5] *n*

» *Vitamin K1 is present in most edible vegetables, especially in green leaves. Some mothers even put sugar in their baby's milk to make it more palatable; rotten teeth are the predictable result.*

Use ***nonedible*** citrus fruit / substances • inedible food parts / mushrooms • ***palatable*** elixir / liquid • highly ***palatable*** • ***edible*** seeds / nuts / ingredients

nicht essbar, ungenießbar
ess-, genießbar[1]
wohlschmeckend, schmackhaft[2]
nach dem Ablaufdatum[3]
nicht schmackhaft; ungenießbar[4]
Schmackhaftigkeit[5] 5

food [fuːd] *n MeSH* *sim* **foodstuffs**[1], **groceries**[2] [oʊs], **victuals**[3] *n BE*, ***grub**[4] [ʌ] *n inf*

any substance [ʌ] that can be metabolized[5] by an organism to give energy and build up tissue

» *Enjoy your food. Asking the patient to keep a diary*[6] [daɪɚi] *of foods eaten may prove helpful. Fortification*[7] *of foodstuffs with vitamins etc. has nearly eliminated once-common deficiency states*[8] [ɪʃ].

Use to eat/chew/swallow/take/withhold/spit out/salt/preserve/store/refuse/prepare[9]/ (*BE*) be off one's[10] ***food*** • ***food*** intake[11] / additives[12] / preservatives[13] / supplement • bolus[14] of / fatty / ingested / junk[15] [dʒʌŋk]/ fast / health[16] [e] ***food*** • processed / freshly prepared / home-canned / (un)cooked / solid[17] / spicy [spaɪsi]/ spoiled[18] ***food*** • ***food*** craving[19] [eɪ] / intolerance[20] / allergy / particles / poisoning[21] • ***food*** aversion[22] / debris[23] [iː]/ selection / choices / source / chain[24] [tʃeɪn] • undigested / baby[25] / regurgitated[26] [gɜːrdʒ] ***food*** • ***food***-borne infection[27] / preparation / choking / labeling / faddism • fortified / contaminated[28] / aspiration of ***foodstuffs*** • ***grocery*** store / shelve / list

Note: *Food* is normally used in the singular. In the *plural* it is used synonymously with *foodstuffs* to refer to different types of food.

Nahrung, Essen
Nahrungsmittel[1] Lebensmittel[2]
Lebensmittel, Proviant[3] Fressalien[4]
abbauen, umwandeln[5]
Tagebuch[6] Anreicherung[7]
Mangelzustände[8] Essen zubereiten[9]
keinen Appetit haben[10] Nahrungsaufnahme[11] Lebensmittelzusatzstoffe[12] Konservierungsmittel[13]
Bolus, Bissen[14] Nahrung mit geringem Nährwert[15]
Reformkost[16] feste Nahrung[17]
verdorbene Nahrung[18]
Essensgelüste[19]
Nahrungsmittelunverträglichkeit[20]
Nahrungsmittelvergiftung[21]
Abneigung gegen Speisen[22]
Speisereste[23] Nahrungskette[24]
Säuglingsnahrung[25] erbrochenes Essen[26] Lebensmittelinfektion[27]
kontaminierte Lebensmittel[28] 6

meal [miːl] *n*

food served and eaten at one time (e.g. breakfast, brunch[1] [ʌ], lunch, barbeque[2], afternoon tea, supper[3], dinner[4])

» *Eating an apple or chewing some sugar-free gum after a meal can also effectively clean your teeth. Certain foods or meal patterns can change drug effectiveness.*

Use to eat/ingest[5]/order/miss[6] ***a meal*** • buffet [eɪ] / the major[7] ***meal*** • before / after / in-between ***meals*** • at ***meal***time • ***meals*** on wheels[8] [iː] *(MeSH)* • large / light / heavy[9] / fatty / solid[10] / test / evening / bedtime ***meal*** • ***meal*** planning / patterns[11] / times / size

Mahlzeit; Essen, Kost
Brunch, Frühstück u. Mittagessen in einem[1] Grillen (im Freien)[2]
Abendessen[3] Hauptmahlzeit, (Fest)Essen[4] Mahlzeit einnehmen[5]
M. auslassen[6] Hauptmahlzeit[7]
Essen auf Rädern[8] schwerverdauliches Gericht[9] feste Kost[10]
Essgewohnheiten[11] 7

dish [dɪʃ] *n*

(i) food prepared in a particular way
(ii) dishware for serving food (pl)
(iii) a shallow[1] container, e.g. a Petri dish

dish out[2] **/ up**[3] *v* • **dish towel** [aʊ] **/ cloth**[4] [ɒː] *n or* **tea towel**[4] *BE*

» *These infections are mostly due to raw* [rɒː] *fish dishes. This dish is best when served cold. They dished up the finest of meals.*

Use to do or wash[5] ***the dishes*** • main / side / rice / raw fish / favorite[6] [eɪ] ***dish*** • a one-***dish*** meal • ***dish*** washer[7] / water[8] / rack[9]

(i) Gericht, Speise
(ii) Geschirr
(iii) Schale, Schüssel
flach[1] austeilen[2]
anrichten, auftragen[3]
Geschirrtuch[4]
Geschirr spülen/ abwaschen[5]
Lieblingsspeise[6]
Spülmaschine, Geschirrspüler[7]
Abwasch-, Spülwasser[8]
Geschirrkorb, -ständer[9] 8

serving [ɜː] *n* *syn* **helping** *n*, *sim* **course**[1] [kɔːrs] *n*

a portion of food or drink

serve[2] *v* • **service**[3] *n* • **server**[4] *n*

» *You should be eating one serving of dairy, fruits and vegetables each day. Enjoy one big helping of everything. Frying[5] [aɪ] the food before serving may not destroy the toxins.*

Use single / calories per / standardized ***serving*** size [aɪ] • ***serving*** of food / guidelines / tray / spoon [uː] • first / another / second ***helping*** • salad ***server***[6] • a four-***course*** meal[7]

Portion
Gang[1] servieren[2] Bedienung[3]
Vorlegebesteck[4] (ab)braten[5]
Salatbesteck[6]
4-gängiges Menü[7]
9

snack *n & v*

(n) a light informal meal, e.g. tea or coffee break[1] [eɪ] where you have some refreshments[2]

» *Dietary strategies to increase appetite or intake include providing salty foods, nutrient-dense beverages[3] [rɪdʒɪz] such as fruit juice, and easy-to-eat snacks. What are you snacking on?*

Use to have a[4] ***snack*** • bedtime / night time / midnight ***snack*** • between-meal ***snacks*** • ***snack*** food / bar[5] / time / break / choices

Imbiss, Zwischenmahlzeit; Imbiss zu sich nehmen
Kaffeepause[1] Erfrischungen[2]
nährstoffreiche Getränke[3]
eine Kleinigkeit essen[4]
Imbissstube[5]
10

appetite [æpətaɪt] *n MeSH*
rel **hungry**[1] [ʌ], **thirsty**[2] [ɜː] *adj*, **hunger**[3], **thirst**[4] *n & v*

(i) normal desire to eat
(ii) to have a craving[5] [eɪ] for special foods

appetizer[6] *n* **-iser** *espBE* • **appetizing**[7] *adj* **-ising** *BE*

» *The patient's appetite is poor. Are you hungry for[8] some meat? Some medications enhance the sensation of thirst[9] by causing a dry mouth.*

Use to work up[10] / it gives me[11] ***an appetite*** • poor / good / healthy / insatiable ***appetite*** • loss of[12] / healthy[13] / inability to control one's ***appetite*** • to spoil *or* ruin[14] / lose ***your appetite*** • to be/feel ***hungry*** • wolfish[15] [ʊ]/ salt / air ***hunger*** • sensation / pangs ***of hunger*** • ***hunger*** pain[16] / strike / cry / behavior [eɪ] • ***appetite*** suppressant[17] • to experience ***thirst*** • excessive / increased / impaired ***thirst*** • ***thirst*** mechanism [k]/ center / sensation[9]

Appetit
hungrig[1] durstig[2] Hunger; hungern[3] Durst; dürsten[4] Verlangen, Lust[5] Appetitanreger, -happen, Vorspeise[6] appetitanregend, lecker[7]
Appetit/ Lust haben auf[8] Durstgefühl[9] sich e-n Appetit holen[10]
Appetit anregen[11] Appetitlosigkeit[12] guter/gesunder Appetit[13]
Appetit verderben[14] Wolfshunger[15]
Nüchtern-, Hungerschmerz[16]
Appetitzügler[17]
11

wholesome [hoʊlsəm] *adj* *syn* **healthy** [helθi], **healthful** *adj*

food supposed to be good for your health because it is rich in nutrients[1] or low in artificial ingredients [iː]

wholefood(s)[2] *n espBE* • **whole wheat**[3] [wiːt] *n* • **whole bread**[4] [e] *n*

» *The wholesome ingredients[5] of their breads are well documented.*

Use ***wholesome*** meal / foods / proteins / dietary changes / smile / influence • ***healthful*** dental care habits / lifestyle / snacks / drinks / working environment

gesund, bekömmlich
reich an Nährstoffen[1]
Vollwertprodukte[2]
Voll(korn)weizen[3]
Vollkornbrot[4]
Zutaten[5]
12

diet [daɪət] *v & n MeSH*

v to eat sparingly[1] [eər]
n (i) prescribed selection of foods (ii) usual food and drink consumed by a person

dietary[2] *adj & n* • **dietician** *or* **-tian**[3] *n* • **dietetics**[4] *n* • **dietetic**[2] *adj*

» *A healthy person consuming a variety [aɪə] of foods is unlikely to have a dietary deficiency[5] [ɪʃ]. I have been on this diet for weeks but to no effect. Sugar is not the only fermentable carbohydrate responsible for the negative effects of diet on dental health.*

Use to be on[6]/go on/observe[6]/follow[6]/adhere [ɪər] to[6] ***a diet*** • to put sb. on[7]/prescribe/tolerate[8] ***a diet*** • raw food / non-vegetarian / strict[9] / unbalanced / well-balanced[10] / a 1000-calorie / bulky *or* high-fiber[11] [aɪ] ***diet*** • nutritious / low-calorie / high cholesterol / low-fat / non-cariogenic / no added salt (*abbr* NAS)/ diabetic [e]/ bland [æ] *or* ulcer[12] [ʌlsər] ***diet*** • full- *or* clear-liquid[13] / modified / (weight- [weɪt]) reducing *or* slimming down[14] / crash / soft[15] ***diet*** • changes in / staple[16] [eɪ] ***diet*** • ***dietary*** habits / history / fiber / indiscretion / adjustments / supplemental fluoride tablets • ***dietary*** assessment / allowance[17] [aʊ]/ risk factors / service / counselor[18] [aʊ] • rigorous / yo-yo / obsessive ***dieting*** • ***dieting*** with exercise / patient / stress • ***diet*** plan / shift / free of / high in proteins / of fruits[19]

Diät halten;
(i) Diät, Schon-, Krankenkost
(ii) Nahrung, Kost
in Maßen, wenig[1] diätetisch;
Diätvorschrift[2] Diätetiker(in)[3]
Diätetik, Ernährungslehre[4]
Mangelernährung[5] Diät halten[6]
auf Diät setzen[7] Kost vertragen[8]
strenge Diät[9] ausgewogene Kost[10]
ballaststoffreiche Kost[11] reizarme/ blande Diät[12] flüssige Nahrung[13]
Schlankheitsdiät, Reduktionskost[14]
leichte Kost, Breikost[15]
Hauptnahrung[16] Diätempfehlung, empfohlene Nahrungszufuhr[17]
Ernährungsberater(in)[18]
Obstdiät[19]
13

starve [stɑːrv] *v*

(i) to die or–informally–suffer (extremely) from lack of food (ii) not to give someone any food

(semi-)starvation[1] [eɪ] *n MeSH* • **starving**[2] *adj & n*

» *Staying away from sugar doesn't mean you need to starve yourself; many foods convert to sugar, even fruits, which are good for us, contain sugars. The presence of mercury*[3] *will starve healthful forms of bacteria and fungi of the oxygen they require. Total starvation causes a loss of approximately 0.4 kg of body weight per day.*

Use to be ***starving***[4] • ***to starve*** to death[5] • ***starvation*** diet[6] • to die of / partial / total / prolonged / oxygen[7] [ɒːksɪdʒən] / multiple nutrient ***starvation***

(ver)hungern (lassen), fasten
(Ver)hungern, Hungertod[1]
(ver)hungernd; (Aus)hungern[2]
Quecksilber[3]
halb verhungert sein, vor Hunger umkommen[4]
verhungern[5]
Hungerkur[6]
Sauerstoffhunger[7]
14

fast [fæst] *v & n* *sim* **fasting**[1] [fæstɪŋ] *adj & n MeSH*

to abstain [eɪ] from[2] (certain) food over a specific period of time for therapeutic [juː] or religious [dʒ] reasons

» *Patients are fasted under close supervision* [ɪʒ] *for up to 72 h. Diarrhea* [daɪəriːə] *of any cause often improves or resolves with fasting*[3]*. They also recommend obtaining a fasting lipid profile.*

Use prolonged periods of / pre-procedural (*abbr* PF)/ perioperative oral / overnight / avoidance of / after ***fasting*** • ***fasting*** blood sugar *or* glucose levels[4] • in the fed and ***fasted*** states[5] • under ***fasting*** conditions

fasten, hungern; Fasten(zeit)
nüchtern, hungernd; Fasten[1]
sich enthalten[2]
sistiert bei Nahrungskarenz[3]
Nüchternblutzucker[4]
nüchtern und mit vollem Magen[5]
15

vegetarian [vedʒɪteəˑɪən] *n & adj MeSH* *sim* **vegan**[1] [viːgən] *adj & n MeSH,* *rel* **vegetarianism**[2] *n MeSH*

(n) person who does not eat meat or fish or (often) any animal products (adj) excluding meat

» *A vegan diet can be nutritionally adequate, although more thoughtful* [3] [θɒːtfᵊl] *food choices and supplementation*[4] *with fortified foods*[5] *may be necessary.*

Use ***(non-)vegetarian*** food / children / patients / families • ovo-/ ovo-lacto/ strictly ***vegetarian*** diet[6]

Vegetarier(in); vegetarisch
streng vegetarisch; strenge(r) V.[1]
Vegetarismus, vegetarische Lebensweise[2]
wohlüberlegt[3] Ergänzung[4]
angereicherte Nahrungsmittel[5]
streng vegetarische Kost[6]
16

health freak [iː] *n inf*

person very enthusiastic [uː] about a healthy life-style, esp. health food, often to the point of being obsessed[1] with it

» *Oat bran*[2] [oʊt bræn] *has become the favorite* [eɪ] *of health freaks.*

Gesundheitsapostel
besessen sein[1]
Haferkleie[2]
17

Clinical Phrases

Try to keep off salty food. Salzhaltige Speisen sollten Sie nach Möglichkeit meiden • She has a sweet tooth. Sie isst gern Süßigkeiten. • I don't have a stomach for milk any more. Mir schmeckt die Milch nicht mehr. • I couldn't stomach it. Ich habe es nicht vertragen. • Thanks, I'm full. Danke, ich bin satt. • I made a real pig of myself stuffing myself with sweets. Ich habe mir den Bauch mit Süßigkeiten vollgeschlagen. • He just couldn't stay off the booze. Er griff immer wieder zur Flasche. • Do you want a second helping? Möchten Sie noch eine zweite Portion? • I've hardly touched any food for a week. Ich habe schon eine Woche kaum etwas gegessen. • Most infants will want to feed every two or three hours. Die meisten Säuglinge wollen alle 2-3 Stunden gefüttert werden. • The baby's refused the bottle ever since. Seither hat das Baby die Flasche verweigert. • It seems the boy's practically living on chips and sweets. Der Bub ernährt sich anscheinend nur von Chips und Süßigkeiten. • It makes my mouth water. Mir läuft das Wasser im Mund zusammen. • I've been off my food for the past few weeks. *(BE)* Ich hatte in den letzten paar Wochen keinen Appetit. • I am starved / starving. Ich komme fast um vor Hunger. • For them lunch is just a snack. Sie essen mittags nicht viel.

Unit 2 Food & Drink

Related Units: 2 Food & Drink, 12 Nutrition, 10 Dentition & Mastication

meat [i:] *n MeSH*

flesh of animals that is cooked and eaten; types include pork (from pigs), beef[1] (cows), veal[2] [i:] (calf [kæf]), mutton[3] [ʌ] (sheep), lamb, poultry[4] [oʊ] (chicken, turkey[5], etc.), and venison or game[6] (from wild animals, e.g. deer[7] [ɪ]). Meat can be eaten as bacon[8], ham[9], steak, cutlet[10] [ʌ], chop[11], hamburger, sausage[12] [sɒːsɪdʒ], hot dog[13], etc.

meaty *adj* • **meatloaf**[14] [oʊ] *n* • **meatballs**[15] *n*

» *Foods high in phosphorus and acid-forming elements such as soft drinks and meat are the tooth destroyers. Do you like your steak medium-rare[16] or well-done? Avoid excessive intake of purine from meat, fish and poultry. You should not pour any gravy[17] [eɪ] on your meat.*

Use raw / (under)cooked[18] / fried / roast / lean[19] [i:] ***meat*** • fatty / red / white / ground[20] [aʊ] / tough[21] [tʌf]/ tender[22] ***meat*** • ***meat*** tenderizer / substitute[23] • corned[24] ***beef*** • ***chicken*** soup

Fleisch
Rindfleisch[1] Kalbfleisch[2] Schaffleisch[3] Geflügel[4] Truthahn[5] Wild[6] Rotwild[7] Speck[8] Schinken[9] Schnitzel[10] Kotelett[11] Wurst[12] Würstchen[13] Fleischkäse[14] Fleischklöße[15] halb durch[16] Soße[17] (nicht) durchgegartes Fleisch[18] mageres Fleisch[19] Hackfleisch[20] zähes Fleisch[21] zartes Fleisch[22] Fleischersatz[23] Dosenfleisch[24] 1

fish *v & n MeSH, usu sing*

types of fish commonly eaten include trout[1] [aʊ], cod[2], herring, sardine, salmon[3] [sæmən], mackerel, and tuna[4]

» *Fluorides, which help prevent caries, are also found in tea, fish, and fruits. The vitamin D in oily fish, milk, eggs, and cereals promotes strong teeth and jaw bones.*

Use freshwater[5] / marine[6] / fatty / lean [i:]/ oily ***fish*** • smoked[7] / baked / broiled[8] / canned[9] / breaded[10] [e] ***fish*** • ***fish*** products / stick *or* finger[11] / oil / proteins • ***filleted*** sole[12] [soʊl]

fischen; Fisch
Forelle[1] Dorsch[2] Lachs[3] Thunfisch[4] Süßwasserfisch[5] Meeres-, Seefisch[6] Räucherfisch[7] gegrillter Fisch[8] Dosenfisch[9] panierter Fisch[10] Fischstäbchen[11] Seezungenfilet[12] 2

seafood *n MeSH*

edible marine fish and shellfish[1], e.g. octopus or squid[2], shrimps[3], roe[4] [roʊ], lobster[5] [ɒː], crab, mussel[6] [ʌ], oyster[7]

» *Most cases of food poisoning[8] were linked to ingestion[9] [dʒ] of undercooked seafood.*

Use ***seafood*** restaurant / consumption[9] / ingestion • raw [ɒː] ***seafood***

Meeresfrüchte
Schalentiere[1] Tintenfisch[2] Garnelen[3] Rogen[4] Hummer[5] Miesmuscheln[6] Austern[7] Lebensmittelvergiftung[8] Konsum von Meeresfrüchten[9] 3

milk *v & n MeSH*

» *The milk usually eaten with cereal may protect teeth against the action of sugar. This milk has turned/ gone sour[1] [saʊɚ]. A glass of milk usually relieves[2] the pain.*

Use whole[3] [hoʊl]/ skim(med)[4] / raw / cow / goat's[5] / breast[6] [e] ***milk*** • (un)pasteurized [tʃɚ]/ certified[7] / fortified vitamin D[8] / butter ***milk*** • scalded[9] [ɒː]/ low-fat[1] / condensed[10] / acidophilus[11] / coconut / dry or instant[12] ***milk*** • ***milk***shake / sugar / powder [aʊ]

Milch; melken
sauer werden[1] lindert[2] Vollmilch[3] Magermilch[4] Ziegenmilch[5] Muttermilch[6] Vorzugsmilch[7] mit Vitamin D angereicherte M.[8] abgekochte M.[9] Kondens-, Dosenmilch[10] Sauermilch[11] Trockenmilch[12] 4

dairy [deɚi] **products** *or espBE* **produce** *n MeSH*

foods made from milk such as cheese, cream[1] [i:], butter, curd[2] [ɜ:], yog(ho)urt [joʊgɚt], and whey[3] [ʰweɪ]

» *Low-fat milk and dairy products are especially good sources of calcium, which your body needs to help build strong bones and healthy teeth. The fruit custard[4] [ʌ] may have been mouldy[5] and the mildew[6] [du:] has probably precipitated[7] his symptoms.*

Use peanut[8] / melted[9] ***butter*** • (un)grated[10] [eɪ] / cream[11] / soft[12] / Swiss / cottage ***cheese*** • (un)whipped / whipping[13] ***cream*** • ***dairy*** farm / cow

Milch-, Molkereiprodukte
Obers, Sahne[1] Quark, Topfen[2] Molke[3] Fruchtcreme[4] schimmelig[5] Schimmel[6] auslösen[7] Erdnussbutter[8] zerlassene Butter[9] geriebener Käse[10] (Doppelrahm-)Frischkäse[11] Weichkäse[12] Schlagsahne, *(öst.)* Schlagobers, Schlagrahm[13] 5

vegetable [vedʒətəbl] *n MeSH, usu sing* *sim* **legumes**[1] [legju:mz] *n*

edible seeds[2], roots[3], stems[4] or leaves or nonsweet fruits of many plants such as potatoes, beets[5], asparagus[6], cabbage[7], cauliflower[8] [ɒː], lettuce[9] [letɪs], cucumbers[10], rhubarb, horseradish[11], carrots, beans[12], peppers[13], sweet corn[14], onions[15] [ʌ], green peas[16], turnips[17], egg plants[18], pumpkins[19], spinach [ɪtʃ], broccoli, lentils[20], etc.

» *Eating raw vegetables, fresh fruits, or whole-grain bread can help protect you from tooth decay[21]. Vitamin K1 is present in most edible vegetables, particularly in green leaves.*

Use fresh / (green) leafy / root / starchy[22] [tʃ] / raw / grated[23] ***vegetables*** • ***vegetable*** proteins / oils / fiber • ***salad*** dressing[24] • dried ***beans*** • mashed[25] ***potatoes***

Gemüse
Hülsenfrüchte[1] Samen[2] Wurzeln[3] Stiele[4] Rüben, Bete[5] Spargel[6] Kohl[7] Blumenkohl[8] Kopfsalat[9] Gurken[10] Meerrettich[11] Bohnen[12] Paprika[13] Zuckermais[14] Zwiebel[15] grüne Erbsen[16] weiße Rüben[17] Auberginen[18] Kürbisse[19] Linsen[20] Zahnfäule, Karies[21] stärkehaltiges Gemüse[22] geraspeltes Gemüse[23] Salatsoße[24] Kartoffelpüree[25] 6

fruit [fruːt] *n MeSH, usu sing*

ripened[1] [aɪ], mostly edible reproductive parts of a plant containing the seeds, e.g. apples, pears[2] [eɚ], peaches[3] [iːtʃ], tangerines[4] [dʒ], cherries[5], pineapples[6] [aɪ], apricots, grapes[7] [eɪ], plums[8] [ʌ], prunes[9] [uː], dates[10] [eɪ], figs[11], melons, etc.

» *Many fruits are a good source of vitamin C and dietary [aɪə] fiber[12] [aɪ]. Fresh fruit is not strongly associated with caries; this is thought to be due to the fact that the sugars in fruit are held in the cells of the fruit, and are not released until chewing breaks down the cells.*

Use fresh / dried[13] / canned[14] / (un)peeled[15] ***fruit*** • citrus [saɪ]/ kiwi / tropical / raw / unripened / fallen[16] ***fruit*** • ***fruit*** sugar / juice / pulp[17] / salad / in heavy/light syrup • ***fruit***cake • ***apple*** pie[18] [paɪ]/ sauce[19] • sliced [aɪ] ***peaches***[20]

Obst, Früchte; Frucht
gereift[1] Birnen[2] Pfirsiche[3] Mandarinen[4] Kirschen[5] Ananas[6] Weintrauben[7] Zwetschgen, Pflaumen[8] gedörrte Zwetschgen, Dörrpflaumen[9] Datteln[10] Feigen[11] Ballaststoffe[12] Trockenfrüchte[13] Dosenfrüchte[14] (un)geschältes Obst[15] Fallobst[16] Fruchtfleisch[17] Apfelkuchen[18] Apfelmus[19] Pfirsichspalten[20] 7

berries *n MeSH, pl*

pulpy[1] [ʌ] and mostly edible small fruit from low bushes [ʊ], e.g. strawberry[2] [ɔː], blueberry[3], blackberry[4], black and red currant[5] [ɜː], cranberry[6], raspberry[7] [ræzberi]

» *Foods rich in flavonoids, e.g. blueberries, hawthorn berries[8], onions, and grapes help reduce periodontal inflammation and strengthen the gum tissue. This dental floss is coated with pure unsweetened cranberry essence, which is removed during the action of flossing and deposited on the gums to help break up plaque.*

Use ***raspberry*** tart / pie[9] / jam[10] / jello[11] [dʒeloʊ] • edible / poisonous[12] ***berry***

Beeren
fleischig[1] Erdbeere[2] Heidel-, Blaubeere[3] Brombeere[4] Johannisbeere[5] Preiselbeere[6] Himbeere[7] Weißdornbeeren[8] Himbeertorte[9] Himbeermarmelade[10] Himbeergelee[11] giftige Beeren[12] 8

bread [bred] *n MeSH* *sim* **breadstuff[1]** *n*

food made from flour[2] [flaʊɚ], water and yeast[3] [jiːst] mixed into a dough[4] [doʊ] and baked in the oven[5] [ʌ]; bread products include rolls[6], buns[7] [ʌ], doughnuts[8], wafers[9] [eɪ], waffles[9] [ɒː], toasts, etc.

breading[10] *n* • **breaded**[11] *adj*

» *Processed foods such as white bread and grains contribute to plaque formation. In these patients specially processed breads[12] and salt substitutes are advisable.*

Use white / dark / rye[13] [raɪ]/ barley / wheat[14] [iː]/ (un)enriched / whole grain[15] / crisp***bread***[16] • garlic[17] / French / raisin[18] [eɪ]/ sourdough[19] / gluten(-free) / ginger***bread***[20] [dʒ] • a slice[21] of / loaf[22] [oʊ] of ***bread*** • ***bread*** products / crumbs[23] [krʌmz]

Brot
Brot(getreide)[1] Mehl[2] Hefe, Germ[3] Teig[4] Backofen, -rohr[5] Brötchen, Semmeln[6] süße Brötchen[7] Krapfen, Berliner[8] Waffeln[9] Paniermehl[10] paniert[11] speziell hergestellte Brotsorten[12] Roggenbrot[13] Weizenb.[14] Vollkornb.[15] Knäckeb.[16] Knoblauchb.[17] Rosinenb.[18] Sauerteigbrot[19] Lebkuchen[20] eine Scheibe Brot[21] Brotlaib[22] Brotkrümel, Brösel[23] 9

pastry [peɪstri] *n* *rel* **frosting[1]** *n, BE* **icing** [aɪsɪŋ] *n*

dough of flour, water, baking powder[2], and shortening[3] to make pies[4], cakes, strudel, pancakes[5], soufflés [sufleɪz], etc.

» *The challenges to dental health education are great, as daily consumption of cakes or pastry was reported by 10% of the population. Apple pie and custard[6] [ʌ] was his staple food[7] [eɪ]. You should avoid cookies[8] and pastries.*

Use short / French / puff / yeasted ***pastry*** • ***pastry*** cook[9] / shop / making • apple / pumpkin[10] / meat / rhubarb / deep-dish ***pie*** • chocolate [tʃɒːklət] ***frosting***[11]

(Fein)Gebäck
Zuckerguss, Glasur[1] Backpulver[2] Backfett[3] Törtchen, Obstkuchen, Pasteten[4] Pfannkuchen, Omelette[5] Vanillesoße, -pudding[6] Hauptnahrung[7] Kekse, Plätzchen[8] Konditor(in)[9] Kürbiskuchen[10] Schokoladeglasur[11] 10

pasta *n*

types of pasta include spaghetti, noodles [uː], macaroni, tortellini, etc.

» *All carbohydrate-rich foods like breads, pasta and even milk can mix with the bacteria in the mouth to form destructive acids.*

Use ***spaghetti*** with meatballs[1] / in tomato sauce[2] • egg[3] / tender-stage[4] ***noodles***

Teigwaren
Spaghetti bolognese[1] Pasta asciuta[2] Eiernudeln[3] Nudeln al dente[4] 11

cereals [sɪɚiəlz] *n MeSH, pl* *syn* **cornflakes** *n espBE*

(i) starchy [tʃ] grains[1] used as food, e.g. rice[2], wheat, rye, barley[3], oats[4] [oʊ], corn[5], buckwheat[6] [ʌ], millet[7], etc. (ii) breakfast food prepared from grain

» *The starch found in crackers, pretzels, and cereal can result in these cavity-producing acids, especially if these foods stick on your preschooler's teeth. Oatmeal[8] is among the most nourishing [ɜː] ingredients[9] in cereals. Cereal bars, especially the stickier ones, are bad news for your teeth. How about Graham crackers[10]?*

Use unsweetened / whole-grain[11] ***cereals*** • ***cereal***-based formulation / grains

(i) Getreideflocken
(ii) Mü(e)sli
stärkehaltige Getreidesorten[1] Reis[2] Gerste[3] Hafer[4] Mais[5] Buchweizen[6] Hirse[7] Haferflocken[8] nahrhafte Bestandteile[9] Graham-, Weizenschrotcrackers[10] Vollkornflocken[11] 12

egg *n MeSH*

thin-shelled female reproductive body laid by e.g. hens containing the ovum or embryo together with nutritive[1] (yolk[2] [joʊk]) and protective envelopes (egg white[3] and shell[4])

» *Interestingly, the intake of bananas, guavas and chicken egg yolk[5] has been shown to help in preventing dental caries.*

Use hard-boiled[6] / soft-boiled / raw / whole [hoʊl] / scrambled[7] / fried[8] [aɪ] ***egg*** • hen's / half a dozen [ʌ] / ham and / free-range[9] / commercial henhouse[10] ***eggs*** • ***egg*** protein / products / nog[11] / cup /-timer[12] / allergy

Ei
nahrhaft[1] Eigelb, Dotter[2] Eiweiß[3]
Schale[4]
Dotter von Hühnereiern[5]
hart gekochtes Ei[6]
Rührei, Eierspeise[7] Spiegelei[8]
Freilandeier[9] Batterieeier[10]
Eierlikör[11] Eieruhr[12] 13

nuts [nʌts] *n MeSH, usu pl*

large, hard-shelled seeds, e.g. peanuts[1], walnuts[2] [ɒː], almonds[3] [ɒːl], pignolia[4] or coconuts

nutcracker[5] *n* • **nutshell**[6] *n*

» *Advise patients with braces to avoid eating nuts, raw carrots and other hard-to-chew foods. Seeds and nuts are good sources of vitamin E.*

Nüsse
Erdnüsse[1] Walnüsse[2] Mandeln[3]
Pinienkerne[4] Nussknacker[5]
Nussschale[6] 14

oil *v & n MeSH* *sim* **(cooking) fats[1]** *n*

(n) greasy[2] [iː], viscous [vɪskəs] liquid used for cooking, in ointments[3], lubricants[4] [uː], etc.

oily *adj* • **oilcloth**[5] *n* • **fatty**[6] *adj*

» *Take margerine [dʒ] instead of lard[7] or butter as a cooking fat, but use it sparingly. Topically applied tea tree oil-containing gel was shown to have an inhibiting effect on dental plaque.*

Use animal / vegetable[8] / dietary[1] ***fats*** • soybean / olive / corn[9] / walnut / wheat germ[10] [dʒ]/ rapeseed[11] / vegetable / tea tree ***oil*** • fish[12] / cod [ɒː] liver[13] / greasy ***oil***

Öl; (ein)ölen
Speisefette[1] fett(ig), schmierig[2]
Salben[3] Schmier-, Gleitmittel[4]
Wachstuch[5] fett(haltig)[6]
Schweineschmalz[7]
pflanzliche Fette[8]
Maiskeimöl[9] Weizenkeimöl[10]
Rapsöl[11]
Tran[12] Lebertran[13] 15

sugar *v & n MeSH* *sim* **(mono-/ di-** [aɪ]**) saccharide[1]** [k], *rel* **molasses[2]** *n MeSH*

sweet crystalline [ɪ] carbohydrate [aɪ] (fructose [uː], lactose, sucrose [uː], dextrose, and glucose) which works as a sweetener and a source of energy for the body

sugared[3] *adj* • **sugary**[4] *adj* • **sugar-coated**[5] *adj*

» *High-fiber, sugar-free cereals should be encouraged. The FDA said it will allow a dental health claim for artificial sweeteners used in gum and soft drinks.*

Use a lump [ʌ] of[6] ***sugar*** • table / brown[7] / refined[8] / granulated / powdered[9] / cane[10] [eɪ]/ maple[11] [eɪ]/ invert[12] ***sugar*** • ***sugar*** beet[13] [iː]/ cube[6] / substitute[14] / uptake /-containing foods /-free gum • ***sugared*** almonds[15] / soft drinks / medicines

Zucker, Saccharose; süßen, zuckern
(Mono-/Di-)Saccharid[1]
Melasse[2] gezuckert[3]
zuckerhaltig, süß[4] mit Zucker überzogen, dragiert[5]
e. Stück Zucker[6] brauner Zucker[7]
raffinierter Zucker[8] Staubzucker[9]
Rohrzucker[10]
Ahornsirup[11] Invertzucker[12]
Zuckerrübe[13] Zuckerersatz[14]
kandierte Mandeln[15] 16

candy *n MeSH, sing* *syn* **sweet(ie)** *n BE*

rich sweet made of flavored[1] [eɪ] sugar often with chocolate, caramel, honey, liquorice[2] [lɪkərɪs], nougat [uː], fruit or nuts, merchandized [tʃ] as candy bars, lollipops[3] or suckers[3], pralines, crisps[4], marshmellows, chewing gum, etc.

sweetener[5] *n* • **sweet** *adj* • **sweeten**[6] *v*

» *A high intake of sucrose (table sugar) in such items [aɪ] as soft drinks, candy, syrup[7], and sweetened cereals is a major risk factor for caries.*

Use artificial / nonnutritive[8] ***sweetener*** • ***candy*** bar[9] / store / floss[10] *(BE)* • hard[11] / cotton[10] ***candy*** • ***sweet*** smelling[12] / potatoes[13] • to have a ***sweet*** tooth[14]

Note: In *BE* a *sweet*[15] can also be the last course of a meal (*dessert*[15] in *AE*).

Süßigkeiten, Bonbons
aromatisiert[1] Lakritze, Süßholz[2]
Lutscher[3] Knabbergebäck[4]
Süßstoff[5] (ver)süßen[6] Sirup[7]
kalorienarmer Süßstoff[8] Riegel[9]
Zuckerwatte[10] Bonbon[11]
wohlriechend[12] Süßkartoffeln[13]
e-e. Schwäche für Süßigkeiten haben[14]
Nachspeise, Dessert[15] 17

seasoning [iː] *n* *syn* **seasoner** *n*, *rel* **salt[1]** *n & v*

substances added to food to give it more flavor[2], including salt, pepper, herbs[3] [ɜːrbz] and spices

season[4] *v* • **(un)salted**[5] *adj* • **salt-rich**[6] *adj* • **salt-restricted**[7] *adj*

» *Counseling should be offered about seasoning the food with spices (e.g. pepper). Normal household salt can also be used to clean teeth and keep gums healthy.*

Use well ***seasoned***[8] • table / rock[9] /a pinch [tʃ] of[10] ***salt*** • ***salt*** intake[11] • ***salted*** butter / water • ***salt***-restricted diet[12] / depletion[13] [iː]

Würze, Würzen
Salz; salzen[1] Geschmack[2]
Kräuter[3] würzen[4]
(un)gesalzen[5] stark gesalzen[6]
salzarm[7] gut gewürzt[8]
Steinsalz[9] eine Prise Salz[10]
Salzkonsum[11] salzarme Diät[12]
Salzmangel, -verlust[13] 18

spices [spaɪsiːz] *n MeSH, usu pl*

intensely aromatic vegetable substances used for seasoning food, e.g. mustard[1] [ʌ], garlic[2], cinnamon[3], ginger[4] [dʒ], cloves[5] [oʊ], nutmeg[6], cayenne pepper, chili powder[7], curry, etc.

spicy[8] *adj* • **spice (up)**[9] *v*

» *Herbs and spices have been a part of dental care for centuries. Rely on a mild and bland diet[10] and avoid spicy food.*

Use hot and ***spicy***[11] • to cut down on ***spicy*** dishes[12]

Gewürze
Senf[1] Knoblauch[2] Zimt[3] Ingwer[4] Gewürznelken[5] Muskat[6] Chilipulver[7] würzig[8] (pikant) würzen[9] blande/ reizarme Diät[10] scharf gewürzt[11] Konsum stark gewürzter Speisen reduzieren[12] 19

herbs [ɜːrbz] *n MeSH, pl* *syn* **potherbs** *n*

(i) dried aromatic plants used in cookery[1] for its savory[2] [eɪ] qualities (chives[3] [tʃaɪvz], parsely[4], basil[5], dill, fennel[6], thyme[7] [θaɪm], sage[8] [seɪdʒ], rosemary[9], mint[10] etc.
(ii) plants used for medicinal purposes, e.g. camomile[11], arnica, etc.

herbal[12] *adj & n* • **herbaceous**[12] [hɚbeɪʃəs] *adj* • **herbarium**[13] *n* • **herbalist**[14] *n*

» *Culinary herbs can function as digestive aids (e.g. fennel), kill harmful bacteria in the GI tract (nutmeg), and even dampen pain (e.g. clove oil for dental pain). Many herbal folk remedies[15] are prepared by immersing[16] dried leaves or flowers in hot water.*

Use ***herbal*** tea[17] / extract / remedies / medicines • garden / officinal[18] [fɪʃ] ***herbs***

(Küchen)Kräuter
Kochen[1] schmackhaft[2] Schnittlauch[3] Petersilie[4] Basilikum[5] Fenchel[6] Thymian[7] Salbei[8] Rosmarin[9] Minze[10] Kamille[11] krautartig, Kräuter-; Kräuterbuch[12] Herbarium, Kräutersammlung[13] Kräutersammler, -doktor[14] pflanzliche Hausmittel[15] ansetzen[16] Kräutertee[17] pflanzliche Drogen, Heilkräuter[18] 20

food substitute *or* **replacer** *n* *rel* **food exchange list**[1] *n*

foods similar in nutritive value and/or taste that are used to replace foodstuffs a person must strictly avoid[2]

substitute[3] *v* • **substitution**[4] *n* • **replace**[3] *v* • **replacement**[4] *n*

» *Substitution with any food low in saturated fat such as bran[5] or nuts will have positive effects.*

Use fat / meat / coffee / milk[6] ***substitute*** • ***substitution*** of margerine for butter

Nahrungsmittelersatz(stoff)
Nährwert-, Lebensmitteltabelle[1]
meiden[2]
ersetzen[3]
Ersatz, Substitution[4]
Kleie[5]
Milchersatz[6] 21

dietary supplement *n MeSH* *syn* **nutritional** *or* **food supplement** *n*
rel **food additives**[1] *n MeSH*

enrichment of foods with nutrients[2] such as vitamins to improve dietary intake according to specific needs

supplement[3] *v* • **supplementary, -al**[4] *adj* • **additional**[5] *adj*

» *The first dietary measure [ɛʒ] is a low-fat diet supplemented with medium-chain triglycerides [aɪ]. Contact sensitivity to food dyes[6] [daɪz], emulsifiers[7], stabilizers[8], and other food additives can cause oral and perioral symptoms.*

Use diet / (multi)vitamin / mineral / calcium / iron[9] / daily / high fiber[10] / weight-loss ***supplement*** • iron-***supplemented*** • dietary bulk[10] ***additive*** • ***additive***-free baby food[11]

Nahrungsergänzung(smittel)
Lebensmittelzusatzstoffe, Additive[1]
Nährstoffe[2] ergänzen[3]
ergänzend[4] zusätzlich[5]
Lebensmittelfarbstoffe[6]
Emulgatoren[7]
Stabilisatoren[8]
Eisenanreicherung[9]
Ballaststoffanreicherung[10]
zusatzstofffreie Kindernahrung[11] 22

cooked *adj* *opposite* **raw**[1] [rɒː], **uncooked**[1] *adj*

food prepared for consumption by heating; it can be baked[2] (dry oven heat), boiled[3] (in hot water) fried[4] (in hot oil), steamed[5] [iː] (in water vapor [eɪ]), stewed[6] [stuːd], roasted[7], broiled[8] or barbequed (abbr BBQ)

(pre/ over/ pressure-)cook[9] *v* • **cooking** *n* • **cookery** *n* • **cookbook** *n*

» *The demineralizing effects of cooked food-saliva[10] mixtures on fluoride-treated and nontreated enamel were studied. A raw food diet was shown to bear an increased risk of dental erosion[11] compared to conventional nutrition.*

gekocht
roh, ungekocht[1] gebacken[2]
gekocht, -sotten[3] gebraten[4]
gedünstet[5] gedünstet, -schmort[6]
geröstet[7] gegrillt[8]
(vor-/ ver-/ mit Dampf) kochen[9]
Speichel[10] Zahnerosion[11] 23

beverage [bɛvɚɪdʒ] *n MeSH* *syn* **drinks** *n usu pl*

any liquid suitable for drinking including mineral water, fruit juice[1], tea, carbonated[2] and alcoholic drinks

drink-drank-drunk *v irr* • **drinkable**[3] *adj* • **drinking**[4] *adj & n* • **drinker**[5] *n*

» *Drinking too many sodas and other carbonated beverages[6] may increase your child's risk of tooth erosion. How much do you ordinarily drink? He is a heavy drinker[7].*

Use carbonated / alcoholic ***beverages*** • to have a ***drink***[8] • hard / long / soft[9] ***drinks*** • ***drinking*** water[10] / soda / age / bout[11] [aʊ] • beer / wine / tea / social[12] ***drinker***

Note: Both in colloquial and clinical situations *drink, drinking* and *drinker* are frequently used to refer to alcohol intake (esp when not further specified).

Getränk
Fruchtsaft[1] kohlensäurehaltig[2]
trinkbar[3] Trink-; (Be)trinken[4]
Trinker(in)[5] mit Kohlensäure versetzte Getränke[6]
Alkoholiker(in),
Säufer(in)[7]
etwas trinken[8] alkoholfreie Getränke[9] Trinkwasser[10]
Trinkgelage, Zecherei[11]
Gesellschaftstrinker(in)[12] 24

juice [dʒuːs] *n*

(i) liquid that can be extracted from fruit and vegetables (ii) body fluid, e.g gastric juice[1]

juicy[2] *adj*

» *Dental caries in children has been associated with excessive juice consumption. Cranberry juice*[3] *apparently protects teeth against cavities.*

Use orange / grapefruit / apple / lemon[4] / tomato [eɪ] ***juice*** • ***juice*** bar • ***juicy*** fruits

Saft
Magensaft[1]
saftig[2]
Preiselbeersaft[3]
Zitronensaft[4]
25

caffein(e) [kæfiːn] *n MeSH* *rel* **coffee**[1], **tea**[2] *n MeSH*

bitter alkaloid contained in coffee, cocoa[3] [koʊkoʊ], and tea that is responsible for their stimulating effects

caffeinism[4] *n* • **caffea**[5] *n MeSH* • **café**[6] [kæfeɪ] *n* • **(de)caffeinated**[7] *adj*

» *Avoiding caffeine for at least six hours before a dental appointment can help you cope with*[8] your dental anxiety[9] Tea stains[10] teeth more than coffee.

Use ***caffeine*** withdrawal[11] [ɒːəl] • ground[12] [aʊ] ***coffee*** • ***coffee*** bean[13] • black / green / iced ***tea***

Koffein
Kaffee[1] Tee[2] Kakao[3]
Koffeinvergiftung[4] Kaffeestrauch[5]
Kaffeehaus[6] koffeinhaltig; -frei[7]
fertig werden mit, bewältigen[8]
Zahnbehandlungsangst, Zahnarzt-phobie[9] verfärben[10]
Koffeinentzug[11]
gemahlener Kaffee[12]
Kaffeebohne[13]
26

alcoholic drinks *n MeSH* *sim* **brew(age)**[1] [bruːɪdʒ] *n*, **booze**[2] [buːz] *n inf*

fermented brew or distilled alcohol-containing drinks, e.g. beer, wine, cider[3] [saɪdɚ], etc.

alcohol *n* • **alcoholic**[4] *adj & n* • **alcoholism**[5] *n*

» *Persons who abuse alcohol are at high risk of having seriously deteriorated teeth*[6]*, gums and compromised oral health in general. He's been an alcoholic for years.*

Use ***alcoholic*** excess[7] / patient • ***alcohol*** ingestion *or* consumption[8] / abuse[9] /-dependent[10] • ***Alcoholics*** Anonymous[11]

alkoholische Getränke
Gebräu[1] Alkohol, Schnaps[2]
Apfelwein, Most[3] alkoholisch, -haltig; Alkoholiker(in)[4]
Alkoholabhängigkeit, Alkoholismus[5] sehr schlechte Zähne[6]
Alkoholexzess[7] Alkoholkonsum[8]
Alkoholmissbrauch[9]
alkoholabhängig[10]
Anonyme Alkoholiker[11]
27

liquor [lɪkɚ] *n* *syn* **spirits** *n pl BE*

hard (alcoholic) drinks[1] which are distilled[2] rather than fermented[3], e.g. whiskey, vodka, brandy, gin, tequila

» *All forms of alcohol have been associated with oral cancer, but higher risks are attributed to*[4] *hard liquor and wine intake.*

Use ***liquor*** store[5] • to drown in[6] [aʊ]/ intoxicating[7] / bottles of ***liquor***

Note: In medical English *liquor* is practically never used to refer to body fluids, e.g. the amniotic or the cerebrospinal [aɪ] fluid[8].

Spirituosen
harte Getränke[1] gebrannt[2]
vergoren[3] werden zugeschrieben[4]
Spirituosengeschäft[5]
(Sorgen) im Alkohol ertränken[6]
berauschendes Getränk[7]
Zerebrospinalflüssigkeit, Liquor (cerebrospinalis)[8]
28

2

3

Unit 3 Craniofacial Trauma

Related Units: 17 Craniomaxillofacial Fractures, 16 Orofacial Pain, 13 Oral & Maxillofacial Pathology, 28 Wound Healing, 29 Fracture Management

injure [ɪndʒɚ] *v usu pass* *syn* **hurt, wound** [uː] *v* → U16-3

to hurt oneself or harm somebody else

injury[1] *n MeSH* • **(un)injured / (un)hurt** *adj* • **the injured**[2] *n*

» *Injured inferior alveolar and mental nerves may lead to persistent sensory impairment. The injured area should be cleansed [e] with soap or antiseptic and sterile dressings[3] applied.*

Use badly / seriously [ɪɚ]/ multiply / critically / fatally[4] ***injured*** • ***injured*** head / teeth / area / party[5] / tissue / epithelium [iː] • ***to hurt*** oneself / one's neck • war-/ combat-/ gunshot-/ blast-***wounded***

Note: Do not confuse *to injure* and *injury* with *insure*[6] [ɪnʃʊɚ] and *insurance*[7].

(sich) verletzen, verwunden
Verletzung[1]
Verletzte(r)[2]
Verband[3]
tödlich verletzt[4]
verletzte Person/ Partei[5]
versichern (lassen)[6]
Versicherung[7] 1

injury [ɪndʒɚi] *n MeSH* *syn* **trauma** [trɒːmə] *n MeSH*

damage or wound inflicted[1] on the body by external forces

injurious[2] [ɪndʒʊɚɪəs] *adj* • **injury-free** *adj*

» *Many patients find even minor injuries (such as venipuncture) unbearable[3] [eɚ]. Two patients sustained traumatic injuries[4] including mandibular fractures. Tell me about the circumstances of your injury. Excess carotene is not injurious.*

Use to suffer[4]/receive ***an injury*** • ***injury*** to the jaw[5] / from exposure to cold[6] • site / type / degree / mechanism [k]/ pattern ***of injury*** • head / brain / spinal [aɪ] cord[7] / blast[8] / (mandibular) whiplash[9] / facial [feɪʃəl] / ocular / vascular ***injury*** • traumatic / work(-related) / sports / thermal / cold[6] ***injury*** • high-velocity (*abbr* HVI)/ bite / radiation-induced / surgical / self-inflicted[10] / bodily[11] ***injury*** • superficial / blunt[12] [ʌ]/ closed / penetrating • ***injury*** • needle stick[13] / crush(ing)[14] [ʌ]/ soft tissue[15] / impalement[16] [eɪ] ***injury*** • ***injurious*** effect / agent[17]

Verletzung, Trauma
zugefügt[1] schädlich[2] unerträglich[3]
Verletzung(en) erleiden[4]
Kieferverletzung[5] Erfrierung[6]
Rückenmarkverletzung[7]
Explosionstrauma[8]
Schleudertrauma[9]
Selbstverstümmelung[10]
Körperverletzung[11]
stumpfe Verletzung[12]
Nadelstichverletzung[13]
Quetschung[14]
Weichteilverletzung[15]
Pfählungsverletzung[16]
schädliche Substanz[17] 2

wound [wuːnd] *v & n MeSH* → U28-1ff *syn* **traumatize** *v term*, **injure** *v*, *sim* **harm**[1] *v*

(v) to cause an injury, esp one that breaks the skin (n) injury to the skin or an internal organ caused by violence [aɪ] or a surgical incision

wounded[2] *n & adj* • **harm** *n* • **unharmed**[3] *adj*

» *The wound was dressed with a plain pad[4] and bandage. It was a simple through-and-through bullet [ʊ] wound[5]. The wound exudate[6] was quite frothy[7]. Explore and debride [iː] the wound carefully.*

Use to inflict/cause/approximate[8]/clean/cover/dress[9]/swab[10] [ɒː]/close ***a wound*** • ***wound*** healing / care[11] / cleanser[12] [e]/ closure • deep / burn / bite / flesh / open / penetrating ***wound*** • extraction / gunshot / puncture *or* stab[13] / (surgical-ly) clean ***wound*** • contaminated / gaping[14] [eɪ]/ surgical ***wound*** • ***wound*** cavity / abscess / discharge[6] / margins[15] [dʒ]/ • ***wound*** edges[15] / surface / bed / breakdown / dehiscence • to do sb[16] / to come to / bodily[17] ***harm***

verletzen, verwunden; Wunde, Verwundung
verletzen, Schaden zufügen[1] Verletzte(r); verwundet[2] unverletzt, -versehrt[3] Wundauflage[4]
Durchschuss[5] Wundsekret[6] trüb[7]
Wundränder adaptieren[8] Wunde verbinden[9] Wunde abtupfen[10]
Wundversorgung[11] Wundreinigungsmittel[12] Stichwunde[13]
klaffende Wunde[14] Wundränder[15]
jem. Schaden/ e-e Verletzung zufügen[16]
Körperverletzung[17] 3

trauma [trɒːmə] *n MeSH, pl* **-s** *or* **-ata** *syn* **injury, wound** *n MeSH*

physical or psychic [saɪkɪk] injury caused by accidents, violent action, toxic substances, emotional shock, etc.

traumatic *adj term* • **traumatize** *v* • **-trauma, trauma(to)-** *comb*

» *There was eyelid swelling from blunt trauma to the orbit. The CNS bleeding occurred without evidence of antecedent [siː] trauma or of a specific lesion.*

Use ***trauma*** center / care / index • high risk for ***trauma*** • (maxillo/ mid)facial / acoustic[1] [kuː]/ arterial ***trauma*** • blunt[2][ʌ]/ emotional / major[3][eɪdʒ]/ multiple[4] ***trauma*** • a/ non/ post***traumatic*** • ***traumatic*** tooth loss / pain / shock / death[5] [e]/ in origin / event[6] • ***traumatic*** (brain) injury / occlusion / ulceration / avulsion • ***traumatized*** zone [zoʊn]/ patient[7] • ***traumato***logy /genic • baro/ macro/ micro***trauma***

Trauma, Wunde, seelische Erschütterung
Schalltrauma[1]
stumpfes Trauma[2]
schweres Trauma[3]
Polytrauma[4]
Unfalltod[5]
traumatisches Ereignis[6]
Traumapatient(in)[7] 4

lesion [liːʒᵊn] *n MeSH* → U13-3 *sim* **sore[1]** [sɔːr] *n clin & MeSH* → U16-11

(i) wound or injury
(ii) broad term for all kinds of tissue damage (skin sores[2], ulcers [ʌls], tumors, etc.)

» *If the carious lesion progresses, infection of the dental pulp may occur, causing acute pulpitis* [-aɪtɪs]. *Has he ever had problems with chronic tissue discomfort, recurrent denture sores, and difficult mastication?*

Use palpable / nodular / gross[3] [oʊ]/ deep seated / occult ***lesion*** • localized / focal[4] / irritative / polypoid / premalignant[5] / necrotic ***lesion*** • skin[2] / scalp[6] / solitary[7] / recurrent[8] [ɜː||ʌ] ***lesions*** • carious / inflammatory / periapical / mucosal / hyperplastic / peri-implant / malignant ***lesion*** • ***sore*** gums / tongue / throat / eyes / spot • denture / bed or pressure[9] / running[10] / cold[11] ***sore***

(i) Verletzung (ii) Läsion, Schädigung, Tumor
wunde Stelle, Geschwür[1]
Hautläsionen[2] makroskopische Läsion[3] Herdläsion[4] Präkanzerose[5]
Kopfhautverletzungen[6]
Solitärläsionen[7] Rezidive[8]
Dekubital-, Druckgeschwür[9]
eiternde Wunde[10]
Herpes simplex, Fieberbläschen[11] 5

cut *n & v* *sim* **slash[1], slice[2]** [aɪ] *n & v clin,* **incision[3]** *n term* → U21-9

(n) wound made by cutting (v) incise the skin or tissue by accident[4] or by intention (in surgical intervention) with a knife [naɪf], scalpel, scissors [sɪzɚz], etc.

cutdown[5] *n MeSH* → U22-18 • **cut off[6]** *v jar* • **incise** *v term*

» *The victim was bleeding profusely[7] from a cut on his forehead[8] and right cheek. She cut her lip on the broken glass. Consider early surgery to cut the lingual frenulum[9] and loosen the tongue.*

Use slight / superficial / deep ***cut*** • venous[5] [iː] ***cutdown*** • ***cut*** edge[10] / surface[11] / section / ends / into slices [aɪ] • vein [eɪ] was ***cut*** and ligated[12] [aɪ] • ***to cut*** through / in / away • ***cutting*** instruments / drill or bur / tool / wheel

Schnittwunde, -verletzung; (ein/ab/durch/zer)schneiden
(langer/ tiefer) Schnitt; aufschlitzen[1] Scheibe; (Scheiben) schneiden[2] (Ein)Schnitt, Inzision[3] versehentlich[4] Venae sectio, Venenschnitt[5] ab-, wegschneiden[6] stark[7] Stirn[8] Zungenbändchen[9] Schnittrand[10] Schnittfläche[11] Vene wurde ligiert u. durchtrennt[12] 6

laceration [læsəreɪʃᵊn] *n MeSH* *sim* **tear[1]** [teɚ] *n clin*

(i) a torn external or internal wound with rough [rʌf] margins[2]; not a cut or incision
(ii) the act of lacerating

lacerated[3] *adj term* • **lacerate** *v usu pass* • **lacerable** *adj* • **torn** *adj*

» *Bleeding from the external ear is most commonly due to[4] local laceration or abrasion. A tear had developed in the intima of the carotid artery.*

Use ***lacerated*** wound / tendon[5] • skin / superficial facial[6] / full-thickness / lip / intraoral / tongue ***laceration*** • puncture[7] / through-and-through / scleral / flap-type / scar from a ***laceration*** • ***laceration of the*** upper lip / mandibular nerve / sinus [aɪ] mucosa / lid margin[8] • ***torn*** dura / vessel[9] • sinus / mucosal / dural / retinal / periosteal ***tear***

(i) Riss(quetsch)wunde, Platzwunde (ii) Zerreißung
(Ein)riss, Ruptur[1]
ausgefranste Ränder[2]
ein-, aufgerissen, zerfetzt[3]
zurückzuführen auf[4]
Sehnenriss, -ruptur[5]
oberflächliche Gesichtswunde[6]
Stichwunde[7]
Lidrandriss[8]
Gefäßruptur[9] 7

abrasion [əbreɪʒᵊn] *n MeSH* *syn* **graze** [eɪ] *n & v clin,* → U10-19
sim **chafe[1]** [tʃeɪf] *v & n,* **excoriation[2]** *n term*

(i) wound caused by scraping [eɪ] the skin against a rough object
(ii) pathologic or therapeutic grinding or wearing [eɚ] away[3] of superficial tissue layers, e.g. of tooth substance, skin layers, etc. → U10-19

abrasive[4] *adj & n term* • **abrade[5]** *v* • **excoriated** *adj* • **chafing** *n*

» *Examine the cornea for abrasions and lacerations. Did you feel any pain or chafing from your dentures[6]? Abrasions such as a floor burn[7] should be washed, a mild antiseptic ointment[8] applied, and covered with sterile gauze[9]* [ɒː]. *One of the victims is grazed in the face.*

Use superficial [ɪʃ]/ dental / facial / scalp / corneal[10] / minor / multiple / well-cleansed [e] ***abrasion(s)*** • ***abrasions and/or*** contusions [juː]/ lacerations • skin / nasal / septum / self-induced / localized / neurotic ***excoriation***

(i) Schürfwunde, Schramme, Abschürfung (ii) Abrieb, Abrasion, Abschabung
aufscheuern, wundreiben; wundgeriebene Stelle[1]
Exkoriation[2] Abtragung[3]
abreibend, Schleifmittel[4]
abschürfen, -reiben[5] Zahnprothese[6]
Abschürfung durch mechan. Reibung[7]
Salbe[8] (Verbands)mull[9]
Hornhautabschabung, Abrasio corneae[10] 8

scratch [skrætʃ] *v & n clin* *syn* **scrape** [eɪ] *v & n clin*

(v) (i) to inflict small shallow cuts[1] with a sharp object (ii) scrape or rub oneself with one's fingernails to relieve itching [ɪtʃɪŋ] (n) a small abraded area where the skin is torn or worn off

» *The lesions were found along linear scratch marks[2]. The itch[3] provokes a desire to scratch.*

Use minor / cat / facial / longitudinal / numerous / deep ***scratch(es)*** • ***scratch***-type incision / test[4] • body / ***scrapes*** • vigorously [ɪg] ***scraped*** area • skin / tissue / corneal / mucosal[5] ***scrapings*** • iris [aɪ] ***scraped*** free • ***scratch*** injury[6]

(sich) kratzen, schaben; Kratzer, Schramme
oberflächl. Schnittverletzungen[1]
Kratzspuren[2] Jucken, Juckreiz[3]
Skarifikations-, Kratztest[4]
Schleimhautabstrichmaterial[5]
Kratzwunde[6] 9

3

sting [stɪŋ]-stung-stung *v irr & n MeSH* *sim* **bite[1]**-bit-bitten *v irr & n MeSH,* **prick[2]** *v & n,* **puncture[3]** [ʌ] *v & n MeSH*

(n) wound caused by certain insects (e.g. hornets[4], wasps [ɒː], fire ants[5]), plants (e.g. nettles[6], poison ivy[7] [aɪvi]) and animals (esp marine animals like jellyfish[8] [dʒ], stingrays[9], etc.) typically associated with exposure to irritating chemicals or venoms[10]

stinging[11] *adj* • **biting** *adj* • **stinger[12]** *n* • **punctured** *adj term*

» *Special care should be taken with bites or stings in the mouth or throat, as swelling in these areas may cause suffocation. Usually the barbed venomous stinger[13] can be found in place after a bee sting. The girl was stung by several honeybees. Hospitalize all patients who have been bitten by poisonous snakes.*

Use insect / scorpion ***stings*** • animal / dog / cat / snake / insect[14] / mosquito / tick[15] / human ***bite*** • ***bite*** wound[16] / injury • flea[17]-[iː]/ frost[18]-***bitten*** • lip / cheek ***biting*** • ***biting*** sensation • ***puncture*** wound / site[19] • needle / lumbar[20] [ʌ]/ acu***puncture*** • ***to prick*** one's finger / the gums • ***prick*** (skin) test[21]

stechen, brennen; (Insekten)Stich, Biss, Stachel *(BE)*
beißen; Biss[1]
(ein-, auf-, durch)stechen;
(Ein)Stich[2] punktieren,
(durch)stechen; Punktion, Einstich[3]
Hornissen[4] Feuerameisen[5]
(Brenn)Nessel[6] Giftefeu[7] Quallen[8]
Stachelrochen[9] tierische Gifte[10]
stechend, brennend[11] Stachel[12]
Giftstachel mit Widerhaken[13]
Insektenstich[14] Zeckenbiss[15]
Bisswunde[16] voller Flohbisse[17]
erfroren[18] Punktionsstelle[19]
Lumbalpunktion[20] Pricktest[21] 10

burn [bɜːrn] *n MeSH & v clin* *sim* **scald[1]** [skɔːld] *v & n clin*

(n) injury to tissues resulting from fire, hot liquids, steam[2] [iː], acid chemicals, lightning[3], electricity or radiation (v) to cause a lesion by heat exposure or suffer pain from heat

scalding[4] *adj clin* • **sunburn[5]** *n* • **postburn** *adj term*

» *Burn scars are often unsightly[6] [saɪt] and total resolution[7] is not possible in many cases. The mainstay of treatment of any chemical burn is copious[8] irrigation with large amounts of tap water[9]. Be careful not to scald the anesthetized tissues.*

Use minor / major / deep thermal / 1st degree[10] / contact / friction[11] [kʃ] ***burns*** • chemical *or* acid[12] / caustic / cigarette / electrical / corneal / depth of ***burn*** • ***burn*** victim / eschar *or* scar / trauma / coma / care • ***burned*** body surface • ***burning*** pain / sensation[13] / tongue [tʌŋ]/ mouth [14] • ***scald(ing)*** burn[1] • ***scalded*** skin[15] / face

Verbrennung, Brandwunde; (sich) verbrennen
(sich) verbrühen; Verbrühung[1]
Dampf[2] Blitzschlag[3]
siedend (heiß)[4] Sonnenbrand[5]
hässlich, unansehnlich[6]
Rückbildung[7] gründlich[8]
Leitungswasser[9]
Verbrennung 1. Grades[10]
Verbrennungen durch mechanische Reibung[11] Verätzung[12]
Brennen, brennendes Gefühl[13]
Mundbrennen[14]
verbrühte Haut[15] 11

frostbite [frɒːstbaɪt] *n clin & MeSH* *sim* **chilblain** [tʃɪlbleɪn] *or* **(erythema)** [iː] **pernio[1]** *n MeSH*

blanching[2], paresthesias[3] [iː], edema [ɪdiːmə] and local tissue destruction as a result of exposure to extreme cold

frostbitten[4] *adj clin* • **frostnip[5]** *n*

» *After rewarming the frostbitten area becomes purple [ɜː], painful and tender. Chilblains are red, itching, blistering[6] skin lesions without actual freezing of the tissues.*

Use deep / superficial / severe[7] ***frostbite*** • ***frostbitten*** tissue / nose / ears / digits [dʒ]

Erfrierung, Congelatio
Frostbeule, Pernio[1]
Blässe, Blasswerden[2]
Parästhesien, Sensibilitätsstörungen[3] erfroren[4]
leichte Erfrierung[5]
mit Blasenbildung[6]
schwere/ hochgradige Erfrierung[7] 12

bruise [bruːz] *n & v clin & MeSH* *syn* **contusion** [uː] *n MeSH,* *sim* **hematoma[1]** [hiːmətoʊmə] *n MeSH* → U13-26

(n) injury to soft tissues produced by blunt trauma (e.g. a blow[2], kick, or fall) producing a subcutaneous hematoma from ruptured blood vessels
(v) to cause a contusion, e.g. by bumping into[3] [ʌ] sth.

bruising[4] *n* • **contuse** *v* • **black eye** *or* **shiner[5]** [aɪ] *n clin*

» *Gags applied to the mouth may leave bruises. Gums that bleed or bruise easily can be caused by vitamin C deficiency. The wound edges are badly contused. How do you differentiate subdural hematomas from cerebral contusion without hematoma?*

Use skin / superficial / facial ***bruises*** • to be easily[6] ***bruised*** • easy / unexplained / ecchymosis [kɪ] and ***bruising*** • soft tissue / cerebral[7] / cortical / periorbital / lip ***contusion*** • ***contusion of the*** jaw / cheek / spinal [aɪ] cord • ***contused*** wound[8] / nerve / eyeball / margin (of a laceration)

Quetschung, Prellung, Kontusion, Bluterguss; quetschen, s. einen blauen Fleck holen
Hämatom, Bluterguss[1]
Schlag, Stoß[2]
stoßen gegen[3]
Prellungen, blaue Flecke(n)[4]
blaues Auge, *(ugs)* Veilchen[5]
leicht blaue Flecke(n) bekommen[6]
Hirnprellung, Contusio cerebri[7]
Quetschwunde[8] 13

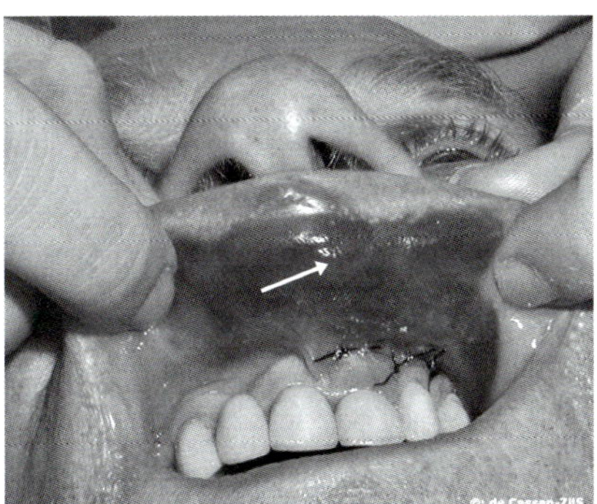

This patient developed a subcutaneous hematoma of the upper lip as a complication of oral surgery.

concussion [kənkʌʃᵊn] *n clin & MeSH* *syn* **commotio** [kəmoʊʃioʊ] *n MeSH rare*

(i) generally, a collision [ɪʒ] or violent shaking
(ii) the resulting injury to soft tissues, esp. the brain or retina

be concussed[1] *phr* • **concussive**[2] *adj* • **postconcussion** *adj*

» *Concussion affects only mentation[3], with return of consciousness moments or minutes after impact[4]. Amnesia[5] [iːʒ] after concussion typically follows a few moments of unresponsiveness[6].*

Use ***concussion of the*** brain[7] / spinal cord[8] • to suffer a[9] / dental / cerebral[7] / cochlear [k]/ labyrinthine / grade 3 ***concussion*** • ***concussive*** effect / blow / (head) injury / state • ***postconcussion*** headache / syndrome[10]

(Gehirn)erschütterung, Commotio
e-e (Gehirn)erschütterung haben[1]
erschütternd[2]
mentale Funktionen[3]
Aufprall, Stoß[4]
Amnesie, Erinnerungslücke[5]
Nichtansprechbarkeit[6]
Commotio cerebri[7]
Commotio spinalis, Rückenmarkerschütterung[8]
e-e Gehirnerschütterung erleiden[9]
postkommotionelles Syndrom[10]
14

swelling *n clin & MeSH* *sim* **puffiness**[1] [ʌ] *n clin,* **tumescence**[2], **edema**[3] [ɪdiːmə] *n MeSH*

abnormal localized enlargement due to accumulation of fluid[4] in the tissue

swell[5]**-swelled-swollen** *v irr* • **puffy**[6] *adj* • **edematous**[7] [e] *adj*

» *Swelling around the mouth, cheeks, eyes and sides of the face is not uncommon after wisdom tooth removal. In order to reduce the puffiness after oral surgery, apply ice on the cheek for 15 minutes. Venous stasis [eɪ] may sometimes affect lymphatic vessels, producing a permanent swelling called solid edema[8].*

Use ***swelling*** subsides[9] • ***swollen*** lymph nodes / eyelids / gums / nasal mucosa • acute / local(ized) / diffuse / residual / inflammatory[10] / marked[11] / painful or tender ***swelling*** • facial / soft tissue / submandibular / eyelid[12] ***swelling*** • noticeable / cloudy[13] [aʊ] / postoperative / unilateral ***swelling*** • ***puffiness*** in the face / about the eyes • ***puffy*** eyes / face / bags under the eyes • facial / upper airway / periorbital / bone marrow / mandibular / vestibular / pitting[14] / cytotoxic ***edema*** • ***edematous*** gingiva / (oral/ pharyngeal) mucosa / uvula

(An)Schwellung
Aufgedunsenheit[1]
Tumeszenz, (diffuse) Anschwellung[2] Ödem[3]
Flüssigkeitsansammlung[4]
(an)schwellen[5]
verschwollen[6]
ödematös[7]
Myxödem[8]
Schwellung klingt ab[9]
entzündliche Schwellung[10]
starke Schwellung[11]
Lidschwellung[12]
trübe Schwellung[13]
eindrückbares Ödem[14]
15

sprain [eɪ] *n & v clin & MeSH* *rel* **distorsion**[1] [ʃ] *n term*

(n) injury to the tendons[2], ligaments[3] and/or capsule around a joint (v) to twist[4] a joint

torsional[5] *adj* • **distort**[6] *v* • **torsion**[7] *n*

» *His TMJ problems were due to a sprain-type injury to the jaw joint. An associated deformity in patients with cleft lip[8] is distortion of the soft tissue and cartilage structures of the ala and dome of the nose. The relationship between whiplash-associated cervical sprains and TMJ injury is speculative.*

Use (trauma-related) TMJ / TMJ ligament[9] / collateral ligament ***sprain*** • (cervical) dorsal /(un)stable / minor / third-degree / ill-defined / old ***sprain*** • ***sprain*** fracture[10] • ***sprained*** joint[11] / jaw / neck • ***torsional*** movement[12] / displacement[13] / stress • facial / bony / outward / medial / mandibular[14] ***distortion*** • ***distorted*** face[15] / anatomy / maxillomandibular relationship / occlusion

Note: In English medical usage ***distortion*** and ***sprain*** are not synonymous.

Verstauchung, Zerrung, Distorsion; zerren, verstauchen, überdehnen
Verformung, Verzerrung[1]
Sehnen[2] Bänder[3]
verdrehen, -stauchen, umknicken[4]
Dreh-, Torsions-[5]
verdrehen, -zerren[6]
Torsion, (Ver)Drehung[7]
Lippenspalte[8]
Bänderzerrung im Kiefergelenk[9]
Abrissfraktur[10]
Gelenkdistorsion[11]
Drehbewegung[12]
Drehfehlstellung[13]
Unterkieferasymmetrie[14]
verzerrtes Gesicht[15]
16

3

strain [eɪ] *v & n clin & MeSH* *sim* **pull[1]** *v,* **sprain** *v & n clin & MeSH*

(v) to overstretch[2] or overexercise a muscle [mʌsl] or ligament
(n) damage (usually muscular [kjʊ]) resulting from excessive physical effort[3]

straining[4] *n* • **strenuous[5]** [e] *adj*

» *She was unable to bring her lips together without straining and the upper teeth pushed the lower jaw down and back to accentuate[6] her deficient chin[7]. A splint[8] can also reduce strain on the area.*

Use ***to strain*** *or* pull[1] a muscle / one's eyes / one's voice • cervical spine[9] / muscle[10] / mechanical / compressive / eye[11] / emotional[12] ***strain*** • tissue / muscle[10] / cervical spine ***straining***

überdehnen, -lasten, zerren; Überdehnung, -belastung, Zerrung
(Muskel) zerren[1] überdehnen[2] körperliche Überanstrengung[3] Anstrengung, Belastung[4] anstrengend[5] betonen[6] fliehendes Kinn[7] Schiene[8] Überbelastung der Halswirbelsäule[9] Muskelzerrung[10] Überanstrengung der Augen[11] seelische Belastung[12] 17

rupture [rʌptʃɚ] *n & v MeSH* *syn* **tear** [teɚ] -tore-torn *n & v irr clin,* *sim* **disruption[1]** [ʌ] *n*

(n) a break [eɪ] or tear in continuity[2] of soft tissues (tendons, vessels)

(un)ruptured *adj* • **tearing** [teɚɪŋ] *n* • **disrupt[3]** *v* • **disruptive[4]** *adj*

» *During trauma the sutures linking the facial bones rupture in predictable fashion. There was a tear of the middle meningeal artery. Disruption of the olfactory filaments in the cribriform plate results in anosmia.*

Use traumatic / spontaneous[5] [eɪ] ***rupture*** • tendon[6] / partial[7] / delayed [eɪ]/ free / contained[8] [eɪ] ***rupture*** • esophageal[9] / vascular[10] / salivary duct ***rupture*** • ***rupture of*** the (ocular) globe[11] / longitudinal ligaments / the lacrimal sac • ***ruptured*** eardrum[12] / vessels / aneurysm [ænjərɪzᵊm]/ nerve / scar[13] / blister • ligamentous[14] / partial[15] / neural[16] / family ***disruption*** • ***disrupted*** muscle / sleep[17] / speech • ***disruptive*** behavior[18] / child / patient • ***tear*** injury • wear-and-[19] [eɚ]/ capsular[20] / frenulum ***tear***

Note: Mark the difference in pronunciation and meaning in *tear*[21] [ɪɚ] and *tearing*[22] [ɪɚ].

Ruptur, Riss, (Durch)Bruch, Hernie; reißen, platzen, rupturieren
Zerreißung, Spaltung[1] Kontinuität[2] (zer)stören, zerreißen, spalten[3] zerreißend, -störend[4] Spontanruptur[5] Sehnenriss, -ruptur[6] Einriss[7] gedeckte Ruptur[8] Ösophagusruptur[9] Gefäßruptur[10] Bulbusruptur[11] Trommelfellruptur[12] Narbenbruch[13] Bänderriss[14] Zerrung[15] traumatische Nervendurchtrennung[16] gestörter Schlaf[17] störendes/destruktives Verhalten[18] Abnutzung, Verschleiß[19] Kapselriss[20] Träne[21] Tränen(träufeln); tränend[22] 18

hemorrhage [hemərɪdʒ] *n MeSH* *syn* **bleeding** *n clin & MeSH,* **bleed** *n jar* → U13-26

internal or external bleeding usually from a ruptured vessel, e.g. prolonged minor oozing [uːzɪŋ] of blood[1] from minute[2] [maɪnuːt] vessels or acute and massive extravasation[3]

hemorrhagic *adj* • **nosebleed[4]** *n* • **bleed-bled-bled** *v irr* • **bleeder[5]** *n inf*

» *In an arterial* [ɪɚ] *hemorrhage the blood is bright red in color and comes in spurts[6]* [ɜː]. *Mild bleeding or oozing[1]* [uː] *after oral surgery is normal.*

Use to arrest or stop a[7] ***hemorrhage*** • acute / major[8] / brisk[8] / profuse[8] / intracranial / internal[9] ***hemorrhage*** • petechial [k]/ capillary / postextraction / uncontrollable[10] / essential / concealed[11] [siː]/ secondary[12] ***hemorrhage*** • intraoral / gingival *or* gum[13] / nasal / life-threatening / massive[14] ***bleeding***

Blutung, Hämorrhagie
Sickerblutung[1] kleinste[2] Blutung, Blutaustritt[3] Nasenbluten[4] Bluter(in), Hämophile(r)[5] pulssynchron spritzen[6] Blutung stillen[7] starke Blutung[8] innere Blutung[9] unstillbare Blutung[10] okkulte Blutung[11] Nachblutung[12] Zahnfleischbluten[13] Massenblutung[14] 19

dislocation *n MeSH* *rel* **displacement[1]** *n,* **fracture[2]** *n & v MeSH* → U17-1ff

displacement of the articular surface of a bone from its joint; in displaced fractures the main bony fragments are widely separated

dislocate[3] *v term* • **displace[4]** *v* • **(un)displaced** *adj*

» *Proper positioning of the x-ray tube[5] will improve identification of the dislocation. Swelling may mask the bone displacement.*

Use traumatic / spontaneous / fracture-[6]/ (un)complicated / open / recurrent[7] [ɜː||ʌ] / mandibular / condylar / temporomandibular (*abbr* TMJ) ***dislocation*** • ***dislocation of the*** jaw [dʒɔː]/ (mandibular) condyle[8] • downward / anterior / medial / lateral / (non-reducing) disc ***displacement*** • ***displacement of the*** nasal bone / globe / left zygoma • degree[9] / direction ***of displacement*** • double / (non)displaced[10] / old (healed) / (un)stable[11] ***fracture*** • ***fracture*** site[12] [aɪ]/ fragments / reduction[13] / nail / healing • ***fractured*** tooth / incisor / root / facial bones / jaw[14] / maxilla / zygomatic arch / orbita / dental implant

Verrenkung, Luxation
Verschiebung, Fehlstellung, Dislokation[1] (Knochen)Fraktur, -bruch; (Knochen) brechen/ frakturieren[2] verrenken, luxieren[3] verschieben, dislozieren[4] Röntgenröhre[5] Luxationsfraktur[6] habituelle Luxation[7] Kondylusluxation[8] Grad der Fehlstellung[9] dislozierte Fraktur[10] (in)stabile Fraktur[11] Bruchstelle[12] Reposition d. Fraktur[13] Kieferfraktur, -bruch[14] 20

Unit 4 States of Consciousness

Related Units: 3 Injuries, 47 Anesthesiology, 21 Surgical Treatment, 25 Perioperative Care

conscious [kɒːnʃəs] *adj*, **-ly** *adv* *opposite* **unconscious**[1] *adj*

(i) associated with thought, will, or perception[2] (ii) related to consciousness (iii) awareness undulled[3] [ʌ] by sleep, faintness, or stupor

(un/sub)consciousness[4] *n MeSH* • **semiconsciousness**[5] *n* • **self/subconscious** *adj*

» *Some patients may consciously or unconsciously engage in forceful air swallowing. She became conscious[6] after the anesthesia wore off[7]. The clinical definition of consciousness ranges from alert wakefulness[8], to mild lethargy, stupor, and deep coma.*

Use loss of / to lose / to regain *or* return to[9] / clouding of[11] [aʊ] ***consciousness*** • alteration of[10] [ɔː]/ altered state of[10] / to assess the level of ***consciousness*** • full / impaired[11] [eɚ]/ compromised[11] / dull[11] / waxing-waning[12] [eɪ] ***consciousness*** • to lapse *or* fall into[13]/verify ***unconsciousness*** • ***conscious*** biting and chewing / sedation / awareness • to become[13]/be ***unconscious*** • ***unconscious*** patient / guilt[14] [gɪlt]/ motivation [eɪ] • ***(un)conscious*** process / control • weight- [weɪt]/ health-[15] [helθ] ***conscious***

> **Note:** Do not confuse *self-conscious (inhibited)*[16] and *self-confident (=self-reliant)*[17] [aɪ] as well as *conscious* and *conscience*[18] [kɒːnʃəns] and *conscientious*[19] [-ʃɪenʃəs].

bewusst
bewusstlos; unbewusst[1]
Wahrnehmung[2] ungetrübt[3]
(Unter)Bewusstsein[4]
Dämmerzustand[5]
Bewusstsein erlangen[6] nachlassen[7]
Vigilanz, Wachheit[8]
Bewusstsein wiedererlangen[9]
Bewusstseinsstörung, -veränderung[10]
Bewusstseinstrübung[11]
schwankende Bewusstseinslage[12]
das Bewusstsein verlieren, bewusstlos werden[13]
nicht bewusste Schuld[14]
gesundheitsbewusst[15] befangen, gehemmt[16] selbstbewusst[17]
Gewissen[18] gewissenhaft[19] 1

alert [əlɜːrt] *adj & v & n term & clin* *sim* **arousal**[1] [aʊ], **vigilance**[2] [dʒ] *n MeSH*

(adj) be wide awake[3] [eɪ], watchful or mentally responsive, fully aware, (v) to alarm (n) warning signal

alertness[2] *n clin* • **arouse**[4] [aʊ] *v* • **vigilant**[5] *adj*

» *An alert, wakeful patient responds immediately and appropriately to all stimuli* [aɪ]. *A stuporous patient responds only when aroused by vigorous[6]* [vɪgərəs] *stimulation. Coma is characterized by complete unarousability.*

Use quiet/active ***alert*** state • patient is awake, ***alert*** and oriented/cooperative • medic-***alert*** tag[7] • be ***alert*** to • be on the[8] / fully ***alert*** • mental / decreased *or* diminished ***alertness*** • level of / agitated / partial / nocturnal / early morning / sexual ***arousal*** • daytime / psychomotor / increased / hygienic ***vigilance***

wach, rege; warnen, alarmieren; Alarm
Erhöhung des Wachheitsgrades; Erwachen; Arousal[1]
Wachheit, Vigilanz; Wachsamkeit[2]
hellwach[3]
(auf)wecken, erregen[4]
wach, rege[5] stark[6]
mediz. Informationsplakette[7]
einsatzbereit/ auf der Hut sein[8] 2

lucid [luːsɪd] *adj term*

mentally clear, not confused, and able to be understood, esp. between periods of clouded consciousness

lucidity[1] *n clin* • **lucidness**[1] *n*

» *The level of alertness fluctuated considerably[2] with the occurrence of episodic confusion and lucid intervals[3] suggesting delirium. A brief lucid interval after initial unconsciousness is a typical clinical feature of epidural hematomas[4].*

Use ***lucid*** patient / periods[3] [ɪɚ] / intervals[3] / lethargy • periods of[3] / pain-free ***lucidity***

bei Bewusstsein, hell, klar (denkend)
Klarheit, bei klarem Verstand[1]
stark schwanken[2]
helle Augenblicke/ Phasen[3]
Epiduralhämatome[4] 3

faint [feɪnt] *v & n & adj MeSH & clin* *sim* **blackout**[1], **breakdown**[2] *n clin*, **syncope**[3] [sɪŋkəpi] *n MeSH*

(v) to collapse[6] or pass out[4] (n) temporary loss of consciousness usually due to cerebral hypoxia

faintness[5] *n clin* • **break down**[6] *v* • **syncopal** *adj term*

» *Shouting and gentle shaking are usually enough to revive[7]* [rɪvaɪv] *a person who may have fainted or may be just sleeping. The pain may be so severe that the patient faints. Syncope is a sudden transient loss of consciousness that resolves spontaneously.*

Use to precipitate/produce[8] ***a faint*** • ***syncopal*** attack[1] • ***fainting*** fit *or* spell[1] / episode • to experience / to feel close to / sudden / unexplained / recurrent / psychogenic ***fainting*** • exertional / near-/ vasovagal[10] [eɪ]/ postural / Stokes-Adams / cardiogenic / cerebrovascular / cough ***syncope***

> **Note:** As an adjective *faint* is also used in medicine to mean *weak* or *hard to hear, see etc.* (faint pulse[9] /heart sound /macules)

ohnmächtig werden; Ohnmacht; schwach
(kurze) Ohnmacht, Blackout[1]
Kollaps[2]
Synkope[3]
ohnmächtig werden[4]
Schwäche(gefühl)[5]
kollabieren[6]
ins Bewusstsein zurückholen[7]
Ohnmacht verursachen/ auslösen[8]
schwacher Puls[9]
vasovagale Synkope[10] 4

4

light-headed *adj clin* *sim* **(to feel) faint**[1] *phr*, **drowsy**[2] [draʊzi], **dizzy**[3] [dɪzi] *adj clin*

to feel weak or dizzy and likely to lose consciousness

light-headedness[4] *n clin & MeSH* • **drowsiness**[5] *n MeSH* • **dizziness** *n MeSH*

» *Faintness, dizziness, or light-headedness may indicate an impending*[6] *loss of consciousness. Both drowsiness and stupor are usually attended by*[7] *some degree of mental confusion. Some degree of shock accompanies most severe injuries and is manifested initially by pallor*[8]*, cold sweat, weakness, lightheadedness, hypotension*[9]*, tachycardia*[10]*, thirst, air hunger, and, eventually, loss of consciousness.*

benommen
einer Ohnmacht nahe sein[1]
schläfrig; benommen[2]
schwindlig[3]
Benommenheit[4]
Schläfrigkeit[5]
bevorstehend, drohend[6]
einhergehen mit[7] Blässe[8]
Hypotonie, niedriger Blutdruck[9]
Herzrasen, -jagen, Tachykardie[10] 5

pass out *v inf* *sim* **be out**[1] *v jar, opposite* **come to**[2] *v clin, BE* **come round**[2] *phr*

to lose consciousness

» *She passed out in the dentist's chair while having a wisdom tooth pulled and did not come to until 10 minutes later. My mouth came to again from the local anesthetic much quicker than normal and without the funny stinging sensations that I normally get.*

in Ohnmacht fallen, ohnmächtig werden
bewusstlos/ weg sein[1]
wieder zu sich kommen[2]
6

unresponsive *adj term & jar* *opposite* **responsive**[1] *adj term & jar*

(i) failing to respond to sensations or verbal stimuli
(ii) failing to respond to treatment

(un)responsiveness[2] *n term* • **respond (to)**[3] *v* • **response**[4] *n*

» *Although unconscious, patients with concussions rarely are deeply unresponsive. Certain psychiatric* [saɪkɪætrɪk] *states can mimic*[5] *coma by producing an apparent* [æ] *unresponsiveness.*

Use ***unresponsive*** pupils[6] [pjuːpəlz]/ to stimuli / to light • ***unresponsive*** patient / to endodontic treatment • to establish / duration of / witnessed / persistent ***unresponsiveness***

(i) nicht ansprechbar
(ii) nicht reagierend/ ansprechend
ansprechbar[1] Ansprechbarkeit,
Reaktionsfähigkeit, Reagibilität[2]
reagieren, ansprechen (auf)[3]
Reaktion[4]
vortäuschen[5]
lichtstarre Pupillen[6]
7

disorientation *n MeSH* *sim* **confusion**[1] [-fjuːʒən] *n MeSH*, **lose one's bearings**[2] [eɚ] *phr inf*

be bewildered[3] [ɪ] or perplexed[4]; reactions to one's surroundings[5] (esp. time, place, person) are inappropriate

(dis)oriented *adj* • **confused**[3] *adj* • **orientation** *n MeSH*

» *Patients with psychotic disorders may be fully oriented or exhibit a disorientation as to person that is at least as great as their disorientation as to time and place.*

Use patient is ***disoriented*** and confused • well-***oriented*** to time, place, and person[6] • ***disoriented*** behavior • acute / progressive / right-left / left-right / directional ***disorientation*** • transient / severe / (sub)acute / mental / nocturnal ***confusion*** • ***confusional*** state[7]

Desorientiertheit, fehlende Orientierung
Verwirrtheit, Verwirrung[1]
Orientierung verlieren[2]
verwirrt[3]
verblüfft, perplex[4]
Umgebung[5]
orientiert zu Zeit, Raum, Person[6]
Verwirrtheitszustand[7]
8

stunned [stʌnd] *adj inf* *sim* **dazed**[1] [deɪzd] *adj inf*, ***spaced out**[2] [eɪ] *adj*

(i) knocked out by a heavy blow
(ii) mental numbness[3] [nʌmnəs] esp. due to a shock, great surprise or intense light

» *A concussion should be suspected if the athlete is feeling "foggy", stunned or dazed, or has problems with balance or vision such as seeing flashing lights. During transportation the patient seemed slightly dazed, but not at all unconscious. Suspect lightning injury*[4] *in persons found dazed or unconscious after a thunderstorm*[5]*.*

Use ***stunned*** confusional state • ***dazed*** victim / behavior

(i) betäubt (durch e. Schlag)
(ii) benommen, (wie) gelähmt; fassungslos
benommen, verwirrt[1]
(wie) unter Drogen, weg, high[2]
Benommenheit[3]
Verletzung durch Blitzschlag[4]
Gewitter[5]
9

obtunded [ʌ] *adj term* *sim* **blunt**[1] [ʌ], **dull**[2] [ʌ] *adj & v clin*

reduced level of consciousness; insensitive to pain as a result of an analgesic[3] [-dʒiːsɪk] or anesthetic[4]

obtundent[5] *adj & n* • **obtundation** *n* • **semi-obtunded** *adj*

» *If lavage* [ləvɑːʒ] *is done in an obtunded or comatose patient, prophylactic insertion of a cuffed* [ʌ] *endotracheal* [eɪk] *tube*[6] *is recommended to prevent aspiration. Brain function may range from alertness to obtundation.*

Use to be / to become / deeply[7] ***obtunded*** • state of mental / prolonged / progressive / posthemorrhagic ***obtundation*** • ***obtundent*** mouthwash

teilnahmslos, abgestumpft, gedämpft
abgestumpft; abstumpfen[1]
teilnahmslos; abstumpfen, dämpfen[2]
Schmerzmittel[3]
Narkotikum[4]
dämpfend; dämpfendes Mittel[5]
Endotrachealtubus mit Cuff[6]
stark gedämpft[7] 10

stupor [st(j)uːpɚ] *n MeSH*

impaired[1] [eɚ] or reduced consciousness with marked decrease in responsiveness to stimulation

(semi-)stuporous[2] *adj term* • **stupefaction**[3] *n* • **stupefacient**[4] [-feɪʃᵊnt] *adj & n*

» *In stuporous catatonia the patient is subdued*[5]*, mute*[6] [mjuːt]*, and negativistic, accompanied by varying combinations of staring* [eɚ]*, rigidity* [dʒɪ]*, and cataplexy.*

Use alcoholic / anergic [ənɜːrdʒɪk]/ benign [aɪn] / semi***stupor*** • catatonic[7] / depressive / delusion[8] / epileptic / postseizure[9] [iːʒ] ***stupor*** • ***stuporous*** patient / state *or* condition

Stupor, Reaktionsunfähigkeit
eingeschränkt[1] stuporös[2]
Betäubung, Benommensein[3]
betäubend; Betäubungsmittel[4]
gedämpft[5] stumm[6]
katatoner Stupor[7]
schizophrener Stupor[8]
Stupor nach epileptischem Anfall[9]
11

lethargy [leθɚdʒɪ] *n MeSH*
sim **apathy**[1] [æ] *n, opposite* **hyperactivity**[2]**, agitation**[3] [dʒ] *n MeSH*

a state of abnormal indifference[4], listlessness[5], sluggishness[6] [ʌ], lassitude[6], languor[6] [gɚ] or stupor

lethargic *adj term* • **apathetic** *adj* • **hyperactive** *adj* • **agitated**[7] *adj*

» *Apathy, drowsiness, and confusion improve more gradually. Hepatic encephalopathy may begin with irritability*[8] *and mild confusion and slowly progress to agitation, lethargy, change in personality and difficulties in judgment*[9] *and orientation.*

Use to complain of / mild / temporary / fatigue [fətiːg] and[10] ***lethargy*** • generalized / depression, withdrawal[11] [-drɒːᵊl] and ***apathy*** • ***apathetic*** state / patient / response / hyperthyroidism [aɪ]

Lethargie
Apathie[1] Hyperaktivität[2]
psychomotorische Unruhe, Agitiertheit[3]
Gleichgültigkeit[4]
Antriebs-, Teilnahmslosigkeit[5]
Trägheit, Mattigkeit[6]
agitiert[7] Gereiztheit[8]
Urteilsvermögen[9]
Müdigkeit u. Lethargie[10]
Zurückziehen[11]
12

somnolence *n MeSH & clin* *sim* **sopor**[1] [soʊpɚ] *n term*

(i) semicomatose state (ii) state of unnatural drowsiness

(semi-)somnolent *adj term* • **soporific**[2] *adj & n* • **soporiferous**[2] *adj*

» *The patient complained of excessive daytime somnolence, morning sluggishness and fatigue. Her lethargy deepened into somnolence.*

Use daytime / episodes of ***somnolence*** • ***somnolent*** and lethargic / metabolic rate

(i) schläfrige Teilnahmslosigkeit (ii) Somnolenz
Sopor, schlafähnlicher Zustand[1]
einschläfernd; Schlafmittel[2]
13

coma [koʊmə] *n MeSH & clin*

profound [aʊ] unsconsciousness[1] from which a patient cannot be aroused even by powerful stimuli [aɪ]

comatose[2] [-toʊs] *adj MeSH* • **semi-comatose** *adj* • **coma-like**[3] *adj*

» *CNS symptoms include lethargy, coma, and convulsions* [ʌ]*. Pinpoint pupils*[4]*, coma, and hypertension are suggestive* [dʒe] *of*[5] *cerebellar hemorrhage* [e]*.*

Use to lapse into[6]/be in/lie in / induced[7] ***coma*** • alcoholic / diabetic [e] *or* hypoglycemic [-glaɪsiː]/ thyrotoxic[8] [ai]/ uremic [iː] ***coma*** • irreversible / deep(ening) / impending / frank / prolonged ***coma*** • depth / duration / level / onset / cause ***of coma*** • Glasgow ***coma*** scale[9] [eɪ] • to be / to become / deeply *or* profoundly[10] ***comatose***

Koma
tiefe Bewusstlosigkeit[1]
komatös[2]
komaartig[3]
stecknadelkopfgroße Pupillen[4]
sind ein Anzeichen für[5]
ins Koma fallen[6]
künstlicher Tiefschlaf[7]
thyreotoxisches Koma[8]
Glasgow-Komaskala[9]
tief komatös[10]
14

trance [træns‖trɑːns] *n term*

(i) altered state of consciousness as in hypnosis [ɪ], hysteria [ɪ], or ecstasy (ii) dazed or stuporous state (iii) detachment[1] [ætʃ] from one's surroundings (e.g. in deep concentration or daydreaming[2])

» *A history of trancelike states*[3] *during which simple motor behaviors persist corroborates*[4] *the presence of daytime somnolence.*

Use alcoholic / hypnotic[5] / induced[5] / death[6] ***trance*** • ***trance***-like state / attack

Trance(zustand)
Losgelöstsein[1]
Tag-, Wachträumen[2]
tranceähnliche Zustände[3]
bestätigt, erhärtet[4]
hypnotischer Schlaf[5]
Scheintod[6]
15

delirium *n MeSH*

clouded state of consciousness and confusion, marked by difficulty in sustaining attention to stimuli, anxiety[1] [æŋzaɪəti], illusions and hallucinations, disordered sleep-wakefulness cycles[2] [saɪklz], motor disturbances; etc.

delirious[3] *adj term*

» *Delirium is an acute confusional state associated with a change in level of consciousness ranging from lethargy and withdrawal to agitation. Symptoms and signs of delirium tremens include profoundly delirious states associated with tremulousness*[4] *and agitation.*

Use delirious patient • ***delirium*** tremens[5] (*abbr* DT) / of persecution[6] • agitated / toxic / postoperative / acute / transient / exhaustion[7] [ɪgzɔːstʃᵊn]/ traumatic / febrile[8] [e‖iː] ***delirium***

Delir, Delirium
ängstl. Erregung, Angst(zustände)[1]
gestörter Schlaf-Wach-Rhythmus[2]
delirant[3]
Zittern[4]
Delirium tremens, Alkohol-, Entzugsdelir[5]
Verfolgungswahn[6]
Erschöpfungsdelirium[7]
Fieberdelir[8]
16

5

persistent vegetative [vedʒ-] **state** *n MeSH, abbr* **PVS**
syn **vigil** [dʒ] **coma** *n MeSH, rel* **akinetic** [eɪkaɪnetɪk] **mutism**[1] [juː] *n MeSH*

state of unresponsiveness due to diffuse cortical or brain stem damage[2]

» *PVS patients may show some improvement from an initially comatose state and appear to be awake but lie motionless and without evidence of awareness or higher mental activity.*

apallisches Syndrom, Coma vigile, Wachkoma
akinetischer Mutismus[1]
Hirnstammschädigung[2] 17

brain death [deθ] *n MeSH*
syn **irreversible coma** *n MeSH*

cessation [s] and irreversibility[1] of brain function; legal definitions vary from state to state

brain-dead[2] *adj term*

» *The criteria* [aɪ] *for brain death must persist*[3] *for 6 hours with a confirmatory isoelectric* [aɪ] *(flat) EEG*[4].

Use to be indicative of/confirm/declare/establish[5]/mimic ***brain death*** • suspected / diagnosis of / diagnostic criterion [kraɪtɪəɪən] for ***brain death*** • ***brain death*** legislation [dʒ] • ***brain-dead*** donors[6]

Hirntod
irreversibler Ausfall[1]
hirntot[2]
bestehen, andauern[3]
isoelektrisches/ Nulllinien-EEG[4]
Hirntoddiagnose sicherstellen[5]
hirntote (Organ)spender[6] 18

Unit 5 Drugs & Remedies

Related Units: 19 Pharmacologic Treatment, 20 Pharmacologic Agents, 48 Types of Anesthesia & Anesthetics

medication *n MeSH* *syn* **medicine** *n clin & inf,* **medicament** *n rare*

(i) medicinal preparations[1]
(ii) administration[2] of remedies

medicinal[3] *adj term* • **medical**[4] *adj* • **medicate**[5] *v* • **self-medication** *n MeSH*

» *Relapses*[6] *can be treated with a second course*[7] *of these medications. Don't forget to take your medicine! Are you on any medication? Before taking this medication, tell your dentist if you are on a low-salt or a salt-free diet.*

Use to take/start/receive [iː]/continue/discontinue[8]/review[9] [vjuː] ***medication*** • oral / pre[10]/ transdermal / sodium-containing[11] / pain ***medication*** • preoperative / prescribed / over-the-counter / daily schedule [sk||ʃ] of / life-long[12] ***medication*** • ***medication*** regimen / use / delivery / safety / side effects / (non)compliance / error / adjustment • ***medicinal*** drug[13] / products / herbs[14] [ɜːrbz]/ irrigation /-grade titanium / dental office smell • ***medical*** therapy[15] • ***medicated*** bath / mouth rinse[16] / dental floss / soap [oʊ]/ area

(i) Medikament(e) (ii) Arznei-(mittel)verordnung, -anwendung, Medikation
Präparate[1] Verabreichung[2] medizinisch, Heil-[3] medizinisch, ärztlich[4]
medikamentös behandeln[5]
Rückfälle, Rezidive[6] Zyklus, Kur[7]
Medikament absetzen[8]
Medikament überprüfen[9] Prämedikation[10]
natriumhaltiges Medikament[11]
Dauermedikation[12]
Arzneidroge[13] Heilkräuter[14]
medikamentöse Behandlung[15]
medizinisches Mundwasser[16] 1

remedy [remədi] *n & v clin & MeSH*
rel **remediation**[1] [iː] *n MeSH*

(n) substance or treatment that can cure[2] [kjʊə] a disease or relieve[3] pain or other symptoms
(v) to cure

remediable[4] [iː] *adj clin* • **remedial**[5] *adj*

» *The cause of his hearing loss (impaction of ear wax*[6]*) was easily remediable. Use these natural home remedies to ease the pain. Obstructive* [ʌ] *causes must be excluded or remedied.*

Use pain-relieving[7] / dental / herbal[8] (folk) / home[9] / over-the-counter[10] / cold[11] / homeopathic ***remedy*** • ***remedy for*** internal/external use[12] / burns • ***remediable*** condition

(Heil- / Arznei)Mittel; bessern, heilen
Behandlung, Besserung[1]
kurieren, heilen[2] lindern[3]
heil-, behebbar[4] heilend, Heil-[5]
Zeruminalpfropf[6] Schmerzmittel[7]
pflanzliche Droge[8] Hausmittel[9]
rezeptfreies Arzneimittel[10]
Mittel gegen Erkältungen[11]
Mittel zur äußeren Anwendung[12] 2

drug [ʌ] *n MeSH & inf* *sim* **agent**[1] [eɪdʒənt] *n term*

n (i) any substance other than food used for preventing, diagnosing, treating, and curing disease (ii) in *genE* it also refers to stimulating or depressing substances that can be addictive[2], esp. narcotics[3]

drug-induced [uːs] *adj* • **drug-related** *adj* • **drug**[4] *v usu pass*

» *Paracetamol is the drug of choice[5] for postoperative pain control.*

Use to administer[6]/be on *or* take[7] ***drugs*** • street *or* illicit[8] / recreational[9] / designer / potent[10] / powerful ***drug*** • crude[11] / scheduled / (non)prescription[12] / over-the-counter[13] (*abbr* OTC) ***drug*** • oral / experimental *or* investigational new[14] (*abbr* IND) ***drug*** • ***drugs*** for sedation[15] • ***drug*** administration / dependence[16] / dispensing[17] / incompatibility[18] / interaction /-related deaths[19] • sustained/prolonged release[20] ***drug*** • ***adverse*** drug event (*abbr* ADE) *or* drug reaction[21] (*abbr* ADR) • therapeutic / (dental) bonding / anesthetic / blocking / antiallergic / antibacterial ***agent*** • ***drug-induced*** jaundice[22] [dʒɒːndɪs] / oral changes / condition / xerostomia / gingival overgrowth

Note: In view of its double meaning the expression *drug* is best avoided when talking to patients about *medication* as it may give rise to misunderstandings. Among physicians and in the literature, however, the term is widely used. While patients are likely to interpret *Is he on drugs?* as a reference to cocaine or LSD, doctors commonly use terms like *drug-related disease* or *drug therapy*[23].

(i) Medikament, (Arznei)Mittel (ii) (Rausch)Droge, Suchtgift
Wirkstoff[1] abhängig/ süchtig machend[2] Narkotika, Rausch-, Betäubungsmittel[3] (starke) Medikamente geben, Drogen nehmen, betäuben[4] M. der Wahl[5] M. verabreichen[6] Drogen nehmen, drogenabhängig sein[7] illegale Droge[8] Psychopharmakon[9] hochwirksames Medikament[10] Ausgangsdroge[11] rezeptpflichtiges Medikament[12] rezeptfreies Medikament[13] Testmedikament[14] Beruhigungsmittel, Sedativa[15] Drogenabhängigkeit[16] Arzneimittelhandel[17] Arzneistoffinkompatibilität[18] Drogentote[19] Depot-, Retardpräparat[20] Nebenwirkung, unerwünschte Arzneimittelwirkung[21] Drogenikterus[22] medikamentöse Behandlung[23] 3

pharmacy [fɑːrməsi] *n clin & MeSH* *sim BE* **chemist('s)**[1] [kemɪst] *n*

(i) retail[2] store where medicinal preparations and supplies[3] are sold
(ii) a branch of pharmacology

pharmacist[4] *n term* • **druggist**[5] *n inf* • **pharma(co)-** *comb* → U20-1

» *In general, the prescribing physician[6] provides or asks the dispensing pharmacist to provide written drug use information for the patient.*

Use hospital[7] ***pharmacy*** • ***pharmacist***-on-call[8] • ***pharmaco***chemistry /therapy[9] /logy

Note: In America *drugstores* are retail shops which sell drinks, snack, cosmetics, household goods, etc.; they may, however, include a *pharmacy* where prescription drugs are dispensed.

(i) Apotheke
(ii) Pharmazie, Pharmazeutik
Apotheke u. Drogerie[1] Einzelhandels-[2] Arzneimittel u. Ärztebedarf[3] Apotheker(in), Pharmazeut(in)[4] Apotheker(in), Drogist(in)[5] verschreibende(r) Arzt/ Ärztin[6] Anstalts-, Klinikapotheke[7] diensthabende(r) Apotheker(in)[8] medikamentöse Behandlung[9] 4

dispense *v term*

to prepare, compound[1] [aʊ], label[2] [eɪ], sell and give out medications to patients

dispensatory[3] *n term* • **dispensary**[4] *n clin* • **dispenser**[5] *n*

» *Today these drugs are increasingly dispensed without prescription[6]. It may not be sold or dispensed directly to the patient. Dispense in dropper bottle[7] or amber[8] [æ] glass container.*

Use ***dispensing*** chemist[9] (*BE*) • dental floss / mouthwash / soap ***dispenser***

(Arznei) (zu)bereiten u. abgeben
(ab)mischen[1] etikettieren[2] Arzneimittel-Codex, Ergänzung z. amtl. Arzneibuch[3] Anstalts-, Klinikapotheke[4] Spender, Dispenser[5] rezeptfrei[6] Tropfflasche[7] bernsteinfarben[8] Apotheker(in), Drogist(in)[9] 5

dosage [doʊsɪdʒ] **form** *n MeSH* *sim* **dosage formulation**[1] *n term*

describes how a drug is supplied[2] (as a tablet or cream [iː], powdered [aʊ], in liquid form, etc.)

formulate[3] *v term*

» *Special coatings[4] [oʊ] are used to retard[5] the disintegration[6] of solid dosage forms in the gut[7] [ʌ]. This solution is specifically formulated for exclusive application to the oral mucosa.*

Use oral[8] / topical / solid[9] / liquid / oral suspension[10] ***dosage form*** • parenteral / pediatric [ɪæ]/ controlled- *or* slow-release[11] ***dosage form*** • commercial [ɜː]/ metered [iː] spray[12] / water-in-oil / delayed-[11] [eɪ]/ extended-[11] / prompt-release[13] / capsule ***formulation***

Arznei-, Darreichungsform
Zubereitungsform[1] hergestellt, vertrieben[2] zubereiten[3] Überzug[4] verzögern[5] Zerfall[6] Darm[7] perorale Arzneiform[8] feste Arzneiform[9] Mixtur[10] Retardpräparat[11] Dosieraerosol[12] schnell zerfallende Arzneizubereitung[13] 6

5

tablet *v & n MeSH, abbr* **tabs** *sim* **capsule**[1] [kæpsᵊl‖sjuːl] *n term & clin,* **pill**[2] *n clin & inf*

solid dosage form varying in shape (disk-like) and size, and method of manufacture (molded[3] [oʊ], compressed[4]); a caplet is a mixture between a tablet and a capsule-shaped dosage form

» *Dissolve*[5] *the tablet under the tongue. Swallow* [ɒː] *the capsule whole*[6]*. Take the tablet with a glass of water.*

Use enteric-coated[7] / chewable[8] [uː]/ scored[9] / sublingual ***tablet*** • buffered [ʌ]/ half-strength, / regular-strength, / double-strength[10] / rapidly dissolving ***tablet*** • dispersible[11] [ɜː]/ slow-release[12] [iː]/ coated[13] / dry-coated[14] / film-coated[15] ***tablet*** • (hard/soft) gelatin [dʒe]/ translucent [uːs] ***capsule*** • sleeping / sedation[16] [eɪ] / contraceptive[17] [se] ***pill***

Tablette; tablettieren
Kapsel[1] Pille[2] geformt[3] gepresst[4] zergehen lassen[5] unzerkaut schlucken[6] magensaftresistente Tablette[7] Kautablette[8] Tablette m. Teilungs-, Bruchkerbe[9] forte Tablette[10] Brause-, Lösungstablette[11] Retardpräparat[12] überzogene Tablette, Dragee[13] Manteltablette[14] Filmtablette[15] Beruhigungstablette, -pille[16] Antibabypille[17] 7

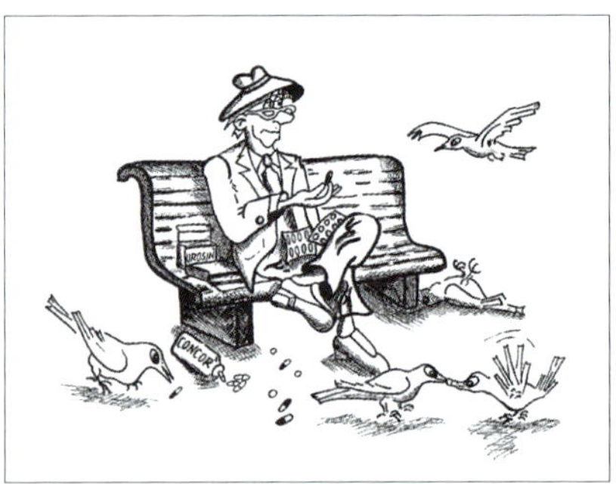

…strictly for the birds!

ointment [ɔɪ] *n MeSH or* **salve** [sæv] *n clin, abbr* **oint.** *or* **UNG** *sim* **gel**[1] [dʒel], **paste**[2] [eɪ], **cream**[3], **balm** [bæˡm‖bɑːm] *or* **balsam**[4] [ɒː] *n clin*

semisolid medicinal preparations for application to the skin which are suspended[5] in fatty or greasy[6] [iː] material

creamy *adj*

» *Oils, powders*[7]*, and ointments should not be routinely used. Lindane 1% cream is also effective but may irritate the skin. Apply*[8] *the ointment topically and spread*[9] [e] *it with gauze*[10] [gɒːz]*. Alcohol can worsen the side effects of nitroglycerin ointment.*

Use to use/rub in ***an ointment*** • ophthalmic [fθæl] *or* eye[11] / dental / emulsifying[12] [ʌ]/ 5% / water-soluble ***ointment*** • emollient *or* soothing[13] [uːð]/ steroid [iɚ]/ iodine[14] [aɪ] ***ointment*** • ***ointment*** dosage form / tube / application • topical / lidocaine / film-forming / regular-strength ***gel*** • (emollient) dental / zinc[15] (oxide) / gelatin [dʒe] ***paste*** • corticosteroid / (sun block) lip ***balm*** • dental *or* tooth / lip / hand / moisturizing[16] [tʃ]/ polishing / cold[17] ***cream***

Salbe, Unguentum
Gel[1] Paste[2]
Creme[3] Balsam[4]
suspendiert[5]
fettig, schmierig[6]
Puder[7] auftragen[8] verteilen[9]
Gaze, Verbandsmull[10]
Augensalbe[11]
emulgierende Salbe[12]
weiche Salbe, Unguentum molle[13]
Iodsalbe[14] Zinkpaste[15]
Feuchtigkeitscreme[16]
Kühlsalbe[17] 8

powder [paʊdɚ] *n & v clin & MeSH* *sim* **pellet**[1] *n MeSH & clin*

solid preparation dispensed in the form of small particles; pellets are small cylindrical or ovoid pills of compressed agents, e.g. steroid hormones for subcutaneous implantation and slow release

powdery[2] *adj* • **powdered**[3] *adj*

» *Dissolve one 2-gram package* [pækɪdʒ] *of powder in a full glass (8 ounces* [aʊ]*) and stir* [stɜːr] *well*[4]*. The diluent*[5] [ɪ] *is slowly injected into the vial* [vaɪᵊl] *which is then gently* [dʒ] *swirled*[6] [ɜː] *until the pellet is dissolved.*

Use absorbent / oral / tooth / topical / antifungal[7] / gold ***powder*** • amalgam alloy / bone / activated charcoal[8] [tʃ]/ sprinkle[9] / aerosol [eɚ] ***powder*** • freeze-dried[10] [aɪ] / (absorbent/medicated) cotton ***pellets***

Puder, Pulver; (ein)pudern, pulverisieren
Granulat, Pellet[1] pulverförmig[2] pulverisiert[3] gut umrühren[4] Verdünnungsmittel[5] vorsichtig schwenken[6] fungizider Puder[7] Aktivkohle, Carbo medicinalis[8] Streupuder[9] gefriergetrocknete Granula[10] 9

tincture [tɪŋktʃɚ] *n MeSH* *syn* **extract** *n, sim* **lotion**[1] [oʊʃ] *n MeSH & clin*

medicinal agents suspended in an alcohol-containing solution

» *Preparations containing tincture of benzoin can be removed by swabbing[2] them with rubbing alcohol. The gel is spread onto the ulcer as a thin continuous film. Apply enough gel and rub in[3] gently.*

Use iodine[4] [aɪə]/ alcohol / chamomile / lavender / hydroalcoholic[5] / benzoin [z] opium[6] / toothache ***tincture*** • shake[7] / drying / (antiseptic) soothing[8] [uː] ***lotion*** • (sports) rub / antifungal [ʌŋg]/ cleansing[9] [e]/ whitening ***lotion***

Tinktur
Lotion[1] Wegwischen[2]
einreiben[3] Iodtinktur[4]
Äthanol-Wassergemisch[5]
benzoesäurehalt. Opiumtinktur[6]
Schüttelmixtur[7]
schmerzlindernde Lotion[8]
Reinigungslotion[9] 10

drops *n MeSH & inf usu pl, abbr* **gtt.** *sim* **solution**[1] [uːʃ], **syrup**[2] [sɪrəp] *n MeSH & clin, abbr* **Liq**

(i) dosage for medications (ii) popular term for tinctures, eyewashes[3], etc.

solvent[4] *n term* • **solute**[5] *n* • **(in)soluble**[6] *adj* • **solubility**[7] *n*

» *Some recommend a dose of 2 drops of ophthalmic solution. 5mL of a 20% solution should be instilled[8] with a syringe[9]* [dʒ] *connected to the catheter. Ipecac* [ɪ] *syrup[10] is still used as a centrally acting emetic[11] in acute oral drug overdose.*

Use eye / nose / fluoride / stomach[12] [k] ***drops*** • maple[13] [eɪ]/ flavored [eɪ]/ demulcent [ʌls]/ glucose / cough[14] [kɒːf] ***syrup*** • clear / cloudy[15] [aʊ]/ discolored / diluted[16] [uː]/ aqueous[17] [eɪkwɪəs] ***solution*** • concentrated / IV / nasal / oral / saline[18] [eɪ] ***solution***

Tropfen, Guttae
Lösung[1] Sirup[2]
Augenwässer, Collyria[3]
Lösungsmittel[4] gelöster Stoff[5]
löslich[6] Löslichkeit[7]
eingeträufelt, instilliert[8] Spritze[9]
Ipecacuanha-, Brechwurzelsirup[10]
Emetikum[11] Magentropfen[12]
Ahornsirup[13] Hustensaft, -sirup[14]
trübe Lösung[15]
verdünnte Lösung[16]
wässrige Lösung[17] Kochsalzlösung[18]
11

suppository [səpɒːzətɔːri] *n MeSH*

solid cone-shaped[1] [oʊ] dosage form for introduction into the rectum or vagina [dʒ] that readily [e] melts[2] at body temperature

» *Moisten[3] the suppository by placing it in a cup of water for 10 sec before rectal insertion. For best results the suppository should be retained[4] for at least 3 hours.*

Use to place/insert[5] ***a suppository*** • rectal / benzocaine / laxative[6] ***suppository***

Zäpfchen, Suppositorium
kegelförmig[1] schmilzt[2]
befeuchten[3]
im Körper verbleiben[4]
Zäpfchen einführen[5]
Stuhlzäpfchen[6] 12

vial [vaɪəl] *or* **phial** [faɪəl] *n term*
sim **ampul(e)** *or* **ampoule**[1] [æmpʲuːl] *n term*

small receptacle[2] [se] (usually of glass) for holding liquids, and esp. medicines which are typically withdrawn[3] [ɒːn] with syringes for IV or IM injection; ampuls are hermetically sealed[4] [iː] vials which need to be broken for use

» *Discard[5] opened vials after 96 hours. Remove the vial from packaging[6] just before use and shake well. The vial should be rolled not shaken to dissolve the drug. 0.05 mg/mL is packaged as single-use ampuls[7], all other strengths[8] as multiple-dose vials.*

Use plastic / reaction / diluent [ɪ] / multiple dose[9] ***vial*** • opened / 4-mL size ***ampul***

Stechampulle, *(der)* Vial, Ampullenflasche
Ampulle[1] Behälter[2]
entnommen[3] verschlossen[4]
entsorgen[5]
Verpackung[6]
Einzeldosisampullen[7]
Konzentrationen[8]
Mehrfachentnahmeflasche[9] 13

lozenge [lɒːzəndʒ] *n clin* *syn* **pastil(le)** [pæstəl‖pæstiːəl] *n clin*

(i) a dose of medicine in the form of a small pellet (ii) a small aromatic or medicated candy

» *Dissolve slowly in the mouth, do not bite or chew* [tʃuː] *lozenges or swallow* [ɒː] *them whole[1]* [hoʊl]. *He was sucking[2]* [ʌ] *a lozenge.*

Use menthol / iron / cough[3] [kɒːf] / sore throat[4] ***lozenge*** • benzocaine [keɪ]/ chloraseptic / blackcurrant / sugar-free ***lozenge*** • fruit / menthol / sweetened / chewable / throat[4] / antibiotic ***pastille***

Pastille, Lutschtablette
ganz schlucken[1]
lutschen[2]
Hustenpastille, -bonbon[3]
Lutschtablette gegen Halsschmerzen[4]
14

antidote [æntɪdoʊt] *n & v MeSH & inf*

drugs that can neutralize [uː] toxic substances[1] or counteract[2] [aʊ] their effects

» *This medication is to be used as an antidote for emergency use in poisoning[3].*

Use universal / physiologic [fɪz]/ chemical[4] [ke] ***antidote*** • ***antidote*** to / against

Gegenmittel, -gift, Antidot; Gegenmittel verabreichen
Gift(stoff)e[1] entgegenwirken[2]
bei Vergiftungsnotfällen[3]
chemisches Gegenmittel[4] 15

pack(age) [pækɪdʒ] *n & v* *sim* **packet**[1] [pækɪt], **carton**[2] [ɑː] *n*

(n) container (glass bottle, carton, packets for powders etc.) for dispensing drugs in adequate doses

packaging[3] *n* • **repackaging** *n*

» *Keep in the protective packaging until used. Each blister card[4] contains one day's dosage (14 cards per package). Dispense in the original carton to protect the solution from light.*

Use dose / triple [ɪ] card / hospital[5] ***pack*** • double-barrier / child-resistant[6] / unit-dose[7] ***packaging***

Packung; verpacken
Schachtel, Packung[1]
(Papp)Karton[2] Verpackung[3]
Blisterpackung[4]
Klinik-, Anstaltspackung[5]
kindersichere Verpackung[6]
Einzeldosispackung[7]
16

6

package insert *n MeSH* *syn* **patient instruction** [ʌ] **leaflet** [iː] *or* **sheet** *n*

important product information for the patient (composition[1], mode of action[2], dosage[3], administration[4], indications, contra-indications[5], side effects[6], precautions [ɒː] etc.)

» *Carefully read the package insert for specific dosing guidelines[7] [aɪ]. All drug doses, indications, and contraindications should be confirmed in the package insert.*

Use to check the / patient (*abbr* PPI) ***package insert*** • the manufacturer's ***patient information sheet***

Packungsbeilage, Beipackzettel
Zusammensetzung[1] Wirkungsweise[2] Dosierung[3] Anwendungsweise[4] Gegenanzeigen, Kontraindikationen[5] Nebenwirkungen[6] Dosierungsrichtlinien[7] 17

precautions [prɪkɒːʃᵊnz] *n MeSH & inf*

these are warnings to take preventive[1] or security measures[2] [ɛʒ], e.g. not to exceed [iː] the recommended dosage[3], do not take with alcohol, avoid excessive heat, keep drugs out of the reach of children, etc.

precautionary[1] *adj* • **caution**[4] [kɒːʃᵊn] *n & v*

» *Caution in increasing dosage is recommended. These precautions do not apply to short-term IV use unless otherwise specified. Use caution when driving or operating machinery because of possible drowsiness[5] [aʊz], impairment [eɚ] of motor skills[6] and/or judgement [dʒʌdʒ-] of distance[7], etc.*

Use ***precautions*** to consider[8] / while using this medication • to ***caution*** against[9]

Vorsichtsmaßnahmen
vorbeugende Maßnahmen[1] Sicherheitsmaßnahmen[2] empfohlene Dosis nicht überschreiten[3] Vorsicht; warnen[4] Schläfrigkeit, Benommenheit[5] Beeinträchtigung der Fahrtüchtigkeit[6] Distanzeinschätzung[7] zu berücksichtigende Vorsichtsmaßnahmen[8] warnen vor[9] 18

storage [stɔːrɪdʒ] *n*

the conditions under which drugs are kept[1] are decisive [aɪ] for their shelf life[2] and stability[3]

» *Store below 40°C (104°F) in a tight [taɪt], light-resistant[4] container and protect from freezing. Fomepizole is stable [eɪ] for at least 48 hs when refrigerated [dʒ] or if stored[1] at room temperature. The tablet will maintain potency[5] through the expiration date[6] provided the bottle cap is replaced tightly after each use.*

Lagerung
gelagert/ aufbewahrt werden[1] Haltbarkeit[2] Stabilität[3] lichtundurchlässig[4] Wirkung behalten[5] über das Verfalldatum hinaus[6] 19

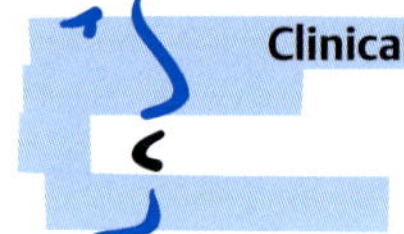

Clinical Phrases

These tablets should be taken on an empty stomach. Diese Tabletten sollten auf nüchternen Magen eingenommen werden. • Take these capsules with meals. Nehmen Sie diese Kapseln zu den Mahlzeiten ein. • The drug is well tolerated. Das Medikament ist gut verträglich. • Protect from light! Lichtschutz erforderlich. • This drug has a particularly swift onset of action. Dieses Medikament wirkt besonders rasch. • Consult your family doctor if symptoms persist. Bei anhaltenden Beschwerden sollten Sie Ihren Hausarzt aufsuchen. • Store in a cool, dry place. Protect from heat and moisture. Kühl und trocken aufbewahren! • For expiration date see bottom of container. Verfalldatum auf der Unterseite des Behälters beachten!

Unit 6 At the Dentist's

Related Units: 7 Basic Dental Equipment, Part 5 DENTISTRY

dentist *n MeSH* *syn* **dental practitioner** [tɪʃ] *or* **surgeon** [sɜːrdʒᵊn] *n term*

a doctor licenced [aɪs] to treat the teeth and the associated structures in the oral cavity; dentists may be specialized in various fields of dentistry, e.g. orthodontists[1], endodontists, or pedodontists[2] [iː]; their academic title is D.D.S. (Doctor of Dental Surgery or D.M.D. (Doctor of Medical Dentistry)

» *More than 90% of patients who see a dentist less than once a year suffer tooth loss. The referring dentist had requested placement of implants in the area of the right mandibular molars.*

Use to see/visit/consult ***the dentist*** • general / cosmetic / private / prescribing ***dentist*** • preventive / restorative[3] / prosthetic / implant / geriatric / pediatric / four-handed[4] ***dentistry*** • ***dental*** profession / health[5] / medicine / care[6] / patient / treatment plan[7] / procedures / anxiety[8] [aɪ]/ injection • dental / oral[9] / maxillofacial[10] [-feɪʃᵊl] ***surgeon*** • ***dentist***-patient relationship

Zahnarzt
Kieferorthopäden[1]
Kinderzahnärzte[2]
konservierende Zahnheilkunde, Zahnerhaltung[3]
assistierte Zahnheilkunde[4]
Zahngesundheit[5]
Zahnpflege[6] zahnmedizinischer Behandlungsplan[7]
Zahnarztphobie, Zahnbehandlungsangst, Angst vor dem Zahnarzt(besuch)[8]
Oralchirurg(in)[9]
Gesichts- u. Kieferchirurg(in)[10] 1

dental practice *n* *sim* **dental office** *or BE* **dental surgery**[1] *n*

(i) rooms where dentists see and treat patients (ii) daily routine of a practitioner

» *This is essential for all dentists in private practice. This can be seen daily in the practice office. Time with the patient in the office is limited.*

Use to run a[2] ***practice*** • private (dental) / clinical ***practice*** • practice[1] / periodontal ***office*** • ***(dental) office*** hours[3] [aʊɚz]/ setting *or* environment [aɪ]/ schedule[4] [sk‖ʃ]/ visit / manager / assistant • ***surgery*** hours[3] *(BE)* • ***in-office*** control

(i) Zahnarztpraxis
(ii) Praxisalltag, Praxismanagement
Zahnarztpraxis, Ordination[1]
eine Praxis führen[2]
Ordinationszeiten[3]
Praxisablauf[4] 2

dental staff [stæf] *n* *syn* **dental personnel** *n espBE*

employees at an organised dental facility, institution or hospital who provide dental services to patients

» *Perhaps the surplus of dentists has lowered interest in having dental staff members perform more clinical functions.*

Use to hire[1] [aɪ]/recruit/train/fire ***staff*** • hospital / experienced / friendly ***dental staff*** • new / laboratory / nursing / ancillary[2] [sɪ] ***staff*** • ***staff*** recruitment[3] [uː]/ member / meeting

Personal, Belegschaft
Personal einstellen[1]
Hilfspersonal[2]
Personaleinstellung[3] 3

dental *or* **dentist's assistant** *n MeSH*

key member of the dental team who directly assists the dentist at chairside[1] and may also be delegated[2] to provide intraoral dental services that do not require the skill and judgement of a dentist

chairside assistance[3] *n*

» *Today's assistants are no longer just responsible for passing instruments[4] and materials but also provide hands-on care[5].*

Use accredited *or* registered (*abbr* RDA)/ clinical / administrative ***dental assistant*** • ***dental*** nurse[6] *(BE)*/ hygienist[7] / front office manager / ancillary staff[8] • ***chairside*** assistant / equipment / dental work / manner

Zahnarztassistent(in), Zahnarzthelfer(in)
am Behandlungsstuhl[1] angewiesen, abgestellt[2] Stuhlassistenz[3] Instrumentieren[4] selbständig eine Behandlung durchführen[5] zahnmedizinische(r) Fachangestellte(r)[6] Dentalhygieniker(in), Hygieneassistent(in)[7] zahnmedizinisches Hilfspersonal[8] 4

dental (laboratory) technician [teknɪʃᵊn] *n MeSH*

professional trained in making dental prostheses [prɒːsθiːsɪz], orthodontic appliances [aɪ], etc. on a dentist's orders within a dental office or in his own lab

» *Then the laboratory technician can apply porcelain* [pɔːrsᵊlɪn] *and form the profile of the restoration. The tooth form and shade recordings[1] were performed by a dental technician at a dental laboratory.*

Use x-ray [eks] *or* radiology[2] ***technician*** • in-office ***dental laboratory***

Zahntechniker(in)
Ermittlung der Zahnfarbe[1]
Röntgenassistent(in)[2] 5

(dental) receptionist [rɪsepʃᵊnɪst] *n MeSH*

assistant at the reception desk[1] who manages the appointments, telephone calls, office schedule, etc.

» *The receptionist is not only the up-front contact for the patient but is also involved in book-keeping or backing up[2] in the lab, all of which require a considerable amount of insight. All right, I'll try to squeeze[3]* [iː] *you in today.*

Sprechstundenhilfe, Rezeptionsassistent(in)
Anmeldung[1]
aushelfen[2]
einschieben[3] 6

reception room *n* *syn* **waiting room** *n*

» *In the dentist's reception room there is a video which covers various dental procedures, introduces the patient to treatment options, and even helps to handle informed consent[1] efficiently.*

Use ***waiting*** area / list / period [ɪɚ]/ time / chairs

Warteraum, -zimmer
aufgeklärte Einwilligung, Einwilligungserklärung (nach Aufklärung)[1] 7

practice leaflet [liːflət] *n*

contains information on office hours, facilities[1] [sɪl], dental care (e.g. dental hygienist[2] [aɪdʒ]), appointment system, treatment available (domiciliary visits[3], etc.), fees[4] [iː] and charges[5] [tʃɑːrdʒiːz], practice philosophy, etc. for actual and potential patients

Patienteninformation
Einrichtungen[1]
Dentalhygieniker(in)[2] Hausbesuche[3]
Honorare[4] Gebühren[5] 8

dental operatory *n term* *syn* **(dental) treatment room** *n*

» *Surface contamination[1] in the dental operatory is a constant issue. Why can't I be with my child in the dental treatment room during the sedation[2]? Is parental presence in the dental operatory desirable?*

Use open / closed / computerized ***dental operatory*** • ***dental-operatory*** suite / equipment / unit *or* chair / light / wastewater • hygiene ***treatment room*** • ***(dental) treatment room*** procedures / disinfection / emergencies

Behandlungsraum
Oberflächenkontamination[1]
Sedierung[2] 9

(dental) appointment *n* *sim* **(dental) visit**[1] *n*

visit to the dentist arranged in advance[2]

(re)appoint[3] *v* • **interappointment** *adj*

» *My receptionist will give you a new appointment. During the first two years, no more than 6 months should elapse between hygiene visits. We'll have to reappoint Mr Hill.*

Use to fix/schedule *or* arrange/give/make/have/miss/cancel ***an appointment*** • ***dental appointment*** form • broken[4] / examination / impression[5] [eʃ]/ try-in[6] / postinsertion / extra / delivery ***appointment*** • review *or* checkup[7] / followup / maintenance[8] / recall / scheduled[9] ***appointment*** • ***appointment*** card / book • by ***appointment*** only[10] • initial / emergency / return ***visit*** • annual / regular / hygiene ***visits*** • a five-***appointment*** protocol[11] • ***interappointment*** flareup[12] [eɚ]

Zahnarzttermin, (Zahn)Behandlungstermin
Arztbesuch, Hausbesuch[1]
im Voraus[2]
(neuen) Termin geben[3] nicht eingehaltener Termin[4]
Termin für Abdrucknahme[5]
Ein-, Anprobetermin[6]
Kontrolltermin[7] Nachsorgetermin[8]
festgelegter/ geplanter Termin[9]
nur nach Vereinbarung[10]
Behandlungsplan m. 5 Sitzungen[11]
akute Verschlechterung vor dem nächsten Termin[12] 10

cancellation *n clin*

» *A backup list of patients who will come in at short notice*[1] *is necessary for last-minute*[2] *cancellations. What is the cancellation policy*[3] *if I miss a dental appointment?*

Use ***cancellation*** fee[4] [iː]/ form / list

Terminabsage
auf Abruf[1] kurzfristig[2] Vorgangsweise bei Terminabsagen[3] Ausfallgebühr wegen Terminabsage[4] 11

consultation [kɒːnsʌlteɪʃᵊn] *n MeSH*

meeting with your dentist where (s)he discusses your treatment plan

consult[1] *v* • **consulting** *adj* • **consultant**[2] *n (BE)*

» *You should seek* [iː] *the consultation*[3] *of an endodontist. Casts*[4] *on a semiadjustable* [dʒʌ] *articulator*[5] *were used for surgical consultation and patient education.*

Use to seek/obtain/require ***consultation*** • dental / dentist-patient / presurgical / prosthodontic[6] / implant / orthodontic ***consultation*** • telephone / free *or* complimentary / initiale comprehensive[7] / cosmetic / emergency ***consultation*** • ***consultation*** room / hours[8] / visit

ärztliche Beratung, Konsultation
zu Rate ziehen, konsultieren[1]
Konsiliarius; leitender Facharzt (i. brit. Krankenhaus)[2]
hinzuziehen[3] Modelle[4]
teiljustierbarer Artikulator[5]
(zahn)prothetische Beratung[6]
eingehende Beratung[7]
Sprechstunde[8] 12

referral *n MeSH & clin* *rel* **second opinion**[1] *n*

(re)directing patients to a specialist or a specialized medical center for definitive treatment

refer to *v term* • **referring** *adj*

» *The patient was referred back to his dentist for the final restoration. She was referred for a medical evaluation*[2] *which resulted in a diagnosis of osteoporosis.*

Use the ***referring*** dentist • dental / self[3]-***referral*** • ***referral*** form[4] / assistance

Überweisung
Zweitgutachten, zweite Meinung[1]
zur medizinischen Abklärung[2]
erwünschte Überweisung[3]
Überweisungsschein[4] 13

treatment *or* **management plan** *n*

sheet of paper or special index card[1] used to record treatment progress

» *A combined consultation involving a restorative dentist and maxillofacial surgeon is critical for optimal treatment planning and coordination of implant-retained* [eɪ] *prostheses*[2] [prɒsθiːsɪz].

Use to develop/outline/modify/reassess/cancel ***the treatment plan*** • provisional / written / dental / underbite / five-appointment / preoperative ***treatment plan*** • ***treatment*** approach / options[3] [ɒːpʃᵊnz]/ alternative / considerations / decisions

Therapie-, Behandlungsplan
Karteikarte[1]
implantatgestützter Zahnersatz[2]
Behandlungsmöglichkeiten[3] 14

dental chart [tʃɑːrt] *n clin* *syn* **treatment** *or* **medical card** *n term BE*

file or index card used to record the patient's history (carious teeth, etc.) and treatment progress

» *The number of x-rays*[1] *taken should be recorded on the patient's chart. The initial step in patient management is the collection of a detailed medical and dental history*[2]*, periodontal charting*[3]*, and diagnostic casts*[4]*.*

Use dental / primary teeth eruption / periodontal[3] / three-dimensional ***charting*** • (dental/followup) appointment ***card***

Patientenbogen, Karteikarte
Röntgenbilder[1] zahnärztliche Krankengeschichte/ Anamnese[2]
Parodontalstatus[3]
Abformungen[4] 15

checkup *n clin* *sim* **followup[1], recall[2]** *n term*

dental visit where the condition of the teeth is inspected for asymptomatic lesions [iːʒ]

» *This patient did not come for a regular checkup–this was an out-of-hours emergency* [ɜːrdʒ] *visit[3]. At each checkup the restorations are inspected for mobility.*

Use to have/go for ***a checkup*** • annual[4] / routine / final ***checkup*** • regular / weekly ***checkups*** • ***follow-up*** exam(ination)[1] / visit / radiograph / report • ***recall*** system[5] / schedule / interval / visit / examination

Note: Many dental offices have a recall system administered by the receptionist who invites the patients at regular intervals (telephone calls or appointment cards).

Vorsorgeuntersuchung, Kontrolluntersuchung
Nachuntersuchung, Nachsorge[1]
Wiederbestellung[2]
Notfallbehandlung außerhalb der Ordinationszeit[3]
jährliche Kontrolle[4]
Recall-, Vormerksystem[5]
16

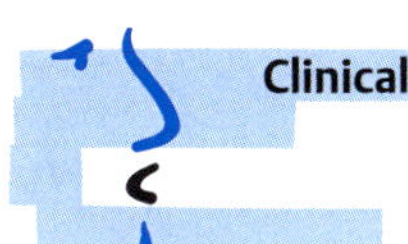

Clinical Phrases

When was the last time you saw a dentist? Wann waren Sie das letzte Mal beim Zahnarzt? • What kind of dental treatments have you had previously? Welche Behandlungen wurden schon durchgeführt? • Do you occasionally grind your teeth or bite your nails? Knirschen Sie manchmal mit den Zähnen oder kauen Sie an den Nägeln? • Which tooth is causing the problem? Welcher Zahn tut Ihnen weh? • Do you get pain with hot or cold liquids? Haben Sie Schmerzen, wenn Sie heiße oder kalte Flüssigkeiten trinken? • Have your gums been bleeding? Hatten Sie Zahnfleischbluten? • I will now tap your teeth with my mirror to find out where they are sore. Ich werde jetzt mit dem Zahnspiegel leicht auf die Zähne klopfen, um festzustellen, wo es weh tut. • How do you feel about the appearance of your teeth? Sind Sie kosmetisch mit Ihren Zähnen zufrieden? • Have you ever noticed any popping sounds in your jaw joints? Haben Sie jemals ein Knacken im Kiefergelenk bemerkt? • Which tooth is loose? Welcher Zahn wackelt? • Do you bleed a lot after extraction? Bluten Sie stark bei Extraktionen? • Are you currently attending your doctor for any medical condition? Sind Sie derzeit in ärztlicher Behandlung? • Are you on any medication? Nehmen Sie derzeit irgendwelche Medikamente? • Have you ever been hospitalized? Waren Sie jemals in stationärer Behandlung? • Come back in six months for a check-up. Kommen Sie in 6 Monaten zur Kontrolle.

Unit 7 Dental Operatory Equipment

Related Units: 6 At the Dentist's, 30 Basic Dental Materials, 24 Surgical Instruments, 31 Dental Lab Procedures & Equipment 32 Dental Instruments

dental chair *n* *rel* **dentist('s)** *or* **operator stool[1]** *n*

seat with a foot and head rest[2] in which the patient can be positioned for treatment as required

chairside *adj term*

» *All patients were seated comfortably in a dental chair in an upright position. Now we'll whisk you backwards[3] a little. This dental operator stool features an adjustable, ergonomic lumbar support and convenient pneumatic seat height adjustment. This test can be performed at chairside and takes only a few minutes to complete.*

Use to lie back or recline[4]/ be recumbent [ʌ] ***in the dental chair*** • foot-operated / hydraulic / mobile / reclining ***dental chair*** • ***dental chair*** unit / equipment / bib[5] / position / anxiety[6] • to make a consultation ***at chairside*** • ***chairside*** monitoring / assistance[7] / procedure / techniques / bleaching / communication / test / sterilization / darkroom • operatory / pivoting[8] / ergonomic / (dental) assistant's (chairside) ***stool*** • ***chair*** time[9] (disruption) / disinfection / occupancy rate

(Zahn)Behandlungs-, Dental-, Patientenstuhl
Zahnarztstuhl, -hocker[1]
Kopfstütze[2]
Rückenlehne absenken[3]
auf dem Behandlungsstuhl liegen[4]
Patientenumhang, Dentalserviette[5]
Zahnbehandlungsangst, Zahnarztphobie[6]
Stuhlassistenz[7]
Drehstuhl, -hocker[8]
Behandlungszeit, -dauer[9]
1

dental unit *n*

central apparatus [eɪ] in the treatment room that is supplied with all the main tools and equipment required for standard dental therapy

» *Use standard precautions[1] (gloves, safety glasses and face mask) when removing the chairside amalgam trap filter[2] from the dental unit.*

Use portable ***dental unit*** • ***dental unit*** water (system) / waterline (contamination)

(Zahn)Arztelement, (Behandlungs)Einheit
Vorsichtsmaßnahmen[1]
Amalgamabscheider[2]
2

dental engine [endʒɪn] *n*

motor that drives a handpiece with drills with the help of electricity or pressed air

» *Most dental engines can be operated[1] via a foot control[2]. The osteotomy was performed over the lesion using a low-speed dental engine with a round bur[3].*

Use high-speed / mobile / foot-driven ***dental engine*** • ***dental engine*** belts / repair

Elektro-, Luftmotor
bedient[1]
Fußschalter[2]
Rundbohrer[3]
3

chip-blower [tʃɪp blouɚ] *n clin* *syn* **chip** *or* **air syringe** [sɪrɪndʒ] *n term*

instrument with a pressure tank and a metal nozzle[1] [nɒːzl] for drying or blowing the debris[2] [iː] out of a tooth cavity that is being excavated for a filling

» *To prevent possible air emboli[3], turn off the chip blower (located below the handpiece[4] turbine). Gently dry the tooth surfaces with an air syringe.*

Use wet / dry ***chip blower*** • ***chip blower*** function / button • dental / dry / 3-way ***air syringe***

Luft-, Spanbläser
Ansatzstück[1]
Bohrstaub[2]
Luftemboli[3]
Handstück[4]
4

water syringe *n* *rel* **cooling[1], irrigation[2]** *n MeSH*

fluid channel [tʃ] usually integrated in the handpiece[3] for cooling and irrigating the drill site

» *An additional air-water spray from a triple [ɪ] (3-in-1) syringe was used. The coolant is discharged from the tip of the drill, therefore the cooling and rinsing effect of these drills is better than with externally cooled ones.*

Use to operate the / autoclavable / (dental) air-/ ***water syringe*** • internally / externally ***irrigated drill*** • dental bur / air-water spray[4] / spot ***cooling*** • ***cooling*** agent [eɪdʒᵊnt] *or* coolant[5] / water / conditions • oral / dental / nasal [eɪ] / sinus [aɪ] / pulsatile / continuous / water ***irrigation*** • saline[6] [eɪ] / subgingival / chlorhexidine / copious[7] / one-time *or* single ***irrigation***

Wasserspritze
Kühlung[1]
Spülung[2]
Handstück[3]
Spraywasser-Luftkühlung[4]
Kühlmittel[5]
Spülung mit physiologischer Kochsalzlösung[6]
gründliche Spülung[7]
5

hypodermic [aɪ] **needle** *n* *rel* **(dental) syringe[1]** *n & v* → U24-5

thin hollow needle attached to a syringe used mainly for subcutaneous injection of fluids (e. g. anesthetics, vaccines[2] [væks-] and other medications) but also for aspiration and irrigation purposes

» *Slightly retract the skin overlying the vessel superior to the point of needle entry[3].*

Use dental / fine / ultra-thin / 19-gauge [geɪdʒ]/ butterfly / IV (intravenous [iː]) infusion ***needle*** • large-bore[4] [bɔːr]/ syringe ***needle*** • ***needle*** site[3] [aɪ]/ electrode / biopsy [aɪ]/ puncture [ʌ] mark[5] / stick injury • dental / prefilled / capped ***syringe***

Injektionsnadel, -kanüle
Injektionsspritze; (ein)spritzen[1]
Impfstoffe[2]
Einstichstelle[3]
großlumige Hohlnadel[4]
Punktionsnarbe[5]
6

saliva [aɪ] **ejector** [ɪdʒektɚ] *n* *syn* **aspirator** *n term*

suction [ʌ] device[1] usually operated by the assistant to aspirate saliva or coolants from the oral cavity

aspiration *n term* • **aspirate[2]** [*v* æspɚeɪt‖*n* æspɚət] *v & n* → U22-16

» *Saliva pooling[3] at the corners of the mouth needs to be removed with the saliva ejector. The aspirator must be inserted farther. There was the constant slurping[4] [ɜː] sound of the aspirator tip picking up the copious[5] flow of saline [seɪlaɪn‖-liːn] coolant. Saliva was aspirated and enamel powder was washed with 0.5 ml of KCl buffer.*

Use disposable / autoclavable ***saliva ejector*** • ***saliva ejector*** tip[6] / hose • dental / saliva / surgical / high-speed / plastic ***aspirator***

Speichelsauger, Saugkanüle
(Ab)Saugvorrichtung[1]
(ab)saugen, aspirieren; Aspirat[2]
ansammeln[3]
schlürfend[4]
reichlich[5]
Saugerspitze[6]
7

(dental) cuspidor [ʌ] *n clin & term* *syn* **bowl** [ou], **spitoon** [uː] *BE n clin*

bowl with a tumbler[1] [ʌ] of rinsing water for the patient to flush[2] [ʌ] debris, saliva, blood or fluids

» *The cuspidor operates smoothly with the timed bowl rinse[3] and swing-away arm. The porcelain spittoon bowl can be easily removed for thermo-disinfection.*

Use (dental) chair / rotatable / flush-flow ***cuspidor*** • ***cuspidor*** bowl / unit / waste

Spülbecken, Speischale
(Mund)Spülbecher[1]
wegspülen[2]
zeitlich programmierte Speischalenrundspülung[3]
8

dental (operatory) *or* **task light** *n* *sim* **operating light[1]** *n*

lights that can be positioned by means of a swivel arm[2] to allow for good visualization [ʒ] of the oral cavity or operative site

» *Modern dental operatory lights allow most procedures to be performed from a heads up, more ergonomic position.*

Use surgical ***light*** source[1] [sɔːrs] • adjustable [ʌ]/ high-intensity / halogen / LED / overhead / ceiling-mounted ***task light*** • head***light***[3]

Behandlungsfeldleuchte
Operationsleuchte[1]
Schwenkarm[2]
Stirnlampe[3]
9

protective spectacles *n* *syn* **safety specs** *or* **goggles** *BE n*

eyewear [eɚ] for the patient used mainly to shield the eyes as a major protective measure [eʒ]

» *Dark eyeglasses were used to slightly discourage [ɜː] the patient from directly observing the passage of the instrument. The patient is provided with protective spectacles and draped[1] [eɪ] with a protective napkin[2] to preclude soiling[3] of clothes.*

Schutzbrille
abgedeckt[1]
Abdecktuch[2]
Beschmutzen[3]
10

(dental) instrument table *n*

mostly a tray[1] mounted [aʊ] on a swivel arm; this is where the assistant lays out[2] [leɪz] the instruments needed

instrument cupboard[3] [kʌbɚd] *n*

Use mobile / adjustable / operating room ***instrument table*** • ***instrument*** tray / stand / sterilization

Instrumententisch, -ablage
Auflagetablett, Tray[1]
auflegen[2]
Instrumentenschrank[3]
11

pager [peɪdʒɚ] *n* *syn* **beeper** [iː], **bleep** [iː] *n inf BE*

device that makes a bleeping noise when the doctor is wanted on the telephone

page sb[1] *vt* • **bleep**[1] *v inf & jar*

» *You are asked to carry this pager with you so that you can quickly respond in case of an emergency [ɚːrdʒ].*

Use emergency / wireless[2] / long-range ***pager*** • ***pager*** system / number / scheme / notification

Piepser
auspiepsen[1]
Funkpiepser[2]
12

intercom (system) *n*

device[1] enabling people in different rooms of a building to communicate

» *Wireless headsets with intercom capability are used in the reception and operatory areas[2] and allow staff to communicate. Call the hygienist on the intercom when patient is ready.*

Use office / voice / visual / 2-way / computerized ***intercom*** (system) • ***intercom*** announcement / software

Gegensprechanlage
Vorrichtung, Gerät[1]
Behandlungsbereiche[2]
13

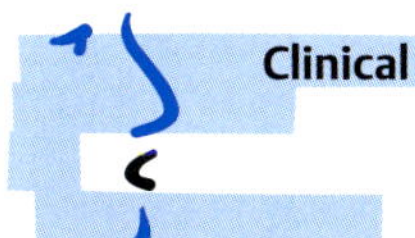

Clinical Phrases

You can lean back now. Sie können sich jetzt zurücklehnen. • Are you comfortable? Sitzen Sie bequem? • Open your mouth as wide as you can, please. Bitte den Mund ganz weit aufmachen. • Try to avoid swallowing now. Bitte jetzt nicht schlucken. • Press your tongue against the roof of your mouth. Die Zunge jetzt an den Gaumen drücken. • Unclench your teeth. Unterkiefer ganz locker, bitte. • We'll have to take the bite now. Wir müssen jetzt einen Abdruck machen. • Have a rinse, please! Ausspülen, bitte! • Flush the debris thoroughly to make the bitter taste go away. Spülen Sie den Mund gut aus, damit der bittere Geschmack weggeht! • Do not rinse out your mouth for the rest of today. Heute sollten Sie nicht mehr den Mund spülen. • You must not have any solid food for five hours. Sie dürfen erst in 5 Stunden wieder feste Nahrung zu sich nehmen. • Can you take out your dentures, please. Nehmen Sie bitte die Zahnprothese heraus.

Unit 8 The Head & Neck

Related Units: 9 The Teeth, Part 5 DENTISTRY

head [hed] *n MeSH*

(i) top part of the body on the neck including the face, skull[1] [ʌ], and brain
(ii) major end of long bones, e.g. the femoral [e] head[2]
(iii) top position in a team or a department

head[3] *v* • **bareheaded**[4] [eɚ] *adj* • **headache** [hedeɪk] *n* • **headless** *adj*

» *Tilt[5] your head backward and elevate the chin. The patient's head was placed against the headrest so that the fixtures were perpendicular to the floor.*

Use to shake/turn/flex[6]/hold ***one's head*** • ***head and neck*** region [riːdʒᵊn]/ tumor / surgery • ***head*** position / movement / rotation / elevation[7] / examination / injury / film[8] • ***head*** rest *or* support[9] / mirror[10] / gear • condyle / abutment / screw[11] [skruː]/ implant ***head*** • sense of ***head*** fullness • two-[12]/ bald-[13] [ɔː] ***headed*** • to lose one's ***head*** • ***head*** first • to ***head*** for[14] • ***headless*** bone screw

(i) Kopf; (ii) Caput; (iii) Leiter
Schädel[1]
Oberschenkelkopf, Caput femoris[2]
an der Spitze stehen[3]
ohne Kopfbedeckung[4]
neigen[5]
Kopf nach vorne neigen[6]
Hochlagerung des Kopfes[7]
Schädelröntgen[8] Kopfstütze[9]
Stirnspiegel[10] Schraubenkopf[11]
doppelendig[12] glatzköpfig[13]
zusteuern auf[14] 1

face [feɪs] *v & n MeSH*

(n) the front of the head including the forehead[1] [fɔːrhed], the chin, the temples[2], and cheeks

facial [feɪʃᵊl] *adj* • **-faced** *adj* • **midface** *n* • **facies**[3] [feɪʃiiːz] *n term*

» *The first eruptions[4] are seen on the face around the eyes and nose. The patient complained of persistent facial pain[5].*

Use ***facial*** expression *or* gestures[6] [dʒestʃɚz]/ muscles [mʌslz]/ contours / surface / deformity / asymmetry • ***facial*** bones / nerve / hair / injuries / trauma / numbness / palsy[7] [pɔːlzi] / support / prosthesis • coarse [kɔːrs] ***facial*** features[8] [fiːtʃɚz] • flushed[9] [ʌʃ]/ attractive / congenitally deformed / mask-like ***face*** • to lose one's / to make a[10] ***face*** • ***face*** mask / lift / pack[11] / cream [iː] • abnormal / moon / bird-like[12] / adenoid ***facies*** • red-/ purple-/ round-***faced*** • to ***face*** a problem / death

Gesicht; gegenüberstehen, konfrontiert sein
Stirn[1] Schläfen[2]
Gesicht(sausdruck), Facies[3]
Ausschlag[4]
persistierende Gesichtsschmerzen[5]
Gesichtsausdruck, Mimik[6]
Gesichts-, Fazialislähmung[7] grobe Gesichtszüge[8] gerötetes Gesicht[9]
das Gesicht verziehen[10]
Gesichtspackung[11]
Vogelgesicht[12] 2

eye [aɪ] *v & n MeSH*

paired organ of sight [saɪt] located in the eye sockets [ɒː] (orbits)[1] including the pupil[2], lense and retina

(eye)lid[3] *n* • **eyebrow** [aʊ] *n* • **eyelashes**[4] [æ] *n* • **eyeball**[5] *n* • **cross-eyed**[6] *adj*

» *Keep your eyes closed. Another method of retention involves the incorporation of an auricular prosthesis as a part of the patient's eyeglasses. There was infrequent blinking and fluttering[7] [ʌ] of the closed eyelids. This is not visible to the naked [neɪkɪd] eye[8].*

Use to close/open the ***eyes*** • bags under the[9] ***eyes*** • watery / red / bloodshot[10] / puffy / dry ***eyes*** • black[11] / glass / prosthetic ***eye*** • ***eye*** contact / movement / blinking[12] / rubbing / charts[13] [tʃ]/ patch[14] [tʃ] • ***eye***glasses / prosthesis / drops /-sight[15] / piece[16] / injury / witness[17] / care • to raise [eɪ] the / upper / lower ***eyelids***

Auge; ansehen, mustern
Augenhöhlen, Orbitae[1] Pupille[2]
(Augen)lid[3] Wimpern[4] Augapfel[5]
schielend[6] Zucken[7]
mit bloßem Auge[8] Tränensäcke, Ringe unter den Augen[9]
blutunterlaufene Augen[10]
blaues Auge[11]
Blinzeln, Augenzwinkern[12]
Sehprobentafeln[13] Augenklappe[14]
Sehkraft[15] Okular[16]
Augenzeuge[17] 3

nose [noʊz] *v & n MeSH*

covering of the nasal cavity[1] with the nostrils or nares[2] [neɚiːz] (*term*) through which we breathe [briːð] and smell

nasal [neɪzᵊl] *adj* • **naso-** *comb* • **nosebleed**[3] *n*

» *The primary site for nasal defects was the anterior maxilla at the base of the nose. A nose with a markedly depressed bridge is called saddle nose. These patients have coarse facial features, a broad, flat nose, and widely set eyes. There is blood in the nasal sinuses[4] [aɪ].*

Use to blow one's[5] ***nose*** • to speak/breathe through ***the nose*** • tip / root[6] [uː]/ back *or* bridge[7] / lining / deformity / ala / base ***of the nose*** • runny / blocked-up[8] ***nose*** • ***nasal*** height [haɪt]/ concha[9] [kɒŋkə]/ septum / bone / cavity / wall / aperture / fossa / mucosa / floor • ***nasal*** air flow / inlay / graft / prosthesis / decongestant [dʒe] spray[10] • ***nose*** job[11]

Nase; herumschnüffeln
Nasenhöhle[1]
Nasenlöcher, Nares[2]
Nasenbluten[3]
Sinus paranasales, Nasennebenhöhlen[4]
sich die Nase putzen, sich schnäuzen[5]
Nasenwurzel[6]
Nasenrücken[7]
verstopfte Nase[8]
Nasenmuschel, Concha nasalis[9]
Nasenspray[10]
Nasenoperation[11] 4

cheek [tʃiːk] *n MeSH*

syn **bucca** [bʌkə] *n MeSH*

the fleshy part at either side of the face below the eyes

-cheeked *adj* • **buccal**[1] *adj term* • **bucco-** *comb*

» *The sensory nerves of the lips and cheeks may still feel numb. The lower lid sagged*[2] [sægd] *permitting tears* [tɪɚz] *to spill over the cheeks. Her cheeks had a rosy hue*[3] [hjuː].

Use fat / upper / lateral / sunken[4] [ʌ]/ rosy[5] / flat / fatty ***cheeks*** • ***cheek***bone[6] / contours / biting[7] [aɪ]/ bite / support / retractor / muscles • red/ chubby[8] [tʃʌbi]/ full-***cheeked*** • ***buccal*** mucosa[9] / surface / vestibule / gingiva / musculature / cusp / dehiscence / fenestration defect • ***bucco***labial [eɪ]/lingual

Wange, Backe, Bucca
bukkal[1] hing herunter[2] Farbe[3]
eingefallene Wangen[4]
gerötete Wangen[5]
Joch-, Wangenbein,
Os zygomaticum[6]
Wangenbeißen[7]
pausbäckig[8]
Wangenschleimhaut[9]
5

chin [tʃɪn] *n clin & MeSH*

syn **mentum** *n term & MeSH*

the protruding[1] front portion of the lower jaw[2] formed by the mental protuberance[3]

mental *adj term* • **genial** [dʒɪnaɪᵊl] *adj* • **mento-, genio-** [dʒiːnɪoʊ] *comb*

» *Test eyebrow elevation, smiling, lip pursing*[4]*, cheek puff*[5] *and chin muscle contraction. Even an accidental bump to the chin from an elbow can lead to traumatic capsulitis. The head must be tilted and the chin lifted so that the oropharynx can be explored.*

Use ***chin*** reflex[6] / protuberance[3] / tilt / lift / rest[7] • ***chin*** musculature / contour / graft / ptosis / cap[8] • unshaven / prominent[9] / firm [ɜː]/ sagging[10] / double[11] ***chin*** • square[12]-***chinned*** • ***mental*** foramen [eɪ] *or* canal[13] / nerve / region • ***genial*** tubercle[14] • ***genio***plasty[15] /hyoid [aɪ] muscle • ***mento***labial /plasty[15]

Kinn, Mentum
vorspringender[1] Unterkiefer[2]
Kinnvorsprung, Protuberantia mentalis[3]
Mundspitzen, Vorstülpen der Lippen[4] Aufblasen d. Wangen[5]
Masseterreflex[6] Kinnstütze[7]
Kinnkappe[8] vorspringendes Kinn[9]
schlaff herabhängendes Kinn[10]
Doppelkinn[11] mit kantigem Kinn[12]
Foramen mentale[13]
Tuberculum mentale, Kinnhöcker[14]
Kinn-, Genioplastik[15]
6

jaws [dʒɔːz] *n clin & MeSH*

sim **jawbone**[1] *n clin*

bones of the skull (maxilla[2] and mandible[3]) and adjacent [ədʒeɪsᵊnt] soft tissues that frame the mouth and hold the teeth

» *In edentulous* [-tʃələs] *jaws*[4] *of elderly persons, atrophy of the alveolar process is common. The skin of the lateral cheeks, jawline*[5]*, and neck is dissected free in the subcutaneous plane. The pain is localized to the jaw, base of the tongue, pharynx or larynx, tonsillar area, and ear.*

Use upper[2] / lower[3] / opposing / broken / protrusive ***jaw*** • both / clenched[6] [tʃ]/ retrusive ***jaws*** • angle[7] [æŋgl]/ spasms / weakness ***of the jaw*** • ***jaw*** position / relation[8] / movement / muscle • ***jaw*** (jerk [dʒɜːrk]) *or* reflex[9] / clenching[10] / support / exercises • ***jaw*** stiffness / clicking *or* popping[11] / fracture / winking[12] • ***jawbone*** anatomy / architecture / defect / resorption / segment

Kiefer
Kieferknochen[1]
Oberkiefer, Maxilla[2]
Unterkiefer, Mandibula[3]
zahnlose Kiefer[4] Unterkieferrand[5]
zusammengepresste Kiefer[6]
(Unter)kieferwinkel, Angulus mandibulae[7] Kieferrelation[8]
Masseterreflex[9] Zähnepressen[10]
Kiefergelenkknacken[11]
Kiefer-Lid-Phänomen[12]
7

mouth [maʊθ] *n clin & MeSH*

sim **oral** [ɔɪ] **cavity**[1] *n term & MeSH*

opening to the lungs and stomach [k] including the throat, soft and hard palate[2], teeth, tongue [tʌŋ], the upper and lower lips

mouthful[3] *n* • **mouthwash**[4] *n* • **oral**[5] *adj term* • **stomat-, oro-**[6] *comb*

» *These patients should not be given barium* [eɚ] *by mouth*[5]*. The patient complained of a sore mouth*[7] *and difficulty swallowing.*

Use to open/close ***one's mouth*** • wide / dry / edentulous / nothing by[8] (*abbr* NPO) ***mouth*** • to make one's ***mouth*** water[9] • roof / floor / corner[10] ***of the mouth*** • ***mouth*** opening / rinse[4] / breathing[11] [iː]/-watering[12] / flora / guard[13] [gɑːrd] • ***oral*** health / mucosa / epithelium / function / hygiene [haɪdʒiːn]/ bacteria / environment / status [eɪ]/ administration[14] / malignancies / rehabilitation • ***oro***pharynx /antral /nasal /facial • ***stomat***ology /itis[7] [aɪ]/ognathic system

Mund
Mundhöhle, Cavitas oris[1]
weicher/ harter Gaumen[2]
Bissen, Schluck[3]
Mundwasser[4] oral[5]
den Mund betreffend, Stomato-[6]
Mundschleimhautentzündung, Stomatitis[7] nüchtern[8]
den Mund wässrig machen[9]
Mundwinkel[10] Mundatmung[11]
lecker[12] Zahnschutz[13]
orale Verabreichung[14]
8

lip *n clin & MeSH*

syn **labium** [eɪ] *n term, pl* **labia**, *sim* **prolabium**[1] *n term*

(i) one of the two fleshy muscular folds with an outer mucosa surrounding the mouth
(ii) a liplike structure bounding[2] [aʊ] a cavity or groove[3] [uː]

lip balm[4] [bɑːˈm] *n* • **labial**[5] [eɪ] *adj term* • **labio-** *or* **cheil(o)-** [kaɪl] *comb*

» *The oral cavity is bounded anteriorly by the vermilion border of the lips*[6]. *Vesiculation*[7], *scabbing*[8], *and crusting around the lips occurred over the next few days. The infranasal groove in the midline of the upper lip is called the philtrum*[9] [f].

Use to pout[10] [aʊ]/chew [tʃuː]/bite/suck [ʌ]/lick *or* smack[11]/burn ***one's lips*** • (short) upper / lower / double / cleft[12] *or* hare***lip*** [eə] • inner / red of the / open / closed / pouted / dry ***lips*** • cracked *or* fissured[13] / thick[14] / swollen / scaling[15] [eɪ] ***lips*** • ***lip*** of a wound[16] [uː]/ reading /stick[17] • ***lip*** mucosa / musculature / support / contour[18] / closure[19] [oʊʒ]/ line[20] / (in)competence[21] / biting / retractor[22] • ***labial*** tooth surface / vestibule[23] / margin • ***labial*** frenulum[24] / consonant[25] / ulcer [ʌ] • ***labio***palatal /buccal space • ***cheil***osis /itis[26] [aɪ]/oplasty

Lippe, Labium
Lippenwulst, -rot, Prolabium[1] begrenzen[2] Furche, Sulcus[3] Lippenbalsam[4] labial, Lippen-[5] Lippensaum[6] Bläschenbildung[7] Schorfbildung[8] Oberlippengrübchen, Philtrum[9] Lippen schürzen/ vorstülpen[10] sich d. Lippe lecken[11] Lippenspalte, Labium fissum, Hasenscharte[12] aufgesprungene Lippen[13] breite/ wulstige Lippen[14] sich schuppende Lippen[15] Wundrand[16] Lippenstift[17] Lippenprofil[18] Lippenschluss[19] Lippenschlusslinie[20] Lippen(in)kompetenz[21] Lippenhalter[22] labialer Mundvorhof[23] Lippenbändchen, Frenulum labii[24] Labial-, Lippenlaut[25] Lippenentzündung, Cheilitis[26] 9

8

(oral) vestibule [vestɪbjuːl] *n term & MeSH*

syn **buccal** [ʌ] **cavity**, **vestibulum oris** *n IAT & MeSH*

part of the mouth ouside the teeth and/or gums bounded[1] [aʊ] laterally by the lips and the cheeks, and by the reflections of the mucosa[2] from the lips and cheeks to the gums

vestibular[3] *adj term* • **vestibulo-** *comb*

» *The patient presented with a severely resorbed mandible and a shallow vestibule*[4]. *The local vestibular swelling responded well to antibiotic therapy.*

Use to extend into[5]/reconstruct/deepen ***the vestibule*** • ***vestibule of the*** mouth / nose[6] • labial / (labio)buccal ***vestibule*** • ***vestibular*** surface / space / depth[7] / mucosa / incision / sulcus [ʌ] • ***vestibulo***plasty[8]

(Mund)vorhof, Vestibulum oris
begrenzt[1]
Umschlagfalten der Schleimhaut[2]
vestibulär[3]
flaches Vestibulum[4]
i. d. Mundvorhof hineinreichen[5]
Vestibulum nasi, Naseneingang[6]
Mundvorhoftiefe[7]
Vestibulum-, Mundvorhofplastik[8] 10

tongue [tʌŋ] *n clin & MeSH*

syn **lingua** [lɪŋgwə] *n IAT*, **glossa** [ɒː‖ɔː] *n term*

(i) mobile muscular organ of taste[1] and speech on the floor of the oral cavity covered with mucous membrane[2] which assists in chewing, swallowing[3], and articulation[4]
(ii) language

lingual[5] *adj term* • **glossal**[5] *adj* • **gloss-**, **-glossia** *comb*

» *The anterior two-thirds of the tongue (oral tongue) is limited posteriorly by the circumvallate* [-væleɪt] *papillae*[6] [iː] *and includes the tip, dorsum, lateral borders, and undersurface of the mobile tongue. To increase mobility of the tongue, the lingual frenum* [iː] *may need cutting. Untreated tongue-tie*[7] *may affect speech and interfere with*[8] *mastication and passive cleansing* [e] *of the teeth.*

Use to put out[9]/hold[10]/bite ***one's tongue*** • clean / furred [ɜː] *or* coated[11] / moist / parched [tʃ] *or* dry / fissured [ɪʃ] *or* scrotal *or* grooved[12] [uː]/ burning / bald [ɔː] *or* glossy *or* glazed[13] [eɪz] ***tongue*** • tip / base[14] / margin [dʒ]/ anterior/posterior third / thickening ***of the tongue*** • mappy *or* geographic[15] / bitten / inflamed [eɪ]/ strawberry[16] / smoker's / black hairy[17] / cleft *or* bifid[18] ***tongue*** • ***tongue*** space / function / movement / pressing / paresis / depressor[19] • ***lingual*** nerve / tonsil[20] / artery • ***linguo***labial • ***glossal*** surface / ulcer • ***glosso***pharyngeal muscle /epiglottic folds /palatine nerve /dynia [ɪ]/ptosis • ***gloss***itis[21]

(i) Zunge, Lingua, Glossa
(ii) Sprache
Geschmacksorgan[1]
Schleimhaut[2] Schlucken[3]
Aussprache, Artikulation[4]
lingual, zungenseitig[5]
Zungenpapillen, Papillae linguales[6]
Ankyloglossie, Zungenverwachsung[7] behindern[8]
Zunge herausstrecken/ zeigen[9]
d. Mund halten[10] belegte Zunge[11]
Faltenzunge, L. plicata[12]
Lackzunge[13]
Zungengrund, Radix linguae[14]
Landkartenzunge, L. geographica[15]
Himbeer-, Erdbeerzunge[16]
schwarze Haarzunge, Melanoglossie[17] Spaltzunge, L. bifida[18]
Zungenspatel, -halter[19]
Zungenmandel, Tonsilla lingualis[20]
Zungenentzündung, Glossitis[21] 11

throat [θrout] *n clin & MeSH* *syn* **pharynx** [færıŋks] *n term & MeSH,* *sim* **fauces**[1] [fɒːsiːz] *n pl term*

(i) the fauces and pharynx
(ii) in genE, the front part of the neck between the chin and the clavicle[2]

throaty[3] *adj clin* • **pharyngeal** [-dʒıəl] *adj term* • **faucial** [fɒːʃəl] *adj*

» *The throat must be packed in order to protect the pharynx and airway from blood and debris shed during the operation. Wrap*[4] [ræp] *this scarf*[5] *around your throat. You need warm throat irrigations*[6] *or gargles*[7]*. The patient underwent palatoplasty and pharyngeal flap surgery.*

Use to clear one's[8] ***throat*** • sore[9] / scratchy[10] [tʃ]/ dry ***throat*** • ***throat*** swab[11] [ɒː]/ pain / infection / culture / pack • ear, nose and ***throat*** (*abbr ENT*)[12] • posterior / examination of the ***pharynx*** • ***pharyngeal*** mucosa / wall / abscess / candidiasis / infection / paralysis / cancer / flap surgery • injected[13] [dʒe] ***fauces*** • pharyngeal or faucial[14] ***tonsil*** • ***throaty*** voice[15]

(i) Rachen, Schlund, Pharynx
(ii) Hals, Kehle
Schlund(enge), Fauces[1] Schlüsselbein, Clavicula[2] heiser, rau; guttural[3] wickeln[4] Schal[5] Halsspülungen[6] Gurgelmittel[7] sich räuspern[8] Halsschmerzen[9] Halskratzen[10] Rachenabstrich[11] HNO[12] entzündeter/ geschwollener Rachen[13] Rachenmandel, Tonsilla pharyngealis[14] raue Stimme[15]

12

neck *n clin & MeSH* *syn* **cervix** [sɜːrvıks] *n IAT & MeSH,* *sim* **nape** [neıp] *or* **nucha**[1] [n(j)uːkə] *n term*

(i) narrowed connection between the trunk [ʌ] and the head
(ii) neck-like narrowing in bones, teeth, etc.

cervical[2] *adj term* • **nuchal**[3] *adj MeSH* • **neckline**[4] *n clin*

» *The neck was supple*[5] [ʌ]. *Her neck muscles* [mʌslz] *were tight*[6] [taıt] *and she complained of a headache. Pruritic lesions are particularly common around the neckline.*

Use to twist[7]/break ***one's neck*** • back of the[1] ***neck*** • ***neck*** pain / muscles / stiffness[8] / mass or lump[9] /lace[10] [-ləs]/ veins / injury / dissection / surgery • swollen[11] / condylar[12] ***neck*** • ***nuchal*** rigidity[8] [rıdʒıdəti] • ***cervical*** (lymph) nodes[13] [ou]/ spine[14] [aı]/ rib / collar[15]

(i) Hals, Nacken
(ii) Zervix, Collum
Nacken[1] zervikal, Hals-[2] Nacken-[3] Ausschnitt, Dekolletee[4] beweglich, weich[5] verspannt[6] H. (ver)drehen[7] Nackensteifigkeit[8] Halsknoten, -tumor[9] Halskette[10] Halsschwellung[11] Kiefergelenkhals, Collum mandibulae[12] zervikale Lymphknoten[13] Halswirbelsäule[14] Halskrause[15]

13

Adam's apple *n clin* *syn* **laryngeal** [-dʒ(ı)əl] **prominence** *n term*

cartilage[1] [kartəlıdʒ] of the voice box (larynx)[2] [lærıŋks] moving up and down in the front of the neck, esp prominent in men

» *The cricothyroid* [aı] *membrane is about 1.5 fingerwidths below the laryngeal prominence and is bounded*[3] [aʊ] *caudally by the cricoid cartilage*[4]*.*

Adamsapfel, Prominentia laryngea
Knorpel[1] Kehlkopf, Larynx[2] begrenzt[3] Ringknorpel, Cartilago cricoidea[4]

14

ear [ıɚ] *n IAT & MeSH*

organ of hearing [ıɚ] and equilibrium[1] consisting of the outer, middle, and inner or sensory ear[2]

eardrum[3] [ʌ] *n* • **earlobe**[4] [ou] *n* • **auditory**[5] [ɒː] *adj term* • **aural**[5] [ɔː] *adj* • **oto-, oro-, -otia** *comb*

» *The rash*[G] *typically begins at the hairline*[7] *and behind the ears. One patient had lost a natural ear in an accident. Four patients with microtia or anotia received surgical reconstruction of the deformed ear.*

Use inner[2] / middle[8] / external / deformed / missing / artificial[9] ***ear*** • ***ear*** prosthesis[9] /ache [eık]/ drops / plugs[10] [ʌ]/ wax[11] / skin defect / deformities • cauliflower[12] [ɒː] ***ears*** • ***auditory*** canal or meatus[13] [ıeı]/ ossicles[14] / threshold[15] [θreʃʰould] • ***aural*** discharge[16] / pressure

Ohr
Gleichgewicht[1] Innenohr[2] Trommelfell, Membrana tympani[3] Ohrläppchen[4] (Ge)hör-, auditiv[5] Ausschlag[G] Haaransatz[7] Mittelohr[8] Ohrepithese[9] Ohrschutz, Wattepfropf[10] Ohrenschmalz, Cerumen[11] Boxerohren[12] Gehörgang, Meatus acusticus[13] Gehörknöchelchen, Ossicula auditus[14] Hörschwelle[15] Ohr(en)fluss, Otorrhoe[16]

15

hair [heɚ] *n IAT & MeSH, usu sing*

slender threadlike[1] [e] outgrowth [-ouθ] covering the human scalp[2], face (beard [ıɚ], mustache[3] [mʌstæʃ]) and body hair; hair loss leads to a receding [iː] hairline[4] and finally to baldness[5] [ɒː]; artificial hair is called a toupee [tuːpeı] or wig[6]

hairy *adj* • **hairless** *adj* • **hairdo** *or* **hairstyle**[7] *n* • **haircut** *n*

» *Split-thickness skin grafts were also employed in patients whose hair-bearing tissues were in close proximity*[8] *to the implant sites. Drugs can cause diffuse hair loss. This disease favors hairy areas like the scalp. These patients typically have sparse* [ɑː] *axillary and pubic hair*[9]*.*

Use to grow/cut/wash/comb ***hair*** • blond or fair [feɚ]/ auburn[10] [ɒː]/ graying / dry / greasy[11] [iː]/ curly[12] [ɜː]/ shoulder-length / brittle[13] / blood-stained ***hair*** • ***hair*** turns gray / falls out • scalp / body / ear / nose / taste[14] ***hair*** • ***hair*** brush / root[15] / shaft / follicle / thinning / growth / loss / removal / transplant

Haar
fadenförmig[1] Kopfhaut[2] Schnurrbart[3] Haaransatz[4] Glatzköpfigkeit[5] Haarteil, Perücke[6] Frisur[7] Nähe[8] spärliche Achsel- u. Schambehaarung[9] kastanienbraunes Haar[10] fettiges Haar[11] gelocktes Haar[12] brüchiges Haar[13] Geschmacksstiftchen[14] Haarwurzel[15]

16

9

Unit 9 The Teeth

Related Units: 8 The Head & Neck, 10 Dentition & Mastication, 11 Human Sounds & Speech, Part 5 DENTISTRY

tooth [tu:θ] *n clin & MeSH,* **teeth** [ti:θ] *pl* *syn* **dens** *n IAT, pl* **dentes**

one of the bony structures set in the alveoli [aɪ] of the jaws [dʒɔ:z], used in mastication and assisting in articulation[1]

dental *adj* • **maxillodental** *adj term* • **interdental** *adj* • *dento- comb*

» *The tooth may become sensitive to hot or cold, and then severe continuous throbbing pain[2] follows. Oral features* [fi:tʃɚz] *of vitamin C deficiency include loosening[3] of teeth, swelling, bleeding, ulceration* [s] *and a burning sensation in the tongue[4]* [tʌŋ].

Use to examine/tap/lose/pull (*or* extract/treat/fill ***a tooth*** • ***tooth*** surface / mobility[5] / substance[6] / loss / socket [ɒ:]/ retention / wear index (*abbr* TWI) • ***tooth***ache [eɪk]/ form[7] / position / contacts / stability / color / care / accumlated material[8] (*abbr* TAM) • adjacent[9] [dʒeɪs]/ opposing[10] ***teeth*** • natural / artificial / poorly aligned[11] [aɪn]/ residual ***teeth*** • mandibular / maxillary / multirooted[12] / devitalized *or* non-vital[13] [aɪ]/ tender[14] / damaged / injured / crowded[15] / spaced[16] / rotten[17] ***teeth*** • pegged[18] / broken / loose / knocked out / cracked / chipped / extracted ***tooth*** • ***dental*** articulation / esthetics / geriatrics[19] / senescence[20] • ***interdental*** space / cleaning / (tooth)brush / pick / consonant • ***maxillodental*** anomaly / deformity / surgery

Zahn, Zähne; Dens, Dentes
Artikulation, Aussprache[1]
pochender/ klopfender Schmerz[2]
Lockerung[3] Zungenbrennen[4]
Zahnbeweglichkeit[5]
Zahn(hart)substanz[6] Zahnform[7]
Zahnablagerungen[8]
Nachbarzähne[9]
Gegenzähne, Antagonisten[10]
Zahnfehlstellung[11]
mehrwurzelige Zähne[12]
devitale Zähne[13]
schmerzempfindliche Zähne[14]
engstehende Zähne[15]
lückige Zähne[16] sehr schlechte Zähne[17] Zapfenzahn[18]
Alterszahnmedizin[19]
Zahnalterung[20] 1

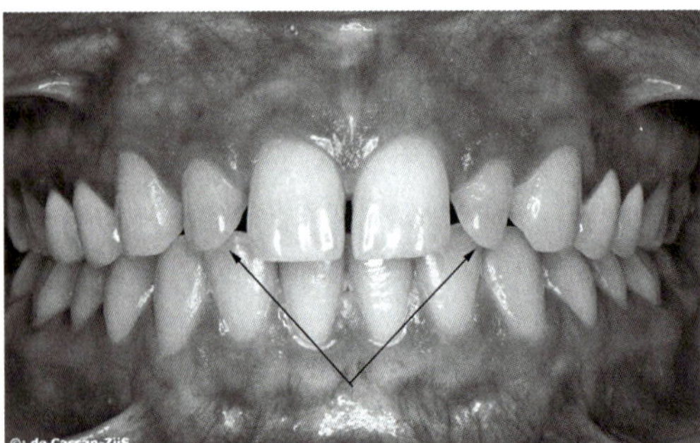

Intraoral view of a patient with peg-shaped lateral incisors in the maxillary arch (indicated by arrows).

anterior [ɪ] **teeth** *n term* *syn* **front teeth** *n clin, opposite* **posterior teeth**[1] *n term*

the cutting teeth (centrals, laterals, cuspids [ʌ]); the posterior teeth are the bicuspids [aɪ] and molars

» *Ceramic veneers[2] are white, thin ceramic shells, made to fit precisely onto the front of anterior teeth. Treatment of partially edentulous patients[3] with missing anterior teeth presents a specific cosmetic challenge[4] to the dentist. Without implants, when posterior teeth were lost, treatment options included a long-span fixed partial denture[5] or a removable prosthesis.*

Use maxillary *or* upper / mandibular / deciduous / permanent / natural / artificial / traumatized / avulsed[6] ***anterior teeth*** • missing / opposite / working-side[7] / restored / impacted ***posterior teeth*** • ***anterior*** tooth form / guidance[8] / protected articulation[9]

Frontzähne, Vorderzähne *(ugs)*
Seitenzähne, *(ugs)* Backenzähne[1]
Keramikveneer[2] teilbezahnte Patienten[3] große kosmetische Herausforderung[4] weitspannige festsitzende Zahnteilprothese[5] ausgeschlagene/ luxierte Frontzähne[6]
Seitenzähne der Laterotrusionsseite[7] Frontzahnführung[8] frontzahngeschützte Okklusion, Okklusionskonzept mit Frontzahnführung[9] 2

incisor [sɪ] *or* **incisal tooth** *n IAT & MeSH* *syn* **cutting tooth** *n clin*

one of the four front teeth – the centrals and laterals – with cutting (incisal) edges in each jaw at the apex [eɪ] of the dental arch [tʃ]

incisal *adj term* • **interincisal** *adj*

» *The crown of the maxillary central incisor is roughly triangular in outline, the incisal edge is nearly a straight, slightly crescent-shaped line. The maxillary right lateral was missing. Mamelons[1] are present on freshly erupted, unworn central incisors.*

Use right / left first *or* central[2] / second *or* lateral[3] / primary / permanent ***incisor*** *or* ***central*** • maxillary *or* upper / mandibular *or* lower / missing ***incisors*** • ***incisor*** crown / area / position / point[4] / length / contact / display / tipping • ***incisal*** edge[5] / embrasure[6] [eɪʒɚ] / contacts / guidance[7]

Schneidezahn, Dens incisivus
Mamelon-Strukturen[1]
linker mittlerer Schneidezahn[2]
lateraler/ seitlicher Schneidezahn[3]
Inzisalpunkt[4]
Inzisalkante, Schneidekante[5]
Einziehung am Schneidezahn[6]
Front-, Schneidezahnführung[7] 3

(tooth) cusp [kʌsp] *n IAT* *syn* **cuspis dentis** *n term*

elevated chewing [tʃuːɪŋ] or tearing [eɚ] points of the cuspids, bicuspids, and molars

(inter)cuspal[1] *adj* • **cuspless** *adj* • **intercusp(id)ation** *n term*

» *The cuspal angle*[2] [æŋgl] *of the restoration must be increased. The lingual cusp had to be sacrificed. The artificial teeth are arranged in proper occlusal harmony and cusp-to-fossa relationship.*

Use (mesio)lingual / facial / (mesio/disto)buccal [ʌ] / (non)functional *or* (non)supporting / short / accessory / talon ***cusp*** • ***cusp*** tip[3] / size / area / contact / opposition / alignment • ***cusp(al)*** inclination[4] / angle / deflection • ***intercuspal*** distance[5] / contact position[6] • maximum[7] ***intercuspation***

Zahnhöcker, Cuspis dentis
Höcker-, höckrig[1]
Höckerwinkel[2]
Höckerspitze[3]
Höckerneigung[4]
Höckerabstand[5]
Interkuspidationskontaktpunkt[6]
maximale Okklusion/ Interkuspidation, †Schlussbiss[7]
4

canine [keɪnaɪn] **(tooth)** *n & adj IAT & MeSH* *syn* **eye tooth** *n inf,* **cuspid (tooth)** *n MeSH rare*

one of the corner teeth in the arch next to the laterals identified by a pointed cusp for tearing food

» *A fixed prosthesis [iː] extended from the canine to the first molar region.*

Use left mandibular / maxillary right / transposed / submerged ***canine*** • ***canine*** eminence *or* cusp tip[1] / alveolus [ɪə]/ guidance[2] [aɪ]/ root / fossa / bruxing / retention / reshaping • primary [aɪ] / unerupted ***canines***

Eck-, Augenzahn; Dens caninus
Eckzahnspitze[1]
eckzahngeschützte Okklusion, (Okklusionskonzept mit) Eckzahnführung[2]
5

premolar [priːmoʊlɚ] *n & adj IAT & MeSH* *syn* **bicuspid** [aɪ] **(tooth)** *n & adj MeSH*

one of the teeth just behind the cuspids which have two cusps or points

» *On statistical average, premolar teeth are retained for a longer period than molar teeth. All molars and the mandibular premolars were missing.*

Use right mandibular first / maxillary *or* upper right second ***premolar*** • first / second / primary ***bicuspid*** • unrestored / fully erupted[1] [ʌ] / malformed ***premolars*** • ***premolar*** area[2] / root (length) / eruption / gap (width) / occlusal contact / extraction (site)

Prämolar, kleiner/ vorderer Backenzahn *(ugs)*, **Stockzahn** *(öst., schw.)*, **Bikuspidat, Dens praemolaris**
vollständig durchgebrochene Prämolaren[1]
vorderer Seitenzahnbereich[2]
6

molar (tooth) *n & adj IAT & MeSH* *syn* **cheek** [iː] **tooth** *n inf,* **dens molaris** *n IAT*

one of the teeth behind the second bicuspids with flattened surfaces and four or five cusps

» *The shape and occlusal relation of the denture* [dentʃɚ] *was similar to natural molars. Tartar*[1] *is deposited particularly near the orifices*[2] *of the salivary ducts*[3] *on the buccal surfaces of the maxillary molars.*

Use left maxillary first / right mandibular second ***molar*** • primary / permanent / first *or* 6-year[4] / second *or* 12-year / lower ***molars*** • premolar-***molar*** region • single-***molar*** restoration • carious / decayed / missing / abscessed lower ***molar*** • ***molar*** cusp / crown (size/ enamel thickness/ preparation) / occlusal force[5] / root (canal/ fracture) / furcation (defect) / caries / extraction

Molar, Mahlzahn, großer Backenzahn *(ugs)*, **Dens molaris**
Zahnstein[1]
Öffnung, Mündung, Ostium[2]
Speichel(drüsen)gang[3]
Sechsjahrmolaren[4]
molare Kaukraft[5]
7

third molar (tooth) *n IAT & MeSH* *syn* **wisdom tooth** *n IAT & clin & MeSH*

one of the most posterior teeth that erupt in late adolescence and have four cusps; their roots are often fused[1] [fjuːzd]

» *The incidence of trauma* [ɒː] *to the mental nerve during removal of third molars is 3-5.5%. When a wisdom tooth is partially erupted, food and bacteria may collect under the gum and cause a local infection.*

Use upper left / ectopic[2] / impacted[3] / partially erupted[4] ***3rd molar*** • ***third molar*** space / tuberosity / eruption / removal / extraction / osteotomy / agenesis / pain /-related morbidity • right upper ***wisdom tooth***

3. Molar, Weisheitszahn, Dens serotinus
verschmolzen[1] verlagerter Weisheitszahn/ dritter Molar[2] impaktierter/ retinierter Weisheitszahn[3]
unvollständig durchgebrochener Weisheitszahn/ dritter Molar[4]
8

(dental) arch [ɑːrtʃ] *n clin & MeSH*

(i) horseshoe-shaped[1] ridge supporting the teeth
(ii) collectively all upper or lower teeth

» *The prosthesis frequently loosened when the patient, who had an atrophic* [eɪtrɒːfɪk] *dental arch, yawned*[2] [jɒːnd].

Use mandibular *or* lower / upper[3] / shortened[4] / completely edentulous / (partially/ fully) dentate[5] / V-shaped[6] ***(dental) arch*** • (maxillary/ mandibular) alveolar[7] ***arch*** • in both ***arches*** • ***(dental) arch*** width[8] [wɪdθ]/ length[9] (discrepancy, *abbr* ALD) / form[10] / index • full ***arch*** prosthesis[11] • opposing ***arch*** impression • U-shaped ***arch*** form[12]

(i) Zahnbogen (ii) Zahnreihe
hufeisenförmig[1] gähnte[2] Oberkieferzahnbogen, obere(r) ZB/ Zahnreihe[3] verkürzte(r) Zahnbogen/ Zahnreihe[4] geschlossene Zahnreihe[5] V-förmige Zahnreihe[6] (oberer/ unterer) Alveolarbogen, Arcus alveolaris (mandibulae/ maxillae)[7] Zahnbogenbreite[8] Zahnbogenlänge[9] Zahnbogenform[10] Vollprothese[11] U-förmige Zahnbogenform[12] 9

palate [pælət] *n IAT & MeSH* *syn* **roof of the mouth** *n clin,* **palatum** [eɪ] *n IAT*

the bony (hard) and muscular (soft) partition between the oral and nasal cavities; popularly used to refer to the uvula[1] which is also termed pendulous palate[1]

palatal *adj term* • **palatine** [aɪn] *adj* • **palato-** *comb*

» *The boneless soft palate should rise symmetrically when the patient says "ah."*

Use soft[2] / hard[3] / anterior / high-arched[4] / cleft[5] ***palate*** • ***palatine*** tonsil[6] [ɒː]/ arch[7] • ***palatal*** wall / vault[8] [vɔːlt] / height[9] / width / length / mucosa / malformation / defect / incision / flap[10] • ***palato***pharyngeal [dʒiːəl] /nasal [eɪ]/glossal /plasty[11]

Gaumen, Palatum
Uvula, Zäpfchen[1] weicher Gaumen, Gaumensegel, Velum palatinum[2]
harter Gaumen, Palatum durum[3]
Spitz-, Steilgaumen, hoher Gaumen[4]
Gaumenspalte[5] Gaumenmandel[6]
Gaumenbogen[7] Gaumendach[8]
Gaumenhöhe[9] Gaumen-, Palatinallappen[10] Gaumenplastik[11]
10

fren(ul)um [friːnəm‖frenjələm] *n IAT & MeSH, pl* **fren(ul)a** *or* **frenums**

fold of mucous membranes attaching the lips, cheeks and tongue to the gums

» *The lingual frenum[1] may need cutting to increase mobility of the tongue* [ʌ]. *Tongue-tie[2] or partial ankyloglossia is manifested by an abnormally short and thick lingual frenulum.*

Use lingual[1] / /(superior/inferior) labial[3] / congenitally short / loosening of the / duplicated / absent / torn ***frenulum*** • ***frenul***otomy[4] /ectomy[5]

Frenulum, Bändchen
Zungenbändchen, Frenulum linguae[1]
Ankyloglosson, -glossie, -glossum, Verkürzung des Zungenbändchens[2]
oberes/ unteres Lippenbändchen, Frenulum labii superioris/ inferioris[3] Frenotomie, Frenulotomie[4]
Frenulektomie, Frenektomie[5] 11

gums [gʌmz] *n clin & MeSH, usu pl*
syn **gingiva** [dʒɪndʒəvə] *n IAT & MeSH, pl* **-ae** [iː] → U35-3ff

epithelial and connective tissues attached to the tooth and alveolar bone

gingival[1] *adj term* • **gingivo-**[1] *comb* • **gummy**[1] *adj jar*

» *The effect of local anesthesia was checked by pricking the gums. There is a band of red, inflamed gingiva along the necks of the teeth.*

Use ***gingival*** tissue / margin[2] [dʒ]/ tenderness • free / attached[3] / interdental / buccal / excess[4] / grafted ***gingiva*** • marginal / keratinized / hyperplastic / necrotic ***gingivae*** • ***gingival*** gumline[2] / discoloration[5] / massage [ɑː(d)ʒ]/ stippling[6] / pockets / overgrowth[7] • sore / swollen / bleeding / receding[8] [iː] ***gums*** • ***gummy*** smile[9] • ***gum*** contour / disease / irritation[10] • ***gingivo***-periodontal lesions /labial sulcus /stomatitis

Note: In the singular *gum* most commonly refers to *chewing gum.*

Zahnfleisch, Gingiva
gingival, das Zahnfleisch betreffend[1]
Zahnfleischrand[2]
befestigte Gingiva[3]
überschüssiges Zahnfleisch[4]
Zahnfleischverfärbung[5]
Zahnfleischtüpfelung[6]
Zahnfleischwucherung[7]
Zahnfleischschwund[8]
Zahnfleischlächeln, gummy smile[9]
Gingivareizung[10]
12

(dental) alveolus [ælvɪələs] *n IAT & MeSH, pl* **alveoli** [aɪ‖iː] → U35-1f
syn **(tooth) socket** [ɒː] *n clin & MeSH*

opening in the maxilla or mandible in which the tooth is attached by the periodontal ligament[1] (abbr PDL)

alveolar *adj term* • **alveolo-** *comb*

» *The tooth must be sectioned and atraumatically extracted to preserve socket anatomy. The vertical bite force induces a bending moment as the tooth moves in its alveolus. Control the bleeding by direct pressure on the tooth socket with a sterile dressing.*

Use maxillary / canine[2] / molar[3] / adjacent / residual / intact / reconstructed / implant ***alveoli*** • ***alveolar*** bone / socket / canal / height / mucosa / wall / width / process[4] / ridge[5] [dʒ] / crest[10] / fracture / cleft[6] • to debride/enlarge[7] /place into/preserve ***the socket*** • bony / extraction[8] / dry[9] ***socket*** • ***socket*** outline / anatomy / wall / margin[10] • ***alveol***ectomy /oplasty

(Zahn)alveole, Zahnfach
Wurzelhaut, Desmodont[1]
Eckzahnalveolen[2]
Molarenfächer[3]
Alveolarfortsatz[4]
Alveolarkamm[5]
Alveolarfortsatzspalte[6]
die Alveole erweitern[7]
Extraktionshöhle[8]
trockene Alveole, Wundheilungsstörung nach Zahnentfernung[9]
Alveolarrand[10]
13

(dental) crown [kraʊn] *n clin & MeSH* *syn* **corona dentis** *n IAT* → U40-18
rel **dental neck** *or* **cervix**[1] *n IAT*

(i) part of the tooth above the gums covered with enamel (ii) an artificial substitute for that part

(mid-)coronal[2] *adj term* • **(supra/sub)cervical**[3] *adj*

» *Decalcification of dental crowns occurs with chronic vomiting*[4] *(the lingual surfaces of the lower anterior teeth are primarily affected*[5]*). The coronal root surface is normally covered by acellular cementum. Should a non-carious cervical lesion*[6] *(abbr NCCL) be restored?*

Use molar / artificial (tooth)[7] / natural (tooth)/ ***crown*** • ***crown***-root ratio / size / contours / diameter / lengthening / discoloration /-down root canal preparation /-root fracture / restoration • hypersensitive[8] / exposed[9] ***(dental) neck*** • ***coronal*** bulge / enamel margin / third (of the canal) / lesion / defect / cavity • ***cervical*** dentine wear / abrasion

Note: The term *crown* more commonly refers to restorations. The expression *dental* or *tooth crown* is used when referring to natural teeth.

(anatomische Zahn)Krone, Corona dentis
Zahnhals, Collum/ Cervix dentis[1]
koronal, an der Zahnkrone[2]
zervikal, am Zahnhals[3]
Erbrechen[4]
betroffen[5]
nichtkariöse zervikale Läsion[6]
prothetische Krone[7]
überempfindlicher/ hypersensibler Zahnhals[8]
freiliegender Zahnhals[9]
14

9

(dental *or* **tooth) enamel** [ɪnæml] *n IAT & MeSH* *syn* **enamelum** *n IAT*

hard ceramic layer covering the exposed part of teeth

» *These enamel changes range from whitish opaque areas to severe brown discoloration. High fever during odontogenesis*[1] *can interfere with enamel formation; a narrow zone of chalky, pitted enamel*[2] *is visible once the tooth erupts.*

Use ***enamel*** formation[3] / changes / hypoplasia [eɪʒə]/ powder[4] • saliva-coated [aɪ] / softened / decalcified / mottled[5] ***enamel*** • ***enamel*** cuticle[6] [kjuːtɪkl]/ organ / projection / pits[2] • ***enamel*** discoloration / stains[7] / opacities / pearl[8] / defects / hypoplasia[9] / demineralization / loss / microabrasion[10]

(Zahn)Schmelz, Enamelum
Zahnentwicklung, Odontogenese[1]
Schmelzgrübchen[2]
Schmelzbildung, Amelogenese[3]
Schmelzpulver[4]
Dentalfluorose[5]
Schmelzoberhäutchen[6]
Schmelzflecken[7]
Schmelzperle, -paraplasie, Enamelom[8] Schmelzhypoplasie[9]
Schmelzmikroabrasion[10]
15

dentin [dentɪn||dentiːn], *BE* **dentine** *n IAT & MeSH* *syn* **dentinum** [aɪ] *n IAT*

calcium [s] part of a tooth below the enamel containing the pulp chamber [tʃeɪ] and root canals

dentinal *adj term* • **dentino-** *comb* • **dentinogenesis** [dʒe] *n*

» *Caries spreads rapidly in dentin because of its lower mineral content. The pulp is surrounded by hard dentinal walls. There is a considerable variation in the composition of primary and secondary dentin.*

Use coronal / cervical / secondary / exposed[1] / root[2] / softened / carious / sclerotic / hereditary opalescent[3] ***dentin*** • ***dentin(al)*** tubules[4] / surface / abrasion • ***dentinal*** fluid[5] / wall / carious lesion[6] / pain[7] / bonding agent • ***dentino***enamel junction[8] [dʒʌŋkʃᵊn] /blasts[9]

Zahnbein, Dentin
freigelegtes Dentin[1]
Wurzeldentin[2]
Dentinogenesis imperfecta (hereditaria), erbliche Störung der Dentinbildung[3]
Dentinkanälchen[4]
Dentinflüssigkeit[5]
kariöse Dentinläsion[6]
Dentinschmerz[7]
Schmelz-Dentin-Grenze[8]
Odonto-, Dentinoblasten[9]
16

cementum [sɪmentᵊm] *n IAT & MeSH* *syn* **(tooth) cement** *n clin* → U30-7

layer of mineralized connective tissue covering the dentin of the roots and neck of a tooth

» *Cementum functions as an anchoring substance for the tooth to the alveolar bone. Noncarious teeth can become painful when enamel and cementum do not quite contact each other.*

Use acellular *or* primary[1] / cellular *or* secondary[2] / newly formed / root / periapical ***cementum*** • ***cemento***enamel junction[3] /dentinal junction /blasts[4] /cytes[5] • ***cementum***-like tissue / layer / formation / deposition / fracture[6]

Note: Unlike *cementum* the term *cement*[7] also refers to a nonmetallic adhesive [iː] material[8] used for various restorations.

Wurzelzement *(das)*, **Cementum**
Primärzement, azelluläres Wurzelzement[1] Sekundärzement, sekundäres/ zelluläres Wurzelzement[2]
Schmelz-Zement-Grenze[3]
Zementoblasten[4]
Zementozyten[5]
(Wurzel)zementfraktur[6]
Zement *(der)*[7]
Befestigungsmaterial[8]
17

(dental) pulp [pʌlp] *n MeSH & clin* *syn* **pulpa (dentis)** *n IAT* → U41-2ff

soft, spongy [spʌndʒɪ] tissue in the center of the tooth containing blood vessels and nerves

pulpal *adj term* • **pulpless** *adj*

» *Teeth with decay*[1] [dɪkeɪ] *involving the pulp are a potential source of alveolar bone infection. A deeply carious tooth may have an infected or necrotic pulp.*

Use ***pulp*** chamber [tʃ] *or* cavity[2] / canal • ***pulpal*** tissue / disease / inflammation / hemorrhage / pain • ***pulpal*** reaction / exposure[3] [-oʊʒɚ] • ***pulp*** testing[4] / capping[5]

(Zahn)Pulpa, Pulpa dentis
Karies[1]
Zahnhöhle, Pulpakavum[2]
Pulpafreilegung[3]
Vitalitäts-, Sensibilitätsprüfung[4]
Pulpaüberkappung[5]
18

root (of tooth) [uː] *n IAT & clin* *syn* **radix** [eɪ] **dentis** *n IAT* → U41-6,9

part of a tooth below the neck[1]; which is covered by cementum rather than enamel

midroot *adj term* • **radicular**[2] *adj*

» *The tooth demonstrated extensive occlusal root caries. The abscess was located at the root apex of a nonvital tooth.*

Use natural / adjacent / fractured / retained ***root*** • ***root*** tips *or* apices[3] [eɪpɪsiːz]/ canal / bifurcation [aɪ] / length / surface / fragment / caries[4] / resorption / resection • ***root canal*** filling[5] / treatment[6] (*abbr* RCT) • crown-to-***root*** ratio [eɪ] • single-/ two-/ multi[7]-***rooted tooth***

Zahnwurzel, Radix dentis
Zahnhals[1]
radikulär, die Zahnwurzel betreffend[2]
Wurzelspitzen[3]
Wurzelkaries[4]
Wurzelfüllung[5]
Wurzelbehandlung[6]
mehrwurzeliger Zahn[7] 19

(dental) quadrant [kwɒːdrᵊnt] *n term*

the dental arches are divided anatomically into the upper left and right and the lower left and right quadrants

» *Jaw quadrants are assigned the digits 1 to 4 for the permanent and 5 to 8 for the deciduous teeth. The patient had six implants placed per quadrant.*

Use mandibular left / opposing[1] / contralateral[2] / right posterior / partially edentulous[3] ***quadrant***

Kieferquadrant
Gegenquadrant[1]
kontralateraler Quadrant[2]
teilbezahnter Quadrant[3]
20

mesial [miːzɪᵊl] *adj term*
opposite **distal**[1] *adj term*

toward the median [iː] plane [eɪ] following the curvature [kɜːrvətʃɚ] of the dental arch; away from the dental midline is described as distal

» *The mesial surface of the bicuspid is the portion which is adjacent to*[2] [dʒeɪs] *the cuspid. Bone support for the distal and mesial teeth adjacent to the cleft was evaluated.*

Use ***mesial*** drift *or* migration[3] / inclination / tipping / rest / view • mesio***distal*** width[4] / crown dimensions • ***distal*** wall / surface / root / cervical caries[5] (*abbr* DCC)/ end cutter

mesial
distal[1]
neben, benachbart[2]
Mesialwanderung[3]
mesiodistale Zahnbreite[4]
distale Zahnhalskaries[5]
21

proximal [ɒː] *adj term* *sim* **interproximal**[1] *adj term*

close by; mostly referring to the surface between adjacent teeth

» *The crowns were checked for proximal contact, occlusion, and articulation. Interproximal caries and periapical* [eɪ] *lesions* [iːʒ] *are best visualized* [ʒ] *by posterior bitewing* [aɪ] *radiographs*[2] [eɪ].

Use ***proximal*** *or* adjoining teeth[3] / tooth contact / margin preparation / restorations • ***interproximal*** space[4] [eɪ]/ surface / brush[5] [ʌ] / distance / caries[6]

proximal
Interdental-, Approximal-[1]
Bissflügelaufnahmen[2]
Nachbarzähne[3] Interdentalraum,
Approximalbereich[4]
Interdentalbürstchen[5]
Approximalkaries[6] 22

labial [eɪ] *adj MeSH* *sim* **buccal**[1] [ʌ] *adj,*
opposite **lingual**[2], **palatal**[3] *adj MeSH*

towards, referring or adjacent to the lips (labial), cheek [iː] (buccal), tongue [tʌŋ] (lingual), and palate (palatal)

labio- *comb* • **bucco-** *comb* • **linguo-** *comb*

» *To restore the labial profile, lip support is obtained from labial denture flanges*[4] [dʒ] *optimally extended into the vestibule. The maxillary anterior teeth tend to erupt*[5] *labially.*

Use ***labial*** aspect *or* surface[6] / gingiva / muscle [mʌsl] • ***labio***buccal /palatal /lingual • ***buccal*** cavity[7] / cusp [ʌ] tip[8] / crown margin [dʒ]/ mucosa • ***bucco***alveolar /labial /gingival [dʒ] /lingual /version • ***lingual*** nerve[9] / tooth surfaces / cusp[10] / tipping[11] / dental splinting / to the alveolar crest • ***linguo***palatal pressure / phonemes[12]

labial
bukkal[1] lingual[2] palatal[3]
Prothesenrand[4]
durchbrechen[5] Labialfläche[6]
Mundvorhof[7]
bukkale Höckerspitze[8]
Lingualnerv, Nervus lingualis[9]
Lingualhöcker[10]
Lingualkippung[11]
Lingual-, Zungenlaute[12]
23

occlusal [əkluːzᵊl] *adj MeSH* → U36-7

referring to the chewing [tʃuːɪŋ] or grinding [aɪ] surface of the bicuspid and molar teeth

» *Occlusal and chewing forces were mainly directed in the vertical and horizontal dimensions.*

Use ***occlusal*** plane[1] [eɪ] (*abbr* OP)/ surface[2] / contact / guidance / wear / trauma / interference *or* prematurity

okklusal
Bissebene[1]
Kaufläche[2]
24

intraoral [ɔː] *adj MeSH* *opposite* **extraoral**[1] *adj MeSH*

inside as opposed to (from) outside the mouth

» *The intraoral approach has the disadvantage of temporary paresthesia* [-θiːʒə] *from stretching the mental nerve.*

Use ***intraoral*** anchorage[2] [æŋk]/ environment[3] [aɪ]/ local anesthesia[4] [-θiːʒə]/ camera • ***extraoral*** exam / radiography / cheek retractor / appliance (*abbr* EOA)/ traction / anatomic landmarks

intraoral
extraoral[1]
intraorale Befestigung[2]
Mundmilieu[3]
intraorale Leitungsanästhesie[4]
25

maxillofacial [mæksɪloʊfeɪʃəl] *adj MeSH*

referring to the dental arches, jaws and face

» *An oral-maxillofacial surgeon*[1] *was consulted because of persistent malocclusion.*

Use ***maxillofacial*** pathology / fracture / surgery / radiology / prosthetics[2] / restoration / defect / augmentation / implant • ***maxillo***palatine /mandibular /labial /turbinal

Gesicht u. Kiefer betreffend, maxillofazial
Mund-Kiefer-Gesichtschirurg(in)[1]
Kiefer-Gesichtsprothetik[2]
26

10

Unit 10 Dentition & Mastication

Related Units: 9 Teeth, 8 Head & Neck, 11 Human Sounds & Speech, 2 Food & Drink, Part 5 DENTISTRY

dentition [dentɪʃən] *n MeSH*

(i) collective term for the teeth in the dental arch
(ii) the teething [tiːðɪŋ] process (from calcification to eruption)

dedentition[1] *n term* • **(non-)dentate**[2] *adj*

» *His dentition is in poor repair*[3]*. The situation when both deciduous and permanent teeth are present is termed mixed dentition*[4]*. The occlusal examination revealed a healthy dentition with no missing or carious teeth.*

Use healthy / maxillary / mandibular / neighboring / opposing / residual / nonrestorable ***dentition*** • deciduous / permanent / natural / artificial[5] / retarded[6] / precocious[7] [prɪkoʊʃəs] ***dentition*** • ***dentate*** adults / subjects / mandible

(i) Gebiss, Dentition
(ii) Zahndurchbruch
Zahnausfall, Zahnverlust[1]
(un)bezahnt[2]
in schlechtem Zustand[3]
Wechselgebiss, *(ugs)* Misch-, Übergangsgebiss[4] Zahnersatz[5]
verzögerte Dentition, Dentitio tarda[6]
vorzeitige Dentition, Dentitio praecox[7]
1

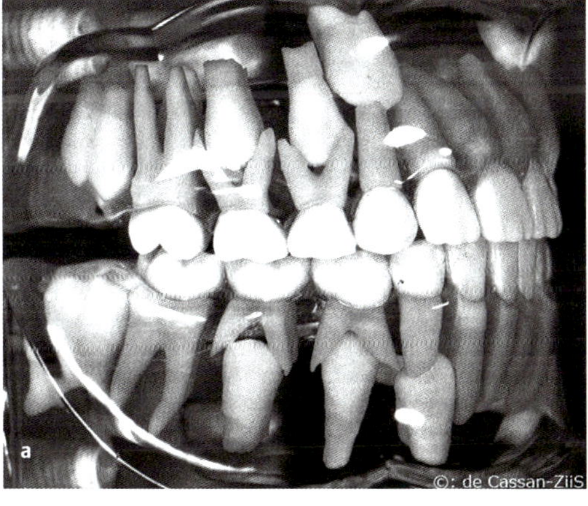

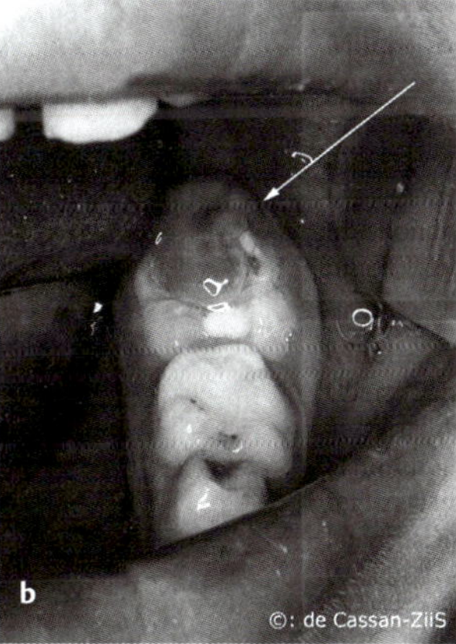

a Mixed dentition in an 8-year-old: The four central incisors and the 6-year molars have already erupted.
b Eruption of this molar is complicated by gingival inflammation and pus formation (indicated by arrow).

deciduous [dɪsɪdjuəs] **teeth** *n MeSH* *syn* **baby** *or* **milk teeth** *n clin & inf*

also called primary [aɪ] or temporary (set of) teeth which fall out in childhood and are replaced by the permanent teeth

» *The deciduous teeth begin to calcify* [s] *about the 16th week of prenatal life. Premature*[1] *loss of deciduous teeth in children often results in approximation of adjacent teeth, causing insufficient space for eruption of the permanent successors*[2]*.*

Use to cut[3]/shed[4]/lose ***deciduous teeth*** • maxillary / exfoliated / fully calcified / spaced[5] / retained / persistence of / ankylosed ***deciduous teeth*** • ***deciduous*** dentition / premolar teeth / canine / maxillary central incisor

Milchzähne, -gebiss
vorzeitig[1]
nachstoßende bleibende Zähne, permanente Folgezähne[2]
Milchzähne bekommen[3]
Milchzähne fallen aus[4]
lückiges Milchgebiss[5]
2

erupt [ɪrʌpt] *vi term* *syn* **come in** *v phr clin & inf*

(i) when a tooth elongates and breaks the gums (ii) generally, to break through the skin

(over)eruption[1] [ʌ] *n MeSH* • **(pre-/ post)eruptive**[2] *adj* • **unerupted** *adj*

» *Early childhood caries can develop as soon as teeth erupt. A significant change in arch width*[3] [aːrtʃwɪdθ] *occurs with eruption of the permanent teeth. The right lateral incisor (tooth # 7) was congenitally missing and tooth # 6 had erupted in its intended position.*

Use fully / partially ***erupted*** • (primary/ permanent) tooth *or* dental / onset of / delayed[4] [eɪ]/ impeded[5] [iː]/ ectopic ***eruption*** • ectopically ***erupting*** molar • ***eruption*** pattern / path / sequence / time[6] / chart / delay / cyst[6] / hematoma[7]

durchbrechen
Zahneruption, -durchbruch[1]
(prä/ post)eruptiv[2]
Zahnbogenbreite[3]
verzögerter Zahndurchbruch[4]
erschwerter Zahndurchbruch, Dentitio difficilis[5]
(Zahn)durchbruchszeit[6]
Dentitions-, Eruptions-, (Zahn)durchbruchszyste[7]
Eruptionshämatom[8] 3

teething [tiːðɪŋ] *n clin & MeSH* *syn* **cutting of teeth** *n clin & inf*

process of eruption of the primary teeth normally beginning around the 6th month of life

» *Your baby may be teething. Look, he's cut his first tooth. Teething is often associated with excessive drooling*[1] [uː]*, irritability, and biting on hard objects. This problem cannot be ascribed to*[2] *teething. Occasionally, noticeable gum swelling is seen during teething.*

Use ***teething*** process / period[3] / symptoms / pain[4] / remedies / ring *or* teether[5] / powders [aʊ] • infant / late[6] ***teething***

Zahnen, Zahndurchbruch
Sabbern[1]
zugeschrieben[2]
Zahnungsperiode[3]
Zahnungsschmerzen[4]
Beißring[5]
spätes Zahnen[6] 4

exfoliate *vi term* *syn* **shed** *vt*, **fall out** *vi phr clin & inf*

physiologic shedding of primary teeth in childhood; first the teeth loosen[1] and eventually[2] fall out

exfoliation[3] *n MeSH* • **(non)exfoliated** *adj* • **shedding** *n*

» *The first baby teeth are usually shed when the child is six, but it is not uncommon for them to be retained much longer. By age 9 the permanent incisors reach the dental height* [haɪt] *of the exfoliated incisors.*

Use primary tooth / premature[4] / late / spontaneous[5] / iatrogenic ***exfoliation*** • (natural/ childhood/ decidual/ delayed) tooth[6] ***shedding***

(Zähne) verlieren, ausfallen
sich lockern[1]
schließlich[2]
Zahnwechsel, physiologischer Zahnverlust[3]
verfrühter Zahnwechsel[4]
spontaner Zahnverlust[5]
verzögerter Zahnwechsel[6] 5

permanent *or* **secondary teeth** *or* **dentition** *n MeSH*
rel **succedaneous** [sʌksədeɪn'əs] *or* **successional teeth**[1] *n term*

adult set of teeth which erupt between about the 6th and 13th year of life

» *Once erupted, many permanent teeth do not maintain*[2] *a fixed position. After secondary dentition was completed, the supernumerary tooth*[3] *was removed surgically. How does primary tooth extraction affect the eruption of succedaneous premolars?*

Use perfect set of / staining of[4] / carious / avulsed[5] [ʌ] ***permanent teeth*** • ***succedaneous*** permanent teeth *or* dentition[6] / supernumerary teeth / bicuspids / unerupted second premolar / tooth eruption

bleibende(s) Zähne/ Gebiss
nachfolgende Zähne, (Nach)Folgezähne[1]
beibehalten[2]
überzähliger Zahn[3]
Verfärbungen an bleibenden Zähnen[4]
luxierte bleibende Zähne[5]
permanente Folgezähne[6] 6

edentulous [ɪdentʃələs] *adj term & MeSH* *syn* **toothless** *adj clin & MeSH*

having lost all natural teeth

dentulous[1] *adj term* • **edentulism** *n* • **edent(ul)ation**[2] *n* • **edentulousness** *n*

» *She received a freestanding prosthesis*[3] [iː] *in each edentulous quadrant* [ɒː].

Use partially[4] / semi-/ totally *or* completely ***edentulous*** • ***edentulous*** patient / adult / mouth / arch / space / gap / alveolar ridge[5] [dʒ] / maxilla / site • partially[4] / fully *or* completely[6] / semi-***dentulous*** • ***toothless*** seniors / upper jaw [dʒɒː]/ smile • total *or* complete / mandibular / treatment modality for ***edentulism***

unbezahnt, *(ugs)* zahnlos
bezahnt[1]
Edentation, durch Zahnentfernung bedingte Zahnlosigkeit[2]
Freiendprothese[3]
teilbezahnt[4]
Alveolarkamm (nach Zahnverlust)[5]
vollbezahnt[6] 7

denture [dentʃɚ] *n MeSH & clin* → U42-2
syn **(dental) plates** [eɪ] *n pl*, **artificial** *or* **false teeth** *n clin & inf*

artificial replacement for some or all natural teeth

» *The existing denture was readapted 14 days after fixture installation. One patient developed a decubital ulcer*[1] *on the buccal-lateral surface of the maxilla from the interim denture*[2]*, resulting in graft loss.*

Use complete *or* full (set of) / partial / upper *or* maxillary / mandibular / fixed[3] ***denture*** • removable / temporary *or* transitional[2] / implant-retained / immediate ***denture*** • ***denture*** base[4] / satisfaction / wearer [eɚ]/-bearing [eɚ] area[5] • ***denture*** retention / (in)stability / cleanser[6] [e]/ patient / prosthetics / esthetics / placement / fracture / sores • to wear / ill-fitting[7] / partial ***(dental) plates***

Zahnprothese, künstliches Gebiss
Druckgeschwür[1]
Interimsprothese[2]
festsitzende Zahnprothese[3]
Prothesenbasis[4]
prothesentragende Fläche[5]
Prothesenreiniger[6]
schlecht sitzende Zahnprothese[7] 8

salivation [eɪ] *n MeSH*

sim **drooling**[1] [uː] *n clin & inf*

the secretion of saliva as the mouth waters, e.g. at the sight or smell of tasty food

saliva [səlaɪvə] *n MeSH* • **saliva(to)ry** *adj term* • **salivate**[2] *v* • **drool** *v clin*

» *Fetid [iː] breath odor[3] and blood-tinged saliva[4] may accompany any ulcerative lesions of the oral mucosa. Salivary control was slightly hampered[5] and this led to drooling.*

Use reduced / scanty[6] / increased / excessive *or* profuse[7] ***salivation*** • ***saliva*** flow / production / acidity / substitute • tenaceous *or* viscous[8] / blood-tinged[4] [tɪndʒd] / artificial ***saliva*** • ***salivary*** gland / duct (stricture/ tumor) / stone[9] / pellicle[10] • ***salivary*** secretion / flow rate / proteins / buffer capacity[11] • excessive *or* heavy[12] / control of ***drooling***

Speichelbildung, Speichelfluss, Salivation
Sabbern[1] Speichel produzieren[2]
übler Mundgeruch[3]
blutig tingierter Speichel[4]
beeinträchtigt[5]
spärlicher Speichelfluss[6]
starker/ übermäßiger Speichelfluss[7]
zähflüssiger/ klebriger Speichel[8]
Speichelstein, Sialolith[9]
exogenes Schmelzoberhäutchen[10]
Speichelpufferkapazität[11]
übermäßiges Sabbern[12] 9

spit - spit - spit *v irr & n inf* *rel* **phlegm**[1] [flem] *n clin*, **sputum**[2] *n MeSH*

(v) to force out the contents of the mouth, usually saliva
(n) saliva

spitoon[3] [uː] *n term BE* • **spittle**[4] *n inf*

» *Rinse[5] and then spit out. Avoid rinsing, spitting, or touching the wound on the day of surgery.*

Use ***to spit*** out • blood / phlegm ***spitting*** • ***spitting*** habit / tobacco • to bring *or* cough up[6] / clear / thick / bloody / excessive / foul-smelling[7] ***phlegm*** • ***sputum*** production / smear[8] / specimen *or* sample[9] / culture

(aus)spucken; Speichel, Spucke
Schleim[1] Auswurf, Sputum[2]
Mundspülbecken, Speibecken[3]
Spucke[4] ausspülen[5]
Schleim aushusten[6]
übel riechender Schleim[7]
Sputumabstrich[8]
Sputumprobe[9] 10

bite - bit - bitten *v irr* *sim* **nibble**[1] *v clin & inf*

to seize [iː] with the teeth or jaws; to nibble is to bite off very small pieces

bite off/ through/ into[2] *v* • **biting** *adj & n* • **bitemark** *n*

» *The patient was asked to bite as if he was chewing [uː]. The patient complains of an inability to bite on the posterior teeth. Try to take small bites of food, and nibble instead of gulping[3].*

Use (repeated) tongue[4] / cheek[5] / lip[6] / nail[7] / forceful[8] ***biting*** • ***biting*** edge[9] / pressure[10] / position • ***bitten*** tongue / lips / cheeks [iː]

(zu)beißen
knabbern[1]
ab-, durch-, hineinbeißen[2]
hinunterschlingen[3] Zungenbeißen[4]
Wangenbeißen[5] Lippenbeißen[6]
Nägelbeißen, -kauen[7]
kräftiges Zubeißen[8]
Schneidekante (beim Zahn)[9]
Beißdruck[10] 11

bite [baɪt] *n clin & term & jar* *syn* **morsel** *n inf* → U36-12f

(i) in gen, a mouthful of solid food
(ii) forced closure of the jaws or the pressure developed thereby
(iii) jargon for various dental terms, e.g. interocclusal record[1] and interarch distance

» *I only took a bite and then the tooth was loose[2]. Softer foods, slower chewing, and smaller bites should be promoted in these patients.*

Use to take/have a ***bite*** • ***bite*** wing[3] / opening[4] / plane / block / force • ***bite*** registration[5] / guard [gɑːrd] splint[6] • ***bite*** fork[7] /-sized[8] [aɪ] / elevation[9] • check[10]/ cross/ deep / open ***bite***

(i) Bissen, Happen (ii) Biss
Okklusionsbefund, -diagnostik, -analyse[1] locker, lose[2] Bissflügel[3]
Vertikaldimension, †Bisshöhe[4]
Kieferrelationsbestimmung, †Bissnahme[5] Aufbissschiene[6]
Bissgabel[7] mundgerecht[8]
Bisshebung, -erhöhung[9]
einfache Bissregistrierung, *(jar)*
Checkbiss[10] 12

occlude [əkluːd] *v term* → U36-7f

to bring the teeth of both jaws into contact

occlusion *n MeSH* • **malocclusion**[1] *n MeSH* • **occlusal** *adj*

» *As they occlude, all teeth should contact their opponents[2]. The molars occclude normally. The patient was asked to occlude with as much force as possible. First the vertical dimension of occlusion was registered.*

Use balanced / in habitual[3] / static[4] / dynamic[5] / centric[6] ***occlusion*** • eccentric / non[7]/ interfered[8] / canine-guided[9] / traumat(ogen)ic[10] ***occlusion*** • ***occlusion*** rim[11] / concept[12] • ***occlusal*** surface / contact / force / curvature / path / level / vertical dimension[13] / load • ***occlusal*** plane[14] / prematurity[15] / adjustment[16] / interference[17] / pivot / wear / trauma / appliance / splint

okkludieren, Zahnreihen schließen
Okklusionsstörung, Malokklusion[1]
Gegenzähne, Antagonisten[2] in habitueller Okklusion[3] statische Okklusion[4] dynamische Okklusion[5]
zentrische Okklusion[6] Nonokklusion[7] gestörte Okklusion[8] eckzahngeführte Okklusion[9] traumatisierende/ traumatische Okklusion[10]
Bisswall[11] Okklusions-, Führungskonzept[12] Vertikaldimension, †Bisshöhe[13] Okklusions-, Kau-, Bissebene[14] (okklusaler) Vorkontakt[15] Einschleifen der Okklusion[16] okklusale Interferenz(en)[17] 13

freeway space *n term* *syn* **interarch** *or* **interocclusal distance** *n term*

gap between the occluding surfaces of opposing teeth with the jaws in physiologic resting position[1]

» *The vertical dimension of occlusion should allow for adequate freeway space. To partially compensate for vertical growth, the teeth continually erupt to maintain interocclusal distance.*

Use anterior / limited / (in)adequate[2] ***freeway space*** • small / large[3] / excessive ***interarch distance*** • ***interocclusal*** clearance / rest space / record[4]

Interokklusalabstand, IOA
Ruhelage, †Ruheschwebe(lage)[1]
ausreichender IOA[2]
großer Interokklusalabstand[3]
Kieferrelationsbestimmung[4]
14

masticate [mæstikeɪt] *v term* *syn* **chew** [tʃuː], **munch** [ʌ] *v clin & inf*

chewing food and mixing it with saliva to prepare it for swallowing[1] [ɒː] and digestion [dʒe]

mastication[2] *n MeSH* • **masticatory** *adj* • **chewing** *adj & n MeSH*

» *While the patient chewed standardized pieces of crispbread, seated upright in a dental chair, recordings of masticatory sequences from start to swallowing were performed.*

Use ***masticatory*** muscles / process[2] / load[3] / mandibular movement / oral mucosa[4] / function / improvement • ***masticatory*** cycle [saɪkl] duration[5] / ability / apparatus or system[6] / pain • mean [iː] ***masticatory*** force[7] • ***masticatory*** silent period • ***chewing*** surface / efficiency[8] [ɪʃ]/ pattern / stroke[9] / ability / contacts / force[7] / speed

(zer)kauen
Schlucken[1]
Kauvorgang[2]
Kaubelastung[3]
mastikatorische Schleimhaut[4]
Kauzyklusdauer[5]
Kauapparat[6]
(mittlere) Kaukraft[7]
Kauleistung[8]
Kaubewegung[9]
15

gag [gæg] *v & n MeSH* *syn* **retch** [retʃ], **heave** [iː] *v,* *sim* **choke**[1] [tʃoʊk] *v clin & inf*

v (i) to retch or cause to retch, e.g. by touching the soft palate[2]
(ii) to keep the jaw from closing by placing a mouth prop between the teeth

gag *or* **pharyngeal** [-ɪndʒiːəl] **reflex**[3] *n term* • **gagging** *adj & n*

» *He started gagging every time I inserted an instrument. The patient gags reflexively. Attempts at feeding result in choking, gagging, and regurgitation[4].*

Use to experience / exaggerated ***gagging*** • ***gagging*** sensation / reflex[3] / patient • a severe ***gagger***

(i) würgen, Brechreiz haben
(ii) mit Mundsperrer öffnen; Mundsperrer
(er)würgen; ersticken[1]
weicher Gaumen[2]
Würg(e)reflex[3]
Reflux, Regurgitation[4]
16

clench [klentʃ] *v clin* *rel* **gnash**[1] [næʃ] *v clin*

to squeeze [iː] together tightly [taɪtli], e.g. the upper and lower teeth or the hand to make a fist[2]; diurnal[3] [daɪɜːrnəl] or nocturnal teeth clenching[4] is one of the so-called parafunctional activities[5] which also include gnashing, gritting[6], bracing[7], and grinding of the jaws and teeth

jaw / tooth / teeth clenching[8] *n term*

» *He was encouraged [ɜː] to clench as hard as possible. He was a clencher who habitually[9] kept his teeth tightly together. Often TMD patients[10] express their stress by biting hard or gnashing their teeth as a replacement for clenching the fist or sweating when tense[11].*

Use to clench/gnash/grit ***one's teeth*** • ***clenching*** force / habit / level / in centric [s] occlusion • jaw / parafunctional / nocturnal ***or*** nighttime[4] ***clenching*** • involuntary ***gnashing***

zusammenbeißen, -pressen
knirschen[1] Faust ballen[2]
diurnal, während des Tages[3]
nächtliches Zahnpressen[4]
parafunktionelle Aktivitäten, Parafunktionen[5]
(auf die Zähne) beißen[6]
Kiefer anspannen[7]
Zahnpressen[8]
ständig, gewohnheitsmäßig[9]
CMD/MAP-Patienten[10]
angespannt, nervös[11]
17

grind [aɪ] **-ground - ground** [aʊ] *v irr clin*
rel **bruxism**[1] [ʌ] *n MeSH* → U36-11

(i) making a grating sound by clenching and rubbing the teeth
(ii) to crush food
(iii) wearing [eə] away by polishing or abrasion, e.g. to reshape the contour of a tooth

teeth grinding[1] *n clin* • **grinding wheel**[2] [iː] *n* • **grinder**[3] *n jar*

» *If the patient is a grinder[3] there will be continuous movement of opposing tooth surfaces. Try not to clench your jaw or grind your teeth. For a long time, premature occlusal contacts were thought to be triggers of bruxism.*

Use parafunctional[4] / incessant[5] ***grinding*** • ***grinding*** sound / movement / habit[6] / equipment[7] • ***ground*** section[8] • nocturnal or sleep[9] ***bruxism***

(i) knirschen
(ii) (zer)mahlen
(iii) (ab-, ein)schleifen
(Zähne)knirschen, Bruxismus[1]
Schleifstein[2]
Knirscher; Schleifmaschine[3]
parafunktionelles Knirschen[4]
ständiges Knirschen[5]
habituelles Knirschen[6]
Schleifkörper[7]
(ab)geschliffene Fläche[8]
nächtliches/r Zähneknirschen/ Bruxismus[9]
18

(dental) attrition *n MeSH*

sim **abrasion**[1] [-eɪʒᵊn] *n MeSH*, **demastication**[2] *n term*

wearing away of the biting surfaces by mechanical forces from opposing teeth in the process of normal mastication; loss of tooth structure from mechanical wear other than chewing is termed abrasion

attritional *adj term* • **abrade**[3] [eɪ] *v* • **abrasive** [eɪ] *adj & n*

» *Attrition is tooth wear from tooth-to-tooth contact occurring in occlusal function or parafunction (e.g. bruxism). With age the biting surfaces become worn*[4] *(attrition). A special form of abrasion is demastication, which means wear from chewing food.*

Use occlusal / (molar/ anterior) tooth / degree of / severe *or* heavy ***attrition*** • tooth / enamel[5] / dentin[6] / cervical[7] / incisal / molar ***abrasion*** • mechanical[8] [k] / radioactive dentin (*abbr* RDA)/ radioactive enamel (*abbr* REA)/ air ***abrasion*** • ***abrasive*** tooth (surface) loss / tooth paste / polishing paste[9] / paper[10] / tooth whitening / property[11] • ***attritional*** tooth wear / contact / facets / asymmetries

(Zahn)Attrition, -abrieb, Zweikörperverschleiß
(Zahn)Abrasion, -abnutzung, Dreikörperverschleiß[1]
Demastikation, Abkauung (der Zähne)[2]
abreiben, abradieren, abkauen, abtragen[3] abgenutzt[4]
Schmelzabrasion[5]
Dentinabrasion[6]
zervikale Abrasion[7]
mechanische Abrasion[8]
Polierpaste[9]
Schleifpapier[10] abtragende Wirkung, Schmirgelwirkung, Abrasivität[11] 19

(dental *or* tooth) erosion [ɪroʊʒᵊn] *n MeSH*

rel **(tooth) abfraction**[1] *n term*

irreversible loss of dental hard tissues[2] due to processes not related to bacterial action

erode[3] *v term* • **erosive** *adj* • **abfractive** *adj*

» *The teeth were sufficiently in contact with acidic foods and beverages to produce surface decalcification which ultimately resulted in erosion. Tooth grinding erodes and eventually reduces the height* [haɪt] *of the dental crowns. Abfraction has not been identified as a sole cause of cervical dentin hypersensitivity and, with abrasion or erosion, is most likely a co-factor in tooth structure loss.*

Use ***eroded*** areas[4] / cement / enamel lesion • enamel[5] / bone *or* bony / acidic[6] / chemical[7] [k]/ abrasion-/ spark[8] ***erosion*** • ***erosive*** process • ***abfraction*** lesion / defect

(Zahn)Erosion, Usur
(Zahn)Abfraktion, Ausbrechen (v. Schmelz, Dentin)[1]
Zahnhartsubstanz[2]
abtragen, erodieren[3]
usurierte Bereiche[4]
Schmelzerosion[5]
Säureerosion[6]
chemische Erosion[7]
Funkenerosion[8] 20

decalcification [dɪkæls-] *n MeSH*

rel **demineralization**[1] *n MeSH*

loss of calcium salts from teeth or bone; may be the result of a pathologic process or part of a bone grafting procedure

(de)calcify[2] *v term* • **(non-/ de)calcified** *adj* • **remineralization** *n*

» *Chronic cocaine* [koʊkeɪn] *snorting*[3] *may result in widespread decalcification of teeth. Decalcified teeth are more susceptible* [se] *to decay*[4] [dɪkeɪ]. *The bone products were freeze-dried, decalcified, and sealed* [iː]. *As the permanent teeth calcify, the roots of the baby teeth are gradually resorbed.*

Use dental *or* tooth / enamel[5] / cervical / mild / generalized ***decalcification*** • ***decalcification*** risk / marks • ***calcified*** tissue / deposits[6] / bone • ***decalcified*** section / specimen[7] [es] • ***decalcifying*** solution

Dekalzifikation, -zierung, Entkalkung
Demineralisation[1]
entkalken/ verkalken[2]
Kokainschnupfen[3]
kariesanfällig[4]
Schmelzentkalkung[5]
verkalkte Ablagerungen[6]
dekalzifiziertes Präparat[7] 21

(tooth) resorption [rɪzɔːrpʃᵊn] *n MeSH*

destruction of bone or tooth structure by pressure; gradual process of demineralization of dentin and cementum of the root, e.g. of the primary teeth prior to shedding

bone resorption[1] *n term* • **bone-resorptive** *adj* • **resorb**[2]

» *Orthodontic treatment is a well-known cause of minor external root resorption*[3]. *Clearly, the microdamage induced by the high stresses is one cause of bone resorption.*

Use (tooth-)root[4] / deciduous tooth[5] / pathologic (root) / cervical[6] / external apical (root)[7] / internal ***resorption*** • severely ***resorbed*** edentulous jaws • advanced / extensive / alveolar[8] / jaw ***bone resorption*** • ***resorptive*** pattern / state [eɪ]/ process / changes

(Zahn)Resorption, (Zahn)Abbau
Knochenabbau[1]
resorbieren[2]
externe Wurzelresorption[3]
Wurzelresorption[4]
Milchzahnresorption[5]
Zahnhalsresorption, zervikale Resorption[6]
externe Wurzelspitzenresorption[7]
Alveolarkammabbau[8] 22

Unit 11 Human Sounds & Speech

Related Units: 9 The Teeth, 8 The Head & Neck

utter [ʌ] *v* *sim* **articulate**[1] *v term* → U36-3

to make a sound with your voice (includes verbal expression[2] but also shouts[3] [aʊ], laughter [læftɚ], cries[4], and other human sounds)

utterance[5] *n* • **articulation**[6] *n MeSH* • **(in)articulate**[7] *adj*

» *Of the five main components of speech (respiration, phonation, resonation, neurological integration, and articulation) the latter is affected most by dental defects. His verbal utterances include unassociated rambling statements[8]. Their speech* [spiːtʃ] *is well-articulated but has little content. The patient is clear and articulate[9].*

Use spoken / oral / nasal / spontaneous / excited / involuntary / compulsive ***utterances*** • monosyllabic / single word / mean length of (*abbr* MLU)/ phrase length [leŋθ] ***utterance*** • (difficulty with/ aberrant/ impaired) speech / dental / jaw ***articulation*** • poor / compensatory / place of / front ***articulation***

äußern, Laute hervorbringen
artikulieren, deutlich (aus)sprechen[1]
verbale Äußerung[2]
Rufe[3] Schreie[4]
Sprechweise, (stimmliche) Äußerung[5]
Sprechlautbildung, Artikulation[6]
deutlich artikuliert, verständlich[7]
unzusammenhängendes Gefasel[8]
drückt sich klar und deutlich aus[9] 1

laugh [læf] *v&n* *sim* **giggle**[1], **snicker**[1], **chuckle**[2] [tʃʌkᵊl], **roar**[3] [ɔː], **howl**[4] [haʊl] *v inf*

(v) to smile and make the typical guttural [ʌ] sounds[5] to express amusement or pleasure[6] [eʒ]

laughter[7] *n* • **laughable**[8] *adj* • **giggly**[9] [gɪgli] *adj*

» *You use your teeth every time you smile, laugh, kiss, speak, chew, and in every professional and social situation. Facial expressions and untroubled laughter are determined to a great extent by the appearance of the teeth. Coughing[10]* [kɒːf-], *straining[11]* [eɪ], *sneezing[12]* [iː] *and laughing brought on[13] severe* [-ɪɚ] *headaches.*

Use to have to/make sb./be a[14]/raise [reɪz] a[15] ***laugh*** • belly[16] ***laugh*** • ***to laugh*** softly[17] / out loud / one's head off[18] / at[19] sb. *or* a joke / about sth. • to burst [ɜː] out[3] ***laughing*** • to roar with[20] roaring / fits of / hysterical / nervous ***laughter*** • ***laughter*** lines / therapy

lachen; Lachen
kichern[1]
kichern, in sich hineinlachen[2]
schallend lachen[3]
(vor Lachen) brüllen; heulen[4]
Guttural-, Kehllaute[5]
Vergnügen, Freude[6] Gelächter[7]
lächerlich[8] albern[9] Husten[10]
Pressen[11] Niesen[12] verursachte[13]
urkomisch sein[14]
Gelächter ernten[15]
dröhnendes Lachen[16] leise lachen[17]
sich totlachen[18] lachen über[19]
vor Lachen brüllen[20] 2

sob [sɒːb] *v&n* *sim* **weep** [iː]-wept-wept[1] *v irr*, **cry**[1], **whimper**[2], **wail**[3] [eɪ] *v*

(v) to weep in convulsive [ʌ] gasps[4] with or without shedding tears[5] [tɪɚz]

» *She was sobbing hysterically when we left the dentist's office. The child was sobbing her heart out[6]. She called the ambulance, her voice choked* [tʃoʊkt] *with sobs[7]. The boy used to cry every time he was taken to the dentist.*

Use ***to sob*** bitterly[6] / oneself to sleep • to let out a[8] / choking / bitter ***sob*** • to have a good[9] ***weep*** • ***to cry*** uncontrollably / one's eyes out

Note: Mark the two meanings of *cry* and *crying*, (i) to break out in tears, and (ii) to shout. → U11-14

schluchzen; Schluchzen
weinen[1] wimmern[2]
jammern, klagen[3]
krampfartiges Keuchen[4]
Tränen vergießen[5] bitterlich/ herzzerreißend weinen[6]
mit tränenerstickter Stimme[7]
aufschluchzen[8]
sich ausweinen[9] 3

sigh [saɪ] *v&n* *sim* **moan**[1] [moʊn], **groan**[1] [oʊ] *v&n*

(v) breathe [briːð] deeply and heavily [e] and exhale audibly[2] [ɒː] to express sadness, boredom[3], etc.

» *Check your dentures for proper fit and avoid deep sighing. The baby's breathing movements resembled[4] a deep sigh. Sighing is a common sign of neurasthenic* [nuɚ-] *pain. The girl kept moaning and groaning till the end of the treatment. Between groans he admitted that his own dentist back home had told him he needed an extraction.*

Use to let out/give/heave[5] [iː] ***a sigh*** • (in)audible[6] / deep ***sigh*** • ***sigh*** of relief[7] [iː]

seufzen; Seufzer
stöhnen, klagen; Stöhnen, Ächzen[1]
(deutlich) hörbar ausatmen[2]
Langeweile[3]
ähnlich sein[4]
einen Seufzer ausstoßen[5]
leiser/ lauter Seufzer[6]
Seufzer der Erleichterung[7] 4

snore [snɔːr] *v&n* *rel* **snort**[1], **grunt**[2] [ʌ] *v&n*

(v) to breathe noisily while sleeping due to vibration of the soft palate[3]

» *Is there a cure[4] for snoring? A dentist can supply you with a dental appliance that can help you control your snoring. An estimated 25% of the adult male population and 15% of the adult female population snore every night. A loud snort accompanies the first breath following an apneic episode.*

Use loud / severe / severity [e] of / cyclical [saɪk-]/ habitual / chronic ***snoring*** • heavy [e] ***snorer*** • ***snore*** guard[5] [gɑːrd] • ***to snort*** with laughter

schnarchen; Schnarchen
(wütend) schnauben, prusten; Schnauben[1] knurren, ächzen, brummen, grunzen; Ächzen[2]
weicher Gaumen[3]
(Heil)Mittel[4]
Nachtschiene[5] 5

sneeze [sni:z] *v & n*

rel **cough**[1] [kɒ:f] *v & n MeSH*, **to clear one's throat**[2] [θroʊt] *phr*

to exhale explosively because of a cold, irritants in the nose, etc.

» *The pain gets worse with sneezing. Advise the patient to avoid sneezing and blowing his nose*[3]*. The introduction of allergens into the nose is associated with sneezing, stuffiness*[4] [ʌ] *and nasal* [eɪ] *discharge*[5] [dɪstʃɑ:rdʒ]*. Cats make her sneeze. When somebody sneezes you might say 'Bless you'*[6]*.*

Use to cause/have a fit *or* paroxysm of[7] ***sneezing*** • episodic / violent[8] [aɪə]/ light-induced *or* photic / irrepressible[9] ***sneezing*** • ***sneezing*** fit[7] / reflex[10] • ***sneezed*** sputum [pju:] • ***sneeze***(-inducing) effect[11] • not to be ***sneezed*** at[12] • to have/give ***a cough*** • bad[13] / mild / productive / nonproductive *or* dry *or* hacking[14] ***cough*** • ***to cough up*** blood / phlegm[15] [flem] • ***cough*** reflex / syrup

niesen; Niesen
husten, Husten[1] sich räuspern[2]
s. die Nase putzen[3]
Verstopftsein (d. Nase)[4]
Nasensekret[5] Gesundheit[6]
Niesanfall (haben)[7]
heftiges Niesen[8]
nicht unterdrückbares Niesen[9]
Niesreflex[10] Niesreiz[11]
nicht zu verachten[12]
starker Husten[13]
trockener/ unproduktiver Husten[14]
Schleim aushusten[15] 6

gargle [gɑ:rgl] *v & n*

(v) rinse[1] one's throat with mouthwash[2] and/or make bubbling[3] sounds with the fluid

» *Gargling with saline*[4] [eɪ] *may remedy*[5] *a sore throat*[6]*. In these cases gargles or sprays of lidocaine* [eɪ] *should be used before intubation.*

Use sore throat / hydrogen peroxide / salt water ***gargle*** • ***gargle*** solution

gurgeln; Gurgeln, Gurgelmittel
spülen[1] Mundwasser[2]
blubbernd[3] Kochsalzlösung[4]
helfen bei[5]
Halsschmerzen[6] 7

speak [i:] -spoke-spoken *v irr* *rel* **communicate**[1], **vocalize**[2] *v*

express thoughts in language, e.g. to talk, mention[3] [-ʃᵊn], remark[3], gossip[4], observe, suggest[5] [dʒ], imply[6] [aɪ], state, report, confirm[7] [ɜ:], insist (on)[8], hint[9], deny[10] [aɪ], read out loud, etc.

speech[11] [spi:tʃ] *n MeSH* • **communication** *n* •
communicative[12] *adj* • **vocalization**[13] *n MeSH*

» *Is the patient's physical mechanism sufficiently adequate to produce acceptable conversational speech? This 52-year-old male had very hypernasal speech following extensive maxillofacial surgery, for the removal of a tonsillar carcinoma. Speech may have a nasal timbre*[14] [tæmbɚ] *caused by weakness of the palate. Symptoms of confusion, slurred* [ɜ:] *speech*[15]*, ataxia and inappropriate behavior are common.*

Use ***to speak*** up *or* louder / fluently[16] / distinctly[17] / coherently[18] [ɪɚ]/ frankly[19] • to deliver[20] ***a speech*** • ***speaking*** aids[21] • ***speech*** development[22] / output / pattern / intelligibility / disturbance[23] / arrest / rehabilitation aid • ***speech*** center / perception[24] / discrimination / (-language) pathologist[25] / therapist[25] • (un)clear *or* (un)intelligible [-dʒɪbl]/ clipped *or* scanning[26] / spontaneous [eɪ]/ disorganized ***speech*** • purposeful / esophageal[27] [-dʒi:əl]/ absence of ***speech*** • ***language*** development / function • spoken / written / body / sign[28] ***language*** • ***communicative*** assessment • (non)verbal / level of / to encourage [ɜ:] ***communication*** • ***communication*** skills[29]

sprechen
kommunizieren, s. verständigen[1]
Ausdruck verleihen, vokalisieren[2]
erwähnen, bemerken[3]
tratschen[4] vorschlagen[5]
andeuten, implizieren[6]
bestätigen[7] beharren (auf)[8]
hinweisen[9] bestreiten, leugnen[10]
Sprache[11] mitteilsam, gesprächig[12]
Vokalisation[13] Stimmklang, Timbre[14] verwaschene Sprache[15]
fließend sprechen[16] deutlich spr.[17]
zusammenhängend reden[18]
offen/ ehrlich sagen[19] Rede halten[20]
Sprechhilfen[21]
Sprachentwicklung[22]
Sprach-, Sprechstörung[23]
Sprachverständnis[24]
Logopäde/-in[25] abgehackte Sprechweise, skandierende Sprache[26]
Ösophagusstimme[27]
Zeichensprache[28]
kommunikative Fähigkeiten[29] 8

log(o)- *comb* *rel* **-phasia**[1] [feɪʒ(ɪ)ə], **-arthria**[2] *comb*

referring to language, speech or words

logopedics[3] [i:] *n term* • **aphasic**[4] [eɪz] *adj* • **dysarthric**[5] [ɪ] *adj*

» *Logopedics or speech therapy*[3] *is the study and treatment of speech defects*[6]*. Speech output*[7] *is fluent but paraphasic*[8]*; comprehension of spoken language is intact. The paraphasic output in conduction aphasia interferes* [ɪɚ] *with*[9] *the ability to express meaning. First hypernasality, which often complicates dysarthria, needs to be improved before a satisfactory effect can be achieved with a palatal augmentation prosthesis (PAP).*

Use **logorrhea**[10] [i:ə] • conduction[11] / (non)fluent transcortical / global / anomic[12] / motor[13] ***aphasia*** • ***aphasic*** deficit / patient / syndrome • dys[14]/ para***phasia*** • ***paraphasic*** speech • mild / marked / spastic[15] ***dysarthria***

Wort-, Sprach-, Sprech-, Logo-
-phasie[1] -arthrie[2] Logopädie[3]
aphasisch[4] dysarthrisch[5]
Sprach-, Sprechstörungen[6]
Sprachproduktion[7]
paraphasisch[8] beeinträchtigt[9]
Rededrang, Logorrhoe[10]
Leitungsaphasie[11]
amnestische Aphasie[12]
motorische/ Broca-Aphasie[13]
Dysphasie[14]
pyramidale/ spastische Dysarthrie[15] 9

voice *n & v MeSH* *rel* **phonation[1]** [eɪ] *n MeSH*

(n) sound produced by the vocal folds[2] and articulated in the vocal tract

voiced[3] *adj* • **voiceless** *adj* • **vocal[4]** *adj* • **vocalist[5]** *n* • **phonic[6]** *adj term* • **phon(o)-[7]** *comb*

» *Her voice sounded nasal and she had difficulty swallowing[8] [ɒː]. Videolaryngeal endoscopy is a diagnostic procedure for assessing voice production and vocal function. The voice is 'breathy' when too much air passes incompletely apposed vocal cords, as in unilateral vocal cord paralysis.*

Use hoarse[9] [ɔː]/ thick[10] / husky / breathy [breθi]/ low[11] / deep ***voice*** • high-pitched[12] / hollow-sounding / squeaky[13] [skwiːki] ***voice*** • harsh[14] / poorly modulated / comforting[15] / (normal) spoken[16] ***voice*** • to lower[17]/raise/lose ***one's voice*** • ***voice*** is shaking *or* quivering[18] • ***voice*** box[19] / problem / change • to hear ***voices*** (within you) • ***vocal*** apparatus / folds / cords[20] / sounds • control of / poor / vowel / glottalic / murmured / whisper(ed) ***phonation*** • ***phonic*** tic / spasm[21] • ***phoni***atrics[22] /ology /etic /etics /eme /asthenia[23] [iː]

Stimme; zum Ausdruck bringen
Stimm-, Lautbildung[1] Stimmlippen[2] stimmhaft[3] Stimm-, vokal[4] Sänger(in)[5] Stimm-, phonisch[6] Laut-, Ton-, phono-[7] beim Schlucken[8] heisere Stimme[9] belegte Stimme[10] leise Stimme[11] hohe/ schrille Stimme[12] piepsende Stimme[13] raue Stimme[14] beruhigende Stimme[15] Sprechstimme[16] d. Stimme dämpfen[17] Stimme zittert[18] Kehlkopf[19] Stimmbänder[20] Stimmritzenkrampf, Laryngospasmus[21] Phoniatrie[22] Phonasthenie, Stimmschwäche[23] 10

tone [toʊn] **(of voice)** *n* *sim* **sound[1]** [saʊnd] *n & v MeSH*

quality (including pitch[2] [tʃ], timbre, loudness or volume, etc.) of a person's voice

intonation[3] *n term* • **overtone[4]** *n* • **undertone[5]** *n*

» *Suddenly his tone of voice changed. The timbre of the voice depends on the size and shape of the resonating chambers[6] [tʃeɪ-] (mouth, pharynx, nasal sinuses [aɪ], chest, etc.). All patients demonstrated improved alar base and upper lip support and there was marked improvement in speech and reduced nasal intonation in 47 (90.38 %) of the 52 cases.*

Use ***in a(n)*** harsh[7] / normal / angry / subdued[8] [uː]/ friendly / threatening[9] [e] ***tone*** • ***high-tone*** range • ***sound*** substitution[10] / discrimination[11] • in an[8] ***undertone*** • sentence / rising / falling / vocal / nasal ***intonation*** • ***intonation*** pattern / units / preferences

Ton(fall,-höhe), Klang, Stimme
Laut, Schall, Ton, Geräusch; klingen, sondieren[1] Tonhöhe[2] Intonation, Sprach-, Satzmelodie[3] Oberton (*musik.*), Unterton (*fig.*)[4] Unterton; gedämpft[5] Resonanzkörper[6] in barschem/ scharfem Ton[7] mit gedämpfter Stimme[8] mit drohender Stimme[9] Lautersatz[10] Lautunterscheidung(svermögen)[11] 11

syllable [sɪləbl] *n*

a unit of language consisting of several phonemes[1] [iː] (vowels[2] [aʊ] or consonants[3])

monosyllabic[4] *adj term & clin* • **syllable-stumbling[5]** [ʌ] *n*

» *The form of stuttering[6] [ʌ] in which patients halt[7] [ɒː] before certain syllables they find difficult to enunciate [ʌns] is termed syllable-stumbling or dyssyllabia[5] [eɪ].*

Silbe
Phoneme, (Einzel)Laute[1] Vokale, Selbstlaute[2] Konsonanten[3] einsilbig; wortkarg[4] Silbenstolpern[5] Stottern[6] stocken[7] 12

pronunciation [ʌ] *n* *sim* **phonation[1]** *n MeSH*, **enunciation[2]** [ʌ] *n term*

production of sounds in accordance with the phonetic system of a specific language (includes emphasis[3], intonation, and accent[4] [æksənt])

pronounce[5] *v* • **enunciate[6]** *v term* • **phonate[7]** *v* • **phonetic** *adj*

» *The alterations in phonation were due to obstruction. He enunciates each word carefully. She had difficulty segmenting words into pronounceable components.*

Use ***to pronounce*** badly / properly • hard[8] ***to pronounce*** • correct / word ***pronunciation*** • normal ***phonation*** • ***phonetically*** balanced (*abbr* PB)

> **Note:** The word *pronounced[9]* (adj) commonly appears in medical contexts as a synonym for *marked[9]*, e.g. Stiffness was more pronounced in the morning.

Aussprache
Laut-, Stimmbildung[1] Artikulation[2] Betonung[3] Akzent, Tonfall[4] aussprechen; erklären[5] artikulieren[6] Laute bilden, phonieren[7] schwer auszusprechen[8] deutlich, ausgeprägt[9] 13

shout [ʃaʊt] *v & n* *syn* **cry, yell** [jel], **scream** [iː], **holler, shriek** [iː] *v & n inf*

to raise your voice when talking or utter a loud scream (of protest, anger [ŋg], fear [fɪɚ], etc)

» *During night terrors[1] a child may sit up in bed screaming and thrashing [ʃ] about[2]. A weak or absent cry at birth may suggest [dʒ] vocal cord impairment. In laryngitis [dʒaɪ] vigorous [ɪg] use[3] of the voice (shouting, singing, swearing[4] [eɚ], roaring[5]) may cause vocal nodules[6]. In mere shouting the vocal cords are made to vibrate at their maximum intensity.*

Use ***shouting*** voice / intensity • normal hunger / shrill / protracted[7] ***cry*** • ***to shriek*** in terror[8] / with laughter

schreien, brüllen, (laut) rufen; Schrei, Ruf, Gebrüll
Nachtangst, Pavor nocturnus[1] (wild) um sich schlagen[2] starke Beanspruchung[3] fluchen[4] brüllen[5] Stimmlippenknötchen[6] langgezogener Schrei[7] vor Angst kreischen[8] 14

murmur [mɜːrmɚ] *v & n* *sim* **mumble[1]** [ʌ], **mutter[1]** [ʌ] *v*

(v) to speak indistinctly[2] in a low voice
(n) constant quiet sound or voice that cannot be heard [ɜː] or understood very well

» *Any sound which can be voiced[3] can be produced with murmur. She mumbled something about her late husband.*

murmeln, nuscheln; behauchte Stimme; Gemurmel
murmeln, nuscheln, brumme(l)n[1]
undeutlich[2]
stimmhaft ausgesprochen[3] 15

whisper [ʰwɪspɚ] *v & n* *sim* **whispering[1]** *n*

(v) speaking softly[7] in a low[2] voice without vibration [aɪ] of the vocal cords

» *There was impaired [eɚ] fluency[3] which then resolved[4] into a hoarse whisper. Whispered pectoriloquy[5] is an extreme form of bronchophony in which softly spoken words are readily heard by auscultation [ɒːsk-].*

Use ***to whisper*** into sb's ear • to speak in a / soft[6] ***whisper*** • ***whispered*** voice[7] / speech / sounds / bronchophony[5] • ***whispered*** voice test[8]

flüstern; Geflüster
Flüstern, Getuschel, Gerede[1] leise[2]
Redeflussstörung[3] überging in[4]
Bronchophonie, Bronchialstimme[5]
leises Geflüster[6] Flüsterstimme[7]
Flüsterprobe[8]
16

babble *v & n* *sim* **coo[1]** [kuː] *v*, **lallation[2]** *n term*

to produce incoherent[3], meaningless sounds, e.g. a baby or like a baby

babbling[4] *n* • **lal(o)-** *comb* • **-lalia** *comb*

» *By 2 months of age the child's vocalizations[5] include cooing, while babbling begins by 6-10 months of age. The connection between dyslalia and orthodontic anomalies was investigated. At school the language of the autistic boy did not overcome vocalization and lallation.*

Use ***babble*** of voices[6] • ***lallation*** phase[7] • echo[8] [k]/ copro[9]/ rhino[10] [aɪ]/ dys***lalia***[11] • ***lal(i)o***phobia[12]

babbeln, plappern; Babbelei, Geplapper
lallen[1] Lallen[2] unverständlich, unzusammenhängend[3] Plappern, Babbelei[4] Sprachäußerungen[5] Stimmengewirr[6] Lallphase[7] Echolalie[8] (zwanghafter) Gebrauch vulgärer Ausdrücke; Koprolalie[9] Näseln, Rhinophonie, -lalie[10] Artikulationsstörung, Dyslalie[11] Sprechangst, Lalophobie[12] 17

eloquent [eləkwent] *adj* *sim* **communicative[1], talkative[1]** [tɒːk-] *adj*

very articulate and able to express oneself fluently, clearly, effectively

eloquence[2] *n* • **uncommunicative** *adj* • **taciturn[3]** [æs] *adj*

» *Profoundly [aʊ] retarded[4] children (IQ < 30) are usually minimally communicative. His phonation succeeds in being eloquent enough, even if it remains static.*

Use ***eloquent*** person / language / speech / brain tissue / cortex / area

wortgewandt, beredt
gesprächig, redselig, mitteilsam[1]
Redegewandtheit, Eloquenz[2]
schweigsam, wortkarg[3]
schwerstbehindert[4]
18

ramble *v* *sim* **rant[1], chatter[2]** [tʃ], **blab(ber)[3]** *v*, **go on about sth.[4]** *phr*

to speak incessantly[5] [se] and in a confused way about unimportant matters

» *The patient's spontaneous speech is continuous, rambling, and disorganized. Our new patient keeps ranting on about the melting polar caps. Stop this idle [aɪ] chatter[6], you've got work to do.*

faseln, unzusammenhängendes Zeug reden
irres Zeug reden, Tiraden loslassen[1]
schwatzen[2] plappern, ausplaudern[3]
stundenlang etw. erzählen[4] unaufhörlich[5] leeres Geplapper[6] 19

stutter [ʌ] *n & v* *sim* **stammer[1]** [æ] *n & v*, **pause[2]** [ɒː], **falter[2]** [ɒː] *v clin*

(n) speech disorder marked by involuntary hesitations[3] and repetitions; mispronunciation and transposition of sounds is referred to as stammering ; esp. in BE usage stutter and stammer are used synonymously

stammerer[4] *n* • **stutterer[4]** *n* • **stammering[5]** *n MeSH*

» *Many children who stutter grow out of it, although the problem may reappear in times of stress in later life. Stammering can be spasmodic, which means that it also affects the facial muscles. She only stammers when she is tense[6] or uptight[7] [-taɪt].*

Use a severe / nervous ***stammer*** • to have a[8] ***stutter*** • acquired / childhood / developmental / adult / syllable[9] ***stuttering***

Stottern, Dysphemie; stottern
Stammeln, Dyslalie; stammeln[1]
stocken[2]
Stocken[3] Stotterer[4]
Stottern, Gestotter[5]
angespannt[6]
nervös[7]
stottern[8]
Silbenstolpern[9]
20

lisp *v & n* *syn* **(para)sigmatism** *n term*, *sim* **hiss[1]** *v & n*

(n) speech defect in which sibilants[2] esp. [s] and [z] are distorted[3] to a hissing sound

» *She began lisping when she lost one of her front teeth. Should my 30-month-old see a speech therapist for her lisp? You may even think that your child's lisp sounds cute[4] [kjuːt] now.*

Use to speak with/utter with/correct/overcome ***a lisp*** • frontal / interdental / slight / discernable / childhood / permanent ***lisp***

lispeln; Lispeln, Sigmatismus
zischen; Zischen[1]
Zischlaute[2]
fehlerhaft gebildet[3]
klingt niedlich[4]
21

hypernasal [eɪ] *adj term* *opposite* **hyponasal**[1] [haɪpoʊ-] *adj term*

excessive nasal air emission [ɪʃ] commonly due to velopharyngeal [dʒ] incompetence[2]

» *Speech problems including hypernasality and articulation errors[3] are commonly associated with facial [feɪʃᵊl] clefts[4]. It is estimated that around 20-30% of patients with clefts develop hypernasal speech after pharyngeal flap surgery.*

Use ***hyponasal*** resonance / voice • ***hypernasal*** speech[5] / children / speaker • momentary / intermittent[6] ***hyponasality*** • consistent / perceived ***hypernasality***

hypernasal
hyponasal[1] Insuffizienz des velopharyngealen Abschlusses[2]
Artikulationsstörungen[3]
Gesichtsspalten[4]
näselnde Sprache, Rhinolalie[5]
intermittierende/ zeitweilig auftretende Hyponasalität[6] 22

aphonia [eɪfoʊnɪə] *n MeSH* *sim* **dysphonia**[1] [dɪs-] *n MeSH*

inability to vocalize[2] (except for whispered speech) because of disease or injury to organs of speech

» *These laryngeal [-dʒiːəl] disorders are commonly associated with hoarseness[3], aphonia, and stridor[4] [aɪ]. Dysphonia refers to any kind of difficulty or pain in speaking.*

Use to suffer from / spastic / hysteric(al) / (iatrogenic) functional ***aphonia*** • spasmodic / flaccid ***dysphonia*** • ***aphonic*** voice[5]

Aphonie, Stimmlosigkeit
Dysphonie, Stimmstörung[1]
(laut) aussprechen[2]
Heiserkeit[3]
Stridor, pfeifendes Atemgeräusch[4]
tonlose Stimme[5] 23

12

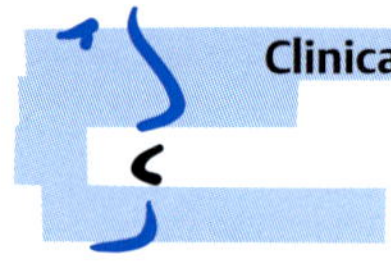

Clinical Phrases

The patient spoke in low murmurs. Der/Die Patient(in) murmelte leise vor sich hin. • He has a bad stammer. Er stottert stark. • His voice was breaking much too early. Er hatte viel zu früh den Stimmbruch. • She gave a history of marked difficulty with swallowing and a "hot-potato" voice. Sie klagte über starke Schluckbeschwerden und eine belegte Stimme. • When did you first notice the deepening and coarsening of the voice? Wann ist Ihnen erstmals aufgefallen, dass Ihre Stimme rauer und tiefer wird? • The words are phonetically balanced. Die Sprache ist phonetisch unauffällig. • The patient's spontaneous speech was fluent maintaining appropriate phrase length and melody. Die Spontansprache des Patienten war fließend; Satzlänge und Satzmelodie waren im normalen Bereich.

Unit 12 Nutrition

Related Units: 1 Diet & Dieting, 2 Food & Drink, 10 Dentition & Mastication, 25 Perioperative Management, Part 5 DENTISTRY

nourish [nɜːrɪʃ] *v* *sim* **nurture**[1] [nɜːrtʃɚ] *v & n*, **feed**[2] [iː] *v & n* → U1-3

to provide babies or the seriously [ɪɚ] ill with food or supply body tissues with nourishing substances [ʌ]

nourishment[3] *n* • **nourishing**[4] *adj* • **mal / overnourishment**[5] *n term*

» *Make sure the children are well-nourished[6]. The child's behavior may need to be modified in order for the parent to be able to appropriately nourish and nurture the baby. Evaluate the patient's state of health, nourishment and physical development.*

Use well / poorly[7] / (in)adequately / fully ***nourished*** • poorly / mal-/ well-***nourished*** (*abbr* W/N) patient • ***nourishing*** oral supplement • ***to feed*** a baby[2] • to breast[8]-[e]/ bottle-/ cup-***feed*** • oral / IV or drip[9] / enteral ***feeding*** • ***feeding*** difficulties

(er)nähren
aufziehen, pflegen; Pflege, Erziehung[1]
füttern, ernähren, stillen; Futter, Stillen, Fütterung[2]
Nahrung[3] nahrhaft[4]
Unter-, Überernährung[5]
gut genährt[6]
unterernährt[7] stillen[8]
parenterale/ künstliche Ernährung[9] 1

nutrient [nuːtriᵊnt] *n & adj* *sim* **nutriment**[1] *n*

(n) substance in food that can be metabolized by the organism to give energy and build tissue (adj) nourishing

nutritive[2] *adj* • **nutritious**[3] [ɪʃ] *adj* • **macronutrient** *n term*

» *Nutritional requirements and tolerances can be altered [ɒː] by increased utilization of nutrients, hyper- and malabsorption, impaired metabolism of nutrients, and nutrient wastage[4].*

Use ***nutrient*** intake[5] / uptake[6] [ʌ]/ requirements [kwaɪɚ]/ content[7] / delivery / processing / vessels[8] / solution[9] / broth[10] • adequate / ingested[11] [dʒ]/ essential ***nutrients*** • ***nutritive*** value[12] / ratio [eɪʃ] • drug-***nutrient*** interaction • ***nutritious*** diet [aɪə]/ snacks[13]

Nährstoff; nahrhaft
Nahrung(smittel), Nährstoff[1]
Nähr-, Ernährungs-[2] nahrhaft[3]
Nährstoffverlust[4]
Nährstoffzufuhr[5]
Nährstoffaufnahme, -resorption[6]
Nährstoffgehalt[7]
ernährende Gefäße[8]
Nährlösung[9]
Nährbouillon[10]
zugeführte Nährstoffe[11]
Nährwert[12]
nahrhafte Zwischenmahlzeiten[13] 2

nutrition *n MeSH* *syn* **alimentation** *n term*

(i) process of food uptake and metabolism
(ii) study of human food and liquid requirements

malnutrition[1] *n MeSH* • **nutritional**[2] *adj* • **alimentary**[3] *adj* • **nutritionist**[4] *n*

» *Dietary intake and nutritional status were poor. Diet counseling*[5] [aU] *can help improve nutrition. He's an expert on nutrition issues in clinical dentistry. Do these dentists receive training in the nutritional aspects of dental health?*

Jse adequate / minimal enteral[6] / total parenteral[7] (*abbr* TPN) ***nutrition*** • ***nutritional*** needs / disorder *or* disturbance[8] [ɜː]/ assessment[9] • ***nutritional*** therapy / support[10] / deficiency [ɪʃ]/ habits[11] • mild [aɪ] degree of / severe [ɪɚ]/ chronic / energy protein[12] ***malnutrition*** • ***nutritionally*** balanced diet • artificial[10] [fɪʃ]/ forced[13] ***alimentation*** • ***alimentary*** tract *or* canal[14]

Ernährung(slehre)
Mangel-, Fehlernährung[1] Ernährungs-, nahrhaft[2] alimentär, Nahrungs-, Verdauungs-[3] Ernährungswissenschaft(l)er(in)[4] Ernährungsberatung[5] Zottenernährung, minimale enterale E.[6] (totale) parenterale E.[7] Ernährungsstörung[8] Erhebung d. Ernährungszustandes[9] künstliche E.[10] Ernährungsgewohnheiten[11] Protein-Energie-Mangelsyndrom[12] Zwangsernährung[13] Verdauungstrakt[14] 3

joule [dʒuːl] *n, abbr* **J** *sim* **calorie**[1] [kæləri] *n, abbr* **cal**

unit of heat or energy content; for referring to food kcal has been replaced by J (4.187 J equals 1 cal).

(non)caloric[2] *adj* • **calorific**[3] *adj* • **calorimeter** *n*

» *Excess* [ɪkses] *calories*[4] *are stored in the body as fat. Every effort should be made to provide sufficient* [ɪʃ] *amounts of carbohydrate* [aɪ] *and calories.*

Ise to burn[5]/count ***calories*** • empty / large *or* kilo***calories*** • ***calorie***-conscious[6] [ʃ] / content • ***caloric*** intake / expenditure[7] [tʃɚ]/ restriction / requirement[8] / deficiency • high / low[9]-***calorie diet*** • ***caloric*** excess / deficit / recommendation[10] / value[11]

Joule
Kalorie[1] kalorisch, Kalorien-[2]
wärmeerzeugend[3] überschüssige Kalorien[4] Kalorien verbrauchen/ verbrennen[5] kalorienbewusst[6]
Kalorienverbrauch[7]
Kalorienbedarf[8]
kalorienarme Kost[9]
empfohlene Kalorienzufuhr[10]
Brennwert, kalorischer Wert[11] 4

carbohydrates [aɪ] *n MeSH* *syn* **carbs** *n jar, rel* **starch**[1] [stɑːrtʃ] *n clin*

main ingredients[2] [iː] in many foods including sugar compounds[3], starches, glycogen [glaɪkədʒᵊn], and cellulose polysaccharides; starch is built up of glucose residues[4] and converted[5] into dextrin, glucose, and maltose

starchy[6] *adj* • **carbohydrate-rich** *adj*

» *Much of the carbohydrate we ingest is in the form of starch. A diet with excessive nonprotein calories from starch or sugar but deficient in total protein and essential amino acids eventually results in protein-energy malnutrition. Carbohydrate-rich meals are advisable* [aɪz].

se ***carbohydrate*** (mal)absorption / metabolism / oxidation / stores[7] • rich in / simple / complex / easily digestible[8] [daɪdʒ-] ***carbohydrates*** • to hydrolyze[9] [aɪ]/ soluble / corn[10] / potato ***starch*** • ***starch*** solutions / sugar[11] / intolerance • ***starchy*** food / vegetables

Kohlenhydrate (KH)
Stärke[1]
Bestandteile[2]
Zuckerverbindungen[3]
Glukosereste[4]
aufgespalten[5]
stärkehaltig[6]
Kohlenhydratdepots[7]
leicht verdauliche KH[8]
Stärke abbauen/ aufspalten[9]
Maisstärke[10]
Stärkezucker[11]
5

saccharides [sækəraɪdz‖ɪdz] *n MeSH, pl* *syn* **sugars** [ʃʊgɚz] *n MeSH* → U2-16

saccharides are classified as mono-, di- [daɪ], tri- [traɪ], and polysaccharides according to the number of monosaccharide groups they are composed of

saccharin(e)[1] *n & adj* • **saccharo-** *comb* • **sacchariferous**[2] *adj term*

» *Nonabsorbable saccharides (e.g. sorbitol) help promote the evacuation of stools*[3]. *The nonnutritive sweetener saccharin is considered safe for consumption* [ʌ] *by all people with diabetes* [daɪəbiːtɪz].

se (un)split di[4]/ lipopoly/ mucopoly***saccharides*** • ***high-sugar*** dessert[5] • ***sugar-containing*** beverages[6] • fasting blood[7] (*abbr* FBS)/ milk[8] / fruit ***sugar*** • simple / complex / triple[9] [ɪ]/ starch ***sugars*** • ***sugar-free*** gum

Saccharide, Zucker
Saccharin, Süßstoff; Zucker-[1]
zuckerhaltig[2]
Stuhlgang fördern[3]
(un)aufgespaltene Disaccharide[4]
stark gesüßte Nachspeise[5]
zuckerhaltige Getränke[6]
Nüchternblutzucker[7]
Milchzucker, Laktose[8]
Dreifachzucker[9] 6

glucose [gluːkoʊs] *n MeSH* *syn* **dextrose** *n MeSH*

simple sugar found in certain foods; fructose and other monosaccharides are converted into glucose which is the chief source of energy for the body; its metabolism[1] is controlled by insulin; excess glucose is stored in the form of glycogen[2] [glaɪkədʒᵊn] or converted into fat (adipose tissue)

gluco- *comb* • **gluconate**[3] [eɪ] *n term* • **glucosamine**[4] [iː] *n*

» *Unlike other organs, the brain relies mainly on*[5] *glucose to supply its energy requirements. During IV sedation, a solution of saline and dextrose is dripped into the vein.*

se liquid ***glucose*** • ***glucose*** load[6] / threshold[7] [θreʃoʊld]/ tolerance factor (*abbr* GTF) • ***glucose*** tolerance test / administration[8] / feeding / metabolism • blood / CSF[9] / postprandial[10] / fasting plasma[11] ***glucose level*** • ***glucose***-nitrogen [aɪ] ratio [eɪʃ]/ assimilation / carrier[12] • ***gluco***kinase [kaɪneɪz]/genesis [dʒen]/corticoid /suria[13]

Glukose, Traubenzucker, Dextrose
Stoffwechsel, Metabolismus[1]
Glykogen[2] Glukonat[3]
Glukosamin[4] abhängig sein von[5]
Glukosebelastung[6]
Glukoseschwelle[7] Glukosegabe[8]
Liquorzucker(spiegel)[9]
Glukosespiegel nach Nahrungszufuhr[10]
Nüchternblutzucker[11]
Glukosetransporter[12]
Glukosurie[13] 7

12

lactose [læktoʊs] *n MeSH* *syn* **milk sugar** *n clin*, **lactin** *n term rare*

disaccharide in mammalian [eɪ] milk[1] used in modified milk preparations and food for infants

lacto-[2] *comb* • **lactosuria**[3] *n term* • **lactose-free /-containing** *adj*

» *The drug reduces the rate of absorption of most carbohydrates such as starches, dextrins, maltose, and sucrose (but not lactose). Hereditary lactase deficiency*[4] [fɪʃ] *causes lactose intolerance.*

Use (non)metabolized / (un)hydrolized[5] [aɪ] ***lactose*** • ***lactic*** acid[6] • ***lactose*** content / ingestion / assay [æseɪ] *or* tolerance test[7] / intolerance[8] / (mal)absorption • ***lacto-***ferrin /genic /vegetarian

Laktose, Milchzucker
Säugetiermilch[1]
lakto-, Milch-[2]
Laktoseausscheidung i. Harn, Laktosurie[3] angeborener/ kongenitaler Laktasemangel[4]
aufgespaltene Laktose[5] Milchsäure[6]
Laktosebelastung[7]
Laktoseintoleranz[8] 8

protein [proʊtiːn] *n MeSH*

compounds of one or more polypeptides [aɪ] involved in many essential body structures and functions (hormones, enzymes [zaɪ], muscle contraction, blood clotting[1] immunological response)

proteo- *comb* • **proteinuria**[2] *n MeSH* • **proteolytic**[3] [ɪ] *adj*

» *Both energy and protein requirements may further increase following surgery to promote healing.*

Use ***protein*** balance[4] / concentration / deficiency / biosynthesis [sɪn]/ efficiency ratio • structural[5] / soy [sɔɪ]/ whey[6] [weɪ]/ egg ***protein*** • basic / foreign[7] [ɒː]/ native [eɪ] *or* natural[8] / C-reactive (*abbr* CRP)/ bone morphogenetic (*abbr* BMP)/ synovial fluid ***protein*** • ***protein***-bound iodine[9] [aɪədɪn] (*abbr* PBI)/ ingestion / binding / denaturation[10] / kinase [aɪ] • ***proteolytic*** enzyme[11] • ***proteo***glycans[12] [aɪ]/lysis

Protein, Eiweiß
Blutgerinnung[1] Proteinurie[2]
eiweißabbauend, proteolytisch[3]
Proteinbilanz, -haushalt[4]
Strukturprotein, Gerüsteiweiß[5]
Molkeeiweiß[6]
Fremdprotein[7]
natives Protein[8]
proteingebundenes Iod[9]
Proteindenaturierung[10]
Protease, proteolytisches Enzym[11]
Proteoglykane[12] 9

amino acids [æminoʊ æsɪdz] *n MeSH* *abbr* **AA**, *syn* **aminos** *n jar*

nitrogen-bearing[1] [naɪtrədʒᵊn] organic acids absorbed in the gut[2] [ʌ] that are the building blocks of the body's own protein

aminoacidemia[3] [iː] *n term* • **aminoaciduria**[4] *n term*

» *The 9 essential amino acids (among them leucine* [luːsiːn], *tyrosine* [aɪ], *valine* [eɪ‖æ], *threonine* [iː], *lysine* [aɪ]) *cannot be produced by the body and must be absorbed from the diet.*

Use (non)essential[5] (*abbr* EAA *and* NEAA)/ basic[6] [eɪ]/ acidic [sɪ]/ ***amino acid*** • neutral [uː]/ aromatic / branched chain[7] (*abbr* BCAA)/ BCAA-enriched ***amino acid*** • ***amino acid*** metabolism / content / composition / solution[8] / infusion / imbalance

Aminosäuren
stickstoffhaltig[1]
Darm[2]
Aminoazidämie[3]
Aminoazidurie[4]
(nicht) essentielle Aminosäure[5]
basische Aminosäure[6]
verzweigtkettige Aminosäure[7]
Aminosäurelösung[8] 10

fat [fæt] *n & adj* *syn* **lipid** [lɪpɪd] *n & comb MeSH*

n (i) the triglycerides [traɪglɪs-] in greasy [iː], oily and waxy substances that are insoluble[1] in water (ii) adipose or fatty body tissue;
adj (i) containing or composed of fat
(ii) impolite expression for being big, overweight or obese[2] [iː]

fatty[3] *adj* • **lip(o)** *comb* • **lipoid**[4] *adj*

» *You should reduce the amount of fat in your diet. Try vegetable fats*[5] *such as palm* [pɑːm] *oil instead of butter, meat or cheese. Polyunsaturated fat is a triglyceride composed of fatty acids that contain 2-4 double bonds*[6].

Use ***fat*** absorption /-free / deposits[7] / pad[8] / exchange / supplements • saturated [sætʃɚ-]/ (mono/poly)unsaturated[9] ***fatty acids*** • long-/medium-chain[10] / free / triglyceride ***fatty acids*** • ***fatty*** meal / foods / tissue[11] / stool[12] • brown[13] / depot ***fat*** • simple / compound[14] ***lipid*** • ***lipo***protein /tropic • ***lipid***emia [iː]/osis

Fett, Lipid; fett(haltig), fettsüchtig, -leibig
unlöslich[1] fettleibig[2]
fetthaltig, Fett-[3]
fettartig, lipoid[4]
pflanzliche Fette[5]
Doppelbindungen[6]
Fetteinlagerungen[7]
Fettpolster[8]
mehrfach ungesättigte Fettsäuren[9]
mittelkettige Fettsäuren[10]
Fettgewebe[11]
Fettstuhl, Steatorrhoe[12]
braunes Fett[13]
komplexes Lipid[14] 11

essential [ɪsenʃᵊl] **fatty acid** [æsɪd] *n MeSH* *abbr* **EFA**

EFAs cannot be synthesized [sɪnθəsaɪzd] by the body and must be supplied in the diet; they include linoleic [lɪnəliːɪk] acid[1], omega-3 fatty acids[2], and monounsaturated fats[3]

» *Dietary oils and EFAs are necessary for fat loss, athletic performance, and general health. Deficiencies in EFAs can develop quickly in the infant of very low birth weight* [weɪt], *who has little body stores of essential fatty acids at the time of birth.*

essenzielle Fettsäure
Linolsäure[1]
Omega-3-Fettsäuren[2]
einfach ungesättigte Fette[3] 12

vitamin [aɪ‖ɪ] *n clin & MeSH* *sim* **multivitamin, provitamin** *n MeSH*

organic substances present in small amounts in natural foodstuffs; essential to normal metabolism; insufficient amounts in the diet can cause deficiency diseases[1]

» *Disorders of vitamin excess[2] may now be more common than vitamin deficiency[3]. Retinol (vitamin A) is important for healthy skin, teeth and bones. The vitamin B complex includes thiamin* [θaɪəmɪn] *(B-1), riboflavin* [raɪboʊfleɪvɪn] *(B-2), and pyridoxine* [pɪrədɒːksɪn] *(B-6).*

Use ***vitamin*** preparations[4] / level / B-12 deficiency / supplement[5] / absorption • fat soluble / water soluble[6] / high potency ***vitamin*** • excess intake / synthetic analogues[4] ***of vitamins*** • ***vitamin*** A precursor[7] [ɜː]/ derivative[8] / toxicity

Vitamin
Mangelkrankheiten[1]
Hypervitaminosen[2]
Vitaminmangel[3]
Vitaminpräparate[4]
Vitaminzusatz, -anreicherung[5]
wasserlösliches Vitamin[6]
Provitamin A[7]
Vitaminderivat[8] 13

folic acid [foʊlɪk æsɪd] *n MeSH* *syn* **folacin** [foʊləsɪn] *n MeSH,* *sim* **folate[1]** [foʊleɪt] *n MeSH*

a member of the vitamin B complex necessary for the production of red blood cells and in pregnancy

» *Folic acid can also be produced synthetically. Prescribed along with phenytoin, systemic folic acid delays the onset and reduces the incidence and severity of phenytoin-induced gingival overgrowth.*

Use systemic / topical ***folic acid*** • ***folic acid*** deficiency anemia[2] [iː]/ supplementation[3] / antagonist / synthesis inhibitor[4]

Folsäure
Folat, Folsäuresalz[1]
Folsäuremangelanämie[2]
Folsäuresupplementierung[3]
Folsäuresynthesehemmer[4] 14

ascorbic [əskɔːrbɪk] **acid** *n MeSH* *syn* **vitamin C** *n clin & MeSH*

a water-soluble antioxidant[1] and detoxifier[2] which must be supplemented[3] [ʌ] regularly as it cannot be stored

» *Vitamin C functions primarily in the formation of collagen* [kɒlədʒən], *the body's chief protein substance and aids in[4] the absorption of iron.*

Use L-***ascorbic acid*** deficiency / level • ***vitamin C***-deficient patients • to replenish[5] / total-body pool of[6] / long-term use of[7] ***vitamin C***

Ascorbinsäure, Vitamin C
Antioxidans[1] Entgiftungsmittel[2]
ergänzt, zugeführt[3] fördert[4]
Vitamin C ergänzen[5]
Vitamin C
Gesamtmenge im Körper[6]
Vitamin C-Langzeittherapie[6] 15

(dietary) fiber [daɪəteri faɪbɚ] *n MeSH sing, BE* **fibre** *syn* **roughage** [rʌfɪdʒ] *n MeSH espBE,* *sim* **bulk[1]** [ʌ] *n clin*

largely indigestible material, e.g. bran[2] [æ], cereals [sɪɚ] and vegetable fibers serving as a stimulant of intestinal peristalsis[3]

bulky[4] *adj* • **bulkage[5]** *n* • **bulkiness[6]** *n*

» *If you ingest a diet higher in roughage, you will produce more frequent and bulkier stools[7]. Pectin is a soluble fiber found in the skins of fruits and vegetables thought to slow digestion and keep food in the stomach longer. Enhanced fiber intake increases fecal* [fiːkəl] *bulk[8].*

Use intake of ***dietary fiber*** • low / high[9] ***roughage diet*** • ***high-fiber*** diet[9] / content / intake • ***fiber*** supplementation / supplement • dietary[10] / intestinal / muscle[11] [mʌsl] ***bulk*** • ***bulk*** producing agent / forming laxatives[12] • ***bulky*** food[9] / tumors

Ballaststoffe
Ballaststoffe; Menge,
Masse, Volumen[1] Kleie[2]
Darmtätigkeit, Peristaltik[3]
voluminös, raumfüllend[4]
Füllmaterial (Darm)[5]
Volumen; Beleibtheit[6]
voluminösere Stühle[7]
Kotmasse[8]
ballaststoffreiche Nahrung[9]
Ballaststoffe[10]
Muskelmasse[11]
Füllmittel, Quellstoffe[12] 16

trace [treɪs] **element** *n MeSH* *sim* **trace mineral[1], trace metal[2], micronutrients[3]** [uː] *n MeSH*

inorganic molecules in food (e.g. iron[4] [aɪɚn], iodine[5] [aɪə], copper[6], fluorine[7] [iː‖ɪ], manganese[8] [iː], selenium[9] [iː], zinc[10] [z], silicon[11]) required in minute[12] [maɪnuːt] amounts (less than 1 mg/d) which are essential nutritionally and in metabolism

trace[13] *v* • **traceable[14]** *adj* • **(radio)tracer** *n*

» *The functions of trace elements and of more abundant[15]* [ʌ] *metals (calcium[16]* [kælsɪəm], *phosphorus, potassium[17], sodium[18]* [oʊ], *chloride[19]* [aɪ], *and magnesium* [**iː**]*) are determined, in part, by their charges[20]* [tʃɑːrdʒɪz], *mobilities, and binding constants to biological ligands[21]* [aɪ].

Use disturbance in / absorption of ***trace elements*** • ***trace*** amounts[22] / component / concentration / metal deficiency / impurity[23] [pjʊɚ] • to be found in ***traces***[24] • to be ***traceable*** to sth[25]

Note: Mark the difference between *silicon* and *silicone*[26] and between *manganese* and *magnesium.*

Spuren-, Mikroelement
mineralisches Spurenelement[1]
metallisches Spurenelement[2]
essentielle Mikroelemente[3]
Eisen[4] Iod[5] Kupfer[6] Fluor[7]
Mangan[8] Selen[9] Zink[10] Silizium[11]
sehr klein[12] aufspüren[13]
nachweis-, auffindbar[14]
reichlich vorhanden[15] Kalzium[16]
Kalium[17] Natrium[18] Chlorid[19]
Ladungen[20] Liganden[21]
geringste Mengen[22]
minimale Verunreinigung[23]
in Spuren (vorkommen)[24]
zurückzuführen auf[25]
Silikon[26] 17

Unit 13 Oral & Maxillofacial Pathology

Related Units: 3 Craniofacial Trauma, 16 Orofacial Pain, 17 Craniofacial Fractures, PART 5 DENTISTRY

13

pathologic(al) [pæθəlɒːdʒɪk] *adj term*

related to the causes [ɒː], development, and nature of abnormal conditions, to the resulting structural and functional changes, or to pathology as a medical science and specialty

pathology[1] *n MeSH* • **pathologist**[2] *n* • **pathogen**[3] *n* • **patho-, -opathy** *comb*

» *This condition is characterized pathologically by diffuse inflammatory changes. Is there a relationship between TMJ pathology and types of orthodontic treatment? Occult fungal infection was detected by routine mucosal scrapings evaluated for oral pathology.*

Use ***pathologic*** anatomy / histology / feature[4] [fiːtʃɚ]/ changes / abnormality / condition • ***pathologic*** finding[5] / appearance [ɪɚ]/ fracture / bone resorption • ***pathologic*** entity[6] / examination / diagnosis / confirmation / staging • anatomical / cellular[7] / clinical / comparative / functional ***pathology*** • humoral / medical / molecular / surgical ***pathology*** • underlying[8] / characteristic / oral / dental / jaw / endocrine [ɪ||aɪ]/ speech / negative for[9] ***pathology*** • (no) evidence[9] / site / type ***of pathology*** • cyto/ histo[10]/ neuro [ʊɚ]/ immuno***pathology*** • arthr/ (lymph)aden/ coagul[11]/ encephal***opathy*** • ***patho***genic[12] [dʒe] /genesis /genicity /physiology • periodontal / opportunistic / cyto [saɪ-]/ neuro***pathogens***

pathologisch, krankhaft
Pathologie, path. Prozess/ Befund[1]
Pathologe/in[2]
(Krankheits)erreger[3]
pathologisches Merkmal[4]
pathologischer Befund[5]
pathologische Einheit[6]
Zell-, Zytopathologie[7]
Grundleiden, -krankheit[8]
kein pathologischer Befund[9]
Histopathologie[10]
Koagulopathie, Gerinnungsstörung[11]
pathogen, krankheitserregend[12]

1

morbid [ɔː] *adj term* → U18-12, U14-9 *syn* diseased [iː] *adj clin*

related to physical or mental diseases or pathologic conditions

morbidity[1] *n MeSH* • **comorbidity**[2] *n* • **dys-**[3] [dɪs], **mal-**[3] *comb* • **-osis, -iasis** [aɪ] *comb*

» *She has a morbid fear of dentistry and has overly delayed her consultation. Hypernatremia [iː] in the elderly is a heterogeneous [dʒiː], morbid, and iatrogenic [aɪæ-] entity. In most cases there is little clinical morbidity or deterioration*[4] *[ɪɚ] of circulatory function.*

Use ***morbid*** condition[5] / risk / depression / obesity[6] [iː]/ thoughts / fear[7] / tissue / anatomy[8] *(BE)* • perioperative / graft / donor site / drug-related ***morbidity*** • ***dys***function(al) /plasia [eɪʒ] • dermat/ cheil/ (pseudo)arthr/ fibr/ cyan/ fluor/ acid/ leukocyt***osis*** [uː] • sialolith[9] [k] / psor[10] [s]/ candid***iasis*** • ***mal***formation[11] /function(ing) /position[12]

krank(haft), pathologisch, morbid
Morbidität, Krankheitshäufigkeit[1]
Komorbidität, Begleiterkrankung[2]
Dys-, Fehl-, gestört[3]
Verschlechterung[4]
krankhafter Zustand[5]
Fettsucht, Adipositas[6]
krankhafte Angst[7]
pathologische Anatomie[8]
Speichelstein(bildung), Sialolithiasis[9]
Psoriasis, Schuppenflechte[10]
Fehlbildung[11]
Lageanomalie[12]

2

focus n *term, pl* -i [foʊsaɪ] *sim* lesion[1] [liːʒᵊn] *n MeSH* → U3-5

center or starting point of a pathologic process or change in the tissues; the term lesion is often used to refer to one of the sites of a multifocal disease

focal[2] [foʊkᵊl] *adj term* • **multifocal** *adj*

» *Leukoplakia typically presents as off-white lesions that may be isolated or multifocal. Lesions may be localized, circumscribed*[3] *[aɪ], discrete*[4] *[iː], linear, poorly demarcated*[5]*, diffuse or generalized in distribution. Were you able to determine the initial [ɪʃ] focus of infection?*

Use ***lesions*** consist of / contain / are composed of / are confined [aɪ] to[6] / are clustered [ʌ] in • ***lesions*** are centered around / begin as / spread [e] to[7] / are associated [oʊʃ] with[8] • carious[9] / periapical / periodontal / mucosal / primary [aɪ]/ solitary[4] / elevated[10] / genetic ***lesion*** • inflammatory / chronic / pre-existing / (intracranial [eɪ]) mass[11] / obstructive / palpable[12] / painless ***lesion*** • ***focus of*** inflammation[13] • principal / contiguous[14] [-ɪgjʊəs]/ external ***focus*** • multiple / metastatic[15] ***foci*** • ***focal*** lesion / abscess / infection[16] / gingival hyperplasia / hemorrhage / infiltrate / neurologic deficit

(Krankheits)Herd, Fokus
Läsion, Schädigung, Verletzung, Tumor[1]
herdförmig, fokal[2]
umschrieben[3]
einzelstehend, solitär[4]
schlecht abgegrenzt[5]
Läsionen sind beschränkt auf[6]
Läsionen breiten sich aus[7]
Läsionen gehen einher mit[8]
kariöse Läsion[9]
erhabene Läsion[10] intrakranielle Raumforderung[11] tastbare Läsion[12]
Entzündungsherd[13]
Nachbarherd[14]
Metastasenherde[15]
Fokal-, Herdinfektion[16]

3

affect *vt clin* *syn* **involve** *vt, sim* **compromise**[1] [-maɪz], **impair**[2] [eə˞] *vt clin*

(i) to have a morbid, incapacitating[3], or otherwise damaging impact
(ii) to influence in some way

(un)affected *adj term* • **(un)involved** *adj* • **involvement**[4] *n* • **impairment**[5] *n MeSH*

» *Males and females are equally affected. People who suffer from impaired masticatory function often adapt food consistency to their oral status. Alveolar ridge defects compromise the suitability of these sites for restoration with dental implants or impair the esthetics of the restorative solution.*

Use ***to affect*** young individuals / adults / dental health / the mandible • adversely[6] / most commonly / cleft-***affected*** • ***affected*** teeth / bone / area / side[7] / eye / by gingivitis / first-degree relatives • mentally / hearing / visually ***impaired*** • ***impaired*** function / perfusion / sensation[8] / growth / nasal breathing / wound healing • medically / hemodynamically / immuno[9]/ acutely ***compromised*** • ***compromised*** esthetic outcome / medical status • airway / cranial nerve ***compromise*** • functional / transient[10] / irreversible / neurologic ***impairment*** • nodal[11] [oʊ]/ systemic / metastatic[12] / secondary / concomitant oral[13] ***involvement***

(i) befallen, angreifen
(ii) betreffen
beeinträchtigen, gefährden[1]
einschränken, schwächen, schädigen[2] behindernd, arbeitsunfähig machend[3]
Befall, Beteiligung[4]
Störung, Schwächung, Schädigung[5]
geschädigt, angegriffen[6]
betroffene Seite[7] eingeschränkte Sensibilität[8] abwehrgeschwächt[9]
vorübergehende Beeinträchtigung[10]
Lymphknotenbefall[11]
Metastasierung[12]
gleichzeitige orale Beteiligung[13]
4

anomaly *n MeSH* *syn* **abnormality** *n,*
sim **mal/deformation**[1] *n MeSH*

deformity[1], impairment, dysfunction or deviation[2] [iː] from the average or norm

anomalous[3] *adj term* • **abnormal**[3] *adj* • **de-/malformed** *adj*

» *Dental anomalies involving alterations in number, size, and structure of teeth often present a major challenge for dental practitioners. Occlusion may occur as a result of an anomalous course*[4] *of the artery. An impeded tongue function was the cause of the palatal deformation.*

Use congenital[5] / chromosome / developmental / craniofacial / jaw / skeletal / dental or tooth ***anomaly*** • ***malformed*** ears[6] / teeth / palate / oral cavity • ***deformed*** temporomandibular joints[7] / (TMJ) disc / facial bones / chin / ear

Anomalie, Fehlbildung
Fehlbildung, Deformierung, Deformität[1]
Abweichung[2]
abnorm, anomal[3]
abnormer Verlauf[4]
angeborene Fehlbildung[5]
deformierte Ohren[6]
deformierte Kiefergelenke[7]
5

13

congenital [dʒen] *or* **inborn** *adj term*
opposite **acquired**[1] [əkwaɪə˞d] *adj term*

diseases, malformations, anomalies, mental or physical traits[2] [eɪ] existing at birth

hospital-acquired[3] *adj term* • **transfusion-acquired** *adj*

» *Rubella causes a variety* [aɪə] *of congenital defects, e.g. deafness*[4] [defnəs] *and mental retardation.*

Use ***congenital*** disorder / absence of the eye[5] / malformation / deficiency / infection / cleft palate[6] / deafness / craniofacial microsomia • to occur on a ***congenital*** basis • ***inborn*** error of metabolism[7] / deformation of the skull • community-/ nosocomially[8] / domestically *or* household-/ occupationally[9] [eɪʃ]/ newly / acutely ***acquired***

angeboren, kongenital
erworben[1]
Eigenschaften, Merkmale[2]
nosokomial[3]
Taubheit[4]
Anophthalmus congenitus[5]
angeborene Gaumenspalte[6]
genetischer Stoffwechseldefekt[7]
nosokomial, im Krankenhaus erworben[8]
berufsbedingt, Berufs-[9]
6

hereditary *or* **inherited** *adj term*
sim **familial**[1] *adj term*

transmitted from parent to offspring[2] in an ancestral [se] line of descent[3] [dɪsent]

inherit (from)[4] *v* • **inheritance**[5] *n term* •
heredity[5] *n* • **inheritable**[6] *adj* • **heredo-** *comb*

» *Synovitis* [aɪ] *is frequently seen in familial forms with early onset*[7]*. The ancestral history*[8] *showed dominant inheritance of susceptibility*[9] [sep] *to retinoblastoma. Both disorders are transmitted as autosomally* [ɒː] *inherited traits*[10]*.*

Use ***hereditary*** syndrome / angioedema / opalescent dentin[11] / factors • ***inherited*** (clotting) [ɒː] disorder / trait / genetic defect • mode of / maternal[12] / Mendelian ***inheritance*** • familial / autosomal / dominant[13] / recessive / x-linked[14] ***inheritance pattern*** • ***familial*** x-linked trait / tendency / (pre)disposition *or* susceptibility[9] • ***familial*** transmission / syndrome / pattern / clustering [ʌ] *or* aggregation[15] • ***familial*** occurrence[16] [ɜː]/ incidence / polyposis / macrocephaly • x-linked[14] ***heredity*** • ***heredo***familial /pathology

Note: Do not confuse *familial* and *familiar* as in *to be familiar with*[17].

erblich, hereditär, Erb-
familiär[1] Kind, Nachkomme[2] von einer Generation auf die nächste[3]
erben[4]
Vererbung, Heredität[5]
erblich, vererbbar[6]
Beginn, Ausbruch[7]
Ahnengeschichte[8]
(familiäre Prä)Disposition[9]
autosomal vererbte Merkmale[10]
Dentinogenesis imperfecta[11]
maternale Vererbung[12]
dominante Vererbung[13]
X-chromosomaler Erbgang[14]
familiäre Häufung[15]
familiäres Auftreten[16]
vertraut sein mit[17]
7

idiopathic [ɪdɪoʊpæθɪk] *adj term*

referring to a disease of unknown cause or etiology[1] [iː]

» *Many cases of dental erosion are classified as idiopathic in origin because of a lack of definitive proof of chemical action. In the majority of patients with Bell's palsy[2], spontaneous recovery occurs within two months.*

Use ***idiopathic*** tooth erosion / facial paresis[3] / osteosclerosis / condylar resorption / thrombocytopenic purpura / vitiligo [aɪ‖ɪ] • ***chronic idiopathic*** orofacial pain

idiopathisch, genuin, essentiell
Ätiologie, (Krankheits)Ursache[1]
idiopathische periphere Fazialisparese, Bell-Lähmung[2] idiopathische thrombozytopenische Purpura, Morbus Werlhof[3] 8

iatrogenic [aɪætrədʒenɪk] *adj*, **-ically** *adv term* → U19-15

induced by an unfavorable[1] [eɪ] response to medical or surgical treatment

» *Diamonds carry a lower risk of potential iatrogenic tooth fracture than carbide burs used for the same purposes.*

Use ***iatrogenic*** factor / infection / (nerve) injury / (dental) trauma [ɒː]/ (tooth) fracture / foreign body / complication • ***iatrogenically*** induced / triggered[2] / compromised[3]

iatrogen, durch d. Arzt/Ärztin verursacht
ungünstig, unerwünscht[1]
iatrogen[2]
durch ärztliche Maßnahmen beeinträchtigt[3]
9

irritation [ɪrɪteɪʃᵊn] *n term* → U16-3

(i) itching[1] [ɪtʃ], painful, or incipient[2] [sɪp] inflammatory reaction
(ii) overexcitation[3] [ksaɪ] or excessive sensitivity[4]

irritate *v term* • **irritative** *or* **-able**[5] *adj* • **irritability**[6] *n* • **irritant**[7] *n*

» *There was some local irritation at the site of injection. Whitening toothpastes should not be used on a regular basis because they can be abrasive to the enamel and irritating to the oral tissues.*

Use skin / nerve root[8] / meningeal [-dʒɪəl]/ mucosal[9] / chronic / mechanical / chemical ***irritation*** • (generalized/ focal) nervous / neuromuscular / reflex / airway / tissue ***irritability*** • ***irritative*** reaction / complaints / lesion / rhinitis[10] / hyperplasia of the oral mucosa • ***irritable*** mood[11] [uː]/ and tense patient[12] / eyes[13]

Reizung, Irritation
juckend[1] beginnend[2] Überreizung[3]
Überempfindlichkeit[4]
reizbar, Reiz-[5]
Reizbarkeit, Irritabilität[6]
Irritans, Reizmittel[7]
Nervenwurzelreizung[8]
Schleimhautreizung[9]
irritative Rhinitis[10]
gereizte Stimmung[11]
reizbare(r) und nervöse(r) Patient(in)[12] empfindliche Augen[13]
10

inflammation [ɪnfləmeɪʃᵊn] *n MeSH*

dynamic cytologic and histologic reactions in response to injury or abnormal stimulation caused by physical, chemical, or biologic agents; includes local reactions and the resulting morphologic changes, destruction or removal of injurious[1] [dʒuɚ] materials, and responses leading to repair and healing

inflamed[2] [eɪ] *adj term* • **-itis** [aɪtɪs] *comb* • **(non-/ anti-)inflammatory**[3] [æ] *adj*

» *Plaque accumulations are known to produce gingival inflammation. Inflammations of mucous membranes with free discharge[4] [-tʃɑːrdʒ] are called catarrh. The so-called cardinal signs of inflammation[5] are redness, heat, swelling, pain, and inhibited function.*

Use (sub)acute / chronic / exudative[6] [uː]/ catarrhal / adhesive[7] [iː] ***inflammation*** • bacterial / mucosal / gingival / plaque-induced / peri-implant ***inflammation*** • allergic [ɜː]/ atrophic / degenerative ***inflammation*** • focal[8] / fibrinous [aɪ]/ fibroid / granulomatous ***inflammation*** • signs of / clinically overt / hyperplastic *or* proliferative[9] / interstitial [ɪʃ]/ necrotic[10] ***inflammation*** • productive [ʌ]/ sclerosing / serous[11] [ɪɚ]/ serofibrinous / purulent [pjʊɚə] *or* suppurative[12] [ʌ] ***inflammation*** • ***inflammatory*** process / reaction / eruption[13] / changes / exudate / infiltrate • ***anti-inflammatory*** drugs[14] / effect / treatment

Note: All terms for inflammations end in ***-itis***, e.g. *gingivitis, stomatitis, etc.*

Entzündung
schädlich, schädigend[1]
entzündet[2]
entzündlich[3]
(Flüssigkeits)absonderung[4]
klassische Entzündungszeichen[5]
exsudative Entzündung[6]
Adhäsion infolge v. Entzündung[7]
fokale Entzündung[8]
proliferative Entzündung[9]
nekrotisierende Entzündung[10]
seröse Entzündung[11]
eitrige Entzündung[12]
entzündliches Exanthem[13]
entzündungshemmende Mittel, Antiphlogistika[14]
11

pus [pʌs] *n MeSH*

a protein-rich liquid inflammation product comprised of leukocytes [uː], a thin fluid, and cellular debris[1]

purulent[2] [pjʊɚəlᵊnt] *adj term* • **pyo-** [paɪoʊ] *comb* • **purulence**[3] *n*

» *An abscess is a localized collection of pus in a cavity formed by the disintegration of tissue[4]. If a dental abscess bursts and releases pus it is called a gum boil.*

Use to release [iː] *or* discharge[5]/contain ***pus*** • sterile / foul-smelling[6] [aʊ]/ gross[7] [oʊ]/ frank[8] / localized / loculated ***pus*** • aspiration / drainage[9] / evacuation ***of pus*** • ***pus*** collections[10] /-forming[11] / formation / cells / fluid / pocket / sample • ***pus*** from an abscess • ***purulent*** collections[10] / infection / sinusitis / (nasal) discharge[12] / exudate / conjunctivitis

Eiter, Pus
Zelltrümmer[1] eitrig, purulent[2]
Eiterung, Eiterbildung[3]
Gewebeeinschmelzung[4]
Eiter absondern[5]
übelriechender Eiter[6]
makroskop. sichtbare Eiterung[7]
klin. manifeste Abszedierung[8]
Eiterableitung[9]
Eiteransammlungen[10]
eiterbildend[11]
eitriges Sekret[12] 12

consolidation *n term*

rel **infiltration**[1] *n term*

(i) solidification[2] into a firm dense mass; esp. inflammatory changes of the lung due to the presence of cellular exudate in the air spaces
(ii) stage in healing, e.g. in fractures when the callus changes into bone

consolidate[3] *v term* • **consolidated** *adj* • **infiltrate**[4] *v & n* • **infiltrative**[5] *adj*

» *During the consolidation period, a distraction osteogenesis*[6] *site can be callus manipulated with orthodontic springs*[7] *to correct an open bite.*

Use to undergo[3] ***consolidation*** • process / areas[8] / (x-ray) signs[9] ***of consolidation*** • bone / graft / pulmonary[10] / antral / focal[11] / premature ***consolidation*** • massive / parenchymal ***consolidation*** • ***consolidation*** period / phase / rate • organ / metastatic / tumor / bone marrow[12] / endosteal ***infiltration*** • nodular / diffuse / pulmonary / cellular / inflammatory[13] / interstitial [ɪʃ] ***infiltrate*** • ***infiltrative*** growth / tumor / metastasis / process

(i) **Verdichtung**
(ii) **(Ver)Festigung, Ausheilung**
Infiltration[1]
Hart-, Festwerden[2]
verdichten[3]
infiltrieren; Infiltrat[4]
infiltrativ[5]
Distraktionsosteogenese[6]
kieferorthopädische Federn[7]
Verdichtungsareale[8]
(radiologische) Verschattung[9]
pulmonale Verdichtung[10]
Verdichtungsherde[11]
Knochenmarkinfiltration[12]
entzündliches Infiltrat[13] 13

induration *n term*

(i) pathological process of becoming extremely firm or hard (ii) focus of indurated tissue

indurated *adj* • **indurate**[1] *v* • **indurative** *adj*

» *The rash*[2] *was associated with muscular pain, tenderness, and induration. After rupture the tissues surrounding the ulcer* [ʌlsɚ] *often become indurated, reddened and tender*[3]. *Palpation of the lips is essential to detect indurated areas indicative of early squamous cell carcinoma.*

Use localized / extensive / marked / focal / painful / palpable / painless ***induration*** • leathery [e] *or* brawny[4] [ɒː]/ red / gray / doughy[5] [doʊi] ***induration*** • area / degree ***of induration*** • ***indurated*** borders / edges / nodules[6] / inflammatory tissue / plaque / ulcer

Induration, Verhärtung
verhärten, indurieren[1]
Ausschlag, Exanthem[2]
(druck)schmerzempfindlich[3]
Gewebeverhärtung[4]
teigige Induration[5]
indurierte Knoten[6] 14

13

hypertrophy [haɪpɜːrtrəfi] *n MeSH*

sim **hyperplasia**[1] [-eɪʒ(ɪ)ə] *n MeSH*

increase in bulk[2] [ʌ] (through increase in size not in number of cells) of an organ or tissues not due to tumor formation

hypertrophic[3] *adj term* • **hypertrophied**[4] *adj* • **hyperplastic**[5] *adj*

» *Chronic irritation from ill-fitting denture bases may develop and can result in inflammatory hyperplasia of the palatal mucosa.*

Use gingival[6] / masseter (muscle) / tonsillar[7] / lip / hemifacial[8] / compensatory[9] ***hypertrophy*** • ***hypertrophic*** scar[10] / gingivitis[11] / chondrocytes[12] • ***hypertrophied*** muscle • (denture-induced) fibrous / gingival[13] / (inflammatory) papillary / hemimandibular / condylar ***hyperplasia***

Note: Although different in meaning, *hypertrophy* and *hyperplasia* are often (incorrectly) used synonymously.

Hypertrophie, Vergrößerung
Hyperplasie[1]
Größe[2]
hypertroph[3] vergrößert[4]
hyperplastisch[5]
Gingivahypertrophie[6]
Tonsillenhypertrophie[7]
hemifaziale Hyperplasie[8]
kompensatorische Hypertrophie[9]
hypertrophe Narbe[10]
hypertrophe Gingivitis[11]
hypertrophe Chondrozyten[12]
Gingivahyperplasie[13] 15

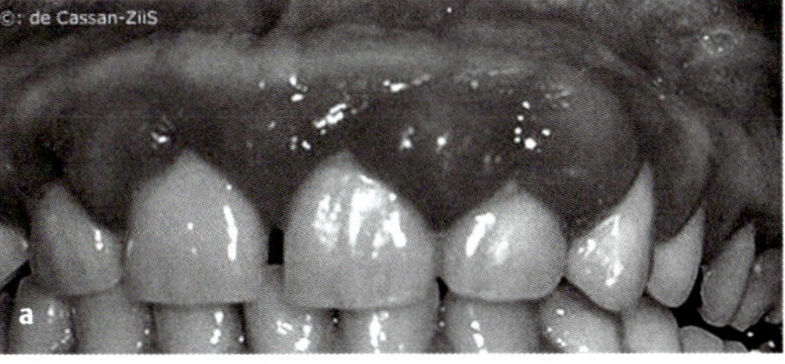

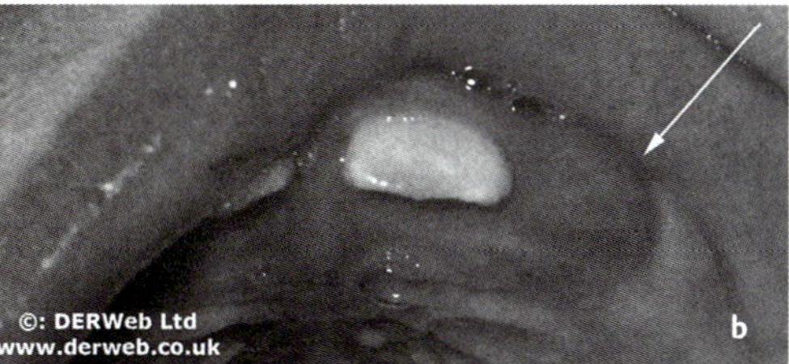

a A case of gingival hyperplasia resulting from poor oral hygiene and ill-fitting dentures.
b The erupting incisor is already becoming visible directly underneath the eruption cyst (indicated by arrow).

nodule [nɒːdjʊl] *or* **-lus** *n MeSH* *sim* **swelling**[1], **tumor**[1] [t(j)uːmɚ] *n MeSH*, **lump**[1] [ʌ], **mass**[1] *n jar & clin* →U51-2f

(i) a small, palpable mass of solid pathologic tissue (ii) rarely also a node of normal tissue

nodosity[2] *n term* • **nodular** *or* **nodose**[3] [noʊdoʊs] *adj* • **nodulation**[4] *n*

» *He has a small, painless nodule under the tongue. Intraoral examination revealed an elevated ulcerative mass involving the hard palate at the midline. Therapeutic neck dissection was performed for a lump in the neck which was suspicious for cancer. Most multinodular goiters[5] are benign, while a solitary[6] thyroid [aɪ] nodule tends to be malignant.*

Use fibrous / rheumatoid[7] [uː]/ gouty[8] [aʊ]/ solitary *or* discrete[9] ***nodule*** • gingival / subcutaneous [eɪ]/ calcified [s]/ ulcerated / mobile[10] [ə||aɪ]/ metastatic ***nodules*** • ***nodular*** aggregations[11] / lesion / hyperplasia • painless[12] / firm / apparently benign ***lump*** • maxillofacial / neck / parotid / soft tissue / asymptomatic / palpable / gelatinous / malignant ***mass*** • ***mass*** lesion

Note: Even though the term *tumor* is generally used for any morbid enlargement or swelling, patients are more likely to associate this word with its second meaning, i.e. *neoplasia*. Therefore, the expressions *swelling*, *mass*, and *lump* should be preferred when talking to patients.

Nodulus, Knoten, Knötchen
Schwellung, Geschwulst, Tumor, Knoten[1]
Knoten(bildung), Nodositas[2]
knotig, knotenförmig[3]
Knotenbildung[4]
Kropf, Struma[5]
solitär[6]
Rheumaknoten, Nodulus rheumaticus[7]
Gichtknoten, Tophus arthriticus[8]
Solitärknoten[9]
bewegliche Knoten[10]
Knotenansammlungen[11]
indolenter Knoten[12]

16

ulcer [ʌlsɚ] *n MeSH & clin* *sim* **sore**[1] [sɔːr] *n & adj clin* → U16-11
rel **erosion**[2] [ɪroʊʒᵊn] *n MeSH* → U10-20

lesion on the surface of the skin or mucosa caused by loss of superficial[3] [ɪʃ] tissue (chiefly as a result of inflammation)

ulcerative[4] *adj term* • **ulcerated** *adj* • **ulceration**[5] *n* • **erosive** *adj*

» *Aphthous ulcers (canker sores) and cold sores are common oral ulcer types which are caused by the herpes simplex virus. Any mouth ulcer which does not heal within 2-3 weeks should be checked by a dentist or doctor. A wound [uː] with superficial loss of tissue from trauma is not primarily an ulcer, but may become ulcerated if infection occurs. Do not ignore suspicious sores that bleed easily and fail to heal. When the mouth is sore, remove your dentures and leave them out until the mouth heals.*

Use ***ulcer*** crater[6] [eɪ]/ margin / formation / pain / bleeding / recurrence / healing • mouth / (intra)oral / nasal / gastric[7] / peptic[8] / decubitus[9] / erosive / inflamed / penetrating / perforated[10] ***ulcer*** • traumatic[11] / (recurrent) aphthous[12] [æfθəs] (*abbr* RAU)/ pressure[13] / rodent[14] [oʊ]/ radiation[15] / eosinophilic ***ulcer*** • deep / shallow[16] / marginal[17] [dʒ]/ chronic / indolent *or* non-healing[18] ***ulcer*** • healed / herpetic ***ulcer*** • dendritic [ɪ]/ diphtheritic / distention / undermining [aɪ] ***ulcer*** • ***ulcer of the*** oral mucosa / tongue / cornea • oral / mucosal / corneal ***ulceration*** • acute necrotizing ***ulcerative*** gingivitis (*abbr* ANUG) • canker[12] / pressure[13] / denture[19] / open / running[20] / cold[21] / plaster[22] ***sore*** • ***sore*** throat / tongue / mouth / (jaw) muscles

13

Ulkus, Ulcus, Geschwür
wunde Stelle, Hautläsion, Geschwür; wund[1]
Erosion[2]
oberflächlich[3]
ulzerös, ulzerierend[4]
Geschwürbildung, Ulzeration[5]
Ulkuskrater[6]
Magengeschwür, Ulcus ventriculi[7] Ulcus pepticum[8]
Dekubitalgeschwür[9]
perforiertes Ulkus[10] traumatisches Geschwür[11] Aphthe, Mundschleimhautgeschwür[12] Druckulkus[13]
Ulcus rodens, exulzerierend wachsendes Basaliom[14] Strahlenulkus[15]
oberflächliches Ulkus[16]
Randulkus[17]
nicht heilendes Geschwür[18]
Prothesendruckstelle[19]
eiternde Wunde[20] Herpes simplex[21]
Druckstelle durch Gipsverband[22]

17

obstruction [ʌ] *n MeSH* *sim* **obturation**[1], **occlusion**[2] *n*, → U10-13, U36-7f
rel **obliteration**[3], **atresia**[4] [-iːʒ(ɪ)ə] *n MeSH*

blockage or clogging[2] of vessels, ducts, and body passages, e.g. by occlusion or stenosis

obstruct[5] *v term* • **(non)obstructive**[6] *adj* • **obstructing**[6] *adj* • **occlude**[7] *v* • **occlusive** *adj* • **atretic** [e] *or* **imperforate**[8] *adj*

» *Untreated nasal obstruction and maxillofacial deformity may contribute to diminished airway dimension[9]. Radiation therapy of the oral cavity causes progressive occlusion and obliteration of the fine vasculature[10]. Traditionally, midface defects have been obturated by a maxillofacial prosthesis.*

Use to produce/cause/demonstrate/relieve ***obstruction*** • (upper) airway[11] / nasal[12] / salivary duct[13] / fixed / strangulating / membranous ***obstruction*** • recurrent[14] / prolonged / pronounced[15] / partial ***obstruction*** • ***obstructed*** airway / vessels • ***obstructing*** foreign [fɒːrɪn] body / tumor / calculi [aɪ] • ***obstructive*** process / sleep apnea[16] (*abbr* OSA) • vascular / dental / ***occlusion*** • root canal / palatal / defect / prosthetic ***obturation*** • choanal[17] [koʊənᵊl]/ congenital[18] ***atresia*** • ***atretic*** duct [ʌ]/ tissue / plate • ***imperforate*** (submandibular) duct[19]

Obstruktion, Verlegung, Abflussstörung
Verlegung[1] Okklusion, Verschluss[2]
Obliteration, Verödung[3] Atresie[4]
obstruieren, verlegen[5]
obstruktiv, obturierend[6]
verstopfen, -schließen[7] atretisch[8]
Atemwegsdimensionen[9]
kleinlumige Gefäße[10]
Atemwegsobstruktion[11]
Nasenobstruktion[12]
Speichelgangobstruktion[13]
rezidivierende Obstruktion[14]
ausgeprägte Obstruktion[15] obstruktive Schlafapnoe[16] Choanalatresie[17]
angeborene Atresie[18]
Gangatresie[19]

18

stricture [strɪktʃɚ] *n MeSH*

sim **stenosis**[1] [oʊ] *n MeSH, pl* **-ses**

abnormal narrowing of a tube or duct due to contracture[2] [-æktʃɚ] or deposition of tissue

constrict[3] *v term* • **constriction**[4] *n* • **constrictive** *adj* • **strictured** *adj*
stenose[5] *v term* • **stenotic** *or* **stenosed** *adj* • **stenosing**[6] *adj*

» *The sialogram shows a stricture in the duct of the parotid gland leading to obstruction. One of the arteries to the brain is markedly stenosed. The success rate in treating stenoses of small vessels are better than for complete occlusion.*

Use salivary duct[7] / external auditory canal / esophageal ***stricture*** • burn / caustic / anastomotic[8] / short / contractile / functional ***stricture*** • nondilatable [aɪleɪt]/ intrinsic / spasmodic[9] / permanent / temporary / recurrent ***stricture*** • ***stricture*** formation / dilation[10] • (upper) airway / choanal[11] / parotid ductal / supraglottic / atherosclerotic / carotid[12] ***stenosis*** • partial[13] / high-grade[14] / short / degree *or* severity [e] of ***stenosis*** • maxillary / mandibular / apical[15] ***constriction*** • ***constrictive*** scar tissue / epineuritis • ***stenosed*** Eustachian [juː] tube • ***stenotic*** lesion / nares / duct orifice

Striktur, (hochgradige) Verengung
Stenose, Verengung[1]
Kontraktur[2] verengen[3]
Ein-, Verengung, Einschnürung, Konstriktion[4]
stenosieren, eng werden[5]
verengend[6] Speichelgangstriktur[7]
Anastomosenstriktur[8]
spastische/ funktionelle Striktur[9]
Bougierung[10] Choanalstenose[11]
Karotisstenose, Halsschlagaderverengung[12] inkomplette Stenose[13]
hochgradige Stenose[14]
apikale Konstriktion[15]

19

calculus *n MeSH, pl* **-i** [aɪ] → U34-9 *syn* **stone** *n*, **concretion** [iː] *n term*

concretion usually composed of salts of inorganic or organic acids forming in body passages

(a)calculous[1] *adj term* • **-lith(o)-** *comb* • **stone-free**[2] **/-forming**[3] *adj*

» *Minimally invasive retrieval of salivary calculi is associated with low morbidity and affords the possibility of preserving glandular function. Calculi less than 1cm in diameter may be approached endoscopically. If a stone has previously been passed or if one is recovered, its chemical composition should be analyzed.*

Use salivary[4] / dental[5] / cerebral / subgingival[6] ***calculus*** • pulp[7] [ʌ] / arthritic [ɪ]/ lacrimal[8] ***calculus*** • crescent-shaped[9] / apatite [aɪ]/ struvite [-uːvaɪt]/ oxalate [eɪ]/ cystine [sɪ]/ fibrin / hematogenetic / encysted / dislodged[10] [ɒːdʒ] ***calculus*** • salivary duct[4] / hilar[11]/ parotid[12] ***stone*** • ***stone*** disease[13] / clearance[14] / impaction[15] / extraction / former[16] • tonsillar[17] / lacrimal[8] / calcium [s] ***concretion*** • ***litho***tomy /tripsy[18] /tripter • sialo/ dacryo[8]/ rhino***lith***(iasis)

Stein, Konkrement
(nicht) steinbedingt, Stein-[1]
steinfrei[2] steinbildend[3]
Speichelstein, Sialolith[4] Zahnstein[5]
subgingivaler Zahnstein[6]
Dentinkörnchen, Pulpastein[7]
Dakryolith[8]
sichelförmiges Konkrement[9]
abgegangener Stein[10] Hilusstein[11]
Ohrspeicheldrüsen-, Parotisstein[12]
Steinleiden[13]
Abgang des Steines[14]
Steinimpaktion, -einklemmung[15]
Steinbilder[16]
Tonsillen-, Mandelstein[17]
Lithotripsie, Steinzertrümmerung[18]

20

prolapse [*n* proʊlæps‖*v* -læps] *n & v MeSH*

sim **ptosis**[1] [toʊsɪs] *n MeSH*

(n) displacement or sagging[2] of an organ or structure, esp. at a natural or artificial orifice

ptotic *adj term* • **prolapsing** *adj* • **prolapsed** *adj*

» *There was a left upper eyelid laceration*[3] *with prolapsed orbital fat. Ptosis, i.e. a droopy*[4] [uː] *upper eyelid, may be congenital or acquired. Ptosis of the chin and lip incompetence are worrisome complications of mandibular surgery.*

Use soft tissue[5] / mucosal / tongue[6] ***prolapse*** • partial / first-degree / complete[7] ***prolapse*** • traumatic / palpebral or upper lid / lower lip / brow / midface ***ptosis*** • fluctuating[8] / blepharo/ myo/ glosso/ pro/ neurogenic / progressive ***ptosis*** • ***ptosis*** repair / surgery

Vorfall, Prolaps
Ptose, Senkung[1]
Senkung[2]
Risswunde am Oberlid[3]
herabhängend[4]
Weichgewebeprolaps[5]
Zungenvorfall, Prolapsus linguae[6]
Totalprolaps[7]
intermittierende Ptose[8]

21

hernia [hɜːrnɪə] *n MeSH*

rel **rupture**[1] [rʌptʃɚ] *n & v term* → U3-18

protrusion[2] of a structure through the tissues normally enclosing it

herniate[3] *v term* • **herniation**[4] *n* • **hernial** *adj* • **hernio-** ,**-cele** [siːl] *comb*

» *Right lower eyelid orbital fat herniation*[5] *occurred after periocular corticosteroid injection. The hernia sac*[6] *was excised* [aɪ].

Use ***hernial*** sac[6] / canal[7] / defect • direct / orbital[8] / cerebral / obturator / incisional[9] [sɪʒ] ***hernia*** • ***hernia*** repair[10] / defect • brain[11] / internal ***herniation*** • ***hernio***plasty[10] /rrhaphy • meningo[12]/ encephalo/ hydro***cele***

Hernie, Bruch
Ruptur, Riss; reißen, platzen[1]
Hervortreten[2] austreten[3]
Einklemmung, Herniation[4]
Fett(gewebs)bruch, Steatozele[5]
Bruchsack[6] Bruchpforte[7]
Orbitahernie[8] Narbenbruch[9]
Bruchoperation, Hernioplastik[10]
zerebrale Herniation[11]
Meningozele[12]

22

cyst [sɪst] *n MeSH*

rel **pseudocyst**[1] [suːdoʊ-], **mucocele**[2] [mjʊkəsiːl] *n MeSH*

abnormal sac containing gas, fluid or semisolid material which has a membranous lining[3] [aɪ]

cystic[4] *adj term* • **cyst(o)-** *comb* • **cyst-like** *adj*

» *A ranula*[5] *is a transparent retention cyst*[6] *in the floor of the mouth arising from the sublingual salivary glands. Dentigerous* [dentɪdʒ-] *cysts*[7] *may delay eruption* [ɪrʌpʃᵊn] *and require marsupialization*[8] *or enucleation*[9].

Use odontogenic[10] / jaw / gingival / periapical or radicular[11] / eruption[7] / follicular[12] / kerato/ sialo[13]/ bone ***cyst*** • sebaceous[14] [eɪʃ]/ solitary / residual[15] / calcified / encapsulated[16] / ruptured ***cyst*** • ***cyst*** fluid / leakage[17] [liːkɪdʒ]/ wall / cavity • ***cystic*** lesion / fibrosis[18] [aɪ]/ mass / carcinoma / degeneration [dʒ] • antral / mucous retention / keratin-filled ***pseudocyst*** • oral / salivary / lower lip / (frontal) sinus ***mucocele***

Zyste
falsche Zyste, Pseudozyste[1] Mukoidzyste, Mukozele[2] epitheliale Auskleidung[3] zystisch[4] Mundbodenzyste, Frosch-, Fröschleingeschwulst, Ranula[5] Retentionszyste[6] Dentitions-, Eruptionszyste(n)[7] Marsupialisation[8] Ausschälung, Enukleation[9] odontogene Zyste[10] radikuläre Zyste[11] follikuläre Zyste, Zahnkeimzyste[12] Speichelzyste[13] Atherom, Talgzyste[14] Residual-, Restzyste[15] eingekapselte Zyste[16] Austritt v. Zystenflüssigkeit[17] zystische Fibrose, Mukoviszidose[18] 23

fistul(iz)ation *n term* → U35-22, U44-5

pathologic or therapeutic [pjuː] formation of an abnormal passage from one epithelialized [iː] surface to another

fistula[1] *n term, pl* **-as** *or* **-ae** [iː] • **fistulated** *adj* • **fistulous**[2] *adj* • **fistulo-** *comb*

» *The implants were removed along with a significant amount of bone, resulting in an oroantral fistula, which was closed surgically. Examination of the facial skeleton revealed bilateral fistulous tracts*[3] *associated with gross purulent discharge*[4] *on the inferior border of the mandible.*

Use to be prone to / intraoral / extraoral / suborbital ***fistulation*** • odontogenic[5] / parotid / orocutaneous / oroantral[6] / (oro)nasal / lower-lip[7] ***fistula*** • arteriovenous[8] [iː]/ perilymph / tracheoesophageal[9] [-dʒɪəl] ***fistula*** • draining[10] / internal[11] / blind[12] / long-standing ***fistula*** • ***fistulous*** tract[3] / opening[13] / communication[14] / anomaly • ***fistul***otomy /ography /ectomy

Fistelbildung; Anlegen einer Fistel
Fistel[1] fistelartig, Fistel-[2] Fistelgänge[3] eitriges Sekret[4] odontogene Fistel[5] oroantrale Fistel[6] Unterlippenfistel[7] arteriovenöse Fistel[8] Ösophagotrachealfistel[9] ableitender Fistelgang[10] innere Fistel[11] blind endende Fistel[12] Fistelmaul, -mund[13] fistelartige Verbindung[14] 24

mandibular torus [tɔːrəs] *pl* **-i** *n term*

rel **palatine torus**[1], **epulis**[2] *n MeSH*

benign [bɪnaɪn] overgrowth[3] of bone (exostosis or hyperostosis[4]) protruding from the lingual aspect of the mandible

» *The tissue covering a torus is thin and easily traumatized* [ɒː] *by foods. Clinically, torus palatinus may interfere* [ɪɚ] *with*[5] *the proper fitting of dentures and require surgical removal. Tori* [aɪ] *can be reduced*[6] *under a local flap or removed with a chisel*[7] [tʃ], *but with a palatal torus*[1] *this can be risky. Epulis fissuratum*[8], *also known as denture hyperplasia and inflammatory fibrous hyperplasia is an overgrowth of tissue in the mucobuccal or labial fold induced by chronic trauma from ill-fitting dentures.*

Use ***torus*** fracture / removal • †congenital[9] / mandibular / †giant-cell[10] ***epulis***

Unterkieferwulst, Torus mandibularis
Gaumenwulst, T. palatinus[1] Epulis[2] Wucherung[3] Hyperostose, Überschussbildg. v. Knochengewebe[4] beeinträchtigen[5] abgetragen[6] Meißel[7] †Epulis fissurata, Prothesenreiz-, Prothesenrandfibrom[8] †Epulis congenita[9] †peripheres Riesenzellgranulom, Riesenzellepulis, Epulis gigantocellularis[10] 25

hematoma [hiːmətoʊmə] *n MeSH, pl* **-as**

rel **hemorrhage**[1] [hemərɪdʒ] *n & v MeSH* → U3-13

localized mass of extravasated[2] blood confined [aɪ] in tissue spaces, e.g. a bruise[3] [bruːz] or a black eye[4]

hemorrhagic *adj term* • **bleeding**[1] [iː] *n* • **bleed**[5] *v* • **ooze**[6] [uːz] *v*

» *Some hematomas will resorb, but those that become encapsulated usually require surgical treatment. In hematomas the blood is usually clotted and may manifest various degrees of organization and discoloration. Incidentally discovered*[7] *aneurysms* [ænjɚ-] *that have not previously* [iː] *hemorrhaged have a 2-3% annual risk of bleeding.*

Use intraoral / palatal / subperiosteal / sublingual / spontaneous / traumatic / superficial [ɪʃ] ***hematoma*** • (intra)cerebral / (intra)cranial[8] [eɪ]/ epi- *or* extradural / subdural / periorbital / auricular / retropharyngeal ***hematoma*** • to control *or* arrest[9] ***a hemorrhage*** • to stop[9] ***a bleeding*** • nasal / (intra)oral / subarachnoid [æk] / intraventricular ***bleeding*** • gingival[10] / retinal / postextraction[11] ***hemorrhage*** • punctate[12] [ʌ]/ oozing[13] / occult / spurting[14] [ɜː]/ intermediate / internal[15] ***hemorrhage*** • primary / secondary[16] / serous [ɪɚ]/ life-threatening ***hemorrhage*** • ***hemorrhagic*** rash[17] / gums / exudate / fever [iː]/ shock / otorrhea / stroke[18] / necrosis

Hämatom, Bluterguss
Blutung, Hämorrhagie; bluten[1] (aus d. Gefäßen) ausgetreten[2] blauer Fleck, Bluterguss[3] blaues Auge[4] bluten[5] (Blut) sickern[6] zufällig entdeckt[7] intrakranielles Hämatom[8] Blutung stillen[9] Zahnfleischbluten[10] Blutung nach Zahnextraktion[11] punktförmige/ petechiale Blutung[12] Sickerblutung[13] pulssynchron spritzende Blutung[14] innere Blutung[15] Nachblutung[16] hämorrhagisches Exanthem[17] hämorrhagischer Insult[18] 26

petechia [pɪtekɪə] *n MeSH, usu pl* **-ae** [iː]
sim **ecchymosis**[1] [ekɪmoʊsɪs] *n MeSH, pl* **-ses** [siːz]

punctate purpuric[2] [pɜːrpjʊərɪk] lesion due to extravasation of blood into tissues differing from ecchymosis only in size

petechial *adj term* • **ecchymotic** *adj* • **micropetechiae** *n*

» *The rash[3] of scarlet fever[4] blanches[5] on pressure, may become petechial, and fades[6] [eɪ] in 2-5 days. Examination revealed infraorbital and paranasal ecchymosis. Edema[7], purpura[8], and ecchymoses may also be present.*

Use oral / palatal / gingival / discrete[9] [iː]/ multiple / linear / scattered[10] ***petechiae*** • ***petechial*** hemorrhage / lesion / rash • ***petechially*** confluent[11] • facial / oral / periorbital / postauricular ***ecchymoses***

Petechie, punktförmige Hautblutung
Ekchymose, flächenhafte Hautblutung[1] purpuraartig[2] (Haut)Ausschlag[3] Scharlach[4] blass werden[5] verblassen, verschwinden[6] Ödem[7] Purpura[8] diskrete/ einzelstehende Petechien[9] disseminierte Petechien[10] mit konfluierenden Petechien[11] 27

ischemia [ɪskiːmɪə] *n MeSH*
opposite **hyperemia**[1] [aɪ] *n MeSH, BE* **-aemia**

local deficiency of blood due to functional constriction or mechanical obstruction of vessels

(anti-)ischemic[2] *adj term* • **hyperemic**[3] *adj* • **ischemia-induced** *adj*

» *If signs of ischemia are present the surgeon should not hesitate to reposition[4] the maxilla back to its prior anatomic position. Obstruction was related to hyperemia and engorgement[5] [dʒ] of the microvasculature.*

Use to precipitate[6] [sɪ]/produce/develop[7] ***ischemia*** • gingival[8] [dʒ]/ retinal / cerebral / brainstem / end-organ ***ischemia*** • peripheral / digital [dʒ] / exercise-induced / postural[9] [tʃɚ]/ focal / local / tourniquet[10] [tɜːrnɪkət] ***ischemia*** • irreversible / persistent / transient / silent / recurrent / profound[11] [aʊ]/ relative ***ischemia*** • mucosal / conjunctival [aɪ]/ pulp[12] / active / passive / reactive / congestive[13] [dʒe] ***hyperemia*** • ***hyperemic*** mucosa

Ischämie, Blutleere
vermehrte Blutfülle, Hyperämie[1] ischämisch[2] hyperämisch[3] reponieren[4] Anschwellen[5] Ischämie auslösen[6] ischämisch werden[7] gingivale Ischämie[8] lagebedingte Ischämie[9] Esmarch-Blutleere[10] absolute/ totale Ischämie[11] Pulpahyperämie[12] Stauungshyperämie[13] 28

13

degenerative [dɪdʒenərətɪv] *adj term*
rel **atrophic**[1] [eɪtrɒːfɪk] *adj term*

marked by gradual deterioration[2] [ɪɚ] of cells and organs with concomitant[3] loss of function

degeneration[4] *n MeSH* • **degenerate** *v* • **degenerating** *adj* • **atrophy**[5] [ætrəfi] *v & n MeSH*

» *Atrophy is a wasting [eɪ] of tissues[6] due to necrosis and resorption of cells, diminished cellular proliferation, pressure, ischemia, malnutrition, lessened function, hormonal changes, etc. Patients with severe atrophy of the edentulous mandibular ridge[7] have been successfully treated with osseointegrated fixtures. Every tooth was examined for the presence of inflammation, calcification, congestion and atrophic degeneration.*

Use axonal[8] / cerebellar / macular[9] / hyaline [haɪəlɪn] / arthritic / Wallerian[10] / fatty / cheesy[11] [iː]/ progressive ***degeneration*** • ***degenerative*** lesion / changes / joint disease[12] • ***atrophic*** (edentulous) mandible[7] / alveolar ridges / age related macular degeneration / skin • hemifacial / degenerative / scar / gingival[13] [dʒ]/ muscle or muscular ***atrophy*** • residual ridge / disuse or inactivity[14] / senile[15] [siːnaɪl]/ optic[16] / degree of ***atrophy***

degenerativ
atrophisch[1] allmähliche Verschlechterung[2] bei gleichzeitigem[3] Degeneration, Entartung[4] Atrophie; verkümmern, atrophieren[5] Gewebeschwund[6] Atrophie d. zahnlosen UK-Alveolarkamms[7] Axondegeneration[8] Makuladegeneration[9] Waller(sche)-Degeneration[10] Verkäsung[11] degen. Gelenkerkrankung, Arthrose[12] Gingivaatrophie[13] Inaktivitätsatrophie[14] Altersatrophie[15] Sehnerven-, Optikusatrophie[16] 29

necrosis [nekroʊsɪs‖nɪ-] *n MeSH* *syn* **cell death** *n*,
rel **gangrene**[1] [iː] *n MeSH*

localized death of cells as a result of irreversible damage (e.g. shrinkage of tissue[2])

necrotic[3] *adj* • **necrose**[4] [oʊs] *v* • **necrotizing** *adj* • **gangrenous**[5] *adj*

» *The outlines of individual necrotic cells are indistinct, and cells may become merged[6] [ɜːrdʒ], sometimes forming a focus of coarsely [ɔː] granular[7], amorphous, or hyaline [aɪ] material. Swelling, edema, and then frank necrosis progressing to gangrene may occur.*

Use to undergo ***necrosis*** • tissue[8] / aseptic / avascular / fat / caseation or caseous[9] [eɪ] ***necrosis*** • central / focal[10] / total / coagulation / bridging[11] ***necrosis*** • bone / epiphyseal [fɪs]/ laminar / cortical / mucosal / fibrinoid [aɪ] ***necrosis*** • progressive / pressure[12] / hemorrhagic / radiation[13] / liquefactive[14] / suppurative[15] [ʌ] ***necrosis*** • tumor ***necrosis*** factor (*abbr* TNF) • to be/become/appear ***necrotic*** • ***necrotic*** debris[16] [debriː]/ eschar / ulcerations / foci [foʊsaɪ]/ tissue • dermal / venous [iː]/ emphysematous [iː] *or* gas[17] ***gangrene*** • (non)traumatic / distal / wet[18] / dry / incipient[19] [sɪ]/ nosocomial[20] ***gangrene*** • ***gangrenous*** tissue / tooth (pulp) / infection / gingivitis[21] / pharyngitis / stomatitis[22] / phlegmon[23]

Nekrose, Zell-, Gewebstod
Gangrän, Brand[1] Gewebeschrumpfung[2] nekrotisch[3] absterben, nekrotisieren[4] gangränös[5] verschmolzen[6] grobkörnig[7] Gewebstod[8] verkäsende Nekrose[9] fokale Nekrose[10] nekrotisierender Verbindungsgang[11] Drucknekrose[12] Strahlennekrose[13] Kolliquationsnekrose[14] eitrige Nekrose[15] nekrot. Gewebetrümmer[16] Gasbrand, -ödem[17] feuchte Gangrän[18] beginnende Gangrän[19] Hospitalbrand, Gangraena nosocomialis[20] gangränöse Gingivitis[21] Wangenbrand, Noma, Cancrum oris[22] gangränöse Phlegmone[23] 30

Unit 14 Medical Statistics

Related Units: 15 Medical Studies & Research

14

statistics [stətɪstɪks] *n MeSH, usu pl*

collection of values, facts or other items [aɪ] of information which are then numerically analyzed, particularly with regard to the probability[1] that the resulting empirical findings are due to chance[2]

statistical *adj term* • **biostatistics**[3] [aɪ] *n* • **statistician** [-tɪʃᵊn] *n*

» *Current [ɜː] statistics for patients subjected to radiotherapy show improved disease-free survival rates. The statistical risk of recurrence [ɜː] is 50%. The dismal statistics[4] of oral cancer patients may be significantly improved by more aggressive intervention.*

Use to interpret ***statistics*** • inferential[5] / descriptive / vital[6] [aɪ] ***statistics*** • health / cancer / outcome / mortality[7] / survival[8] / five-year ***statistics*** • ***statistical*** analysis / study / evidence[9] / comparison / difference / likelihood[1] [ʊ]/ power[10] / genetics • to approach [oʊtʃ]/achieve [tʃiː] *or* reach[11]/be evaluated for ***statistical significance***

Statistik
(stat.) Wahrscheinlichkeit[1]
Zufall[2]
Biostatistik[3]
schlechte Statistik[4]
Inferenzstatistik[5]
(Bevölkerungs)statistik[6]
Mortalität(sstatistik)[7]
Überleben(sstatistik)[8]
statistischer Nachweis[9]
statistische Teststärke, Power[10]
statistische Signifikanz erreichen[11] 1

subject [sʌbdʒekt] *n term* *sim* **individual** [-vɪdʒʊəl], **patient** [peɪʃənt], **case**[1] [eɪ] *n term*

object of research, treatment, observation, experimentation, or dissection[2]

» *This complication was not seen in young subjects. 41% of subjects were lost to followup[3]. This is the first reported case of spontaneous regression of bilateral dentigerous cysts.*

Use asymptomatic *or* healthy *or* normal / severely [ɪɚ] ill / human / clinical research ***subjects*** • well-motivated / (non)obese[4] [iːs]/ elderly / control[5] ***subjects*** • ***subject*** status[6] [eɪ] • affected[7] / otherwise healthy [e]/ high-risk[8] ***individuals*** • infected / susceptible[9] [sep]/ untreated [iː] ***individuals*** • ***individual case*** management / screening [iː] • ***case*** study[10] / report / series [sɪɚiːz]

Proband, Testperson, Untersuchungsobjekt
Fall[1] Sektion, Obduktion[2] konnten nicht weiter kontrolliert werden[3]
fettleibige Probanden[4]
Kontrollpersonen[5]
Probandenstatus[6]
betroffene Personen[7]
Risikopersonen[8]
anfällige Personen[9]
Fallstudie, Kasuistik[10] 2

population *n MeSH* *sim* **cohort**[1] *n MeSH,* **series**[2] [sɪɚiːz] *sing & pl,* **(sub)group** [ʌ], **subset** *n term*

set of objects, events[3], or subjects in a particular class from which a sample is drawn

» *A contemporary[4] watchful waiting[5] population was selected as a control.*

Use ***population***-based[6] [eɪ] • (non)white / ag(e)ing [eɪdʒɪŋ]/ age-matched[7] / school-aged / community-based / cell ***population*** • eligible[8] [dʒ]/ female [iː]/ general[9] / normal / pediatric [iː]/ patient / study ***population*** • placebo[10] [siː]/ prospective / screening / 1930 birth ***cohort*** • controlled / prospective / small / large / consecutive[11] / autopsy [ɒː] ***series***

> **Note:** *Series* is both a singular and plural noun and can be used with a singular verb and the indefinite article, e.g. *a large series is/was ...*

Population
Kohorte[1] Reihe[2]
Ereignisse[3]
gleichaltrig[4]
mit Surveillance[5]
bevölkerungsbasiert[6]
in der gleichen Altersgruppe[7]
die Einschlusskriterien erfüllende Population[8]
Allgemeinbevölkerung[9]
Placebogruppe[10]
konsekutive Patientenserie[11] 3

sample [æ] *n & v MeSH*
rel **sampling**[1] *n MeSH*

representative portion of a population selected for research to achieve statistically significant results

» *Selection of low-risk subsets resulted in inadequate sample size[2] [saɪz]. When sample size is calculated, the frequency of the condition to be prevented, the anticipated[3] [tɪs] effectiveness of the treatment thought to be clinically relevant, and variables such as predicted dropouts[4] and crossovers[5] must be taken into account.*

Use to draw[6] [ɔː] ***a sample*** • random[7] [æ]/ big / small / representative / (un)biased[8] [aɪ] ***sample*** • ***sample*** size • estimated ***sample*** size[9] • ***sampling*** error / method[10] / with(out) replacement[11] • (quasi-)random [kweɪzaɪ]/ single *or* basic[12] / cluster[13] [ʌ]/ stratified[14] / quota [kwoʊ] ***sampling*** • ***sampling*** studies

Stichprobe; Stichprobe erheben/ ziehen
Stichprobenerhebung, -entnahme[1] Stichprobengröße, -umfang[2] erwartete[3] Ausfälle, Therapieabbrecher[4] Therapiewechsler[5] Stichprobe ziehen[6] Zufallsstichprobe[7] (un)verzerrte Stichprobe[8] geschätzter Stichprobenumfang[9] Stichprobenverfahren[10] Stichprobenerhebung mit/ohne Zurücklegen[11] Ziehen e-r einfachen Zufallsstichprobe[12] Ziehen e-r Klumpen-/ Cluster-Stichprobe[13] Ziehen e-r geschichteten/ stratifizierten Stichprobe[14] 4

parameter *n term* *syn* **variable** *n term, sim* **trait**[1] [eɪ], **(co)factor**[2], **phenomenon**[3], **indicator**[4], **index**[5] *n term*

a characteristic[1] of a population

uni/ multivariate[6] *adj term* • **multifactorial** *adj* • **variable**[7] *adj inf*

» *In this case disease-specific variables are poor discriminants*[8] *of general quality of life. Nodal involvement was predictable preoperatively by clinical and histological parameters.*

Use biochemical / prognostic *or* predictive / gross [oʊ] neurological[9] ***parameter*** • serologic [ɪɚ]/ laboratory / sensitive / suitable [uː]/ single ***parameter*** • random *or* chance / (in)dependent[10] / stochastic [kæ]/ baseline clinical ***variable*** • outcome / binomial [aɪ] *or* dichotomous[11] [daɪkɒːt-]/ ordinal / discrete [iː] ***variable*** • continuous[12] / intervening [iː]/ quantitative ***variable*** • growth / prognostic / risk[13] / predisposing[14] [iː] ***factor*** • etiologic [iː]/ contributing / complicating ***factor***

Parameter, Kenngröße, Variable
Merkmal[1] (Ko)faktor[2]
Phänomen[3] Indikator[4]
Index, Kennziffer[5]
uni-/ multivariat[6]
variabel, veränderlich[7]
Unterscheidungsparameter[8]
makroskopische neurologische Variable[9]
(un)abhängige Variable[10]
dichotome Variable, Variable mit zwei Ausprägungen[11]
stetige Variable[12] Risikofaktor[13]
Prädispositionsfaktor[14] 5

scale(d) [skeɪld] *or* **standard score** *n term* *opposite* **raw score**[1] [rɒː skɔːr] *n term*

statistically referenced score representing the deviation of a raw score from its mean [iː] in standard deviation units

score[2] *v term* • **score**[3] *n* • **scoring** *n* • **scale**[4] *n*

» *The study group started at a lower pretreatment score than did the placebo arms. Score the findings on a scale of 0-2. This is an objective score comprising five different parameters.*

Use to assign [əsaɪn] a ***score*** • age-equivalent / clinical performance ***score*** • initial prognostic / point *or* numerical[5] / percentile rank ***score*** • dental attitude / symptom / IQ / achievement [tʃiː] ***score*** • trauma / maxillofacial injury severity [e] (*abbr* MFISS)/ Glasgow Coma[6] ***score*** • ***raw score*** table (comparison) / grouping / method • ***scoring*** system[7] • color / numerical[7] / self-rating ***scale*** • ***scale*** down

Standardwert(e), Z-Wert(e)
Rohwert(e)[1]
verzeichnen, erzielen[2]
Wert, Score, Ziffer[3]
Skala, Maßstab, Schema[4]
Punktezahl[5]
Glasgow-Komaskala[6]
Punktesystem, -schema[7]
6

incidence [ɪnsɪdəns] *n MeSH* *sim* **prevalence**[1] [prevələns] *n MeSH*

the number of new cases of a disease in a defined population over a specific period of time

» *Dental surgery performed under general anesthesia [iː] is associated with a high incidence of postoperative nausea and vomiting. The number of cases of a disease existing in a given population within a specific period [ɪɚ] of time is termed period prevalence*[2]*. In low-prevalence populations the ELISA test was less accurate.*

Use age adjusted[3] [dʒʌ]/ age-specific / annual / cumulative / cancer ***incidence*** • increase in / fall in / peak [iː]/ overall[4] / reported / true[5] / worldwide ***incidence*** • ***incidence*** rate • estimated / HIV / population / smoking / point[6] ***prevalence*** • ***prevalence*** index / rate[7]

Inzidenz, Neuerkrankungsrate
Prävalenz[1]
Periodenprävalenz[2]
altersadjustierte Inzidenz[3]
Gesamtinzidenz[4]
wahre Inzidenz[5]
Punktprävalenz[6]
Prävalenzrate[7]
7

rate [reɪt] *n term* *sim* **ratio**[1] [reɪʃ(ɪ)oʊ], **percentage**[2] [pɚsentɪdʒ], **proportion**[3], **preponderance**[4] *n term*

proportion per 1,000 (or 100,000) of the population, e.g., number of births per 1,000 residents[5]

» *Alpha interferon has had a 15–20 % response rate. Men outnumber women* [wɪmɪn] *by a 3:1 ratio. The ratio of helper to suppressor (H/S) cells in healthy individuals is about 1.6 to 2.2. This is a sizeable*[6] [aɪ] *percentage of cases.*

Use crude[7] [uː]/ standardized / adjusted[8] ***rate*** • complication / cure[9] / death / failure ***rate*** • recurrence[10] / retreatment / success / 5-year actuarial[11] ***rate*** • odds[12] (*abbr* OR)/ likelihood / core:dentine thickness / anterior interarch tooth size / risk-benefit / dentist-patient / sex *or* male-to-female / signal-to-noise ***ratio*** • ***percentage*** points • calculated / fixed high / large / small ***percentage*** • male-to-female[13] [fiːmeɪl] ***preponderance***

Rate
Quotient, Verhältnis[1]
Prozentsatz[2]
Verhältnis[3]
Überwiegen, -hang, -gewicht[4]
Einwohner[5] beträchtlich[6]
rohe Rate[7]
adjustierte Rate[8]
Heilungsrate[9]
Rezidivrate[10]
5-Jahresrate[11]
Chancenverhältnis, Odds Ratio[12]
Überhang bei Männern[13] 8

14

morbidity (rate) *n MeSH*

rel **mortality (rate)**[1] *n MeSH*

proportion of patients in a given population who have a particular disease at a given time

» *Laparoscopic resection is associated with a lower morbidity rate. The mortality rate in high-impact fractures is as high as 12%, yet death rarely results directly from maxillofacial injury. They assessed mortality adjusted for age[2] and severity [e] of comorbidity[3] at the time of surgery.*

Use to predict/reduce/minimize[4]/cause[5]/produce[5]/carry a[5]/influence ***morbidity*** • immediate / clinical / oral / dental / respiratory / psychologic / donor site ***morbidity*** • (peri)operative / postoperative / long-term / significant *or* severe [ɪɚ] *or* major [meɪdʒɚ] ***morbidity*** • minor [aɪ] *or* low / minimal associated [oʊʃ]/ trivial ***morbidity*** • crude / 5-year / hospital / specific / conditional / (outpatient) anesthetic[6] / ***mortality rate*** • standardized ***mortality*** rate *or* ratio[7] (*abbr* SMR)

Morbidität(srate)
Mortalität(srate), Sterblichkeit[1]
altersadjustierte Mortalität[2]
Grad der Komorbidität/ Zweiterkrankung[3]
Morbidität gering halten[4]
verbunden sein mit einer Morbidität[5]
narkosebedingte Mortalität[6]
standardisierter Mortalitätsquotient[7]
9

mean [miːn] *n sing & adj term*

sim **median**[1] [miːdɪən] *n & adj term*

(n) average[2] [ævᵊrɪdʒ] value (usually the arithmetic mean[3] unless otherwise specified) of a sample or population

» *Mean time of narcotics use postoperatively was 4.3 days; 72 patients were considered cured [kjʊɚd] after a mean of 18 sessions. The median value divides the probability distribution of a random variable in half.*

Use sample / population / geometric[4] ***mean*** • ***mean*** age / concentration / decrease [iː] / cell volume / survival time • standard error of the[5] ***mean*** (*abbr* SEM) • ***median*** followup period[6] / hospital stay

Mittel(wert); mittlere(r)
Median, Zentralwert; median(e)[1]
durchschnittlich[2]
arithmetischer Mittelwert[3]
geometrischer Mittelwert[4]
Standardfehler des Mittelwerts[5]
medianer Nachuntersuchungszeitraum[6]
10

percentile [pɚsentaɪl] *n term* *sim* **quartile**[1] [kwɔːr-], **fractile**[2], **decile**[3] [es] *n term*

rank position of an individual in a serial [ɪɚ] array[4] [əreɪ] of data stated in terms of what percentage of the group (s)he equals [iː] or exceeds [iː]

» *Comprehensive dental rehabilitation was shown to have a catchup effect on the percentile weight and percentile growth velocity of children with early childhood caries. About 10% of these children were below the third percentile for height[5] [haɪt]. The men in the quartile with the highest values had a three times higher risk than those in the lowest quartile.*

Use above/below the 5th / 95th / weight for height / growth / age-matched[6] ***percentile*** • ***percentile*** curve [ɜː]/ level / rank[7] / for age and sex[8]

Perzentil(e)
Quartil(e)[1]
Fraktil(e)[2]
Dezil(e)[3]
nach Größe geordnete Reihe[4]
(Körper)Größe[5]
altersentsprechende Perzentile[6]
Perzentilenrang[7]
Alters- u. Geschlechtsperzentile[8]
11

frequency [iː] **distribution** [-bjuːʃᵊn] *n MeSH*

rel **outlier**[1] [aʊtlaɪɚ] *n MeSH*

statistical description of raw data in terms of the number or frequency of items [aɪ] characterized by each of a series or range of values of a continuous variable

» *The distribution of the ratios was non-Gaussian. A reading[2], value or measurement [eʒ] far outside the central range of the data is termed an outlier and is considered to be in error[3].*

Use normal *or* Gaussian[4] / standardized normal / binomial [aɪ]/ probability[5] ***distribution*** • even[6] [iː]/ linear / Student's *or* t-[7] / chi-square / Poisson ***distribution*** • demographic / age / sex / female-to-male [iː] / caries ***distribution*** • randomly / uniformly[8] ***distributed*** • ***distribution*** curve [ɜː]/ coefficient[9] [ɪʃ]/ free test[10]

Häufigkeitsverteilung
Ausreißer[1] Messwert[2]
falsch, fehlerhaft[3]
Gauß-, Normalverteilung[4]
Wahrscheinlichkeitsverteilung[5]
gleichmäßige Verteilung[6]
Student-, t-Verteilung[7]
gleichverteilt[8]
Verteilungskoeffizient[9]
verteilungsunabhängiger Test[10]
12

deviation [diːvieɪʃᵊn] *n term*

sim **skew(ness)**[1] [skjuːnəs] *n term*

(i) departure[2] [-tʃɚ] from symmetry of a frequency distribution
(ii) shift[3] away from the normal course or site

deviate[4] [diːvieɪt] *v term* • **skew** *v*

» *The standard deviation is the statistical index of the variability within a distribution (the square [skweɚ] root [5] [uː] of the average of the squared deviation from the mean). The median, range, upper quartile and the skewness of chain code variance were most predictive of recurrence [ɜː].*

Use standard[6] ***deviation*** (*abbr* SD)/ of the mean (*abbr* SDM) • measure of ***skewness*** • ***skew*** distribution[7]

Abweichung
Schiefe[1]
Abweichung[2]
Verschiebung[3]
abweichen[4]
Quadratwurzel[5]
Standardabweichung[6]
schiefe Verteilung[7]
13

variance [veəˑiənˈs] *n MeSH* *sim* **variation**[1] [veəˑieɪʃᵊn] *n term*

(i) variation found between a set of observations
(ii) state of being variable, different, divergent[2] [daɪvɜːrdʒənt]

variant[3] *adj & n* • **variability**[4] *n* • **covariance**[5] *n term*

» *Variance is calculated as the square of the standard deviation. Mean pressure responses and measures of variance were calculated. These findings are at variance with*[6] *those of Bell.*

Use analysis of[7] ***variance***, *abbr* ANOVA • coefficient [fɪʃ] of (*abbr* CV) ***variation***[8] • intra-observer[9]/ inter-observer[10] ***variability***

Varianz
Variation[1] unterschiedlich[2]
abweichend; Abart, Variante[3]
Variabilität[4] Kovarianz[5]
weichen ab von[6]
Varianzanalyse[7]
Variationskoeffizient[8]
Intra-Beobachter-Variabilität[9]
Inter-Beobachter-Variabilität[10] 14

range [reɪndʒ] *n MeSH*

statistical measure [eʒ] of the variation of values determined by the endpoint values[1]

long-range[2] *adj term* • **range**[3] *v*

» *The clinical spectrum of the disease ranges from mild to life-threatening*[4] [e]. *The concentrations exhibit*[5] *episodic increases, with values ranging up to 4 pmol/L.*

Use broad [ɒː]/ wide [aɪ]/ narrow / in the 80–90% / age / reference[6] / therapeutic[7] [pjuː] ***range*** • ***to range*** from A to B / between A and B

Spannweite, Bereich
Extremwerte[1] langfristig[2]
liegen, schwanken[3]
lebensgefährlich[4]
weisen auf[5]
Referenzbereich[6]
therapeutische Breite[7] 15

degrees of freedom *n term* *abbr* **df**

the number of observations (subjects, test items and scores[1], trials[2] [aɪ], conditions, etc.) minus the number of independent restrictions[3] in the sampling undertaken

» *The length of hospital stay was significantly associated with the severity of injury (t = 4.7, 245 degrees of freedom, P = 0.00004). Mean preoperative anxiety score obtained for the reconstructive surgery group was 38.0 +/- 8.7, while it was 44.2 +/- 10.79 for the cosmetic surgery group (t test, df = 60, P = 0.015).*

Freiheitsgrade, FG
Werte, Scores[1]
Versuche, Untersuchungen[2]
Einschränkungen, Restriktionen[3] 16

confidence interval *n MeSH, abbr* **CI**

statistical measure for the range of uncertainty about the probability of an outcome

» *Actuarial disease-specific survival rates and associated 95% confidence intervals were calculated using the Kaplan-Meier method*[1].

Use ***confidence*** limit[2] / band / level[3] • time / disease-free / follow-up ***interval***

Konfidenzintervall, Vertrauensbereich
Kaplan-Meier Schätzung/ Methode[1]
Konfidenzgrenze[2]
Konfidenzniveau[3] 17

bias [baɪəs] *n MeSH* *syn* **systematic error, distortion** [dɪstɔːrʃᵊn] *n*, *rel* **confounder**[1] [aʊ] *n term*

deviation [diːvieɪʃᵊn] of results from the truth or mechanisms [k] leading to such deviation, e.g. analysis bias, measurement bias, selection bias, withdrawal [-ɒːəl] bias[2], etc.

biased[3] *adj* • **unbiased**[4] *adj* • **confounding** *adj*

» *The common biases of screening are length, lead-time* [iː] *and selection biases. Lead-time bias*[5] *occurs when the patient is merely* [ɪə˞] *diagnosed at an earlier time but life expectancy*[6] *remains unchanged. An extreme* [iː] *form of length bias is overdiagnosis. The data may be biased.*

Use to minimize/be prone [oʊ] to[7]/reflect ***bias*** • selection / gender [dʒ]/ information / length / confounding / recall ***bias*** • ***biased*** study / sample[8] [æ] • to be ***biased*** toward children[9] / by personal involvement / related to patient selection • ***unbiased*** estimator[10] • sampling / standard[11] / systematic / false-positive [ɔː]/ false-negative ***error*** • ***confounding*** variable[1]

Bias, systematische(r) Fehler/ Verzerrung
Störgröße, verzerrender Faktor[1]
Verzerrung durch abgebrochene Beobachtungen[2]
verzerrt[3]
unverzerrt[4]
Lead-time Bias[5]
Lebenserwartung[6]
Bias-anfällig sein[7]
verzerrte Stichprobe[8]
gegenüber Kindern befangen/ voreingenommen sein[9]
erwartungstreue Schätzfunktion[10]
Standardfehler[11] 18

event [ɪvent] *n MeSH*

experience, incident[1], trait, or clinical condition defined by a binary [aɪ] outcome measure[2]

» *Needle breakage during administration of an inferior alveolar nerve block is a rare event in modern dental practice. It is not relevant when the underlying event*[3] *took place.*

Use ***event*** rate /-driven data[4] / analysis / recorder • simple / certain[5] / (non-)excluding[6] / life-change / complementary ***event*** • clinical / random[7] / initial [ʃ]/ recurrent[8] / stressful / reportable ***event*** • negative life / traumatic / precipitating[9] [sɪp]/ isolated [aɪ] ***event*** • work-related / (pre)terminal [ɜː] ***events***

Ereignis
Vorfall[1] dichotomer Parameter[2]
ursächliches Ereignis[3]
ereignisabhängige Daten[4]
sicheres Ereignis[5]
(nicht) ausschließendes Ereignis[6]
zufallabhängiges Ereignis[7]
wiederkehrendes Ereignis[8]
auslösendes Ereignis[9] 19

endpoint *n MeSH* *syn* **primary** [aɪ] **outcome** *or* **event** *n term*

outcome variable used to judge[1] [dʒʌdʒ] the effectiveness of treatment

» *In terms of major endpoints the test drug did not prove superior [ɪɚ] to[2] placebo [siː]. Endpoints examined were toxicity, survival, and improvement of dysphagia, odynophagia[3], and regurgitation.*

Use hard[4] / soft[5] / study / valid[6] / primary / secondary / multiple ***endpoints*** • ***endpoint*** analysis • clinical / treatment / quality-of-life[7] / overall / long-term[8] ***outcome*** • favorable [eɪ]/ poor / adverse [ɜː]/ fatal[9] [eɪ] ***outcome***

Endpunkt, Zielgröße
beurteilen[1]
sich als besser erweisen als[2]
Odynophagie, schmerzhaftes Schlucken[3] harte Endpunkte[4]
weiche Endpunkte[5]
valide Endpunkte[6]
Ergebnis e-r Lebensqualitätsstudie[7]
Langzeitergebnis[8]
letaler Ausgang[9] 20

statistically significant *adj term*

opposite **insignificant[1]** *adj term*

the statistical probability (must be <5%) that a finding is very unlikely the result of chance alone

significance[2] *n term*

» *Mean probing periodontal attachment loss was greater for restored than for non-restored molars, but only with marginal [dʒ] significance[3] (P = 0.051). The factor was found to be of significance for tumor recurrence.*

Use highly ***significant*** • statistically ***insignificant*** • least ***significant*** difference[4] (*abbr* LSD) • ***significance*** level[5] • p-value[6] • prognostic / clinical / borderline[3] ***significance***

statistisch signifikant
nicht signifikant[1]
Signifikanz[2]
grenzwertige Signifikanz[3]
Grenzdifferenz[4]
Signifikanzniveau[5]
p-Wert[6] 21

false [ɔː] **positive** *adj & n term*

opposite **false negative[1]** *adj & n term*

test result which wrongly indicates the presence of a disease, condition or finding

» *No false positives were found in the control group[2]. The two false negative results were obtained in normotensive patients[3].*

Use ***false positive*** error[4] / result [ʌ]/ rate / scan / test / cultures [ʌ] • true[5] ***positive / negative***

falsch-positiv(er Wert)
falsch-negativ(er Wert)[1]
Kontrollgruppe[2]
bei Normotonikern[3]
falsch positiver Fehler[4]
richtig positiv/ negativ[5] 22

sensitivity *n MeSH*

rel **specificity[1]** [spesɪfɪsəti] *n MeSH*

proportion of individuals with a positive test result for the disease that the test is intended to reveal [iː]

» *The reliability[2] [aɪə] of a diagnostic test is measured by its sensitivity and specificity. The specificity of a screening test is the number of true negative results as a proportion of the total of true negative and false-positive results. The test has a sensitivity of 75% and a specificity of 95%.*

Use 95% / high / moderate / low / lack of[3] ***sensitivity*** • to increase[4] [iː]/ to enhance[4] [æ]/ diagnostic ***specificity***

Sensitivität
Spezifität[1]
Reliabilität, Zuverlässigkeit[2]
mangelnde Sensitivität[3]
die Spezifität verbessern[4] 23

cutoff (point/value) *n term* *syn* **cut-point, threshold** [θreʃoʊld] *n term*

point or value in an ordered sequence [iː] used to separate these values into two subgroups

» *Test sensitivity and specificity depend on the reference range used, i.e. the cutoff point above which a test is interpreted as abnormal. Many programs use age cutoffs[1] to select potential transplant recipients[2] [sɪp].*

Use sharp[3] / low / subgrouping ***cutoff*** • a ***cutoff*** value of 4 ng/mL

Schwellenwert, Grenzwert, Cutoff
Altersgrenzen[1]
Transplantatempfänger[2]
exakter Grenzwert[3] 24

survival [sɚvaɪvᵊl] *n MeSH*

sim **survivorship[1]** *n term*

period between the institution or completion of any procedure and death

survive[2] *v* • **survivor[3]** *n*

» *The limiting factor for survival was the tumor, not age. Children with Hodgkin's disease have a 75% overall survival rate at more than 20 years' followup. Median survival was 11 months.*

Use ***survival*** rate[4] / time or period[5] / probability / curve / benefit[6] / trial / analysis[7] • ***survival*** to adulthood[8] / to the 6th decade / to age 50 • ***survival*** from oral cancer / following surgery / at 1 year • median or mean / disease-free / event-free[9] / cumulative ***survival*** • implant / (expected) graft[10] / improved / lower ***survival*** • long-term / mouth cancer ***survivor***

Überleben(szeit)
Überleben, Gruppe der Überlebenden[1] überleben[2]
Überlebende(r)[3] Überlebensrate[4]
Überlebenszeit[5] Überlebensvorteil[6]
Überlebenszeitanalyse[7]
Überleben bis ins Erwachsenenalter[8]
ereignisfreies Überleben[9]
erwartete Transplantatlebensdauer[10] 25

life-table analysis [ənæləsis] *n MeSH* *syn* **survival analysis** *n MeSH*

a method of analysis that relies [aɪ] on a count of the number of events (e.g. death) observed and the time points at which those events occurred [ɜː], relative to some zero [ɪə] point[1]

» *In life-table analysis for clinical trials the time to an event for a patient is usually measured from the time of randomization and treatment effects are assessed by comparing event rates in the different treatment groups. Lifetable analysis to 15 years failed to yield a deterioration*[2] [ɪɚ] *in graft outcome for these patients.*

Use to run ***a life-table analysis*** • to generate [dʒen-]/prepare/create [ieɪ] ***a life table*** • period / abridged[3] [ɪdʒ]/ survivor analysis / cohort[4] ***life table*** • ***life-table*** methods / event rates / survivorship

Überlebenszeitanalyse, -statistik
Nullzeitpunkt[1]
Verschlechterung aufzeigen[2]
abgekürzte Sterbetafel[3]
Kohortensterbetafel[4]
26

table *n term* *sim* **diagram[1]** [aɪə], **graph[1]** *n*, **chart[1]** [tʃ], **plot[1]** *n & v term*

data arranged in parallel rows [roʊz] and columns[2] to display the essential facts in an easily appreciable[3] [iːʃ] form

tabulation[4] *n term* • **tabulated[5]** *adj* • **plotter[6]** *n* • **-gram** *comb*

» *Surface area, like metabolic rate, is not a linear function of weight* [weɪt] *and requires the use of a table or nomogram. The postoperative results are summarized in the table. Normalized fluorescence was plotted against cycle number. This increase was evidenced by*[7] *a larger area under the curve (abbr AUC) in the receiver* [iː] *operating characteristic (abbr ROC) plot.*

Use ***tabulated*** results • contingency[8] [ɪndʒ]/ (cohort) life ***table*** • bar[9] / scatter[10] / block[11] / vector ***diagram*** • pie[12] [aɪ]/ bar[9] / flow[13] ***chart*** • ROC / Kaplan-Meier[14] / scatter[10] ***plot*** • ***to plot*** X against Y[15] • acid-base ***nomogram*** • histo***gram***

Tabelle, Tafel
Diagramm, Graph, graphische Darstellung; (i. Graph) eintragen, plotten[1] Spalten[2] übersichtlich[3] tabellarische Darstellung[4] tabellarisch[5] Kurvenschreiber[6] belegt durch[7] Kontingenztafel[8] Säulen-, Balkendiagramm[9] Streudiagramm[10] Blockdiagramm[11] Kreis-, Tortendiagramm[12] Flussdiagramm[13] Kaplan-Meier Diagramm[14] X gegen Y auftragen[15]
27

multivariate [-ɪɪt‖ɪeɪt] **analysis** *n MeSH* *syn* **multivariable analysis** *n term*

statistical model in which more than one dependent variable is simultaneously [eɪ] predicted

» *Data from the Mayo Clinic using multivariate analysis indicate that only the presence of a locally advanced lesion* [iːʒ] *was independently predictive of recurrence and ultimate* [ʌ] *death from disease.*

Use ***multivariate analysis*** of variants (*abbr* MANOVA) • ***multivariate*** relative risk model • frequency / univariate / bivariate[1] / covariance[2] ***analysis*** • factor / interim / cluster[3] / correspondence / discriminant[4] ***analysis***

multivariate/ mehrdimensionale Analyse
bivariate Analyse[1]
Kovarianzanalyse[2]
Cluster-Analyse[3]
Diskriminanzanalyse[4]
28

prediction [prɪdɪkʃən] *n MeSH* *sim* **estimation[1]** [estɪmeɪʃən] *n MeSH*

statement anticipating[2] [tɪs] or forecasting[3] [æ] a future event or prognosis

predictive *adj term* • **predict** *v* • **predictor[4]** *n* • **estimate[5]** *n & v*

» *A positive biopsy finding has a predictive value of about 90%. Location and thickness of primary melanoma are the most accurate predictors of prognosis.*

Use long-term / risk ***prediction*** • ***prediction*** error • positive[6] / negative ***predictive value*** • actuarial[7] ***estimation*** • ***estimation*** of a proportion

Vorhersage, Prädiktion
Schätzung[1] vorhersehen[2]
voraussagen[3]
prädiktiver Parameter[4]
Schätzwert; schätzen[5]
positiver Vorhersagewert[6]
(Sterbe)Tafelmethode[7]
29

reliability [rɪlaɪəbɪləti] *n MeSH* *rel* **reproducibility[1]**, **validity[2]** *n MeSH*

measure [eʒ] of the consistency of statistical data (i.e. results are reproducible on retesting)

validation[3] *n MeSH* • **validate[4]** *v* • **valid[5]** [vælɪd] *adj* • **(un)reliable[6]** *adj*

» *The ultrasound measurements showed a high degree of reliability with histologic measurements for tumor thickness of primary oral squamous cell carcinoma. No clear picture of could be derived* [aɪ] *from*[7] *these data regarding their validity in the assessment of implant-bone anchorage.*

Use test-retest[8] / interjudge[9] [-dʒʌdʒ] ***reliability*** • ***reliable*** indicator / marker / test • internal / external / predictive ***validity*** • protocol ***validation***

Reliabilität, Zuverlässigkeit
Reproduzierbarkeit[1]
Gültigkeit, Validität[2]
Gültigkeitsprüfung[3]
validieren[4]
gültig[5]
(un)zuverlässig[6]
basierend auf[7] Retest-Stabilität[8]
Inter-Beobachter-Reliabilität[9]
30

probability *n MeSH* *syn* **likelihood** [laɪklihʊd] *n MeSH & genE*

statistical measure indicating how likely[1] a specific event is to occur [ɜː]

(im)probable[2] *adj* • **to be (un)likely to happen[2]** *phr*

» *Prosthetic replacement has the greatest probability of preventing recurrence. The probability of obtaining*[3] *a given outcome due to chance is expressed by the P value (a significance of* $p < 0.05$ *means that up to 5 times out of 100 the result could have occurred by chance).*

Use ***probability*** interval / curve [ɜː]/ distribution[4] / density[5] • low / high / greater / calculation of / conditional[6] ***probability*** • posttest / pretest / prior [praɪɚ]/ 1% / long-term ***probability*** • lifetime[7] / cumulative [kjuː] survival[8] ***probability*** • ***high-probability*** group / event • ***likelihood*** functions / estimates

Wahrscheinlichkeit
wahrscheinlich[1]
(un)wahrscheinlich[2] erzielen[3]
Wahrscheinlichkeitsverteilung[4]
Wahrscheinlichkeitsdichte[5]
bedingte Wahrscheinlichkeit[6]
Lebenszeitwahrscheinlichkeit[7]
kumulative Überlebenswahrscheinlichkeit[8]
31

correlation *n MeSH* *sim* **association[1], relation(ship)[2], link[3]** *n term*

degree of relationship (positive or negative) between two sets of paired [eər] measurements[4] of traits [eɪ] or events

(un)correlated[5] *adj term* • **correlate** *v* • **correlative[6]** *adj*

» *Due to common risk factors, there is a strong correlation between chronic oral diseases and diabetes. The reliability of the index was high, with a test-retest correlation coefficient of r = 0.93.*

Use Spearman('s) rank[7] / Pearson's ***correlation coefficient*** • cross-[8]/ auto***correlation*** • ***to correlate*** with / well / better / poorly[9] / closely / strongly • ***to correlate*** directly / positively / negatively / inversely[10] [ɜː] • ***to be correlated*** with • ***correlation*** of data / between A and B / of A and/with B • ***correlative*** study • causal [kɒːzəl]/ close / inverse linear[11] ***relationship*** • to be ***associated*** with[12]

Korrelation
Zusammenhang[1] Beziehung[2]
Verbindung[3] zwei Wertepaare[4]
(un)korreliert[5] Korrelations-[6]
Spearman'scher Rangkorrelationskoeffizient[7]
Kreuzkorrelation[8]
schwach korrelieren[9]
gegensinnig korrelieren[10]
gegensinnig lineare Korrelation[11]
in Zusammenhang stehen[12] 32

regression [rɪgreʃən] *n term* *rel* **slope[1]** [sloʊp] *n term*

functional relationship between a dependent and one or more independent variables

» *Prediction of mortality was performed by logistic [dʒ] regression analysis[2].*

Use ***regression*** coefficient[3] / line[4] / curve • univariate[5] / bivariate [aɪ]/ linear [ɪ]/ multiple [ʌ] ***regression***

Regression
Steigung[1]
logistische Regressionsanalyse[2]
Regressionskoeffizient[3]
Regressionsgerade[4]
univariate Regression[5] 33

chi-square(d) [kaɪ-] **test** *n MeSH* *rel* **t-** *or* **Student's (t-)test[1]** *n term*

statistical technique [iːk] whereby variables are categorized to determine[2] whether a distribution of scores is due to chance or experimental factors

» *The chi-square test and ROC curves[3] were used for statistical analysis.*

Use significance[4] / binomial / log-rank[5] / parametric ***test*** • ***chi-square*** analysis / distribution • Pearson ***chi-square analysis*** • partition [ɪʃ] of the[6] ***sum of squares***, *abbr* SS • chi-***squared*** • nonparametric *or* distribution-free[7] / Wilcoxon's rank sum[8] / Mann-Whitney U[9] ***test*** • ***test of*** independence / fit / significance[4]

Chi^2-Test, x^2 Test
t-Test[1] feststellen[2] ROC (Receiver-Operating-Characteristic) Kurven[3]
Signifikanztest[4] Logrank-Test[5]
Zerlegung der Quadratsummen[6]
parameterfreier Test[7]
Wilcoxon (Rangsummen)Test[8]
U-Test nach Mann und Whitney[9] 34

(Cox) proportional [ɔːrʃ] **hazard model** *n MeSH* *syn* **Cox (regression** [eʃ]**) model** *n MeSH*

regression method for modelling censored survival data which assumes the ratio of the risks (hazard ratio)

» *A multi-level proportional hazard model revealed smoking, baseline bone loss, number of molars left, and degree III furcation involvement as risk factors influencing retention time of molars. Cox regression uses the maximum likelihood method rather than the least [iː] squares method.*

Use linear[1] / time-dependent Cox ***regression model*** • ***proportional*** odds model[2] / censorship [sen-]

Cox Regression
lineares Regressionsmodell[1]
Modell mit proportionalen Ja-Nein Quotienten[2] 35

Unit 15 Medical Studies & Research

Related Units: 14 Medical Statistics

study [stʌdi] *n & v term* *sim* **clinical trial[1]** [traɪəl] *n MeSH*

(i) research activities involving the collection, analysis, or interpretation of data
(ii) project involving several investigations or a clinical trial
(iii) diagnostic investigations (biochemical [k], imaging studies[2], etc.)

» *A prospective study is under way[3] to evaluate these two treatment options.*

Use to perform/carry out/make/undertake/launch[4] [ɒː] ***a study*** • to be under ***study***[5] • longitudinal[6] / (quasi-)experimental / non-experimental research / cross-sectional *or* prevalence[7] / follow-up[8] / prospective[9] / retrospective ***study*** • interventional[10] / observational[11] / historical / epidemiological / parallel cohort / case-control(ed)[12] / feasibility [iː] *or* pilot[13] [aɪ] ***study*** • ***study*** participant / population / protocol / manual • randomized / (un)controlled / triple-blinded [ɪ]/ single-blind[14] / multicenter ***(clinical) trial*** • phase I / II / III / IV / open label[15] [eɪ] ***trial***

Studie, Untersuchung; untersuchen
klinische Studie/ Untersuchung[1]
bildgebende Verfahren[2]
im Gange[3] Studie beginnen[4]
wird zur Zeit untersucht[5]
Longitudinal-, Längsschnittstudie[6]
Prävalenz-, Querschnittstudie[7]
Verlaufsuntersuchung[8]
prospektive Studie[9] Interventionsstudie[10] Beobachtungsstudie[11]
Fall-Kontroll-Studie[12] Pilotstudie[13]
einfach blinde Studie[14]
offene Studie[15] 1

investigation [-geɪʃᵊn] *n term* *sim* **research**[1] [*n* riː-, *v* rɪsɜːrtʃ] *term*

(i) a thorough[2] [θɜːrə] and systematic examination or study of unknown issues[3]
(ii) a clinical study or trial

investigator[4] *n term* • **investigate** *v* • **investigational**[5] *adj* • **investigative**[5] *adj* • **researcher**[6] *n*

» *These observations warrant*[7] [ɔː] *further investigation into the effects of different management approaches. Clinical investigation revealed a 9-mm long penetrating corneal wound.*

Use to do ***research***[1] on / into • ***research*** fellow[8] / worker[6] • clinical / preliminary[9] / longitudinal / (non-)invasive [eɪ]/ multidisciplinary / parallel group ***investigation*** • principal ***investigator*** • ***investigational*** treatment[10] / new drug application[11] (*abbr* INDA *or* IND) / device [dɪvaɪs] exemption[12] (*abbr* IDE) • in an ***investigative*** stage[13] [steɪdʒ] • to be under ***investigation***

(i) (wissenschaftliche) Untersuchung (ii) klinische Studie
(Er)Forschung, (er)forschen[1]
gründlich[2] Zusammenhänge, Fragen[3] Untersucher[4] Test-, Forschungs-, Untersuchungs-[5] Forscher(in), Wissenschaftler(in)[6]
rechtfertigen[7] Forschungsstipendiat(in)[8] vorläufige U.[9] experimentelle Behandlung[10] Einsatz eines neuen Testmedikaments[11] Sondergenehmigung f. ein neues Medizinprodukt[12]
im Forschungsstadium[13] 2

objective [dʒek] *n term* *syn* **aim** [eɪm], *sim* **purpose**[1] [pɜːrpəs] *n*

research papers[2] about medical studies are usually structured as follows: title, abstract, introduction and objectives, materials and methods, results, discussion, and conclusion(s)

aim (at)[3] *v*

» *The objective of the present study*[4] *was to compare the reliability of four partial-mouth protocols in assessing*[5] *shallow, moderate, and deep sites for periodontal pocket depth and clinical attachment levels.*

Ziel, Zielsetzung
Zweck[1]
wissenschaftliche Arbeiten/ Publikationen/ Vorträge[2]
abzielen auf, anstreben[3]
vorliegende Studie[4]
untersuchen[5] 3

patient recruitment [uːt] *n MeSH* *sim* **enrollment**[1], **assignment**[2] [aɪn], **allocation**[2] *n term*

selecting and obtaining informed consent[3] from patients (subjects) to participate in clinical trials

recruit [uːt] *v term* • **enroll in(to)**[4] *v* • **enrollee**[5] [iː] *n* • **allocate** *v* • **assign** *v*

» *It is recommended that children with brain tumors be enrolled in multicenter protocols. The study was inconclusive owing* [oʊɪŋ] *to problems in recruitment and low subject enrollment.*

Use ***patient recruitment*** goal [oʊ] • ***enrollment*** criteria[6] [kraɪtɪᵊiə] • time of / at / prior [aɪ] to[7] ***enrollment*** • uniform *or* equal [iː] treatment / stratified ***allocation***[8] • fixed / adaptive ***allocation design*** • randomly ***allocated*** to treatment[9]

Patientenrekrutierung
Aufnahme[1] Zuteilung[2]
aufgeklärte Einwilligung einholen[3]
in die Studie aufnehmen[4]
Studien-, Versuchsteilnehmer(in)[5]
Aufnahmekriterien[6]
vor der Aufnahme[7]
stratifizierte Zuteilung[8]
randomisiert der Behandlung zugeteilt[9] 4

randomization [rændəmaɪzeɪʃᵊn] *n MeSH*

(i) a chance[1] [tʃæns] assignment of treatments in an experiment (ii) a statistical selection process in which all subjects or samples presumably have the same chance of being selected[2]

random[1] *adj term* • **randomize**[3] *v* • **(non)randomized** *adj* • **randomizer**[4] *n*

» *Altogether 512 patients were randomized to chemotherapy* [kiː-]. *The visit where a participant is randomly assigned*[5] *to treatment groups of a clinical trial is termed randomization visit.*

Use ***random*** number[6] / variable / process / allocation[7] / population / biopsy [aɪ] • ***randomized*** clinical trial[8] / controlled study / blocking[9] / prospective series • ***randomization*** visit / process • at[1] ***random*** • in a ***random*** fashion[1]

Randomisierung, Zufallszuteilung
zufällig[1]
Rekrutierungschance[2]
randomisieren[3] Zufallsgenerator[4]
zugeteilt[5] Zufallszahl[6]
Zufallszuteilung[7]
randomisierte klinische Studie[8]
blockweise Randomisierung[9] 5

prospective *adj term* *opposite* **retrospective**[1] *adj term*

subjects with a specific trait [eɪ] or parameter are identified and then observed for the occurrence[2] [ɜː] of the outcome

» *This prospective two-part trial comprised*[3] [aɪ] *a pilot study of 10 men.*

Use ***prospective*** study / survey[4] [ɜː] / clinical trial / series[5] [ɪᵊ] • ***prospective*** evaluation / observation protocol / data [eɪ] • ***prospective*** blood donor[6] [oʊ]/ recipient[7] [sɪ] • ***retrospective*** analysis / chart [tʃ] review[8] [iː]

prospektiv
retrospektiv[1] Eintreten[2] bestand aus[3] prospektive Erhebung[4] prosp. Versuchsserie[5] potentielle(r) Blutspender(in)[6] prosp. Empfänger(in)[7]
retrospektive Analyse v. Krankengeschichten[8] 6

(study) protocol *n MeSH* *sim* **study manual of operations**[1] *n term*

(i) precise plan for a clinical trial or a therapeutic [pjuː] regimen[2] [redʒ-]
(ii) guidelines (iii) official notes (e.g. at autopsy [ɒː])

» *Fifty patients with oral lichen planus were on a neoplasia surveillance* [sᵊveɪləns] *protocol*[3]*. Treatment audits*[4] [ɒː] *were performed for adherence* [ɪᵊ] *to protocols*[5]*. Patients who desire more aggressive treatment should be referred*[6] *for experimental protocol therapy.*

Use ***protocol*** trial / design[7] • study / treatment / testing / chemotherapeutic [kiː-] ***protocol*** • three-drug / transfusion / field[8] / formal ***protocol*** • well-designed / followup / watchful waiting[3] / FDA-approved[9] / short-stay ***protocol***

(Studien)Protokoll
Studienanleitungen[1] Behandlungsplan[2] Surveillance, Beobachtungsstrategie[3] Therapiekontrollen[4] Einhaltung d. Behandlungsprotokolle[5]
überwiesen[6] Studiendesign[7] Studienprotokoll f. Feldversuch[8] v. d. U.S. Gesundheits- u. Lebensmittelbehörde genehmigtes Studienprotokoll[9] 7

15

placebo [pləsiːbou] *n MeSH*
sim **inactive control** *or* **sham** [ʃæm] **treatment**[1] *n term*

(i) inert[2] [ɜː] substance (a sugar pill) identical in appearance with the drug studied which is administered under the pretense of real treatment; used in clinical trials to distinguish between the actual efficacy [-kəsi] of an experimental drug and its suggestive [dʒe] effect
(ii) more generally, any ineffective treatment (usually prescribed to meet a patient's demands)

» *Eighty percent of the patients who received a placebo became asymptomatic. Cholinergic parasympathomimetic agents were superior* [ɪɚ] *to*[3] *placebo. Those initially on placebo were switched* [tʃ] *to drug at the end of the 4th week of the trial.*

Use ***placebo*** effect / control group / responder[4] / relief [iː]/ therapy /-treated patient /-controlled trial • nonmedicine ***placebo*** • ***sham***-treated controls / group / feeding[5] [iː] /-operated periosteum

Plazebo, Leermedikament, Scheinmedikament
Scheinbehandlung[1]
inaktiv, unwirksam[2]
wirksamer, besser[3]
Placeboresponder[4]
Scheinfütterung[5]
8

blind [blaɪnd] *adj term* *syn* **blinded** *adj term*

(adj) keeping study participants and/or investigators from knowing which subjects are assigned to the treatment and the placebo group in order to keep biases[1] [baɪəsɪz] or expectations from influencing the results

blind[2] *v term* • **unblind**[3] *v*

» *Our randomized double-blind study shows that administration of alpha-blockers is effective. We performed an open-label, evaluator-blinded study.*

Use single[4]-/ double[5]-***blind study*** • partially [ʃ] ***blinded*** • ***blind(ed)*** study[6] / sham controlled study / placebo trial / procedure

blind
verfälschende Faktoren, Verzerrungen[1]
verblinden[2]
offenlegen[3]
einfacher Blindversuch[4]
Doppelblindversuch[5]
Blindversuch[6]
9

control group *n MeSH*
opposite **treatment** *or* **experimental group**[1] *n term*

subjects [ʌ] (e.g. healthy individuals or normals) participating in the same experiment as the treatment group but not exposed to[2] the test medication or the variable under investigation[3]

(case-)controlled *adj term* • **control** *v* • **controls**[4] *n pl*

» *There was no difference in survival between control and study groups*[1]*. The results were compared to normals*[5] *for patient age. Healthy* [e] *volunteers*[6] *served as controls.*

Use ***control*** animals / patients / population / samples • healthy *or* normal / age-matched / untreated / nonoperative[7] / unexposed / own / historical[8] ***controls*** • (in)active ***control treatment*** • ***controlled*** clinical trial[9]

Kontrollgruppe
Test-, Behandlungsgruppe[1]
nicht exponiert bzgl.[2]
Prüfvariable[3]
Kontrollpersonen[4]
Gesunde[5]
gesunde Freiwillige[6]
nicht operierte Kontrollpersonen[7]
historische Kontrollgruppe[8]
kontrollierte klinische Studie[9]
10

treatment block *n term* *sim* **blocking**[1] *n,* **series**[2] [sɪɚiːz] *n sing & pl,* **cohort**[3] *n term*

prespecified[4] number of patients enrolled in a study and assigned to the various study treatments in such a way so as to satisfy a preset[4] allocation ratio [reɪʃ(ɪ)ou]

» *The patients were randomized by center according to blocks of treatment (block size: 4).*

Use ***treatment block*** size • ***block*** design[5] • hospitalized[6] ***cohort*** • ***cohort*** members / study[7] • ***a*** published [ʌ]/ small / large / consecutive[8] ***series***

Therapieblock
Blockbildung, blockweise Zuteilung[1]
Patientenreihe, -serie[2]
Kohorte[3]
(vorher) festgelegt[4] Blockanlage[5]
stationäre Kohorte[6]
Kohortenstudie[7]
konsekutive Patientenreihe[8] 11

treatment arm *n term*

term sometimes used in place of study treatment, or study group

» *Ten patients were randomized*[1] *to each arm of the study.*

Use chemotherapy [kiː-]/ therapeutic [pjuː]/ no drug / control ***arm***

Therapiearm
nach dem Zufallsprinzip zugeteilt, randomisiert[1]
12

factorial design [dɪsaɪn] *n term*

treatment structure in which one study treatment is used in combination with at least one other study arm in a trial, or where multiples of a defined dose of a specified treatment are used in the same trial

» *The fractional factorial design allows the comparison of a number of risk factors.*

Use partial [ʃ]/ (2x2) full / 2-level ***factorial design*** • adaptive / parallel group / group sequential[1] [sɪkwenʃəl]/ crossover ***design*** • ***factorial*** treatment structure

faktorielles Design
gruppensequentielles Design[1]
13

(treatment) crossover *n MeSH*

planned (e.g in a crossover trial) or unplanned switch[1] of study treatments for a patient in a clinical trial

noncrossover[2] *adj term*

» *Unplanned crossovers are called "drop out[3]" and "drop in[4]." All participants were offered a treatment crossover to the other splint type.*

Use two-/ multi-/ three-period ***treatment crossover*** • ***crossover*** trial[5] / design • ***crossed*** treatments

Therapiewechsel, Crossover
Wechsel[1]
ohne Therapiewechsel[2]
Ausfall, Therapieabbrecher[3]
Zugang, Therapiewechsler[4]
Crossover-Studie[5] 14

data [deɪtə] *n term pl only* *rel* **information**[1], **documentation**[2] *n term sing only*

collection of facts on a specific patient or set of patients from which conclusions may be drawn

document[3] *v & n term* • **(un)documented** *adj* • **informative** *adj*

» *There are only few data available for comparison. Submit documentation of at least 10 operative reports from residency training.*

Use to obtain [eɪ]/collect[4]/retrieve[5] [iː]/store/evaluate/analyze/process[6]/compare/confirm[7] ***data*** • scanty[8] [sk]/ abundant[9] [ʌ] ***data on*** sth. • ordinal / nominal / interval / historical ***data*** • baseline[10] [eɪ]/ (un)censored [s]/ anatomic ***data*** • ***data*** item [aɪ]/ field / form[11] / entry / base[12] / file[13] [aɪ] • ***data*** editing / protection[14] / and safety monitoring board (*abbr* DSMB) • well/poorly ***documented*** • ***information*** retrieval / on sth. / about sth.

Daten(material), (Mess)werte, Angaben
Fakten, Informationen[1]
Dokumentation, Unterlagen[2]
dokumentieren, belegen; Dokument[3]
Daten erheben[4] Daten abrufen[5]
Daten verarbeiten[6]
Daten bestätigen[7]
spärliche Daten über[8]
zahlreiche Daten[9]
Ausgangswerte[10]
Datenerhebungsblatt[11]
Datenbank[12] Datei[13]
Datenschutz[14] 15

case report form *n term, abbr* **CRF** *syn* **case record form** *n term*

standardized data entry form for all information collected and used in a clinical trial

» *Even in circumstances where there is other documentation in addition to CRFs (e.g. lab slips[1]), generally all key* [kiː] *values[2] that will be analyzed appear on the CRF.*

Patientenerhebungsbogen
Laborberichte[1]
Schlüsselwerte[2] 16

evidence *n & v term* *sim* **confirmation**[1], **proof**[2] [uː], **verification**[3] *n term*

(n) observations or findings which indicate, support or confirm [ɜː] assumptions[4] [ʌ] or conclusions [uːʒ]

evident[5] *adj term* • **(un)confirmed** *adj* • **verify**[6] *v*

» *A growing body of evidence[7] supports our theory. There is no evidence of recurrent* [ɜː] *disease. For intraoperative confirmation of the surgical margin, frozen sections have been widely used.*

Use to seek [iː]/provide[8]/exhibit[8]/reveal[8] [iː]/search for ***evidence*** for / in favor of / in support of / against • strong[9] / clear(-cut)[10] / conclusive[11] [uː]/ overwhelming[12] / experimental / anecdotal[13] ***evidence*** • clinical / gross[14] [oʊ]/ radiographic ***evidence***

Nachweis, Beweis, Beleg; belegen, beweisen
Bestätigung[1] Beweis[2] Verifizierung[3]
Annahmen bestätigen[4]
offensichtlich, evident[5]
überprüfen, verifizieren[6] Beweismaterial[7] Be-/ Nachweis liefern[8]
viele/ gute Belege[9] eindeutige Beweise[10] schlüssige Beweise[11]
schlagender Beweis[12] vereinzelte Belege[13] makroskopischer Nachweis[14] 17

in vitro [iː] *phr MeSH* *opposite* **in vivo**[1] [iː] *phr term*

in an artificial [fɪʃ] environment [aɪ] e.g. a test tube[2] or culture [ʌ] media [iː] rather than[3] in the living body

» *Do these agents inhibit cellular proliferation[4] in oral cancer* [æ] *both in vitro and in vivo?*

Use ***in vitro*** techniques [iːk]/ model / testing / analysis / cartilage formation • ***in vivo*** administration / experiment

in vitro
in vivo[1]
Reagenzglas[2]
anstatt[3]
Zellwachstum[4] 18

alternative hypothesis [haɪpɒːθəsɪs] *n term, pl* **-ses** [iːz] *opposite* **null** [ʌ] **hypothesis**[1] *n term*

assumption [ʌ] that the study will yield[2] [jiːld] observations, results, differences in outcome measures [eʒ] between study groups that are not the result of chance alone

hypothesize[3] *v term* • **postulate**[4] *v & n* • **hypothetical** *adj*

» *Some authors hypothesize that a more virulent* [ɪ] *agent must be responsible. This supports the hypothesis that maxillofacial trauma alone is rarely life-threatening.*

Use to advance[3]/develop/propose[3]/postulate ***a hypothesis*** • to put forward[3]/confirm/support/reject[5] [rɪdʒekt]/accept ***a hypothesis*** • null treatment / working[6] / (un)tenable[7] [e] ***hypothesis*** • one-tailed [eɪ] *or* one-sided / two-tailed *or* two-sided[8] ***alternative hypothesis***

Alternativhypothese
Nullhypothese[1]
ergeben[2]
eine Hypothese aufstellen[3]
postulieren, Postulat aufstellen; Postulat[4]
Hypothese widerlegen[5]
Arbeitshypothese[6]
(un)haltbare Hypothese[7]
zweiseitige Alternativhypothese[8] 19

15

intention-to-treat analysis [ənæləsɪs] *n term* *syn* **analysis by intention** [ʃ] **to treat** *n term*

data analysis in which the primary outcome data are analyzed by assigned treatment and irrespective of treatment adherence[1] [ɪə˞] (analysis by treatment administered)

» *The endpoint of the study was analyzed according to the intention-to-treat principle.*

Intention-to-treat Analyse
unabhängig von der Therapietreue[1] 20

treatment lag [læg] *n term*

time required (or thought to be required) for a therapy to exert[1] [ɜː] its full effect

» *The time lag[2] for a successful response may be 6-8 weeks.*

Use ***lag*** period / phase [feɪz] • ***to lag*** behind[3] • jet[4] / lid ***lag*** • ***treatment*** interaction[5] / effect / compliance[6] [aɪ]/ difference / failure[7] [feɪljə˞]

Wirkungsverzögerung
entfalten[1]
zeitliche Verzögerung[2]
sich verzögern[3]
Zirkadian-, Jet-Lag-Syndrom[4]
Wechselwirkung von Wirkstoffen[5]
Compliance[6]
Therapieversager[7] 21

expanded [æ] **access** [ækses] *n term*

broad term for methods of distributing experimental drugs to patients who are unable to participate in ongoing clinical efficacy [efikəsi] trials and have no other treatment options[1]

» *These drugs are available to selected patients via expanded access. Types of expanded-access mechanisms* [k] *include parallel track, IND treatment[2], and compassionate use.*

Use ***expanded access*** program / trial

erweiterter Therapiezugang
Behandlungsmöglichkeiten[1]
experimentelle medikamentöse Behandlung[2] 22

compassionate [kəmpæʃənət] **use** *n term*

providing unapproved drugs to very sick patients who have no other treatment options for which case-by-case approval[1] [uː] must usually be obtained[2] [eɪ] from the FDA (Food and Drug Administration)

» *Because of toxicity, some agents have been withdrawn* [ɒː] *from the market[3] but are still available for compassionate use.*

Use ***compassionate use*** protocol / program / group / arm of the study

Verabreichung von nicht zugelassenen Testmedikamenten
Bewilligung[1]
eingeholt[2]
aus dem Verkehr gezogen[3] 23

institutional review [rɪvjuː] **board** [ɔː] *n term* *abbr* **IRB**, *syn* **hospital ethics** [eθɪks] **committee** *n term*

a committee of physicians [fɪzɪʃənz], statisticians [ɪʃ], community advocates, and others which must first approve[1] [uː] a clinical trial and ensure[2] [-ʃʊə˞] that it is ethical and that the rights of the study participants are protected

Ethikkommission
genehmigen[1]
sicherstellen[2] 24

steering [stɪə˞-] **committee** *n term* *abbr* **SC**

(i) broadly, the committee responsible for directing the activities of a designated[1] project
(ii) key committee in the organizational structure of a multicenter clinical trial

» *The SC is responsible for conduct[2] of the trial and gets the reports from all other committees, except the Adverse Experience Committee[3] and Data and Safety Monitoring Board and the Advisory Review and Treatment Effects Monitoring Committee.*

Use publications / research ethics[4] (*abbr* REC) / infection control[5] (*abbr* ICC) / standing[6] / joint[7] [dʒ]/ advisory[8] [aɪ] ***committee***

Studienbegleitkommission
festgelegt[1]
Durchführung[2]
Beschwerdeausschuss[3]
Ethikkommission[4]
Arbeitsgruppe f. Seuchenbekämpfung[5]
ständiger Ausschuss[6]
gemeinsamer Ausschuss[7]
Beratungskomitee[8] 25

efficacy [efɪkəsi] *n term* *syn* **effectiveness**, *sim* **efficiency[1]** [efɪʃənsi] *n term*

capacity or power of a procedure [iː], drug etc. to produce a desired effect

effect[2] *n & v* • **effective[3]** *adj* • **efficacious[3]** [keɪʃ] *adj* • **(in)efficient[4]** [ɪʃ] *adj*

» *Our study confirms the efficacy of patient-controlled analgesia* [dʒiː]. *Bite force, occlusal contact area and masticatory efficiency were evaluated before and after sagittal split ramus osteotomy in 27 patients with mandibular prognathism.*

Use to be of/show/demonstrate ***great efficacy*** • long-term / documented / overall / therapeutic ***efficacy*** • cost-***efficient*** • to have an / carry-over[5] / beneficial[6] [fɪʃ] ***effect*** • desired[7] [aɪ]/ favorable[8] [eɪ]/ profound [aʊ]/ systemic ***effect*** on

Wirksamkeit, Effektivität
Leistungsfähigkeit, Effizienz[1]
Wirkung; (be)wirken[2]
wirksam, effektiv[3]
(un)wirksam, (in)effizient[4]
Nachwirkung[5]
wohltuende/ günstige Wirkung[6]
erwünschte Wirkung[7]
günstige Wirkung[8] 26

outcome [aʊtkʌm] *n term*

condition of a patient following therapeutic intervention[1]

» *Nutrition recommendations were developed to meet treatment goals[2] and desired outcomes[3]. Intracranial* [eɪ] *bleeding (sometimes fatal* [eɪ] *in outcome) occurred following hypertensive crisis.*

Use to affect[4]/alter [ɒː]/improve [uː] ***outcome*** • ***outcome*** criteria [aɪ]/ data / statement • treatment / clinical / surgical[5] / primary ***outcome*** • 3-year / long-term / censored[6] / maternal-fetal [iː] ***outcome*** • fatal[7] / (un)favorable[8] / poor[9] ***outcome*** • multiple [ʌ] ***outcomes*** • binary [aɪ] ***outcome*** measure[10]

Therapieergebnis, Resultat, Folge
therapeutischer Eingriff[1]
Behandlungsziele erreichen[2]
angestrebte Behandlungsergebnisse[3]
Behandlungsergebnis beeinflussen[4]
Operationsergebnis[5]
zensiertes Ergebnis[6] Tod, Exitus[7]
(un)günstiges Ergebnis[8]
schlechtes Ergebnis[9]
binärer Ergebnisparameter[10] 27

censoring [sensərɪŋ] *n term*

term used mainly in survival [aɪ] analyses[1] to denote an individual who has not experienced the event of interest at a specific point, e.g. at the time of interim analysis, end of study, or of lost to followup[2]

» *The process by which patient outcome data cannot be obtained beyond a specific point in time is termed censoring.*

zensierte Beobachtung
Überlebenszeitanalysen[1]
nicht mehr zur Verlaufskontrolle erscheinen, nicht mehr zur Verfügung stehen[2]
28

withdrawal [wɪθdrɒːəl] *n term* *sim* **drop-out** *or* **dropout[1]** *n jar*

removing an individual from a study because of unwillingness or inability to return for follow-up

withdraw[2] *v term* • **drop out[2]** *v inf*

» *Withdrawals were mainly due to side effects of treatment; 12 pts. withdrew* [uː] *during treatment, 2 dropped out because of intercurrent* [ɜː] *disease[3], and 3 were lost to follow-up. Patients had the option of dropping out of the study at any time. There was a steady* [e] *dropout of patients.*

Use ***withdrawal*** from treatment / from the study / rate • patient / systematic ***drop-out*** • ***drop-out*** rate[4]

Studienabbruch, abgebrochene Beobachtung
Drop-out, Studienabbrecher(in); Ausfall[1]
ausscheiden, ausfallen[2]
interkurrente Erkrankung[3]
Ausfallsrate, Drop-out Rate[4]
29

15

stopping rule [uː] *n term* *sim* **termination[1], stop condition[2]** *n term*

rule usually set prior [aɪ] to patient recruitment [uː] that specifies[3] a limit for the observed test-control treatment difference for the primary outcome, which, if exceeded [iː], leads to termination of the test or control treatment, depending on the direction of the observed difference

» *A stop condition is encountered[4]* [aʊ] *when a patient enrolled* [oʊ] *in a trial, requires or permits clinic personnel to take some action related to that patient, such as instituting a change in treatment or terminating[5] follow-up of that patient.*

Use early ***stopping*** • premature[6] [priːmətʃʊə] ***termination*** • ***termination*** stage / of the procedure

Studienabbruchbestimmung
Beendigung, Abbruch[1]
Studienabbruchbedingung[2]
festlegen[3]
liegt vor[4]
abbrechen, beenden[5]
vorzeitige Beendigung[6]
30

Unit 16 Orofacial Pain

Related Units: 47 Basic Terms in Anesthesiology, 48 Types of Anesthesia & Anesthetics, 3 Craniofacial Trauma, 13 Oral & Maxillofacial Pathology

discomfort *n clin*

opposite **comfort**[1] *n*

sligthly painful feeling, e.g. after a minor injury[2] or being in an uncomfortable[3] position; often used as a clinical understatement

(un)comfortable[4] *adj* • **comfort**[5] *v*

» *Discomfort during mastication may be the first indication of implant failure. Does this cause any discomfort? There was some discomfort but no real pain. Use hard sugarless candy to help alleviate mucosal discomfort.*

Use to cause/feel/experience[6]/tolerate[7]/control/aggravate[8]/ameliorate[9] [iː]/minimize ***discomfort*** • minimal / moderate / severe / high levels of ***discomfort*** • oral / (post)surgical / donor site / pressure / migratory [aɪ]/ postprandial / vague [veɪg] ***discomfort*** • aching / acute / mild / postural[10] [pɒːstʃɚəl]/ local / residual[11] ***discomfort*** • patient / denture ***comfort*** • ***uncomfortable*** position / sensations

(leichte körperliche) Beschwerden, Unpässlichkeit
Trost, Beruhigung, Bequemlichkeit[1]
leichte Verletzung[2]
unbequem, unangenehm[3]
angenehm[4]
trösten[5]
sich unwohl fühlen[6]
Beschwerden ertragen[7]
Beschwerden verstärken[8]
Beschwerden lindern[9]
haltungsbedingte Beschwerden[10]
Restbeschwerden[11] 1

distress *n & v term & clin* *sim* suffering[1] [ʌ] *n MeSH & clin*

(i) being affected by worries, extreme sadness, pain
(ii) to be in danger or in urgent [ɜːrdʒᵊnt] need of help

distressed[2], **-ing, -ful** *adj* • **suffer (from)**[3] *v* • **sufferer**[4] *n*

» *The patient was in acute distress because of his neck spasm and pain. Distress mostly refers to emotional suffering. He suffers from severe midfacial deficiency. Have you ever suffered an injury to your mouth, jaw, and/or teeth? How should unbearable [eɚ] suffering*[5] *be defined?*

Use ***to be in*** (no) acute[6] / minimal ***distress*** • signs of ***distress*** • emotional / physical / dental[7] / psychological / family / respiratory[8] ***distress*** • ***distressing*** experience / symptom[9] • ***distressed*** child / family[10] • ***to suffer*** a relapse / postoperative complications / early implant loss • physical / mental / needless / unrelievable ***suffering*** • bad breath[11] [e]/ TMD[12] / tongue cancer / chronic tinnitus ***sufferer***

> **Note:** Mark the difference between *to suffer from*[13] *an illness, sleep apnea, denture instability*, etc. and *to suffer a stroke*[12]*, a heart attack, an injury, tooth loss, etc.*

Not(lage), Leid, Kummer; bedrücken, beunruhigen
Leid(en)[1]
notleidend, bekümmert[2]
eiden an, erleiden[3]
Leidende(r), Patient(in)[4]
unerträgliches Leiden[5]
dringend Hilfe benötigen[6]
Dental Distress Syndrom[7]
Atemnot[8]
beunruhigendes Symptom[9]
besorgte Familienangehörige[10]
Halitosispatient(in)[11]
CMD-Patient(in)[12]
leiden an[13]
einen Schlaganfall erleiden[14] 2

16

hurt - hurt - hurt [hɜːrt] *v irr & adj* *sim* irritate[1], bother[2] [ɒː] *v*

v (i) to feel physical or emotional pain
(ii) injure oneself or sb. else or be injured → U3-1

to get/be hurt *phr* • **irritating**[3] *adj* • **irritation**[4] *n* • **bothersome**[5] *adj*

» *Does it hurt when you chew on your left side? The light hurts my eyes. Mucosal lesions may cause dentures to hurt or fit poorly. Are you hurt? His irritating rash*[6] *[æ] has become extremely bothersome. It does not bother me that much.*

Use to cause/be susceptible to/avoid ***irritation*** • tissue / skin / mouth / mucosal[7] / painful tongue / palate ***irritation*** • gum / (chronic) gingival / local / denture / acne / mechanical / signs of ***irritation*** • to (be) ***bother(ed)*** about sth.[8] • ***bothersome*** symptoms / tooth / snoring / for the patient

schmerzen, weh tun; (sich) verletzen; verletzt
irritieren, stören[1]
zu schaffen machen, stören[2]
unangenehm, störend[3]
Irritation, Reizung[4]
lästig, beeinträchtigend[5]
Hautirritation[6]
Schleimhautreizung[7]
sich Sorgen machen[8] 3

ache [eɪk] *v & n & comb MeSH*

(v) to hurt constantly
(n) a continuous, not very intense, often not precisely localized pain

earache[1] *n* • **toothache** *n* • **headache**[2] *n* • **aching**[3] *adj & n*

» *This may cause your other teeth to ache temporarily. Maxillary sinusitis causes pain in the maxillary area, toothache, and frontal headache. The gingival swelling was accompanied by a dull [ʌ] ache*[4] *distal to the maxillary left second molar.*

Use vague[5] [veɪg]/ mild / generalized [dʒen-]/ deep-seated[6] ***ache*** • neck[7] / belly / stomach [k]/ muscle[8] ***ache*** • aches and pains[9] • shoulder ***aching*** • ***aching*** feeling or sensation / tooth / pains[9] • to be ***aching*** all over[10]

schmerzen, weh tun; Schmerz(en); -weh, -schmerzen
Ohrenschmerzen, -weh[1]
Kopfschmerzen[2]
schmerzhaft; Schmerzen[3]
dumpfer Schmerz[4]
nicht lokalisierbarer/ diffuser Schmerz[5]
Tiefenschmerz[6]
Nackenschmerzen[7]
Muskelschmerzen[8]
anhaltende leichte Schmerzen, Wehwehchen[9] alles tut weh[10] 4

toothache *n MeSH* *syn* **tooth** *or* **dental pain** *n*, **odontalgia** *n MeSH*

pain localized in or around the teeth, in the jaw or face, typically caused by dental cavities, a cracked tooth, an exposed tooth root, gum disease, problems in the temporomandibular joint, or spasms of the masticatory muscles

» *Acute dental pain*[1] *may involve toothache, dental sensitivity*[2] *as well as perioperative or postoperative pain. A toothache can also be caused by a problem that does not originate from a tooth or the jaw.*

Use to have/experience ***a toothache*** • low-grade / minor / throbbing[3] / boring[4] / lancinating[5] / dull / diffuse / long-standing / constant / severe / unbearable[6] / maxillary / nondental *or* non-odontogenic ***toothache*** • ***toothache*** prevention / severity / relief • oro/ acute / persistent / chronic / postoperative ***dental pain*** • phantom[7] / generalized / wisdom ***tooth pain*** • dentinal[8] / (dental *or* tooth) pulp[9] ***pain*** • episodic / prodromal / neurovascular / idiopathic / atypical[7] ***odontalgia***

Zahnschmerz(en), Zahnweh, Dentalgie, Odontalgie
akute Zahnschmerzen[1]
schmerzempfindliche Zähne, Zahnempfindlichkeit[2]
pochende Zahnschmerzen[3]
bohrende Zahnschmerzen[4]
stechende Zahnschmerzen[5]
unerträgliche Zahnschmerzen[6]
atypische Odontalgie, Phantomzahnschmerzen[7]
Dentinschmerz[8]
Pulpaschmerz[9] 5

pain *n MeSH, usu sing* *syn* **dolor** *n term rare*

(i) unpleasant sensation[1] [eɪ] related to tissue damage, conveyed[2] [eɪ] to the brain by nerve fibers where its conscious appreciation[3] [iːʃ] may be modified by various factors
(ii) painful uterine contraction in childbirth (usu pl, e.g. labor pains)

painful[4] *adj* • **pained**[5] *adj* • **painless, pain-free** *adj* • **indolent**[6] *adj*

» *How long have you had this pain? Facial pain of dental origin may occur with air pressure changes. You won't feel any pain. This is a completely painless procedure.*

Use to experience/develop/cause *or* arouse [aʊ] *or* evoke *or* give rise to[7]/elicit[8]/aggravate/control ***pain*** • ***pain*** arises / spreads / persists[9] / recurs • to have a/be in/feel ***pain*** • (dento/ oro/ mid)facial[10] / muscle / myofascial / joint / pathologic[11] ***pain*** • ***a pained*** face[12] / expression • ***pain-free*** dental treatment / intervals / jaw opening • ***pain*** perception / assessment / therapy / clinic • ***pain on*** palpation / mandibular function / chewing *or* mastication[13] / biting[14] / coughing [kɒːfɪŋ] • free[15] / history ***of pain*** • (in)sensitivity to[16] ***pain*** • ***painful*** stimuli [aɪ]/ sensation / joint (area) / swallowing[17] / lesion • ***painless*** swelling / mass *or* lump[18] / procedure • ***indolent*** ulcer[19] [ʌlsɚ]/ (clinical) course / tumor

> Note : *Pain* is normally singular. When used in the *plural* it refers to the pain related to menstruation or childbirth or to show that it recurs. It can also mean *to try very hard*, e.g. in *painstaking*[20] and *to take* or *go to great pains*[21].

(i) Schmerz(en) (ii) Wehen
Empfindung[1] übertragen[2]
bewusste Wahrnehmung[3]
schmerzhaft[4] schmerzerfüllt[5]
langsam heilend, schmerzlos, indolent[6] Schmerzen verursachen[7]
Schmerzen auslösen[8]
Schmerzen halten an/ persistieren[9]
Gesichtsschmerz(en)[10]
pathologischer Schmerz[11]
schmerzverzerrtes Gesicht[12]
Schmerzen beim Kauen[13]
Aufbissempfindlichkeit[14]
schmerzfrei[15]
Schmerz(un)empfindlichkeit[16]
Schluckbeschwerden[17]
indolenter Knoten[18]
schlecht abheilendes/ indolentes Geschwür[19]
sorgfältig, gewissenhaft[20]
sich Mühe geben[21] 6

character *or* **nature of pain** *n clin*

» *What kind of pain is it? Pain from pulpitis may be intense, throbbing, intermittent, or continuous and is usually more severe than dentinal pain. She reported bouts*[1] *of severe, lancinating*[2] *pain lasting seconds to minutes in the distribution of one or more of its sensory divisions. Was the pain promptly alleviated*[3] [əliːvɪeɪt-] *by analgesics? Tearing* [eɚ] *pain*[4] *is characteristic of a dissecting aneurysm*[5] [-ʊərɪzm].

Use ***pain*** of a burning nature[6] • throbbing / smarting[6] / cutting / stabbing *or* piercing[7] / crampy / shooting[8] [uː]/ boring[9] ***pain*** • stinging[7] / sharp / gnawing[10] [nɒːɪŋ] / dragging[4] ***pain*** • odontogenic / neurogenic[11] / nociceptive / acute / functional / postoperative ***pain*** • (psycho)somatic[12] / psychogenic [saɪkoʊdʒenik]/ spontaneous[13] [eɪ]/ tumor(-related)[14] / cancer[15] / hunger[16] / rest[17] / intractable[18] ***pain***

Schmerzqualität
(Schmerz)Attacken, -episoden[1]
lanzinierend[2] gelindert[3] ziehende/ reißende Schmerzen[4] Aneurysma dissecans[5] brennender Schmerz, Brennen[6] stechender Schmerz[7]
plötzlich einschießende Schmerzen[8] bohrender Schmerz[9] nagender Schmerz[10] neurogene Schmerzen[11]
somatische Schmerzen[12] Spontanschmerz[13] Tumorschmerz(en)[14]
Krebsschmerz(en)[15]
Nüchternschmerz[16] Ruheschmerz[17]
therapierefraktäre Schmerzen[18] 7

duration [eɪ] *and* **periodicity of pain** *n clin*

» *When did you first notice this pain? How long did it last? The episodes of pain became more frequent, remissions*[1] *became shorter, and a dull ache persisted between the episodes of stabbing pain.*

Use onset / cessation / bouts *or* episodes ***of pain*** • fleeting[2] [iː]/ short-lived / intermittent / occasional / acute[3] / chronic / steady [e] *or* persistent *or* lingering[4] [ŋg] ***pain*** • unremitting *or* stubborn[5] [ʌ]/ nagging[6] [æ] ***pain*** • daytime / night(time) / delayed[7] [eɪ]/ long-standing / recurrent[8] / posttreatment / postprandial / postoperative ***pain***

Schmerzdauer
Remissionen, Besserung[1]
flüchtiger Schmerz[2]
Akutschmerz, akute Schmerzen[3]
anhaltende Schmerzen[4]
hartnäckige Schmerzen[5]
lästige Schmerzen[6]
Spätschmerz[7] rezidivierende Schmerzen, Schmerzrezidiv[8] 8

intensity of pain *n clin* *syn* **pain intensity, pain level** *n clin*

» *Doctor, this pain is killing me. Does anything make it worse? How do you get relief? The patient experienced violent pain in his left cheek below the zygomatic arch. Lidocaine is ineffective for prevention or relief of this intense pain. Agonizing pain is a sign of serious* [ɪə] *or advanced disease.*

Use assessment *or* estimation of / level of / changes in / preoperative ***pain intensity*** • degree / amount / perception ***of pain*** • mild[1] [aɪ]/ dull[2] [ʌ]/ moderate / intense *or* sharp[3] / acute[4] ***pain*** • disabling *or* debilitating[5] / severe[3] / intolerable[6] / violent [aɪə] *or* killing[7] / excruciating [uːʃ] *or* exquisite *or* agonizing[8] [aɪz]/ unresolved ***pain*** • ***pain*** (intensity) score

Schmerzintensität
leichte Schmerzen[1]
dumpfer Schmerz[2]
heftige/ starke Schmerzen[3]
akute Schmerzen[4]
sehr starke (arbeitsunfähig machende) Schmerzen[5]
unerträgliche Schmerzen[6]
rasende Schmerzen[7]
qualvolle Schmerzen[8] 9

site [saɪt] *or* **loc(aliz)ation of pain**

» *Could you point to the spot where it hurts most. Owing to referred pain patterns and the complex regional anatomy of the head and neck, dentists and patients easily can be fooled into thinking that orofacial pain is odontogenic in nature when, in fact, the origin of the pain is another source. Vague[1], poorly localized[1], continuous facial pain is characteristic of nasopharyngeal carcinoma.*

Use deep(-seated)[2] / superficial[3] / (moderately well-) localized / diffuse[1] / radiating[4] [eɪ] ***pain*** • spreading [e]/ migratory[5] [aɪ]/ generalized / non-specific / referred[6] [ɜː] / projected[7] ***pain*** • (intra)oral[8] / periodontal[9] / jaw / maxillary (sinus) ***pain*** • craniomandibular / zygomatic / retro-orbital[10] / pre-auricular ***pain*** • phantom[11] / intracapsular / myofacial[12] / donor site / temporomandibular joint ***pain***

Schmerzlokalisation
diffus(e Schmerzen)[1] Tiefenschmerz[2] oberflächlicher Schmerz[3] ausstrahlende Schmerzen[4] wandernder Schmerz[5] Synalgie, übertragener Schmerz[6] projizierter Schmerz[7] orale Schmerzen, S. im Mundbereich[8] Zahnfleischschmerzen[9] retroorbitale Schmerzen[10] Phantomschmerz[11] myofaziale Schmerzen[12] 10

tender *adj clin* *sim* **sore[1]** [sɔːr], **painful** *adj inf & clin*

sensitive[2] or painful as a result of pressure or contact which normally does not cause discomfort

tenderness[3] *n clin* • **non-tender** *adj* • **soreness** *n* • **painfulness** *n rare*

» *Trauma to a tooth may provoke inflammation of the periodontal membrane, rendering it tender to touch. Palpate the mandible for tenderness, swelling and step-off discrepancy[4]. Do you wake up with sore, stiff muscles around your jaws?*

Use slightly / mildly / acutely / exquisitely ***tender*** • ***tender*** point / teeth / gums / (mandibular) swelling / mass[5] / cheek / area • ***tender(ness)*** to palpation / to percussion[6] / to motion[7] / over the injury • to check for / local / gingival / extraoral / TMJ / marked / exquisite[8] ***tenderness*** • diffuse / focal[9] / point *or* pencil[10] / localized[9] / apical[11] ***tenderness*** • to feel ***sore*** • ***sore*** mouth / throat[12] [oʊ]/ tongue / muscles[13] / gums[14] / spot • facial / pressure[15] / denture / oozing[16] [uː]/ crusting ***sore*** • local muscle / joint ***soreness***

(druck)schmerzhaft, druckempfindlich, -dolent
wund, entzündet[1] empfindlich[2] Druckschmerz, Schmerzhaftigkeit[3] Stufenbildung[4] schmerzhafter Knoten[5] Perkussionsschmerz[6] Bewegungsschmerz[7] überaus starker Druckschmerz[8] lokalisierter Schmerz[9] Punktschmerz[10] apikale Druckdolenz[11] Halsschmerzen[12] Muskelschmerzen, -kater[13] empfindliches/ entzündetes Zahnfleisch[14] Druckulkus, (Prothesen) Druckstelle[15] leicht blutende wunde Stelle[16] 11

16

wince [wɪns] *v & n* *syn* **flinch** [flɪntʃ] *v rare*

to move back, tighten[1] [aɪt] the muscles because of pain or make a pained face[2]

» *He winced as the dentist touched his broken tooth. "Ouch[3]," [aʊtʃ] he said with a wince. The pain may be so intense that the patient winces, hence[4] the condition is termed tic[5].*

(vor Schmerz) zusammenzucken; Zucken
anspannen[1] schmerzverzerrtes Gesicht[2] au (weh)[3] daher[4] Tic(k), Muskelzucken[5] 12

stitch [stɪtʃ] *n & v* *syn* **twinge** [twɪndʒ] *n*, **pangs** *n inf, usu pl*

sharp pain of short duration, e.g. a stitch in the side[1] which is due to excessive physical exercise

» *She gritted her teeth at the stitches of pain. When I don't take extra calcium I have mood swings, hunger pangs, and food cravings[2]. Have you noted an occasional twinge when eating ice cream? If you are prone* [oʊ] *to[3] stitches[1] do your exercise with an empty stomach[4].*

Use episodic / breast[5] [e]/ growth / hunger ***pangs***

Stich, (kurzer) stechender Schmerz; stechen
Seitenstechen[1] (ungewöhnliche) Essensgelüste[2] neigen zu[3] mit leerem Magen, nüchtern[4] stechende Brustschmerzen[5] 13

paroxysm [pærəksɪzəm] *n clin & term* *sim* **attack[1]** *n MeSH & genE*

recurrent bouts[2] [aʊ] of sharp pain or symptoms, e.g. fever and chills[3] [tʃ] or cramps that are sudden in onset[4]

• **paroxysmal[5]** *adj*

» *Certain maneuvers* [uː] *(esp. yawning) triggered paroxysms of pain. His infection was characterized by paroxysms of chills, fever, and sweating* [e].

Use ***paroxysmal*** (facial) pain[6] / symptoms / headaches[7] / trigeminal neuralgia / cough[8] [kɒːf] / hemicrania[9] / nocturnal dyspnea [dɪspniːə] (*abbr* PND)/ positional vertigo[10] [ɜː] (*abbr* PPV)/ attack • spasmodic[11] ***paroxysm*** • bacterial / plaque / transient ischemic [iː] (*abbr* TIA)/ heart ***attack***

Anfall, Paroxysmus
Anfall, Attacke[1] wiederkehrende Anfälle[2] Schüttelfrost[3] plötzlich auftretend[4] anfallsartig, paroxysmal[5] paroxysmale Schmerzen, Schmerzattacken[6] paroxysmale Kopfschmerzen[7] Hustenanfälle[8] paroxysmale Hemikranie[9] Schwindelanfälle[10] anfallsartiger Muskelkrampf[11] 14

headache [hedeɪk] *n MeSH & clin* *syn* **cephalgia** *n MeSH & term,* *rel* **migraine**[1] [maɪgreɪn‖miː] *n term & clin*

pain occurring [ɜː] in the cranial region which may be caused by emotional distress, or harmless tensions in the neck and scalp muscles or a manifestation of a wide variety of headache disorders, esp. if associated with vertigo, nausea [ɔː], photophobia[2] [oʊ], and other neurologic abnormalities

migrainous[3] [aɪ] *adj term* • **migraineur**[4] [miːgrənɜːr] *n*

» *There is a large overlap between headache and facial pain. Photophobia is prominent with migraine headache but occurs also with meningitis* [dʒaɪ]. *Rhinorrhea* [iː] *and lacrimation during headache typify the cluster variant of migraine and are ipsilateral to the pain. Cluster headaches*[9] *frequently awaken patients from sleep. Myalgia* [maɪældʒ(ɪ)ə] *of posterior neck muscles often accompanies tension* [tenˈʃᵊn] *headaches*[5].

Use to have/cause *or* produce/give sb./develop ***a headache*** • acute / chronic / mild / dull[6] [ʌ]/ severe *or* bad *or* intense / splitting[7] ***headache*** • daily / episodic / morning / persistent / throbbing[8] [ɒː]/ intractable ***headache*** • (retro)ocular / unilateral / bilateral / orthostatic / temporomandibular joint (*abbr* TMJ)/ cluster[9] ***headache*** • frontal / occipital [ksɪ]/ generalized / stress-related[10] / recurrent[11] ***headaches*** • tension[5] / vascular / posttraumatic / brain tumor ***headache*** • ***headache and*** neck stiffness / eyestrain[12] [eɪ]/ dizziness / malaise[13] [məleɪz] • ***headache and*** flushing [ʌ]/ chills[14] [tʃ]/ disorientation / vomiting • to precipitate/mimic[15]/alleviate [iː] *or* ameliorate [iː] /be associated with ***migraine*** • ***migraine*** (-like) headache(s) [eɪk]/ attacks[16] • ***migraine*** sufferer[4] [ʌ]/ pattern / with aura[17] [ɔːrə] • classic / common / ophthalmoplegic [iːdʒ] ***migraine*** • cortical / basilar[18] / ophthalmic[19] ***migraine*** • familial hemiplegic[20] / disabling [eɪ]/ childhood ***migraine*** • ***migrainous*** neuralgia[9] / episodes[16] / syndrome [ɪ]

Kopfschmerz(en), Kopfweh
Migräne[1] Lichtscheu[2]
migräneartig, Migräne-[3]
Migräne-Patient(in)[4]
Spannungskopfschmerz[5]
dumpfe Kopfschmerzen[6]
rasende Kopfschmerzen[7]
pochende Kopfschmerzen[8]
Histamin-, Cluster-Kopfschmerz, Bing-Horton-Neuralgie, Erythroprosopalgie[9]
stressbedingte Kopfschmerzen[10]
wiederkehrende Kopfschmerzen, Wiederkehrkopfschmerzen[11]
Kopfschmerzen u. Überanstrengung d. Augen[12]
Kopfschmerzen u. allgem. Unwohlbefinden[13]
Kopfschmerzen u. Schüttelfrost[14]
einer Migräne ähnlich sein[15]
Migräneanfälle[16]
Migräne mit Aura[17]
Basilarismigräne[18]
Migraine ophthalmique, Hemicrania ophthalmica[19]
familiäre hemiplegische Migräne[20] 15

neuralgia [n(j)ʊrældʒ(ɪ)ə] *n MeSH* *syn* **nerve** [ɜː] **pain** *n clin,* *rel* **neuropathy**[1] *n MeSH*

sharp pain that is throbbing or stabbing[2] in character in the course or distribution[3] of one or more nerves

neuralgic[4] *adj term* • **neuropathic** *adj* • **-algia** *comb*

» *Detection of a sensory abnormality or cranial nerve dysfunction rules out*[5] *trigeminal* [aɪdʒe] *neuralgia as the cause of pain. Tricyclics*[6] [saɪ] *are of particular value in the management of neuropathic pains such as postherpetic neuralgia*[7]. *Acute jaw* [dʒɒː] *or throat pain after therapy may be due to glossopharyngeal* [-færɪndʒiːəl] *neuralgia.*

Use cranial [eɪ]/ facial[8] [eɪʃ]/ glossopharyngeal[9] [dʒ]/ trigeminal[10] / nasociliary / postoperative / idiopathic[11] / zoster-associated ***neuralgia*** • ***neuralgic*** pain • ***neuropathic*** pain (states)[12] / arthropathy[13] / deficit / ulcer [ʌ]/ joint disease[13] • cranial / optic / autonomic / acute motor axonal (*abbr* AMAN)/ peripheral ***neuropathy*** • (multi)focal / motor / sensory ***neuropathy*** • ischemic [kiː]/ traumatic / toxic ***neuropathy*** • poly(radiculo)/ mono/ adrenomyelo***neuropathy*** • masticatory my[14] [aɪ]/ (referred) ot[15]/ (facial/ dental) caus[16]/ dent/ facial arthr***algia***

Neuralgie, Nervenschmerz
Neuropathie, Nervenleiden[1]
stechend[2]
Versorgungsgebiet[3]
neuralgisch[4]
schließt... aus[5]
trizyklische Antidepressiva[6]
postherpetische Neuralgie[7]
Gesichtsneuralgie[8]
Glossopharyngeusneuralgie[9]
Trigeminusneuralgie[10]
idiopathische Neuralgie[11]
neuropathische Schmerzzustände[12]
Arthropathia neuropathica[13]
Muskelschmerzen, Myalgie[14]
Otalgie, Ohrenschmerzen[15]
Kausalgie[16] 16

paresthesia(s) [pæresθiːʒə] *n MeSH* *rel* **pins-and-needles**[1] *phr clin*

abnormal sensation such as tingling [ŋg] pain[2], numbness[3] [nʌmnəs], prickling[4] or burning

paresthetic [e] *adj term* • **dysesthesia(s)**[5] *n MeSH* • **hyper/hyp(o)esthesia**[6] *n*

» *Severe pain, numbness, paresthesia and coldness developed. Ten patients suffered from paresthesia after implant placement in the mandible. A 70-year-old man presented to his dentist with a pins-and-needles sensation in his face and a toothache in the left mandible.*

Use to develop/experience ***paresthesias*** • general / lingual (nerve) / facial / lower lip / intraoral / circumoral *or* perioral[7] ***paresthesias*** • painful / temporary / persisting / postinjection / residual / unexplained ***paresthesia*** • tactile / thermal[8] ***hyperesthesia*** • malar[9] [eɪ] / corneal / transitory[10] ***hypesthesia***

subjektive Missempfindung, Parästhesie
Kribbeln, Ameisenlaufen[1]
schmerzhaftes Brennen[2]
taubes Gefühl[3] Prickeln[4]
Dysästhesie, schmerzhafte Wahrnehmung v. Berührungsreizen[5]
Hypästhesie, verminderte (Berührungs)Empfindlichkeit[6]
periorale Parästhesien[7]
Thermhyperästhesie[8]
Hyperästhesie der Wange[9]
vorübergehende Hypästhesie[10] 17

16

pain threshold [θreʃʰoʊld] *n term*
rel **pain tolerance**[1] *n*

the threshold of pain refers to the smallest intensity of pain the patient is able to appreciate[2] [iːʃ], while pain tolerance is the maximum (s)he can endure[3]; the unit of pain intensity is dol

» *Assess*[4] *joint swelling, functional activity, and the patient's pain tolerance. Due to their anxiety and fear these dental patients develop a lower pain threshold.*

Use low / high / increased / decrease in / pressure ***pain threshold*** • to assess / heat-***pain tolerance*** • to appreciate[5]/induce[6]/produce[6] ***pain*** • to bear[3] [beɚ]/endure/ put up with[7] ***pain***

Schmerzschwelle
Schmerztoleranz(grenze)[1]
empfinden[2]
(Schmerzen) ertragen[3]
abklären[4]
Schmerzen verspüren[5]
Schmerzen verursachen[6]
sich mit den Schmerzen abfinden[7]
18

pain relief [rɪliːf] *n MeSH & clin* *sim* **pain control**[1] *n*,
rel **palliative therapy**[2] *n MeSH*

to deaden pain[3] [e] and obtund [ʌ], dull [ʌ] or blunt [ʌ] sensation[4]

relieve[5] *v clin* • **palliate**[5] *v term* • **palliation**[6] *n* • **palliative**[7] *adj & n*

» *How do you get relief? The pain was well controlled. Radiotherapy for palliation of pain significantly improves the quality of life of patients suffering from incurable malignancies. The drug failed to relieve suffering. Paracetamol 1000 mg provides up to 4 hours of pain relief after third molar surgery. Pain control is a key issue in dental treatment for children.*

Use to relieve [-iːv] *or* ease [iːz] *or* soothe [suːð] *or* alleviate [iː] *or* mitigate[8] / abolish / suppress ***pain*** • ***pain*** subsides [aɪ] *or* resolves[9] • to provide/achieve/report ***pain relief*** • facial / postoperative / non-prescription / poor ***pain relief*** • dental / (intra)oral / pharmacologic ***pain control*** • ***palliative*** needs / care / drug[10] / measures [eʒ]/ surgery[11]

Schmerzlinderung, Schmerzbeseitigung
Schmerzkontrolle[1]
Palliativtherapie[2]
Schmerz stillen[3]
Sensibilität herabsetzen[4]
(Schmerzempfindung) mildern, lindern[5]
Linderung[6]
palliativ, lindernd; Palliativum[7]
Schmerz lindern[8]
Schmerz lässt nach[9]
Palliativum[10] Palliativoperation[11]
19

analgesic [ænəldʒiːsɪk] *n & adj MeSH* *syn* **pain killer** *n inf & jar*

(n) drug to render a patient pain-free[1] without clouding [aʊ] of consciousness[2]
(adj) deadening pain sensation

analgesia[3] [ænəldʒiːzɪə] *n term* → U47-7 • **hyperalgesia** *n term*

» *We recommend that you take a pain killer before the numbness of the local anesthetic wears off. Will this kill the pain, doc? The patient required very large amounts of analgesics for relief.*

Use to obtund / dull / blunt ***pain sensation*** • ***pain*** receptor / sensitive pathways[4] • ***pain***-transmission neurons [ʊɚ] • ***analgesic*** ladder / effect / efficacy / receptor / nephropathy[5] / drug / regimen • non-steroidal / (non-)opioid / narcotic / oral / local / systemic / postoperative ***analgesic***

schmerzstillendes Mittel, Analgetikum; schmerzstillend, analgetisch
Patient(in) schmerzfrei machen[1]
Bewusstseinstrübung[2]
Aufheben der Schmerzempfindung, Analgesie[3]
Schmerzbahnen[4]
Analgetika-Nephropathie[5]
20

allodynia [ælədɪnɪə] *n term*

pain resulting from stimuli, such as light, a slight touch or even a light breeze[1], which do not normally provoke pain

allodynic *adj term* • **-dynia** *comb* • **odyn(o)-** *comb*

» *The relevant clinical features of neuropathic pain are precipitating factors*[2] *such as trauma or infection, pain that is frequently described as having burning, paroxysmal, and lancinating or sharp qualities, and physical examination indicative of hyperalgesia*[3]*, allodynia and sympathetic hyperfunction. Mechanical allodynia*[4] *is an essential diagnostic feature of inflammation of the periodontal ligament*[5]*. The pain of trigeminal* [aɪdʒe] *neuralgia* [nʊɚældʒ(ɪ)ə] *has been shown to be essentially allodynic.*

Use mechanical[4] / cutaneous / thermal / cold[6] / heat / warm[7] / tactile[8] / head ***allodynia*** • ***allodynic*** pain[9] / migraine (patient) • glosso[10]/ arthro[11]/ chondro[12]/ teno[13] [tenədɪnɪə]/ carotid***ynia*** • ***odyno***phagia[14]

Allodynie
leichter Luftzug[1]
auslösende Faktoren[2]
Hyperalgesie, gesteigerte Schmerzempfindlichkeit[3]
mechanische Allodynie[4]
Desmodont, Wurzelhaut[5]
Kälteallodynie[6]
Wärmeallodynie[7]
taktil evozierte Allodynie[8]
allodyner Schmerz[9]
Zungenschmerz, Glossodynie[10]
Arthralgie, Gelenkschmerz[11]
Chondrodynie, Knorpelschmerz[12]
Sehnenschmerz, Ten(d)odynie, Tenalgie[13]
Odynophagie, schmerzhaftes Schlucken[14]
21

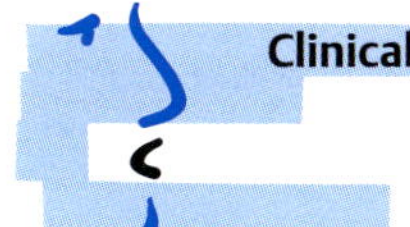

Clinical Phrases

Doctor, I have an awful pain in my shoulder. Herr Doktor, ich habe schreckliche Schmerzen in der Schulter. • When did you first notice this pain? Wann traten diese Schmerzen erstmals auf? • What brings it on? Wodurch werden sie ausgelöst? • Did it come on suddenly? Sind die Schmerzen plötzlich aufgetreten? • Does anything make it worse? Werden sie durch irgendetwas verstärkt? • Did you notice pins and needles? Spürten Sie ein Kribbeln? • He won't feel the pain. Er wird keine Schmerzen haben. • I've had this pain on and off for the past three months. Ich hatte diese Schmerzen immer wieder in den letzten 3 Monaten. • How much are you bothered by the constant headaches? Wie sehr fühlen Sie sich durch die ständigen Kopfschmerzen beeinträchtigt? • Take care to avoid any skin irritation. Hautreizungen sollten Sie nach Möglichkeit vermeiden. • He went on to suffer multiple relapses. Er hatte immer wieder einen Rückfall. • She had been suffering from facial and TMJ pain for several months. Sie hatte schon mehrere Monate Gesichts- und Kiefergelenkschmerzen. • Also try gargling with warm salt water to soothe the pain. Zur Schmerzlinderung könnten Sie auch mit warmem Salzwasser gurgeln. • She is without pain now. Sie ist jetzt schmerzfrei. • Freedom from pain was achieved on postoperative day 5. Schmerzfreiheit bestand ab dem 5. postoperativen Tag.

Unit 17 Craniofacial Fractures

Related Units: 3 Injuries, 46 Radiology, 29 Fracture Management, 45 Maxillofacial Surgery

17

fracture [frækt∫ɚ] *v term* → U3-20 *syn* **break** [eɪ] - broke - broken *v irr,* *sim* **crack**[1] *v & n clin*

to cause a break in the continuity of a bone

fracture[2] *n MeSH, abbr* **Frx** • **refracture**[3] *v & n* • **fractured**[4] *adj*

» *Direct root [uː] compression may be relieved by reduction[5] [ʌ] of the dislocation or by removal of fractured bone or disrupted disk. The majority of fractures of the mandible are managed by closed reduction. Oblique [-iːk] views are best suited for evaluating fractures of the condylar and coronoid processes, the body, ramus, and angle of the mandible[6].*

Use ***to fracture*** a bone / one's jaw[7] • to sustain/present with/suspect/detect/palpate/reduce ***a fracture*** • simple / closed[8] / isolated [aɪ]/ (in)complete[9] / subperiosteal / pathologic[10] / spiral[11] [aɪ] / longitudinal / transverse[12] / oblique[13] [iː] / indirect ***fracture*** • (sub)trochanteric [k]/ supracondylar / growth plate *or* epiphyseal [ɪ]/ (intra)articular[14] / (un)stable [eɪ] / micro***fracture*** • (mid/ maxillo)facial / nasal (bone) *or* nose / temporal bone / orbito-cranial / zygomaticomaxillary complex *or* tripod / mandibular (condylar) / (dento)alveolar ***fracture*** • ***fracture of the*** zygomatic arch / orbital floor / alveolar process • ***fracture*** site / line / patient • exposure of / motion at / separation at ***the fracture site*** • ***fracture*** healing[15] [iː]/ repair / reduction / fixation / cleft[16] • ***fractured*** jaw / facial bone / segments / tooth[17] / nose / base of skull[18]

(Knochen) brechen/ frakturieren
(zer)brechen; e-n Sprung bekommen; Riss, (Knochen)Fissur[1]
(Knochen)Fraktur, -bruch[2]
erneut brechen; Refraktur[3]
gebrochen, frakturiert[4]
Einrichtung, Reposition[5]
Unterkiefer-, Gonionwinkel[6]
sich den Kiefer brechen[7]
geschlossene Fraktur[8]
(un)vollständige/ (in)komplette Fraktur[9] pathologische Fraktur, Spontanfraktur[10] Dreh-, Spiralbruch, Torsionsfraktur[11]
Querfraktur[12] Schrägfraktur[13]
Gelenkfraktur[14] Knochenbruch-, Frakturheilung[15] Bruchspalt[16]
Zahnfraktur[17]
Schädelbasisbruch[18] 1

fragment *n term* *sim* **chip**[1] [t∫ɪp] *n,* **splinter**[2] *n & v clin*

fragmentation[3] *n term* • **fragment**[4] *v* • **to chip (off)**[5] *v clin*

» *The free tooth fragment is depicted in the axial CT scan. A cartilage [-ɪdʒ] was chipped and fragments floated in the joint. If the bones are fragmented the fracture is said to be comminuted.*

Use (nasal) bone / fracture / cartilage[6] / osteochondral [kɒː] ***fragment*** • bone *or* bony / tooth / articular / cortical[7] / (extruded) disk ***fragment*** • devascularized / necrotic / grossly displaced[8] / free ***fragment*** • (cancellous [kæns-]) bone[9] / grafted ***chips*** • ***chip*** fracture[10] • ***chipped*** teeth / cartilage / bone • bone / intracranial / buried[11] [e]/ occult / wooden ***splinter*** • ***splinter*** wound / forceps

(Knochen)Fragment, Bruchstück
(Knochen)Splitter, -fragment[1]
Splitter; (zer)splittern[2]
Fragmentation, Zersplitterung[3]
in Stücke brechen, fragmentieren[4]
absplittern, -sprengen[5] Knorpelfragment[6] kortikales Fragment[7]
stark verschobenes/ disloziertes Fragment[8] Spongiosaspäne[9]
Absprengungs-, Abrissfraktur[10]
eingewachsener Splitter[11] 2

closed fracture *n MeSH* *sim* **simple fracture[1],**
opposite **open** *or* **compound** [aʊ] **fracture[2]** *n MeSH*

bone fracture that is not associated with a break or laceration[3] [s] in the overlying skin

» *Open fractures require operative reduction, but closed fractures should be managed with a splint[4]. As occult [ʌ] fracture[5] is a common underlying cause, arthrocentesis for posttraumatic joint effusions might result in a compound fracture.*

Use ***closed*** (skull/ condylar/ uncomminuted) fracture / disruption / (head) injury[6] / reduction *or* manipulation[7] • ***open*** (mandibular/ contaminated/ comminuted) fracture[8] / dislocation[9] • ***compound*** dislocation[9] / depressed skull fracture[10] / left mandibular body fracture / facial fractures / wound[11] [uː]

geschlossener Bruch
einfacher Bruch[1] offener Bruch[2]
Zerreißung[3] Schiene[4] im Röntgen nicht nachgewiesene Fraktur[5]
stumpfe (Schädel)Verletzung[6]
geschlossene Reposition/ Einrichtung[7]
offene Trümmerfraktur[8]
offene Luxation[9]
Schädelimpressionsfraktur[10]
offene Wunde[11] 3

(sub)luxation [ʌ] *or* **dislocation** *n MeSH*
rel **displacement[1]** *n MeSH,* **angulation[2]** *n term* → U3-20

displacement of a bone from its articulation

luxate[3] [ʌ] *v term* • **dislocate[4]** *v* • **(non-)displaced** *adj* • **subluxated[5]** *adj* • **redisplacement[6]** *n* • **angulate[7]** *v* • **angular[8]** *adj*

» *Small elevators[9] were used to carefully luxate[10] the teeth to be extracted. Fracture-dislocations involving the zygomatic bone are the third most common fractures of the facial skeleton.*

Use fracture-[11] / partial[12] [ʃ]/ closed / open / (in)complete / acute / traumatic / habitual[13] / recurrent / pathologic[14] [ɒːdʒ]/ long-standing / temporomandibular joint (*abbr* TMJ) ***dislocation*** • ***dislocation of the*** condyle / TMJ / distal fragment • fracture / mandibular *or* jaw[15] / TMJ hypermobility / (crystalline) lens[16] / atlanto-axial / chronic ***subluxation*** • ***subluxated*** joint / teeth / mandible / condyle • ***displaced*** fracture[17] / tooth / (TMJ) disc / forward / posteriorly • (in)significant / (un)acceptable[18] / 10-degree / late ***angulation*** • ***angulated*** condylar neck fracture[19] / position / lesion [iːʒ] • ***angular*** displacement[2] / deformity / stress

(Teil)Verrenkung, (Sub)Luxation
Verschiebung, Dislokation, Fehlstellung[1]
Achsenknickung, -fehlstellung[2]
verrenken, luxieren[3]
verschieben, dislozieren[4]
subluxiert[5] neuerliche Verschiebung[6] einen Winkel bilden[7]
Winkel-, Achse betreffend[8]
Hebel[9] heraushebeln[10]
Luxationsfraktur[11]
Teilverrenkung[12]
habituelle Luxation[13]
Spontanluxation[14]
Kiefergelenksubluxation[15]
Linsensubluxation[16]
dislozierte Fraktur[17] (nicht) tolerierbare Achsenknickung[18]
verschobene Collumfraktur/ tiefe Kiefergelenkfortsatzfraktur[19] 4

17

avulsion [əvʌlʃᵊn] **(chip fracture)** *n MeSH* → U44-9
rel **disruption[1]** [ʌ] *n term* → U3-18

fracture that occurs when soft tissue (joint capsule, ligament, muscle insertion or origin) is pulled away from the bone; fragments of the bone may come away with it

avulse[2] *v term* • **avulsed[3]** *adj* • **disrupted[4]** *adj*

» *Is the left maxillary central laterally luxated, intruded, extruded, or completely avulsed from its alveolar socket? If the tooth is avulsed from the socket, PDL cells on the root surface will remain viable if they are hydrated. When a fracture occurs, not only is the continuity of the bone disrupted, but there is damage to the periosteum, the blood vessels, and to a varying degree, the soft tissue.*

Use traumatic / tooth *or* dental / facial skin / scalp / minor [aɪ] / partial / near-***avulsion*** • ***avulsion*** (flap) injury[5] / wound • ***avulsed*** teeth[6] / (bone) fragment[7] • traumatic / bone[8] / articular / wound[9] [uː] ***disruption*** • ligamentous / (soft) tissue[10] / salivary gland / laryngotracheal / orbital (floor) / lacrimal / intimal[11] ***disruption*** • ***disrupted*** muscle[12] [mʌsl]/ cortical bone / nerve / membrane / occlusion[13] / operative wound / sleep

Ab-, Ausrissfraktur, knöcherner Ausriss
Ruptur, Riss[1]
ab-, ausreißen[2]
ab-, ausgerissen[3]
zer-, (auf)gerissen[4]
Ausrissverletzung[5]
ausgeschlagene/ luxierte Zähne[6]
Knochenabsprengung[7]
Knochenbruch[8]
Klaffen d. Wunde, Wunddehiszenz[9]
Weichteilzerreißung[10]
Intimaruptur[11]
Muskelriss[12]
gestörte Okklusion[13] 5

impacted fracture *n term* → U44-3 *sim* **compression fracture[1]** *n MeSH*

fracture with one of the fragments driven into the cancellous tissue[2] of the other fragment

impaction[3] [impækʃᵊn] *n MeSH* • **impact[4]** *n*

» *Fractures involving the ethmoids or the mandibular condyle are more confidently revealed by X-rays, esp. impacted and undisplaced stable fractures are easily missed clinically. Most surgeons prefer to use internal fixation for impacted fractures. Closed manipulation is justifiable [aɪ], but if possible impaction or locking of the fragments is desirable [aɪ].*

Use medially / labially / severely / firmly / marginally ***impacted*** • ***impacted*** nasal pyramid / tooth[5] / maxilla / condylar fracture / foreign [fɒːrɪn] bodies / cerumen[6] [sɪruːmᵊn] • lateral / multiple / stable[7] [eɪ] ***compression fractures*** • dorsal / food[8] ***impaction***

Stauchungsbruch
Kompressionsfraktur[1]
Spongiosa[2]
Impaktion, Einkeilung[3]
Auswirkung, Einfluss[4]
impaktierter Zahn[5]
Zeruminalpfropf, Cerumen obturans[6]
stabile Kompressionsfrakturen[7]
Retention/ Impaktion von Speiseresten[8] 6

comminuted fracture *n MeSH* *sim* **splinter(ed) fracture**[1] *n term*

fracture in which the bone is crushed [ʌʃ] or broken into several fragments

comminution[2] *n term* • **non/uncomminuted** *adj* • **splinter**[3] *v & n*

» *A coronal approach offers wide exposure including the orbital rims, zygomatic arches and nasal root for reduction and microplate fixation of comminuted fractures. First the severity*[4] [e] *of comminution and magnitude*[4] *of the displacement were determined by x-rays. Often the fracture line*[5] *will splinter to reach the medial* [iː] *wall of the inner ear.*

Use to check for ***comminution*** • ***comminuted*** bone fragments • minor [aɪ]/ extensive / severe[6] [ɪɚ] / facial / fracture ***comminution*** • oblique / spiral *or* torsion[7] ***fracture*** • ***splintered*** bone / to pieces / fragments / jaw (bone)

Trümmerfraktur, -bruch
Splitterbruch[1]
Zertrümmerung, -splitterung[2]
zersplittern; Splitter[3]
Ausmaß[4] Frakturlinie[5]
starke Zertrümmerung[6],
Spiral-, Torsionsfraktur,
Spiralbruch[7]

7

skull [ʌ] **fracture** *n MeSH & clin* *syn* **cranial** [eɪ] **fracture** *n term*

break of the cranium [eɪ] resulting from trauma [ɒː] which may be associated with injury to underlying brain

» *These skull fractures may also injure* [ɪndʒɚ] *cranial nerves that course* [ɔː] *through the skull base. Basal skull fractures may be recognized by the presence of CSF rhinorrhea*[1] [raɪnəriːə] *or otorrhea.*

Use simple / closed / open / linear / stellate[2] [eɪ] ***skull fracture*** • basal [eɪ] *or* basilar[3] / depressed[4] / expressed[5] / compound / comminuted / ***skull fracture*** • ***fracture of the*** skull vault[6] [vɔːlt]/ base [eɪ] of the skull[3] • temporal [7] / occipital / ethmoid[8] / sphenoid ***(bone) fracture***

Schädelbruch, -fraktur
nasale Liquorrhoe[1]
Sternfraktur, sternförmige Fraktur[2]
Schädelbasisbruch[3]
Impressionsfraktur[4]
Berstungsfraktur[5]
Schädeldach-, Kalottenfraktur[6]
Schläfenbeinfraktur[7]
Siebbeinbruch, -fraktur[8]

8

fracture by contrecoup [kɒːtrəkuː] *n term* *syn* **contrecoup fracture** *n term*

fracture of the skull at a point opposite to where the blow[1] [oʊ] was received

» *Deceleration* [s] *of the brain against the inner skull causes contusions* [tʲuː], *either under a point of impact*[2] *(coup lesion) or in the antipolar area (contrecoup lesion).*

Use ***contrecoup*** lesion [liːʒ³n] / injury [ɪndʒɚi]/ (skull) fracture / contusion[3] / hemorrhage

Contrecoup-Fraktur, Gegenstoßfraktur
Schlag, Stoß[1]
Stoßherd[2]
Contrecoup-Kontusion,
Contrecoup-Hirnprellung[3]

9

orbital fracture *n MeSH* *sim* **(orbital) blow-out fracture**[1] *n MeSH,* *rel* **midface** *or* **(mid)facial fracture**[2] *n term*→ U45-1

break in the orbit portion of one or more of the six bones forming the orbit (the maxilla, zygoma, frontal, ethmoid, lacrimal, and sphenoid bones); in blow-out fractures, which are produced by a blow on the globe that suddenly increases the intraocular pressure, the orbital rim remains intact

» *Orbital roof fractures most commonly coexist with other craniofacial injuries. As the orbital floor is the weakest portion of the orbit, it is not surprising that blow-out fractures are mostly directed inferiorly. The conventional wisdom is to not transnasally intubate a patient with a suspected midface fracture. In orbital blow-in fractures, which are typically produced by blunt trauma*[3] *against the frontal bone or the maxilla, the fracture fragments are characteristically displaced toward the orbital space.*

Use orbital floor[4] / left / medial (orbital) / isolated ***blow-out fracture*** • nasal bone / lateral orbital rim / blow-in[5] / zygomaticomaxillary (*abbr* ZMC) *or* tripod[6] / maxillary sinus / Le Fort ***fracture*** • central / centrolateral / complex ***midface fracture***

Orbitafraktur, Augenhöhlenbruch
Orbitawandbruch, Überdruck-,
Blow-out-Fraktur[1]
Mittelgesichtsfraktur,
transfaziale Fraktur[2]
stumpfes Trauma[3]
Orbitabodenfraktur, Berstungsfraktur d. Kieferhöhlendaches[4]
Blow-in Fraktur, Orbitadachfraktur
m. intraorbitaler Einsprengung
knöcherner Fragmente[5]
Tripod-Fraktur[6]

10

fissure(d) [fɪʃɚ] *or* **hairline** *or* **linear fracture** *n term*
rel **crack**[1], **cleft**[2] *n clin*

fracture in which there is a crack in the cortex but not through the entire [aɪ] bone

fissure[1] *n term* • **fissured**[3] [fɪʃɚd] *adj*

» *A fissure fracture can be treated by immobilization* [aɪz] *in plaster for 3 weeks. Fractures of small bones may be manifested by a crack, by comminution, or by impaction. Linear fractures usually extend from the point of impact toward the base of the skull.*

Use multiple [ʌ] ***fissure fractures*** • ***linear*** skull fracture *(MeSH)* • direction / obliteration / extension[4] / configuration ***of the fracture cleft*** • widened [aɪ]/ oblique [-iːk]/ facial[5] [feɪʃ³l]/ palatal[6] ***cleft*** • ***crack*** fracture[1]

Fissur, Haarbruch
Riss, Fissur[1]
Spalt[2]
gespalten, rissig[3]
Frakturausläufer[4]
Gesichtsspalte[5]
Gaumenspalte[6]

11

17

greenstick fracture *n term* *sim* **bending fracture**[1] *n term*

bending of a bone with incomplete fracture involving the cortex on the convex side (typically seen in children)

» *The boy sustained a greenstick fracture of the left inferior orbital rim. If angulation of a greenstick fracture exceeds* [i:] *15 degrees, reduction should be carried out.*

Use to create a / minor ***greenstick fracture*** • outward / three-point ***bending fracture*** • bent[1] ***fracture***

Grünholzfraktur
Biegungsfraktur[1] 12

fatigue [fəti:g] **fracture** *n MeSH* *syn* **stress fracture** *n MeSH*, *sim* **insufficiency fracture**[1] *n term*

mostly transverse crack in bones, implants or prostheses that are subjected to excessive or unusual endogenous [ɒ:dʒ] stress

» *Since living bone is self-repairing, a fatigue fracture results only when the fatigue process proceeds at a faster rate than the remodeling rate. It can be difficult to differentiate stress fractures from bone contusion. Patients with fatigue fractures typically have pain and point tenderness[2] but do not always have a history of dramatically increased activity.*

Use implant[3] / metal / bone plate ***fatigue fracture*** • ***fatigue fracture*** surface / resistance • ***fatigue***-induced failure / crack (growth/ propagation) • pathologic[4] ***stress fracture*** • ***stress fracture*** line / site / pattern / incidence / imaging / healing

Ermüdungsbruch, Stressfraktur
Insuffizienzfraktur[1]
punktuelle Druckschmerzhaftigkeit[2]
Implantatermüdungsbruch[3]
pathologische Fraktur[4] 13

crepitation *n term* *syn* **crepitus, crepitance** *n term* → U38-5

(i) crackling sound or sensation produced by the grating[1] [eɪ] of the fragments at a fracture site[2]
(ii) sound heard on auscultation [ɒ:] over areas of consolidation in lung inflammation

» *Fracture is suggested* [dʒe] *by crepitance or palpably mobile bony segments. Did you note any tenderness, crepitation, or movement of the fractured bones on palpation?*

Use temporomandibular joint (*abbr* TMJ)[3] / localized / severe / leathery [e] ***crepitation*** • subcutaneous [eɪ]/ soft tissue / joint[4] [dʒ]/ marked[5] / bony[6] ***crepitus***

(i) Krepitation, Crepitatio, Reibegeräusch
(ii) Knisterrasseln
Reiben[1]
Bruchstelle[2]
Krepitation im Kiefergelenk[3]
Gelenkreiben[4]
deutliches Reibegeräusch[5]
ossäre Krepitation[6] 14

17

bone *or* **bony union** *n clin*
rel **callus** [kæləs] **formation**[1] *n MeSH*

growing together of the ends of fractured bone as fibrous [aɪ] callus[2] forms between the fragments

(un/ mal/ cross)united[3] *adj MeSH* • **callous**[4] [kæləs] *adj* • **callosity**[5] *n*

» *A persisting fibrous callus forming between fractured bone is termed fibrous union. The callus holding the break* [eɪ] *firm until new bone is remodeled eventually turns into bone. Callus bridging a fracture may deform plastically and angulate if the fracture is loaded too early.*

Use to be in (direct)[6] ***union*** • ***bone*** formation / healing[7] [i:] • postfracture bone[7] / fibrous / faulty [ɒ:] *or* abnormal[8] / delayed[9] [eɪ]/ stable [eɪ] ***union*** • cartilaginous [ædʒ]/ advancing [æ]/ mal[8]/ non[10]-***union*** • good / normal / exuberant[11] [u:] ***callus formation*** • (sub)periosteal / endosteal / bony / fibrocartilaginous / provisional[12] / definitive[13] ***callus*** • ***malunited*** fracture[8] • to avoid/treat/repair [eɚ] ***nonunion*** • complete / partial [ʃᵊl]/ infected[14] ***nonunion*** • ***nonunion*** site [aɪ]/ of bone / of the fracture[10]

Knochen-, Frakturheilung
Kallusbildung[1]
bindegewebiger Kallus[2]
vereinigt[3]
kallös; schwielig[4]
Callositas, Schwiele[5]
Knochen ist verheilt[6]
Frakturheilung[7]
Frakturheilung in Fehlstellung[8]
verzögerte Heilung[9]
Pseudarthrose[10]
überschießende Kallusbildung, Callus luxurians[11]
provisorischer Kallus, Intermediärkallus[12]
knöcherner Kallus, Sekundärkallus[13]
Infektpseudarthrose, infizierte Pseudarthrose[14] 15

Unit 18 Therapeutic Intervention

Related Units: 19 Pharmacologic Treatment, 20 Surgical Treatment, 28 Wound Healing, 29 Fracture Management, Part 5 DENTISTRY

treatment [iː] *n clin & MeSH, abbr* **T_x**

syn **therapy** [θerəpi] *n*, **management** *n MeSH*

care for the sick or injured [ɪndʒɚd] by conservative measures [eʒ], medical treatment, surgical intervention, etc.

treat[1] *v* • **manage**[1] *v* • **manageable**[2] *adj* • **treatable**[2] *adj*

» *Root caries is a common finding in patients who have been treated for periodontal problems. Treatment of dental infections consists of removal of the source of infection, systemic antibiotics, and area drainage. Many of these patients will gradually improve without treatment. Following a history of endodontic treatment, retreatment, and periapical surgery, the patient complained of tooth mobility and spontaneous bleeding. This does not require further treatment. The patient was managed symptomatically[3]. The patient refused to submit to treatment[4].*

Use to be under[5]/start/initiate [ɪʃ]/discontinue[6]/interrupt [ʌ]/undergo[4] ***treatment*** for a disease • preferred[7] / primary [aɪ] *or* first-line[8] / definitive / long-term ***treatment*** • life-long / operative / gold standard / multimodality / drug[9] ***treatment*** • a course [ɔː] of[10] / emergency[11] [ɜː]/ post/ self-/ over***treatment*** • ***treatment*** of choice[7] / of sepsis / failure[12] [eɪ]/ center / room / plan / alternative / option • dental / endodontic / restorative / implant / (pre)prosthetic / prosthodontic ***treatment*** • ***to treat*** on an outpatient basis[13] / at an early stage / in hospital[14] • ***treated*** for 2 weeks / for pulpitis[15] [aɪ] / acutely / topically[16] / for mandibular edentulism • ***treated*** conservatively *or* medically / surgically / adequately • ***treated*** with 0.45% saline [eɪ]/ with cold compresses / by fixation / by a physician / as indicated[17] • vigorously[18] [ɪg]/ promptly / successfully / previously[19] / placebo-***treated*** • prehospital[20] / patient / dietetic / home[21] ***management***

Behandlung, Therapie
behandeln[1]
behandelbar[2]
symptomatisch behandelt[3]
sich e-r Behandlung unterziehen[4]
in Behandlung sein[5]
Behandlung absetzen[6]
Behandlung der Wahl[7]
Primärbehandlung[8]
medikamentöse Behandlung[9]
Kur, Behandlungszyklus[10]
Notfallversorgung[11]
Therapieversagen[12]
ambulant behandeln[13]
stationär behandeln[14]
wegen/auf Pulpitis behandeln[15]
lokal behandelt[16]
laut Indikation behandeln[17]
intensiv behandelt[18]
vorbehandelt[19]
präklinische Versorgung[20]
häusliche Pflege[21]
1

cure [kjʊɚ] *v & n*

sim **heal**[1] [hiːl] *v* → U28-4

(v) to restore health by treating successfully
(n) a promising drug or course of treatment[2] (also at a spa[3])

curative[4] *adj term* • **(in)curable**[5] *adj clin* • **curability**[6] *n* • **healing**[7] *adj & n MeSH*

» *Physicians should attempt to achieve a cure at least in some patients, relieve symptoms as often as possible and always comfort[8] the patient. This is a promising new drug which may cure 60-80% of patients in first remission[9]. There is no cure for herpes simplex. The outlook for cure[10] remains poor for children with high-grade gliomas [aɪ]. Excision of the primary tumor may be curative.*

Use to effect a[11]/be treated with intent to/have a chance of ***cure*** • clinical / complete / permanent / natural / definitive ***cure*** • ***cure*** rate[12] • ***curative*** approach [oʊtʃ]/ care / intent[13] / resection / treatment[14] • ***curable*** disease / cancer[15] / by surgery

heilen; Behandlung, Heilung, Kur, Heilmittel
(ab-, ver)heilen[1]
Kur[2] Kurort[3]
kurativ, heilend[4]
(un)heilbar[5]
Heilbarkeit[6]
heilsam, heilend; Heilung[7]
beruhigen[8]
Remission, vorübergehende Besserung[9]
Heilungsaussichten[10]
Heilung bewirken[11]
Heilungsrate[12] Heilungsabsicht[13]
kurative Behandlung[14]
heilbarer Krebs[15]
2

treatment *or* **therapeutic** [juː] **modality** *n term*

sim **tool**[1] [uː], *rel* **option**[2] [ɒːpʃᵊn] *n clin & jar*

the drug(s), operation, or approach chosen to treat a patient

» *Ever since the concept of osseointegration has been known, prosthodontists have accepted titanium endosseous implants as an innovative treatment modality for edentulism. No therapeutic modality has been shown to be superior[3] [ɪɚ].*

Use restorative / orthodontic / promising / viable / preferred[4] / innovative / accepted ***treatment modality*** • imaging / chemotherapeutic [iː] ***modality*** • combined ***modality*** therapy[5] • treatment[6] ***options***

Behandlungsmethode, Behandlungsmodalität
(Hilfs)Mittel, Instrument[1]
Wahl, Möglichkeit[2]
besser, überlegen[3]
bevorzugte Behandlungsmethode, Methode der Wahl[4]
Kombinationstherapie[5]
Behandlungsmöglichkeiten[6]
3

18

therapy [θerəpi] *n MeSH*

any of the various treatment modalities, e.g. immunotherapy, genetic, operative therapy, etc.

therapeutic [juː] *adj term* • **therapist**[1] *n* • **-therapy** *comb*

» *It was determined that splint therapy would assist in diagnosing her TMJ problems, orthodontic needs and bite therapies required. Since warfarin has a narrow therapeutic window*[2] *and has been associated with many drug-drug and drug-food interactions, patient counseling is crucial.*

Use dental / (non-)surgical / laser / periodontal / endodontic *or* root canal[3] / TMJ / conservative / maintenance / antiviral [aɪ]/ smile / physical [ɪ]/ speech ***therapy*** • cancer / adjuvant[4] [ædʒə]/ periodontal[5] noninvasive / radiation / hormone / standby[6] / high-dose[7] ***therapy*** • to institute[8]/discontinue[9] ***therapy*** • ***therapeutic*** approach[10] / strategy / dose / effect / guidelines / procedure / value • dental / radiation / behavior[11] / rehabilitation nurse[12] / home / speech[13] [spiːtʃ] ***therapist*** • physio/ chemo[14] [iː]/ radio***therapy***

Therapie, Behandlung
Therapeut(in)[1]
therapeutisches Fenster[2]
Wurzelbehandlung[3]
medikamentöse Zusatztherapie, adjuvante Therapie[4]
Parodontalbehandlung, -therapie[5]
Therapiereserve[6]
hochdosierte Therapie[7]
Therapie einleiten[8]
Behandlung absetzen[9]
therapeutischer Ansatz[10]
Verhaltenstherapeut(in)[11]
Krankengymnast(in)[12]
Logopäde/in[13] Chemotherapie[14] 4

regimen [redʒɪmᵊn] *n MeSH* *sim* **course**[1] [kɔːrs] *in clin*, **protocol**[2] *n MeSH*

systematic course of treatment (esp prescribed medication, diet, exercise, change in life-style)

» *Progress in drug therapy has resulted in the development of curative chemotherapy regimens for several tumors. A protocol or treatment plan is an outline of care.*

Use oral hygiene / tongue deplaquing / brushing / flossing / limited jaw motion / dietary / special food ***regimen*** • treatment / split course[3] / prescribed[4] / (multi) drug / perioperative analgesic ***regimen*** • combination / dosage[5] [ɪdʒ] / initial / curative[6] / preparative[7] / recommended ***regimen*** • 2-dose / low-dose / 5-day / 3-drug / alternate [ɔː] day ***regimen*** • ***regimen*** of drugs / for herpes • a ***course*** of antibiotics[8] • five-appointment / controlled loading / immediate fixture placement ***protocol*** • prosthodontic / standard / surgical / treatment / follow-up ***protocol***

Note: Sometimes incorrectly referred to as *regime*.

therapeut. Maßnahme(n), Diät, Behandlung(sschema)
Kur, Behandlung(szyklus)[1]
Behandlungsplan, -protokoll[2]
Sequenztherapie[3]
verordnete Behandlung[4]
Dosierungsschema[5]
kurative Behandlung[6]
Vorbehandlung, vorbereitende Maßnahmen[7]
Antibiotikatherapie[8]
5

prophylactic [pɪɒːfəlæktɪk] *adj & n term & clin* *syn* **preventive** *adj clin*

(adj) preventing the onset or spread [e] of disease (preventive medicine[1]) or pregnancy

prophylaxis[2] *n MeSH* • **prevention**[2] [prɪvenʃn] *n MeSH*

» *Broad-spectrum antibiotics*[3] *should never be given for prophylaxis. Routine or prophylactic use of penicillins is not required. Prophylactic antibiotic treatment was begun the day before surgery and continued for 7 days postoperatively.*

Use to require/receive ***prophylaxis*** • ***prophylactic*** administration[4] / measures[5] [eʒ]/ agent / antibiotics / use • effective for / used as / postexposure[6] [oʊʒ]/ antibiotic[7] / long-term ***prophylaxis*** • oral / periodontal / caries[8] / chemo[9] [iː]/ single-dose ***prophylaxis*** • ***prevention of*** microbial colonization / gingival hyperplasia / bone loss • ***preventive*** dentistry / implant therapy

prophylaktisch, vorbeugend, präventiv; vorbeugende Maßnahme; Kondom
Präventivmedizin[1]
Prophylaxe, Prävention, Vorbeugung[2]
Breitbandantibiotika[3]
prophylaktische Verabreichung[4]
vorbeugende Maßnahmen[5]
postexpositionelle Prophylaxe[6]
Antibiotikaprophylaxe[7]
Kariesprophylaxe[8]
Chemoprophylaxe[9] 6

surveillance [sɚveɪləns] *n MeSH* *syn* **watchful waiting**, **expectant therapy** *n term*

active observation and ongoing monitoring of a patient without actual treatment; a wait-and-see strategy[1]

» *Continuous surveillance for long-term complications is neccessary. The postoperative management options include either surveillance or two cycles of adjuvant chemotherapy.*

Use to be kept under / close[2] / ongoing[3] / cancer / immune[4] ***surveillance*** • (surgical) wound[5] [uː]/ perioperative / endoscopic / postdischarge ***surveillance***

Beobachtungsstrategie, Surveillance, Überwachung
abwartende Strategie[1]
strenge Überwachung[2]
ständige Überwachung[3]
immunologische Überwachung[4]
Wundkontrolle[5]
7

adjuvant [ædʒəvᵊnt] *n & adj MeSH* *syn* **adjunct** [ædʒʌŋkt] *n & adj clin & inf*

(n) additional treatment to increase the efficiency of primary therapy, e.g. chemotherapy following surgery

neoadjuvant[1] *n & adj term* • **adjunctive**[2] *adj*

» *Because of its accuracy in reproducing anatomic detail CT has become a valuable adjunct in dental implantology. Cytokine* [aɪ] *immunotherapy has shown promise as an adjunctive measure. Regimens that are not effective against bulky*[3] [ʌ] *tumors may be curative when used in an adjuvant setting.*

Use ***adjuvant*** regimen / chemotherapy / irradiation[4] • treatment / pharmacologic[6] ***adjunct*** • ***adjunctive*** (preprosthetic) treatment / hyperbaric oxygen therapy[5] / medication[6] / diagnostic aid / measure[7] / management

Zusatztherapie, Adjuvans; adjuvant
Neoadjuvans, neoadjuvant[1]
unterstützend[2]
groß, raumfordernd[3]
adjuvante Strahlentherapie[4]
zusätzliche hyperbare Sauerstofftherapie[5]
medikamentöse Zusatztherapie[6]
unterstützende Maßnahme[7]
8

palliative [æ] *adj & n MeSH* *opposite* **curative**[1] [kjʊəətɪv] *adj clin & term*

(adj) supportive treatment alleviating[2] [iː] or relieving[2] [iː] symptoms without curing the underlying [aɪ] disease[3]

palliate[2] *v term* • **palliation**[4] *n*

» *A smooth* [uː] *transition*[5] *in treatment goals*[6] [oʊ] *from curative to palliative is difficult to achieve in all cases.*

Use ***palliative*** (home) care[7] / needs / procedure / drugs / surgery[8] • to provide / pain / effective / long-term ***palliation*** • ***curative*** measure / dose[9] / approach *or* intent[10]

palliativ, lindernd; Palliativum
kurativ[1] lindern, erleichtern[2]
Grundkrankheit, zugrunde liegendes Leiden[3]
Linderung[4]
fließender Übergang[5]
Behandlungsziele[6]
palliative (häusliche) Pflege[7]
Palliativoperation[8]
kurative Dosis[9]
kurativer Ansatz[10]
9

indication [eɪ] *n term* *opposite* **contra-indication**[1] *n MeSH*

(i) diagnostic basis for initiation[2] of a therapeutic course or for performing a clinical investigation
(ii) sign

indicate[3] *v* • **indicative (of)**[4] *phr* • **(contra-)indicated**[5] *adj* • **indicator**[6] *n*

» *The most important and promising indication for oral implants is the atrophic edentulous*[7] *mandible. Cement lines within the bone particles are indicative of active bone formation. These wounds* [uː] *are not a contraindication for transfer*[8].

Use clear[9] / clinical / vital[10] [aɪ]/ excellent / principal[11] / emergency ***indication*** • major / compelling *or* absolute[12] / relative ***contraindication*** • ***to be (contra)indicated*** in patients with / in unstable fractures • diagnostic / prognostic ***indicator***

(i) Indikation
(ii) (An)Zeichen
Kontraindikation, Gegenanzeige[1]
Einleitung, Beginn[2]
anzeigen, indizieren[3]
hinweisen(d) auf[4]
(kontra)indiziert[5] Indikator[6]
unbezahnt[7] Transport, Transfer[8]
eindeutige Indikation[9]
Vitalindikation, vitale Indikation[10]
Hauptindikation[11]
absolute Kontraindikation[12]
10

response *n MeSH*

(i) reaction of the patient's body to therapy
(ii) reaction to stimuli [aɪ], viruses [aɪ], questions, etc.

respond (to)[1] *v term* • **(non)responder**[2] *n* • **(un)responsive(ness)**[3] *adj/n*

» *Fifty percent of patients failed to respond to*[4] *this regimen. The tumor was found to shrink in response to tamoxifen withdrawal*[5] [-ɒːᵊl]. *His internal disc derangement*[6] *was unresponsive to conservative treatment.*

Use clinical / (durable) complete / poor / partial[7] [ʃ]/ reflex / the patient's ***response*** • immune[8] / inflammatory / gingival / osseous ***response*** • ***response*** rate / to biomaterials • ***to respond*** well[9] / poorly / inadequately / partially • placebo[10] [siː] ***responder*** • to be ***responsive*** to treatment

Ansprechen, Reaktion
ansprechen (auf), reagieren[1]
Responder[2]
ansprechend; Ansprechen[3]
sprachen nicht an auf[4]
Absetzen von Tamoxifen[5]
Diskusverlagerung[6]
Teilreaktion[7]
Immunantwort, -reaktion[8]
gut ansprechen[9]
Plazeboresponder[10]
11

morbidity *n MeSH* → U13-2, U14-9

undesirable[1] [aɪ] consequences and complications resulting from treatment

» *Morbidity is lower if grafting is performed before the patient is critically ill. Open harvesting usually results in a long scar and considerable morbidity*[2].

Use high / low / increased / minimal / long-term[3] / late[4] ***morbidity*** • donor site / perioperative / septic[5] / infective / (facial/ donor) nerve ***morbidity***

Morbidität
unerwünschte[1]
beträchtliche Morbidität[2]
Langzeitmorbidität[3]
Spätmorbidität[4]
sepsisbedingte Morbidität[5]
12

refractory *adj term* *syn* **intractable, resistant, recalcitrant** [kælsɪ] *adj term*

showing little or no response to treatment

intractability[1] *n term* • **refractoriness**[1] *n* • **resistance**[1] *n*

» *Refractory periodontitis refers to continued attachment loss in spite of adequate treatment and proper oral hygiene. Notable features*[2] [fiːtʃɚz] *of this tumor include refractoriness to cytotoxic agents. If the proliferative responses become intractable it may be necessary to radically modify the denture prosthesis.*

Use ***refractory*** cases / symptoms / period[3] / apical periodontitis / anemia [iː]/ chronic sinusitis • ***intractable*** pain[4] / oral ulcer / ascites [əsaɪtiːz]/ epistaxis[5] / insomnia / to treatment[6] • torsional / wear / drug[7] ***resistance*** • ***recalcitrant*** disease / case / lesion [iːʒ]

refraktär, (therapie)resistent, hartnäckig
(Therapie)Resistenz[1]
auffällige Merkmale[2]
Refraktärzeit[3]
therapieresistente Schmerzen[4]
unstillbares Nasenbluten[5]
therapieresistent[6]
Arzneimittelresistenz[7]
13

aftercare [æftɚkeɚ] *n MeSH* *sim* **followup**[1] [fɒːloʊʌp] *n term* → U25-15

management (treatment, help, supervision[2] [ɪʒ]) of a patient in the postoperative or convalescent [es] period[3]

» *Arrangements for suitable aftercare must be part of the emergency treatment. Many oral and maxillofacial surgeons spend a lot of routine follow-up visits with patients after third molar removal*[4].

Use ***aftercare*** treatment / plan[5] / needs • surgical / post-therapeutic / long-term[6] / prosthetic ***aftercare*** • ***followup*** period[7] / examination[8] / radiograph / assessment / findings / data / results • ***followup*** at 6 months postoperatively[9] / report / study / visit

Nachsorge, -behandlung
Nachuntersuchung, Verlaufskontrolle[1]
Überwachung[2]
Rekonvaleszenz, Genesungszeit[3]
Extraktion von Weisheitszähnen[4]
Nachbehandlungsplan[5]
Langzeitnachbetreuung[6]
Nachuntersuchungszeitraum[7]
Kontroll-, Nachuntersuchung[8]
postop. Verlaufskontrolle nach 6 Monaten[9]
14

(patient) compliance [kəmplaɪəns] *n MeSH* *sim* **adherence**[1] [ɪɚ] *n clin*

consistency[2] and accuracy[3] with which a patient follows the prescribed[4] treatment regimen

(non)compliant[5] *adj term* • **noncompliance** *n* • **(un)cooperative**[5] *adj*

» *Surgery in the oral and maxillofacial region under local anesthesia is commonly restricted by limited patient compliance. The importance of adherence to the recommended regimens for oral hygiene should be stressed. Patient compliance is essential if surveillance is to work.*

Use to ensure[6] [ʃʊɚ]/monitor[7] ***compliance*** • patient / long-term / lack of / poor[8] / strict[9] ***compliance*** • ***adherence to*** treatment[10] / the recommended protocol • ***compliance*** with therapy[10] / rate

(Patienten-)Compliance
Befolgung, Einhaltung[1]
Konsequenz, Beständigkeit[2]
Genauigkeit[3] verordnet[4]
(nicht) kooperativ[5]
Compliance sicherstellen[6]
Compliance überwachen[7]
mangelnde Einhaltung/ Compliance[8]
genaue Befolgung[9]
Therapietreue[10]
15

19

Unit 19 Pharmacologic Treatment

Related Units: 5 Drugs & Remedies, 20 Pharmacologic Agents, 48 Types of Anesthesia & Anesthetics

prescribe [aɪ] *v term* *sim* **order**[1], **schedule**[2] [skedjuːl‖ʃed-] *v clin*

ordering (in writing) the preparation, dispensing[3] and/or administration[4] of medication or treatment for a particular patient; some medications are available only on prescription[5] others without (over-the-counter[6] [aʊ])

prescription[7] *n MeSH, abbr* **R_x** • **nonprescription**[6] *adj*

» *Prescriptions include the sign R_x (i.e. take), the names and quantities of the drugs ordered, directions*[8] *for compounding*[9] [aʊ] *the ingredients*[10] [iː] *and designation of the form (pill, powder, solution, etc.) in which the drug is to be made, directions for the patient regarding the dose, route* [uː‖aʊ] *of administration and times of taking the drug. Drugs are effective only if the patient takes them as prescribed*[11].

Use ***to prescribe*** (anti-inflammatory) drugs / chlorhexidine rinses[12] / a diet [daɪət]/ exercises • ***prescribed*** treatment / medication / dose / regimen [edʒ] *or* course [ɔː] of therapy[13] • to write out a[14] ***prescription*** • vitamin / dietary[15] / complete denture ***prescription*** • ***prescription*** drugs *or* medications[16] / preparation / error

> **Note:** Common *abbr* for the dosage and administration of drugs include: b.i.d. [biːaɪdiː] (twice a day), q.d. (every day), t.i.d. (3 times/day), q.i.d. (4 times/day), q.h. *or* o.h. (every hour), p.r.n. *or* qrs. *or* q.l. *or* q.p. (at will, as needed), a.c. (before meals [iː]), o.n. *or* h.s. (every night), alt.noct. (every other night) and q4 (every 4 hs). These may also be written in upper case letters, e.g. PRN.

verschreiben, verordnen
an-, verordnen[1]
planen, ansetzen[2]
Zubereitung, Abgabe[3]
Verabreichung[4]
auf Rezept, rezeptpflichtig[5]
rezeptfrei[6]
Verordnung, Rezept[7]
Anleitungen[8]
(ver)mischen[9]
Bestandteile[10]
nach Vorschrift, vorschriftsmäßig[11]
Chlorhexidinspülungen verordnen[12]
verordnete(s) Therapie(schema)[13]
Rezept ausstellen[14]
Diätvorschrift[15]
rezeptpflichtige Medikamente[16]
1

proprietary [prəpraɪəterɪ] *adj term* *opposite* **non-proprietary**[1], **generic**[1] [dʒənerɪk] *adj term*

proprietary drug names are protected brand names or trademarks[2] (e.g. Zovirax®) while generic drug names[3] (e.g. acyclovir) are those recognized by official organizations and recommended for general use

» *The entire assembly was coated with a proprietary waterproofing sealant*[4].

Use ***proprietary*** medicinal products / anesthetic / dental devices [aɪ] / compound • ***generic*** drugs[5] / medication / name

patentrechtlich geschützt
generisch, allgemein[1]
geschützte Handelsnamen/ Warenzeichen[2]
Freinamen[3]
wasserfester Versiegelungslack[4]
Generika[5]
2

administration *n term* *sim* **application**[1] *n term*

the act of giving a patient medication

administer[2] *v term* • **apply**[3] [əplaɪ] *v* • **applicator**[4] *n*

» *These preparations can be swallowed whole*[5] [hoʊl] *or chewed* [tʃuːd] *or administered as a patch*[6] *or paste* [eɪ] *via the transdermal route*[7]*. Heparin is administered to patients with an increased risk of bleeding complications. This drug must be administered under close supervision* [ʒ] *of a physician.*

Use ***to administer*** an analgesic[8] / a local anesthetic / a sedative • ***administered by*** infusion / the parenteral route[9] / inhalation / jet [dʒet] nebulizer[10] • ***administered*** at full dose / in doses of • acute / chronic / continuous[11] / lifelong[11] / long-term / simultaneous [eɪ] ***administration*** • oral / systemic / oxygen / once-daily / self-/ patient-***administration*** • for ease[12] [iːz]/ safest route[13] / preferred method[14] / frequency / timing ***of administration*** • ***application of*** gel / low-concentration fluoride / topical ointment

> **Note:** Common *abbr* for the route of administration include: p.o.[15] (by mouth), i.m. (intramuscular), i.v. (intravenous), i.a. (intra-arterial) and sub-q *or* s.c. (subcutaneous). These *abbr* may also be written in upper case letters, e.g. IV.

Verabreichung, Gabe
Anwendung, Applikation[1]
verabreichen[2]
applizieren, anwenden, auftragen[3]
Applikator[4]
unzerkaut geschluckt[5]
Pflaster[6]
perkutan, transkutan[7]
ein Schmerzmittel verabreichen[8]
parenteral verabreicht[9]
mit Düsenaerosolgerät verabreichen[10]
Dauermedikation[11]
zur leichteren Anwendung[12]
sicherste Applikationsart[13]
bevorzugte Applikationsart[14]
peroral[15]
3

drug delivery *n MeSH* *sim* **drug targeting**[1] [g], *rel* **drug release**[2] [iː] *n term*

(i) route of supplying or providing therapeutic agents
(ii) transport of substances to the target tissue[3]

deliver[4] *v term* • **target**[5] *v* • **release**[6] *v*

» *Since implants cannot be scaled or root planed, subgingival delivery of an antimicrobial agent such as chlorhexidine may be a desirable treatment modality. Drugs for transdermal delivery*[7] *must have suitable skin penetration characteristics and high potency*[8]*. Clonidine diffusion through a membrane provides controlled drug delivery over a period of 1 wk.*

Use ***drug delivery*** system[9] / device [aɪ] • slow-***release*** drug[10] • histamine / metallic ion [aɪən] ***release***

Applikation(sart)
Drug targeting (gezielte Konzentr. e-s Arzneistoffes am Wirkort)[1]
Arzneistoff-, Wirkstofffreisetzung[2]
Wirkort, Zielgewebe[3]
zuführen, applizieren[4]
abzielen auf[5] freisetzen[6]
transdermale Applikation[7]
Wirkungsstärke[8]
therapeut. System[9]
Depot-, Retardpräparat[10]
4

19

topical *adj term* *opposite* **systemic**[1] *adj term*

applied or restricted to a specific area (usually the skin)

» *Newer, very potent*[2] *topical corticosteroids* [ɪə] *may be applied less often.*

Use ***topical*** application[3] / agents [eɪ]/ fluorides / antimicrobials / anesthetic[4] / steroids / ointments[5] • ***systemic*** health (problems) / disease / fluoride / effect

> **Note:** Topical creams [iː], ointments, etc. are *applied* to the skin, while oral, IV drugs, etc. are *administered.*

topisch, lokal
systemisch, generalisiert[1]
stark, (hoch)wirksam[2]
topische/ lokale Anwendung[3]
Lokalanästhetikum[4]
Salben zur lokalen Anwendung[5]
5

discontinue *v term* *sim* **withdraw**[1] [wɪðdrɒː] - drew [uː] - drawn *v irr term*

to stop the administration of a drug, treatment or regimen

discontinuation *or* **discontinuance**[2] *n term*

» *First nonessential medication should be discontinued. Whether to discontinue or switch* [ɪtʃ] *a drug*[3] *depends on the severity* [e] *of the skin eruption* [ʌ]*. The dose is gradually tapered*[4] [eɪ] *and discontinued over several days. Discontinuation of bisphosphonate therapy did not improve healing.*

Use ***to discontinue*** drug therapy[5] / all oral intake[6] / application of heat / prosthesis use / the candy habit • ***discontinuation of*** therapy / life support[7]

absetzen, -brechen
entziehen, absetzen[1]
Abbruch, Unterbrechung[2]
Medikament wechseln[3]
allmählich reduziert[4]
medikamentöse Behandlung absetzen[5]
Nahrungsaufnahme einstellen[6]
Intensivtherapie absetzen, lebenserhaltende Maßnahmen einstellen[7]
6

dose [doʊs] *v&n MeSH* *syn* **dosage** [doʊsɪdʒ] *n MeSH*

n (i) quantity [ɒː] of medication to be taken at a time (ii) radiation administered or absorbed

overdose[1] *n&v MeSH, abbr* **OD** • **dose-dependent**[2] *adj* • **dosimeter** *n*

» *The dose-effect curve[3] of a drug results from its potency (location of curve along the dose axis), peak [iː] efficacy or ceiling [iː] effect[4] (greatest attainable response), slope[5] (change in response per equivalent dose[6]), and biologic variation of response among tested individuals.*

Use to adjust [ʌ] the[7] ***dosage*** • oral / missed[8] / minimal effective / tolerance[9] / adult / pediatric ***dose*** • daily / cumulative / induction / curative [kjuː] or therapeutic[10] [juː]/ recommended ***dose*** • single[11] / initial[12] [ɪʃ]/ maintenance[13] / lethal[14] [iː] (*abbr* LD) ***dose*** • ***dose*** fractionation / calculation / distribution /-response curve[3] • ***high dose*** therapy[15] • liberal / in divided[16] ***doses*** • drug / fluoride / radiation ***dosage*** • ***dosage*** recommendations / adjustments / reduction / requirements / schedule / form

Dosis, Dosierung, Gabe; dosieren
Überdosis; überdosieren[1] dosisabhängig[2] Dosis-Wirkungs-Kurve[3] Wirkungsmaximum[4] Steilheit d. Dosis-Wirkungs-Kurve[5] Dosisäquivalent[6] Dosis anpassen[7] vergessene Einnahme[8] Toleranzdosis (radiolog.)[9] kurative Dosis D cur[10] Einzelgabe, -dosis[11] Anfangs-, Initialdosis[12] Erhaltungsdosis[13] letale Dosis[14] hochdosierte Therapie[15] in Teildosen[16] 7

action [ækʃᵊn] *n term* *sim* **activity**[1], **effect**[2] *n term*

» *It is important to better understand the mechanism [k] of action[3] of these new drugs. These cephalosporins [s] have good activity against most gram-positive cocci [kaɪ||ksaɪ]. These drugs reach their peak action[4] in 4 h. Each agent possesses a distinct[5] pharmacodynamic profile of action[6].*

Use bactericidal [saɪ]/ broad spectrum of[7] / gram-positive / in vitro ***activity*** • onset of[8] / pharmacologic / germicidal [aɪ] ***action*** • selective / cytoprotective [saɪtoʊ-]/ hypotensive[9] ***action***

Wirkung
Wirksamkeit, Wirkung[1] Effekt, (Aus)Wirkung[2] Wirkungsmechanismus[3] maximale Wirkung[4] charakteristisches[5] pharmakodynam. Wirkprofil[6] breites Wirkungsspektrum[7] Wirkungseintritt[8] blutdrucksenkende Wirkung[9] 8

potency [poʊtənsi] *n term* *sim* **efficacy**[1] [efɪkəsi] *n term*

(i) pharmacological effectiveness of a drug
(ii) opposite of sexual impotence

potent[2] *adj term* • **low-/ high-potency**[3] *adj*

» *Unfortunately the potency of inhaled steroids is not measurable [eʒ] by improvements in asthma [æzmə] activity. Levorphanol has good oral potency. This patient must not be placed on high potency agents. Nitroglycerin [aɪ] loses potency unless stored in a tightly [aɪt] sealed[4] [iː] light-resistant[5] container.*

Use clinical / carcinogenic [dʒen]/ antibacterial ***potency*** • highly / moderately[6] ***potent drugs*** • clinical / analgesic / long-term ***efficacy***

(i) Wirksamkeit, Wirkungsstärke (ii) sexuelle Potenz
Effektivität, Wirksamkeit[1] stark, wirksam[2] hochwirksam, -potent[3] (luft)dicht verschlossen[4] lichtundurchlässig[5] Medikamente mittlerer Wirkungsstärke[6] 9

19

bioavailability [baɪoʊ-] *n MeSH* *sim* **rate of absorption**[1] *n term*

extent and rate at which a given amount of a drug is absorbed and made available to the target tissue

bioavailable[2] *adj term*

» *The concept of bioavailability relates to the efficiency [ɪfɪʃənsi] of the dosage formulation as an extravascular drug delivery system and permits comparison of drug products for relative availability or bioequivalence[3]. Although bioavailability generally refers to the extent of input only, it includes consideration of both the amount and rate of absorption into the systemic circulation[4] [sɜːr] following extravascular administration.*

Use level of ***bioavailability*** • low[5] / high / reduced / decreased / poor[5] ***bioavailability***

Bioverfügbarkeit, biologische Verfügbarkeit
Resorptionsgeschwindigkeit[1] biologisch verfügbar[2] Bioäquivalenz[3] Körperkreislauf, großer Kreislauf[4] geringe Bioverfügbarkeit[5] 10

drug interactions *n MeSH, usu pl* *sim* **cross-reaction**[1] *n MeSH*

harmful[2] or desirable[3] [aɪ] pharmacological effects of drugs interacting with other drugs or themselves, (non)physiologic chemical agents, components of the diet[4] [daɪət], etc.

interact with[5] *v* • **cross-react** *v term* • **cross-reactivity** *n*

» *Unwanted interactions can cause adverse [ɜː] drug reactions[6] or therapeutic failure[7] [eɪ]. Pharmacokinetic interactions are mainly due to alteration of absorption, distribution, metabolism, or excretion [iːʃ], which changes the amount and duration of a drug's availability at receptor sites[8]. If a formulation[9] has the potential to interact with food the drug should be administered apart from meals[10].*

Use drug-drug / drug-food / nutrient-drug[11] / pharmacokinetic[12] / pharmacodynamic ***interactions*** • adverse ***drug interaction*** • ***cross***-reaction /-reactive antigen

(Arzneimittel)Wechselwirkungen, -interaktionen
Kreuzreaktion[1] schädliche[2] erwünschte[3] Nahrungsstoffe[4] s. gegenseitig beeinflussen[5] Nebenwirkung(en)[6] Therapieversagen[7] Rezeptorstellen[8] Arzneiform[9] nicht mit Mahlzeiten eingenommen werden[10] Wechselwirkung zw. Nahrungsmitteln u. Medikamenten[11] pharmakokinetische Interaktionen[12] 11

tolerate *v term & clin*

able to endure or resist the action of a drug, poison[1], radiation [eɪ] or food without untoward [ʌntəwɔːrd] effects[2]

(in)tolerance[3] *n MeSH* • **cross-tolerance**[4] *n* • **(in)tolerable**[5] *adj*

» *Parenteral quinidine[6] [kwɪn] is generally well tolerated by most patients. The patient developed unacceptable symptoms despite medical therapy to its tolerable limits[7]. The initial dosage of 2 mg tid is increased as tolerated[8].*

Use well[9] / better / poorly / not[10] ***tolerated*** • drug / short-term[11] / acquired[12] [əkwaɪərd] ***tolerance*** • drug[13] / food / glucose / cold ***intolerance*** • minimal / organ[14] / tissue ***tolerance dose*** • ***tolerance*** test[15] / level / to opioids • ***intolerable*** pain / side effects

vertragen
Gift[1] schädliche Auswirkungen[2]
(Un)Verträglichkeit, (In)Toleranz[3]
Kreuztoleranz[4] (un)verträglich[5]
Chinidin[6] max. verträgliche Dosis[7]
nach Verträglichkeit[8]
gut vertragen, verträglich[9]
nicht vertragen, unverträglich[10]
kurzfristige Verträglichkeit[11]
Toleranzentwicklung[12]
Arzneimittelunverträglichkeit[13]
Organtoleranzdosis (radiol.)[14]
Toleranztest[15] 12

toxic level *or* **range** [reɪndʒ] *n term*

opposite **therapeutic** [juː] **range**[1] *n term*

dosage of any substance that is beyond[2] the maximal therapeutic dose and produces overdosage[3] toxicity

nontoxic[4] *adj term* • **toxicity**[5] [tɒːksɪsɪti] *n MeSH* • **toxicology** *n*

» *This dosage produces a toxic response on chronic administration. Overdosage toxicity is the predictable toxic effect that occurs with dosages in excess of[2] the therapeutic range for a particular patient. These drugs are particularly toxic to the organ of Corti.*

Use drug / side-effect[6] / chlorhexidine[7] / local / systemic / hepatic[8] / long-term ***toxicity*** • highly ***toxic*** • ***toxic*** dose / reaction / manifestations[9] / shock / agent / (side-)effects • ***toxicity*** test[10] / study • recommended / narrow / within the ***therapeutic range***

toxischer Wirkungsbereich
therapeutische Breite[1]
(liegt) über[2]
Überdosierung[3]
ohne toxische Wirkung, ungiftig[4]
Toxizität, Giftigkeit[5]
toxische Nebenwirkungen[6]
Toxizität von Chlorhexidin[7]
Lebertoxizität[8]
Intoxikationszeichen[9]
toxikologischer Test[10]
13

adverse [ɜː] **drug reaction** *n MeSH, abbr* **ADR**

syn **side** *or* **untoward effect** *n clin & MeSH*

secondary effects of a drug not normally seen in the therapeutic range that may cause minor[1] [aɪ], significant and even life-threatening[2] [e] morbidity

» *Serious[3] [ɪə˞] adverse reactions are uncommon. Adverse effects should be discussed with patients to encourage [ɜː] them to mention them to the physician [fɪzɪʃən] prior [aɪ] to stopping medication[4].*

Use to cause or provoke[5] [oʊ] develop/experience/have/minimize/ ***adverse effects*** • serious / severe[6] / unexpected ***adverse effects*** • ***adverse*** response to[7] / effect on • adverse[8] / deleterious[9] / undesirable / intolerable / major / minimal / severity [e] of ***side effects***

unerwünschte Arzneimittelwirkung, Nebenwirkung
gering(fügig)[1]
lebensbedrohlich[2]
ernsthaft, schwer(wiegend)[3]
vor d. Absetzen der Medikamente[4]
Nebenwirkungen auslösen[5]
starke Nebenwirkungen[6]
unerwünschte Reaktion auf[7]
Nebenwirkungen[8]
schädliche Nebenwirkungen[9] 14

19

drug-induced [uːɪ] *adj clin* *sim* **iatrogenic**[1] [aɪə-] *adj* › U13-9,

rel **nosocomial**[2] [koʊ] *adj term*

resulting from the administration of a drug, e.g. a drug rash, psychosis, or liver disease

» *About 90% of patients with drug-induced dry mouth[3] respond to pilocarpine with immediate benefits. Iatrogenic malocclusion can occur from improper dental restorations and appliances or improper fixation of jaw fractures.*

Use ***drug-induced*** disease / swelling / gingivitis / ulceration / bone loss / xerostomia[3] • ***drug***-fast *or* -resistant /-related fever /-associated /-free • ***iatrogenic*** illness[4] / fracture / factors / injury[5] / infection[6] / complications / lesion / trauma • ***nosocomial*** pathogens[7] / transmission / gram-negative organisms / wound infection / superinfection[8]

arzneimittelinduziert, -bedingt
iatrogen, durch d. Arzt verursacht[1]
nosokomial, Krankenhaus-[2]
arzneimittelbedingte Mundtrockenheit/ Xerostomie[3]
iatrogene Erkrankung[4]
iatrogene Verletzung/ Schädigung[5]
iatrogene Infektion[6]
Hospitalkeime[7]
nosokomiale Superinfektion[8] 15

Unit 20 Pharmacologic Agents

Related Units: 5 Drugs & Remedies, 19 Pharmacologic Treatment, 48 Types of Anesthesia & Anesthetics

pharmacology [fɑːrməkɒːlədʒi] *n MeSH* *sim* **pharmaceutics**[1] [-suːtɪks] *n term*

science of natural and synthetic medicinal substances, including pharmacognosy[2], pharmacokinetics[3], pharmacodynamics[4] [aɪ], pharmacogenetics[5] [dʒ], pharmacotherapy and toxicology

pharma(co)- *comb* • **pharmacologic** *adj* • **pharmacopeia**[6] [piːə] *n, BE* **-poeia**

» *Pharmacokinetics is the study of the activity of drugs within the body, particularly their rates of absorption, distribution[7], binding [aɪ], biotransformation and elimination[8].*

Use clinical / biochemical / applied / dental / pain ***pharmacology*** • ***pharmacologic*** effect / action / properties[9] / prophylaxis / intervention / treatment / agent / history[10] • ***pharma****ceutical chemistry*[11] /cologist[12] • US / British / International[13] / European ***pharmacopeia*** • ***pharmaco****therapy* /dynamics /kinetics

Pharmakologie, Arzneimittellehre
Pharmazie, -zeutik[1]
Pharmakognosie[2]
Pharmakokinetik[3]
Pharmakodynamik[4]
Pharmakogenetik[5]
Arzneibuch, Pharmakopoe[6]
Verteilung[7] Elimination, Ausscheidung[8]
pharmakologische Eigenschaften[9]
Arzneimittelanamnese[10] pharmazeutische Chemie[11]
Pharmakologe/in[12]
internat. Arzneibuch[13] 1

agent [eɪdʒənt] *n MeSH*

broad term for any substance capable [eɪ] of triggering[1] a chemical, physical [fɪ] or biological [aɪ] effect (e.g. drugs, bacteria, chemical substances, contrast media[2] [iː] etc.)

» *Not all preparations and agents are approved[3] [uː] for this indication. Treatment consists of adding bulk [ʌ] agents[4]. Proteus species [spiːʃiːz] are common causative [ɒː] agents[5]. The risk of toxicity of some commonly prescribed [aɪ] dental agents increases with age.*

Use therapeutic / rapidly acting / oral / antiplaque / hemostatic[6] ***agent*** • anxiety-control / antipsychotic[7] [saɪkɒː]/ antiulcer [ʌls]/ antiangina [dʒaɪ]/ cholinergic[8] [kɒːlɪnɜːrdʒɪk]/ antimicrobial / germicidal[9] [saɪdᵊl] ***agent*** • alkylating[10] / embedding / foamy [oʊ]/ antifoaming[11] / immunosuppressive ***agent*** • orthodontic bonding / sclerosing / mucolytic[12] [ɪ]/ contrast[2] / infectious[13] [ɪnfekʃəs] ***agent***

Mittel, Wirkstoff, Agens, Erreger
auslösen, hervorrufen[1]
Kontrastmittel[2] zugelassen[3]
Ballaststoffe[4] (Krankheits)erreger[5]
Hämostatikum[6] Antipsychotikum, Neuroleptikum[7] Cholinergikum[8]
Desinfektionsmittel, keimtötendes Mittel[9] Alkylans[10]
Entschäumer, Antischaummittel[11]
schleimlösendes Mittel[12]
Infektionserreger[13] 2

pharmacologic activity *n term* *syn* **bioactivity, action, effect** *n term*

activate[1] *v term* • **activator**[2] *n* • **activation**[3] *n* • **activating** *adj* • **active** *adj*

» *The balance between cholinergic and dopaminergic activity[4] in the basal ganglia is improved. Additive effects occur when the use of two drugs leads to enhanced pharmacologic activity.*

Use synergistic [dʒɪ]/ specific / in vitro / peak[5] [iː]/ serotonergic[6] ***activity*** • ***activated*** charcoal[7] [tʃ]/ carbon • double / antibacterial / mode of / site of[8] / sustained[9] ***action*** • anticaries / extension of[10] / local / synergistic / additive / adverse *or* side / carcinogenic ***effect*** • ***bioactive*** materials / coatings / implants / glass ceramics

Arzneimittelwirkung, biologische Aktivität/ Wirkung
aktivieren, anregen[1] Aktivator[2]
Aktivierung, Anregung[3]
dopaminerge Wirkung[4]
maximale Wirkung[5]
Serotoninaktivität[6] Aktivkohle, Carbo medicinalis[7] Wirkort[8]
anhaltende Wirkung[9]
Wirkungsverlängerung[10] 3

biotransformation [aɪ] *n MeSH* *sim* **biodegradation**[1] *n MeSH* → U43-17

successive[2] biochemical changes a substance undergoes as it is metabolized[3] in the body

biodegradable[4] [eɪ] *adj term*

» *The precise kinetics of metallic substances depend on their diffusibility[5], rate of biotransformation[6], availability of intracellular ligands[7] [aɪ||ɪ], etc. By day 60 biodegradation of the screw implant was still incomplete.*

Use accelerated / reduced / slow / oxidative ***biotransformation***

Biotransformation
biologischer Abbau[1]
aufeinanderfolgende[2] abgebaut, umgewandelt, metabolisiert[3]
biologisch abbaubar[4]
Diffusionsvermögen[5]
Biotransformationsrate[6]
Liganden[7] 4

pharmacologic half-life [hæf laɪf] *n MeSH* *sim* **biologic half-life**[1] *n MeSH*

time required for half the administered dose of a drug or radioactive substance to be eliminated by normal metabolic processes[2]

» *Due to the age-related decrease in renal function, elderly patients are more likely to have a prolonged half-life and decreased clearance of drugs. Multiple daily doses are required because of the drug's short half-life.*

Use absorption / elimination[3] / cellular / serum [ɪɚ]/ functional ***half-life*** • ***half-life*** range[4] [reɪndʒ]

pharmakolog. Halbwertszeit
biologische Halbwertszeit[1]
Stoffwechselprozesse[2]
Eliminationshalbwertszeit[3]
Halbwertsbreite[4] 5

antagonist *n MeSH* *opposite* **agonist[1], synergist[2]** [sɪnɚdʒɪst] *n MeSH*

agent (also physiologic structure or process) neutralizing [uː] or impeding[3] [iː] the action or effect of other agents

(ant)agonistic *adj term* • **antagonism** *n* • **synergistic** *adj* • **synergism[4]** *n*

» *Some opioid antagonists have mixed[5] agonist/antagonist activity.*

Use orally active / histamine / calcium / competitive[6] / enzyme [zaɪ]/ folic acid[7] / narcotic / NMDA receptor ***antagonist*** • potent[8] / partial / moderate ***antagonists*** • ***antagonist*** action[9] / activity[9] / properties • to act ***synergistically***

Antagonist
Agonist[1]
Synergist[2]
hemmen[3] Synergismus[4]
sowohl ... als auch[5]
kompetitiver Antagonist[6]
Folsäureantagonist[7]
hochwirksamer Antagonist[8]
antagonistische Wirkung[9] 6

blocking agent *or* **blocker** *n MeSH* *syn* **inhibitor** *n MeSH*

(i) agent that interferes with[1] [ɪɚ] or retards[2] chemical, physiologic, or enzymatic [enzɪmæṯɪk] activity (ii) nerve which on stimulation represses activity

» *Protease inhibitors have been shown to be effective in preventing periodontal pathogens from invading endothelial cells. Patients with beta-blocker[3] [eɪ||iː] or ACE inhibitor[4] intolerance should be considered for surgery.*

Use angiotensin converting enzyme (*abbr* ACE)[4] / monoamine oxidase [eɪz] (*abbr* MAO) ***inhibitor*** • alpha / ganglionic[5] / calcium channel[6] [tʃænᵊl] ***blocker***

Hemmstoff, Hemmer, Blocker, Inhibitor
hemmen, stören[1] verzögern[2]
Beta-(Rezeptoren)blocker[3]
ACE-Hemmer[4]
Ganglienblocker, Ganglioplegikum[5]
Kalziumantagonist, -blocker, Calciumantagonist[6] 7

cholinergic [kɒːlənɜːrdʒɪk] *adj & n MeSH*
opposite **anticholinergic** *or* **parasympatholytic[1]** [ɪ] *adj & n MeSH*

(n) agent affecting[2] the regulation of the autonomic nervous system[3]

» *Unlike[4] phenothiazines [fiːnoʊθaɪəziːnz] (anticholinergic) the drug has powerful peripheral cholinergic effects. Anticholinergics are beneficial, if not essential, for awake fiberoptic intubation where salivation is a problem.*

Use ***cholinergic*** stimulation / blocking agent / fibers[5] [aɪ]/ receptor / drug poisoning • ***anticholinergic*** potency[6] [oʊ]/ preparations / premedication

cholinerg; Cholinergikum
anticholinerg, Anticholinergikum, Parasympatholytikum, -lytisch[1]
beeinflussen[2]
autonomes Nervensystem[3]
im Gegensatz zu[4]
cholinerge (Nerven)Fasern[5]
anticholinerge Wirkung[6] 8

antibiotic [æntɪbaɪɒːtɪk] *n & adj MeSH* *syn* **antimicrobial/-bacterial agent** *n*, *sim* **antiviral** [aɪ] **agent[1]** *n MeSH*

(n) drug produced from a mold[2] [oʊ] or similar bacterium which inhibits the proliferation[3] of other micro-organisms

» *Broad spectrum antibiotics[4] have a wide range of activity against both Gram-positive and Gram-negative organisms. Before invasive dental procedures, patients with heart valve problems were advised to take antibiotics in order to prevent bacterial endocarditis.*

Use broad-spectrum / bactericidal[5] [-saɪdᵊl]/ oral / IV / dental / toothache / acquired [kwaɪ] resistance to[6] / prophylactic[7] ***antibiotics*** • ***antibiotic-associated*** bleeding / side effects / diarrhea [daɪəriːə] • ***antibiotic*** use / regimen / prophylaxis *or* coverage[7] / solution / rinses • ***antibiotic*** ointment[8] / of choice[9] / support / sensitivity test[10] / resistant organism

Antibiotikum; antibiotisch
Virostatikum, antivirales Mittel[1]
Schimmelpilz[2]
Wachstum, Proliferation[3]
Breitbandantibiotika[4]
bakterizide Antibiotika[5]
erworbene Antibiotikaresistenz[6]
antibiotische Abschirmung, Antibiotikaprophylaxe[7]
antibiotische Salbe[8]
Antibiotikum der Wahl[9]
Antibiogramm[10]
9

penicillin [penɪsɪlɪn] *n MeSH*

(i) antibiotic substance obtained from cultures of molds
(ii) natural or synthetic variants of penicillic acid

penicillamine[1] [iː] *n term* • **penicillinase[2]** *n* • **penicillin-allergic** *adj*

» *Penicillins are mainly bactericidal in action (especially active against Gram-positive organisms). Erythromycin [aɪs] may be used in penicillin-allergic individuals. The patient was placed on 1 g of oral penicillin two hours prior to surgery.*

Use oral[3] / systemic / aqueous[4] [eɪkwɪəs]/ acid-stable ***penicillin*** • ***penicillin*** B / G / O / N / V /-sensitive /-fast[5] / derivative[6] / allergy[7]

Penizillin, Penicillin
Penicillamin[1]
Penizillinase, Beta-Laktamase[2]
oral applizierbares Penizillin, Oralpenizillin[3]
wasserlösliches Penizillin[4]
penizillinresistent[5]
Penizillinderivat[6]
Penizillinallergie[7] 10

anti-inflammatory drugs *n MeSH*

drugs such as glucocorticoids or aspirin capable of indirectly reducing inflammation[1] by metabolic activity[2]

» *All NSAIDs are analgesic [dʒiː], antipyretic[3] [aɪ] and anti-inflammatory in a dose-dependent fashion. Vitamin D may reduce susceptibility to gingival inflammation through its anti-inflammatory effects.*

Use non-steroidal[4] ***anti-inflammatory drugs*** (*abbr* NSAIDs) • ***anti-inflammatory*** activity / properties / cytokine

Antiphlogistika, entzündungshemmende Mittel
Entzündung[1]
Stoffwechsel(prozesse)[2]
fiebersenkend[3]
nichtsteroidale Antiphlogistika, NSA[4]
11

emetic *n & adj MeSH* *opposite* **antiemetic**[1] *n & adj MeSH,* **antivomiting drug**[1] *n clin*

(n) agent such as ipecac syrup[2] that induces vomiting; used mainly after ingestion[3] [dʒe] of noxious [kʃ] substances[4]

» *Despite its emetic effects, nitrous oxide provides several advantages. The antiemetic can be delivered[5] IM or by rectal suppository[6]. Propofol is considered an anesthetic suitable to dental treatments of the mentally handicapped because it has an antiemetic effect and seldom leads to postoperative agitation.*

Use centrally acting ***emetic*** • intraoperative / ectopic / effective / weak[7] ***antiemetic*** • ***emetic*** response / episode • ***antiemetic*** preparation[1] / medication[1] / effect / efficacy / regimen / therapy / properties

Emetikum; emetisch
Antiemetikum; Übelkeit und Erbrechen verhindernd[1]
Brechwurzelsirup[2]
Einnahme[3]
schädliche Substanzen[4]
appliziert[5]
Zäpfchen, Suppositorium[6]
leichtes Antiemetikum[7]
12

laxative [æks] *n & adj MeSH* *syn* **stool** [uː] **softener** *n clin,* *opposite* **antidiarrheal**[1] [aɪ] *n & adj term*

(n) drug stimulating bowel [aʊ] movement[2] and/or softer or bulkier [ʌ] stools[3] (ranging from mild aperients[4] [ɪə] to strong purgatives [pɜːrg] or cathartics[5] such as Castor oil[6]

» *Epsom salt[7] is used in constipation[8] for its purgative properties[9]. Antidiarrheals may delay absorption of clindamycin [aɪ] and reduce its activity against oral aerobes.*

Use chronic / osmotic / rapid-acting / oily / saline [eɪ] / oral / mild[4] ***laxatives*** • ***laxative*** tablet / abuse[10] /-induced diarrhea • ***antidiarrheal*** agent / medication / dietary supplement

Abführmittel, Laxans, Laxativum; abführend, laxierend
Antidiarrhoikum, stopfendes Mittel[1] Stuhlentleerung[2]
voluminösere Stühle[3]
schwache Abführmittel, Aperitiva[4]
Purganzien, Kathartika[5]
Rizinusöl[6] Bittersalz[7]
Verstopfung, Obstipation[8]
abführende Wirkung[9]
Laxanzienabusus[10] 13

inhalant [eɪ] *n term* *syn* **aerosol** [eəˑəsɒːl] *n MeSH*

(i) aerosolized (combinations of) medication taken by inhalation with nebulizers[1] or metered [iː] dose inhalers[2] (ii) generally, any substance that is inhaled, esp. allergens and irritants[3]

inhalation[4] [eɪ] *n term* • **inhale**[5] [eɪ] *v* • **inhaler**[6] *n*

» *Nitrous oxide is a colorless gas commonly used in dentistry as a sedative inhalant. In adults sympathomimetic bronchodilators[7] [k] should be given in aerosol form.*

Use ***inhalant*** anesthetic / steroid / (ab)use / sensitivity / dependence • water / particulate[8] ***aerosol*** • ***aerosol*** inhalation / generator[1] [dʒe]/ delivery / therapy / cloud /-laden air / contamination • broncho***aerosol***

Aerosol, Inhalat(ionsmittel)
Handzerstäuber, Nebulisator[1]
Dosierinhalator[2]
Irritanzien, Reizmittel[3]
Inhalation, Einatmung[4]
einatmen, inhalieren[5]
Inhalator[6]
Broncholytika, -dilatatoren[7]
Trocken-, Staubaerosol[8] 14

20

expectorant *n & adj MeSH* *syn* **phlegm** [flem] **loosener** [uː] *n clin,* **mucolytic** [ɪ] *n & adj MeSH*

agent promoting bronchial [k] secretion [iː] and expulsion[1] [ʌ] of mucus[2] from the respiratory tract

expectorate[3] *v term* • **expectoration**[4] *n*

» *Aerosolized mucolytics and oral expectorants are widely used, but few data support their efficacy.*

Expektorans, Sekretolytikum; schleimlösend
Auswerfen[1]
Schleim[2]
aushusten, expektorieren[3]
Aushusten, Expektoration[4]
15

anticoagulants *n MeSH* *syn* **antihrombotic (agents)** *n,* *rel* **thrombolytic (agents)**[1] *n MeSH*

anticlotting[2] drugs that can suppress or delay[3] [eɪ] coagulation

coagulate[4] [koʊægjəleɪt] *v term* • **coagulation**[5] *n*

» *The patient is on anticoagulants for coronary thrombosis. Streptokinase [aɪ] and urokinase are thrombolytics capable of disintegrating[6] thrombi [aɪ].*

Antithrombotika, Antikoagulanzien, Gerinnungshemmer
Fibrino-, Thrombolytika[1]
gerinnungshemmend[2]
verzögern[3] koagulieren, gerinnen[4]
Koagulation, (Blut)Gerinnung[5]
auflösen[6] 16

vasodilators [veɪzoʊdaɪleɪtəˑz] *n MeSH* *opposite* **vasoconstrictors** *or* **vasopressors**[1] *n MeSH*

agents causing dilation[2] of the blood vessels; often used for their antihypertensive[3] effect

vasodilat(at)ion[4] *n term* • **vasoconstriction**[5] *n* • **vasoconstrictive** *adj*

» *Alpha-adrenergic agonists are used as nasal decongestants[6] [dʒe] orally and as vasodilators conjunctivally[7] [kəndʒʌŋktaɪ-]. Dentists should keep a vasodilator such as nitroglycerin spray ready in case of a medical emergency. Vasopressors are commonly used in dental office emergencies.*

Use arterial / venous [iː]/ arteriolar / peripheral[8] / cerebral / pulmonary [ʊ||ʌ] ***vasodilators*** • topical / (intra)nasal ***vasoconstrictor*** • ***vasoconstrictive*** effect / action

Vasodilatanzien, -dilatatoren, gefäßerweiternde Mittel
Vasokonstringenzien, gefäßverengende Mittel[1]
Erweiterung[2]
blutdrucksenkend[3]
Vasodilatation, Gefäßerweiterung[4]
Vasokonstriktion, Gefäßverengung[5]
abschwellende Mittel[6]
bei konjunktivaler Applikation[7]
peripher wirksame Vasodilatanzien[8] 17

antiarrhythmic [æntıeırıθmık] *n & adj MeSH* *syn* **antiarrhythmic agent** *n MeSH*

medication that can prevent or alleviate[1] [iː] cardiac arrhythmias[2]

» *For patients taking antiarrhythmic agents, the dental management may have to be altered. In patients with heart failure[3] quinidine[4] [kwınıdiːn] and other antiarrhythmics had a proarrhythmic effect.*

Antiarrhythmikum
lindern, vermindern[1]
Rhythmusstörungen, Arrhythmien[2]
Herzversagen[3]
Chinidin[4]
18

antispasmodic *n & adj MeSH* *syn* **spasmolytic** [ı] *n & adj MeSH*

agent that prevents or relieves spasms, esp. of smooth [uː] muscles[1] in the arteries

» *Chamomile[2] is used to treat everything from mouth ulcers to burns but its most widespread uses are as an antispasmodic and a sedative. It exerts[3] a direct antispasmodic effect on smooth muscle[1].*

Use topical / systemic / muscular[4] / bronchial ***antispasmodics*** • ***antispasmodic*** action / effect / medications • ***spasmolytic*** agent

Spasmolytikum; spasmolytisch, krampflösend
glatte Muskulatur[1]
Kamille[2]
haben, ausüben[3]
myotrope Spasmolytika[4]
19

anticonvulsive *or* **-ant** [ʌ] *n & adj MeSH* *syn* **antiepileptic** *n & adj MeSH*

agent reducing the severity[1] [e] of convulsions[2] and epileptic seizures[3] [siːʒɚz]

» *Patients on[4] anticonvulsants such as phenobarbital [iː] and phenytoin may develop osteomalacia [eıʃ]. A well-known side effect of dilantin sodium, a commonly used anticonvulsive agent, is hyperplasia of gingival tissues[5]. The anticonvulsant properties of hydantoin [aı] derivatives are attributed to[6] their stabilizing effect on the cell membrane.*

Use to be on / tricyclic / long-term ***anticonvulsants*** • ***anticonvulsive*** agent / drug / property[7]

Antikonvulsivum, -epileptikum; krampflösend, antiepileptisch
Schwere(grad)[1] Krampfanfälle[2]
epileptische Anfälle[3]
behandelt mit[4]
Gingivahyperplasie[5]
zugeschrieben[6]
krampflösende Eigenschaft[7]
20

diuretics [daıjəretiks] *n MeSH* *syn* **water pills** *n inf & clin,* *opposite* **antidiuretics**[1] *n term*

agents that increase urinary excretion[2] [iːʃ] (by increasing cardiac output[3], renal perfusion[4] or decreasing reabsorption)

diuresis[2] [iː] *n term* • **diuretic**[5] [e] *adj*

» *Antihistamines and diuretics dry the oral mucosa and cause xerostomia[6] [z]. Hypokalemia [iː] may occur in hypertensives taking potassium-wasting diuretics[7].*

Use to administer ***diuretics*** • cardiac / (in)direct / rapidly acting / loop[8] [uː]/ injectable / thiazide[9] [θaıəzaıd]/ K+ sparing[10] [eɚ] ***diuretics*** • ***antidiuretic*** hormone[11] (*abbr* ADH) / response / therapy

Diuretika, wassertreibende Mittel
Antidiuretika[1] Harnausscheidung, Diurese[2] Herzminutenvolumen[3]
Nierendurchblutung[4]
diuresefördernd, harntreibend[5]
Mundtrockenheit, Xerostomie[6]
Saluretika[7] Schleifendiuretika[8]
Thiaziddiuretika[9]
kaliumsparende Diuretika[10]
antidiuret. Hormon, Adiuretin, Vasopressin[11]
21

20

antihistamines *n MeSH*

drugs used in the treatment of allergic reactions for their antagonistic action on histamine

» *Following the sinus lift procedure the patient was placed on antibiotics, antihistamines, and nasal decongestants. Use a symptom-sign-directed approach including an H_1 antihistamine[1] for the pruritus[2] [aı].*

Use nonsedating[3] / IV / oral / OTC[4] / topical ***antihistamines***

Antihistaminika, Histaminantagonisten
H_1-Rezeptorenblocker, H_1-Antihistaminikum[1]
Hautjucken, Pruritus[2]
nicht sedierende Antihistaminika[3]
rezeptfreie Antihistaminika[4]
22

psychoactive [saıkoʊ-] **substances** *n MeSH* *syn* **psychotropic agents** *n MeSH*

agents that act on the mind or behavior and are used to treat emotional disorders; these include antidepressants, neuroleptics[1], antianxiety [æŋgzaıə] agents[2], stimulants[3], sedatives[4], tranquilizers[5] [aız], and hypnotics [ı] or sleeping aids[6]

» *Pain control methods should be carefully considered and discussed with dental patients who are dependent on psychoactive substances. Mental illness may compromise dental health from the direct effect of psychoactive medication on the oral condition. Discontinuation[7] of psychotropic or anti-Parkinson drugs[8] should be considered[9].*

Psychopharmaka, psychotrope Substanzen
Neuroleptika[1]
Anxiolytika, angstlösende Mittel[2]
Stimulanzien[3]
Sedativa, Beruhigungsmittel[4]
Tranquilizer[5]
Hypnotika, Schlafmittel[6]
Absetzen[7] Antiparkinsonmittel[8]
in Betracht ziehen[9]
23

antidepressants *n MeSH* *opposite* **barbiturates**[1] *n MeSH,* **downers**[2] [aʊ] *n jar & inf*

agents relieving symptoms of depression (e.g. tricyclic [traɪsaɪklɪk] antidepressants[3] and MAO inhibitors[4])

» *Women have a higher frequency of adverse drug reactions*[5] *to antidepressants and anticonvulsants. Benzodiazepine* [aɪæ] *overdosage potentiates the respiratory depressive effects of barbiturates. Premedication with local anesthesia for extraction can vary from a barbiturate or ataraxic drug*[6] *taken by mouth in the waiting room to an IM injection of a synthetic narcotic or an IV injection of a barbiturate given when the patient is in the chair.*

Antidepressiva
Barbiturate[1]
Beruhigungsmittel[2]
trizyklische Antidepressiva[3]
Monoaminooxidasehemmer, -inhibitoren[4]
Nebenwirkungen[5]
Ataraktikum, Anxiolytikum, Beruhigungsmittel[6]
24

anxiolytic *n & adj MeSH* *syn* **ataraxic** *or* **ataractic drug** *n MeSH* → U47-10

drug used to control or reduce stress, anxiety[1] or tension without impairing alertness[2]; sometimes also referred to as anti-anxiety agent or minor [aɪ] tranquilizer

» *In low doses nitrous oxide*[3] *is a successful anxiolytic, the anti-anxiety*[4] [aɪ] *effect of which can be partially reversed by benzodiazepine receptor antagonists. Are ataractic drugs the answer to all problems of managing the apprehensive*[5] *dental patient?*

Use benzodiazepine / nonsedating ***anxiolytics*** • ***anxiolytic*** agent / properties / effect / antidepressant / substitute

Anxiolytikum, Ataraktikum, angstlösendes Mittel; anxiolytisch, angstlösend
Angst(gefühl), Ängstlichkeit, Unruhe, Beklemmung[1]
Aufmerksamkeit, Wachheit[2]
Lachgas, Distickstoffoxid[3]
angstlösend[4]
ängstlich, besorgt[5]
25

antifungal [fʌŋgᵊl] *n & adj MeSH* *syn* **antimycotic** [aɪ] *n & adj,* *sim* **fungicide**[1] [-saɪd] *n MeSH*

agent that destroys fungi[2] [fʌŋgaɪ] and suppresses their growth and reproduction

fungal *adj term* • **fungicidal**[3] *adj* • **fungistatic**[4] *adj*

» *When chronic maxillary sinus* [aɪ] *pain and infection persist after sinus-elevation surgery, the presence of aspergillosis*[5] *should be considered, and proper antifungal therapy should be instituted. Cutaneous* [eɪ] *candidiasis*[6] [aɪə] *responds well to topical application of an antifungal agent.*

Use systemic / topical[7] / oral / broad-spectrum ***antifungal*** • ***antifungal*** drugs / solution / lotion / mouthwash • ***antifungal*** antibiotics / activity / prophylaxis / therapy

Antimykotikum; antimykotisch
fungizides Mittel, Fungizid (Schädlingsbekämpfungsmittel)[1]
Pilze, Fungi[2]
fungizid[3]
fungistatisch[4]
Aspergillose[5]
kutane Candidose[6]
topisches Antimykotikum[7]
26

20

sympathomimetics [sɪmpəθoʊ] *or* **adrenomimetics** *n MeSH* *opposite* **sympatholytic (agents)**[1] *n MeSH*

agents that mimic[2] the action of the sympathetic nervous system, esp epinephrine[3] and norepinephrine[4]

» *Vasoconstriction with a topically applied sympathomimetic amine may facilitate*[5] *removal of the foreign body in the nose. Patients with infrequent symptoms should be given an inhaled sympathomimetic PRN*[6]*. Some of these patients benefit from*[7] *sympatholytic drugs such as methyldopa.*

Sympathomimetika
Sympatholytika[1]
nachahmen, imitieren[2]
Adrenalin[3]
Noradrenalin[4]
erleichtern[5]
bei Bedarf[6]
profitieren von[7]
27

opioid *n & adj MeSH* *sim* **opiate**[1] *n & adj,* *rel* **narcotic**[2] *n & adj MeSH* →U47-5

a synthetic form of opiates (e.g. morphine[3], heroin, and codeine[4]) containing or derived from opium which induces sleep and alleviates pain; opioids include substances such as oxycodone[5], fentanyl, and methadone[6]; opiates and opioids are narcotics capable of producing or sustaining addiction similar to cocaine and heroin

» *Although opioids are generally effective dental pain relievers, some commonly used formulas*[7] *show poor efficacy for dental pain. As opioids are commonly prescribed for relief of dental pain, addicted individuals may feign dental pain*[8] *in order to get a prescription.*

Use endogenous[9] / exogenous / local[10] / kappa-[11] / long-acting ***opioid*** • ***opioid*** receptor / agonist / antagonist (activity) / premedication / analgesic[12] / side effects / addiction • oral / fast-acting / prescription ***opiate*** • ***opiate***-free /-based pain reliever / detoxification[13] / abuser / withdrawal symptoms[14]

Opioid; opioidhaltig
Opiat, Opiumpräparat; opiumhaltig[1]
Narkotikum; narkotisch[2]
Morphium, Morphin[3]
Kodein, Codein, Methylmorphin[4]
Oxycodon[5] Methadon[6] Präparate[7]
Zahnschmerzen vortäuschen[8]
endogenes/ körpereigenes Opioid[9]
lokal wirksames/ appliziertes Opioid[10] Kappa-Opioid[11]
Opioidanalgetikum[12]
Opiatdetoxifikation[13]
Opiatentzugserscheinungen[14]
28

antacid [æntæsɪd] *n & adj MeSH*

agent reducing or neutralizing [uː] acidity[1], e.g. of the gastric juice[2] [dʒuːs] in peptic ulcer[3] [ʌlsɚ]

» *A recent study has shown that common antacids could help keep gingivitis at bay[4]. Neutralize acids in the mouth by dissolving sugar-free antacid tablets, particularly after an intrinsic or extrinsic acid challenge.*

Use effervescent[5] / fast-acting / high-dose / liquid / contact[6] / magnesium-containing [iː] ***antacid*** • ***antacid*** tablet / action / combinations / preparation

Antazidum; antazid, säurebindend
Azidität, Säuregrad[1]
Magensaft[2]
Ulcus pepticum[3]
unter Kontrolle halten[4]
brauseförmiges Antazidum[5]
schleimhautprotektives Antazidum[6] 29

emollient [ɪmɒːljənt] *n & adj MeSH*

sim **demulcent[1]** [dɪmʌlsənt] *n & adj term*

agent (e.g. mucilage[2] [mjuːsəlɪdʒ], oil) used to soothe[3] [suːð] and relieve irritation, esp of the mucous [mjuːkəs] layer[4]

» *White petrolatum[5] [eɪ] and other topical emollients may be used if the itching[6] [tʃ] skin is dry. The FDA recognizes glycerin as an oral demulcent that soothes sore gums and mouth irritations.*

Use topical / nasal / lip / petrolatum / occlusive ***emollient*** • ***emollient*** (dental) paste [eɪ]/ cream / lip balm / dressing[7] • ***demulcent*** healing agent / herbs[8] / expectorant

erweichendes Mittel, Emollienzium; lindernd, beruhigend
Demulzenzium, einhüllendes/ milderndes Mittel; lindernd[1]
Schleim, Mucilago[2] lindern[3]
Schleimhaut[4] weiße(s) Vaselin(e), Vaselinum album[5] juckend[6]
feuchtwarmer Umschlag[7]
lindernde Kräuter(essenzen)[8] 30

antineoplastic [iː] *or* **cytostatic agents** *n MeSH*

sim **antitumor antibiotics[1]** *n MeSH*

various groups of agents (e.g. antimetabolites[2], alkaloids, or antihormones[3]) used in chemotherapy [kiː] for their inhibiting effect on the maturation and proliferation[4] of cancerous cells[5]

» *Although little is known about distribution of antineoplastic agents into breast-milk, breast-feeding[6] [e] is not recommended during chemotherapy. Of the many anticancer drugs available, only methotrexate, bleomycin, and cisplatin have shown consistent antitumor activity against oral cancers.*

Use ***antineoplastic*** activity / (chemo)therapy / adjunct[7] • well-tolerated / potent / lymphotropic ***cytostatic agent*** • ***antitumor*** response / activity / chemotherapy / immunotherapy[8]

Zytostatika, antineoplastische Substanzen
zytostatische Antibiotika[1]
Antimetaboliten[2]
Antihormone, Hormon-antagonisten[3]
Wucherung[4]
Krebszellen[5] Stillen[6]
adjuvante zytostatische Therapie[7]
Antitumorimmuntherapie[8] 31

cytotoxic [saɪtoʊtɒːksɪk] *adj term* *sim* **cytostatic[1]** *adj & n MeSH*

harmful or destructive to cells; used esp to refer to antitumor drugs that selectively destroy dividing cells

cytotoxicity[2] *n term* • **cytotoxin[3]** *n* • **-toxic** *adj & comb*

» *Most chemotherapeutic drugs are cytotoxic to the oral mucosa. Antimetabolites induce cytotoxicity by serving as false [ɔː] substrates[4] [ʌ] in biochemical pathways[5].*

Use ***cytotoxic*** drug[6] / antitumor agents / therapy • direct / cellular[7] / antibody-mediated[8] [iː] ***cytotoxicity*** • neuro/ thyro[9] [θaɪroʊ]/ nephro/ myelo[10] [aɪ]/ oto***toxic*** • ***cytostatic*** activity / drug (combination/ resistance) / treatment / effect

zytotoxisch, zellschädigend
zytostatisch; Zytostatikum[1]
Zytotoxizität[2] Zytotoxin, Zellgift[3]
Substrate[4] biochemische Abläufe[5]
zytotoxische Substanz[6]
Zelltoxizität[7]
antikörpervermittelte Zytotoxizität[8]
thyreotoxisch[9]
myelotoxisch[10] 32

teratogenic [-dʒenɪk] *adj term* *sim* **embryotoxic[1]** *adj term*

capable of inducing disturbed fetal [iː] growth, malformations[2] and deformities

teratogenicity[3] *n term* • **teratogen[4]** *n* • **teratogenesis[5]** *n*

» *Craniofacial malformations are among the most common congenital deformities because Meckel's cartilage[6], which plays a major role in mandibular development, is highly susceptible to maternal teratogenic drug use. Because of its teratogenicity thalidomide is contraindicated in women of childbearing age[7] [eɚ].*

Use ***teratogenic*** potential / effect / drug / alveolar cleft[8]

teratogen
embryotoxisch[1]
Fehlbildungen[2]
Teratogenität[3]
Teratogen[4]
Teratogenese[5]
Meckel(scher) Knorpel[6]
im gebärfähigen Alter[7]
teratogen bedingte Alveolarspalte[8] 33

biologic response modifiers [mɒːdɪfaɪɚz] *n MeSH, abbr* **BRMs**

syn **immunomodulators** *n MeSH*

chemical agents capable of modifying the response of the immune system, e.g. by stimulating antibody formation or inhibiting WBC[1] activity

» *Biologic response modifiers such as interleukin-2 [uː] have received much attention recently. In some cases of NHL[2] interferon[3] and other BRMs may be of benefit[4].*

Immunmodulatoren
Leukozyten, weiße Blutkörperchen[1]
Non-Hodgkin-Lymphom[2]
Interferon[3]
gute Wirkung zeigen[4] 34

20

Unit 21 Surgical Treatment

Related Units: 22 Basic Operative Techniques, 23 The Surgical Suite, 24 Surgical Instruments, 25 Perioperative Care, 26 Sutures & Suture Material, 27 Medical & Surgical Asepsis, 28 Wound Healing, 29 Fracture Management, 43 Dental Implantology, 44 Oral Surgery, 45 Maxillofacial Surgery, 49 Plastic & Reconstructive Surgery

operate on *v term & clin*

performing surgery in a patient [eɪʃ] with the help of instruments in order to remove or repair damaged tissue

operation[1] *n MeSH & clin* • **(in)operable**[2] *adj* • **preoperated** *adj*

» *The patient should be operated on immediately following chest x-ray*[3]. *Resuscitation*[4] [sʌs] *is continued as the patient is being operated on. The past medical history*[5] *of patients operated on for oropharyngeal cancer was assessed. The prognosis is good if the patient is operated on in the early stages of the illness.*

Use ***to operate on*** a patient / tumors / the jaw • to undergo[6]/be subjected to/perform[7]/postpone[8]/schedule[9] [sk||ʃedjuːl] ***an operation*** • dental / exploratory / orthognathic / cosmetic / flap / radical / sinus lift / major[10] [eɪdʒ] ***operation*** • open[11] / high-risk / repeat[12] [iː]/ staged / second-look[13] / prolonged ***operation*** • ***preoperated*** cleft lip[14] / skin / cases • ***(in)operable*** tumor / lesion • newly ***operated*** patient[15]

Note: Mark the difference between *to operate*[16] *(e.g. a machine)* and *to operate on* (e.g. a patient). The preposition must not be dropped, also in the passive.

operieren
Operation, chirurgischer Eingriff[1]
(nicht)operierbar, (in)operabel[2]
Thorax-Röntgen[3]
Reanimation[4]
medizinische Vorgeschichte, Altanamnese[5]
sich e-r Operation unterziehen[6]
eine Operation durchführen[7]
eine Operation verschieben[8]
eine Operation ansetzen[9]
großer Eingriff[10]
offenchirurgischer Eingriff[11]
Reoperation[12]
(diagnost.) Zweiteingriff, Second-look-Operation[13]
voroperierte Lippenspalte[14]
frischoperierte(r) Patient(in)[15]
bedienen[16] 1

operative *adj term* *syn* operating, surgical [sɜːrdʒɪkəl] *adj term*

relating to, involving, or resulting from a surgical procedure

pre/ postoperative *adj term* • **intra/ perioperative** *adj*

» *When fever* [iː] *appears after the second postoperative day, we ought* [ɒːt] *to reconsider*[1] *the diagnosis. This kind of hematoma* [iː] *requires operative intervention*[2]. *Jaw and/or facial abnormalities resulting from injury, uneven growth, or heredity may be corrected with surgical treatment.*

Use ***operative*** field[3] / site[4] / time / approach[5] [- oʊtʃ]/ risk / scar[6] • ***operative*** management *or* treatment / mortality rate / permit[7] / wound [uː] / dentistry • ***operating*** room[8] (*abbr* OR) *or BE* theatre[8] (*abbr* OT)/ (micro)scope / table[9] / team • ***preoperative*** evaluation / history[10] / hospital stay / fasting[11] • ***preoperative*** radiograph / diagnosis / management[12] / workup[13] / counseling [aʊ]/ cessation [s] of smoking • ***postoperative*** pain / analgesia / course[14] [ɔː]/ nausea / period / day 2 / care[15] / visit / complications / followup[16] • ***intraoperative*** findings[17] [aɪ]/ blood loss / evaluation / monitoring[18] / ultrasound imaging / guidance / navigation

operativ, Operations-, chirurgisch
sollten überdenken[1]
chirurgischer Eingriff[2]
Operationsfeld[3] Operationssitus[4]
operativer Zugang[5]
Operationsnarbe[6]
Operationseinwilligung[7]
Operationssaal, OP[8]
OP-Tisch[9] präoperative Anamnese[10]
präoperative Nahrungskarenz[11]
Operationsvorbereitung[12]
präoperative Anamnese u. Diagnostik[13] postoperativer Verlauf[14]
postoperative Nachsorge[15]
postoperative Nachuntersuchung[16]
intraoperativer Befund[17]
intraoperative Überwachung[18] 2

surgery [sɜːrdʒəi] *n MeSH & clin*

(i) operative treatment
(ii) in BE the room where a doctor or dentist sees and treats patients

surgeon[1] *n* • **(non-)surgical** *adj* • **cryosurgery**[2] [kraɪoʊ-] *n MeSH*

» *In the hands of an experienced surgeon the operative mortality rate should approach zero*[3] [zɪəoʊ]. *This problem demands immediate surgical attention*[4].

Use minor[5] / major / elective[6] / emergency[7] [ɜːrdʒ]/ radical / exploratory[8] ***surgery*** • electro-/ micro-/ corrective / day[9] / plastic / palliative ***surgery*** • arthroscopic / augmentation / ablative / orthognathic / implant / preprosthetic ***surgery*** • Doctor of Dental (*abbr* DDS) ***Surgery*** • general / dental / oral / maxillofacial / vascular[10] / assistant ***surgeon*** • ***surgical*** treatment / candidate / case / patient / condition / margin[11] [dʒ] / exploration / debridement • ***surgical*** center / ward[12] [ɔː]/ technique / correction / excision[13] / outcome[14] / dentistry / bur / drill / stent / template

(i) Chirurgie, chir. Eingriff
(ii) Ordination, Praxis
Chirurg(in), Operateur(in)[1]
Kryochirurgie[2] bei Null liegen[3]
chirurgische Behandlung[4]
kleiner chirurgischer Eingriff[5]
Wahl-, Elektiveingriff[6]
Not(fall)operation[7]
explorative Operation[8]
operativer Eingriff in e-r Tagesklinik[9]
Gefäßchirurg(in)[10]
chirurgischer Schnittrand[11]
chirurgische Station[12]
operative Entfernung[13]
Operationsergebnis[14] 3

(surgical *or* **operative) procedure** [prəsiːdʒɚ] *n term*
syn **technique** [tekniːk] *n term*

specific type of surgery the steps and maneuvers [uː] of which are more or less standardized

technical [k] *adj* • **technically** *adv*

» *The awake patient may experience cough[1] [kɒːf] during the procedure. The key factor for achieving optimal healing [iː] after operation is good surgical technique. Many cases of healing failure[2] [feɪljɚ] are due to technical errors.*

Use outpatient / adjunctive[3] [dʒʌ] / (non-)invasive [eɪ] / dental / restorative / cosmetic ***procedure*** • staged [eɪdʒ]/ two-stage[4] / salvage[5] [sælvɪdʒ]/ V-Y[6] / staging[7] ***procedure*** • laser [eɪ] / closed[8] / irrigation / osteotomy / (onlay) grafting / graft harvesting[9] ***technique*** • guided tissue regeneration (GTR) / e-PTFE barrier membrane / ridge-widening / aseptic ***technique*** • ***technically*** feasible[10] [iː]/ demanding / advanced

Operation(stechnik), operative(s) Verfahren/ Methode
Husten[1]
schlechte (Ver)Heilung[2]
unterstützende Maßnahme[3]
zweizeitige Operation[4]
Salvage-Operation[5]
V-Y Plastik[6]
Staging-Operation[7]
nicht invasives Verfahren[8]
Transplantatentnahmetechnik[9]
technisch durchführbar[10]

4

elective *adj term* *opposite* **emergency** [ɜːrdʒ], **urgent[1]** [ɜːrdʒᵊnt] *adj*

an elective procedure is one that can be scheduled without any pressure of time

» *Elective surgical repair is indicated to prevent complications. There is no need for an urgent or emergency operation. When a tooth is completely dislodged, this becomes an emergency.*

Use ***elective*** procedure[2] / treatment / case / resection / (dental/ jaw/ maxillofacial) surgery / extraction • ***emergency*** situation[3] / visit / consultation / measures[4] [eʒ]/ room[5] (*abbr* ER)/ ward / department[5] / physician[6] [fɪzɪʃᵊn]/ treatment / (surgical/ dental) care / amputation[7] • in (case of) an[8] / medical / dental ***emergency*** • on an ***emergency*** basis • ***urgent*** attention / appointment / admission[9] / evaluation[10] / (dental) care / referral[11] / (neurologic) consultation / (surgical) intervention / transfusion

elektiv, zum Zeitpunkt der Wahl
Not(falls)-[1]
Wahl-, Elektiveingriff[2]
Notfall[3] Notmaßnahmen[4]
Notaufnahme(zimmer, -station)[5]
Notarzt/-ärztin[6] Notamputation[7]
im Notfall[8]
Notfallaufnahme[9]
dringende Abklärung[10]
dringende Überweisung[11]

5

(surgical) approach [əproutʃ] *n term*
sim **access[1]** [ækses], **route[2]** [uː‖aʊ] *n term*

specific anatomic dissection by which access is gained[3] [eɪ] to the operative field

approach[4] *v* • **(in)accessible[5]** *adj* • **accessibility** *n*

» *The retromandibular approach affords[6] excellent access to the subcondylar and ascending ramus regions. The endoscopic approach provides good access with low morbidity. Submandibular abscesses are best approached through an incision 2 cm below the inferior [ɪɚ] border of the mandible. In this case a transbuccal approach via stab incision is required.*

Use buccal / endovascular / (antero)lateral / (trans)palatal ***approach*** • transsphenoidal / combined / intraoral / osseointegrated / staged[7] ***approach*** • to gain[3]/allow (for) or provide[8]/have/limit[9] ***access to*** • coronal / operative / vascular / intravenous[10] [iː]/ limited / easy / good / wide[11] ***access*** • ***access*** route[1] / cavity • surgically ***(in)accessible*** areas • easily ***accessible***

> **Note:** *Access* (the right, privilege or possibility to enter or make contact) and *approach* (the way or route of entering or doing something) are clearly different in usage and meaning. Also do not confuse *accessible* and *accessory*[12].

Operationsweg, operativer Zugang
Zugang(sweg)[1]
Zugangsweg, Zugangsart[2]
Zugang erlangen[3]
sich nähern, herangehen an[4]
(un)zugänglich[5]
ermöglicht[6]
mehrzeitiges Vorgehen[7]
Zugang ermöglichen[8]
Zugang beschränken[9]
venöser Zugang[10]
breiter Zugang[11]
zusätzlich, Hilfs-[12]

6

(surgical) exposure [ɪkspoʊʒɚ] *n term* → U46-7

the extent to which the operative field is visualized[1] [ʒ], accessible and provides sufficient [ɪʃ] working space[2]

expose[3] *v term* • **(un)exposed[4]** *adj*

» *The pericranium and the temporal muscle were then mobilized to expose the lateral orbital wall. The tissue must be retracted upward[5] to allow for adequate exposure of the implant site.*

Use to achieve[6]/allow for or permit[7] ***adequate exposure*** • good / wide ***exposure*** • ***exposed*** membrane / bone / root

Freipräparierung, Freilegung, Darstellung
dargestellt[1] genügend Arbeitsraum[2] freilegen, freipräparieren[3]
(nicht)freiliegend[4]
nach oben gezogen[5]
ausreichend darstellen[6]
ausreichende Darstellung ermöglichen[7]

7

landmark *n term*

a distinctive site[1] or anatomic feature[2] [fiːtʃɚ] used by surgeons to facilitate[3] orientation in the operative field

» *Use the retromandibular vein as a landmark for the identification of the marginal mandibular branch. All landmarks were obliterated[4] by the swelling.*

Use to locate[5]/serve as/find/identify/visualize[6] [ʒ]/lose ***landmarks*** • surgical / anatomic / intraoral / cephalometric / soft-tissue ***landmark*** • ***landmark*** identification

Orientierungs-, Bezugspunkt
markante Stelle[1]
anatomische Struktur[2]
erleichtern[3]
verdeckt[4]
Orientierungspunkt lokalisieren[5]
Orientierungspunkt darstellen[6]

8

21

incise [ɪnsaɪz] *v term* *sim* **circumcise**[1] *v term*, **cut**[2] *v jar, opposite* **excise**[3] *v term*

cutting the skin or a tissue layer with a scalpel to open up the operative field

incision[4] [ɪnsɪʒᵊn] *n term* • **incisional** *adj* • **incised** *adj* • **excision** *n*

» *The perichondrium is incised over the fracture line. A retromandibular incision is utilized to achieve exposure of the ramus. A transverse incision*[5] *overlying the upper trachea is developed by separating*[6] *the muscles of the neck in the midline. On the labial mucosa the soft tissue incision was placed above the anterior sulcus.*

Use to make[7]/extend/deepen/close ***an incision*** (into) • the ***incision*** is placed/carried/developed/created[8]/ continued along the ... • ***incise*** and drain[9] • palatal / vestibular / (mid)crestal / mucobuccal fold / labial[10] / submandibular / mucosal / periosteal / skin[11] (crease) [iː] / stab[12] ***incision*** • circular[13] / midline[14] / muscle-splitting[15] / longitudinal / semilunar / relaxing[16] / beveled / inadvertent[17] / split-thickness / Z-shaped ***incision*** • ***incision*** line / design / site • ***incisional*** biopsy[18] [aɪ]/ hernia[19] / drainage [ɪdʒ] • surgical / conservative / complete / wide / radical / salivary gland / laser / tumor ***excision***

inzidieren, ein-, aufschneiden
um-, beschneiden[1]
(ein-, durch-, ab)schneiden[2]
exzidieren, (her)ausschneiden[3]
Eröffnung, (Ein)Schnitt, Inzision[4]
Querinzision[5] (Durch)Trennen, Spalten[6] inzidieren, einschneiden[7]
Schnitt wird geführt[8] inzidieren u. (durch Drain) ableiten[9] Lippeninzision[10] Hautschnitt[11] Stichinzision[12] kreisförmiger/ zirkulärer Schnitt[13] Medianschnitt[14] Wechselschnitt[15] Entlastungsschnitt[16] unbeabsichtigter Einschnitt[17] Probeexzision[18] Narbenbruch[19] 9

section [sɛkʃᵊn] *v & n MeSH* *syn* **sectio** *n term*, **sectiones** *pl*

(i) making an incision (ii) a cut surface[1] (iii) segmentation of an anatomic structure

cross-section[2] *n term* • **cross-sectional** *adj*

» *For Le Fort I osteotomy, the maxilla is sectioned transversely at the level between the roots of the teeth and the infraorbital foramen*[3]*. The vessel was doubly* [ʌ] *ligated* [aɪ] *and sectioned*[4]*.*

Use histologic / frozen[5] / serial[6] [ɪɚ] ***section*** • ***section of the*** ligament / nerve[7] • ***sectioned*** bone / implant / transversely / by osteotomy • ***cross-sectional*** area[8] / plane [eɪ]/ view / image / study • surgical / tooth / nerve / en-bloc(k) ***sectioning***

inzidieren, durchtrennen; Schnitt(fläche), Abschnitt
Schnittfläche[1] Querschnitt[2]
Infraorbitalforamen, F. infraorbitale[3] zwischen zwei Ligaturen abgesetzt[4]
Gefrierschnitt[5] Serienschnitt[6]
Durchtrennen d. Nervs[7]
Querschnittfläche[8] 10

exploration *n term* *sim* **inspection**[1] *n term*

(i) surgical or clinical examination for diagnostic purposes (ii) initial step in some surgical procedures performed either for gaining orientation or strategy planning

(re)explore *v term* • **inspect** *v* • **exploratory**[2] *adj term*

» *Arteriography or surgical exploration of the neck is recommended for penetrating injuries. If other investigations prove inconclusive*[3]*, use a rigid endoscope for exploratory oral examination*[4] *of laryngeal behavior. The posterior disc attachment was inspected for signs of synovitis.*

Use operative / manual[5] / visual [ʒ] / open surgical / wound / sinus / orbital floor / neck ***exploration***• ***exploratory*** incision / biopsy / puncture[6] [pʌŋktʃɚ]/ (neck) surgery • ***to explore*** the depth of the wound[7] • gross[8] / microscopic / periodic ***inspection***

21

Exploration, Untersuchung, Austastung
Inspektion, Prüfung, Kontrolle[1]
explorativ, Probe-[2]
ergebnislos[3]
explorative orale Untersuchung[4]
Austastung[5]
Probepunktion[6]
Tiefe einer Wunde feststellen[7]
makroskopische Inspektion[8] 11

dissect *v term* *sim* **free**[1], **liberate**[1] *v jar*

to cut and separate body tissues in surgery, autopsy [ɒː], or for anatomic study

dissection[2] *n MeSH* • **dissect free**[1] *v phr* • **dissector**[3] *n*

» *The surrounding tissue is carefully dissected away from*[4] *the tumor. Blunt dissection was carried upward to the masseter muscle. Next, the medial border of the mandible was freed of its muscular attachments.*

Use ***dissected*** bluntly[5] [ʌ]/ off *or* free from[6] / away from / with great care • extensive / meticulous[7] / gentle [dʒ]/ sharp[8] / blunt / finger ***dissection*** • subperiosteal / tunnel(ing) / facial nerve / radical neck / (lymph) node[9] / subintimal ***dissection*** • ***dissecting*** microscope[10] [aɪ]/ forceps / hematoma / aneurysm[11] [jɚ]

präparieren, sezieren
freilegen, -präparieren[1] Präparation, (Dis)Sektion, Obduktion[2]
Prosektor; Dissektor[3]
abpräpariert[4] stumpf präpariert[5]
frei-, abpräpariert[6] exakte Präparation[7] scharfe Präparation[8] Lymphadenektomie, -knotendissektion[9]
Präpariermikroskop[10]
Aneurysma dissecans[11] 12

preserve *v term* *syn* **spare** [speɚ] *v*, **leave** [iː] **intact** *v phr*

(i) to maintain in normal, healthy or unchanged condition
(ii) not affected by dissection or disease

preservation[1] *n* • **(life-)preserving**[2] *adj* • **organ-sparing**[3] *adj*

» *Every effort must be made to preserve the integrity of the mental nerve. The technique spares*[4] *the patient a second anesthetic* [e].

Use ***to preserve*** viable [aɪə] tissue / full range of motion[5] • tooth / bone / graft / functional[6] ***preservation*** • ***preservation of*** alveolar height and width / socket anatomy / dentofacial esthetics / health[7] / position sense[8] / arterial [ɪɚ] blood flow • nerve-***sparing*** procedure[9]

erhalten, schonen
Erhaltung, Konservierung[1]
(lebens)erhaltend[2]
organerhaltend[3]
erspart[4]
volle Beweglichkeit erhalten[5]
Funktionserhaltung[6]
Gesunderhaltung[7]
Erhaltung der Lageempfindung[8]
nerv(en)schonender Eingriff[9] 13

transect *v term*
sim **bisect**[1] [aɪ], **divide**[2], **split**[2] *v term*

to incise and separate transversely, esp. vessels and tubes; sever[3] is also used for traumatic amputations

transection[4] *n MeSH* • **division**[5] [dɪvɪʒᵊn] *n*

» *Take care not to transect the vein or puncture[6] its outer wall. Deep facial lacerations[7] may result in transection of the facial artery, the facial nerve or the parotid duct. The roots should be divided with a bur, taking care not to damage the alveolar bone margin.*

Use partial [ʃ]/ (facial/ mental) nerve[8] / inadvertent / line of ***transection*** • ***split***-thickness graft[9] / tongue[10] [tʌŋ] • transverse / longitudinal[11] ***division***

(quer) durchtrennen/ durchschneiden
(zwei)teilen[1]
trennen, spalten[2] abtrennen[3]
Querschnitt; Durchtrennung[4]
Durchtrennung[5] durchstechen[6]
Rissquetschwunden[7]
Nervendurchtrennung[8]
Spalthauttransplantat[9]
Spaltzunge[10]
Längsspaltung, -teilung[11] 14

resection *n MeSH* *syn* **excision** *n MeSH*, **extirpation** *n term* → U22-1, 13

surgical removal of an organ or part of an organ

resect[1] *v term* • **resectable** *adj* • **excise**[2] [aɪz] *v* • **extirpate**[3] *v*

» *The adenoid cystic carcinoma was managed by resection of the soft palate. Nonsurgical modalities should be reserved for patients who are poor candidates for resection.*

Use apical / root / mandibular / craniofacial / tumor / nerve ***resection*** • wedge[4] [dʒ]/ segmental / partial[5] / (en) bloc(k)[6] / complete / curative [kju] ***resection*** • ***resectable*** lesion [liːʒᵊn] *or* tumor[7] • ***resected*** specimen / tissue / bone / aneurysm / tonsil / endoscopically • ***resecto***scope[8] • pulp / tumor ***extirpation***

Resektion, Exzision, Entfernung, Exstirpation
resezieren, entfernen[1]
exzidieren[2]
exstirpieren[3]
Keilresektion[4]
Teilresektion[5]
En-Bloc Resektion[6]
resezierbarer Tumor[7]
Resektoskop[8] 15

Unit 22 Basic Operative Techniques

Related Units: 21 **Surgical Treatment,** 26 **Sutures & Suture Materials,** 24 **Surgical Instruments,** 44 **Oral Surgery,** 43 **Dental Implantology,** 45 **Maxillofacial Surgery,** 49 **Plastic & Reconstructive Surgery**

-ectomy *comb* → U21-15, U22-13

word ending for terms referring to surgical removal or excision [eksɪʒᵊn]

pulpectomy[1] *n MeSH* • **gingivectomy**[2] [dʒɪndʒ-] *n MeSH* • **mandibulectomy** *n term*

» *Alveolectomy[3] is a routine preprosthetic procedure employed to prepare the alveolar ridge for dentures. Tumors located in the rostral portion[4] of the mouth are easier to detect and are especially well suited for excision via mandibulectomy.*

Use laser / radical / full-mouth ***gingivectomy*** • rostral / segmental / sagittal / partial[5] / marginal / rim / hemi***mandibulectomy*** • (vital/ revision/ lower molar) apico[6]/ (hemi)maxill/ TMJ disk[7]/ condyl[8]/ articular emin[9]/ gloss***ectomy*** • ethmoid/ fistul/ frenul/ irid/ laryng/ lymphaden/ tonsill***ectomy***

-ektomie, -exzision, -entfernung
Pulpektomie, Pulpaexstirpation[1]
Gingivektomie, chir. Abtragung von Zahnfleisch[2]
Alveolektomie[3] rostraler/ vorderer Bereich[4]
partielle Mandibulektomie[5]
Wurzelspitzenresektion[6]
Diskektomie, Exzision d. Kiefergelenkdiskus[7] Kondylektomie[8]
Eminektomie[9] 1

-(o)tomy *comb* → U21-9f

word ending for terms denoting surgical incision

pulpotomy[1] *n MeSH* • **arthrotomy** *n term* • **osteotomy**[2] *n MeSH* • **craniotomy**[3] *n MeSH*

» *The patient had undergone intraoral zygomatic osteotomy for correction of malar deficiency 12 years earlier. If the nerves of the traumatized front teeth die off, a pulpotomy must be performed to remove the nonvital nerve tissue and preserve[4] the teeth.*

Use maxillary / Le Fort I / vertical / (segmental) alveolar *or* visor[5] / lateral wall / sandwich[6] ***osteotomy*** • open (surgical) / temporomandibular joint (*abbr* TMJ)/ exploratory[7] ***arthrotomy*** • frontal / orbital roof / stereotactic / awake ***craniotomy*** • fascio/ capsulo/ (crico)thyro(ido)/ (emergency) conio[8]/ rhino***tomy*** • escharo[9]/ (laser) irido[10]/ vago***tomy***

-tomie, -schnitt, -eröffnung
Pulpotomie, Vitalamputation[1]
Osteotomie, operative Knochendurchtrennung[2]
Kraniotomie, Trepanation, Schädeleröffnung[3] erhalten[4]
Visier-, Segmentosteotomie[5]
Sandwich-Osteotomie[6]
explorative Arthrotomie[7]
Notfallkoniotomie[8] Escharotomie, Inzision e-s Verbrennungsschorfes[9]
Laseriridotomie[10] 2

-stomy *comb*

word ending denoting surgical creation of an opening into a hollow viscus[1] [sk] or the artificial [ɪʃ] communication[2] (also termed stoma[3]) between two spaces

antrostomy[4] *n* • **tracheostomy**[5] *n MeSH*

» *Nasal endoscopy confirmed that the previously created middle meatal antrostomy had completely closed. The maxillofacial surgeon immediately replaced the adjustable tracheostomy tube[6] under direct vision using Langenbeck's tissue retractors.*

Use intranasal / sublabial / intraoral / (circumferential) maxillary / (middle/ inferior) meatal / endoscopic ***antrostomy*** • percutaneous / dilatational / emergency ***tracheostomy*** • ***tracheostomy*** tube[6] / patient / obturator / decannulation

-stomie, -stoma, operativ angelegte Öffnung
Hohlorgan[1]
künstliche Verbindung[2]
Stoma[3]
Kieferhöhlenfensterung, Antrostomie[4]
Tracheostoma[5]
Tracheostomie-Kanüle[6]

3

-plasty *comb* → U49-3

word ending denoting surgical repair or restoration of form and/or function of organs or structures

vestibuloplasty[1] *n MeSH* • **arthroplasty**[2] *n* • **rhinoplasty** [aɪ] *n* • **genioplasty**[3] *n*

» *This 56-year-old man with severe caries underwent multiple mandibular tooth extractions and alveoloplasty before receiving five endosseous implants. Did the patient require skin graft vestibuloplasty after the distraction osteogenesis?*

Use temporomandibular (*abbr* TMJ) ***arthroplasty*** • intraoral / sliding / (vertical height) augmentation[4] ***genioplasty*** • mandibular / buccal / lingual / lipswitch[5] skin-graft ***vestibuloplasty*** • limited / radical / reduction / ridge[6] ***alveoloplasty*** • maxillary / bilateral ***antroplasty*** • angio[7] [dʒ]/ pharyngo/ tympano/ Z-/ YV-***plasty***

Note: Many (in *BE* practically all) terms with the above endings carry the main stress on the vowel that comes before the ending, e.g. *anatomy, ...ostomy, ...oplasty.*

-plastik, -ersatz, operative Korrektur
(Mund)Vorhof-, Vestibulum-, Alveolarextensionsplastik[1]
Arthroplastik, Gelenkersatz[2]
Genio-, Kinnplastik, Kinnkorrektur[3]
augmentative Genioplastik[4]
Abbe-Neuber-Plastik[5]
Alveolarkammplastik[6]
Angioplastie, Gefäßplastik[7]

4

microsurgery [aɪ] *n MeSH* *sim* **microneurosurgery** [ʊɚ] *n term*

dissection of tiny[1] [aɪ] structures, e.g. nerve tissue, using a micromanipulator[2] or laser beam [iː] and magnifying lenses

microsurgical(ly) *adj term* • **microsurgeon**[3] *n* • **microdissect** [ɪ||aɪ] *v*

» *A laser microprobe[4] was used to vaporize[5] [eɪ] a minute[1] [maɪnuːt] area of tissue. A microsurgical bone transplant was used for rehabilitation after maxillofacial tumor resection.*

Use reconstructive / endonasal / trigeminal nerve / laser / pituitary[6] / transsphenoidal ***microsurgery*** • ***microsurgical*** technique / excision / access flap[7] / repair / training / dentistry / instruments / root canal therapy

22

Mikrochirurgie
winzig[1]
Mikromanipulator[2]
Mikrochirurg(in)[3]
Mikrosonde[4]
verdampfen, vaporisieren[5]
mikrochirurgischer Eingriff an der Hypophyse[6]
mikrochirurgischer Zugangslappen[7]

5

operating microscope *n term* *sim* **magnifying loupe** [luːp] *or* **lens**[1] *n term*

specially designed loupe for surgery on delicate[2] structures not visible to the naked [neɪkɪd] eye[3]

magnification[4] *n term* • **magnify** *v*

» *An operating microscope with two viewing binocular [baɪ-] lenses[5] and swaged-on needles[6] [swedʒd] of 60 µm are required. Loss of marginal bone support for the implants was measured mesially and distally using a magnifying lens.*

Use dental operating / stereoscopic / under the ***microscope*** • surgical / at high / 3-fold / 8 times / with × 100[7] ***magnification***

Operationsmikroskop
Lupe(nbrille)[1]
zarte[2]
mit bloßem Auge[3]
Vergrößerung[4]
Binokularmikroskop[5]
atraumatische Nadeln[6]
bei 100facher Vergrößerung[7]

6

laser [leɪzɚ] *n MeSH*

acronym for light amplification by stimulated emission of radiation; a high-energy narrow beam of nondivergent[1] [-daɪvɜːrdʒənt] electromagnetic radiation highly useful in microsurgery (eye, spine [aɪ], brain surgery)

lase[2] [leɪz] *v term* • **laser-assisted** *adj*

» *Carcinoma in situ can be eradicated[3] by cauterization, cryotherapy, laser vaporization[4], cone biopsy [aɪə], or electrosurgical loop [uː] excision[5].*

Use ***laser*** (jaw) surgery /(-assisted) dentistry / ablation / excision / skin resurfacing / photocoagulation • ***laser*** application / irradiation / iridotomy /-tissue interaction / welding / safety • ***laser*** probe[6] [oʊ]/ tip / beam[7] [iː]/ energy / therapy • argon / krypton [ɪ]/ Nd:YAG[8] / Er:YAG / helium-neon [iː] ***laser*** • carbon dioxide [aɪ] or CO_2 / (pulsed) dye[9] [daɪ]/ thermal / endoscopic ***laser***

Laser
nicht divergierend[1]
lasern[2]
völlig beseitigt[3]
Laservaporisation[4]
Abtragung mittels Diathermieschlinge[5]
Lasersonde[6]
Laserstrahl[7]
Neodym-YAG-Laser[8]
(gepulster) Farbstofflaser[9]

7

cryosurgery [kraɪoʊ-] *n MeSH*

operating on tissue subjected to extreme cold, e.g. by application of carbon dioxide

cryoprobe[1] *n term* • **cryocautery**[2] [ɒː] *n* • **cryothalamotomy** *n*

» *The use of enucleation and liquid nitrogen*[3] [naɪtrədʒᵊn] *cryotherapy in the management of odontogenic keratocysts was evaluated.*

Use liquid nitrogen / nitrous oxide / intraoral ***cryosurgery*** • ***cryosurgical*** technique / destruction / unit • ***cryo***therapy[4] /ablation /enucleation /section /stat

Kryochirurgie
Kryosonde, Kältesonde[1]
Kryokauter[2]
flüssiger Stickstoff[3]
Kryotherapie, Kältebehandlung[4]
8

electrosurgery *n MeSH* *sim* **diathermy**[1] [daɪəθɜːrmi] *n MeSH*, **electrocautery**[2] [ɒː] *n MeSH*

searing[3] [ɪɚ] and coagulating tissue using high-voltage current[4] [ɜː] from an electrosurgical unit

electrosurgical *adj term* • **cauterize**[5] *v* • **cautery**[6] *n* • **cauterization** *n*

» *The bleeding site was cauterized. These lesions may be treated by office cauterization*[7]*, either chemically with 20% silver nitrate* [aɪ] *solution on cotton-tipped applicators, by light radial cauterization with nasal-tipped thermal cautery or electrocautery. Do not use cautery on epithelial lesions where dysplasia is expected.*

Use dental / oral / localized ***electrosurgery*** • ***electrosurgical*** pencil[8] / blade / coagulator / unit / removal / energy • cutting / monopolar / bipolar [aɪ]/ shortwave[9] / endoscopic ***diathermy*** • ***diathermy*** tips / loop[10] [uː] (excision) • needle-tip / snare[11] [eɚ]/ cold[12] / wet field / chemical / steam [iː]/ gas ***cautery*** • ***cautery*** knife [naɪf]/ probe / pen • ***electro***resection /coagulation /desiccation /fulguration

Note: The terms *cauterization*, *cautery*, *cauterize*, and *cauter* also include the application of heat and caustic[13] [ɒː] substances to destroy tissue.

Elektrochirurgie
Diathermie[1]
Elektrokauterisation[2]
verschorfen[3]
Strom[4]
kauterisieren[5]
Kauter; Kauterisation[6]
ambulante Kauterisation[7]
Diathermiestift[8]
Kurzwellendiathermie[9]
Schlingenelektrode, Diathermieschlinge[10]
elektrochir. Schlingenresektion[11]
Kryokauter(isation)[12]
ätzend, kaustisch[13]
9

hemostasis [hiːmoʊsteɪsɪs] *n MeSH, BE* **haemostasis**

rel **coagulation**[1] *n MeSH*

stopping a bleeding either by surgical means or physiologically by blood clotting[1]

coagulate[2] *v term* • **coagulator**[3] *n* • **electrocoagulation** *n* • **hemostatic**[4] [iː] *adj & n* • **hemostat**[5] *n*

» *In this patient who has a coagulation disorder*[6] *adequate hemostasis was achieved with fibrin* [faɪbrɪn] *glue*[7] [gluː]. *Owing to its coagulation properties, the laser was used effectively in treating patients with oral lesions compounded by blood dyscrasias.*

Use to ensure or secure[8]/aid in/accomplish[9]/maintain ***hemostasis*** • electro/ bipolar / (laser) thermo/ non-contact / cold protein / blood / disseminated intravascular[10] (*abbr* DIC) ***coagulation*** • ***coagulation*** necrosis / defect • ***coagulated*** bleeding points / tissue / platelet-rich plasma preparation • ***hemostatic*** clamp[5] / sponge / material / dressing / agent[4] / effect • curved ***hemostat***

Hämostase, Blutstillung
Koagulation, Blutgerinnung[1]
koagulieren; gerinnen[2]
Koagulator[3]
blutstillend;
Hämostyptikum, -statikum[4]
Gefäßklemme[5]
Koagulopathie, Gerinnungsstörung[6]
Fibrinkleber[7]
Hämostase sicherstellen[8]
Hämostase erreichen[9]
disseminierte intravasale Gerinnung, Verbrauchskoagulopathie[10]
10

snare [sneɚ] *n term*

wire [aɪ] loop[1] [uː] used for removing small pedunculated[2] [ʌ] growths, e.g. polyps [ɪ]

(en)snare[3] *v term* • **(electro)cautery snare**[4] *n*

» *Small polyps can be snared during endoscopy. Resect the entire turbinate by inserting a polyp snare*[5] *beneath the flaps and encircling the turbinate*[6].

Use enucleation / polypectomy[5] ***snare*** • ***snare*** technique

Schlinge
Drahtschlinge[1] gestielte[2]
anschlingen[3]
elektrische Schlinge, Diathermieschlinge[4]
Polypenschlinge[5]
Nasenmuschel, Concha nasalis[6]
11

conization [kɒːn-‖koʊnɪzeɪʃᵊn] *n MeSH* *sim* **cone biopsy**[1] [aɪ] *n term*

electrosurgical or cold knife [naɪf] resection of a cone[2] of tissue

» *The cone biopsy procedure may be used as a treatment for precancerous lesions*[3] *and early cancers.*

Use electro[4]/ cold (knife)[5] / laser / excisional[6] ***conization*** • ***cone biopsy*** specimen[7]

Konisation
Knips-, Konusbiopsie[1]
Konus, Kegel[2]
präkanzeröse Läsionen[3]
Elektrokonisation[4]
Schnittkonisation[5]
Exzisionskonisation[6]
Konusbiopsat[7]
12

22

ablation [æbleɪʃᵊn] *n MeSH*

sim **extirpation[1], resection[2]** *n term* → U21-15, U22-1

surgical detachment[3] [tʃ], removal[4] or destruction of tissue

cryoablation[5] *n term* • **ablate[6]** [eɪ] *v* • **ablative** *adj* • **resect** *v*

» *We are dedicated to the prosthetic correction and management of maxillofacial defects resulting from surgical ablation of cancer or traumatic injuries. Corticocancellous iliac bone grafts[7] are used to restore mandibular continuity following trauma or tumor ablative surgery.*

Use surgical / surface / laser[8] / tissue / cancer / radiofrequency (*abbr* RFA)/ catheter(-induced) ***ablation*** • ***ablative*** techniques / (maxillofacial) surgery / oral defects

Note: The term *ablation* is also used for hormone withdrawal therapy[9] but not for the pathologic detachment[3] of tissue layers (e.g. ablatio retinae).

Ablatio, Abtragung
operative Entfernung, Exstirpation[1]
Resektion[2]
Ablösung[3]
Entfernung[4]
Kryo-, Kälteablation[5]
abtragen, amputieren[6]
kortikospongiöse Beckenkammtransplantate[7]
Laserablation[8]
Hormonentzugstherapie[9]
13

fulguration [fʌlgʲɚeɪʃᵊn] *n MeSH* *syn* **electrodesiccation** *n term*

destruction of tissue with sparks[1] from a high-frequency current applied with needle electrodes

fulgurate[2] *v term* • **fulgurating[3]** *adj*

» *Patients who are poor surgical risks may be palliated[4] with laser fulguration[5] of the tumor mass. Superficial basal cell carcinomas may be managed by electrodesiccation and curettage.*

Use direct / indirect / electric / laser[5] / chemical / endoscopic ***fulguration***

Elektrodesikkation, Fulguration
Funken[1]
elektrochirurgisch zerstören[2]
blitzartig[3]
Erleichterung verschaffen[4]
Laserfulguration[5] 14

vaporize [veɪpɚaɪz] *vt term* *sim* **evaporate[1]** [æ] *vt/i term*

converting a solid or liquid into vapor[2] [eɪ]; in surgery it mostly refers to tissue ablation by laser

vaporization[3] [eɪ] *n term* • **evaporation[4]** [æ] *n*

» *The study tested the efficacy of CO_2 laser vaporization in ablating gingival, oral mucosal, and cutaneous melanin. Using the endoscopic laser, part of the tumor was vaporized to relieve her symptoms.*

(Gewebe) verdampfen, vaporisieren
verdampfen; sich verflüchtigen[1]
Dampf[2]
Vaporisation[3]
Verdampfung, Verdunstung[4] 15

suction [sʌkʃᵊn] *n & v MeSH* *syn* **suctioning, aspiration** *n MeSH,*
sim **tap(ping)[1]** [æ] *n term*

(n) in surgery, a procedure to aspirate fluids or material from the body through a tube or needle

aspirate[2] [-eɪt] *v term* • **aspirator[3]** *n* • **aspirate[4]** *n* [-ət] • **tap[5]** *v*

» *Suction evacuates[6] blood or serum* [ɪɚ] *accumulating[7] in the wound* [uː] *bed. The aspirate was heavily* [e] *contaminated. The diagnosis may be established[8] by fine-needle aspiration[9] and a cytologic* [saɪ-] *study of abnormal nodes. The material was aspirated for culture. The suction tube was plugged[10]* [ʌ] *with secretions.*

Use to apply[2] ***suction*** • ***suction*** device[3] [dɪvaɪs]/ catheter / bottle / drainage[11] [-ɪdʒ] /(-assisted) lipectomy[12] • intraoral / nasal / continuous[11] / lipo[12]/ low intermittent ***suction*** • blood / bronchial [k]/ foreign body[13] (*abbr* FB)/ sinus [aɪ] lavage-fluid ***aspiration*** • ***aspiration*** biopsy[14] • joint / TMJ / saline / bone marrow / ultrasound-guided / (fine) needle ***aspirate*** • lumbar [ʌ] *or* spinal[15] [aɪ]/ pleural / (non)traumatic / bloody / dry ***tap***

Note: *Aspiration* and *aspirate* can refer to the withdrawal of fluids or tissue specimens as well as to accidental inhalation of fluids, chipped teeth or foreign bodies into the respiratory tract.

Aspiration, Saug-; absaugen, aspirieren
Punktion[1]
ab-, ansaugen, aspirieren[2]
Saugvorrichtung, Aspirator[3]
Punktionsflüssigkeit, Aspirat[4]
punktieren; perkutieren[5]
entfernen[6]
ansammeln[7]
gesichert[8]
Feinnadelbiopsie[9]
verlegt[10]
Saugdrainage[11]
Fettabsaugung, Liposuktion[12]
Fremdkörperaspiration[13]
Saug-, Aspirationsbiopsie[14]
Lumbalpunktion[15]
16

irrigation *n MeSH* → U28-11

to flush[1] [ʌ] and wash out a cavity or wound [uː] with fluid

irrigate[2] *v term* • **irrigator[3]** *n* • **irrigating** *adj*

» *Irrigate the eyes gently[4] with sterile* [sterɪl‖aɪl] *saline* [eɪ] *solution. Then the wound was debrided[5]* [aɪ] *and irrigated again. In this case the use of jet irrigators[6] for cleaning teeth is not advisable.*

Use daily / throat [oʊ]/ mouth / subgingival / ear / through-the-bur internal / external / profuse *or* copious[7] [oʊ]/ chlorhexidine[8] / saline ***irrigation*** • visually-guided[9] / pressure[10] / (non)sterile / local antibiotic ***irrigation*** • ***irrigating*** solution[11] / device

Irrigation, Spülung
Aus-, Durchspülung
(durch)spülen[1]
(aus-, durch)spülen[2]
Irrigator[3] vorsichtig[4]
Wundränder wurden angefrischt[5]
Munddusche[6] gründliche Spülung[7]
Chlorhexidin-Spülung[8] Spülung unter Sicht[9] Druckspülung[10]
Spülflüssigkeit[11] 17

(venous) [iː] cutdown *n MeSH* *sim* **vene-** *or* **venipuncture**[1] [e||iː] *n MeSH*

small incision to gain access to[2] a subcutaneous vein [eɪ] for insertion of a needle or cannula

» *Three IV lines are necessary for severe shock, two of them being large-bore catheters[3] placed by cutdown. An intraluminal device was implanted via a jugular [dʒʌgjələ˞] venous cutdown[4]. Allow enough time for the first venipuncture to clot, or leave the catheter in place to occlude the venipuncture site.*

Use surgical / peripheral vein ***cutdown*** • emergency / jugular[4] ***venous cutdown*** • ***cutdown*** site / procedure / access / approach / tray • routine / subclavian[5] [eɪ] ***venipuncture*** • ***venipuncture*** technique

Venae sectio, Venenschnitt, Phlebotomie
Venenpunktion[1]
Zugang schaffen[2]
großlumige Katheter[3]
Jugulariseröffnung[4]
Subklaviapunktion[5]
18

catheter [kæθɪtə˞] *n MeSH* *syn* **line** [aɪ] *n MeSH & jar*

tube used for insertion into blood vessels, urinary passages or body cavities to inject or withdraw[1] [ɔː] fluids, keep the passage patent[2] [eɪ], etc.

catheterization[3] *n term* • **catheterize**[4] *v*

» *The stricture may be dilated[5] [aɪ] with a balloon-tipped [uː] catheter[6]. Change the arterial [ɪə˞] line sites every 3-4 days. This requires insertion of an arterial line.*

Use to insert[7]/introduce[7]/place[7]/remove ***a catheter*** • airway exchange[8] (*abbr* AEC)/ Foley[9] / suction / central venous[10] / subclavian / balloon[6] ***catheter*** • multilumen[11] / olive tip / 14 gauge / indwelling[12] / Swan-Ganz / angio***catheter*** • ***catheter*** tip[13] / site / dilatation / fever[14] [iː] / introducer • percutaneous / external carotid artery / preoperative[15] / long-term ***catheterization***

Katheter
absaugen, aspirieren[1]
offen, durchgängig[2]
Katheterisierung[3] katheterisieren[4]
(auf)gedehnt[5] Ballonkatheter[6]
Katheter legen/ einführen[7]
Tubuswechselkatheter[8]
Foley-Katheter[9]
zentraler Venenkatheter[10]
mehrlumiger Katheter[11]
Dauer-, Verweilkatheter[12]
Katheterspitze[13] Katheterfieber[14]
präoperative Katheterisierung[15] 19

stent *n & v MeSH* → U43-8

(i) thin, mostly catheter-like metal or resin tube[1] for supporting healing vessels or ducts and ensure [-ʃʊə˞] patency[2] or for holding surgical grafts[3] in place
(ii) in dental implantology, a surgical template used as a drill guide for proper implant positioning

stenting *n term*

» *A stent of minimally reactive foreign material, (e.g. Silastic) that fills the lumen above and below the intubated area should be placed. The receptor sites in the alveolar bone were prepared using the surgical guide stent to determine the correct axial angulation.*

Use to insert/place ***a stent*** • (intra)vascular / nasal / (computer-milled) surgical / (drill/ placement) guide[4] / intraoral / alveolar ***stent*** • percutaneous[5] [eɪ]/ acrylic-resin / self-expandable[6] (metal) / occluded[7] ***stent*** • ***stent*** tube / placement / fabrication / plugging[7] [ʌ]

(i) Stent, Splint, Endoprothese
(ii) chir. Führungsschablone; Stent platzieren, schienen
Kunststoffschlauch[1]
offenhalten[2]
Transplantate[3]
Führungsschiene[4]
perkutaner Stent[5]
selbstexpandierender Stent[6]
Stentverlegung[7]
20

23

Unit 23 The Surgical Suite

Related Units: 21 Surgical Treatment, 25 Perioperative Care, 27 Asepsis, 47 Anesthesiology

operating room *n MeSH, abbr* **OR,** *BE* **theatre** [θɪətəʳ], *abbr* **OT**

hospital room equipped and used for performing surgical procedures

» *The OR may only be entered by persons wearing [eə˞] clean operating attire[1] [ətaɪə˞] not worn elsewhere. Traffic[2] and talking in the OR should be minimized. All implant procedures were performed under standardized conditions in an outpatient-type OR.*

Use to be rushed[3] [ʌ]/taken/brought/transferred ***to the OR*** • ***OR*** facilities[4] [sɪ]/ personnel / procedure [-iːdʒə˞]/ temperature / training / experience

Operationssaal, OP
OP-Kleidung[1]
Aus- u. Eingehen[2]
schnell in den OP gebracht werden[3]
OP-Einrichtung[4]
1

presurgical suite [swiːt] *n term*
sim **operating** *or* **surgical** [sɜːrdʒɪkəl] **suite**[1] *n term*

holding or catchment area[2] on the operating floor[1] where the ward [ɔː] nurse[3] hands the patient (and the chart[4] [tʃ]) over to the anesthesiologist; also includes rooms with facilities for scrubbing[5] [ʌ], gowning[6] [aʊ] and gloving [ʌ]

» *Even though the patient appears to be safely dozing[7] [oʊ] with a strap in place[8], he should not be left alone in the presurgical suite.*

Vorräume zum OP-Saal
Operationstrakt[1]
Bettenschleuse[2]
Stationsschwester, -pfleger[3]
Krankenblatt[4]
chirurgische Händereinigung[5]
Anlegen d. OP-Kleidung[6]
(vor sich hin)dösen[7]
angegurtet[8] 2

induction room [ʌ] *n term* *sim* **prep room**[1] *n jar*

a quiet room adjoining[2] the OR where the anesthesiologist administers[3] the preoperative anesthetic [e]

» *In the induction room undesirable* [aɪ] *noise and conversations should be avoided as the patient may be acutely aware[4] of everything he hears.*

Narkose(einleitungs)raum
Vorbereitungsraum[1]
neben[2]
verabreicht[3]
(bewusst) wahrnehmen[4] 3

operating *or* **surgical team** *n term*

includes the surgeon [dʒ], the surgeon's assistant[1], the anesthesiologist, the scrub nurse[2] and the circulating nurse[3]

» *Following an evaluation of presurgical prosthodontic considerations, the prosthodontist[4] will consult with the surgical team to discuss the sites for titanium fixture[5] placement. Nonsterile ORs and the operating team remain a source* [ɔː] *of infection[6].*

Operationsteam
Operationsassistent(in)[1]
Instrumentier-, OP-Schwester, -Pfleger[2] unsterile OP-Schwester, *(ugs)* unsteriler Springer[3]
Spezialist(in) für zahnärztliche Prothetik, *(ugs)* Prothetiker(in)[4]
Titanimplantat, -fixtur[5]
Infektionsquelle[6] 4

surgeon [sɜːrdʒᵊn] *n term* *syn* **operator** *n term*

physician who specializes in the field of surgery; in the UK they are traditionally addressed[1] as Mr X rather than Dr X.

operator-dependent[2] *adj term*

» *Given an accomplished[3] surgeon and good preoperative preparation this nerve can be preserved[4] in more than 98% of cases. In this technique skillful operators make only minimal use of sutures* [tʃ].

Use oral / maxillofacial[5] / implant / reconstructive / operating ***surgeon*** • attending[6] / general / plastic / house[7] *(BE)* / assistant / experienced ***surgeon*** • ***the surgeon's*** technical [k] skills / judgement[8] [dʒʌdʒ-]/ responsibility / experience

> **Note:** Do not be confused by the fact that the *operator* is commonly the person who works on a telephone switchboard or operates any other apparatus or machine.

Chirurg(in), Operateur(in)
angesprochen[1]
abhängig vom/von der Chirurg(in)[2]
gut, fähig[3]
erhalten[4]
Mund-Kiefer-Gesichtschirurg(in), MKG-Chirurg(in)[5]
behandelnde(r) Chirurg(in)[6]
Assistenzarzt, -ärztin/ *(öst.)* Turnusarzt, -ärztin an der chirurgischen Abteilung[7]
Ermessen d. Chirurgen/-in[8] 5

23

anesthesiologist [ænəsθiːziɒːlədʒɪst] *n term* → U47-2
syn **anaesthetist** [əniːsθətɪst] *n MeSH BE*

physician who administers the anesthetic [e] and monitors[1] the patient while under anesthesia

» *The anesthesiologist continuously assesses[2] the depth of anesthesia[3]. In outpatient oral surgery procedures many anesthetists use propofol for induction and maintenance of general anesthesia.*

Use ***anesthesiologist***-on-call[4]

> **Note:** Unlike in the U.K., the *anesthetist* in the U.S. is a nurse [ɜː] anesthetist[5] [e], a registered nurse[6] with extra qualifications working under the supervision of an *anesthesiologist*.

Anästhesist(in), Narkosearzt/-ärztin
überwacht[1]
überprüft[2]
Narkosetiefe[3]
diensthabende(r) Anästhesist(in)[4]
Narkoseschwester/ -pfleger[5]
staatl. geprüfte(r) Gesundheits- u. Krankenschwester/-pfleger[6] 6

anesthesia screen [ænəsθiːʒə skriːn] *n term*

protective screen attached above the patient's chest to preclude airborne contamination[1] from the anesthesiologist or the patient him/herself

» *The telescopic height-adjustable anesthesia screen holder allows the attachment of a sterile cover and mounts anywhere along the OR rails.*

Abgrenzung d. Sterilbereichs, Sichtschutz zum Anästhesiebereich
Kontamination über die Atemluft verhindern[1] 7

surgical nurse [nɜːrs] *n term* *syn* **scrub** [ʌ] **nurse** *n jar*

(s)he is responsible for the scrub-up procedures, lays [leɪz] out[1] sterile instruments and equipment, assists by providing the required sutures, drains, etc. and checks to ensure that all sponges[2] [ʌ], etc. are accounted for[3]

» *Have the scrub nurse label[4]* [eɪ] *the specimen[5] and send it to the lab.*

Instrumentier-, OP-Schwester
auflegen[1] Tupfer[2]
abgezählt[3] etikettieren[4]
(Gewebe)Probe[5] 8

circulating nurse *n jar* *sim* **OR tech(nician)**[1] [teknɪʃᵊn] *n term*

(s)he manages the OR (proper temperature, lighting[2], availability of supplies[3], etc.) coordinates activities of lab or x-ray staff, and monitors aseptic practices to avoid breakdowns in technique[4]

» *The circulating nurse must observe the patient to ensure that his needs are provided for. The circulating nurse must confirm the patient's identity and review his chart to verify the presence of a signed informed surgical consent[5].*

unsterile(r) OP-Schwester/ Springer *(ugs)*
OP-(Ge)Hilfe[1] Beleuchtung[2]
Verfügbarkeit von OP-Bedarf[3]
Verstöße gegen aseptische Kautelen/ Vorsichtsmaßregeln[4]
Operationseinwilligung[5] 9

operating table *n term*
rel **operating chair**[1] *n term*

special table on which the patient is positioned during the surgical procedure; sandbags, straps[2] and braces[3] [eɪs] may be used to keep the patient stable [eɪ] and comfortable

» *Proper positioning*[4] *of the patient on the operating table is crucial*[5] [kruːʃᵊl].

Use to flex or break[6] [eɪ]/incline [aɪ] *or* tilt[7]/elevate[8] ***the operating table***

Operationstisch
Operationsstuhl[1] Gurte[2]
Stützen, Schienen[3]
richtige Lagerung[4]
sehr wichtig[5]
Op-Tisch knicken[6]
Op-Tisch neigen/ kippen[7]
Op-Tisch anheben[8] 10

position *n & v MeSH* *sim* **positioning**[1] *n term*, **place**[2] *v*

(n) depending on the procedure scheduled[3] [sk‖ʃedjuːld] the patient is brought into a position on the table which is as comfortable as possible (e.g. no undue[4] [ʌnduː] pressure on nerves), does not interfere [ɪɚ] with[5] respiration or circulation, and provides adequate exposure[6] [oʊʒ] of the operative field

reposition[7] *v term* • **repositioning** *n*

» *Improper positioning of the patient can result in immediate and long-term complications. The patient's head was positioned in a horseshoe headrest during the operation.*

Use to be in/bring into/place in/remain in/assume[8] [suː]/adopt[8] ***a position*** • satisfactory / patient ***positioning*** • change of[9] / left lateral[10] / supine[11] [aɪ]/ with the patient/foot (placed) in a ... ***position***

Lage, Position, Stellung; legen, positionieren
Lagerung[1]
lagern[2] geplant[3]
übermäßig[4]
beeinträchtigen[5]
Darstellung[6]
umlagern[7]
Stellung einnehmen[8]
Positionswechsel, Umlagerung[9]
linke Seitenlage[10]
Rückenlage[11] 11

dorsal recumbent [ʌ] **position** *n term*

the standard position with the patient flat on the back, legs slightly flexed[1] and straddled[2]; one arm is placed palm[3] [pɑːm] down alongside the trunk[4] [ʌ] while the other is positioned on an armboard[5] for IV infusion

» *The procedure is usually performed with the patient in the dorsal recumbent position.*

Rückenlage mit angewinkelten Beinen
angewinkelt[1] gespreizt[2]
Handfläche[3] Rumpf[4]
Armstütze[5] 12

Trendelenburg('s) position *n MeSH*
opposite **reverse** [ɜː] **Trendelenburg position**[1] *n term*

supine position[2] on the operating table, which is inclined[3] [aɪ] so that the pelvis is higher than the head; the patient is supported by padded shoulder braces[4] [eɪ] and thigh [θaɪ] straps[5]

» *In surgical repair of maxillofacial injuries, maintenance of a 10-degree Trendelenburg position will protect against seepage*[6] *into the lung by promoting drainage of blood and secretions into the pharynx where they can easily be removed by suction*[7].

Kopftief-, Trendelenburglage
Anti-Trendelenburg-, Fußtieflage[1]
Rückenlage[2] geneigt[3]
gepolsterte Schulterstützen[4]
Oberschenkelgurte[5]
Sickern[6]
Absaugen[7] 13

Fowler's position *n term* *rel* **head-elevated position**[1] *n term*

half-sitting position obtained [eɪ] by raising [eɪ] the head of the bed and (sometimes) elevating the knees

» *During dental extractions patients should be kept in a semi-Fowler's position and have a throat pack in position at all times to catch any pieces of tooth, blood or excess irrigation. The incidence of neurosurgical skull base venous air embolism in any head-elevated position has been reported to be 28% for sitting craniotomies compared to 5% for supine [aɪ] and prone positions.*

Use high / low / semi-***Fowler's position*** • 30-degree ***head-elevated position***

Fowler-Lagerung
Kopfhochlagerung[1] 14

semiprone [oʊ] **position** *n term*
syn **Sims'** *or* **lateral (recumbent) position** *n term*

the patient lies on the side with the under arm behind the body; the upper leg[1] is flexed more than the lower one

» *If cervical spine injuries have been ruled out*[2]*, and if no other injuries necessitate a supine position*[3]*, patients with a maxillofacial injury should be placed in the semiprone position to allow drainage of blood and secretions from the airway.*

Sims-Lage
Oberschenkel[1]
ausgeschlossen[2]
Rückenlage[3] 15

lateral decubitus [uː] **position** *n term* *syn* **flank** [æ] **position** *n term*

lateral recumbent position, but with the lower leg flexed, the upper leg extended, and the table broken at the patient's waistline[1] [eɪ]

» *In patients with mandibular fractures the surgeon may need to pull the tongue forward or use the lateral decubitus position with the patient placed on his well side*[2]*. An intra-operative x-ray in the lateral decubitus position is usually the best way to assess*[3] *the problem.*

Use left/right lateral / dorsal[4] / ventral[5] ***decubitus position***

Seitenlage(rung)
Taille[1]
gesunde Seite[2]
abklären[3]
Rückenlage[4]
Bauchlage[5] 16

recovery [ʌ] **room** *n clin & MeSH, abbr* **RR**

syn **postanesthesia** [- iːʒə] **recovery area** *n term, abbr* **PAR**

unit or room adjoining the ORs staffed and equipped with facilities[1] to provide optimal care during the recovery period[2] until the patient can be safely transferred[3] back to the surgical ward[4] [ɔː]

» *While en route[5] from the OR to the recovery area the patient is accompanied by a physician. In the recovery room the anesthesiologist generally exercises primary responsibility[6]. Are parents permitted in the PAR?*

Use ***recovery*** area / room nurse[7] / room staff • ***recovery*** system / score card[8]

Aufwachraum
Einrichtungen[1]
Aufwachperiode[2]
verlegt[3] chirurgische Station[4]
auf dem Weg[5]
hat die Hauptveranwortung[6]
Aufwachschwester/ -pfleger[7]
Beurteilungsschema im Aufwachprotokoll[8] 17

recovery (room) bed *n clin*

special bed for patients in the immediate postoperative period; it is supplied with side rails[1] [eɪ] which can be raised[2] [eɪ], receptacles[3] for IV poles[4] [oʊ], and often has a chart [tʃ] storage rack[5]

» *If the patient is unattended[6], the side rails of the recovery bed are placed in position[2].*

Aufwachbett
seitliche Gitter[1] hochgezogen[2]
Haltevorrichtung[3]
Infusionsständer[4]
Ablage für Fieberkurve/ Aufwach-protokoll[5] unbeaufsichtigt[6] 18

instrument cart [kɑːrt] *n clin* *rel* **crash cart[1]** *n jar*

small table on wheels on which the scrub nurse lays [leɪz] out the set of sterilized instruments; many other mobile[2] carts supplied with various special equipment are used in hospitals

» *Hospital ERs[3] usually have several crash carts equipped with analgesics, antiseptics, sponges[4] [ʌndʒ], swabs[5] [ɒː], hemostats[6] [iː], etc.*

Instrumentenwagen
Notfallwagen[1] fahrbar[2]
Notaufnahme[3]
chirurgischer Tupfer[4]
Tupfer (z. Desinfektion)[5]
Gefäßklemmen[6] 19

Unit 24 Surgical Instruments

Related Units: 32 Dental Instruments, 22 Basic Operative Techniques

24

instrument *v & n clin & MeSH* *sim* **instrumentation[1]** *n MeSH* → U32-1ff

equipment[2], tools[3] or appliances[4] [aɪ] or any means [iː] used to perform surgical procedures

instrumental[5] *adj genE & term*

» *The mobility of the tumor can be determined by manipulation with the tip of the instrument[6]. We offer a complete line of maxillofacial instrumentation, including retractors, scissors, rongeurs, needle holders, and forceps.*

Use to sterilize/hand-wash/lay [eɪ] out[7]/sharpen/pass *or* insert[8]/scald[9] [ɒː] ***instruments*** • soiling[10] / successful passage / set[11] / stock[12] ***of instruments*** • surgical / dissecting[13] / gas sterilized [aɪ] / microsurgical / dental / orthopedic / hand-held / lensed[14] ***instruments*** • surgical / endoscopy / root canal / hand ***instrumentation*** • ***instrumental*** assessment[15] / obliteration / malfunction • by ***instrumental*** means[16] • ***instrument*** tray[17]

Instrument; instrumentieren
Instrumentieren, -ation[1] Instrumentarium[2] Werkzeuge, Geräte[3] Vorrichtungen, Geräte[4] förderlich, behilflich; instrumentell[5] Instrumentenspitze[6] I. auflegen[7] I. einführen[8] I. thermisch desinfizieren[9] Kontamination von I.[10] Instrumentensatz, chir. Besteck[11] Instrumentenbestand[12] Präparierbesteck[13] optische Geräte[14] instrumentelle Beurteilung/ Abklärung[15] instrumentell[16] Instrumentenschale, -tray[17] 1

sharps *n jar & MeSH*

instruments for cutting and transfixing[1] tissue that are razor [reɪzɚ] sharp[2] and therefore require special [eʃ] safeguards[3] for handling (often marked by a red stripe [aɪ] on the handle[4] and disposed of[5] in a sharps container)

» *Put used sharps (needles, syringes, lancets) in a sharps container or a puncture-resistant plastic bottle.*

Use medical / contaminated / biohazardous ***sharps*** • ***sharps*** container / disposal / injury • ***sharp*** blade[6] [eɪ] / curette[7] / tip / dissection[8] / -edged[9] /-pointed

scharfe bzw. spitze Instrumente
durchstoßen, -stechen[1]
messerscharf[2] Sicherung, Schutz[3]
Griff[4] entsorgt[5] scharfe Klinge[6]
scharfe Kürette[7]
scharfes Präparieren[8]
scharfkantig[9] 2

scalpel *n MeSH* *syn* **(surgical) knife** [naɪf] *n inf & jar*

surgical knife usually with an interchangeable blade[1] and a straight handle or blade [eɪ] holder[2]

» *Nasal bone fractures can be reduced simply by inserting a scalpel handle into the nostril. A scalpel with a No. 15 blade is used to scrape[3] [eɪ] the lesion [iːʒ] until it is flat.*

Use to cut/incise/excise/probe[4] ***with a scalpel*** • disposable[5] / dissecting[6] / micro/ cold / heated / piezoelectric / ultrasonic / laser-assisted / harmonic ***scalpel*** • ***scalpel*** incision / biopsy • ***knife*** blade / point[7] / handle / edge[8] / needle • crescent[9] [s] / slit ***blade*** • to go under the / needlepoint / spoon[10] [uː] / hook [ʊ] / gingival *or* gum[11] / gamma ***knife***

Skalpell, chirurgisches Messer
Wechselklinge[1] Klingenhalter[2]
ausschaben[3]
mit e-m Skalpell sondieren[4]
Einmalskalpell[5]
Seziermesser[6] Messerspitze[7]
Messerschneide[8]
sichelförm. Klinge[9]
scharfer Löffel[10]
Zahnfleischmesser[11] 3

(surgical) scissors [sɪzɚz] *n pl MeSH* *sim* **shears**[1] [ɪɚ] *n pl term*

a cutting instrument with two crossed shearing blades which may have a sharp or blunt [ʌ] nose[2]

microscissors[3] [aɪ] *n term* • **shear**[4] *v irr*

» *Freshen the epithelial edges to be sutured with a scalpel blade or a pair of scissors. Do you want the scissors with dissecting or plain [eɪ] blades[5]?*

Use a pair of long / short / curved[6] [ɜː]/ straight[7] ***scissors*** • medium-sized / heavy[1] [e]/ double-action / serrated / pointed / delicate *or* fine ***scissors*** • dissecting[8] / suture[9] [suːtʃɚ]/ ligature[10] [-tʃʊɚ] / wire cutting[11] / Metzenbaum / endoscopic ***scissors*** • bone[12] / sternum [ɜː] / trauma / pruning [uː] / plaster[13] ***shears***

(chirurgische) Schere
(große/ stabile) Schere[1]
stumpfe Spitze[2] Mikroschere[3]
scheren, schneiden[4] ungezahnte/ glatte Schneidblätter[5]
gebogene Schere[6] gerade Schere[7]
Präparierschere[8]
Naht-, Fadenschere[9] Ligaturschere[10] Draht(schneide)schere[11]
Knochenschere[12] Gipsschere[13] 4

(surgical) needle [iː] *n MeSH*→ U26-1 ff, U7-6 *sim* **awl**[1] [ɒːl] *n term*

sharp instrument used for puncturing [ʌ] and/or suturing; the shaft may be cutting or round-bodied; at the tip there is usually a tapered[2] [eɪ] point and the suture is threaded[3] [e] at the eye[4] or it is already swaged[5] [edʒ] to the needle for atraumatic sewing[6] [oʊ] (so-called armed sutures[7])

needle-shaped *adj term* • **needle-like** *adj* • **needling**[8] *n*

» *Precautions[9] [ɒː] must be taken against leaving needles, clamps, sponges, etc. inside the patient. This tapercut needle specially developed for oral mucous membrane closure has a short, relatively straight point, followed by a curved distal section and exhibits optimal sharpness as well as resistance to breakage.*

Use to insert/pass/push/pull/rotate/withdraw[10] [ɒː] ***the needle*** • dental / suture[11] / arterial [ɪɚ] suture[12] / catheter insertion ***needle*** • straight[13] / curved / cutting / blunt-tipped / micro/ Reverdin / punch[14] [ʌ]/ atraumatic / swaged-on[15] ***needle*** • hollow / hypodermic[16] [aɪ]/ fine / large-bore[17] / broken ***needle*** • ***needle*** count / point *or* tip / shaft / site[18] [aɪ]/ position / placement / holder /-stick injury • (mandibular/ zygomatic) bone / maxillary / guide ***awl***

(chirurgische) Nadel
Ahle[1] spitz zulaufend[2] eingefädelt[3]
Öhr[4] übergangslos verbunden[5]
(Ver)Nähen[6]
armierte/ atraumatische Nähte[7]
Ritzen (m. Nadel), Punktion[8]
(Sicherheits)Vorkehrungen[9]
Nadel zurückziehen/ entfernen[10]
Nähnadel[11] Gefäßnadel[12]
gerade Nadel[13]
stanzende Biopsienadel[14]
Nadel-Faden-Kombination, öhrlose Nadel[15] Injektionsnadel[16]
großlumige Hohlnadel[17]
Punktions-, Einstichstelle[18]
5

cannula *n MeSH*

tube introduced into a vessel, duct or body cavity

cannulate[1] *v term* • **cannular** *adj* • **cannul(iz)ation** *n*

» *The cannula may be left in place for two weeks. Inability to cannulate the external jugular [ʌ] vein [eɪ] is a common technical [k] complication.*

Use to insert *or* introduce[1]/place[2] ***a cannula*** • nasal / IV / central venous[3] [iː]/ (intra-)arterial / plastic / flexible / small-bore / 18-gauge[4] [geɪdʒ] / infusion[5] / needle-tipped ***cannula*** • suction[6] [sʌkʃᵊn]/ nasal / wash *or* irrigating[7] / ointment[8] ***cannula*** • ***cannula*** insertion / removal • (intra)venous / percutaneous [eɪ] ***cannulation***

Kanüle, Hohlnadel
Kanüle einführen[1]
Kanüle legen[2]
zentraler Venenkatheter[3]
Kanüle, Größe 18[4]
Infusionskanüle[5]
Saugkanüle[6]
Spülkanüle[7]
Salbenkanüle[8]
6

24

trocar [oʊ] *n MeSH* *sim* **stylet** *or* **stilet(te)**[1] [staɪlət] *n term*

metal tube (cannula) with a sharp-tipped, three-cornered obturator[2] (trocar) inside which is withdrawn after insertion; strictly speaking the complete instrument is termed trocar and cannula

» *Open reduction of mandibular condylar fractures via an intraoral approach requires a transbuccal trocar for screw placement. Seeds[3] [iː] are placed into the residual tumor[4] with a trocar.*

Use to place/insert/introduce ***a trocar*** • antrum / working[5] / endoscope ***trocar*** • transbuccal / transcutaneous / blunt ***trocar*** • ***trocar*** sheath[6] [iː]/ cannula / insertion / placement • nasal / floppy *or* flexible / intubating / lighted [aɪ]/ obturator / needle ***stylet***

Trokar
Mandrin[1]
Trokardorn mit Dreikantspitze[2]
radioaktive Implantate[3]
Resttumor[4]
Arbeitstrokar[5]
Trokarhülse[6]
7

probe [proʊb] *v & n term* *syn* **sound** [aʊ] *n, sim* **director**[1] *n term* → U32-9

(v) to explore a wound [uː], duct [ʌ] or cavity (n) slender[2] instrument inserted for exploration[3]

cryoprobe[4] *n term* • **probing**[5] *adj & n*

» *Do not disturb the surgical area today, e.g. by rinsing vigorously or probing the area with any objects. Introduction of the probe is tricky[6] and care must be exercised to avoid perforation.*

Use ultrasonic[7] / transducer / linear / laser / pH / suction [ʌ]/ intraoral / (rigid) periodontal[8] ***probe*** • nasal / antrum[9] / blunt [ʌ] / bayonet [eɪ]/ hand-held ***probe*** • ***probe*** tip • gentle / blind[10] / bleeding on / nasolacrimal duct ***probing*** • ***probing*** depth (*abbr* PD)/ attachment level • periodontal[8] ***sound*** • hernia [ɜː] ***director***

sondieren; Sonde
Führungs(hohl)sonde[1] fein[2]
Austastung, Exploration[3]
Kryo-, Kältesonde[4]
sondierend; Sondierung[5]
schwierig[6] Schallsonde[7]
Parodontalsonde[8]
Kieferhöhlensonde[9]
Sondieren ohne Sichtkontrolle[10]
8

hook [hʊk] *v & n MeSH* *sim* **loop**[1] [luːp] *n*

(n) instrument with a curved[2] tip for elevating[3] or trapping[4] and ensnaring[5] [eə] tissues

» *Foreign* [fɒːrɪn] *bodies*[6] *may be removed with a loop or a hook without irrigation.*

Use wire[7] / suture[8] / tape / cautery[9] [ɒː] ***loop*** • bone / nerve / traction / forked / micro/ right-angled [æŋgld]/ electrosurgical[9] ***hook*** • ***hook*** electrode[9] • to place *or* ensnare[5] in a ***loop***

Haken; festhaken
Schlinge[1] (auf)gebogen[2] anheben[3] fassen[4] anschlingen[5] Fremdkörper[6] Drahtschlinge[7] Nahtschlinge[8] Diathermieschlinge[9] 9

curet(te) [kjʊəˈet] *v & n term* *sim* **spoon** [uː] *or* **scoop**[1] [uː] *n jar* → U32-14

(v) remove layers of tissue from a surface, e.g. tartar from the teeth
(n) a long and thin spoon-shaped instrument

curettage [kjʊəˈetɪdʒ] *or* **curettement** *n term* • **scoop** *or* **scrape**[2] [eɪ] *v jar & inf*

» *Samples from the periodontal pockets*[3] *were obtained by a sterile curette. The root of the involved*[4] *tooth was curetted because of the lack of alveolar bone. The cystic mass was curetted and removed.*

Use skin / adenoid / metal / blunt *or* dull[5] [ʌ]/ sharp / plastic / sterile ***curette*** • sharp / subgingival [-dʒɪndʒ-]/ open / root[6] / corneal / suction[7] / meticulous ***curettage*** • ***curettage and*** excision / enucleation[8] / irrigation

kürettieren, auskratzen; Kürette
Löffel[1]
auskratzen, ausschaben[2]
Zahnfleischtaschen[3]
befallen, betroffen[4]
stumpfe Kürette[5]
Wurzelglätten[6]
Saugkürettage[7]
Kürettage und Ausschälung[8] 10

rongeur (forceps) [rɒːndʒɜ˞] *n term* *sim* **bone chisel** [tʃɪzəl] *or* **osteotome**[1], **gouge**[2] [gaʊdʒ] *n term*

heavy-duty forceps for cutting bone, enamel[3], or other tough [tʌf] tissue;
an osteotome is a wedge-like[4] [dʒ] tool with a cutting edge at the tip of the blade

» *A gouge is a hollow chisel for cutting away bone chips. Osteotome tips are not beveled*[5]. *Rongeurs were used to procure*[6] [-kjʊə˞] *small bone chips from bony protuberances.*

Use universal / bone[7] / bone-contouring ***rongeur*** • sharp / rounded[2] / straight[8] ***osteotome*** • dental / enamel / bone / hemostatic[9] / narrow ***chisel***

Knochen(fass-), Luer-Zange
Knochenmeißel, Osteotom[1]
Hohlmeißel[2]
(Zahn)Schmelz[3]
keilförmig[4] abgeschrägt[5]
entnehmen[6]
Hohlmeißel-, Luer-Knochenzange[7]
Flachmeißel[8]
Blutstillungsmeißel[9] 11

raspatory *n term* *syn* **bone scraper, rasp, rugine** [ruːʒiːn] *n jar,* *sim* **file**[1] [faɪl] *n & v* → U32-12

hardened steel tool with cutting ridges used to lift or scrape away[2] periosteum;
files serve to smoothen[3] [uː] surfaces, e.g. of a tooth or root canal

» *After lifting the periosteum with a raspatory, the implant bed was prepared. Alveoloplasty was performed using bone-cutting burs, rongeurs, and bone files.*

Use bone / dental[4] / nasal[5] / antrum[6] ***raspatory*** • bone[7] / endodontic *or* root canal ***file***

Raspatorium, Raspel, Schabeisen
Feile; feilen[1]
abschieben, abpräparieren[2]
glätten[3] Dental-Raspatorium[4]
Nasenraspel[5] Antrumraspel[6]
Knochenfeile[7] 12

grasper [æ] *n term & jar* *syn* **grasping forceps** *n,* *sim* **clamp**[1] *n term*

instruments with two tongs[3] [ʌ] that can be clamped to lift, seize[4] [iː] or compress tissue

grasp[4] *v* • **clamp**[5] *v term* • **cross-clamping**[6] *n*

» *After administration of local anesthesia, the tooth is grasped with a forceps (preferably proximally) and brought down into its normal position. Gently* [dʒ] *spread*[6] [e] *the clamp to dilate the vein. The duct proximal to the stone must be temporarily clamped.*

Use three-prong(ed)[7] [ɒː] ***grasper*** • to apply/place/release [iː] ***clamps*** • aortic cross-***clamping*** • serially[8] / doubly[9] ***clamped*** • vascular[10] / right-angle / Kocher's / crushing[11] [ʌ]/ noncrushing[12] / towel[13] [aʊ]/ bulldog[14] ***clamp***

Fasszange
Klemmzange, Klemme[1] Branchen[2] fassen[3] (ab)klemmen[4] vollständiges Abklemmen[5] (auf)spreizen[6] Fasszange mit 3 Maulteilen[7] mehrfach abgeklemmt[8] zweifach abgeklemmt[9] Gefäßklemme[10] scharfe Klemme, Gewebe(fass)klemme[11] atraumatische Klemme[12] Tuchklemme[13] Bulldog-, Gefäßklemme[14] 13

forceps [fɔːrseps] *n pl MeSH* *sim* **tweezers**[1] [iː] *n clin pl,* **applicator**[2] *n term*

instruments with two blades to grasp or compress tissue or dressings[3] in surgery

» *Blunt spreading of soft tissues around the nerve with a curved mosquito* [k] *forceps*[4] *will gain relaxation of the flap as it is elevated and prevent damage to the nerve. Tweezers are small forceps that can be held between the thumb* [θʌm] *and forefinger.*

Use to apply/place/release ***forceps*** • extraction[5] / artery[6] / hemostatic[7] [iː]/ bipolar / splinter[8] / dressing[9] / ear[10] / sponge holding / clip removing ***forceps*** • ring / cup / biopsy[11] [aɪ]/ nasal / polyp / tissue[12] ***forceps*** • smooth[13] [uː]/ toothed *or* hooked[14] / four-prong[15] / thread[16] [e]/ sterile [aɪ] ***forceps*** • cotton(-tipped)[17] / sonic / sealed [iː]/ laryngeal [dʒ] ***applicator*** • a pair of / dental / straight / slanted / fine tipped / pointed / hemostatic / diamond[18] ***tweezers***

Zange, Klemme, Pinzette
kleine Zange, Pinzette[1] Applikator[2] Wundauflagen[3] Moskitoklemme[4] Extraktionszange[5] Arterienklemme[6] Gefäßklemme[7] Splitterzange, -pinzette[8] Tupferzange[9] Ohrpinzette[10] Biopsiezange[11] Gewebefasszange[12] anatomische Pinzette, Gefäßpinzette[13] chirurgische Pinzette[14] Vierkrallen-Fasspinzette[15] Fadenpinzette[16] Watteträger[17] Diamantpinzette[18] 14

needle holder *n term* *syn* **suture** [suːtʃɚ] **forceps** *n term*

forceps used to grasp the needle and pass it through the tissue

» *To secure the endotracheal tube to the upper incisors an 8-10 inch segment of no. 25 dental wire is used, held by one end with a standard needle holder.*

Use standard / smooth / micro-[1]/ carbide-tipped ***needle holder***

Nadelhalter
Mikronadelhalter[1] 15

retractor *n term* *syn* **tenaculum** *n term*

pointed or hooked instrument used for holding the wound [uː] edges[1] apart[2] or vessels and other tissues out of the operative field; may have one or several claws [ɒː] or teeth[3] at either end

retract[4] *v term* • **retraction** *n*

» *Retractors out! The injury was due to a misplaced retractor. An oral retractor was placed in the lateral aspect of the mouth allowing adequate exposure of the inner cheek.*

Use sharp *or* toothed[5] / blunt[6] / (non-)malleable[7] / self-retaining[8] ***retractor*** • lip / cheek[9] / lingual[10] / transsphenoidal ***retractor*** • ***retracting*** clamp

Wundhaken, -sperrer, Wundspreizer
Wundränder[1] auseinander[2] Zinken, Zähne[3] zurückziehen, auseinanderspreizen[4] scharfer/ gezahnter Wundhaken[5] stumpfer Wundhaken[6] (nicht) federnder Wundhaken[7] selbsthaltender Wundspreizer[8] Wangen(ab)halter[9] Zungenretraktor[10] 16

dila(ta)tor [daɪl(ət)eɪtɚ] *n term* *sim* **bougie (boule)**[1] [buːʒɪ] *n term*

instrument to expand and enlarge the diameter[2] [daɪæmətɚ] of a tube or passage [-ɪdʒ], e.g. a narrowed[3] duct

dila(ta)te[4] *v term* • **dila(ta)tion** *n* • **bougi(e)nage**[5] [-ɑːʒ] *n*

» *A 32F dilator was passed orally. Next, we expanded the diameter of Wharton's duct*[6] *at the papilla using a dilatable bougie.*

Use nasal (airway)[7] [eɪ]/ lacrimal / antegrade / retrograde / tent / Hegar's[8] / sialography ***dilator*** • dilating[1] / olive-tipped / medicated ***bougie*** • vascular / catheter / stricture / balloon[9] [uː] ***dilation*** • ***dilation*** and evacuation / of stricture [-ktʃɚ]

Note: The *F* in *32F dilator* stands for *French*, a measure to indicate the diameter or thickness of dilators, catheters, bougies and similar instruments.

Dilatator, Erweiterer, Dehner
(Dilatations)Bougie, Dehnsonde[1]
Durchmesser[2]
verengt[3]
dilatieren, aufdehnen, (sich) erweitern[4]
Bougierung[5]
Ductus submandibularis, Wharton-Gang[6]
Nasendilatator[7]
Hegar-Stift[8]
Ballondilatation[9] 17

(surgical) sponge [spʌndʒ] *n MeSH & jar*

sterile, absorbent material used to control bleeding sites, mostly a compressed pad of aseptic gauze[1] [gɔːz] that swells[2] when moistened[3]

» *Dry sponges are used and weighed* [weɪd] *to estimate intraoperative blood loss. Sponge and needle count are correct.*

Use alcohol[4] / (sterile) gauze[5] / gelatin / moist / retained ***sponge*** • ***sponge*** biopsy[6] [aɪə]/ count / forceps[7] / stick *or* carrier[8]

Tupfer
Verband(s)mull, Gaze[1] (auf)quellen[2] befeuchtet[3] Alkoholtupfer[4] Gazekissen[5] Abstrich, Tupfpräparat[6] Tupferzange[7] Tupferträger[8] 18

Unit 25 Perioperative Care

Related Units: 21 Surgical Treatment, 23 The Surgical Suite, 27 Medical & Surgical Asepsis, 28 Wound Healing, 47 Anesthesiology

preoperative assessment *n term* *syn* **preoperative workup** *n jar*

patient evaluation[1] including a detailed history[2], PE[3], and specific diagnostic investigations[4]

» *The nutritional* [ɪʃ] *status*[5] [eɪ] *of the patient is an essential factor in the preoperative workup. Additional workup including skin testing and a biopsy* [aɪ] *is required. The preoperative evaluation should be completed before hospitalization.*

Use clinical / radiologic / prosthodontic / periodontal / dental risk / oral health status ***assessment*** • to undergo *or* have[6] ***a workup*** • (non)emergency / initial / outpatient[7] / preanesthetic / prebiopsy ***workup*** • routine / extensive / diagnostic[4] / laboratory / complete dental ***workup*** • ***preoperative*** patient evaluation / diagnosis / preparation / planning / antibiotic coverage[8] / sedation / course

Anamnese und präoperative Diagnostik
Abklärung[1] Anamnese[2] körperl. Untersuchung, Status(erhebung)[3] diagnost. Untersuchungen[4] Ernährungsstatus[5] sich e-r Durchuntersuchung unterziehen[6] ambulante Untersuchungen[7] präoperative Antibiotikaprophylaxe[8] 1

patient selection [sɪlekʃᵊn] *n MeSH*

select[1] *v & adj* • **selective** *adj* • **unselectively** *adv*

» *Without proper patient selection, excellent prosthodontic and laboratory back-up, failure rates will increase. Specific indications for the selection of patients for curative radiotherapy are listed below.*

Use ***in selected*** patients[2] / cases • donor-recipient[3] [sɪ]/ drug ***selection*** • ***selection*** criteria[4] [aɪ] / guidelines • ***selective*** angiography[5]

Patientenselektion
auswählen; -gewählt[1]
bei ausgewählten Patienten[2]
Spender-Empfänger-Auswahl[3]
Selektions-, Auswahlkriterien[4]
selektive Angiografie[5] 2

informed consent *n MeSH* *sim* **operative permit[1]** *n term*

agreement (usually in writing[2]) by a patient, guardian[3] [gaːrdiən] or next of kin[4] to treatment suggested [dʒ] by the physician or surgeon

informed waiver[5] [eɪ] *n term*

» *Informed consent must be based on a full discussion of the potential benefits[6], risks, and complications of the treatment proposed as well as a discussion of alternative options. No patient should be urged or coerced to sign an operative permit.*

Use to obtain[7] / to be (in)capable of giving / full / written / voluntary / presumed[8] ***informed consent*** • ***informed consent*** form[9] / for (oral/ maxillofacial) surgery / for removal of tissue for grafting[10]

Einwilligung(serklärung) nach Aufklärung
Operationseinwilligung[1] schriftlich[2] gesetzliche(r) Vertreter(in), Vormund[3] Angehörige(r)[4] aufgeklärte Verzichtserklärung[5] mögliche Vorteile[6] Einwilligung einholen[7] angenommene Einwilligung[8] Einwilligungsformular[9] Einwilligung zur Gewebeentnahme für eine Transplantation[10] 3

presurgical anxiety [æŋzaɪəti] *n term*

commonly includes emotional strain[1] [eɪ] created by the prospect[2] of surgery, worries about losing job, friends, etc.

» *Anxiety and fear* [fɪɚ] *are normal in patients undergoing surgery[3]. Patients facing surgery[4] may be beset by[5] fears of anesthesia* [-iːʒə], *death, or cancer. Relieving anxiety[6] and restlessness[7] is one of the principal goals[8]* [oʊ] *of preoperative medication[9].*

Use to have *or* suffer from / to experience / dental[10] / level of ***anxiety*** • ***anxiety*** control / relief[6]

Operationsangst
emotionelle Belastung[1] Aussicht[2]
sich e-r Operation unterziehen[3]
denen eine Operation bevorsteht[4]
befallen von[5]
Angstabbau[6]
Unruhe[7] Hauptziele[8]
Prämedikation[9]
Zahnbehandlungsangst[10] 4

(operative) risk *n & v* *sim* **hazard[1]** *n*

at-risk[2] *adj term* • **high-/ good-/ poor-/ low-risk[3]** *adj* • **risk-benefit ratio[4]** [reɪʃɪoʊ] *phr*

» *Their risk of acquiring* [kwaɪ] *cancer is two times that of age-matched controls[5]. Patients who have sustained[6]* [eɪ] *head injuries are at risk for/of spinal injury. This patient is a good operative risk[7]. The risks associated with the procedure are too high. Do amalgam fillings pose a health hazard?*

Use to face/run *or* take[8]/have/expose to/carry *or* involve[9]/avoid/lessen/reduce/minimize/eliminate ***a risk*** • (peri)operative / increased / long-term / overall[10] / potential / low ***risk*** • ***high-risk*** patient[11] • ***risk*** factor / group • to pose a / health / microbiologic(al) / life-threatening[12] [e] ***hazard***

(Operations)risiko; Risiko eingehen
Risiko, Gefahr[1] Risiko-[2]
risikoarm, m. geringem Risiko[3]
Risiko-Nutzen-Verhältnis[4]
Kontrollpersonen[5] erlitten[6]
hat ein sehr geringes Operationsrisiko[7] Risiko eingehen[8]
mit Risiko verbunden sein[9]
Gesamtrisiko[10] Risikopatient(in)[11]
lebensbedrohliche Gefahr[12] 5

25

preoperative bowel [baʊᵊl] **preparation** *n term* *syn* **bowel prep** *n jar*

in elective procedures[1] most patients are put on a light diet[2] or fasted[3] overnight and may be given a cleansing [e] enema[4] the evening before; esp. for intestinal surgery mechanical [k] cleansing of the bowels[5], laxatives[6], or whole-gut [ʌ] lavage[7] [ləvaːʒ] and systemic antibiotics may be required

» *Measures taken to eliminate the fecal mass[8]* [iː] *and reduce the number of bacteria* [ɪɚ] *as much as possible prior* [aɪ] *to surgery[9] are known as the "bowel prep".*

präop. Darmentleerung
elektive Eingriffe[1] auf leichte Kost gesetzt[2] nüchtern bleiben müssen[3]
Klistier, Einlauf[4] Darmreinigung[5]
Abführmittel[6] Darmspülung[7]
Stuhl[8] präoperativ[9] 6

postoperative course [kɔːrs] *n term*

progress[1] the patients makes after the operation (surgical outcome, convalescence[2] [-esəns], complications)

» *The early postoperative course was uneventful, no neurologic deficits, seizures[3]* [iː], *or hemorrhagic complications were detectable[4], and the cosmetic outcome was excellent. At this time the surgeon should explain the operation and the expected postoperative course to the patient.*

Use smooth [uː] *or* uneventful *or* uncomplicated[5] ***course***

postoperativer Verlauf
Fortschritte[1]
Rekonvaleszenz[2]
Krampfanfälle[3]
feststellbar[4]
komplikationsfreier Verlauf[5] 7

postanesthetic observation *n MeSH* *syn* **monitoring** *n*, *sim* **surveillance[1]** [sərveɪləns] *n term*

as the patient recovers from the effects of the anesthetic[2] the vital [aɪ] signs[3] [aɪ] are closely watched; in some patients invasive [eɪ] monitoring, cardiopulmonary [ʊ‖ʌ] support and critical care management[4] are required

observe[5] *v* • **observer** *n* • **monitor[6]** *v & n term*

» *Appearance of a mass while the patient is under observation may be a sign of local perforation. Pulse* [ʌ] *oximetry is a standard of care in patient monitoring during general anesthesia.*

Use period of / close[7] / continuous[8] / frequent ***observation*** • metabolic / cardiac / respiratory gas / bispectral index[9] (*abbr* BIS) ***monitor*** • hourly[10] [aʊɚli]/ hemodynamic [iː]/ intraoperative ***monitoring***

postop. Überwachung
Beobachtung[1] Anästhetikum[2]
Vitalfunktionen[3] Intensivtherapie[4]
beobachten[5]
überwachen; Monitor, Überwachungsgerät[6]
intensive Überwachung[7]
ständige Überwachung[8]
Bispektraler-Index-Monitor, BIS-Monitor[9]
stündliche Überprüfung[10] 8

complication *n MeSH*

sim **sequel** [siːkwᵊl] *or* **sequela**[1] [sɪkwelə] *n MeSH*, **-ae** [iː] *pl*

(i) generally the occurrence [ɜː] of concomitant disorders[2] in a patient (ii) in surgery, any intra- or postoperative event, injury or disorder that sets back[3] or delays the patient's convalescence

complicated[4] *adj* • **uncomplicated** • **uneventful**[5] *adj*

» *Complications are most common on the 2nd to 5th postoperative days. Major bleeding is the most worrisome[6] complication. Vitreous [ɪ] hemorrhage is a common sequela.*

Use to avoid[7]/prevent/preclude[8]/suspect/develop/lead to/contribute to[9]/be due to[10] ***complications*** • rare / minor [aɪ]/ serious [ɪə˞]/ life-threatening[11] [e]/ anesthetic-related / late[12] / wound [uː] ***complication*** • ***complication*** rate[13] [eɪ] • ***(un)complicated*** postoperative course / exodontia[14] / crown fracture / healing (rate) • long-term[15] ***sequelae***

Komplikation
Folge(erscheinung)[1] Begleiterkrankungen[2] zurückwerfen[3]
komplikationslos, -frei[4]
unauffällig[5] beunruhigend[6]
Komplikationen vermeiden[7]
Komplikationen ausschließen[8]
zu Komplikationen beitragen[9]
auf Komplikationen zurückzuführen sein[10]
lebensbedrohliche Komplikation[11]
Spätkomplikation[12]
Komplikationsrate[13]
schwierige/ komplizierte Zahnentfernung/ Exodontie[14]
Langzeitfolgen[15] 9

(surgical) adhesion [ædhiːʒᵊn] *n term*

sim **adherence**[1] [ɪə˞] *n term*

two surfaces which are normally separate adhere to each other[2] due to scar formation[3]

adhesiolysis[4] [-ɒːlɪsɪs] *n term* • **adherent**[5] *adj* • **adhesio-** *comb*

» *A common unwanted side effect of functional endoscopic sinus surgery[6] is the formation of adhesions between the septum and the middle turbinate, preventing proper ventilation and drainage from the paranasal sinuses.*

Use to form/produce/cause/develop/prevent/free[7]/lyse[7] [aɪs‖z] ***adhesions*** • fibrous [aɪ]/ dural / intra-articular[8] / inflammatory ***adhesions*** • ***adhesio***tomy[4]

Verwachsung, Verklebung, Adhäsion
Anhaftung, Adhärenz[1]
miteinander verkleben[2]
Narbenbildung[3]
Adhäsiolyse, Lösen v. Adhäsionen[4]
adhärent, verklebt, verwachsen[5]
funktionelle endoskopische Sinuschirurgie, FESS[6]
Verwachsungen lösen[7]
intraartikuläre Adhäsionen[8] 10

postoperative hospitalization *or* **hospital stay** [steɪ] *n MeSH*

time of required postop inpatient care[1] (observation and treatment) until discharge[2] [dɪstʃɑːrdʒ]

» *Early surgery can reduce the length of postoperative hospitalization significantly. In the event of[3] complications the hospital stay will be longer. The endoscopic technique achieves similar results with a shorter hospital stay and convalescence.*

Use short / prolonged[4] / reduced ***hospital stay***

postoperativer Krankenhausaufenthalt
stationäre Behandlung[1]
Entlassung[2]
bei (Auftreten von)[3]
längerer Krankenhausaufenthalt[4] 11

25

postoperative oral intake *n term*

most patients are first put on TPN[1] or a clear liquid diet[2] [daɪət] and only gradually resume regular oral intake[3]

» *Must early postoperative oral intake be limited to patients undergoing minimally invasive surgery? These patients do not benefit from[4] total parenteral nutrition[1] and can resume an oral diet.*

Use premature / (un)restricted[5] / permissible[6] / postoperative oral intake • food / fluid[7] / protein / nutrient[8] / salt / caffeine intake

postop. Nahrungsaufnahme
künstl. Ernährung[1]
flüssige Nahrung (ohne Einlage)[2]
zur normalen Kost zurückkehren[3]
profitieren von[4]
eingeschränkte Nahrungsaufnahme[5] erlaubte Nahrungsaufnahme[6]
Flüssigkeitszufuhr[7]
Nährstoffzufuhr[8] 12

ambulation *n MeSH sing only*

sim **mobilization**[1] *n term* → U29-5

walking about[2] and not confined [aɪ] to bed[3] (e.g as a result of surgery or disease)

ambulate[2] *v term* • **mobilize**[4] *v* • **ambulatory**[5] *adj*

» *Initial treatment consists of bed rest[6] for a few days followed by limited ambulation[7]. Vomiting was precipitated[8] by ambulation. The catheter can be removed if the patient is expected to ambulate. Dietary measures [ʒ], early mobilization[9] and active rehabilitation are essential in all cases.*

Use early[9] / gradual / assisted[10] /indoor / progressive / prolonged ***ambulation*** • controlled / exaggerated[11] [ædʒ]/ passive ***mobilization*** • ***ambulatory*** patient[12] / care[13] / therapy / monitoring

Umhergehen, Mobilisation
Mobilisation, Mobilisierung[1]
umhergehen[2] bettlägrig[3]
mobilisieren[4] gehfähig, mobil;
ambulant[5] Bettruhe[6]
eingeschränkte Mobilisation[7]
ausgelöst durch[8]
Frühmobilisation[9]
Gehen mit Unterstützung[10]
übermäßige Mobilisation[11]
gehfähige(r) Patient(in)[12]
ambulante Behandlung[13] 13

return to normal activity *phr term*

sim **recovery**[1] [ʌ], **recuperation**[1] [uː], **convalescence**[1] *n clin*

progressive improvement[2] as the symptoms disappear and body functions return to normal

convalesce[3] [-les] *v* • **convalescent**[4] *adj & n* • **recuperate**[3] *v* • **recover**[3] *v i/t*

» *Recuperation and return to normal activity are usually faster in minimal access surgery[5]. Most patients improve sufficiently [ɪʃ] to return to full activity. The porcelain fused to gold crown[6] is cemented into place and the patient can now return to full function.*

Use to resume ***normal activities*** • ***time to*** recovery[7] / disease progression / recurrence • ***to recover*** from an illness / one's eyesight[8] [-saɪt] • to accelerate[9] [kse]/promote/delay[10] [eɪ]/prolong ***recovery*** • partial / (in)complete / prompt / quick *or* rapid / spontaneous[11] [eɪ]/ functional ***recovery*** • hope / chance / period[7] [ɪɚ] extent ***of recovery*** • ***convalescent*** stage / period[7] / home[12]

Wiederaufnahme der Aktivitäten des tägl. Lebens
Genesung, Rekonvaleszenz[1] fortschreitende Besserung[2] genesen, sich erholen; etw. wiedererlangen[3] genesend; Rekonvaleszent(in)[4] minimal invasive Chirurgie[5] Verblendmetallkeramik-, VMK-Krone[6] Genesungszeit[7] Sehkraft wiedererlangen[8] Genesung beschleunigen[9] Genesung verzögern[10] Spontanheilung[11] Erholungsheim[12] 14

postoperative follow-up *n term* *syn* **followup,** *abbr* **f/u** *or* **F/U**

examining, monitoring or observing the progress made by the patient in the postoperative course

follow[1] *v term*

» *Follow-up visits should be scheduled[2] [sk‖ʃ] at 4- to 6-week intervals. The patient was advised to seek followup consultation[3] with his primary-care physician[4]. This is a 10-year follow-up study[5].*

Use to require/receive/arrange/refer for[6]/be discharged [-tʃɑːrdʒd] to[7] ***follow-up*** • ***follow-up*** examination / care / appointment[8] / instructions / period / evaluation / testing • long-term / 5-year / telephone / periodic / close[9] / daily / outpatient[10] ***followup*** • at[11] ***followup***

Nachuntersuchung, -sorge, Verlaufskontrolle
nachuntersuchen, Verlaufskontrolle durchführen[1] terminisiert[2] zur Nachsorge kommen[3] prakt. Arzt, Hausarzt[4] Verlaufskontrollstudie[5] zur Nachsorge überweisen[6] zur Nachsorge entlassen werden[7] Nachuntersuchungstermin[8] intensive Nachsorge[9] ambulante Nachsorge[10] bei der/ zum Zeitpunkt der Nachuntersuchung[11] 15

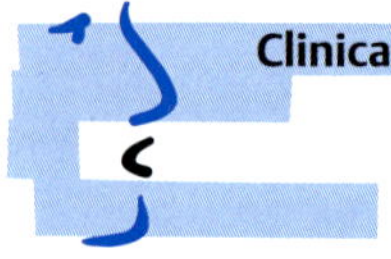

Clinical Phrases

Are you on any medication? Nehmen Sie irgendwelche Medikamente? • Nurse, please prepare Mr. Smith for a Le Fort osteotomy on Monday. Schwester, bereiten Sie bitte Herrn S. für die am Montag geplante Le Fort Osteotomie vor. • The patient was put on a clear liquid diet. Der Patient bekam nur flüssige Nahrung. • Early ambulation should be encouraged. Der Patient sollte möglichst früh mobilisiert werden. • Mrs. Moore has made a complete recovery. Frau M. ist vollkommen wiederhergestellt. • Ten out of 154 patients were lost to followup. Zehn von 154 Patienten erschienen nicht mehr zur Nachuntersuchung. • Followups were performed at 6 and 12 months postoperatively. Verlaufskontrollen wurden 6 und 12 Monate nach dem chirurgischen Eingriff durchgeführt.

26

Unit 26 Sutures & Suture Material

Related Units: 22 Basic Operative Techniques, 28 Wound Healing, 24 Surgical Instruments

suture [suːtʃɚ] *n & v MeSH* *syn* **stitch** [stɪtʃ] *n & v clin & jar*

(n, i) the seam[1] [iː] formed by surgical sewing[2] [oʊ]
(n, ii) material used to approximate[3] wound [uː] edges
(n, iii) a suture joint, e.g. in bones of the skull
(v, iii) closing a wound or surgical incision with surgical stitches

suturing *n term* • **sutureless** *adj* • **resuture** *v*

» *The subcutaneous tissue should always be sutured, care being taken to "bury" [e] the knot[4] [nɒːt]. Facial [eɪʃ] skin sutures should be removed no later than on the 4th day. The suture is placed so that it does not break[5] or pull free[6]. The gum is stitched back into place with absorbable sutures.*

Use to apply *or* place[7]/tie [aɪ]/secure[8]/remove *or* take out[9] ***sutures*** • ***to suture*** into place • approximation[10] / subcutaneous / fine[11] / buried[12] [e]/ barbed ***suture*** • (intra)cutaneous [eɪ]/ vascular / palatal / circummandibular / (double-/ triple-)layered[13] [eɪ]/ traction / relaxation[14] / fixation[15] ***suture*** • inverting[16] / primary[17] / delayed[18] [eɪ]/ (double-)armed[19] ***suture*** • ***suture*** closure / material / line / site / pullout (strength) / dehiscence / rupture / loading • to place *or* take[7]/remove / intraoral ***stitches*** • ***stitch*** abscess / removal • ***suturing*** instruments / technique / in layers[20]

(i,ii) Naht(material)
(iii) Sutura; Naht legen, (an)nähen
Naht[1] chirurgisches Nähen[2] adaptieren[3] Knoten versenken[4] reißen[5] aufgehen[6] Nähte legen[7] Nähte sichern[8] Nähte entfernen[9] Situations-, Adaptationsnaht[10] feine Naht[11] versenkte Naht[12] Schicht-, Etagennaht[13] Entlastungsnaht[14] Haltenaht[15] invertierende Naht[16] Primärnaht[17] aufgeschobene/ verzögerte Primärnaht[18] armierte Naht[19] schichtweiser Wundverschluss[20] 1

-rrhaphy [rəfi] *comb*

word ending denoting surgical suturing, e.g. a nerve suture or neurosuture[1]

neurorrhaphy[1] [ʊɚ] *n term* • **tenorrhaphy**[2] *n*

» *Surgical repair of trigeminal nerve injury following third molar surgery involves neurolysis[3] and preparation of nerve stumps to perform neurorrhaphy. The duration of immobilization after tenorrhaphy is generally for no more than 3-4 weeks.*

Use microsurgical / end-to-side[4] / primary[5] / transoral inferior alveolar ***neurorrhaphy*** • immediate[6] / delayed[7] / flexor ***tenorrhaphy***

-naht, -rrhaphie
Neurorrhaphie, Nervennaht[1]
Sehnennaht[2]
Neurolyse[3]
End-zu-Seit Neurorrhaphie[4]
primäre Nervennaht[5]
sofortige Sehnennaht[6]
verzögerte Sehnennaht[7] 2

ligate [laɪgeɪt] *v term* *syn* **tie** [taɪ] **off** *v phr jar*

(i) tying a blood vessel, pedicle[1], etc. with a suture or wire to constrict it
(ii) in dentistry, using a wire [aɪ] to secure[2] an orthodontic attachment to an archwire[3]

clip-ligate[4] *v term* **suture-ligate**[5] *v term* •
ligature[6] [ɪ] *n & v MeSH* • **ligation**[7] [aɪ] *n MeSH*

» *The facial vein is ligated at the most dorsocaudal aspect of the incision. Venous injuries are best managed by ligation. It is very difficult to clip or ligate the maxillary artery prior to transection[8].*

Use to do/place/apply/tighten/anchor[9] [k] ***a ligature*** • ***ligature*** loop[10] [uː]/ tie / pad / needle / wire[11] [aɪ]/ placement /-induced peri-implantitis • silk[12] / rubber band / caval[13] [eɪ]/ high / suture[14] / (intraosseous) wire[15] / occluding ***ligature*** • suture[16] / proximal ***ligation*** • doubly / clamped and[17] ***ligated***

abbinden, unterbinden, Ligatur legen, ligieren
Gefäßstiel[1] befestigen[2] Drahtbogen[3] clippen, m. Clip ligieren[4]
umstechen, Umstechungsnaht setzen[5] Ligatur (legen)[6]
Unterbindung[7] vor dem Absetzen[8]
Ligatur sichern[9] Ligaturschlinge[10]
Ligaturendraht[11] Seidenligatur[12]
Kavaligatur[13] Umstechungsligatur[14]
Drahtligatur[15] Umstechung[16]
abgeklemmt und ligiert[17] 3

secure [sɪkjʊɚ] *v & adj term* *rel* **tack**[1] *v jar*

(v) to fix or attach firmly (adj) safe

» *Use staples[2] [eɪ] to secure a patch of mesh[3] over the lesion. Take care to repair the fascial [ʃ] defect securely. Bleeding points were secured. The flap[4] is tacked into position.*

Use ***secured*** in place[5] / with tape • ***secure*** closure[6] [ʒ] / anchor / airway • ***securely*** knotted[7] [nɒːt]/ tied (off) / sutured / sealed / fixed / anchored • ***tacking*** suture[8] / stitch

sichern; sicher
anheften, klammern[1]
Klammern[2]
Meshtransplantat[3]
Lappen[4] fixiert[5]
sicherer (Wund)Verschluss[6]
fest verknotet[7]
Heftnaht[8] 4

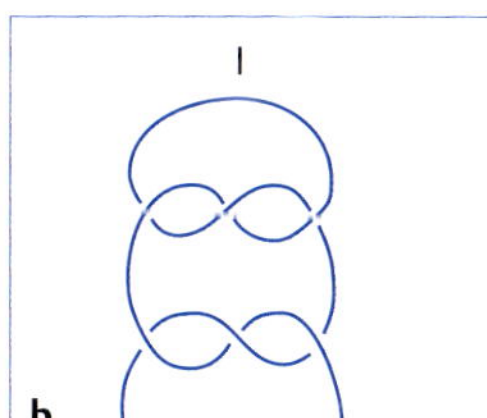

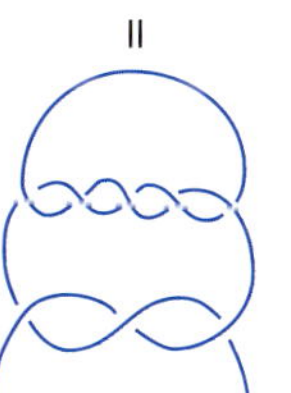

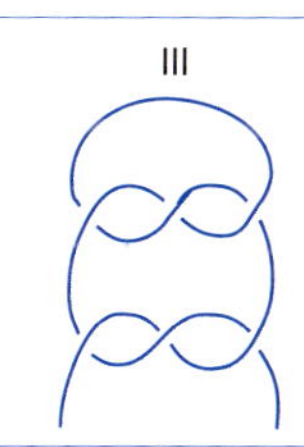

(**a**) Wound edges approximated by four single interrupted sutures in the buccal gingiva. (**b**) square knot (I), surgical knot (II), false knot (III)

26

coapt [koʊæpt] *v term* *sim* **(re)approximate**[1], **appose**[1] *v term*

to join or fit together two surfaces or stumps[2] [ʌ], e.g. a severed[3] nerve or wound margins[4] [dʒ]

coaptation[5] *n term* • **(re)approximation** *n* • **apposition**[6] *n* • **apposing** *adj*

» *The skin edges can be approximated with tapes. Sutures should accurately appose skin edges without undue[7] tension. Meticulous[8] nerve coaptation is essential.*

Use tissue / skin / nerve / (passive) flap / direct / external ***coaptation*** • end-to-side / end-to-end / tension-free[9] / proper / loose / incomplete ***coaptation*** • ***coaptation*** suture[10] / splint[11] • to achieve *or* obtain *or* bring into[12] / close / accurate ***approximation*** *or* ***apposition*** • (cranial) bone / bone-tissue / bone-implant ***apposition***

adaptieren
(wieder) annähern, adaptieren[1]
Stümpfe[2] durchtrennt[3]
Wundränder[4]
Koaptation, (Nerven)Adaptation[5]
Apposition, Anlagerung[6]
übermäßig[7] exakt[8]
spannungsfreie Koaptation[9]
Stoß-auf-Stoß-Naht[10]
Führungsschiene[11]
(wieder) vereinigen, aneinanderlegen[12] 5

knot [nɒːt] *v & n term* *syn* **tie** *v jar*

(v) to tie and fix suture ends (n) the result of knot-tying

knot-tying[1] *n term* • **knotting**[1] *n* • **slipknot**[2] *n*

» *Synthetic sutures must be knotted at least four times. To tie a surgical knot*[3] *the thread* [e] *is passed twice through the first loop*[4] [uː] *and then once through the second. The suture knots should be placed on the outside.*

Use to tie/tighten[5] [aɪt]/secure/cinch[5] [sɪntʃ] ***a knot*** • ***to pull a knot*** taut[5] [ɒː]/tight[5] • surgeon's[3] / double / square[6] [eɚ]/ buried ***knot*** • microsurgical [aɪ]/ false[7] [ɔː]/ sliding[2] ***knot*** • ***knot***-tying skills / security[8]

(ver)knoten -knüpfen; Knoten
Knoten(technik)[1]
Schiebeknoten[2]
chirurgischer Knoten[3]
Schlinge[4]
Knoten zuziehen[5]
Schifferknoten[6]
Weiberknoten[7]
Knotensitz(festigkeit)[8] 6

suture material *n* *sim* **thread**[1] [e], **strand**[1] [æ], **filament**[1] *n term*

» *Monofilament plastic will not harbor*[2] *bacteria. Sutures are available in various diameters*[3] *(e.g fine 8-0 sutures) and tensile* [ɪ] *strengths*[4]. *Wait a few minutes to allow the suture material to swell*[5].

Use monofilament[6] / multifilament or braided[7] [eɪ]/ (non-)absorbable / synthetic / stainless steel[8] / atraumatic[9] ***suture material*** • suture / 3-0 silk / 4-0 chromic / polypropylene ***thread*** • ***thread*** ends / rupture

Note: The caliber of suture lines[3] ranges from fine 10-0 to coarse[10] [ɔː] 2-0 and 0 to 4 (the largest) sutures.

Nahtmaterial
Faden[1]
enthalten, beherbergen[2]
Fadenstärke, -durchmesser[3]
Zugfestigkeit[4] quellen lassen[5]
monofiles Nahtmaterial[6]
multifiles/ polyfiles/ geflochtenes Nahtmaterial[7]
Nahtmaterial aus rostfreiem Stahl[8]
atraumatisches Nahtmaterial[9]
dick[10] 7

absorbable *or* **resorbable** *adj term*

opposite **non-absorbable** *or* **nonresorbable**[1] *adj term*

type of suture material that can be digested[2] [daɪdʒestɪd] by the body and need not be removed

resorb[3] *v term* • **resorption** *n, espBE* **absorption**

» *The wound* [uː] *was closed with a single layer of absorbable sutures. Extra precautions*[4] [ɒːʃ] *include using nonabsorbable suture materials for fascial* [æʃ] *closure. Catgut will eventually*[5] *resorb but the resorption time*[6] *is highly variable.*

Use ***absorbable*** (synthetic) suture[7] / polymer / screw / (mini)plate / gelatin sponge / biomaterial / implant • bio-***absorbable***

resorbierbar
nicht resorbierbar[1]
abgebaut[2]
resorbieren[3]
Vorsichtsmaßnahmen[4]
schließlich[5]
Resorptionszeit[6]
resorbierbare(s) Naht(material)[7] 8

catgut [kætgʌt] *n MeSH* *syn* **gut** *n jar*

traditional absorbable suture material; catgut is a misnomer[1] as it is usually made from the intestines of sheep or cattle[2]

» *Sutures inside the mouth should be of chromic catgut and the knots buried to prevent the children from chewing them out. Modern synthetic suture materials are clearly superior* [ɪɚ] *to*[3] *catgut for fascial closure. Gut and chromic gut are good absorbable materials.*

Use plain[4] [eɪ]/ monofilament / hardened / chromic[5] ***catgut*** • ***catgut*** suture / thread

Katgut, Catgut
irreführende Bezeichnung[1]
Rinder[2]
überlegen, besser als[3]
reines Katgut[4]
Chromkatgut(nähte)[5] 9

synthetic [sɪnθetɪk] *adj term* *opposite* **organic**[1] *adj term*

common synthetic suture materials are prolene, nylon and Surgilon (nonabsorbable) and Vicryl, PDS, and Dexon (absorbable); types of organic suture materials include silk[2], cotton[3] and catgut

» *Synthetic nonabsorbable materials are mostly inert*[4] [ɜː] *and retain*[5] [eɪ] *tensile strength longer.*

Use ***synthetic*** (polymer) suture / membrane / biomaterials / bone graft substitute • Monocryl / GORE-TEX / Teflon-coated [oʊ] polyester[6] / black silk (*abbr* BSS) ***suture***

synthetisch
organisch[1]
Seide[2]
Baumwolle[3]
biologisch inaktiv/ reaktionslos[4]
behalten[5]
teflonbeschichtete Polyesternaht[6] 10

seal [siːl] *v & n term* *syn* **seal over** *v phr jar & inf* → U34-16

(v) to achieve a tight closure (n) tight closure

sealant[1] [siːlənt] *n term*

» *Fibrin* [aɪ] *glue*[2] [gluː] *is a useful operative sealant to achieve hemostasis*[3] [iː] *in a variety* [aɪ] *of procedures. The leak*[4] [iː] *was effectively sealed.*

Use ***to seal*** off • to produce a / (to) suture ***seal*** • water-tight[5] / leak-free / air-tight[6] [taɪt] / soft tissue / peri-implant / gel / hermetic ***seal***

abdichten, (dicht) verschließen; Verschluss, -siegelung
(Ab)Dichtungsmittel, Versiegler[1]
Fibrinkleber[2]
zur Blutstillung[3]
Leck, undichte Stelle[4]
wasserdichter Verschluss[5]
luftdichter Verschluss[6] 11

staple [steɪpᵊl] *n & v MeSH*

(n) U-shaped metal (mostly stainless steel[1]) applied in rows[2] [oʊ] or circles with a stapling device[3] [aɪs] to approximate wounds or cut edges[4]

stapler[3] *n term* • **stapling** *n* • **(double-)stapled** *adj*

» *Then the graft can be stapled into place and dressed with pressure. Use staples to secure the patch of mesh. Now you can fire[5] the staples. Two 10-cm rows[2] of staples are placed adjacent [dʒeɪs] to each other[6].*

Use to place *or* apply[7]/remove ***staples*** • metal / absorbable / skin / bone / memory ***staples*** • ***staple*** line / fixation / disruption[8] [ʌ] • ***stapled*** closure / anastomosis / transection[9] • vascular / skin / TA (tissue autosuture) / end-to-end / linear / endoscopic ***stapler***

Klammer; klammern, Klammernaht anlegen
rostfreier Stahl[1]
Reihen[2]
Klammernahtgerät[3]
Schnittränder[4]
einschießen[5]
nebeneinander[6]
Klammern setzen[7]
Aufgehen von Klammern[8]
Absetzen zwischen Klammer-reihen[9] 12

clip *n & v term*

(n) mostly metal clasp-like surgical device used for hemostasis or approximation of cut edges (v, i) to place clips (ii) in genE to trim or shorten hair, fingernails, etc.

clip-ligate *v term* • **clip applier**[1] *n*

» *Control the leak by application of stainless steel clips directly to the bleeding vessels.*

Use to fire *or* place *or* apply[2]/transect between[3] ***clips*** • a rack of[4] ***clips*** • surgical / vascular / wound / occlusive[5] / towel[6] [taʊᵊl]/ metal / absorbable / titanium ***clip*** • ***clip*** forceps [s] *or* holder[7] • multi-load[8] / endoscopic ***clip applier***

Clip, Klammer, Klemme; (i) Clip setzen, (ab)klemmen (ii) (zurück)schneiden
Clip-Applikator[1] Clips setzen[2]
zwischen Clips absetzen[3]
Clip-Magazin[4]
Gefäß-, Ligaturclip[5]
Tuchklemme[6] Clipzange[7]
Mehrfachapplikator[8] 13

fibrin [faɪbrɪn] **glue** [gluː] *n MeSH*

blood product rich in[1] fibrinogen [faɪbrɪnədʒᵊn] and admixed[2] with thrombin [θ] used to coagulate surgical wounds

» *Fibrin glue can be made from the patient's own blood donated[3] at least three days before surgery. Instillation of fibrin glue directly into the fistula is still a matter of controversy.*

Use autologous / platelet-enriched ***fibrin glue*** • ***fibrin*** spray gun / foam[4] [oʊ] / adhesive / sealant

Fibrinkleber
reich an[1]
durchmischt[2]
gespendet[3]
Fibrinschaum[4]
14

interrupted [ʌ] **suture** *n term* *sim* **over-and-over suture**[1] *n term*

single sutures each of which is tied separately with a surgical knot

» *Small wounds are ideally closed with fine interrupted sutures placed loosely[2] and conveniently [iː] close[3] to the wound edges. We prefer a running 2-0 Prolene fascial closure [-ʒɚ] reinforced[4] with interrupted polyglycolate [aɪ] suture to ensure [-ʃʊɚ] a dry wound. Finally, the mucosal flap was approximated with an interrupted suture.*

Einzelknopfnaht
Knopfnaht[1]
lose[2]
entsprechend nahe[3]
verstärkt[4]
15

running [ʌ] *or* **continuous suture** *n term*
rel **(inter)locking** *or* **lock-stitch suture**[1] *n term*

uninterrupted series of stitches with a single suture the ends of which are fastened [fæsnd] by a knot[2]

» *A running permanent suture can also be used and pulled out after healing has progressed. The pouch[3] [paʊtʃ] is then closed with two layers of 3-0 PGA running sutures to ensure water-tightness of the closure.*

Use single / double / subcuticular[4] / counterclockwise / locking *or* locked[5] / 10-0 nylon ***running suture*** • ***running*** lock-stitch suture[5] / end (of the suture) • plain *or* simple[6] / single-layer / one-row ***continuous suture***

fortlaufende Naht
durchschlungene/ *(öst.)* eingewendelte Naht[1]
verknotet[2]
Tasche[3]
fortlaufende Intrakutannaht[4]
durchschlungene fortlaufende Naht, *(öst.)* eingewendelte Fortlaufnaht[5]
einfache fortlaufende Naht[6] 16

mattress suture *n term* *syn* **quilt(ed)** [kwɪlt] **suture** *n jar*

double stitch that forms a loop[1] [uː] about the tissue on both sides of a wound

» *A horizontal running mattress suture is useful to produce eversion [ɜː] of the skin edges[2]. Buried [e] half-mattress (flap) sutures are recommended for tacking skin flaps into position.*

Use interrupted / continuous / vertical[3] / horizontal[4] / everting[5] / internal / tension / transseptal ***mattress suture***

Matratzennaht
Schlinge[1]
Ausstülpung der Wundränder[2]
Rückstichnaht, rückläufige Naht, vertikale Matratzennaht[3]
horizontale Matratzennaht[4]
ausstülpende Matratzennaht[5] 17

purse-string [ɜː] **suture** *n term*

circular [sɜː] continuous suture used for closure of defects

» *A 'round block' purse-string suture was used for facial reconstruction[1] following skin cancer surgery. Create* [krɪeɪt] *a purse-string type of stitch around the defect.*

Raff-, Tabakbeutelnaht
plastische Gesichtsrekonstruktion[1] 18

figure-of-eight suture *n term*

a stitch in which the thread begins at the deepest layer on each side of a wound and crosses over to the superficial layers on the opposite side following the contours of the figure 8

» *Definite hemostasis can be achieved* [tʃiː] *with figure-of-eight sutures or hemostatic clips. Repair by wire cerclage[1]* [sɜːrklɑːʒ] *or figure-of-eight wire[2] is preferred.*

Use interrupted / full-thickness / horizontal / inverting[3] [ɜː] ***figure-of-eight suture*** • ***figure-of-eight*** wire[2] / ligature[4] / stitch / closure

Achternaht
Drahtcerclage[1]
Achterdraht[2]
einstülpende Achternaht[3]
Achterligatur[4] 19

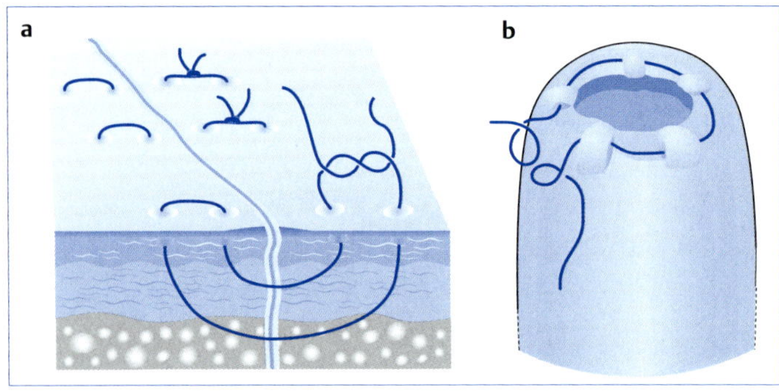

a interrupted mattress suture
b purse-string suture

27

Unit 27 Dental & Surgical Asepsis

Related Units: 6 At the Dentist's, 7 Dental Operatory Equipment, 25 Perioperative Care, 23 The Surgical Suite, 28 Wound Healing

aseptic [eɪ‖əseptɪk] *adj term* *opposite* **septic[1]** *adj term*

aseptic surgical techniques involve precautions[2] [ɒː] against the introduction of infectious [-fekʃəs] agents [eɪ]

asepsis[3] *n term* • **sepsis**[4] *n* • **antisepsis**[5] *n MeSH* • **antiseptic**[6] *adj & n*

» *All endodontic procedures were carried out under a rubber dam using strict aseptic technique. The wound* [uː] *was aseptically dressed[7]. In these critically septic patients the mortality rate is 30%.*

Use to render[8] ***aseptic*** • to adhere [ɪɚ] to ***aseptic*** techniques[9] • ***aseptic*** surgery / wound / fever [iː] • surgical / medical ***asepsis*** • to observe[9]/maintain/relax ***aseptic precautions*** • ***septic*** complications / patient / process / shock[10] / wound • localized / generalized / late / deep[11] / lethal [iː] ***sepsis*** • chemical / (surgical) hand / chlorhexidine ***antisepsis*** • ***antiseptic*** solution / mouthwash / gauze[12] [ɒː]/ cleansing [e]/ dressing[13] • skin[14] / topical / oral ***antiseptic***

keimfrei, aseptisch, steril
septisch, verunreinigt, nicht keimfrei[1] Sicherheitsmaßnahmen[2] Asepsis, Keimfreiheit[3] Sepsis, Blutvergiftung[4] Antisepsis[5] keimtötend, antiseptisch; Antiseptikum[6] verbunden[7] keimfrei machen, sterilisieren[8] sich an d. asept. Kautelen/ Vorsichtsmaßregeln halten[9] septischer Schock[10] schwere Sepsis[11] antiseptische Gaze[12] antiseptischer (Wund)Verband[13] Hautdesinfektionsmittel[14] 1

sterile [sterᵊl‖aɪl] *adj term* *opposite* **non-sterile, contaminated[1]** *adj term*

(i) free from micro-organisms and their spores[2]; aseptic (ii) infertile [-ᵊl‖aɪl]

(re)sterilize[3] [-laɪz] *v term* • **sterilization**[4] *n MeSH* • **sterility**[5] *n* • **sterilizer**[6] *n*

» *Although much of the OR environment* [aɪ] *is sterile, the operative field itself is not. This must be done under sterile conditions. Total sterilization by this method requires 10 hours.*

Use ***sterile*** field[7] / dressing / amalgam carrier / cotton swabs / saline irrigation • ***sterilized*** equipment / dental needle *or* syringe[8] [sɪrɪndʒ]/ handpiece[9] / catheter / surfaces / implants • to (with)stand[10] ***sterilization*** • dry heat *or* hot air[11] / saturated steam[12] [iː]/ safe ***sterilization*** • gas-/ steam-/ (in)adequately ***sterilized*** • ***sterilizing*** chamber[13] [tʃeɪ-] • ***sterilized by*** autoclaving / immersion in a solution / gamma irradiation

(i) steril, keimfrei
(ii) steril, unfruchtbar
kontaminiert, verunreinigt[1] Sporen[2] sterilisieren, entkeimen[3] Sterilisation, -sierung[4] Sterilität, Keimfreiheit[5] Sterilisator[6] steriler Bereich[7] sterilisierte Spritze[8] sterilisiertes Handstück[9] sterilisierbar sein[10] Heißluftsterilisation[11] Dampfsterilisation[12] Sterilisierbehälter, Sterilisiertrommel[13] 2

autoclave [ɒːtəkleɪv] *n & v term*

(n) apparatus [æ‖eɪ] for sterilizing instruments with superheated[1] steam [iː] under pressure; the articles are inserted in a wire [aɪ] basket and wrapped[2] [ræ] if necessary

autoclaving *n term* • **autoclavable**[3] *adj*

» *The implants were packaged for steam autoclaving prior to implantation. Gas sterilization of materials that cannot withstand autoclaving[4] has largely replaced soaking [oʊ] in antiseptics[5].*

Use high-pressure[6] / high-vacuum / dental / steam / gas ***autoclave*** • ***autoclave*** sterilization[7] (cycle) • ***autoclaved*** fixture / implant / surfaces

Autoklav; autoklavieren
sehr heiß[1]
eingehüllt, verpackt[2]
autoklavierbar[3]
nicht autoklavierbar sein[4]
in keimtötende Flüssigkeiten legen[5]
Hochdrucksterilisator[6]
Sterilisation im Autoklaven, Autoklav-Sterilisation[7] 3

disposable *adj term* *opposite* **reusable**[1] [riːjuːzəbl] *adj term*

materials and instruments that cannot withstand sterilization and must be discarded[2] after single use

dispose of[3] *v* • **disposal**[4] *n* • **discard** *v*

» *Never dispose of elemental mercury in the trash. Disposable amalgam traps are preferable to reusable ones because of the difficulty in effectively removing amalgam particles from the trap without spilling the particles into the drain or garbage. New guidelines [aɪ] for disposal of materials contaminated by bacteria have been established[5].*

Use ***disposable*** instruments / scalpel / drapes[6] [eɪ]/ gloves[7] [ʌ]/ cannula / hypodermic needle • ***reusable*** appliances [aɪ] / diamond (bur) / towel / handle • sewage[8] [suːɪdʒ] / (medical/ hazardous) waste[9] / mercury[10] ***disposal***

Einmal-, Einweg-
wiederverwendbar[1]
weggeworfen[2]
entsorgen[3]
Entsorgung, Beseitigung[4]
festgelegt[5]
Einmal-Abdecktücher[6]
Einmalhandschuhe[7]
Abwasserentsorgung[8]
Problemstoffentsorgung[9]
Quecksilberentsorgung[10] 4

disinfect *v term* *sim* **cleanse**[1][e], **rinse**[2] *v clin*

to destroy harmful microorganisms or inhibit[3] their growth [groʊθ] or pathogenic [dʒe] activity

disinfection[4] *n MeSH* • **disinfectant**[5] *n & adj* • **detergent**[6] [ɜːrdʒ] *n*

» *Painting[7] with mild disinfectants may be helpful. If possible, thermal disinfection[8] and cleaning in instrument washer-disinfectors[9] is to be preferred to chemical disinfection.*

Use chemical / skin / (hygienic) hand / surface / wet / terminal[10] [ɜː]/ antisepsis, sterilization and ***disinfection*** • ***disinfection*** method / container • ***disinfectant*** solution[11] • chlorhexidine / oral / water / final ***rinse*** • thoroughly / water-/ ethanol-***rinsed*** • ***cleansing*** agent [eɪ] / solution / pad • denture / wound / skin / nonirritating ***cleanser***

desinfizieren
reinigen[1] (ab-, aus)spülen[2]
hemmen[3] Desinfektion, Entkeimung, Entseuchung[4]
Desinfektionsmittel; desinfizierend[5]
Reinigungsmittel[6] (ein)pinseln[7]
Thermodesinfektion[8]
Thermodesinfektor[9]
Schlussdesinfektion[10]
Desinfektionsmittel[11] 5

scrub(-up) [ʌ] *n & v jar*

(v) to rub[1] [ʌ], disinfect and rinse before surgery, esp. the hands and forearms[2] of the operative team

scrubbing[3] *n jar* • **scrub suit**[4] [suːt] *n*

» *Before surgical dental procedures surgical hand scrubbing is mandatory for the dentist and assistant(s). For preoperative preparation hands should be scrubbed for 5-10 min. Shorter scrubs are acceptable between operations.*

Use (pre)surgical / hand / chlorhexidine ***scrub*** • surgical (hand) ***scrubbing*** • ***scrub*** routine / nurse[5] [nɜːrs]/ room[6] • ***(un)scrubbed*** personnel[7] / team members

chir. (Hände)Desinfektion; Hände desinfizieren
(ab)reiben[1] Unterarme[2]
präoperative Desinfektion[3]
Operationskleidung[4]
OP-Schwester[5]
Händedesinfektionsraum[6]
(nicht) steriles Personal[7] 6

drape [dreɪp] *v & n usu pl term*

(v) to cover body parts other than the operative field with sterile materials

» *The skin is prepared with an antiseptic solution and then the area is draped. Patient draping must be accomplished without violation in aseptic technique.*

Use skin / patient / operative field *or* area ***is draped*** • scrubbed, sterilely prepped[1] and ***draped*** • to place *or* apply a / surgical / adherent[2] [ɪɚ] / soft-tissue / head ***drape*** • sterile[3] ***draping***

(mit sterilen Tüchern) abdecken; (steriles) Abdecktuch
steril gemacht[1]
Abdeckfolie[2]
sterile Abdeckung[3] 7

ventilation [ventəleɪʃən] **system** [ɪ] *n term*

conditioner which provides clean air for the sterile zone[1] [zoʊn], eliminates airborne bacteria[2] [ɪɚ] and avoids microbial [aɪ] dissemination[3] by controlled air flow patterns[4]

» *This ventilation system avoids microbial emission[3] between the air source and the clean zone[1] by downstream[5] turbulence [ɜː] and even works without restrictive side panels[6].*

Use mechanical / air-conditioning / laminar flow[7] / outward *or* exflow ***ventilation system***

Belüftungsanlage
Sterilzone, sterile Zone[1]
Keime in d. Luft[2]
Verbreitung von Mikroorganismen[3]
Luftströmung[4]
nach unten gerichtet[5]
seitliche Begrenzung[6]
Laminar-Flow-System[7] 8

contamination *n MeSH* *rel* **infection**[1] *n MeSH*

soiling[2] or making impure [-pjʊɚ] or unhealthy [e] by contact with bacteria or other harmful[3] agents

(de)contaminate[4] *v term* • **contaminant**[5] *n* • **contaminated** *adj* • **decontamination** *n MeSH*

» *Avoid leaving the surgical area/cubicle while wearing contaminated surgical garb to minimize cross-contamination. They are nonpathogenic [dʒe] surface contaminants but may be opportunistic invaders[6] in immunosuppressed[7] patients.*

Use ***contaminated*** wound / procedure • ***contamination from*** instruments / ambient hospital air[8] / linens[9] • cross-[10]***contamination*** • airborne[11] / surgical / bacterial / surface[12] / microbial / wound / radioactive[13] ***contamination*** • plaque-/ spore-/ heavily [e] ***contaminated*** • wound / sinus / odontogenic / dentoalveolar / bone / local / (contagious) viral ***infection*** • biomaterial-associated / peri-implant / iatrogenic / secondary / source of / HIV ***infection*** • ***infection*** risk / control

Kontamination, Verunreinigung, Keimverschleppung
Infektion[1]
Verunreinigung, Verschmutzung[2]
schädlich[3] kontaminieren, verunreinigen[4] Schadstoff, Kontaminant[5] opportunistische Erreger[6] immunsupprimiert[7] Kontamination durch die Raumluft im Krankenhaus[8] Kontamination durch Bettwäsche[9] Übertragung(sinfektion)[10] durch Luft verursachte Kontamination[11] Oberflächenkontamination[12] radioaktive Kontamination/ Verseuchung[13] 9

colony forming unit *n MeSH, abbr* **cfu**

» *Dental plaque and the gingival crevice contain more than 10^{11} colony-forming units of micro-organisms per gram. It is prudent[1] to prevent cfu from infecting the wound rather than rely [aɪ] on[2] prophylactic antibiotics[3].*

koloniebildende Einheit
sinnvoll, klüger[1]
sich verlassen auf[2]
Antibiotikaprophylaxe[3] 10

cross infection *n MeSH* *also spelled* **cross-infection**

infection transmitted between patients or from hospital staff[1] to patients or vice versa[2] [vaɪs(i) vɜːrsə]

» *All open wounds should be aseptically dressed to protect them from cross-infection. Surgical patients must be protected from cross-infection with virulent [ɪ] strains [eɪ] of bacteria[3].*

Use to prevent / precautions against ***cross-infection*** • ***cross infection*** control policies[4]

Kreuzinfektion
Krankenhauspersonal[1]
umgekehrt[2]
virulente Bakterienstämme[3]
Vorschriften zur Vermeidung von Kreuzinfektionen[4] 11

hospital-acquired [əkwaɪɚd] *adj term* *syn* **nosocomial** *adj term*

a new disorder (esp. an infection) a patient develops while hospitalized[1]

» *It led to a significant increase in hospital-acquired wound infections and septicemia [siː], particularly among the aged[2] [eɪdʒd] and debilitated[3].*

Use ***hospital-acquired*** gram-negative bacteria / (super)infection • ***nosocomial*** pathogens[4] / transmission / complications

nosokomial, Krankenhaus-
in stationärer Behandlung[1]
Betagte[2]
Geschwächte[3]
Hospitalkeime[4] 12

prophylactic antibiotic coverage [kʌvɚɪdʒ] *n term*
syn **antibiotic prophylaxis** [prɒːfɪlæksɪs] *n MeSH*

preoperative administration of a broad [ɒː] spectrum antibiotic[1] to patients at risk of[2] infectious [ekʃ] complications

» *In the case of open injuries prophylactic antibiotics should be given.*

Use perioperative / short-term / single-dose / routine use of[3] ***antibiotic prophylaxis*** • ***prophylatic antibiotic*** use / treatment / administration

Antibiotikaprophylaxe
Breitbandantibiotikum[1]
Gefahr besteht[2]
routinemäßige Antibiotikaprophylaxe[3] 13

preoperative skin preparation *n term* *syn* **prep** *n jar*

includes bathing [eɪ], shaving[1] [eɪ] and disinfecting the operative area to render the skin as free of microorganisms[2] as possible without causing irritation

» *A 1-minute skin prep was applied followed by an adherent drape[3]. In uncooperative patients a depilatory cream[4] [iː] can be used instead of skin shaving.*

Use surgical *or* operative / chairside / skin / crown / cavity / inlay ***prep***

präoperative Hautdesinfektion
Rasur[1]
die Haut keimfrei machen[2]
Abdeckfolie[3]
Enthaarungscreme[4] 14

scrub [ʌ] **suit** [suːt] *n term* *syn* **OR attire** [aɪ], **gown** [aʊ] *n term*

close-fitting dresses, pants, suits, etc. worn with surgeon's aprons[1] [eɪ], shoes or shoe coverings [ʌ] and other protective gear[2] [gɪɚ] to keep the clean zone as aseptic as possible

gowning[3] *n term*

» *Scrub suits should only be worn in the OR. When the gown is donned[4] [ɒː] the glove[5] [ʌ] is grasped with the fingers still inside the sleeve[6] [iː]. Fresh OR attire is put on each time a person enters the OR.*

Use to don/secure/fasten sterile[7] ***gowns*** • surgical *or* operating / hospital ***gown*** • ***gown*** cuffs[8] [ʌ]

OP-Kleidung, -Anzug, -Mantel
OP-Schürzen[1]
Schutzvorrichtungen[2]
Ankleiden[3] angezogen wird[4]
(OP-)Handschuh[5]
Ärmel[6]
sterile OP-Kleidung zuschnüren[7]
Abschlussbund am OP-Mantel[8] 15

27

total body exhaust [ɪgzɒːst] **gown** *n term*

system to capture[1] [-tʃɚ], contain[2], and remove the continuous infective body emissions[3] from the operating team

» *The total body exhaust system worn by the surgical team was shown to reduce the bacteria count by 11 times. This garment[4] is supplied with a negative pressure necklace* [nekləs] *exhaust[5].*

Use ***total body exhaust*** system / hood / (isolation) suit

OP-Anzug mit Absaugvorrichtung
einfangen[1]
einschließen[2]
Körperabsonderungen[3]
Anzug[4]
Absaugvorrichtung (unterhalb des Visiers)[5] 16

surgical gloves [ʌ] *n MeSH*

gloving *n term* • **gloved** *adj* • **glove-wearing** [eɚ] *adj & n*

» *Palpate gently* [dʒ] *with the gloved hand. These surgical gloves are coated[1] with surface powders that act as lubricants[2] to facilitate donning[3]. If a glove is torn it should be replaced as promptly as patient safety permits.*

Use to wear/handle with ***gloves*** • double[4] [ʌ] ***gloving*** • latex [eɪ]/ disposable[5] / protective[6] / punctured[7] [ʌ] ***gloves*** • ***glove*** cuff [ʌ] / lubricant [uː] / (dusting [ʌ]) powder[8] [aʊ]

Operationshandschuhe
beschichtet[1] Gleitmittel[2]
das Anziehen erleichtern[3]
Doppelhandschuhe[4]
Einmalhandschuhe[5]
Schutzhandschuhe[6]
perforierte Handschuhe[7]
Handschuh(gleit)puder[8] 17

(surgical *or* **face) mask** *n & v term* *sim* **face shield[1]** *n, rel* **surgical cap[2]** *n term*

(n) worn at all times in the OR to minimize airborne contamination

» *When the moistened[3]* [mɔɪsᵊnd] *mask is changed during operations only the strings[4] must be handled.*

Use full[1]-***face mask***

Mundschutz; Mundschutz anlegen
Visier[1] OP-Haube[2]
feucht gewordene[3]
Bänder[4] 18

Unit 28 Wound Healing

Related Units: 3 Injuries, 17 Fractures, 27 Medical & Surgical Asepsis, 26 Sutures & Suture Material, 25 Perioperative Management, 29 Fracture Management, Part 5 DENTISTRY

wound [uː] **care** *or* **management** *n clin*

sim **wound repair[1]** [rɪpeɚ] *n term*

includes cleansing[2] [e], closing and dressing[3] the wounded area, irrigation[4], infection control, drainage [eɪ], etc.

» *She requires a visiting nurse[5] to assist with wound care at home. A carefully applied dressing assures the patient that good wound care has been provided. This is how the wound should be cared for. The implant-host interface should be studied to determine wound repair and tissue adaptation in the periodontal implant region.*

Use to provide/assist with ***wound care*** • open / local / chronic / appropriate / meticulous[6] / negligent[7] [-dʒənt] ***wound care*** • postoperative / surgical / deep[8] ***wound care*** • to promote/interfere with ***wound repair*** • (oro)facial / oral / cutaneous / traumatic / superficial / incisional / fibrous / suture ***wound repair***

> **Note:** The term *wound repair* may refer to surgical wound care as well as the body's healing process following an injury (→ U28-5).

Wundversorgung, Wundbehandlung
chirurgische Wundversorgung[1]
Reinigen[2]
Verbinden[3]
Spülung[4]
Hauskrankenpfleger(in)[5]
sorgfältige Wundversorgung[6]
nachlässige Wundversorgung[7]
Versorgung einer tiefen Wunde[8] 1

28

approximate *v term*

sim **align[1]** [əlaɪn] *v term* → U29-1, U26-5

bringing two surfaces (e.g. wound edges[2]) or stumps[3] [ʌ] (fractured bone, vessels, nerves) close together

reapproximate *v term* • **approximation[4]** *n* • **alignment[5]** *n* • **approximator** *n*

» *The wound edges can be approximated with tapes. Simple approximation of the freshened edges[6] is sufficient. Precise alignment facilitates[7] rapid healing, return of function and a good cosmetic result.*

Use loosely ***approximated*** • to provide/allow for/permit/(re)check ***approximation*** • primary [aɪ]/ simple / loose[8] / skin / tissue / end-to-end / close or exact[9] ***approximation*** • surgical / (micro)vascular / nerve / tendon / rib / soft tissue / universal ***approximator*** • ***approximator*** clamp

adaptieren, annähern, wiedervereinigen
reponieren, einrichten[1]
Wundränder[2]
Stümpfe, Bruchenden[3]
Adaptation[4]
Einrichtung, Reposition[5]
angefrischte Wundränder[6]
ermöglicht[7]
lockere Adaptation[8]
gute/ exakte Adaptation[9] 2

wound closure [kloʊʒɚ] *n term*

approximation of the wound edges over the wound cavity[1] by means of tapes[2], sutures or dressings[3]

» *Tapes are the skin closure of choice[4] for clean wounds. The ideal type of wound closure is primary approximation of the wound edges[5].*

Use to achieve/delay [eɪ] ***wound closure*** • early / primary[5] / tension-free / adequate / precise ***wound closure*** • burn / intraoral / surgical / conventional / vacuum-assisted / layered[6] [eɪ] / accelerated ***wound closure*** • type / safety ***of wound closure*** • to close[7] ***a wound***

Wundverschluss, Wundnaht, Wundschluss
Wundhöhle[1]
Klebebänder, (Heft)Pflaster[2]
Wundauflagen, Verbände[3]
der Wahl[4] primärer Wundverschluss, Primärnaht[5]
schichtweiser Wundverschluss[6]
Wunde schließen[7] 3

heal [hiːl] *v i/t* → U18-2

(i) to recover and become healthy [e] again (ii) to provide therapy to support this process

healing[1] [iː] *n & adj MeSH* • **heal up**[2] *v* • **healed** *adj* • **healer**[3] *n*

» *A fractured bone cannot be healed, it has to be set[4]. The ulcer failed to heal with local care. He has a poorly healing burn on his cheek. These donor sites are slower to heal.*

Use ***to heal*** spontaneously [eɪ] • to improve/compromise/jeopardize/promote/speed ***healing*** • ***healing*** process[5] / rate / by first intention[6] [-ʃən]/ earth[7] [ɜː] • spontaneous[8] / wound / bone / ulcer[9] [ʌlsɚ] ***healing*** • defect[10] / ankylotic / implant / osseous / submerged / soft tissue / mucosal flap / graft ***healing*** • early stages of / primary / fibrous / rapid / uneventful[11] ***healing*** • traditional / faith[12] [eɪ] ***healer*** • ***heal***-all[13]

> **Note:** While *heal* is mainly used to describe the recovery the body makes (esp. self-healing) and less commonly for restoring sb.'s health with the help of medication or therapy, *cure* is used exclusively in the second meaning.

(ver)heilen
Heilung; (ab)heilend, heilsam[1]
ver-, zuheilen[2]
Heiler(in)[3]
reponiert, eingerichtet[4]
Heilungsprozess[5]
Primärheilung[6]
Heilerde[7]
Spontanheilung[8]
Geschwür-, Ulkusabheilung[9]
Defektheilung[10]
komplikationslose Heilung[11]
Gesundbeter(in)[12]
Allheilmittel[13] 4

wound healing *n MeSH* *syn* **wound repair** *n term* → U28-1

natural process including blood clotting[1], tissue regeneration, and scar formation[2]

» *Wound healing is faster if the state of nutrition[3] is normal. In healing by first intention or primary union[4] wound repair occurs directly without granulation.*

Use to support *or* enhance/accelerate[5]/delay *or* interfere with[6] ***wound healing*** • slow / poor / insufficient / undisturbed / moist[7] / post-extraction site ***wound healing*** • ***wound healing by*** first[4]/second[8]/third ***intention*** • ***wound healing*** complications

Wundheilung
Blutgerinnung[1] Narbenbildung[2]
Ernährungszustand[3]
primäre Wundheilung[4] Wundheilung beschleunigen[5] Wundheilung beeinträchtigen/ verzögern[6]
Wundversorgung mittels Okklusionsverband, feuchte Kammer[7]
sekundäre Wundheilung[8] 5

epithel(ial)ization *n term*

growth [oʊ] of new tissue in the healing process that forms an epithelial [iː] bridge[1] in the wound cavity

» *A scab[2] [æ] forms and peels [iː] off[3] from the edges as epithelialization is completed underneath. The uncovered buccal fat pads showed complete epithelialization of their oral surfaces at 8 weeks after surgery.*

Use to heal by / to stimulate/enhance ***epithelialization*** • squamous[4] [ɒː‖eɪ] / secondary / re/ delayed ***epithelialization***

Epithelisierung, Epithelisation
Epithelbrücke[1]
Kruste, Schorf[2]
sich ablösen[3]
Plattenepithelbildung[4] 6

granulation tissue [tɪʃuː‖tɪsjuː] *n MeSH*

red granular tissue containing newly formed vessels and collagen [kɒːlədʒᵊn] formed in open wounds

granulate[1] *v term* • **granulating** *adj* • **granulated** *adj* • **granular**[2] *adj*

» *Exuberant [uː] granulation tissue[3] on the wound surface is termed proud [aʊ] flesh[4]. The badly seated abutment must be removed, and granulation tissue excised.*

Use healthy / infected / inflammatory / osteogenic / proliferating ***granulation tissue*** • ***granulating*** wound / area / inflammation / ulcer floor[5] • freshly ***granulated*** tissue

Granulationsgewebe
granulieren[1]
körnig, granulär[2]
überschießendes Granulationsgewebe[3]
wildes Fleisch, Caro luxurians[4]
granulierender Ulkusboden[5] 7

wound contraction *n term* *rel* **contracture**[1] [kɒːntræktʃɚ] *n MeSH*

as the wound heals the defect shrinks[2] and closes spontaneously; contracture, by contrast, is a pathologic process resulting from processes like excessive scar formation[3]

» *Although [-ðoʊ] a normal event during healing, wound contraction may give rise to[4] contracture. As the lips have no bony, cartilaginous, or fibrous infrastructure, wound contraction can cause permanent retraction of the free labial margin.*

Narbenretrakion, Narbenschrumpfung
Kontraktur[1] schrumpft[2]
übermäßige Narbenbildung[3]
führen zu[4] 8

scab [skæb] *n & v* *sim* **eschar**[1] [eskɑːr] *n term*

thick crust or slough[2] [slʌf] formed by coagulation of blood, pus[3] [ʌ], and/or serum [ɪə] on the surface of a wound; the sloughy[4] tissue typically seen in thermal [ɜː] burns[5] or cauterization [ɒː] are called eschars

» *The pustules[6] [pʌstjuːlz] become crusted and scab over[7] but they leave no scar. Apply this ointment to the wound until scab disappears. Prodromal symptoms in perioral recurrences of herpes are typically followed by vesiculation, scabbing, and crusting around the lips.*

Use to pick at a / to peel off a / bloody / brittle / dry[8] / painful / burn[1] ***scab*** • ***scab*** formation[9] / fell off • burn[1] / necrotic[10] ***eschar***

Kruste, Schorf; verschorfen
Verbrennungs-, Ätzschorf[1]
Schorf[2] Eiter[3]
verschorft[4]
Verbrennungen[5]
Pusteln[6]
verschorfen[7]
trockener Schorf[8]
Krustenbildung[9]
nekrotische Verschorfung[10] 9

scar [skɑːr] *v & n MeSH* *syn* **cicatrix** [sɪkətrɪks] *pl* **-ces** *n MeSH*

mark left on the skin by a wound that has healed; excessive scar formation is termed keloid[1] [iː]

(un)scarred[2] [ɑː] *adj* • **scarring**[3] *n* • **cicatricial** [-trɪʃəl] *adj term*

» *These ulcers disappear without leaving a scar. The scar may fade[4] [eɪ] to a varying degree. These superficial linear fissures may leave scars on healing.*

Use wide[5] [aɪ]/ fine(-line) / hypertrophic[6] / depressed / unsightly[7] [saɪt] / pliable[8] [aɪ] ***scar*** • acne [ækni]/ burn / facial [eɪʃ] ***scar*** • ***scar*** formation[3] / tissue / marks[9] / -like / revision • to produce/promote/minimize ***scarring*** • progressive / permanent / severe / oral ***scarring*** • ***scarred*** face[10] • ***cicatricial*** stenosis[11]

Narbe, Cicatrix; vernarben, Narbe bilden
Wulstnarbe, Keloid[1]
narbig, vernarbt[2]
Narbenbildung[3] blass werden[4]
breite Narbe[5] hypertrophe Narbe[6]
unschöne/ hässliche Narbe[7]
geschmeidige Narbe[8] Narben[9]
narbiges Gesicht[10]
narbenbedingte Stenose[11] 10

wound irrigation *n MeSH* *sim* **lavage**[1] [ləvɑːʒ] *n MeSH* → U22-17

cleansing [e] a wound with a medicated irrigating solution[2] to remove secretions[3] and promote healing

» *After irrigation the site is dried with sterile sponges[4] [ʌ] working from the wound out. The wound bed[5] should be irrigated with a wound cleanser, e.g. saline[6] [seɪliːn‖laɪn]. One week postsurgery, the sutures were removed and the wound irrigated with saline to remove debris.*

Use daily / copious[7] [oʊ] / oral / periodontal / intra-articular / visually guided ***irrigation*** • to rinse *or* flush[8] [ʌ]/wash out ***a wound*** • ***irrigating*** device / solution / technique • oral / temporomandibular joint (*abbr* TMJ)/ arthroscopic lysis and (*abbr* ALL) ***lavage***

Wundspülung, Auswaschen einer Wunde
Lavage, Spülung[1]
medizinische Spülflüssigkeit[2]
Wundsekret[3]
Tupfer[4]
Wundbett[5]
physiolog. Kochsalzlösung[6]
gründliche Spülung[7]
Wunde (aus)spülen[8] 11

debridement [dɪbriːdmənt‖mɔː] *n MeSH* *sim* **freshening**[1] *n jar*

surgical resection of devitalized[2] [aɪ] and/or contaminated[3] tissue from a wound together with cellular debris[4] [dəbriː], foreign bodies[5], etc. to expose the adjacent [dʒeɪs] healthy tissue

debride[6] [iː] *v term*

» *In this case it is better to explore and debride the wound. Now the freshened edges can be approximated. Hospitalize the patient for debridement and closure in the OR.*

Use ***to debride*** devitalized tissue / and close a wound • wound / (hard) tissue / dental / root canal / bony / local / mechanical / surgical[7] / (open) flap / laser / thorough / conservative[8] / radical ***debridement***

Wund(rand)exzision, Wundausschneidung, Debridement
Wundanfrischung[1]
abgestorben, nekrotisch[2]
verunreinigt, kontaminiert[3]
Zelltrümmer[4] Fremdkörper[5]
ausschneiden[6]
Wundtoilette, -exzision[7]
schonendes Debridement[8] 12

exudate [eksjʊdeɪt] *n MeSH* *rel* **weep**[1] [iː] *v clin, sim* **transudate**[2] *n MeSH*

fluid discharged[3] from an injury (e.g the exudate that forms a scab over a skin abrasion[4] [eɪʒ]) or inflammation

exude [ɪgzuːd] *v term* • **exudative**[5] *adj* • **trans-/exudation**[6] *n* • **transudative** *adj*

» *Viral [aɪ] conjunctivitis is typically marked by a watery discharge[7] with very scanty[8] exudate. Compresses or soaks[9] [oʊ] help to soothe[10] [uː] weeping lesions[11]. The gingival margins were thickened with a purulent exudate present upon probing.*

Use hemorrhagic [-rædʒɪk]/ sebaceous [eɪ]/ thin[12] / serous / inflammatory / seropurulent[13] ***exudate*** • ***exudative*** lesion [iːʒ]/ inflammation • clear / milky / low-viscosity / serous [ɪə]/ oral mucosal / serum ***transudate*** • fluid / perivascular / serosanguineous[14] ***transudation***

Exsudat
nässen, sezernieren[1] Transsudat[2]
abgesondert[3] Hautabschürfung[4]
exsudativ[5] Exsudation[6]
wässrige(s) Absonderung/ Sekret[7]
wenig[8] Bäder, feuchte Umschläge[9]
beruhigen[10] nässende Wunden[11]
wässriges Exsudat[12]
eitrig-seröses Exsudat[13]
blutig-seröses Transsudat[14] 13

suppurate [sʌpjʊəeɪt] *v term* *syn* **fester** *v inf*

forming and/or discharging [tʃ] pus[1] [ʌ] from infected wounds or inflamed[2] [eɪ] tissues

suppuration[3] *n MeSH* • **suppurative**[4] *adj* • **purulent**[4] [pjʊərələnt] *adj*

» *The furuncle was associated with gross [oʊ] suppuration[5]. How high is the prevalence of penicillin-resistant bacteria in acute suppurative oral infection[6]?*

Use acute / prolonged / chronic / gingival[7] / bronchial ***suppuration*** • ***suppurative*** inflammation / gingivitis / lymphadenitis [aɪ]/ otitis media[8] [iː] / arthritis / complications • ***purulent*** discharge / exudate / drainage

eitern
Eiter[1] entzündet[2]
Eiter(bild)ung, Suppuration[3]
eitrig, eiternd, purulent[4]
starke Eiterbildung[5]
eitrige Stomatitis[6]
Zahnfleischeiterung[7]
eitrige Mittelohrentzündung[8] 14

drain [dreɪn] *n & v t/i term*

(n) patent[1] [eɪ] tube placed into wounds, infected sites etc. to prevent an accumulation[2] of fluids, blood or pus

drainage[3] [dreɪnɪdʒ] *n MeSH*

» *Incise and drain the involved area. Penrose drains[4] should not be left in place for more than about two weeks. Sump [ʌ] drains[5] are attached to a suction [ʌ] device[6] [aɪs]. Drains were left in place to evacuate[7] small amounts of blood.*

Use to place[8]/remove ***drains*** • wound ***drain*** • (closed) suction[9] / surgical / incisional /closed[10] (tube) / open / percutaneous / continuous[11] / abscess ***drainage*** • venous / lymphatic[12] / postural[13] / ultrasound-guided / water-sealed [iː] ***drainage*** • catheter / vacuum[9] / endoscopic / irrigation-aspiration[14] ***drainage*** • ***drainage*** bag / bottle / tube[15] / system

Drain; ableiten, abfließen
offen, durchgängig[1] Ansammlung[2] Drainage[3] Penrose-Drains[4] doppellumige Drains[5] Saugvorrichtung[6] ableiten[7] Drainagen legen[8] Saugdrainage[9] geschlossene Drainage[10] Dauerdrainage[11] Lymphdrainage[12] Lagedrainage[13] Spül-Saug-Drainage[14] Drainagerohr[15]
15

(wound) dehiscence [dɪhɪsᵊns] *n MeSH*

disruption[1] [ʌ] of some or all layers of a sutured wound

dehiscent *adj term* • **dehisce**[2] [dɪhɪs] *v*

» *The patient's unruly[3] [uː] behavior precipitated[4] dehiscence of a fresh incision. Most wounds dehisce because the sutures cut through the fascia [fæʃ(ɪ)ə].*

Use partial / total / late / soft tissue[5] / bone / gingival[6] / mucosal ***dehiscence*** • intra-oral wound / anastomotic / buccal / (corneal/ bone) graft ***dehiscence*** • ***dehiscence*** defect

Wunddehiszenz
Auseinanderweichen, -klaffen[1] aufplatzen, klaffen[2] ungestüm, wild[3] verursachte[4] Weichteildehiszenz[5] Gingivadehiszenz[6]
16

dressing *n clin & MeSH*

(i) a protective, sterile covering of a wound or sore[1]
(ii) the application of a dressing

dress[2] *v* • **redress**[3] *v*

» *When you remove a dressing be sure to wrap[4] [ræp] it for disposal. Nonadherent [ɪɚ] dressings[5] should be favored because they do not disturb sutures or coated [oʊ] wound edges[6] when removed.*

Use to ***dress*** a wound[2] • to apply *or* put on[7]/change *or* replace[3]/reinforce[8]/discard[9] ***a dressing*** • wound / protective / wraparound / surgical[10] / sterile / wet / moist[11] / dry / pressure[12] ***dressing*** • 4-layer / periodontal / (non)absorbent / transparent [eɚ] film[13] / hydrocolloid [aɪ]/ (semi)occlusive[14] / compression[12] ***dressing*** • soiled[15] / medicated / antiseptic / honey-impregnated / doughnut ***dressing*** • ***dressing*** room[16] / materials

(i) Verband(smaterial), Wundauflage (ii) Verbinden
Läsion[1] (Wunde) verbinden[2] Verband wechseln[3] einschlagen, -wickeln[4] nicht adhärente Wundauflagen[5] bedeckte Wundränder[6] Verband anlegen[7] Verband verstärken[8] Verband entsorgen[9] Wundauflage[10] feuchter Verband[11] Druck-, Kompressionsverband[12] Sprüh-, Filmverband[13] Okklusivverband[14] schmutziger Verband[15] Verband(s)raum[16]
17

28

(surgical) gauze [gɒːz] *n*

loosely woven[1] [oʊ] cotton[2] dressing for covering wounds

» *Open fractures should be covered with saline-soaked [oʊ] gauze[3]. The suture line should remain dry until the gauze is removed.*

Use paraffin-coated[4] / fine-mesh[5] / ribbon / wrap-around roller[6] ***gauze*** • ***gauze*** bandage / dressing / pad[7] / squares[7] / sponge[8] [ʌ]/ cut / mesh • ***gauze*** fluff[9] [ʌ]/ wick[10] / strip[9] / pack • expanded ***gauze*** roll • ***gauze***-covered cotton

Gaze, Verband(s)mull
weitmaschig[1] Baumwoll-[2] kochsalzimprägnierte Gaze[3] paraffingetränkte Gaze[4] feinmaschige Gaze[5] Mullbinde[6] Gazekissen, Mullkompresse[7] Gazetupfer[8] Gazestreifen[9] Gazetampon[10]
18

pad [pæd] *n & v* *sim* **padding**[1] *n*

(n) soft cushion-like [ʊ] material, e.g for relieving pressure[2] from a dressing, absorbing fluids, etc.

» *A padded dressing was applied. Thick foam [oʊ] pads[3] can help prevent pressure sores[4].*

Use foam[3] / gauze / warming *or* heating[5] / protective / eye[6] ***pad*** • well / lightly[7] / loosely ***padded*** • ***padded*** splint[8] • cast[9] ***padding***

Kissen, Kompresse; polstern
Polsterwatte, Polsterung[1] Druck mindern[2] Schaumpolster[3] Wundliegen, Dekubitus[4] Heizkissen[5] Augenkompresse[6] leicht gepolstert[7] gepolsterte Schiene[8] Polsterung (im Gipsverband)[9]
19

bandage [bændɪdʒ] *v & n MeSH* *sim* **binder**[1] [aɪ] *n*, **wrap**[2] [ræp] *n & v*

roll or patch [pætʃ] of gauze[3] or other material applied to an injury to absorb secretions, prevent motion, achieve compression, or keep surgical dressings in place

» *This lesion may be bandaged with wet dressings. An elastic bandage was applied to support the chin to continue a retrusive force[4] on the mandible. Wrap the bandage around the crown of the head[5] and jaw.*

Use to apply *or* put on/remove[6] ***a bandage*** • roller[7] / four-tailed[8] / spiral / protective / head / scarf / intraoral / extraoral ***bandage*** • adhesive / plaster *or* POP[9] / triangular [aɪ] / Esmarch('s)[10] [k]/ Ace® ***bandage*** • elastic[11] / compression[12] ***bandage*** • / plastic / protective / outer / face / towel / head / cryotherapy ***wrap*** • calcium sulfate ***binder***

Bandage, Binde, Verband; bandagieren, verbinden
Binde[1] Umschlag, Wickel; einwickeln[2] Mullkompresse[3] retrudierende Kraft[4] Corona capitis, Stelle des größten Kopfumfangs[5] Verband abnehmen[6] Rollbinde[7] Schleuderverband, Funda[8] Gipsverband[9] Staubinde, Esmarch-Binde[10] elastische Binde[11] Kompressionsverband[12]
20

(sterile) adhesive [iː] tape [eɪ] *or* plaster *n* *syn* **Steri-strip®** *n jar* → U29-11

» *Unless there is bleeding from the wound the skin is preferrably closed with adhesive strips.*

Use cloth[1] [ɒː]/ water-repellent[2] ***adhesive tape*** • ***adhesive*** strapping[3] / plaster • hypo-allergenic [dʒe]/ restraining[4] [eɪ] ***tape*** • ***Sterlstrip®*** skin closure bandaid *or* adhesive surgical tape strip[5]

(Heft)Pflaster, Klebeverband
Textilpflaster[1]
wasserabweisendes Pflaster[2] Heftpflaster-, Tape-Verband; Tapen[3]
Stützklebeband[4]
Steristrip®
Wundverschlussstreifen, Steristripverband[5] 21

Band-Aid® *n*

small adhesive strip with a gauze pad in the middle for covering minor [aɪ] skin lesions[1] [iː]

Heftpflaster
kleine Hautverletzungen[1] 22

pledget [pledʒɪt] *n term* *syn* **cotton ball, swab** [ɒː] *n term & clin*

a tuft[1] [ʌ] or small compress of gauze, absorbent cotton, or lint[2] placed over a wound or into a cavity, e.g. to apply medication or absorb the wound discharge[3]

swab[4] *v term*

» *Nosebleeds*[5] *can be stopped by placing long pledgets into the nasal [eɪ] cavity.*

Use alcohol / cotton[6] / sterile / prethreaded [e] Teflon / freeze-dried ***pledget*** • to ***swab*** a wound[7] • gauze[8] / premoistend / alginate / pus / tongue[9] / throat ***swab***

(Watte)Bausch, Tupfer
Bausch[1] Verband(s)mull[2]
Wundsekret[3] (ab-, be)tupfen[4]
Nasenbluten[5] Wattebausch[6]
Wunde abtupfen[7]
Gazetupfer[8]
Zungenabstrich[9] 23

pack *v & n MeSH* *syn* **packing** *n, sim* **tampon**[1] *n & v MeSH*

(n, i) dressing used to check bleedings
(ii) wrapping a limb or the entire body in towels[2] [aʊ], etc.
(iii) absorbent material used to plug[3] [ʌ] cavities or apply medication

» *Early application of ice packs*[4] *to reduce swelling is indicated. A pharyngeal pack can also be inserted for extra protection of the lower airway.*

Use to apply a ***pack*** • moist[5] / cold / ice[4] / throat / postnasal / oropharyngeal ***pack*** • mud[6] [ʌ]/ hot / hot wet[7] ***pack*** • tracheal [eɪk]/ nasal[8] ***tampon*** • gauze / sterile / alveolar / (anterior/ posterior) nasal[8] / medicated ***packing***

Packung, Wickel; einwickeln, W. machen, tamponieren
Tampon; tamponieren[1]
(Hand)tücher[2]
zustopfen, tamponieren[3]
Eispackung(en)[4]
feuchter Wickel[5]
Moor-, Schlammpackung[6]
feuchtwarme Packung[7]
Nasentampon(ade)[8] 24

compress *n term* *sim* **poultice** [poʊltɪs] *or* **fomentation**[1] [oʊ] *n clin*

cloth [ɒː] pad[2] or dressing (with or without medication) applied firmly to a lesion

» *Apply cold compresses and a sterile eye patch*[3]*. Prescribe warm compresses 3-4 times daily. Use chamomile as a poultice for pain and swelling.*

Use to prescribe/apply/cover with/treat with ***compresses*** • cold / cool / tap-water[4] / hot[5] / dry / moist / vinegar[6] [ɪ] ***compress*** • mustard[7] [ʌ]/ paraffin / linseed[8] ***poultice***

Kompresse, Umschlag
Breiumschlag, Kataplasma[1]
Stoffauflage[2] Augenklappe[3]
Umschlag mit Leitungswasser[4]
warme Kompresse[5]
Essigumschlag[6] Senfpackung[7]
Leinsamenkataplasma[8] 25

29

Unit 29 Fracture Management

Related Units: 3 **Injuries,** 17 **Craniofacial Fractures,** 28 **Wound Healing,** 21 **Surgical Treatment,** 45 **Maxillofacial Surgery**

alignment [əlaɪnmənt] *n term*
sim **apposition**[1] *n term*

(i) longitudinal position of a bone or limb [lɪm]
(ii) bringing sth into line, e.g. fractured ends of a bone or teeth relative to supporting, adjacent [dʒeɪs] or opposing structures

align[2] *v clin* • **malalignment**[3] [æ] *n* • **appose**[4] [oʊ] *v* • **appositional**[5] [ɪʃ] *adj*

» *The postoperative panoramic radiograph demonstrated good fracture alignment. Primary repair*[6] *can occur only when the fracture is stable [eɪ] and aligned and its surfaces closely apposed. Malalignment of mandibular subcondylar fractures leads to condylar head displacement and shortening of posterior mandibular height.*

Use to bring into[7]/obtain[7]/improve/restore/maintain ***alignment*** • gross[8] [oʊ]/ correct / accurate / unstable / (natural) teeth / orthodontic / fracture[9] / jaw / occlusal ***alignment*** • joint / anatomical (position and) / longitudinal / rotational[10] [eɪʃ] ***alignment*** • to achieve/be in ***apposition*** • side-by-side *or* bayonet[11] / adequate / mal[3]/ non***apposition*** • direct / close / level[12] ***bone apposition*** • ***to be apposed*** to sth.[13] / by sth. • ***appositional bone*** formation[14] / fixation • jaw / dental (arch) / implant / gross / significant ***malalignment***

(i) Achsenstellung
(ii) Ausrichtung, Herstellung normaler Bissverhältnisse
Apposition, An-, Auflagerung, Adaptation[1] aus-, einrichten[2]
Fehlstellung[3]
aneinanderlegen, adaptieren[4]
angelagert, Appositions-[5]
Primärheilung[6]
adaptieren, einrichten[7]
makroskop. korrekte Stellung[8]
Fraktureinrichtung[9]
Rotationsstellung[10]
Bajonettstellung[11]
höhengleiche Knochenapposition[12]
anliegen[13]
Knochenanbau[14] 1

(fracture) reduction [ʌ] *n term* *syn* **setting** *n clin,*
sim **realignment**[1] *n term, rel* **manipulation**[2] *n MeSH*

repositioning broken bones to their anatomical relationships by surgical or manipulative procedures

reduce[3] [uː] *v term* • **realign**[3] *v* • **set**[3] *v clin* • **unset**[4] *adj* • **manipulate**[5] *v*

» *If reduction by closed manipulation is anatomic, transverse fractures tend to be stable. When the fracture has been properly set, a splint*[6] *should be applied.*

Use to obtain[3]/confirm/prevent/undergo ***reduction*** • (maxillary) fracture / open *or* surgical[7] / closed *or* manual *or* manipulative[8] / (non)operative[7] / failure of ***reduction*** • orthopedic / anatomic / (in)complete / end-on-end / temporomandibular joint / (orthognatic) mandibular / (percutaneous) screw ***reduction*** • ***reduction / manipulation*** under anesthesia [iː] • closed[8] / digital / gentle / maxillofacial / internal sinus[9] / flap ***manipulation*** • ***to set*** a fracture[10] • skeletal / bone / jaw / tooth / three-point ***realignment***

Reposition, Einrichtung
Wiederherstellung der Achsenausrichtung[1]
Handgriff, Manipulation[2]
reponieren, einrichten[3]
nicht reponiert[4]
manipulieren, handhaben[5]
Schiene[6]
offene Reposition[7]
geschlossene Reposition[8]
interner Sinuslift[9]
Fraktur/ Bruchfragmente reponieren[10]

2

(skeletal) [skelətᵊl] **traction** [trækʃᵊn] *n MeSH* → U45-16
rel **extension**[1], **suspension**[2] *n term*

pulling or dragging force exerted on a fractured bone to achieve alignment

re/ dis/ protraction[3] *n term* • **distract**[4] *v* • **suspend**[5] *v* • **extend**[6] *vi/t*

» *There is significant pain when attempting to mobilize the midface by traction on the maxillary central incisors. An external fixation device using a suspension bar fashioned from dental compounds is recommended for the treatment of comminuted, unstable zygomatic arch fractures*[7] where conventional means of stabilization have proved unsatisfactory and where passive traction is desirable.

Use to apply[8]/exert/maintain ***traction*** • to place[8]/be held[9] ***in traction*** • manual / sustained [eɪ] skeletal / hook / (trans)cranial [eɪ]/ palatal / extraoral orthopedic / axial / lateral ***traction*** • counter-[10] [aʊ]/ / cervical [ɜː]/ head halter [ɒː] *or* halo[11] [eɪ] ***traction*** • skin / manual / gentle [dʒ] ***traction*** • weight[12] [weɪt]/ continuous[13] / intermittent / elastic ***traction*** • ***traction*** splint[7] / device [-aɪs]/ suture[14] • balanced[15] / frontomaxillary wire [aɪ] / midface / frontalis / hyoid / temporal screw ***suspension*** • ***suspension*** sling / wire[16] • ***extension*** splint[17] / wire

Traktion, Zug, Extension
Streckung, Extension, Verlängerung, (Aus)Dehnung[1]
Suspension, Aufhängung[2]
Re/Dis/Protraktion[3] distrahieren[4]
aufhängen, suspendieren[5]
(aus)strecken, reichen bis[6]
instabile Jochbogenfrakturen[7]
Zug anwenden, Streckverband anlegen[8] in Extension behandeln[9]
Gegenzug[10] Extension mit Kopfhalterung (Glisson-Schlinge)[11]
Gewichtszug[12] Dauerzug[13]
Entlastungsnaht[14]
Aufhängung i.d. Schwebe[15]
Suspensionsdraht[16]
Extensionsschiene[17]

3

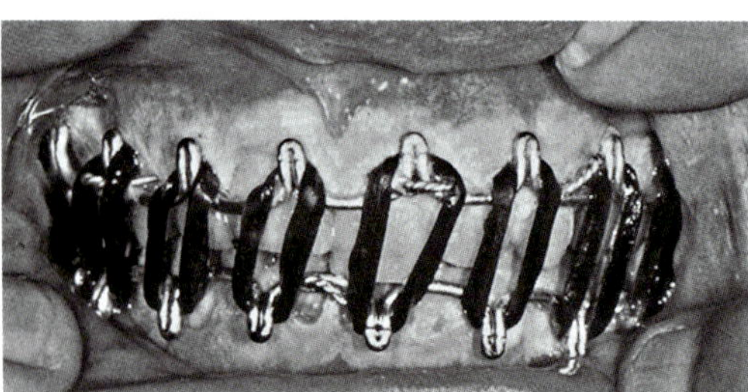

Fracture reduction by IMF using stainless steel wires and orthodontic bands for stabilizing mandibular or maxillary fractures.

fracture fixation [eɪ] *n MeSH* *syn* **stabilization** *n,*
rel **osteosynthesis**[1] [-sɪnθəsɪs] *n MeSH*

fastening [fæsnɪŋ] a broken bone in a firmly attached or stable position by internal or external fixation devices

transfix[2] *v term* • **fixator**[3] *n MeSH* • **(in)stability**[4] *n MeSH* • **(un)stable**[5] *adj*

» *Open reduction and rigid* [dʒ] *internal fixation of mandibular condylar fractures by an intraoral approach*[6] *is associated with a high risk of postoperative complications. In the present series none of the transfixed teeth became infected or required extraction.*

Use (prompt/ temporary/ failed) external[7] / multipoint / micro***fixation*** • (immediate/ prophylactic/ rigid [dʒ]) internal[8] ***fixation*** • / two-point / percutaneous [eɪ]/ intermaxillary[9] (*abbr* IMF) / maxillomandibular[9] (*abbr* MMF) ***fixation*** • plate-and-screw / wire / mini-plate / intramedullary[10] / (axial/ lateral) pin[11] ***fixation*** • ***fixation*** screw[12] [skruː]/ device • external[13] / internal ***fixator*** • bony / emergency / surgical ***stabilization*** • ***stabilization*** bar[14] • ***(un)stable*** joint / zygomatic [aɪ] fracture[15] • skeletal / posttraumatic ***instability*** • fracture / mechanical [k] ***stability***

Fixation, Stabilisierung
Osteosynthese[1]
transfixieren[2]
Fixateur[3] (In)Stabilität[4]
(in)stabil[5] intraoraler Zugang[6]
sofortige externe Fixation[7]
starre innere Fixation[8]
mandibulomaxilläre Fixation[9]
Marknagelung[10]
Stiftfixation, Spickung[11]
Fixierschraube[12] Fixateur externe[13]
Stabilisierungsstab[14]
instabile Jochbeinfraktur[15]

4

immobilization *n MeSH*

opposite **mobilization**[1] *n MeSH*

rendering a person or a body part incapable [eɪ] of moving

immobilize[2] [ɒː] *v term* • **mobilize** *v* • **(im)mobile**[3] [moʊbəl‖aɪl] *adj* • **(im)mobility**[4] *n MeSH*

» *Intermaxillary fixation represents the cornerstone of maxillofacial fracture reduction and immobilization. Pain relief in mandibular fractures is best accomplished by immobilization of fracture fragments. Early mobilization has been advocated for subcondylar fractures.*

Use to provide excellent/establish/maintain/treat by ***immobilization*** • wound [uː]/ transportation / interdental ***immobilization*** • mandibular / complete / partial / rigid [ɪdʒ]/ spica[5] [aɪ] ***immobilization*** • duration *or* length[6] / time / position / preferred [ɜː] method ***of immobilization*** • complete / prolonged[7] ***immobility*** • tooth / restricted[8] ***mobility*** • gradual / progressive / early[9] ***mobilization***

Immobilisation, -sierung, Ruhigstellung
Mobilisation, Mobilisierung[1]
ruhigstellen, (im)mobilisieren[2]
immobil, (un)beweglich[3]
Mobilität, Beweglichkeit[4]
Immobilisierung durch Kornähren-verband[5]
Immobilisationsdauer[6]
Langzeitimmobilität[7]
eingeschränkte Mobilität/ Beweg-lichkeit[8]
Frühmobilisation[9]

5

(plaster) [plæstɚ] **cast** [kæst] *n MeSH*

syn **plaster (of Paris cast)** *n MeSH, abbr* **P.O.P.**

firm covering made of plaster of Paris to immobilize broken bones while they heal

casting[1] [æ] *n term*

» *A well-molded*[2] [oʊ] *plaster cast is applied to maintain this position. At potential pressure sites*[3] *a window should be cut out of the cast. Recurrent angular displacement can be corrected by cast wedging*[4] [dʒ], *which involves dividing the plaster circumferentially* [enʃ] *and inserting wedges in the appropriate direction.*

Use to apply[5]/encase [eɪ] in[6]/place in[6]/immobilize in/split/spread [e]/remove ***a cast*** • tubular *or* circumferential[7] / articulated / snugly [ʌ] fitting[8] / (excessively) tight [taɪt]/ well-padded[9] ***cast*** • ***cast*** treatment / immobilization / removal / (re)application • dental / corrective[10] ***casting*** • ***plaster*** dressing *or* bandage[11] / model / knife / saw • ***plaster of Paris*** (*abbr* P.O.P.) splinting / bandage / skull cap / cast / impression[12] / mold

Gipsverband
(Ein)Gipsen[1]
gut anmodelliert[2]
Druckstellen[3] Keilen[4]
Gips(verband) anlegen[5]
eingipsen[6]
Gipstutor, -hülse, zirkulärer Gipsverband[7]
gut sitzender Gips[8]
gepolsterter Gips[9]
Redressionsgips[10]
Gipsverband[11]
Gipsabdruck[12]

6

splint [splɪnt] *n clin & MeSH*

sim **brace**[1] [eɪ] *n clin & MeSH*, **stent**[2], **corset**[3] *n MeSH*

orthopedic [iː] device [aɪ] used to immobilize, align, support, or protect fractured or traumatized [ɒː] sites

splint[4] *v term* • **splinting**[5] *n* • **brace**[4] *v* • **stenting** *n*

» *The replanted tooth should be splinted for 7 to 10 days, with no biting on the splint, soft diet, and good oral hygiene. Splints are designed to utilize existing teeth and/or alveolar processes as points of anchorage to assist in stabilization and immobilization of broken bones during healing. Loosen*[6] *the splint if the skin becomes cold, discolored or dusky*[7] [ʌ]. *Braces allow motion of the braced part, in contrast to a splint, which prevents motion.*

Use external / internal / active *or* functional *or* dynamic[8] / (inflatable [eɪ]) air[9] / anchor[10] [k]/ coaptation[11] / contact ***splint*** • intraoral / tenodesis [iː]/ wire [aɪ] *or* ladder[12] ***splint*** • surgical / pillow[13] ***splint*** • neck / removable ***brace*** • emergency [ɜː]/ abduction ***splinting*** • surgical / skin graft / dental / nasal / endovascular / burn / (intraoral) radiation ***stent*** • face / elastic ***corset***

Schiene
(Gelenk)Schiene, Stützkorsett, Brace, Manschette[1]
Stent(prothese), Endoprothese, Gefäßstütze[2]
Mieder, Korsett[3]
stützen, schienen[4]
Schienung[5]
lockern[6]
bläulich verfärbt[7]
Bewegungsschiene[8]
aufblasbare Schiene[9]
Kieferbruchschiene[10]
Adaptationsschiene[11]
Draht(leiter)schiene[12]
gepolsterte Schiene[13]

7

sling [slɪŋ] *n term*

sim **harness**[1], **cuff**[2] [ʌ] *n*, **swathe**[3] [sweɪð] *n & v clin*

supporting or suspensory bandage or appliance used to fix or immobilize fractured bones or body parts

» *The principal indications for the employment of a chin sling in the management of prognathic occlusion are intensive growth of the mandible and mesial position of the mandible in the skull. Treatment of bicipital* [aɪs] *tendinitis* [aɪ] *includes cessation*[4] [s] *of offending activities and short-term immobilization in a sling. Adequate pull is achieved by using a head or chin sling.*

Use to apply/treat in/support in[5] ***a sling*** • suspension / facial compress / masseteric / temporalis / Glisson's[6] / midface ***sling*** • ***sling*** traction / and swathe / operation • head / facial ***harness***

Schlinge
Gurt, Zügel, Bandage[1]
Manschette[2]
Binde, Umschlag; umwickeln, einwickeln[3]
Einstellen[4]
durch eine Schlinge stützen[5]
Glisson-Schlinge[6]

8

29

cervical [sɜːrvɪkəl] **collar** [ɒː] *or* **orthosis** [ɔːrθoʊsɪs] *n MeSH*
rel **head halter**[1] [ɒː] *n term*

orthopedic appliance [aɪ] worn around the neck to support the head in cervical spine injuries

orthotics[2] [ɒː] *n term* • **orthosis** *n* • **orthotic**[3] *adj* • **orthotist**[4] *n*

» *In stable injuries of the cervical spine, cervical collars or cervical thoracic* [s] *braces*[5] *(4-poster) are adequate. A hard cervical spine collar is then applied, and the head is taped to a backboard, surrounded by some means of cushioning*[6] [ʊ] *(e.g. rolled blankets*[7] [æ]*).*

Use rigid[8] [dʒ]/ light ***cervical collar*** • firm plastic / tight / loose / soft foam[9] [oʊ]/ inelastic ***collar*** • cranial / dental / intraoral / adjustable cervical / sternal occipital mandibular immobilization (*abbr* SOMI) / halo-type[10] [heɪloʊ] ***orthosis*** • four-poster[10] / dynamic / flexion [kʃ] / neuromuscular / removable / daytime ***orthosis*** • cervical ***halter*** • ***halter*** traction[11]

Halskrause, Schanz-Krawatte
Kopfhalterung[1]
Orthese-, Stützapparate[2]
gerade, aufrecht, gestreckt[3]
Orthetiker(in)[4] Kopf-Brust-Gipsverband, Minerva-Gips[5]
Polsterung[6]
zusammengerollte Decken[7]
starre Halskrawatte[8]
Schaumstoff-Halskrawatte[9]
Halo-Fixateur[10]
Haloextension[11]
9

stockinet(te) *n clin* *sim* **elastic** *or* **compression stockings**[1] *n MeSH*

tube of elastic material applied underneath casts or splints to protect the skin, prevent thrombosis, etc.

» *The splint is padded with a thin foam pad*[2] *and held in place with a loosely wrapped* [r] *roll of plaster of Paris*[3]*, stockinet or elastic bandage*[4]*. Conservative measures* [eʒ] *such as leg elevation*[5] *or elastic stockings may be helpful.*

Use ***stockinette*** dressing[6] • support[7] ***stocking***

Baumwoll-, Trikotschlauch
Kompressions-, Antithrombosestrümpfe[1] Schaumstoffpolster[2]
Gipsbinde[3] elastische Binde[4]
Hochlagerung[5] Schlauchverband[6]
Stützstrumpf[7]
10

strapping [æ] *n clin* *syn* **taping** [eɪ] *n clin*

application of overlapping strips of adhesive [iː] tape[1] [eɪ] to exert pressure or increase stability

strap[2] *n & v term* • **tape**[3] *n & v* • **(un)strapped**[4] *adj* • **(un)taped**[5] *adj*

» *Lip taping before primary cleft lip repair*[6] *effectively narrows, remodels, and approximates the soft tissues of the lip, nose, and maxilla.*

Use nonelastic / adhesive / facial / soft tissue / figure-of-eight[7] / imbricated[8] ***strapping*** • chin [tʃ]/ head ***strap*** • ***strap*** sling • lip / adhesive[9] ***taping*** • surgical / occlusive [uː]/ sterile / strips of[10] ***tape*** • ***tape*** dressing[11] / closure of wounds

Tape-, Pflasterverband
Pflaster, Klebeband[1] Riemen, Gurt; fest-, anschnallen[2] Band, elast. Pflasterbinde, (Heft)Pflaster; (m. Heftpflaster) verkleben[3] bandagiert; festgeschnallt[4] getapet[5] Lippenspaltplastik[6] Achtertourenpflasterverband[7] Dachziegelverband[8]
Anlegen eines Pflasterverbandes[9]
Klebestreifen[10] Tape-Verband[11] 11

osteosynthesis [ɒːstɪoʊsɪnθəsɪs] *n MeSH*
rel **osteorrhaphy** [-rəfi] *or* **osteosuture**[1] *n term*

surgical fixation of bone fragments by mechanical [k] means (e.g. wires, sutures)

» *If osteosynthesis was complicated (e.g. by soft tissue crushing), additional intermaxillary fixation provides a minimum of stability required for bone healing and also improves adaptation and ingrowth*[2] *of the soft tissue cover. Mandibular osteosynthesis was achieved with intraoral miniplates and cortical bone screws*[3]*.*

Use bone plate / miniplate / monocortical wire / anchor screw[4] / resorbable / (cranio)maxillofacial / maxillary / transoral ***osteosynthesis*** • orthodontic[5] / compression / distraction[6] / load-bearing / load-sharing / rigid / adaptive / stable ***osteosynthesis*** • ***osteosynthesis*** technique / materials / devices / screw [skruː] / plate / staples[7] • adaptive / interparietal ***osteosuture***

Osteosynthese
Knochennaht[1]
Einwachsen, Einheilung[2]
Kortikalisschrauben[3]
Ankerschraubenosteosynthese[4]
kieferorthopäd. Osteosynthese[5]
Distraktionsosteosynthese[6]
Osteosyntheseklammern[7]
12

circumferential wiring [waɪərɪŋ] *n term* *rel* **Kirschner** *or* **K-wire**[1] *n MeSH*

passing a slender pliable[2] [aɪ] stainless steel wire around a fractured bone for internal fixation

wire[3] *n & v term* • **wired**[4] *adj* • **(bone) wiring**[5] *n MeSH*

» *Temporary percutaneous wire fixation*[6] *was advocated. The best method of fracture fixation and restoration of the articular surface is compression by figure-of-eight wires. Significant displacement requires overhead skeletal traction*[7] *by means of a Kirschner wire*[1] *inserted through the proximal fragment.*

Use to insert[9]/pass ***a wire*** • stiff / pull-out[10] / stainless steel / figure-of-eight[8] / guide[11] / pinning[12] / hook[13] [ʊ]/ gold-plated [eɪ] metal[14] ***wire*** • No. 22 / biodegradable [aɪ]/ coated[15] / 24 gauge / supporting / suspension ***wire*** • ***wire*** fixation[5] / sling or loop[16] [uː]/ coil[17] / cerclage[18] [sərklɑːʒ]/ stump [ʌ]/ saw[19] [sɒː]/ extension / sutures[20] • circummandibular / (three point) interosseous / transosseous / interdental / tension band[21] ***wiring*** • orthodontic arch[22] [ɑːrtʃ] ***wire***

> **Note:** The expression *wire* is traditionally applied to pliable as well stiff wires or *pins* (e.g. K-wires). This is why *wiring* and *pinning* are often used synonymously. Strictly speaking, however, *pinning* is closer to *nailing* in meaning.

Drahtumschlingung
Kirschner-(Bohr)Draht, -Bohrstift[1]
biegsam, verformbar[2] (Bohr)Draht; (ver)drahten[3] gedrahtet, gespickt[4]
Drahtung, Drahtosteosynthese, Spickung[5] perkutane Spickung[6]
Overheadextension[7] Achterdraht(schlinge), Achterligatur[8]
Draht einbringen[9] Ausziehdraht[10]
Führungsdraht[11] Spickdraht, Stift[12]
Hakendraht[13] vergoldeter Metalldraht[14] beschichteter D.[15] Drahtschlinge[16] Drahtspirale[17] Drahtumschlingung, -cerclage[18] Drahtsäge[19] Drahtnähte[20] Zuggurtungs(osteosynthese)[21] kieferorthopäd. Drahtbogen[22]
13

(bone) pin [pɪn] *n clin & MeSH* →U40-14

(i) flexible but not pliable stainless steel spike[1] [aɪ] used for internal fixation
(ii) pointed metal rod[2] [ɒː] used to immobilize fractures
(iii) thin metal peg[3] or dowel[3] [aʊ] for attaching things

pinning[4] *n term* • **pin**[5] *v* • **micropin** *n* • **pinprick**[6] *n clin*

» *These fractures tend to be very unstable and frequently require percutaneous fixation with pins or open reduction. Most surgeons prefer to use internal fixation by multiple screw or pin fixation for impacted fractures to make sure that reduction is maintained.*

Use to insert *or* place[7]/secure with/pull out ***a pin*** • fixation / straight / lateral / crossed / (skeletal) traction ***pin*** • metal / dental[8] / external fixation / transcutaneous / safety[9] ***pin*** • ***pin*** fixation[4] / fixator / tract (infection)[10] / site / placement / implant • cross- *or* crossed / double [ʌ]/ percutaneous / K-wire[11] ***pinning***

(i) Bohrstift, Spick-, Bohrdraht
(ii) (Knochen)Nagel
(iii) Stift, (Steck)Nadel
Stift, Dorn[1] Stift[2]
Stift, Dübel[3]
Stiftfixation, Nagelung, Stift-, Spickdrahtosteosynthese, Spickung[4]
fixieren, spicken, (an)heften[5]
Nadelstich[6]
Spickdraht/ Nagel
(in d. Knochen) einbringen/ -bohren[7]
Wurzelstift[8]
Sicherheitsnadel[9]
Bohrlochosteitis[10]
Kirschnerdraht-Fixation[11] 14

(bone) screw [skruː] *n clin & MeSH*

rel **bolt**[1] [oʊ], **(bone) nail**[2] [neɪl] *n clin & MeSH*

metallic screw device[3] inserted into or through a fractured bone to keep it in proper apposition[4] and correct alignment while it heals

miniscrew *n term* • **nailing**[5] *n* • **screw**[6] *v* • **bolt** *v* • **bolting**[7] *n*

» *Lag screw fixation remains an excellent alternative to plate fixation techniques in the repair of obliquely oriented midface fractures. The cut bones are then reshaped, repositioned, and fixed with a combination of wires or miniplates and screws.*

Use to drive a ***nail*** into the bone[8] • intramedullary[9] / flanged[10] [dʒ]/ interlocking *or* locked *or* locking[11] / (un)reamed[12] [iː] ***nail*** • ***nail*** extension • closed[13] / open / intramedullary[14] ***nailing*** • bone[15] / transverse / (non)sliding [aɪ] *or* lag[16] [æ]/ titanium[17] [eɪ]/ transarticular / dynamic condylar[18] ***screw*** • bicortical / unicortical[19] / compression / distraction[20] / (periprosthetic) locking / intermaxillary fixation / conical / headless / self-drilling[21] / resorbable ***screw*** • ***screw*** fixation /-plate system / anchor (placement) / loading • locking ***bolt*** • ***bolt***head / shank

(Kochen)Schraube
(Schrauben)Bolzen[1]
(Knochen)Nagel[2] Vorrichtung[3]
in entsprechender Lage[4]
(Mark)Nagelung, Stiftfixation[5]
(ver)schrauben[6] Bolzung[7]
Nagel in d. Knochen hineintreiben[8]
intramedullär platzierter Nagel, Marknagel[9] geflanschter Nagel[10]
Verriegelungsnagel[11]
(un)aufgebohrter (Mark)Nagel[12]
gedeckte Nagelung[13] Marknagelung[14] Knochenschraube[15]
Gleitlochschraube[16]
Titanschraube[17]
dynamische Kondylenschraube[18]
monokortikale Schraube[19]
Distraktionsschraube[20]
selbstschneidende Schraube[21] 15

29

(bone) plate [pleɪt] *n MeSH*

sim **miniplate**[1], **microplate**[2] *n term*

strip of metal applied to a fractured bone in order to keep its ends in apposition

plating[3] [eɪ] *n term* • **miniplating** *n* • **microplating** *n*

» *A clinical and radiographic comparison of tension band wiring and plate fixation[3] was performed. The combination of a miniplate at the zygomatic-maxillary buttress[4] and a microplate at the frontozygomatic suture line[5] yielded acceptable stability.*

Use fracture / metal / stainless steel / side / U-shaped / (non-)compression[6] / nail ***plate*** • (sliding[7] [aɪ]/locking[8]) screw / slotted[9] [ɒː] ***plate*** • bone / dynamic compression[10] / ancillary[11] [sə] ***plating*** • maxillofacial / monocortical / non-compression / malleable / biodegradable / Champy / affixed ***mini-plate*** • orbital rim / straight / titanium / 4-hole[12] ***microplate*** • ***miniplate*** / ***microplate*** fixation / osteosynthesis[13] / configuration / system

(Knochen)Platte
Miniplatte[1] Mikroplatte[2]
Plattenosteosynthese[3]
zygomatikomaxillärer (Stütz)Pfeiler[4] Sutura zygomaticofrontalis[5]
Zuggurtungsplatte[6]
dynamische Kompressionsplatte[7]
Rundlochplatte[8] Langlochplatte[9]
Kompressions-, Zuggurtungsosteosynthese[10]
zusätzl. Plattenosteosynthese[11]
4-Loch-Mikroplatte[12]
Miniplattenosteosynthese[13] 16

Unit 30 Basic Dental Materials

Related Units: 7 Basic Dental Equipment, 31 Dental Lab Procedures & Equipment, 39 Cosmetic Dentistry, 40 Restorative Dentistry, 41 Endodontics, 42 Prosthodontics, 43 Dental Implantology

(dental) amalgam [əmælgəm] *n MeSH*

rel **mercury**[1] *n MeSH, abbr* **Hg**

silver colored alloy[2] of metals including mercury and silver, tin[3], copper or zinc that is used to fill cavities

amalgamator[4] *n term* • **amalgamate**[5] *v* • **amalgamation** *n*

» *The first premolar was a virgin* [vɜːrdʒɪn] *tooth*[6] *and the 1st and 2nd molars had been restored with Class I amalgam 50 years ago. This agent also bonds to set amalgam*[7].

Use to pack[8]/place/carve[9]/polish/remove ***amalgam*** • ***amalgam*** restoration *or* filling[10] / tattoo / allergy / (mercury) poisoning[11] / leakage / residue / spillage (kit) / waste / separator • ***amalgam*** condensation / gun[12] / finisher / alloy / core[13] / lathe-cut[14] [leɪð-] • (dental) mercury / class I / class II / zinc-containing / high-copper ***amalgam*** • sterile ***amalgam*** carrier[15] • pin(-retained) / multisurface / large / cusp-overlay / leaking[16] [iː]/ fast-setting[17] ***amalgam*** • ***mercury*** leakage *or* spillage[18] [-ɪdʒ]/ exposure / toxicity • ***amalgamation*** process

(Dental)Amalgam
Quecksilber[1] Legierung[2] Zinn[3]
Amalgammischgerät, Amalgamator[4] amalgamieren[5]
unversehrter Zahn[6]
erhärtetes Amalgam[7]
Amalgam stopfen[8]
Amalgam schnitzen[9]
Amalgamfüllung[10]
Amalgamintoxikation[11]
Amalgampistole[12]
Amalgam(kern)aufbau[13]
Amalgamfeilung[14]
steriler Amalgamträger[15]
undichtes Amalgam[16]
rasch härtendes Amalgam[17]
Quecksilberaustritt[18] 1

dental acrylic [əkrɪlɪk] *n term* *syn* **acrylic resin** [rezɪn] *n MeSH*

general term for resinous materials[1] of the esters [iː] of acrylic acid[2] used for denture bases[3], trays[4], etc.

» *The patient is satisfied with acrylic-resin restorations and does not want to change these prostheses to porcelain*[5] [pɔːrsəlɪn] *or gold.*

Use radiolucent / flowable / light-cured / pink ***dental acrylic*** • heat-cured[6] [kjuːɚd]/ (un/ pre-/ light-/ heat-)polymerized / self- *or* auto-polymerizing ***acrylic resin*** • ***acrylic-resin*** emulsion / dough [doʊ]/ monomer / (dental) cement / beads [iː]/ veneer [-ɪɚ]/ prosthesis [iː]/ plate / bite [aɪ] blocks[7] • ***acrylic*** trimmer[8] / acid / (co) polymer / polishing rubber / splint[9]

Akrylat, Dentalkunststoff
Kunststoffe[1]
Akrylsäure[2]
Prothesenbasen[3]
Abformlöffel, Schienen[4]
Keramik[5]
heißpolymerisiertes Akrylat[6]
Bissschablonen aus Kunststoff[7]
Kunststofftrimmer[8]
Kunststoffschiene[9] 2

composite resin *n MeSH*

plastic tooth-colored filling material; a mixture of plastic resin and finely ground[1] [aʊ] glass

» *Wear* [weɚ] *resistance*[2] *of posterior composite resins is being examined. Fragments were reattached to the fractured teeth using composite resin, Compomer and, resin-modified glass ionomer cement. Bacterial microleakage along the tooth composite resin interface contributes to secondary caries.*

Use ***composite resin*** biomaterial [aɪ]/ veneer[3] / crown • self-curing[4] / light-curing[5] ***resin*** • ***composite*** adhesive[6] [iː]/ restorative materials / core /-dentine bond strength[7] / inlay • ***resin***-curing agent[8] /-bonded /-bound [aʊ]/ core /-modified glass ionomer cement[9] (*abbr* RM-GIC) • luting[10] [uː]/ flowable / (in)direct / occlusal / fiber-reinforced[11] / posterior[12] ***composites***

Komposit
fein gemahlen[1]
Abrasions-, Verschleißfestigkeit[2]
Kompositverblendschale, -veneer[3]
autopolymerisierender/ selbsthärtender Kunststoff[4] lichthärtender Kunststoff[5] Kompositkleber[6]
Komposit-Dentin-Verbund-festigkeit[7] Kunststoffhärter[8]
harz-/ kunststoffmodifizierter Glasionomerzement[9]
Befestigungskomposite[10]
(glas)faserverstärkte Komposite, GVK[11] Seitenzahnkomposite[12] 3

30

(dental) porcelain [pɔːrsəlɪn] *n MeSH*

sim **ceramic**[1] [sɪræmɪk] *adj & n MeSH*

fine, tooth-colored ceramic material consisting mainly of feldspar[2], kaolin[3] [eɪ] and quartz [kwɔːrts] which fuse[4] [fjuːz] at high temperature to form a hard, enamel-like substance

» *Porcelain has a high resistance to wear. All-ceramic, metal-ceramic and porcelain crowns were evaluated.*

Use ***porcelain*** restorations / (jacket) crown / inlay[5] / tip / coverage[6] [-ɪdʒ]/ (laminate) veneer / bonding / powder / firing [aɪ]/ polishing wheel • ***porcelain***-fused-to-metal restoration[7] / bonded to gold crown /-veneered gold fixed prostheses[8] • alumina / glass[9] ***ceramic*** • ***ceramic*** alloy /-coated / facing (crown)[10] / glaze[11] [eɪ]/ veneering[12]

Porzellan, Keramik
keramisch; Keramik[1] Feldspat[2]
Porzellanerde, Kaolin[3]
verschmelzen[4] Keramikinlay[5]
Keramikmantel, -überzug[6]
Metallkeramik[7]
†Goldknopfzähne[8]
Glaskeramik, Bioglas[9]
†Keramikfacette(nkrone)[10]
Keramikglasur[11]
Keramikverblendung[12] 4

resin-modified glass ionomers [aɪɒnəmiɚz] *n MeSH* *abbr* **RMGIs**

glass polyalkenoate admixed[1] with resin mainly used as fast-setting[2] liners and restorative cements; a similar material is Compomer (combines the fluoride-releasing [iː] properties[3] of GIs and the abrasion [eɪʒ] resistance[4] of composite)

» *RMGIs make excellent bases and liners because they can adhere[5] [ɪɚ] to both tooth and resin. Glass ionomers are relatively brittle[6] which limits their use to non-load-bearing[7] [eɚ] situations.*

Use ***glass ionomer*** cement (*abbr* GIC)/ sealant / liner • fast-setting / light-cured[8] / chemically cured / self-curing ***glass ionomer cement*** • restorative grade / fiber-reinforced (*abbr* FRGIC) / metal-reinforced ***glass ionomer cement***

harz-/ kunststoffmodifizierte Glasionomerzemente (GIZ)
beigemischt[1]
schnellhärtend[2]
fluoridfreisetzende Eigenschaften[3]
Abrieb-, Abrasionsfestigkeit[4]
haften an[5] brüchig[6]
nicht tragend[7]
lichthärtender GIZ[8] 5

zirconium [zɚkoʊnɪəm] **(di)oxide** *n MeSH* *syn* **zirconia** *n jar*

ivory-colored[1] crystalline oxide of zirconium (ZrO_2), a high-performance ceramic material[2] of tooth-like appearance, high fracture toughness[3], biocompatibility and osseointegrative properties used for dental restorations, substructures, and implants

» *Dental porcelain veneering layers were fused onto yttria-tetragonal-zirconia-polycrystal(Y-TZP)[4] core plates. Base structures of zirconia, which has almost entirely replaced alumina[5], can only be machined by CAD/CAM milling techniques[6]. HIP zirconia[10], which is produced by a special sintering process[7] (Hot Isostatic Pressing), has approximately 20% more flexure strength[8] than partially sintered non-HIP zirconium qualities.*

Use ***zirconium dioxide*** beads[9] [iː]/ powder / root canal post / all-ceramic framework • ***zirconium***-oxide-reinforced restorations / bonding / abutment • cubic / nonsintered *or* green state / (pre)sintered / (partially/ fully) sintered[10] / transformation-toughened[11] / partially stabilized / yttria-stabilized (*abbr* YSZ)/ high-strength ***zirconia*** • ***zirconia*** bioceramics / (nano)composite / block /-based crown / core / substructure / (dental) implant

Zirkoniumdioxid, Zirkonoxid
elfenbeinfarben[1]
Hochleistungskeramik[2]
Bruch-, Risszähigkeit, Bruchfestigkeit[3]
Yttriumoxid stabilisiertes tetragonales polykristallines Zirkoniumdioxid[4]
Aluminiumoxid[5]
CAD/CAM Frästechnik[6]
Sinterprozess[7]
Biegefestigkeit[8]
ZrO_2-Perlen[9]
durchgesintertes/ geHIPtes Zirkonoxid[10]
umwandlungsverstärktes ZrO_2[11] 6

(dental) cement [sɪment] *n MeSH* → U9-17

(n) material used for luting[1], sealing[2] [iː] and filling[3] purposes, made by mixing components into a mass which sets[4], or as an adhesive[5] [iː] in attaching [ætʃ] various dental restorations in or on the tooth

(re)cementation[6] *n term* • **cement[7]** *v* • **cementable** *adj* • **cementless** *adj*

» *The cement bond[8] could fail when stressed. Temporary cementing material was used for crown retention. The restoration must be secured[9] [kjʊ] before the cement sets. With zirconium-based materials, adhesive cementation is not mandatory. This technique allows the clinician to insert a screwless and cementless crown into a dental implant with no gap between the crown and the ambutment.*

Use luting / restorative / lining [aɪ]/ dual curing *or* dual affinity[10] ***cement*** • zinc oxide-eugenol[11] [juːdʒ]/ composite[12] / silicate[13] / stone / temporary[14] / bioactive (bone)[15] ***cement*** • ***cement*** line[16] / film / leakage / plugger[17] [ʌ] • ***cement***-retained prosthesis • ***cemented*** porcelain veneer / pin / into place

(Befestigungs-, Klebe)Zement
Befestigung[1] Abdichtung, Versiegelung[2] Füllung[3]
abbinden[4] Kleber[5]
(An/Auf)Zementieren[6]
(ein)zementieren[7]
Zementverbindung, -haftung[8]
fixiert, verankert[9]
dualhärtender Zement[10]
Zinkoxid-Eugenol-Zement[11]
Kompositkleber[12]
Silikatzement[13]
provisorischer Zement[14]
bioaktiver Knochenzement[15]
Zementfuge, -spalt[16]
Zementstopfer[17] 7

alloy [æləɪ] *n & v MeSH*

(n) mixture of two or more metals or metalloids used to obtain special properties[1] for constructing denture bases, frameworks[2], etc. that are not found in the pure components

» *Prefabricated[3] gold-alloy bars were soldered[4] [sɒːdɚd] to the mesial [iː] aspects. The palladium alloy must have surface characteristics which permit the formation of a good bond to the dental porcelain.*

Use to cast[5] ***alloys*** • binary [aɪ]/ ternary[6] /chrome-cobald / silver-palladium / nickel / wrought [rɒːt] gold[7] / wire ***alloy*** • castable magnetic / high-noble[8] [oʊ] / semi-precious[9] [eʃ]/ economy[10] / iron / base metal[11] ***alloy*** • ***alloy***-ceramic interface / base[12] / gold[13] / composite bonding / hardening[14] / wire

Legierung; legieren
Eigenschaften[1]
Gerüstkonstruktionen[2]
konfektioniert, vorgefertigt[3]
gelötet[4] Legierungen gießen[5]
ternäre Legierung[6]
gehämmerte Goldlegierung[7]
Edelmetalllegierung[8]
edelmetallreduzierte Legierung[9]
Spargold, -legierung[10]
Nichtedelmetall , NEM Legierung[11]
Legierungsbasis[12]
legiertes Gold[13]
Abschrecken der Legierung[14] 8

dental gold *n term* *rel* **gold foil**[1] [ɔɪ] *n MeSH*

noble metal which hardly degrades or corrodes in the oral cavity and has long been used as a restorative material which can be placed directly into a prepared cavity and welded[2] by pressure; on account of its softness, gold is mostly used in combination with other metals, esp. silver, copper, platinum, palladium, and zinc, to produce alloys

» *Filling small dental cavities with cohesive [iː] gold[3] is still one of the most durable means of restoring a tooth. The most common fillings used for the occlusal surfaces of posterior teeth are gold inlays, while gold foil is less common.*

Use (24 carat) yellow[4] / white / pale[5] / casting[6] / scrap[7] ***dental gold*** • ***dental gold*** alloy[8] / restorations / wire • pure[4] / bonding[9] ***gold*** • class I / II / III / IV ***dental gold alloy*** • (crystalline) sponge[10] / wrought [rɒːt]/ platinized ***gold*** • ***gold*** solder / plate • ***gold*** framework[11] / coping / inlay[12] / core[13] / collar[14] / clasp[15] /-platinum foil • ***gold*** annealing[16] [iː]/ cast /-plated *or* gilded[17] / plating bath[18] / frit / filings[19] [aɪ] / content / finishing / allergy • low[20]/ non[21]-***gold alloy***

Dentalgold, Zahngold
Goldfolie, Blattgold[1] verschweißt[2] Stopfgold[3] 24-Karat-, Feingold[4] Blassgold[5] Gussgold[6] Goldgekrätz[7] Dental-, Zahngoldlegierung[8] Deck-, Blendgold[9] Schwammgold[10] Goldgerüst[11] Goldinlay, -gussfüllung[12] Goldkernaufbau[13] sichtbarer Goldrand[14] Goldklammer[15] Goldvergütung[16] vergoldet[17] Vergoldungsbad[18] Goldspäne[19] goldarme Legierung[20] goldfreie Legierung[21] 9

platinum foil [plætᵊnəm fɔɪl] *n term* *rel* **palladium**[1] *n MeSH* **(Pd)**

pure platinum (abbr Pl) rolled into extremely thin sheets [iː]; used as a matrix [eɪ] for various soldering procedures[2] and for providing internal form to porcelain restorations during their fabrication[3]

» *There are several ways to fabricate veneers, but I use the platinum foil technique for most of my cases. Use an intermediate layer of tin oxide between the dental porcelain and the platinum foil.*

Use ***platinum foil*** technique / crown / matrix / impression[4] • porcelain bonded to ***platinum foil*** • irido[5] / scrap[6] / ***platinum*** • ***platinum*** metal (bath) / gold (foil) / rivet[7] /-bonded porcelain crown / shoulder • ***platinum***-palladium /-rhodium[8] /-silver ***alloy***

Platinfolie
Palladium[1]
Lötverfahren[2]
Fertigung, Herstellung[3]
Platinfolienabdruck[4]
Platin-Iridium-Legierung[5]
platinhaltiges Gekrätz[6]
Platinstift, -krampon[7]
Platin-Rhodium-Legierung[8] 10

titanium [taɪteɪniəm‖tɪtæ-] *n MeSH* *abbr* **Ti** *(chemical symbol)*

silvery gray, very light but strong metallic element used mostly in alloys for dental implants and coatings[1] [oʊ]

» *The reaction of soft tissue cells to titanium surfaces with differing degrees of surface roughness [rʌf-] was analyzed. We have developed a system of tissue-integrated (osseointegrated) titanium implants, suitable for use in edentulous jaws.*

Use (commercially) pure[2] ***titanium*** • ***titanium*** white *or* dioxide[3] [daɪɒːksaɪd]/ alloy[4] / polishing kit /-sprayed surface /-coated instruments • ***titanium*** porcelain bond[5] /-zirconium alloy / plasma coating[6] /-reinforced (e-PTFE) membrane / pin[7] / abutment / core • ***titanium*** implant[8] / fixture / framework / cylinder / cover screw / mesh (crib)[9] / -trauma-splint[10] (*abbr* TTS)/ chamber / corrosion

Titan(ium)
Beschichtungen[1] Reintitan[2]
Titanoxid, TiO_2[3] Ti-Legierung[4]
Titan-Keramikverbund[5]
Titanplasmabeschichtung[6]
Titanstift[7] Titanimplantat[8]
Titan-Mesh, -drahtnetz[9]
Titan-Trauma-Schiene[10] 11

gypsum [dʒɪpsəm] *n MeSH*
sim **plaster** [æ] **(of Paris)**[1] *n clin & jar, abbr* **POP**

the natural hydrated [aɪ] form of calcium sulfate [ʌ]; a component of stones, plasters, and investments[2]

» *The accuracy of casts produced from three impression materials and the effect of a gypsum hardening agent were evaluated. Impression material shrinkage[3] [-ɪdʒ] and gypsum expansion[4] need to be considered. A fast-setting[5] plaster mix was used.*

Use to imbed[6] (*espBE* embed) in ***plaster*** • fibrous[7] [aɪ]/ dried[8] ***gypsum*** • ***gypsum*** powder / spar[9] / cast die[10] / rock / block • ***gypsum*** mold / edentulous master cast /-bonded investment • type I (dental) *or* impression[11] / type II (dental)[12] ***plaster*** • ***plaster*** matrix / key[13] / cast / wash[14] / model[10] / impression[15] / hardener / accelerator[16] / retarder / chisel[17] [tʃ]

(Natur)Gips
(Alabaster)Gips, β-Halbhydrat[1] Einbettungen[2] Schrumpfung, Schwindung[3] Gipsausdehnung, -expansion[4] schnellabbindend[5] in Gips einbetten[6] Fasergips[7] gebrannter Gips[8] Gipsspat, Marienglas[9] Gipsmodell[10] Abformgips[11] Alabastergips[12] Gipsvorwall, -schlüssel[13] erste dünne Gipsbeschichtung d. Abdrucks[14] Gipsabformung, -abdruck[15] Gipsabbindebeschleuniger[16] Gips-, Ausbettmeißel[17] 12

30

(dental) stone *n MeSH* *syn* **artificial** [ɪʃ] **stone** *n MeSH*

special nonporous gypsum derivative stronger than plaster used for making dental casts[1]

» *The impressions were filled with die stone[2]. The existing stone cast[3] was no longer accurate. A preliminary cast was poured[4] [ɔː] in dental stone before fabrication of a final impression.*

Use class I[5] / class II[6] / low-expansion / high-strength ***(dental) stone*** • ***(dental) stone*** die / powder[7] [aʊ]/ surface sealer / hardness / mold / mounting

(Spezial)Hartgips, α-Halbhydrat
Modelle[1] Modellgips[2]
Hartgipsmodell[3]
gegossen[4] Hartgips Typ III[5]
Hartgips Typ IV, Superhartgips[6]
Hartgipspulver[7] 13

biocompatibility *n MeSH* *rel* **bioinert**[1] [baɪoʊɪnɜːrt], **bioactive**[2] *adj MeSH*

the quality of materials (e.g. implants) of having no toxic or harmful[3] effects on the body

biocompatible[4] *adj term* • **inertness** *n* • **bioactivity** *n*

» *The finding of osteocytes* [saɪ] *close to the implants indicates good tissue acceptance and excellent biocompatibility. The new HA material seems to be biocompatible within bone. A biologically inert membrane that does not allow penetration of cells was placed.*

Use in vitro / in vivo / implant[5] / high ***biocompatibility*** • ***biocompatible*** materials[6] / properties / porous metal / titanium alloy / (glass) ceramics / plastics • ***bioactive*** coating[7] [oʊ]/ surface • ***(bio)inert*** (plastic) materials / ceramics

Biokompatibilität
biologisch inaktiv, bioinert[1]
bio(re)aktiv[2] schädlich[3]
biokompatibel[4]
Gewebeverträglichkeit/
Biokompatibilität des Implantats[5]
Biomaterialien[6]
bioaktive Beschichtung[7]

28

tarnish [tɑːrnɪʃ] *n & vi term*

(n) surface discoloration[1] on an implant, usually the result of oxidation

» *A 3-ppm[2] solution of NaF is capable* [eɪ] *of tarnishing the surface of commercially pure titanium* [taɪteɪniəm] *implants[3].*

Verfärbung; (sich) verfärben, anlaufen
Oberflächenverfärbung[1]
parts per million[2]
Reintitanimplantate[3]

29

pitting *or* **fretting corrosion** [-oʊʒᵊn] *n term*

local destruction of the oxide film by attacks on discrete spots on the surface

corrode[1] *v term* • **corrosive**[2] *adj* • **corroding**[2] *adj*

» *Fluoride* [flʊəaɪd] *causes fretting corrosion on titanium surfaces. Contact with gold may initiate[3]* [ɪʃ] *pitting corrosion in some Co-Cr alloys[4], but this phenomenon is seldom seen in vivo* [iː].

Use to initiate[3] /lead to/cause/prevent ***pitting corrosion*** • ***corrosion*** resistance[5] / behavior[6] [eɪ]/ rate[7] / products / protection[8] / inertness • contact / crack / (inter-)crystalline[9] / galvanic / surface / resistance to[5] ***corrosion*** • ***corrosive*** effect / medium [iː]/ layer • ***corroding*** solution / medium

Lochfraß, Loch(fraß)korrosion
korrodieren[1] korrosiv[2]
Lochfraß auslösen,
zu Lochfraß führen[3]
Kobalt-Chromlegierungen[4]
Korrosionsfestigkeit[5]
Korrosionsverhalten[6]
Korrosionsgeschwindigkeit[7]
Korrosionsschutz[8]
(inter)kristalline Korrosion[9]

30

Unit 31 Dental Lab Procedures & Equipment

Related Units: 30 **Basic Dental Materials**, 32 **Dental Instruments**, 40 **Restorative Dentistry**, 42 **Prosthodontics**

(dental) articulator [ɑːrtɪkjʊleɪtɚ] *n MeSH* *sim* **(dental) cast relator**[1] *n term*

device[2] [dɪvaɪs] representing the TMJ[3] and the jaws [dʒɒːz] and on which casts[4] may be mounted[5] [aʊ]

» *Our aim was to measure* [ʒ] *the steepness of the occlusal plane produced by three different semi-adjustable articulators. We studied casts on articulators that are used to plan orthognathic surgery. Students will be able to perform laboratory exercises on dental articulators, e.g. mounting casts onto an articulator and fabrication of removable partial dentures.*

Use (fully) adjustable [dʒʌ] (gnathologic) *or* class IV[6] / semi-adjustable *or* class III[7] / non-adjustable *or* class I[1] ***articulator*** • occlusal plane / mono-plane / sliding plane / arcon[8] / condylar *or* nonarcon[9] ***articulator*** • ***articulator*** joint / mounting[10] / mounted cast

Artikulator, Kiefergelenksimulator
Okkludator[1]
Gerät, Vorrichtung[2]
Kiefergelenk[3]
Modelle[4]
montiert, einartikuliert[5]
(voll)justierbarer Artikulator[6]
teil-, halbjustierbarer Artikulator[7]
Arcon-Artikulator[8]
Non-Arcon-Artikulator[9]
Modellmontage[10]

1

(dental) impression *n MeSH* *rel* **cast**[1] [kæst] *n & v MeSH*

imprint[2] of teeth made by placing a tray of soft material (alginate) into the mouth; when it has hardened plaster[3] [æ] is poured [ɔː] into the impression to make a model of the teeth

» *To secure impressions for the fabrication of master cast replicas[4], custom* [ʌ] *trays[5] were made from autopolymerizing acrylic resin[6].*

Use to make[7]/take *or* obtain[7]/secure[7]/box ***an impression*** • alginate [dʒ]/ master / preliminary *or* snap[8] / final *or* wash / (altered cast partial) denture / coping / direct bone ***impression*** • sectional (facial moulage [ɑːʒ]) / tube / inferior *or* mandibular ***impression*** • square / tapered[9] [eɪ] ***impression coping*** • ***impression*** appointment / post[10] [oʊ]/ fabrication / compound / wax / putty / transfer procedure • ***impression*** surface *or* area / jig[11] [dʒɪg]/ form • dental / diagnostic / preoperative / preliminary / working[12] / remount / master ***cast*** • stone[13] / corrected *or* modified / investment *or* refractory / blocked out / soft-tissue[14] / full facial contour ***cast*** • ***split-cast*** method / mounting

Abdruck, Abformung
Modell, Guss(stück); gießen, abformen[1] Abdruck[2] Gips[3]
Nachbildungen v. Meistermodellen[4] individuelle Abformlöffel[5]
Akrylat, Kunststoff[6]
Abdruck nehmen[7] Erstabformung[8]
konische Abform- u. Übertragungskappe[9] Abdruckpfosten[10] Positionierungshilfe (z. Kieferrelationsbestimmung)[11] Arbeitsmodell[12]
Spezialhartgipsmodell[13]
Weichgewebemodell[14]

2

31

impression tray [treɪ] *n term*

rel **mold**[1] [oʊ] *n term, BE* **mould**

receptacle[2] used for pressing the alginate against the gums when making impressions for dentures

» *After polymerization the tray was removed and allowed to bench cure[3] [benʃ kjʊɚ] for 24 hours.*

Use custom / foil[4] [fɔɪl]/ resin[5] / mesh[6] ***tray*** • custom ***tray*** waxup • ***impression tray*** holder[7] / outline form / compound[8] • refractory / sectional / embedding[9] / mother matrix ***mold*** • ***mold*** guide / chart

Abform-, Abdrucklöffel
Gussform, Gussstück[1]
Träger[2]
nachpolymerisieren[3]
Metall-Abformlöffel[4]
Kunststoff-Abformlöffel[5]
perforierter Abformlöffel[6]
Abformlöffelhalter[7]
Löffel-, Abformmasse[8]
Küvette[9] 3

mold [moʊld] *v term, BE* **mould** *syn* **cast-cast-cast** [kæst] *v irr term*

to form a negative copy of an object in wax or any other material

castable[1] *adj term* • **castability**[2] *n* • **casting** *n* • **molding** *n*

» *An alginate impression of the model with the tapered impression copings in place was made, and a cast fabricated with type IV dental stone. The hydroxylapatite [ɪ] particles are introduced with a sterile amalgam carrier[3] and molded into shape.*

Use ***molded*** onto • firmly ***molded*** • ***molding*** time / stability[4] / process • injection[5] / compression / border *or* tissue ***molding*** • vacuum ***casting*** • ***casting*** mold[6] / muffle[7] [ʌ]/ stress[8] / material / investment / properties[9] / unit[10] / flux[11] [ʌ]/ wax[12] / temperature[13]

(aus)gießen, formen, modellieren
gießfähig, Guss-[1] Gießfähigkeit[2]
Amalgamträger[3]
Formbeständigkeit[4]
Spritzgussverfahren[5]
Guss(hohl)form[6]
(Guss)Muffel, (Gieß)Küvette[7]
Gussspannung[8] Gusseigenschaften[9]
Gussgerät[10] Flussmittel[11]
Gusswachs[12] Gießtemperatur[13] 4

die [daɪ] *n term*

rel **counterdie** [aʊ] *or* **female die**[1] *n term*

positive reproduction of teeth in hard substances, e.g. metal or special dental stone

» *All dies fit into their predetermined positions. The impressions were filled with die stone[2].*

Use ***die*** method[3] / system / pin[4] / stone / spacer[5] / hardener • master[6] / gypsum [dʒɪpsəm]/ epoxy resin cast[7] / refractory ***die***

Modell(stumpf), Stumpfmodell
Konter, Gegenguss[1] Modellgips[2]
Modellherstellungsverfahren[3]
Modellstift[4] Stumpflack[5]
Meistermodell[6]
Gipsmodell[7] 5

setting expansion [æ] *n term* *opposite* **setting shrinkage**[1] [ʃrɪŋkɪdʒ], **setting contraction**[1] *n term*

increase in size and volume occurring in the hardening of some materials, e.g. plaster of Paris[2]

expand[3] *v term* • **shrink**[4]**-shrank-shrunk(en)** *v irr* • **contract**[4] *v*

» *Expanding wax patterns are used to compensate for the shrinkage of gold during the casting process. The resin is allowed to set[5] fully so that polymerization shrinkage[6] takes place. A thicker casting has a greater degree of shrinkage. The inaccuracies[7] related to the setting expansion of the stone base can be eliminated.*

Use material / casting / curing[6] / sintering / low[8]-***shrinkage*** • stone[9] / thermal[10] / wax / hygroscopic ***expansion*** • ***shrinkage*** compensation[11]

Abbindeexpansion
Abbinde-, Erstarrungskontraktion, Abbindeschrumpfung[1]
(Alabaster)Gips, ß-Halbhydrat[2]
ausdehnen, expandieren[3]
kontrahieren, schwinden[4]
polymerisieren, aushärten[5]
Polymerisationsschrumpfung[6]
Ungenauigkeiten[7] schrumpfarm[8]
Abbindeexpansion von Spezialhartgips[9] Wäremausdehnung, thermische Expansion[10]
Schrumpfausgleich[11] 6

31

mounting [aʊ] *n term* *sim* **mount**[1] *n & v term*

laboratory procedure of attaching the maxillary and/or mandibular cast to an articulator

» *The master casts are mounted on a semi-adjustable articulator.*

Use ***mounting*** device[2] [aɪs]/ medium [iː]/ resin / plate [eɪ] *or* ring[3] / plaster[4] • diagnostic / split-cast ***mounting*** • ***mounted*** diagnostic cast

Modellmontage; Einartikulieren
Montage, montieren, einartikulieren[1]
Montagehilfe[2]
Montageplatte[3]
Montagegips[4]
7

invest *v term* *syn* **imbed** *or espBE* **embed** *v*

covering or enveloping a denture, tooth, wax form, or crown, etc. wholly or in part with a refractory investment material[1] before curing, soldering, or casting

investment[2] *n term* • **investing machine**[3] *n*

» *The two wax segments were invested and cast with Type III gold. The framework is recovered[4] from the investment to verify the fit on the master cast.*

Use casting / brazing / gypsum-bonded / phosphate-bonded / silica-bonded / refractory ***investment*** • ***investment*** material[5] / liquid / cast[6] / casting mold[7] [oʊ]/ soldering[8] • ***investing*** dough[9] [doʊ]/ aids[10] / plaster / binder / tissue[11] • prosthesis-fixture-***investing*** bone system

einbetten
feuerfeste Einbettmasse[1]
Einbettung[2] Einbettgerät[3]
ausgebettet[4] Einbettmasse[5]
Einbettmassemodell[6]
Gussmuffel, Gießküvette[7]
Löten auf Einbettmasse[8]
angerührte Einbettmasse[9]
Einbetthilfen[10]
umgebendes Gewebe[11] 8

(casting *or* **denture) flask** *n & v term* *rel* **deflasking[1]** *n term*

(n) metal tube in which a refractory mold is made for casting dental restorations

» *To standardize the fabrication of the tray, a mold was fabricated using a denture flask. The cast and custom tray waxup were then flasked and burned out[2] for 10 minutes. Separating medium was placed on both halves of the flask.*

Use to place *or* invest[3] ***in a flask*** • processing / crown / tissue / refractory ***flask*** • ***(denture) flask*** holder / cross bar[4] / press[5] / basket / polymerization[6] / opener / removal[1] / cleanser [e] • trial[7] [aɪ]/ final ***flask closure***

Küvette; einbetten, küvettieren
Ausbettung, -en[1]
ausgebrannt[2]
küvettieren[3] Küvettenbügel[4]
Küvettenpresse[5]
Küvettenpolymerisation[6]
provisorischer Küvettenschluss[7] 9

waxup *or* **wax-up** *n term & jar* *syn* **waxing** *n jar*

(i) technique of shaping the contours of a trial denture or crown in wax before metal casting
(ii) the product of this procedure

» *A fully contoured waxing is completed on the preoperative casts.*

Use diagnostic *or* preoperative[1] / framework[2] ***waxup*** • ***waxing*** technique[3] / pattern / sleeve • ***wax-up*** material / brush[4] [ʌ]/ die[5]

(i) Aufwachsen
(ii) aufgewachstes Modell
diagnostisches Aufwachsen[1]
Aufwachsen des Gerüsts[2]
Aufwachstechnik[3]
Aufwachspinsel[4]
Modellstumpf[5] 10

transfer coping [koʊpɪŋ] *n term* → U42-9, U40-17

cap-like covering of acrylic resin[1] or metal used to position dies in impressions

» *You may experience problems in seating the transfer copings. Impressions were made with transfer copings connected with acrylic resin[1].*

Use direct / indirect / one-piece / square [skweɚ]/ tapered[2] [eɪ] ***transfer coping*** • ***transfer coping*** technique • resin / metal ***coping*** • ***coping*** (pick-up) impression

Übertragungs-, Transferkappe
Akrylat, Kunststoff[1]
konische Übertragungskappe[2]
11

dowel [daʊəl] **(pin)** *n MeSH* *syn* **die pin** *n, sim* **impression post[1]** [oʊ] *n term*

metal pin placed in stone casts to be able to remove die sections[2] and replace them in their positions

» *The position of the dowel pin must be determined after the impression is cast. Care must be exercised not to allow the impression post to move from its positive seat in the impression material when the impression is vibrated [aɪ] and poured [ɔː] with stone[3].*

Use to cement/cast/cut back[4]/draw out/vibrate [aɪ] ***dowels*** • parallel / two-sided / notched[5] [tʃ]/ tapered [eɪ]/ stainless steel ***dowel*** • ***dowel*** length / space

Modellstift, Dowel pin
Abdruckpfosten[1]
Modellstümpfe[2]
mit Spezialhartgips ausgegossen[3]
Stifte kürzen[4]
gekerbter Modellstift[5]
12

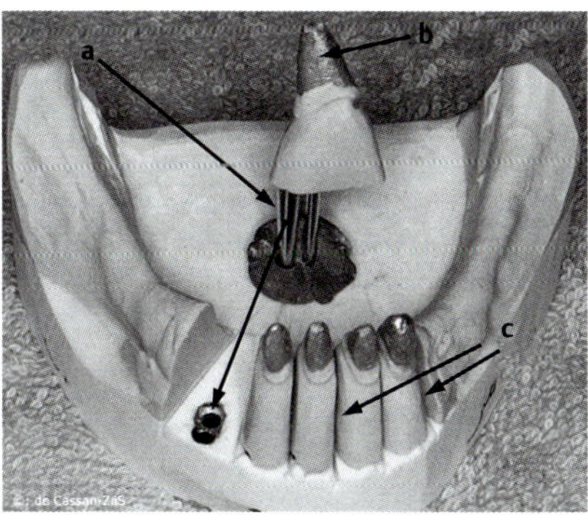

(**a**) Dowel pin in a stone cast,
(**b**) working die,
(**c**) die sections.

(surgical) template [templɪt] *n term*

(i) a pattern, gauge[1] [geɪdʒ] or mold[2] used as a guide for duplicating[2] anatomic relationships
(ii) curved or flat surface pattern used as an aid[4] in fitting in[5] restorations
(iii) a guide used to assist in proper placement of dental implants

» *The acrylic template is separated from the cast, and its borders are smoothed [uː] and polished. Surgical guide templates[6] approximating the mandibular arch form were used.*

Use ***template*** fabrication / setting[7] • measuring / matching / guiding / reference / (transparent) overlay[8] [eɪ] ***template*** • well-fitting / flat[9] / positively seated / clear acrylic resin[10] / surgical implant ***template***

Schablone, (Aufstell)Kalotte
Messlehre[1] Gussform[2]
D(o)ublieren[3] Hilfsmittel[4]
Aufstellen[5] chirurgische Führungsschablonen[6]
Kalottenartikulation, -aufstellung[7]
(transparente) Röntgenschablone[8]
flache Aufstellungshilfe[9]
transparente Kunststoff-schablone[10] 13

trituration *n term* *syn* **amalgamation** *n term* → U30-1

breaking[1] and mixing substances such as amalgam in a mortar[2] with a pestle[3] [pesl] or a mechanical [k] device [aɪs]

triturate[4] *v & n term* • **triturator**[5] *n* • **amalgamator**[5] *n*

» *Triturate the tablets in a clean raised center mortar with a close fitting pestle using a light load. Sources of mercury vapor[6] in the dental office[7] include the trituration, handling, and placement of amalgam, the polishing of amalgam restorations, and the removal of old amalgam with a dental handpiece. Once amalgamation occurs, practically no free mercury is associated with the amalgam restoration.*

Use mortar and pestle ***trituration*** • ***trituration*** ratio[8] [reɪʃ(ɪ)oʊ] • mechanical ***amalgamator***

Anmischen, Trituration
Verreiben[1] Mörser[2]
Mörserkolben, Pistill[3]
amalgamieren, verreiben; Amalgam[4]
Amalgammischgerät, -vibrator[5]
Quecksilberdampf[6]
Zahnarztpraxis[7]
Amalgamierungsverhältnis[8]
14

annealing [iː] *n term*
rel **annealing furnace**[1] [fɜːrnɪs] *n term*

heating materials followed by controlled cooling to remove internal stresses or brittleness[2], to achieve a desired degree of toughness[3] [tʌf-] or temper[3], or to volatilize impurities[4] from their surface and increase their cohesive properties[5]

anneal *v term* • **annealing** *adj* • **annealer**[1] *n*

» *Then the material was transferred to an annealing furnace. Its structure was refined[6] [aɪ] by annealing at 800°C for 1 hour. An alcohol lamp with a soot-free[7] [uː] flame used e.g. to drive off the protective NH3 gas coating from the surface of cohesive [iː] gold foil[8] is called annealing lamp[9].*

Use ***annealing*** treatment / temperature / lamp[9] / cycle [saɪkl]/ tray • ***(non)annealed*** joints • ***annealed*** metal-ceramic [sɪr-] transition regions

Vergüten, Tempern, Anlassen
Vergütungsofen[1]
Sprödigkeit[2]
Härte(grad)[3]
Verunreinigungen[4]
Kohäsionskraft[5]
vergütet[6]
rußfrei[7]
Stopfgoldfolie[8]
Lötlampe, Gasbrenner[9]
15

solder [sɒːdɚ] *v & n MeSH* *sim* **brazing**[1] [breɪzɪŋ] *n term*

(n) fusible [fjuːz-] alloy[2] used to unite metals of a higher melting point[3]
(v) joining two pieces of metal with such an alloy

soldering[4] *n & adj term* • **braze** *v*

» *The framework is cast, tried in to confirm the fit and soldered after application of porcelain. Vacuum brazing[5], which offers one of the strongest bonding methods for metal joining, results in minimal distortion, leak-tight joint areas and clean and bright assemblies.*

Use to ***solder*** together / to / into / off • hard[6] / main[7] / repair[8] / gold-based[9] ***solder*** • ***soldering*** iron[10] [aɪɚn]/ technique / dish / furnace[11] / procedure / agent[12] / aid[13] / gap[14] / index • ***solder*** joint[15] • partially ***soldered*** framework • postceramic ***soldering*** • ***brazing*** temperature[16] / alloy / paste / investment material[17] • infrared / torch[18] [tʃ] / furnace / dip[19] / high-temperature ***brazing*** • ***brazed*** seam[20] [iː]/ joint (breakage)

(Weich)Lot; (weich)löten
Hartlöten[1]
schmelzbare Legierung[2]
Schmelzpunkt[3] Löten; löt-[4]
Vakuumlöten[5] Hartlot[6] Erstlot[7]
Nach-, Reparaturlot[8]
Goldlot[9] Lötkolben[10]
Lötofen[11] Löt-, Flussmittel[12]
Löthilfe[13] Lötspalt, -fuge[14]
Lötstelle[15] Löttemperatur[16]
Löteinbettmasse[17]
Flammenlötung[18]
Tauchlöten[19]
Hartlötnaht[20]
16

luting agent [luːtɪŋ eɪdʒənt] *n MeSH*

fastening material; e.g. plaster, cement or wax to hold casts to an articulator, or crowns to teeth

lute *v & n term*

» *The restoration was fitted with a soft luting agent to ensure [ɪnʃʊɚ] that it can be removed. The coping on the master cast was luted with autocure resin[1].*

Use water-based / light-cured / (dual-curing) composite / (phosphate-modified) resin / temporary / permanent ***luting agent*** • ***to be luted*** to (dentin)/ into place[2] / in position[2] / together • ***luting*** cement / composite / property / gap • ***luted*** framework[3]

31

Kleber, Klebstoff, Haftvermittler
autopolymerisierender Kunststoff[1]
fixiert werden[2]
geklebtes Gerüst[3]
17

fire [faɪɚ] *v term* *syn* **bake** [beɪk], **frit** *v term* → U30-21

fusing[1] [fjuːzɪŋ] water and a powder containing kaolin, feldspar[2], etc. to produce porcelain for restorations etc.

refire[3] *v term* • **rebake**[3] *v* • **frit**[4] *n* • **fritting** *n*

» *Firing was carried out in a furnace with platinum winding. Porcelain was fired onto the prefabricated copings. During the bisque-bake[5] [bɪsk] trial, the contour of the restoration was adjusted [dʒʌ] to a favorable emergence profile[6].*

Use ***fired*** porcelain[7] / metal-ceramic alloy • ***fire***-polished[8] • ***firing*** chamber[9] / temperature / cycle or regimen[10] [redʒ-]/ time / crack[11] • ***baking*** shrinkage[12] / in[13] / (on)to[14] (metal) • glass(-ceramic) / porcelain / base / low fusing ***frit*** • ***frit*** material / mixing formula / firing / jar

brennen
verbacken[1] Feldspat[2]
nachbrennen[3] Fritte[4]
Bisquitbrand[5]
Austritts-, Emergenzprofil[6]
gebranntes Porzellan[7]
glanzgebrannt[8]
Brennkammer[9]
Brandführung[10] Hitzeriss[11]
Brennschwund[12]
Einbrennen[13]
Aufbrennen[14]
18

curing [kjʊɚɪŋ] *n term* → U32-23

polymerization process of resinous materials[1] causing them to become rigid[2] [dʒ] to form denture bases[3], fillings, impression trays[4], etc.

cure *v term* • **(non-/ light-)curable** *adj* • **curability** *n*

» *Self-curing dental resins are always manipulated in the presence of curing inhibitory factors. The resin is then cured under pressure and carefully removed from the cast to avoid stone breakage*[5] [breɪkɪdʒ].

Use chemically / room-temperature / poorly[6] / light[7]-/ heat[8]-***cured*** • denture[9] [-tʃɚ]/ extended ***curing*** • ***curing*** technique / agent[10] / cycle / lamp *or* light[11] / unit[12] • self-***curing***[13] • degree / type / depth[14] ***of cure*** • dual-***cure*** material[15]

Härten, Polymerisation
Kunststoffe[1] hart[2] Prothesenbasen[3] Abformlöffel[4] Hartgipsbruch[5] schlecht ausgehärtet[6] lichtpolymerisiert, -gehärtet[7] hitzegehärtet, heißpolymerisiert[8] Prothesenhärtung[9] Härter[10] Polymerisationsleuchte[11] Lichtofen[12] Autopolymerisation[13] Durchhärtungstiefe[14] dualhärtendes Material[15] 19

glaze [gleɪz] *v & n term*

(v) coating[1] ceramics [s] and other materials (esp. porcelain) to give them a glossy [ɒː] finish[2]

» *Highly glazed porcelain was shown to promote a favorable soft-tissue response.*

Use ***glazing*** and soldering / furnace[3] [ɜː]/ (ceramic) material[4] / liquid / brush[5] [ʌ]/ varnish[6] • natural / porcelain / auto- *or* self-/ final / color / over***glaze*** • ***glaze*** baking *or* firing[7] (cycle) / layer / crack • ***glazed*** appearance / porcelain

glasieren, emaillieren; glänzen; Glasur
Beschichten[1] glänzende Oberfläche[2] Keramikofen[3] Glasurmasse[4] Glanzlackpinsel[5] Glanzlack[6] Glanzbrand[7] 20

burnish [bɜːrnɪʃ] *v term* *sim* **polish**[1] [pɒːlɪʃ] *v & n MeSH*

(i) to adapt margins [dʒ] of restorations by rubbing with an instrument
(ii) to make dental surfaces smooth[2] [smuːð] and glossy

burnisher[3] *n term* • **burnishability** *n* • **polishing**[4] *adj & n* • **polishable**[5] *adj*

» *Condense and burnish the amalgam or place the selfcure*[6] *composite in the usual way. A small double-ended ball burnisher may be used to burnish contacts*[7] *and post-carve burnish amalgam restorations*[8].

Use ***to burnish*** restorations / margins [dʒ]/ necks / away a seamline[9] [iː]/ out tool marks • hot / cold / light[10] / citric [sɪ] acid / saline [eɪ] ***burnishing*** • ***burnishing*** agent / machine[3] / instruments / bur / strip / technique / motion • ***polishing*** kit[11] / file / unit[12] / heat / machine *or* lathe[13] [leɪð]/ agent / paste *or* gel[14] [dʒel]/ dolly[15] • ***polished*** layer / (denture) surface • chemically / metallographically / highly ***polished***

(i) (an)brünieren
(ii) glätten
(glanz)polieren; Politur[1] glatt[2] Brünierer[3] Polier-; Polieren[4] polierbar[5] selbsthärtend[6] Kontaktflächen[7] Glätten von geschnitzten Amalgamfüllungen[8] Nahtlinie glätten[9] leichtes Anbrünieren[10] Poliersatz[11] Poliergerät[12] Poliermaschine[13] Polierpaste[14] Schwabbel[15] 21

Unit 32 Dental Instruments

Related Units: 24 Surgical Instruments, 31 Dental Lab Procedures & Equipment, 37 Orthodontic Appliances

armamentarium [eɚ] *n term* *sim* **instrumentarium**[1], **instrument(ation)**[2] *n MeSH* → U24-1 ff

general term for dental chairs, ambient lights[3], casting machines[4] and other devices[5] [aɪ] and equipment

» *There is a need to improvise with a growing armamentarium to satisfy*[6] *the atypical* [eɪ] *clinical situation. During surgery the lingual aspect of the mandible should be investigated with a probing instrument*[7].

Use dental / preventive dentistry / orthodontic / surgical / implant / anesthetic ***armamentarium*** • dental / endodontic / periodontal / arthroscopic / hand / dental hygiene ***instrumentation*** • dental / sharp / cutting / blunt[8] [ʌ] / disposable / reusable ***instruments*** • inhalation / ingestion [dʒe] of[9] ***instruments*** • ***instrument*** stroke[10] / care / sterilization / setup / tray

Ausrüstung, Einrichtung, Armamentarium
Instrumentarium[1] Instrument; Instrumentation[2] Praxisleuchten[3] Gussmaschinen[4] Vorrichtungen, Apparate[5] gerecht werden[6] Sonde[7] stumpfe/ atraumatische Instrumente[8] Verschlucken von Instrumenten[9] Instrumentbewegung[10] 1

lip *and/or* **cheek** [tʃiːk] **retractor** *n term* → U24-16

small plastic pieces used to draw back[1] lips and cheeks

retract[1] *v term* • **retraction** *n* • **retractability**[2] *n*

» *The use of multiple, single lip, wound* [uː]*, or cheek retractors requires too many assisting hands. Soft tissues were incised* [saɪz] *and retracted to expose*[3] *the alveolar* [ɪə] *crest*[4].

Use plastic / stainless steel / self-retaining / child-size ***lip and cheek retractor*** • ***retraction*** force / device / cord • forceful[5] / gingival / soft tissue ***retraction*** • ***retraction*** suture[6] [suːtʃɚ] • easy / tissue ***retractability*** • ***self-retracting*** hypodermic syringe / flap

Lippen- bzw. Wangen(ab)-halter
abhalten, zurückziehen, retrahieren[1] Retraktionsfähigkeit[2] freilegen, zugänglich machen[3] Alveolarrand[4] starke/ übermäßige Retraktion[5] Haltenaht[6] 2

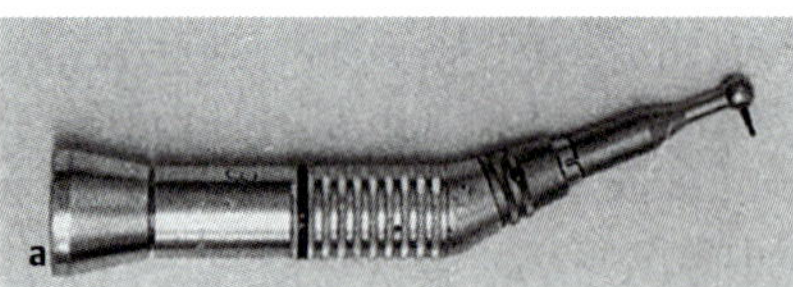

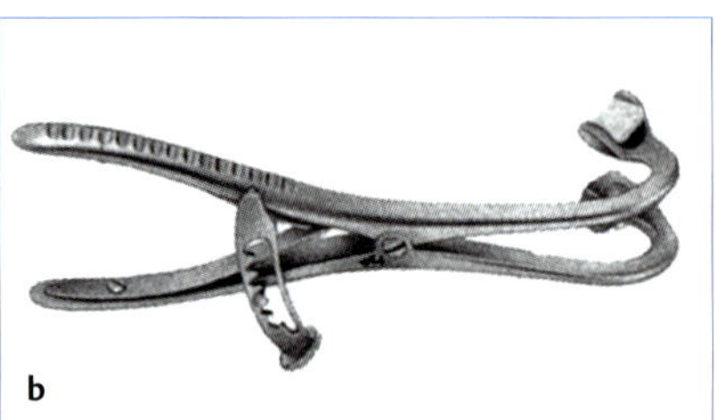

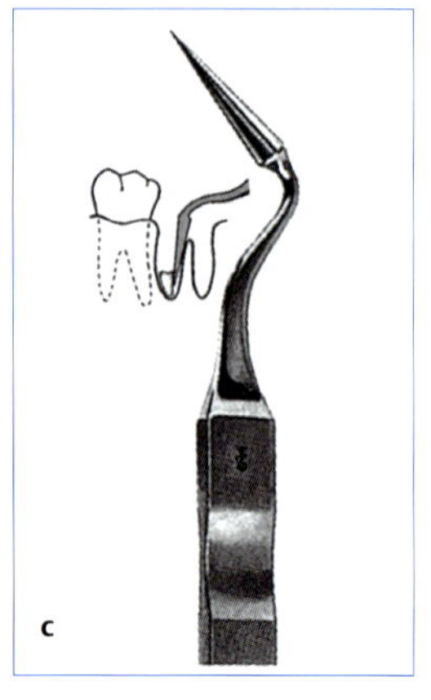

a handpiece
b mouth gag
c elevator

mouth gag [maʊθ gæg] *n term*, **gagger** *n jar* → U10-16
sim **tongue** [tʌŋ] **depressor**[1] *n term*

instrument used for opening and immobilizing the mouth, depressing the tongue to facilitate[2] examination, maintaining the airway[3], and transmitting volatile anesthetics[4] [e] during oro-pharyngeal [-ɪndʒɪəl] surgery

Use dental ***mouth gag*** • wooden / illuminated ***tongue depressor*** • ***gag*** reflex[5]

Mundsperrer
Zungenspatel[1] ermöglichen[2]
Atemwege freihalten[3]
(volatile) Inhalationsanästhetika[4]
Würgreflex[5]
3

dental mirror *n term* *syn* **mouth mirror** *n clin*

small mirror on a handle to facilitate visualization[1] [ʒ] in the examination of the teeth

» *Moving the mouth mirror between the tongue and lower molars, direct light onto the lingual gingivae to look for surface lesions. Implant mobility was examined manually by tapping[2] with a dental mirror.*

Use disposable / lighted ***dental mirror*** • dental / medical ***mouth mirror*** • flat *or* plane[3] [eɪ]/ magnifying[4] [aɪ]/ fogging of the[5] ***mirror*** • ***mirror*** handle[6] / head / image[7]

Mund-, Zahnspiegel
Darstellung, Sichtbarmachung[1]
Perkussion, Beklopfen[2]
planer Spiegel[3]
Vergrößerungsspiegel[4]
Beschlagen des Spiegels[5]
Spiegelgriff[6]
Spiegelbild[7]
4

(dental) handpiece *n MeSH* *syn* **dental drill** *n jar*

rotary power-driven dental instrument supplied with a mandrel[1] to hold cutting, polishing or grinding [aɪ] tools[2] [uː]

» *The embedded blocks were trimmed[3] using a dental handpiece with a separating disk[4]. An alveolar nerve injury from the dental drill occurred during the dental implant procedure.*

Use air-driven / high-speed / low-speed / straight / contra-angle[5] [æŋgl]/ high-torque[6] [k]/ torque-reduction ***handpiece*** • ***handpiece*** head / guard / angulation / speed / turbine

Handstück
Scheibenträger, Mandrel[1]
Schleifkörper, -instrumente[2]
zurechtschneiden[3]
Trennscheibe[4]
Winkelstück[5]
Handstück mit hohem Drehmoment[6]
5

32

bur [ɜː] *n term or* **burr** *rare* *syn* **(bur) drill** *n term, sim* **diamond**[1] [aɪ] *n clin & jar*

drilling tool with a small metal shaft and a head designed in various shapes; used at various rotational velocities for excavating decay [eɪ], shaping cavity forms, etc.

drill[2] *v term* • **drilling** *n* • **drill bit**[3] *n*

» *The neck is reduced with a diamond bur and water-cooled. A bur mark is placed on the apex.*

Use (medium-grit [iː]) diamond[4] / aqueous [eɪkwiəs] dental[5] / cross-cut[6] / end-cutting[7] ***bur*** • bud [ʌ] *or* rose-head[8] / finishing[9] / fissure [ɪʃ]/ no.6 round / tap / conical *or* inverted cone[10] / microhead ***bur*** • long-shafted cylindrical / (extra coarse/ high-speed) diamond[11] ***bur*** • hollow contouring / no. 8 carbide[12] [aɪ]/ 3.3-mm cannon ***bur*** • ***bur*** tip / hole / mark • through-the-***bur*** internal irrigation[13] • ***drilling*** technique / device / site • low rotatory ***drill(ing)*** speed • guide *or* pilot[14] [aɪ]/ twist / spiral [aɪ]/ trephine[15] [triːfaɪn]/ countersink[16] ***drill*** • single-patient-use[17] ***diamond***

Note: In communication among dentists *drills* are quite commonly referred to as the *diamond*[1] since most burs, disks, and other cutting instruments are hardened with numerous small diamond pyramids [ɪ].

(Zahn)Bohrer
Diamantschleifer, -schleifkörper[1]
bohren[2] Bohrstück[3]
mittelkörniger Diamant[4]
wassergekühlter Bohrer[5]
Querhiebbohrer[6] Stirnfräse[7]
Rosenbohrer[8] Finierer[9]
Kegelbohrer[10]
(grobkörniger/ hochtouriger) Diamant[11]
Hartmetallbohrer[12]
intern gekühlter Bohrer[13]
Pilotbohrer[14]
Trepanbohrer[15]
Versenkbohrer[16]
Einmaldiamantschleifkörper[17]
6

(dental) polishing brush [ʌ] *n term* *syn* **finishing brush** *n term* → U31-21

brush usually mounted[1] [aʊ] on a mandrel used to polish teeth or artificial [ɪʃ] replacements[2]

» *A finishing brush impregnated with a polishing medium was used to develop a fine surface luster.*[3]

Use stainless-steel / composite ***finishing brush*** • wire / wheel ***brush***

Polierbürste
befestigt[1]
Zahnersatz[2]
leichter Oberflächenglanz[3] 7

emery disk *n term, BE* **disc**

disk coated[1] [oʊ] with emery powder[2] used to abrade[3] [eɪ] or smooth[4] [u:] the surface of teeth or fillings

Use rotating / high-speed / thin / diamond-coated / end-cutting separating[5] ***disk*** • snap on[6] / water-cooled / white silicone / sandpaper[7] / grinding ***disk***

Schleifscheibe
belegt[1] Schmirgel[2]
be-, abschleifen[3] glätten[4]
Trennscheibe[5] aufsteckbare Scheibe[6] Polierscheibe[7] 8

(dental) explorer *n term* *syn* **probe** [oʊ], **sound** [aʊ] *n term* → U24-8

hook-like instrument with a fine pointed end (the tine[1] [aɪ]) used for examining the teeth

probe[2] *v term* • **explore**[2] *v* • **sound**[2] *v*

» *Anesthesia [-θi:ʒə] of the tissues was confirmed by probing with an explorer.*

Use micro/ hook / thin / endodontic ***explorer*** • long tapered[3] [eɪ] ***tines*** • dental / sharp / double-ended / sickle / straight / bulb-headed *or* bulbous[4] [ʌ]/ perio-(dontal) / antrum[5] ***probe*** • hollow[6] ***sound***

(Zahn)Sonde
Sonde(nspitze)[1]
sondieren[2]
lange, spitze Sonden[3]
Knopfsonde[4]
Kieferhöhlensonde[5]
Hohlsonde[6] 9

(dental) surveyor [sɚveɪɚ] *n term*

instrument for delineating[1] the contour of abutment [ʌ] teeth[2] and associated structures, e.g. before designing a removable partial denture[3]

» *The pins*[4] *can be inserted into a surveyor to coordinate precision [sɪʒ] attachment*[5]*.*

Use cast ***surveyor*** • ***surveyor*** mandrel / rod / scriber *or* marker

Parallelisierungshilfe, -spiegel
erheben[1]
Pfeiler-, Ankerzähne[2]
abnehmbare Teilprothese[3]
Stifte[4]
Präzisionsverankerung[5] 10

reamer [i:] *n term* *syn* **broach** [broʊtʃ] *n term*

rotating drilling tool for removing the pulp [ʌ], exploring, widening and cleaning the canal

ream[1] *v term* • **reaming** *n*

» *On gaining access to the pulp, a sterile reamer was inserted into the root canal up to the apical foramina. Preparation of the site included four-stage hand reaming to the final diameter of 6 mm.*

Use endodontic *or* root canal / file-type / K-/ size 15 / hand(held) / engine[2] [endʒɪn] ***reamer*** • ***reamer*** tip / size / breakage[3] • ***reaming*** motion[4] / technique • endodontic / smooth [u:] / barbed[5] / sterile / plastic ***broach***

Reamer, Wurzelkanalfeile, WK-Bohrer, (Wurzel)kanal-erweiterer
Wurzelkanal ausräumen[1]
maschineller Reamer[2]
Instrumentenbruch (im WK)[3]
zwirbelnd-stoßende Bewegung[4]
Exstirpationsnadel, Reibahle, Pulpaextraktor[5] 11

file [aɪ] *n term* *sim* **rasp(atory)**[1] [æ] *n term* → U24-12

instrument with pointed ridges [dʒ] for grinding [aɪ] and smoothing[2] [u:ð] surfaces; coarse[3] [ɔ:] files are called rasps[1]

file *v term* • **filed** *adj* • **rasp**[4] *v*

» *Use of bone-cutting burs*[5]*, rongeurs*[6] *[rɒ:ⁿdʒɚz], and bone files*[7] *was limited to patients with knife-edged [naɪf] ridge contours. A root canal file*[8] *is a pointed, flexible, steel tool used for rasping canal walls.*

Use bone[7] / flexible / endodontic *or* root canal[8] / Hedstro(e)m[9] ***file***

Feile
Raspatorium, Schabeisen,
Grobfeile[1] glätten[2] grob[3]
(ab)raspeln[4] Knochenfräsen[5]
Luer-Knochenzangen[6]
Knochenfeile(n)[7]
Wurzelkanalfeile[8]
Hedström-Feile[9] 12

scaler [skeɪlɚ] *n term* *sim* **interproximal stripper**[1] *n term*

tool with a curved hook used to remove tartar[2] or excess cement, check for cavities, etc.

scaling[3] *n term* • **scale** *v*

» *Presently, titanium rather than stainless steel scalers are recommended for instrumentation procedures involving the transmucosal abutments.*

Use metal / ultrasonic / air sonic / piezo-ceramic[4] [pɪeɪzoʊ]/ stainless [eɪ] steel[5] / hoe[6] [hoʊ] ***scaler*** • tooth *or* dental / root *or* deep[7] / laser-assisted / heavy / light ***scaling*** • interproximal ***stripping***

Scaler, Zahnsteinentferner
diamantierte(s) Feile/ Band[1]
Zahnstein[2] Scaling, Zahnstein- und Konkremententfernung[3]
Zahnsteinentfernungsgerät[4]
Edelstahlscaler[5] Hakenscaler[6]
subgingivale Konkrement-entfernung, deep scaling[7] 13

(dental) excavator *n term* *sim* **(dental) curet(te)**[1] *n term* → U24-10

small spoon [u:] for cleaning out and shaping a carious cavity to prepare it for filling

excavation *n term* • **excavate**[2] *v* • **curettage** *n*

» *The socket*[3] *was curetted*[4] *with a spoon excavator*[5]*. Since it takes only 12-15 strokes to dull a curet, chairside sharpening is essential for maximum efficiency.*

Use medium-sized spoon / hatchet[6] [hætʃɪt]/ hoe[7] / single-beveled / bi-beveled / sterile / surgical ***excavator*** • sharp / periodontal / ultrasonic ***curet(te)***

Exkavator
Kürette[1] exkavieren[2]
Zahnfach, Alveole[3]
kürettiert[4]
Löffelexkavator[5]
beilförmiger Exkavator[6]
hauenförmiger Exkavator[7] 14

elevator *n term* *sim* **dental** *or* **extracting forceps**[1] [s] *n clin pl*

dental lever [e‖ iː BE] used to luxate [ʌ] and remove teeth and roots that cannot be engaged[2] by the beaks[3] [iː] of a forceps

elevate[4] *v term* • **exolever**[5] *n* • **leverage**[6] *n*

» *Extraction forceps or a dental elevator cannot be applied to the root without damaging the alveolar bone. Now the root fragment can be elevated gently up the socket.*

Use surgical / dental / small-tip / tissue ***elevator*** • root[7] / periosteal[8] / sharp paddle[9] ***elevator*** • ***elevator*** edge / tip

Hebel, Elevatorium
Zahn-, Extraktionszange[1]
gefasst[2] Branchen, Maul[3]
ab-, anheben, heraushebeln[4]
Krallenhebel[5] Hebel(wirkung)[6]
Wurzelheber[7]
Periostelevatorium[8]
scharfes flaches Elevatorium[9] 15

(dental) pliers [plaɪɚz] *n term pl* *rel* **dental tweezers**[1] [iː] *n pl*

grasping [æ] instrument[2] with two hinged[3] [dʒ] arms and (usually) serrated [eɪ] jaws[4] [dʒɒːz]

» *Enough of the material was trimmed*[5] *to allow it to be seized*[6] [iː] *with pliers. Remove the matrix with diamond-coated tweezers taking care not to cut the gingival tissues with the wings of matrix.*

Use (telescope) crown / matrix [eɪ]/ straight [streɪt]/ curved [ɜː] contouring[7] ***pliers*** • sterile cotton / locking / clasp-adjusting[8] [dʒʌ] / orthodontic ***pliers*** • bird beak[9] [iː]/ wire [aɪ] cutting[10] / torquing[11] [k]/ three-prong[12] / flat nose[13] ***pliers*** • fine tip / blunt tip[14] / cotton / disposable / plastic / stainless steel / diamond-coated / surgical[15] ***tweezers***

(Draht)Zange
Zahnpinzette[1] Fassinstrument[2]
mit Scharnier[3] gezahntes Maul[4]
entfernt[5] gefasst[6]
gebogene Konturzange[7]
Klammerjustierzange[8]
Vogelschnabelzange[9]
Drahtschneidezange[10]
Torque-Zange[11]
Aderer Zange[12]
Flachzange[13]
anatomische/ stumpfe Pinzette[14]
chirurgische Pinzette[15] 16

plugger [ʌ] *n term* *syn* **condenser** *n, sim* **spreader**[1] [e] *n term*

manual or powered instrument used for packing[2] unset[3] restorative material into a cavity of a tooth with a smooth [uː] or serrated nib[4] at the end

condense[2] *v term* • **plug**[2] *v* • **plugging** *n* • **condensation** *n*

» *Pluggers are instruments designed for vertical condensation, while spreaders are used for lateral condensation of gutta* [ʌ] *percha* [tʃ] *in the root canal.*

Use (fine) finger[5] / serrated / amalgam[6] / ball-shaped[7] / drop-shaped[8] / finishing[9] ***plugger*** • ***plugger*** nib • finger / hand[10] / warm ***spreader*** • endodontic thermal / vertical ***condenser***

(Wurzelkanal)Stopfer, Plugger
Spreizer, Spreader[1]
verdichten, kondensieren[2]
(noch) nicht ausgehärtet[3]
glattes oder gezahntes Arbeitsende[4]
Fingerstopfer, Fingerplugger[5]
Amalgamstopfer[6] Kugelstopfer[7]
tropfenförmiger Stopfer[8]
Planstopfer[9] Handspreader[10] 17

enamel cleaver [iː] *or* **cutter** *n term* *sim* **hoe**[1] [hoʊ] *n term*

instrument with a heavy [e] shank[2] and a very short blade[3] [eɪ] at about 90° to the axis of the handle[4]; used with a hoeing motion to strip[5] enamel from the axial surfaces of a tooth in preparation for a crown

Schmelzmesser, -meißel, Gingiva(l)randschräger
Haue[1] breiter Schaft[2]
Schneide[3] Griff[4]
absprengen[5] 18

rubber [ʌ] **dam** [æ] *n MeSH*

thin piece of rubber that can isolate teeth to control moisture[1] [mɔɪstʃɚ] during treatment

» *In some instances*[2] *the application of a dam or clamp is physically not possible. The rubber dam prevented the water coolant spray*[3] *from draining into the abutment* [ʌ].

Use to apply/place/remove ***a rubber dam*** • ***rubber dam*** clamp[4] (placement) / clamp forceps[5] / punch[6] / frame / sheet[7] / application[8] / isolation

Kofferdam, Spanngummi
Feuchtigkeit[1] Fällen[2]
Spraywasser (für Kühlung)[3]
Kofferdamklammer[4]
Kofferdam-Klammerzange[5]
Kofferdam-Lochzange[6]
Kofferdamtuch[7]
Kofferdameinsatz[8] 19

32

pulp [ʌ] **tester** *n term* *syn* **vitalometer** [aɪ] *n term*

electrical device for determining[1] the vitality [aɪ] of the tooth pulp

» *X-rays, pulp testers, and percussion aid*[2] *in the diagnosis. A tooth may have a negative response to a pulp test*[3] *and still be sensitive to*[4] *percussion.*

Use electric[5] / thermal ***pulp tester*** • dental pulp ***vitalometer***

Pulpaprüfer, -tester
feststellen[1] helfen[2]
Sensibilitäts-, Vitalitätsprüfung[3]
empfindlich reagieren (auf)[4]
elektrischer Pulpatester[5] 20

matrix [eɪ] **retainer** [eɪ] *n term*

mechanical [k] device to hold a matrix[1] around a tooth during restorative procedures by drawing the matrix band tight[2] [taɪt]

» *If the amalgam is on the buccal aspect, position the matrix retainer from the lingual aspect, if possible, so that the matrix band adapts closely to the buccal surface.*

Use dental / amalgam ***matrix*** • ***matrix*** band (strip) / technique[3] / adaptation

Matrizenhalter, -spanner
Matrize[1]
Matrizenband spannen[2]
Matrizentechnik[3] 21

wedge [wedʒ] *n & v term* *rel* **space maintainer[1]** [eɪ] *n term* → U37-12

(n) device for separating the teeth, maintaining[2] the separation obtained[3], or for holding a matrix in place

» *Then a wedge was placed in the mesial interproximal space to protect the rubber dam. Both the treated and untreated implants were firmly wedged into the sockets.*

Use dental / interproximal[4] / interocclusal reference / wooden ***wedge*** • (aluminum) reference (step) ***wedge*** • ***wedge***-shaped[5] / placement

Keil, Separator; verkeilen
Lücken-, Platzhalter[1]
Aufrechterhalten[2]
erreicht[3]
Interdentalkeil[4]
keilförmig[5]
22

(dental) curing [kjʊəɪŋ] **light** *n term*
syn **blue light (source)** *n term* → U31-19

special UV or halogen [-dʒən] light used to help plastic materials become rigid[1] [dʒ] to form a denture base[2], filling, etc.

» *Composites can be cured[3] by any blue light source. In acid etched direct bonding light curable restorative material is placed in small increments and exposed to the curing light.*

Polymerisationsleuchte, Aushärtelicht
fest, hart[1]
Prothesenbasis[2]
(aus)gehärtet, polymerisiert[3]
23

abrasive [eɪ] **paper** *n term* *syn* **abrasive strip** *n term*

a ribbon[1] bonded with abrasive particles[2] on one side for contouring and polishing proximal surfaces

» *The surfaces were polished to 600 grit[3] with silicon carbide[4] [aɪ] abrasive paper.*

Use fine / rotating / aluminum oxide / diamond / water-resistant ***abrasive paper***

Polierstreifen
Streifen, Band[1]
mit Abrasivpartikeln besetzt[2]
Grit *(Maß f. Körnung)*[3]
Siliciumcarbid[4]
24

articulating paper *n term*
syn **disclosing** *or* **occlusal paper** *or* **foil** [fɔɪl] *n term*

inked paper or ribbon[1] placed between the mandibular and maxillary teeth to check for[2] tooth contacts

» *The occlusal contacts were checked directly with disclosing paper.*

Use dental / blue / red / thin / thick / horseshoe-shaped ***articulating paper*** • ***articulating paper*** holder *or* forceps[3] / marks

Okklusionsfolie, -papier, Artikulationspapier
mit Farbstoff beschichteter Papierstreifen[1]
überprüfen[2]
Okklusionsfolienhalter[3]
25

Unit 33 Oral & Maxillofacial Imaging Techniques

Related Units: 46 Basic Radiologic Terms, 17 Craniofacial Fractures, Part 5 DENTISTRY

x-ray tube [eksreɪ tʲuːb] *n term*

housed in the tube head[1] (together with the transformer[2]) of the dental x-ray machine[3]

» *When children have their first x-rays taken it is wise to explain the procedure and equipment such as the tube head, camera, etc. to them in easy-to-understand language.*

Use dental / fogged[4] ***x-ray tube***

Röntgenröhre
Röhrenschutzhaube, -gehäuse[1]
Transformator[2]
Röntgenstrahler[3]
beschlagene Röntgenröhre[4]
1

(radiographic *or* **x-ray) film** *n MeSH*

(i) x-ray-sensitive substance used in taking radiographs
(ii) jargon for radiograph

» *The two-film procedure (stereoroentgenography[1]) is helpful for assessing marginal [dʒ] bone height [haɪt]. The films were exposed at right angles [ŋg] to the field with the fixtures[2] parallel to the film.*

Use underexposed[3] / fogged[4] / sequential / gridded[5] / self-developing / scout[6] [aʊ] ***film*** • ***film***-holding forceps *or* holder[7]/ cassette[8] / packet / placement /-tooth relationship / density • occlusal / double emulsion[9] [ɪmʌlʃən]/ nonscreen[10] / blackness of the[11] ***film*** • ***film*** contrast / bending[12] / development / badge[13] [bædʒ]

Röntgenfilm, -aufnahme, -bild
Röntgenstereografie[1] Implantate[2]
unterbelichteter Film[3]
Film mit Grauschleier[4]
gerasterter Film[5]
Screeningaufnahme[6] Filmhalter[7]
Filmkassette[8] beidseitig beschichteter Film[9] folienloser Film[10]
Filmschwärzung[11] Knicken des Films[12] Strahlenschutzplakette[13] 2

lead [e] **shield** [ʃiːld] *n term*

guard[1] [gɑːrd] or screen of lead and rubber protecting the patient, radiologic technician[2] [-knɪʃən] or radiologist from x-rays, esp. scattered radiation[3]

» *Modern dental x-ray equipment, fast film[4], collimated beams[5] [iː] and lead shields have significantly reduced the patient's risk of gonadal [eɪ] exposure[6] [-oʊʒər]. The patient is draped with a lead shield to minimize any scatter exposure.*

Use gonad[7] / portable ***shield*** • ***lead*** *or* protective apron[8] [eɪ] • proper ***shielding***

Bleigummiabdeckung
Schutz[1] Röntgenassistent(in)[2]
Streustrahlung[3]
Film für Schnellaufnahmen[4]
gebündelte/ kollimierte Strahlen[5]
Gonadenbelastung[6]
Gonadenschutz[7] Bleischürze[8] 3

33

intraoral views [vjuːz] *n MeSH* *opposite* **extraoral views**[1] *n MeSH*

x-rays obtained[2] with the film package placed inside the oral cavity

» *Frequently employed extraoral radiographs [eɪ] include panoramic and lateral jaw [dʒɒː] radiographs*[3].

Use ***intraoral*** radiograph / bitewing film / x-ray film viewer[4] • full-mouth / long-cone[5] / conventional ***intraoral radiograph*** • axial / lateral / occipitomental [ks]/ (anterior/posterior) periapical / occlusal[6] ***view*** • submentovertex / cross-sectional / orthogonal / (open / closed / P/A) TMJ / dental panoramic tomograph (*abbr* DPT) ***view***

intraorale (Röntgen)Aufnahmen
extraorale (Röntgen)Aufnahmen[1] angefertigt[2] laterale Kieferaufnahme[3] Röntgenbildbetrachter f. intraorale Aufnahmen[4] intraorale Aufnahme mit Langtubus[5] Aufbiss-, Okklusalaufnahme[6] 4

panoramic radiograph *n MeSH*
syn **orthopanto(mo)gram** (*abbr* **OPG**) *n MeSH*, **pan(orex)** *n jar*

x-ray taken by a machine that rotates around the head and produces a view of the entire maxillary and mandibular arch [tʃ] including the TMJ[1]; sometimes also termed dental panoramic tomograph[2]

» *The major drawback*[3] *of panoramic radiographs, which are commonly used to visualize [ʒ] the canal, is image distortion*[4] *[-ʃᵊn] (lingual objects appear higher than the buccal [ʌ] ones).*

Use ***panoramic*** x-ray (film/machine) / lead aprons / digital radiology / radiographic evaluation • ***panoramic*** view[5] / tomography / CT[2] / rotating machine[6]

Panorama(schicht)aufnahme (PSA), Orthopantomogramm (OPG)
Kiefergelenk[1]
Panorama-Schichtaufnahme[2]
Nachteil[3]
Verwischung[4]
Panoramaaufnahme[5]
Panorama-Röntgengerät[6] 5

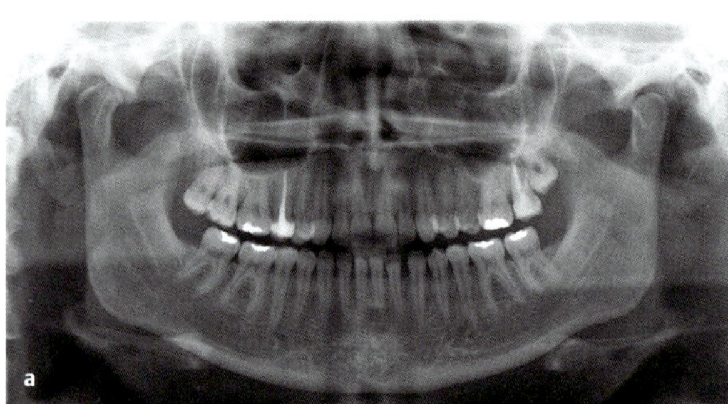

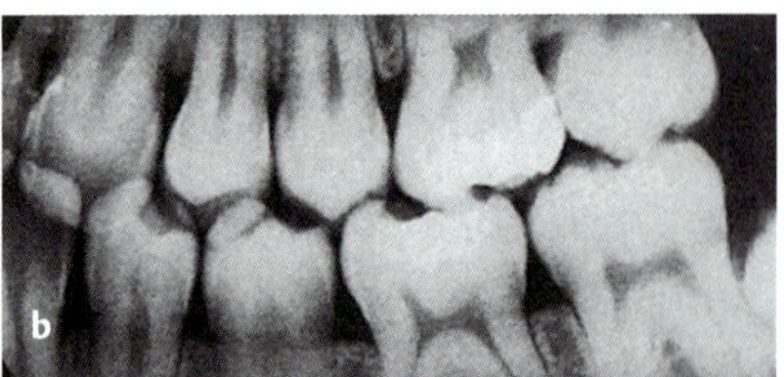

a Panoramic radiograph
b Bitewing radiograph

bitewing [baɪtwɪŋ] **film** *or* **radiograph** *n MeSH* *syn* **interproximal film** *n term*

x-ray (taken with a film package held between the occlusal surfaces or taken with special film holders[1]) that shows the coronal portion and cervical third of the root of the teeth in near occlusion

» *Bitewing films are useful in detecting interproximal caries*[2] *and determining alveolar [ɪə] septal height. In children with low caries potential a bitewing exam every 18-24 months is sufficient [ɪʃ].*

Use vertical[3] / horizontal / anterior / posterior / reverse[4] ***bitewing radiograph*** • ***bitewing*** examination / exposures / (aiming) ring[5] / bite block[6]

Bissflügelaufnahme
Filmhalter (für Bissflügelaufnahmen)[1]
Approximalkaries[2]
vertikale Bissflügelaufnahme[3]
umgekehrte Bissflügelaufnahme[4]
Zentrierring[5]
Bissplatte[6] 6

33

periapical [eɪ] **radiograph** *n term*

radiograph demonstrating tooth apices[1] [eɪpɪsiːz] and surrounding structures of a selected area

» *Ultraspeed film*[2] *was used for all periapical images. The periapical radiographs revealed [iː] small radiolucent [uːs] zones*[3] *[z] around the failed*[4] *implants.*

Use ***periapical*** (dental) film / view / image / (intraoral) x-rays / examination / lesion / pathosis

periapikale (Röntgen) Aufnahme
Wurzelspitzen[1]
hochempfindlicher Zahnfilm[2]
strahlendurchlässige/ radioluzente Bereiche[3] gelockert[4] 7

T-Scan *n term*

computerized sensing system[1] for assessing occlusal forces[2]

» *The T Scan can provide analysis of the bilateral [aɪ] similarity*[3] *of occlusal contacts*[4].

Use ***T-Scan*** occlusal analysis system[5] / sensor / occlusal movie / occlusal examination / records

T-Scan
Erfassungssystem[1]
okklusale Kräfte[2]
beidseitige Übereinstimmung[3]
okklusale Kontakte[4]
T-Scan-System[5] 8

pantographic tracing *n term* *syn* **pantogram** *n term*

graphic record of the paths of mandibular movement in one or more planes by means of a pantograph

» *The electronic pantograph computes the condylar determinants[1] automatically after the execution of a pantographic tracing. Many pantographic errors result from failure to achieve a true terminal hinge condyle position[2] during any part of the tracing.*

Use ***pantographic*** study[3] / tracing device / documentation / reproducibility

Pantografie, pantografische Funktionsuntersuchung
kondyläre Determinanten[1]
terminale Scharnierachsenposition[2]
Pantografie, pantografische Funktionsuntersuchung[3] 9

cephalometry [sefəl-] *or* **-metrics** *n MeSH* *syn* **ceph** *n jar*
sim **cephalometric radiograph[1]** *n term*

scientific assessment[2] of the cranial [eɪ] bones, and the soft tissue profile of the head and face with relation to specific reference points[3] using a fixed, reproducible position for lateral radiographic exposure

» *Longitudinal cephalometry revealed growth-related problems in two dental implants.*

Use conventional / computed / 3D / serial / orthodontic ***cephalometry*** • ***cephalometric*** tracing[4] [eɪs]/ imaging / analysis[5] / landmarks[3] / view / film / head positioner[6] (cephalostat[6]) / relationship • three-dimensional / (closed-mouth) lateral[7] / serial ***cephalogram***

Kephalometrie
Fernröntgenbild, kephalometrische Röntgenaufnahme[1]
wissenschaftliche Untersuchung[2]
kephalometrische Bezugs-, Referenzpunkte[3] kephalometrische Befund(erheb)ung[4] kephalometrische Analyse[5] Kephalostat[6]
Fernröntgenseitenbild (FRS), laterale Fernröntgenaufnahme[7] 10

skull x-ray *or* **radiograph** *n term* *syn* **skull film** *n jar*

series of radiographic images of the skull, the facial bones, nose, and the nasal sinuses

» *A skull X-ray may show fractures, tumors, erosion or decalcification of the bone, or shifts in the soft tissues. The lateral skull radiograph showed a wide alveolar* [ɪə] *crest[1] down to the base of the mandible.*

Use lateral / frontal / PA / plain[2] / preoperative / cephalometric ***skull radiograph***

Schädelröntgen(aufnahme)
breiter Alveolarkamm[1]
Schädelleeraufnahme[2] 11

ultrasound (imaging) [ʌltrəsaʊnd ɪmədʒɪŋ] *n MeSH, abbr* **US**
syn **(ultra)sonography** [ʌltrəsənɒːgrəfi] *n MeSH*

use of high-frequency or ultrasound waves[1] ranging from 1.6 - 10 MHz for diagnostic visualization, measurement [eʒ], or delineation[2] of deep structures

ultrasonographic[3] *adj term* • **ultrasonic[3]** *adj* • **(ultra)sonogram[4]** *n* • **(ultra)sonographer** *n term* • **endosonography** *n*

» *In dentistry ultrasound is used mainly for the analysis of soft-tissue thickness in periodontal diagnosis or preimplantologic evaluation.*

Use ***US*** image[4] / screening / therapy • diagnostic / therapeutic / intraoral / peritonsillar / transcutaneous [eɪ] cervical ***US*** • color duplex[5] [ɪuː]/ pulsed[6] [ʌ]/ continuous-wave[7] ***US*** • Doppler[8] / real-time[9] / gray-scale[10] [eɪ] ***US*** • three-dimensional[11] / high-resolution[12] [uːʃ] ***US*** • A-mode / B scan[13] ***ultrasonography*** • ***ultrasonographic*** echo [ekoʊ] • ***ultrasonic*** waves[1] / nebulizer[14] / mist • ***ultrasonic*** scanner[15] / microscope [aɪ] • ***ultrasound*** examination *or* study[16] / scan[4] / findings • ***ultrasound*** guided[17] [aɪ]/ probe[18] [oʊ]/ transducer[18] [(j)uːs] • A-mode[19] / B scan ***ultrasonogram***

Ultraschall(diagnostik), US, USD, Sonografie
Ultraschallwellen[1] Darstellung[2]
sonografisch, Ultraschall-[3]
Sonogramm[4] farbcodierte Duplexsonografie, Farb-Doppler Darstellung[5] Impulsechoverfahren[6]
nicht gepulster US[7] Doppler-Ultraschall, -Sonografie, -Verfahren[8] Echtzeitsonografie, -darstellung[9] Grauwert-Sonografie[10] 3-D-Ultraschall[11]
hochauflösende Sonografie[12]
B-Mode Darstellung[13]
Ultraschallvernebler[14] Sonograf[15]
Ultraschalluntersuchung[16]
unter sonografischer Kontrolle, ultraschallgezielt[17] Schallkopf[18]
A-Scan Ultraschall, Amplituden-Scan[19] 12

33

(nuclear) magnetic resonance imaging *n term* *abbr* **MR(I)** *or* **NMR**

diagnostic imaging modality using the radiofrequency radiation from hydrogen [aɪ] ions[1] [aɪənz]; depending on H^+ concentration the signals vary in strength as the body is placed in a magnetic field

» *MRI is particularly useful for imaging the TMJ and facial* [feɪʃᵊl] *soft tissues[2] because the structure of cortical bones is hypointense and therefore yields[3] a signal void[4]. In this context the relative merits of MRI versus CT scanning remain controversial.*

Use diagnostic / radiologic[5] / ultrasound ***imaging*** • radioisotope[6] [aɪ]/ cardiac / cerebral ***imaging*** • ***imaging*** modality *or* technique[7] [iː] • ***MRI*** scan *or* image[8] / study / findings • ***MR*** angiography / brain scan / scanner • contrast-enhanced[9] / side-view ***MRI*** • T1-weighted [weɪtɪd]/ T2-weighted[10] ***MRI***

Magnetresonanztomografie (MRT), Kernspintomografie
Wasserstoffionen[1]
Weichteile, -gewebe[2]
stellt sich dar als[3]
signalfreier Bereich[4]
Röntgendarstellung[5] Szintigrafie[6]
bildgebendes Verfahren[7]
Kernspintomogramm, MRT[8]
kontrastmittelverstärkte Kernspintomografie[9] T2-gewichtetes Kernspintomogramm/ MRT[10] 13

sialography [saɪəlɒːgrəfi] *n MeSH* *syn* ptyalography [taɪəlɒː-] *n term*

x-ray examination of the salivary glands[1] and ducts after the instillation of contrast material[2]

» *Interventional sialography[3] can be performed for retrieval[4] of salivary calculi[5] [-laɪ] or dilatation of the salivary duct.*

Use dental / conventional / magnetic resonance *or* MR(I)[6] / CT / high-resolution / contrast / digital subtraction[7] ***sialography*** • parotid / submandibular (duct) / combined CT-/ delayed CT ***sialogram***

Sialografie
Speicheldrüsen[1]
Kontrastmittel[2]
Interventionssialografie[3]
Extraktion, Entfernung[4]
Speichelsteine, Sialolithen[5]
MR-, Magnetresonanzsialografie[6]
digitale Subtraktionssialografie[7] 14

electromyography [aɪɒː] *n MeSH, abbr* **EMG**

rel **electroneurography[1]** *n term*

recording of the electrical activity in skeletal muscle via a needle electrode[2] inserted [ɜː] into the muscle

electromyogram *n term* • **electromyographic** *adj* • **myo-** [maɪə-] *comb*

» *EMG may be used to demonstrate denervation of the muscles [mʌslz] in the appropriate nerve root [uː] distribution [juːʃ]. The electromyogram shows continuous discharge[3] of motor units and shortening of the silent [aɪ] interval normally seen after an action potential.*

Use surface[4] [ɜː]/ needle / single-fiber[5] [aɪ]/ dental occlusion ***electromyography*** • laryngeal [iː]/ masseteric *or* jaw muscle / jaw-opening reflex ***EMG*** • ***electromyographic*** response / pattern[6] / activity / findings[7] / evidence / sampling • ***electro-*** neuromyography[8] (*abbr* ENMG)

Elektromyografie (EMG)
Elektroneurografie[1]
Nadelelektrode[2]
Entladung[3]
Oberflächenelektromyografie[4]
Einzelfaserelektromyografie[5]
elektromyografisches Aktivitätsmuster[6]
Elektromyografiebefund[7]
Elektroneuromyografie[8] 15

arthrography *n MeSH*

rel **arthrogram[1]** *n term* →U38-8

radiography of a joint (e.g. the TMJ) usually following injection of contrast media [iː]

» *In TMJ arthrography both the upper and lower joint spaces can be injected with contrast material under fluoroscopic control[2] and real-time images of meniscus movement can be obtained and recorded on video.*

Use magnetic resonance / TMJ / video-/ CT-assisted ***arthrography*** • plain ***arthrogram***

Arthrografie
Arthrogramm[1]
unter fluoroskopischer Sicht[2] 16

radioautography *n MeSH*

rel **radiovisiography[1]** *n MeSH*

reproduction of the distribution and concentration of radioactivity in a tissue or substance by placing a photographic emulsion on the surface of or in close proximity[2] to the substance

autoradiograph[3] *n term* • **radioautographic** *adj*

» *The radioautographic results were obtained from sections poststained[4] with toluidine [təluːədiːn] blue[5] through the emulsion. Radiovisiography is performed with an x-ray set, an intraoral sensor, a display processing unit and a printer.*

Use ***radioautographic*** evidence / labeling[6] [eɪ]/ study / visualization / emulsion

Autoradiografie
Radiovisiografie[1]
Nähe[2]
Autoradiogramm[3]
nachgefärbt[4]
Toluidinblau[5]
autoradiografische Markierung[6] 17

digital [dʒ] **subtraction radiography** *n MeSH*

sim **videosubtraction[1]** *n term*

computer-assisted imaging modality that allows for[2] visualization of the soft tissues without the overlying bone (e.g. images made before and after contrast injection allow subtraction of unenhanced[3] structures) as well as assessment of changes in radiographs over time

» *The digital subtraction image[4] shows areas where remodeling[5] of the peri-implant bone has occurred.*

digitale Subtraktions-radiografie
Videosubtraktion[1]
ermöglicht[2]
ohne Kontrastverstärkung[3]
digitale Subtraktionsaufnahme[4]
Umbau(vorgänge), Remodellierung[5] 18

33

computed *or* **computerized tomography** *n MeSH* *abbr* **CT** *or* **CAT (scan)**

gathering of anatomical information from a cross-sectional plane[1] [eɪ] of the body, presented as an image generated [dʒe] by a computer synthesis of x-ray transmission data obtained in many different directions through the given plane[2]

» *CT images are invaluable[3] in assessing extensive trauma or pathology and planning surgery. The postradiotherapy maxillofacial CT scan of this 78-year-old patient with a history of nasopharyngeal carcinoma demonstrated no evidence of residual or recurrent tumor.*

Use computed axial[4] (*abbr* CAT scan) / computerized transaxial (*abbr* CTAT scan) / linear / spiral [aɪ]/ cross-sectional ***tomography*** • presurgical / high-resolution[5] / 3D[6] / quantitative ***computerized tomography***

Computertomografie, CT
Querschnitt, Schicht[1]
festgelegte Ebene[2]
besonders wertvoll[3]
CT[4]
hochauflösende Computer-tomografie (HRCT)[5]
3-dimensionales/3-D CT[6] 19

volume rendering technique *n term, abbr* **VRT**
rel **multiplanar** [-pleɪnɚ] **reformatting**[1] *n term, abbr* **MPR**

2D projection of a three-dimensional data set of cross-sections[2] acquired by a CT or MRI scanner

» *Craniofacial measurements were based on 3-D CT volume rendering. The multiplanar reconstruction*[3] *and display technique* [tekniːk] *frequently demonstrated underestimations*[4] *of the coronal and sagittal* [dʒ] *slices*[5] [slaɪsiːz].

Use 3-D / direct (*abbr* DVR)/ real-time / interactive / two-level / multi-***volume rendering*** • shaded-surface-display[6] (*abbr* SSD) ***rendering***

VR-Technik, VRT-Darstellung, Volume-Rendering-Technik
multiplanare Rekonstruktion, MPR[1]
Schichtaufnahmen[2]
3D-Schichtrekonstruktion[3]
Unterbewertung[4] Sagittalschnitte[5]
(semitransparente) schattierte Oberflächendarstellung, SSD-Technik[6] 20

Unit 34 Oral Hygiene & Preventive Dentistry

Related Units: 40 Restorative Dentistry, 35 Periodontics, 42 Prosthodontics, 39 Cosmetic Dentistry

oral hygiene [haɪdʒiːn] *n MeSH*
syn **dental care, oral physiotherapy** *n term*

caring for teeth by means of a toothbrush, interdental stimulator[1], dental floss, irrigating device[2], etc.

(ultra-/ non-)hygienic [e‖iː] *adj term* • **oral hygienist**[3] [iː‖e] *n* • **dental hygienist**[4] *n MeSH*

» *Without meticulous oral hygiene*[5] *and repeated fluoride* [aɪ] *treatments, tooth decay* [-keɪ] *will increase. Recent scientific evidence has shown the need to practice habitual and thorough tongue brushing as part of daily home oral hygiene procedures.*

Use to improve / lack of[6] / adequate / poor / good / professional[7] ***oral hygiene*** • ***oral hygiene*** instructions / recommendations / training program / maintenance / products • occupational *or* industrial ***hygienist*** • industrial ***hygiene*** • ***hygienic*** care / practices / measures [eʒ]/ check[8] / requirements / hand disinfection

Mundhygiene, Zahnpflege
Interdentalstimulator[1]
Munddusche[2]
Prophylaxehelfer(in), *(öst.)* Mundhygieniker(in)[3]
Dentalhygieniker(in), Dentalhygieneassistent(in)[4]
gründliche Mundhygiene[5]
mangelnde Mundhygiene[6]
professionelle Zahnreinigung[7]
Mundhygienekontrolle[8] 1

oral *or* **dental prophylaxis** *n MeSH* *syn* **sanitization** *n*, **prophy** *n jar*

removal of accretions[1] [iːʃ], esp. plaque [plæk] from enamel surfaces by scaling and polishing with rubber wheel[2] [iː], etc.

prophylactic[3] *adj term*

» *In addition to providing direct prophylactic treatment, the hygienist also may be responsible for assistance in suture removal, exposure of radiographic films, etc.*

Use fluoride ***prophylactic*** agents[4] • ***prophylactic*** measures[5] / dental care / treatment / scaling / mucogingival therapy • routine / antibiotic / caries[6] / pumice / periodontal / ultrasonic / monthly / individual[7] ***prophylaxis*** • rubber ***prophy*** point[2] • toothbrush / oral / denture ***sanitization*** • ***sanitization*** cycle / schedule / process / effectiveness

Zahn-, Kariesprophylaxe
Beläge[1]
Gummipolierer[2]
prophylaktisch, vorbeugend[3]
fluoridhaltige Präparate zur Kariesprophylaxe[4]
vorbeugende/prophylaktische Maßnahme[5]
Kariesprophylaxe[6]
Individualprophylaxe[7] 2

(tooth)brush [ʌ] *n & v*
sim **cleanse**[1] [e], **clean**[1] [iː] *v*

(n) consists of a long handle[2] and bristles[3] [sl] fixed to a small head[4]

toothbrushing *n MeSH* • **cleansing** *n* • **cleaning** *n*

» *Use of interdental brushes*[5] *should be encouraged* [ɜː] *and patients warned against toothpicks*[6]*. A small, flexible, single-tufted toothbrush is perfect for difficult-to-reach-areas. The effect of professional cleaning and dental brushing with or without fluoridated dentifrice on enamel remineralization was assessed.*

Use ***to brush*** one's teeth[7] / off / twice a day • soft/hard bristled[8] / bent angle [æŋgl]/ single-tufted / end- *or* multi-tufted[9] [ʌ]/ manual / electric / ultrasonic / rotating / spiral [aɪ] ***(tooth)brush*** • ***brush*** stick[10] • gentle / thorough / tongue[11] [tʌŋ]/ rotary / manual / sonic tooth ***brushing*** • ***brushing*** strokes[12] / technique[13] / habits[16] / frequency • ***toothbrush*** trauma[14] [ɒː] • sonic[15] ***toothbrush*** • to be ***brushed*** away / off • daily / proper / effective / supervised ***toothbrushing***[16] • ***toothbrushing*** technique[13] / habits[16] / frequency / time / instructions / chart • physiological / self-/ between-the-teeth[17] / tongue[11] / deep ***cleansing*** • ***cleansing*** agent / effect / bath • tooth *or* dental / professional[18] / deep ***cleaning***

Zahnbürste; bürsten, putzen
reinigen[1] Griff[2]
Borsten[3] (Bürsten)Kopf[4]
Zwischenraum-, Interdentalbürstchen[5] Zahnstocher[6]
Zähne putzen[7]
Zahnbürste mit harten Borsten[8]
Büschelbürste[9]
Mikro-Zahnbürste[10]
Zungenreinigung[11]
Putzbewegungen[12]
Zahnputztechnik[13]
Zahnbürstentrauma, Putzläsionen[14]
Schallzahnbürste[15]
Zahnputzgewohnheiten[16]
Zahnzwischenraumreinigung[17]
professionelle Zahnreinigung[18] 3

dentifrice [dentɪfrɪs] *n MeSH*

rel **toothpaste**[1] *n MeSH & clin*

preparation for cleansing[2] [e] teeth, e.g., toothpaste, tooth powder[3] [aʊ], mouth rinses[4] or mouthwash[4]

» *Daily use of a fluoride-containing dentifrice[5] should be supplemented[6] by periodic application of fluoride compounds.*

Use fluoridated[5] / tartar-control / tooth-whitening / over-the-counter[7] ***dentifrice*** • mint-flavored / desensitizing[8] / abrasive ***dentifrice*** • pediatric[9] / herbal[10] / non-foaming / two-component ***toothpaste***

Zahnpflegemittel
Zahnpasta[1] Reinigen, Putzen[2]
Zahnpulver[3] Mundwasser[4]
fluoridhaltige Zahnpflegemittel[5]
ergänzt[6]
frei erhältliche Zahnpflegemittel[7]
desensibilisierende Zahnpasta[8]
Kinderzahnpasta[9]
Kräuterzahnpasta[10] 4

(dental) floss [ɒː] *n & v MeSH & clin*

syn **floss silk** *n*, *sim* **dental tape**[1] *n*

untwisted thread[2] [e] made from fine silk[3] fibers [aɪ] used for cleansing interproximal spaces

» *Use a regular flossing pattern so that no area is neglected[4]. Tooth loss is less frequent among persons who floss or use stick brushes and visit their dentist regularly.*

Use ***flossing*** cords[1] • ***floss*** dispenser[5] / threader[6] / holder[7] • proper / daily / consistent / supervised / manual / implant ***flossing*** • ***flossing*** technique / skills / frequency / regimen • (un)waxed[8] / super[9]/ polyethylene[10] / (highly/ mint) flavored ***floss***

Zahnseide; mit Zahnseide reinigen
Zahn(reinigungs)band[1]
Faden[2] Seide[3] vernachlässigt[4]
Zahnseidenspender[5]
Einfädler (für Zahnseide)[6]
Zahnseidenhalter[7]
(un)gewachste Zahnseide[8]
SuperFloss™, Spezialzahnseide[9]
(gewachste) Polyethylen-Zahnseide[10] 5

rinse *n & v MeSH & clin*

sim **flush** [ʌ] **(away)**[1] *v clin*

(n) mouthwash used for rinsing or gargeling[2] (v) cleaning or flushing debris[3] [dəbriː] with fluids

» *Try rinsing the mouth by vigorously[4] swishing water back and forth[5] between and around the teeth. After the first post-operative day, use a warm salt-water rinse following meals for the first week to flush out particles of food and debris. Biofilms will form on practically every solid surface flushed with nutrient-containing liquids.*

Use ***to rinse*** off[6] (one's toothbrush) / out[7] (food particles) / one's mouth[8] / one's hands • to have[8]/give sth. ***a rinse*** • oral / (fluoride) mouth / pre-brush ***rinse*** • daily ***rinsing*** • ***rinsing*** time / agent[9] / liquid / water • mouth[10] ***rinses***

Spülung; (aus)spülen
(weg)spülen[1]
Gurgeln[2]
Speisereste[3]
kräftig, tüchtig[4]
Wasser durch die Zähne pressen[5]
abspülen[6] ausspülen[7]
Mund ausspülen[8]
Spülmittel, -flüssigkeit[9]
Mundspülungen[10] 6

accretion [əkriːʃᵊn] *n term*

sim **deposit**[1] *n*

foreign [fɒːrɪn] material (plaque or calculus) deposited[2] on the surface of a tooth or in a cavity

» *Accretions and deposits will adhere less likely on smooth surfaces and therefore less calculus will be produced. This creates a niche [niːʃ] for plaque accumulation[3] and prevents effective accretion removal. Ultrasonic debridement primarily removes accretions from root surfaces.*

Use to prevent/visualize/remove[4] ***accretions*** • ***accretion*** prevention[5] • dental / tooth (surface) / soft[6] / hard / mineral / calcified ***accretions*** • subgingival[7] / root / (gross/ heavy) bacterial[8] / marginal ***accretions*** • hardened / calculus-like[9] / light / moderate / heavy / residual ***deposits***

Auflagerung, Belag
Ablagerung[1]
ab-, an-, aufgelagert[2]
Ansammlung[3]
Beläge entfernen[4]
Plaque-Hemmung[5]
weiche Zahnbeläge[6]
subgingivale Konkremente[7]
(starke) bakterielle Zahnbeläge[8]
zahnsteinartige Ablagerungen[9] 7

(dental) plaque [plæk||*BE* plɑːk] *n MeSH*

sim **(oral) biofilm**[1] *n MeSH*

thin colorless, sticky film[2] containing saliva[3] [aɪ], acids and bacteria forming on teeth that causes tooth decay; today plaque is increasingly viewed as a biofilm

» *Air-abrasive [eɪ] polishing is used to remove plaque from hard-to-reach areas[4]. Bacterial colonies which accumulate in the mouth are known as 'biofilms'. To really cure bad breath, you have to physically scrape the bacterial biofilm off your tongue.*

Use to disclose[5]/remove ***plaque*** • ***plaque*** accumulation / formation[6] / removal / inhibiting agent[7] / microbial count / pH / fluoride concentration • mucinous / interdental / (non-)visible / calcified[8] [s] / buccal ***plaque*** • adequate ***plaque*** control[9] • ***plaque***-like film /-free /-retaining • ***plaque-disclosing*** agent *or* tablet[10] / solution[10] / liquid[10] • (interdental/ occlusal) ***plaque*** index *or* score[11] • dental (plaque) / (non)microbial / (anaerobic) bacterial / periodontal / subgingival ***biofilm*** • tongue / established[12] / multi-species / caries / denture ***biofilm*** • ***biofilm matrix***[13] / community / sample / reservoir / formation[14]

(Dental)Plaque, Zahnbelag
(oraler) Biofilm[1]
klebrige Schicht[2] Speichel[3]
schwer zugängliche Bereiche, Retentionsstellen[4]
Plaque anfärben[5]
Plaquebildung[6] Plaquehemmstoff[7]
mineralisierte Plaque[8]
Plaquebekämpfung, -beseitigung[9]
Plaquefärbemittel, -indikator[10]
Plaqueindex[11]
etablierter Biofilm[12]
Biofilm-Matrix[13]
Biofilmbildung[14] 8

tartar [ɑː] *n MeSH*

syn **calcified plaque** [æ], **(dental) calculus** [æ] *n MeSH*

hardened cement-like deposit[1] consisting of mineral salts[2] and organic matter[3] forming on teeth when plaque is not regularly removed

» *If left unchecked plaque eventually hardens/calcifies into tartar or calculus which needs to be removed by a dentist or oral hygienist. The hygienist is able to get to those hard-to-reach places where tartar has built up. The calculus was primarily of the supragingival* [dʒ] *type and tenaciously* [eɪʃ] *adherent*[4] *in nature.*

Use to locate/detect/remove *or* scrape off / dental / subgingival[5] ***tartar*** • ***calculus*** formation / deposition / retention[6] / removal by hand[7] / index[8] (*abbr* CI)/ surface index[9] (*abbr* CSI) • ***tartar*** formation *or* buildup / control / deposits /-like /-susceptible[10] [sep]/ inhibitor / inhibitory toothpaste[11] • ***tartar*** solvent[12] / scaler[13]

Zahnstein, Konkremente
Ablagerung, Belag[1]
Mineralsalze[2]
organische Substanzen[3]
fest anhaftend[4]
subgingivale Konkremente[5]
Zahnsteinhaftung[6]
Zahnsteinentfernung mit Handinstrumenten[7]
Zahnsteinindex, ZSI[8]
Zahnsteinoberflächen-Index, ZSI nach Ennever[9]
zahnsteinanfällig[10]
zahnsteinhemmende Zahnpasta[11]
Zahnsteinlöser[12]
Zahnsteinentferner, Scaler[13] 9

acquired [əkwaɪɚd] **(oral) pellicle** *n MeSH*

syn **acquired (enamel) cuticle** [kjuː-] *n MeSH*

thin film forming over the surface of a cleansed tooth crown when exposed to[1] saliva [aɪ]

» *The formation of pellicle-like thin layers* [eɪ] *was observed on all surfaces.*

Use ***pellicle***-coated surfaces[2] • dental *or* tooth / film of / salivary / sticky / (stain-attracting) protein / stained ***pellicle*** • ***pellicle*** formation (time) / film *or* layer • (preeruptive) primary[3] ***cuticle***

erworbenes Schmelz-, Zahnoberhäutchen, Pellikel
ausgesetzt[1]
mit einem Schmelzoberhäutchen überzogene Flächen[2]
primäres Schmelzoberhäutchen, Cuticula dent(al)is[3] 10

stain [steɪn] *n & v clin & term*

syn **(colored) spot** *n inf*

pigmented deposits produced by chromogenic [dʒen] bacteria, smoking, metal oxides [aɪ], tea, sodas, coffee, etc. that cause discolorations[1]

» *Air-abrasive polishing*[2] *has proved an effective means for removing tenacious, gross* [oʊ] *stains*[3] *and heavy plaques*[4]*. Smoking, tea and coffee can also stain teeth.*

Use tooth / persistent / extrinsic *or* superficial / coffee / fluorosis / tetracycline ***stains*** • brown / white / green / black[5] ***stains*** • ***stained*** teeth • ***stain***-free teeth /-removing toothpaste / formation / eraser • white[8] / brown[9] / pink[10] ***spot***

Note: The term *staining*[6] also refers to coloring materials (*dyes*[7] [daɪz]) used in diagnostic procedures to visualize structures.

Zahnverfärbung, farbiger Belag; (an)färben
Verfärbungen[1]
Polieren mit Pulverstrahlgerät[2]
starker Zahnverfärbungen[3]
starker Plaquebefall[4]
Melanodontie[5]
Anfärbung, Färbetechnik[6]
Farbstoffe, Färbemittel[7]
Kreidefleck, Initialkaries[8]
bräunliche Verfärbung, zum Stillstand gekommene Karies, Brown Spot[9]
Rosa-Flecken-Krankheit *(bei internem Granulom)*[10] 11

plaque-disclosing agent *or* **tablet** *n term*

solutions or tablets selectively staining[1] soft debris, pellicle, and bacterial plaque on teeth

» *Plaque-disclosing tablets or liquids may be used to check the efficacy*[2] [efɪkəsɪ] *of plaque removal. Two-tone plaque disclosing tablets*[3] *identify and differentiate between recent plaque*[4] *and older plaque deposits.*

Plaqueindikator, -revelator, (Plaque)Färbetablette
anfärben[1]
Gründlichkeit, Effektivität[2]
Zwei-Ton-Revelator, Zwei-Ton-Plaquefärbetabletten[3]
neue Plaque[4] 12

34

stannous [æ] **fluoride** [flʊɚaɪd] *n MeSH*

prophylactic gel [dʒ] containing stannous tin[1] and fluoride which hardens teeth and prevents tooth decay

» *Excessive fluoride ingestion*[2] *during tooth formation may result in mottled enamel*[3]*, which varies in appearance from small white opacities*[4] [æs] *to yellow and black stains. Dean's fluorosis index*[5] *measures* [eʒ] *the degree of mottled enamel*[3] *in teeth.*

Use ***fluoride*** content[6] / intake[2] / application[7] / poisoning[8] / treatments / varnish[9] / mouthwash / gel • ***fluoridation*** of drinking water[10] • ***fluoridated*** table salt[11] / water • dental *or* enamel[3] / skeletal / mild / severe ***fluorosis***

Zinnfluorid
Zinn[1]
Fluoridaufnahme, -zufuhr[2]
Dentalfluorose[3]
weiße, opake Stellen[4]
Dean-Fluorose-Index[5]
Fluoridgehalt[6] Fluoridierung[7]
Fluoridintoxikation[8] Fluoridlack[9]
Trinkwasserfluoridierung[10]
fluoridiertes Kochsalz, Fluoridsalz[11] 13

(dental) scaling [eɪ] *n MeSH*

sim **root** [uː] **planing**[1] [eɪ], **curettage**[2] [kjʊəˈetɪdʒ] *n MeSH*

using metal scalers to remove and smoothe[3] [uː] hard deposits on the tooth surface (including the subgingival portions) for professional deep cleaning and polishing, to allow for[4] pocket reduction[5] and reattachment[6] of the gums[7] [ʌ]

» *Scaling and root planing is a non-surgical procedure in which the dental hygienist removes plaque and tartar from below the gum line. Periodontal scaling is aimed at removing the root accretions, and root planing is aimed at removing diseased cementum and dentin. Patients received routine periodontal treatment including scaling and root planing. Implants cannot be scaled or root planed.*

Use supragingival / periodontal / subgingival [dʒ] *or* deep[8] / manual *or* hand / quadrant ***scaling*** • ***scaling*** instruments • ***root*** smoothing[1] / surfaces / decay / instrumentation / debridement[9] • removed by / soft tissue / (sub)gingival / closed / open ***curettage***

Zahnsteinentfernung
Wurzelglättung[1]
Kürettage[2]
glätten[3]
ermöglichen[4]
(Zahnfleisch)Taschenreduktion[5]
Wiederanheftung[6]
Gingiva, Zahnfleisch[7]
subgingivale Konkrement-entfernung, deep scaling[8]
Wurzeldebridement[9]
14

enamel grooves [uː] *n usu pl*

sim **enamel pits**[1] / **porosities**[2] / **fissures**[3] [ɪʃ] *n term*

depressions, furrows [ɜː] or deep clefts in the enamel favoring deposition of caries-producing agents [eɪdʒ]

» *Molar teeth naturally have grooves and pits, which tend to trap food and bacteria. Sealing enamel pits[1] and fissures is highly effective in preventing caries.*

Use ***grooving*** from brushing[4] • ***groove*** wall / edge / width[5] [wɪdθ]/ depth /-like crevices • central / mesiolingual / deep / shallow[6] ***groove*** • ***grooved*** surfaces / tongue[7]

Schmelzfurchen
Schmelzgrübchen[1]
Schmelzporositäten[2]
Schmelzfissuren[3]
Putzrillen, -furchen[4]
Grübchenbreite[5]
flache Furche[6]
zerfurchte Zunge[7]
15

(dental *or* **tooth) sealant** [siːlənt] *or* **sealer** *n MeSH*

rel **seal**[1] *v&n* → U26-11

plastic coating material[2] applied e.g. to nonfused [uː], noncarious grooves, pits and fissures of teeth to achieve an airtight [-taɪt] closure[3] [oʊʒ] and prevent decay

» *Dental sealants are effective in preventing dental caries in the occlusal and other pitted and fissured surfaces of the teeth.*

Use surface[4] / (pit and) fissure[5] / glass ionomer / clear / intact ***sealant*** • palatal / peri-implant[6] ***seal*** • ***sealing*** material / compound[7] / varnish[4] / wax[8] • ***sealant*** program / retention / integrity / (re)placement • ***sealed*** filling

Versiegler, Versiegelungslack
versiegeln, (ab)dichten;
Versiegelung, Abdichtung[1]
Beschichtungsmaterial[2]
luftdichter Verschluss[3] Oberflächenversiegler[4] Fissurenversiegler[5] perimplantäre Abdichtung[6]
Abdichtungsmasse[7]
Siegelwachs[8]
16

(tooth *or* **dental) decay** [dɪkeɪ] *n&v MeSH*

(n) loss of calcified tooth structure[1] due to caries; decalcification begins on the tooth surface and if left unchecked penetrates the enamel and dentin layers and may reach the pulp [ʌ]

» *Are any teeth decayed? Resistance to dental decay was improved. Apply fluorides and other cavity preventing agents to arrest dental decay. Many dental defects cannot be detected by the naked eye, e.g. decay under old fillings and cavities between the teeth.*

Use to be at a high risk for/cause/develop *or* get/suspect/prevent/fight/arrest ***tooth decay*** • extensive / deep[2] / subgingival / root[3] ***decay*** • deeply / severely *or* badly ***decayed*** • ***decayed*** (permanent) teeth / tooth structure / pulp /-missing-filled teeth surfaces index[4] • ***decay*** involving the pulp[2] / resistant / preventive agents

Zahnfäule, Karies; kariös werden, faulen
Zahnhartsubstanz[1]
tiefgehende Karies,
Caries profunda[2]
Wurzelkaries[3]
DMFS-Index[4]
17

34

(dental) caries [keəʳiːz] *n MeSH*

microbial destruction of teeth which become discolored and porous[1]

(pre/ non-)carious[2] [keəʳiːəs] *adj term* • **caries-prone**[3] [oʊ] *adj* • **cario-** *comb*

» *Caries spreads [e] rapidly because of the lower mineral content of dentin and cementum. Secondary caries is by far the most common reason for replacement of restorations but is difficult to diagnose clinically.*

Use ***carious*** lesion[4] [iː]/ white spot / cavity[5] / dentine / (deciduous) teeth / progression • primary / secondary *or* recurrent / active / arrested / (senile [siːnaɪl]) dental / nursing bottle[6] ***caries*** • coronal / cervical[7] [sɜː]/ occlusal / dentinal / pit (and fissure)[8] / proximal / hidden / rampant[9] ***caries*** • ***caries*** activity / bacteria /-resistant /-free /-susceptible[3] /-promoting[10] /-producing • ***caries*** status / burden[11] / prophylaxis[12] / incidence / removal / treatment • active[13] / arrested[14] / buccal [ʌ]/ cemental ***caries*** • compound / distal / incipient[15] [sɪ]/ interdental / mesial [iː]/ occlusal ***caries*** • primary / secondary / recurrent[16] [ɜː]/ root / smooth surface[17] ***caries*** • ***cario***static[18] /genic /genesis [dʒen] /logy

(Zahn)Karies
porös[1] kariös, kariesbefallen[2]
kariesanfällig[3]
kariöse(r) Defekt/ Läsion[4] Kavität[5]
(Nuckel)Faschen-, Fläschchen-karies[6] Zahnhalskaries[7]
Fissurenkaries[8]
floride Karies, Caries florida[9]
kariesfördernd[10] Karieslast[11]
Kariesprophylaxe[12] Caries acuta[13]
stationäre/ arretierte Karies[14]
Initialkaries[15]
Kariesrezidiv[16]
Glattflächenkaries[17]
Kariostatikum[18]
18

cavity [kævɪti] *n IAT & MeSH* *sim* **cavitation**[1] *n term*

(i) space in a tooth resulting from dental decay
(ii) hollow space inside the body, e.g the nasal [eɪ] cavity and the oral cavity[2]

» *After removal of tooth decay the fillings are inserted[3] in the cavities. Conventional tactile and optical criteria remain the most effective means of assessing caries status during cavity preparation. Prior to cavitation, the caries process is considered to be reversible.*

Use carious / deep / open / closed / compound[4] / buccal ***cavity*** • to fill / to prepare[5] ***cavities*** • ***cavity*** toilet[6] / prevention / formation[1] / classification / preparation[7] / disinfection[8] • ***cavity*** wall[9] / margin[10] [dʒ]/ outline[11] / trimmer[12] / varnish[13] / condensation / restoration • caries (with/ without) / visible / enamel / dentin / micro-***cavitation***

(i) Kavität, *(ugs)* Loch
(ii) Höhle, Cavum, Cavitas
Kavitation, Defektbildung[1]
Mundhöhle[2]
Füllungen werden eingebracht[3]
mehrflächige Kavität[4]
Kavitäten präparieren[5]
Kavitätenreinigung[6]
Kavitätenpräparation[7]
Kavitätendesinfektion[8]
Kavitätenwand[9]
Kavitätenrand[10]
Kavitätenumriss[11]
Kavitätenbohrer[12]
Kavitätenlack[13] 19

breath [breθ] **odor** [oʊdɚ] *n term, BE* **odour**
syn **bad breath** *clin,* **halitosis** *n MeSH,* **fetor** [iː] **oris** *n term*

foul[1] [aʊ] offensive[2] odor from the mouth

» *His chief symptoms are acutely painful bleeding gingiva, salivation, and fetid breath[3]. Extensive dental caries, periodontal disease, or tonsillitis [aɪ] are causes of breath odor often accompanied by a bad taste. GI disorders[4] do not generally cause halitosis, and it is a fallacy[5] that breath odor reflects the state of digestion [dʒe] and bowel [aʊ] function. Mouthwashes and chewable [tʃuː-] breath fresheners gave him limited improvement.*

Use to prevent/assess/control *or* reduce *or* alleviate [iː] /mask/eliminate ***breath odor*** • morning *or* physiologic / mild / bad[3] / offensive *or* unpleasant [e]/ onion / garlic ***breath odor*** • metallic / fetid[3] [e‖iː]/ fruity / mousy ***breath odor*** • to have/be aware of one's own ***bad breath*** • to hold[6]/smell/catch[7] ***one's breath*** • bad or foul smelling[3] / fresh(er) / exhaled ***breath*** • ***breath*** freshener[8] / air / gases /-related symptoms • transient *or* physiologic(al) / pseudo-/ genuine / pathologic / persistent / chronic ***halitosis***

(übler) Mundgeruch, Foetor ex ore
übel(riechend)[1]
widerlich, abstoßend[2]
übler Mundgeruch[3]
Erkrankungen des Magen-Darm-Trakts[4]
Irrtum[5]
Atem anhalten[6]
Atem holen, verschnaufen[7]
Mundwasser[8] 20

Oral Hygiene Index *n MeSH* *abbr* **OHI**

index used in field surveys[1] [sɜːrveɪz] for measuring the current oral hygiene status [eɪ] based on the amount of debris and calculus occurring on six representative tooth surfaces

» *The OHI is a combination of the debris index[2] and the dental calculus index[3] to determine the oral hygiene status of a patient.*

Use Simplified[4] ***Oral Hygiene Index*** (*abbr* OHI-S) • plaque[5] / plaque formation rate[6] (*abbr* PFRI)/ distal mesial plaque[7] (*abbr* DMPI)/ calculus surface[8] (*abbr* CSI)/ caries ***index*** • DEF or def / df / DMF[9] / dmfs or DMFS[10] *(decayed, missing, and filled surfaces of deciduous or permanent teeth)* ***caries index*** • RDFT (ratio of decayed and filled teeth)

oraler Hygieneindex (OHI), Mundhygienestatus, -index
Reihenuntersuchungen[1]
Belagsindex[2] Zahnsteinindex[3]
vereinfachter Mundhygieneindex, OHI-S Index[4] Plaqueindex[5]
Plaquebildungsindex, PFRI[6]
Distal-Mesial-Plaque-Index[7]
Zahnsteinoberflächen-Index, CSI-Index[8] DMF-Index[9]
dmfs Index *(bei Milchzähnen)*/ DMFS Index *(bei bleibenden Zähnen)*[10] 21

34

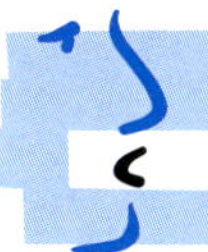

Clinical Phrases

Try to relax as much as you can. Versuchen Sie, sich so gut wie möglich zu entspannen. • I'll now check the efficiency of plaque removal with this disclosing liquid. Ich werde nun mit dieser Farblösung kontrollieren, ob die Plaque gründlich entfernt wurde. • This may hurt a bit. Das tut jetzt vielleicht ein wenig weh. • This way you get access to those hard-to-reach surfaces. Damit erreichen Sie auch die schwer zugänglichen Flächen. • To reduce the amount of oral bacteria I'd recommend using this tongue scraper twice daily. Um die Bakterien im Mund zu reduzieren, würde ich Ihnen empfehlen, die Zunge zweimal täglich mit diesem Zungenschaber zu reinigen. • The patient, who reeked of mouthwash, was obviously being self-conscious about his breath. Der Patient roch stark nach Mundwasser; offensichtlich war ihm sein Mundgeruch peinlich.

Unit 35 Periodontics

Related Units: 44 Oral Surgery, 50 Grafts & Flaps, 34 Oral Hygiene & Preventive Dentistry, 40 Restorative Dentistry, 39 Cosmetic Dentistry, 41 Endodontics

periodontium [periouˈdɒːntʃ(ɪ)ᵊm] *n MeSH & IAT*

syn **gums** *n clin & IAT, usu pl* →U9-12f,17

the supporting structures of the teeth, which include the dental attachment apparatus[1] (alveolar bone, periodontal ligament, cementum) on the one hand and the gingiva on the other

periodontal[2] *adj term* • **periodontics**[3] *n* • **perio**[4] *n jar* • **perio-** *comb*

» *Signs of unhealthy periodontium may be purple and easily bleeding gums, persistent bad breath, gums that are pulled away from the tooth, loose teeth, and changes in the position or bite of the teeth. He's a practicing periodontist*[4]*. The patient had mechanical periodontal prophylaxis for 3 months. Natural teeth are cushioned*[5] [ʊ] *in their alveoli* [aɪ‖i] *by periodontal fibers which distribute compression, tension, and rotational forces to all the roots.*

Use healthy / reduced / lost / remaining ***periodontium*** • ***periodontal*** health / medicine / biotype / chart [6] [tʃ]/ disease[7] • ***periodontal*** surgery / wound [uː] healing / pack *or* dressing[8] / probe[9] [oʊ]/ prophylaxis[10] / therapy • geriatric ***periodontics*** • ***periodontics*** research • ***periodontally*** healthy / involved / compromised[11] • ***periodont***ology[3] /ologist /ometer /ometry

Parodont(ium)
Zahnhalteapparat[1]
parodontal[2]
Parodontologie[3]
Parodontologe/-in, Parodontologie[4]
eingebettet, abgepolstert[5]
Parodontalstatus[6]
Erkrankung d. Zahnhalteapparats, Parodontopathie[7]
Parodontalverband[8]
Parodontalsonde[9]
Parodontalprophylaxe[10]
mit schlechtem Parodontalstatus[11]
1

periodontal ligament *or* membrane *n MeSH & IAT, abbr* PDL

connective tissue layer containing seven collagenous fiber groups (gingival, transseptal, alveolar crest, horizontal, oblique, apical and interradicular) that are continuous with[1] the gingival connective tissue and attach the tooth to the alveolar bone to form a gomphosis[2]

» *As the alveolar bone is slowly resorbed, there is loss of periodontal ligament attachment between tooth and bone. The PDL is thicker near the alveolar margin and apex and thinnest at midroot. The average width of the periodontal membrane is 0.23 mm at the alveolar crest*[3]*.*

Use healthy / functionally oriented / diseased / adjacent ***PDL*** • newly forming / narrowing of / loss of[4] ***PDL*** • ***PDL*** vessels / fibroblasts[5] / fiber bundles / fiber rearrangement • ***PDL*** space[6] / width *or* thickness / compression / migration • tight / radiographically widened / obliterated ***PDL space*** • viable ***PDL*** cells[7] • ***periodontal*** tissue / examination / bacteria / bone loss / (esthetic) procedures / (micro)surgery / instrumentation

(Zahn)Wurzelhaut, Desmodont, Parodontalligament
verbunden mit[1]
Gomphose, -is, Einkeilung, Einzapfung[2]
knöcherner Alveolarrand[3]
Desmodontverlust[4]
desmodontale Fibroblasten, Parodontalligament-Fibroblasten[5]
Desmodontal-, Parodontalspalt[6]
vitale Parodontalzellen[7]
2

free gingiva [dʒɪndʒɪvə] *n term* *opposite* attached [ætʃ] gingiva[1] *n term*

portion of the gums forming the outer wall of the gingival sulcus which is not directly attached to the tooth

supra/ subgingival [ʌ] *adj term* • **trans/ buccogingival** [ʌ] *adj*

» *There was a shortage*[2] [-ɪdʒ] *of attached gingiva in the edentulous mandible.*

Use alveolar [ɪə]/ healthy / coral pink / stippled[3] / interdental / marginal[4] [dʒ] ***gingiva*** • inflamed[5] [eɪ]/ keratinized / excess ***gingiva*** • zone / band / width[6] [wɪdθ]/ loss ***of attached gingiva*** • ***attached gingiva*** index • rolled / thinned ***gingival margins*** • ***marginal*** gum tissue • ***subgingival*** plaque [plæk]/ microflora / irrigation / crown margin • ***supragingival*** deposits / bacteria [ɪɚ] • ***mucogingival*** junction[7] [dʒʌŋkʃᵊn]/ deformities / surgery • ***dentogingival*** complex or unit / junction / fiber group

freie (marginale) Gingiva
befestigte Gingiva, Gingiva propria[1]
zu wenig[2]
gestippelte Gingiva[3]
Gingivarand, Gingivalsaum, marginale Gingiva[4]
entzündetes Zahnfleisch[5]
Breite der befestigten Gingiva[6]
Mukogingivalgrenze, Linea girlandiformis[7]
3

35

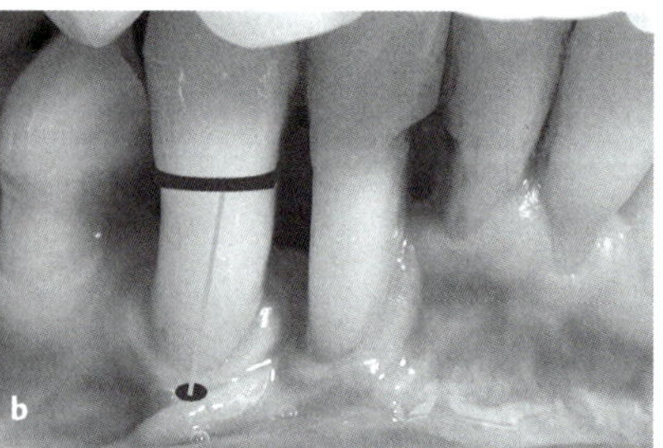

a The MGJ (black line) marks the borderline between the soft, fleshy alveolar mucosa (**a**) and the tough, collagen-rich attached gingiva (**b**).

b PAL or CAL (clinical attachment loss), the distance (in mm) between the cementoenemal junction (CEJ, black line) and the bottom of the periodontal pocket, is commonly used as a clinical indicator of gingival recession.

gingival margin [mɑːrdʒɪn] *n IAT* *syn* **gingival crest** [k] *n term*

(i) edge of the free gingiva
(ii) most coronal portion of the gingiva surrounding the tooth

» *The gingival margins were thickened and fibrous with a purulent[1] exudate present on probing[2]. The gingival margin was greater than 2 mm and well above the cementoenamel junction[3]. Is the coronal apical or middle portion of the junctional gingival epithelium[4] more permeable?*

Use free / attached ***gingival margin*** • height [haɪt] of the ***gingival crest*** • ***crestal*** lamina dura • ***gingival*** wall / corium / architecture / condition / stimulation / destruction • ***gingival*** connective tissue / fibers[5] [aɪ]/ epithelium[6] [iː]/ contours / scallop[7] • ***gingival*** fiber group / enlargement / hypertrophy / facade *or* prosthesis (*inf* party gums) • ***gingival*** collar [ɒː]/ alterations / color [ʌ]/ tenderness[8] / bleeding[9] • ***gingival*** hyperplasia[10] [eɪʒ(ɪ)ə]/ mask *or* analog[11] / margin trimmer[12]

Gingiva(l)rand, -saum, Zahnfleischrand, Margo gingivalis
eitrig[1]
beim Sondieren[2]
Schmelz-Zement-Grenze[3]
Saumepithel[4]
Gingivafasern[5]
Gingivaepithel[6]
Girlandenform der Gingiva[7]
empfindliches Zahnfleisch[8]
Zahnfleischbluten[9]
Gingiva-, Zahnfleischhyperplasie[10]
Zahnfleischmaske[11]
Gingiva(l)randschräger[12] 4

gingival crevice [krevɪs] *or* **sulcus** [sʌlkəs] *n IAT* → U39-10

trough-like[1] [trɒːf] space between the surface of the tooth and the free gingiva

crevicular *adj term* • **sulcular** *adj*

» *The probing depth[2] of the gingival crevice was recorded. Explore the gingival crevice for a foreign [fɒːrɪn] object. Then the blade is thrust[3] [ʌ] to the depth of the gingival sulcus and the gingival attachment is severed[4] [e] circumferentially.*

Use ***gingival*** crevicular fluid[5] (*abbr* GCF)/ crevice former[6] / retractor • ***sulcus*** fluid flow rate[7] (*abbr* SFFR)/ fluid meter [iː]/ depth • buccal [ʌ]/ shallow[8] [æ] ***sulcus*** • ***crevicular*** space / probing / sampling • ***sulcular*** epithelium[9] / incision / debridement

Gingivalsulkus, Zahnfleischfurche, Sulcus gingivalis
furchenförmig[1]
Sondierungstiefe[2]
gestoßen[3]
durchtrennt[4]
Sulkusflüssigkeit[5]
Sulkusformer[6]
Sulkusflüssigkeits-Fließrate[7]
flacher Sulkus[8]
(orales) Sulkusepithel[9] 5

interdental papilla *pl* **-ae** [i‖aɪ] *n MeSH* *syn* **gingival papilla** *n MeSH*

cone-shaped[1] [oʊ] projection of the interdental gingiva, which normally fills the space up to the interproximal contact area[2]

papillary[3] *adj term*

» *The partial denture [-tʃɚ] was strangling[4] the gingival papilla underneath. The outstanding signs of simple gingivitis [-aɪtɪs] are a band of red, inflamed gingiva along the necks of teeth and edematous [iː] swelling of the interdental papillae.*

Use to preserve[5]/suture [-tʃɚ] ***the papilla*** • labial / molar / retrocuspid / inflamed / missing *or* defective / flattened ***gingival*** *or* ***interdental papillae*** • atrophied ***papillae*** • ***papillary*** gum[6] [ʌ] (zone) / epithelial [iː] hyperplasia[7] [eɪ]/ bleeding score (*abbr* PBS)/ height classification / marginal attached index (*abbr* PMI)/ necrosis / reconstruction • ***interdental*** crest[8] / septum / embrasure grooves / canals / bleeding index (*abbr* IBI) • ***interproximal*** *or* ***interdental*** denudation / crater / papillae graft

Interdentalpapille, Zahnfleischpapille
kegelförmig[1]
Kontaktfläche[2]
papillär[3]
abschnüren[4]
Papille erhalten/ schonen[5]
interdentale Gingiva[6]
Papillenhyperplasie[7]
interdentaler/ approximaler Alveolarknochenrand[8] 6

gingival status [eɪ] *n term* *rel* **gingival examination**[1] *n term*

assessment[2] of color (uniform in color, coral pink, marginal redness, bright red, cyanotic [saɪə-]), contour (bulbous[3] [ʌ], punched [tʃ] out[4], cratered [eɪ]), consistency and pliability [aɪ] of the gums[5] (firm, spongy[6] [spʌndʒi])

» *The gingival status was assessed clinically by probing. The gingival status was calculated by means of the sulcus bleeding index (evaluating redness[7], swelling, and bleeding when moving a periodontal probe gently [dʒ] along the inner margin of the gingiva). The surface of the gingiva shows increased stippling[8].*

Use ***gingival*** health / response / parameters / indexes[9] / score

Parodontal-, Gingivastatus
Zahnfleischuntersuchung[1]
Beurteilung[2] verdickt[3]
ausgestanzt[4] Zahnfleischfestigkeit u. -beweglichkeit[5]
schwammig[6]
Rötung[7]
(Zahnfleisch)Tüpfelung, Stippelung, Stippling[8]
Gingivaindices[9] 7

35

interdental col [kɒːl] *n term* *syn* **gingival col** *n term*

crater-like depression of the interproximal gingiva connecting the lingual and buccal [ʌ] interdental papillae

» *The interdental col is one of the sites which harbor[1] the greatest concentration of bacterial plaque. In the interproximal area, the junctional epithelia[2] adjacent to neighboring teeth fuse[3] to form the epithelial lining[4] of the interdental col.*

Use loss of / deepened ***interdental col*** • ***interdental col*** tissue / area

Zahnfleischsattel, Col, interdentaler Sattel
beherbergen[1]
Saumepithelbereiche[2]
ineinander übergehen[3]
Epithelauskleidung, epitheliale Auskleidung[4] 8

gingival index *n MeSH, abbr* **GI**
syn **periodontal (disease) index** *n term, abbr* **PDI**

measurement of six representative teeth for gingival inflammation, pocket depth[1] [depθ], calculus and plaque, attrition[2] [ɪʃ], mobility[3], and lack of contact to estimate[4] the degree of periodontal disease

» *The patient had a high gingival index score. The PDI was routinely evaluated.*

Use ***gingival*** contour / papilla / bleeding (*abbr* GBI)/ bone count (*abbr* GBCI)/ periodontal (*abbr* GPI) ***index*** • ***index*** of gingival architectural form • retention (*abbr* RI)/ plaque ***index*** • ***periodontal disease*** rate (*abbr* PDR)

Gingiva-, Parodontalindex
(Zahnfleisch)Taschentiefe[1]
Attrition, Abnutzung durch direkten Zahnkontakt[2]
(Zahn)Beweglichkeit [3]
einstufen, einschätzen[4] 9

sulcus bleeding index *n term, abbr* **SBI**
syn **marginal bleeding index** *n term, abbr* **MBI**

a percentage score of the number of teeth in which bleeding occurs after running a probe gently[1] [dʒ] around the gingival sulcus; a clinical parameter for the early detection of gingivitis [-aɪtɪs] and periodontitis

» *Bleeding on probing the lining[2] [aɪ] of the pocket is due to the inflammation and ulceration [ʌls-] of the gingival mucosa resulting from the deposition of plaque and tartar.*

Use (Eastman) interdental[3] (*abbr* EIBI, IBI)/ mean [iː]/ modified / papilla(ry)[4] (*abbr* PBI)/ periodontal pocket ***bleeding index*** • irregularity / (ir)reversible / extent and severity (*abbr* ESI)/ full mouth / inflammatory[5] (*abbr* II) ***index***

Sulkus-Blutungs-Index, SBI
vorsichtig[1]
Auskleidung[2]
interdentaler Blutungsindex, IBI[3]
Papillen-Blutungs-Index, PBI[4]
Entzündungsindex[5] 10

(clinical) attachment [ətætʃmənt] **level** *n term, abbr* **CAL**

distance (in mm) between the cemento-enamel junction and the point where the PDL[1] attaches[2] to the root surface

» *Probing depth, attachment loss[3], and the SBI were used as indicators of periodontal disease. Thirteen patients were evaluated for probing depth, probing attachment levels, gingival index, and plaque index.*

Use to probe the / probing ***attachment level*** • ***attachment level*** measurement • loss of[3] (abbr LOA)/ creeping[4] ***attachment*** • (severe/ mean) clinical / periodontal[5] (*abbr* PAL) *(MeSH)*/ horizontal / localized / annual ***attachment loss*** • ***attached*** gingiva index

klinischer Attachment-Level
(Sulkusboden in Relation zur Schmelz-Zementgrenze)
Desmodont, Wurzelhaut[1]
anhaften, angewachsen sein[2]
Attachmentverlust, verminderte Anheftung[3]
Creeping attachment, Wanderung der befestigten Gingiva nach koronal[4]
parodontaler Attachment-verlust[5] 11

gingival recession [rɪseʃᵊn] *n MeSH* *syn* **gingival shrinkage** [ʃrɪŋkɪdʒ] *n term*
gum retraction *n clin*

migration [aɪ] of the gingival margin in apical [eɪ] direction with increasing exposure[1] [oʊʒ] of tooth surface; clinically commonly referred to as receding [iː] gums

recede[2] [iː] *v* • **receding** *adj*

» *Gingivae [iː] may recede and expose more of the crown and even part of the roots. Mean gingival recession from the cementoenamel junction was 1.9 mm.*

Use to present with/evaluate/prevent/treat/decrease/reverse ***gingival recession*** • visible / hidden / labial / lingual / generalized / localized ***gingival recession*** • minimal / moderdate / pronounced[3] / postinfective / postoperative / traumatic ***gingival recession*** • areas / extent ***of gingival recession*** • ***gingival recession*** defect / prevention / control / status[4] • index of (*abbr* IR) ***recession*** • ***receding*** gumline / gum tissue • ***gingival*** curettage / hypertrophy / extension / replacement / rebound / cleft / cyst / festoons[5]

Zahnfleischrückbildung, Zahnfleischschwund, Gingivarezession, Gingivaretraktion
Entblößung, Freilegung[1]
sich zurückbilden, schwinden[2]
ausgeprägte Gingivarezession[3]
Rezessionsstatus[4]
Gingivagirlanden[5] 12

35

periodontal pocket [pɒːkɪt] *n MeSH* *sim* **pocketing**[1] *n term*

pathologically deepened[2] gingival sulcus (greater than 3 mm in depth)

» *If abnormal gingival contour and pockets go uncorrected[3] surgery will be required. Is this pocket-probing depth clinically tolerable[4]?*

Use true / gingival / suprabony / infrabony[5] / deep / false[6] *or* pseudo***pocket*** [suː-] • ***periodontal pocket*** index (*abbr* PI)/ bleeding index (*abbr* PPBI) • ***pocket*** lining *or* epithelium • probing ***pocket*** depth (*abbr* PPD) • (non)surgical ***pocket therapy*** • evidence of / localized / deep / soft-tissue[7] ***pocketing***

Zahnfleischtasche
Taschenbildung[1] vertiefte[2]
nicht behandelt werden[3]
klinisch tolerierbar[4]
infraalveoläre Knochentasche[5]
Pseudotasche[6]
Zahnfleischtaschenbildung[7] 13

(tooth) root exposure *n term* *rel* **root coverage**[1] [kʌvrɪdʒ], **mucogingival** [mjuːkoʊ-] **defect**[2] *n term*

» *Gingival recession with root exposure of the upper right bicuspids was associated with tooth sensitivity and pain. Lack or absence of attached gingiva as a result of gingival recession or bone loss*[3] *due to gum disease is termed mucogingival deficiency* [fɪʃ] *or defect*[2].

Use receded / denuded[4] [uː] ***roots*** • cosmetic[5] ***root coverage*** • ***root coverage*** graft [æ]/ procedure • ***root*** separation / resection / amputation

Wurzelfreilegung, -denudation, parodontale Rezession
Wurzel(ab)-, Rezessionsdeckung[1]
Mukogingivaldefekt[2]
Knochenabbau[3]
freiliegende/ denudierte Wurzeln[4]
plastische Rezessionsdeckung[5]
14

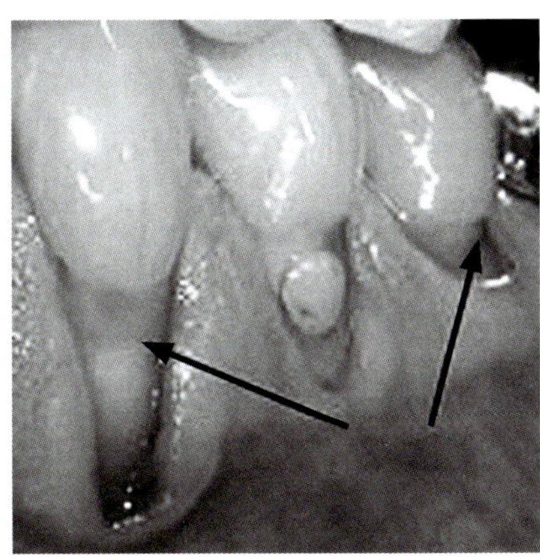

This patient presents with severe root exposure (arrows) due to periodontal disease.

gingivitis [dʒɪndʒɪvaɪtɪs] *n MeSH*

inflammation [eɪ] of the gums due to plaque and/or tartar formation which is marked by erythema[1] [iː] and swelling; unless treated gingivitis may progress to periodontitis

» *Complications of untreated gingivitis include receding gums, chronic periodontitis, infection or abscess, trench mouth*[2] *and loss of teeth. Sites demonstrating gingivitis did not always correspond to sites harboring* [ɑː] *plaque*[3].

Use acute / chronic edematous [iː]/ †early onset / aggressive ***gingivitis*** • †juvenile [dʒuːvənaɪl]/ senile [-aɪl]/ atrophic / (chronic) desquamative[4] [ɒː] (*abbr* CDG) ***gingivitis*** • hyperplastic / plaque-induced / non-plaque-related / pregnancy / drug-influenced / HIV-associated / refractory[5] / marginal[6] ***gingivitis***

Gingivitis, Zahnfleischentzündung
Rötung, Erythem[1]
Plaut-Vincent Angina[2]
plaquebehaftete Stellen[3]
Gingivitis desquamativa[4]
refraktäre, rezidivierende Gingivitis[5]
marginale Gingivitis[6]
15

periodontitis [perɪoʊdɒːntaɪtɪs] *n MeSH*

advanced inflammation of the periodontium which leads to loosening[1] [uː] and eventual[2] destruction and loss of the tissue anchoring [k] the teeth[3]

» *Periodontal disease usually begins as gingivitis and progresses to periodontitis, which affects*[4] *more than 60% of the world's population and is a common cause of tooth loss.*

Use incipient[5] [sɪ]/ chronic / generalized / localized / marginal[6] / apical[7] [eɪ]/ precocious / †prepubertal / †refractory ***periodontitis*** • destructive / †early-onset *or* aggressive / †rapidly progressive[8] (*abbr* RPP)/ †(generalized/ localized) juvenile [dʒuː-] (*abbr* GJP/ LJP)/ advanced[9] / terminal ***periodontitis*** • established / HIV-associated (*abbr* HIV-P)/ retrograde / aggressive / refractory / systemic ***periodontitis***

Paradontitis
Lockerung[1]
schließlich[2]
Zahnhalteapparat[3]
betrifft[4]
beginnende Parodontitis[5]
Parodontitis marginalis[6]
Parodontitis apicalis[7] rasch fortschreitende Parodontitis[8]
P. marginalis profunda[9]
16

35

†acute necrotizing ulcerative [ʌ] **gingivitis** *n MeSH* *abbr* **(A)NUG** *or* **AUG**

condition also known as trench [tʃ] mouth[1], Vincent's gingivitis, and ulceromembranous gingivitis that is characterized by painful papillary white or yellow ulcers which bleed readily[2] [e]; although NUG and necrotizing ulcerative periodontitis (NUP) are clinically identifiable conditions, it is unclear whether they are truly separate diseases or part of a single disease process. Therefore the 1999 Intern'l Workshop in Clinical Periodontics decided to term and classify both clinical conditions as 'necrotizing periodontal diseases'

» *ANUG patients often complain of a metallic taste and a sensation*[3] *of their teeth being wedged* [dʒ] *apart*[4]. *ANUG is associated with poor oral hygiene* [haɪdʒiːn], *smoking and stress.*

akute nekrotisierende ulzeröse Gingivitis; Gingivitis ulcerosa
Plaut-Vincent Angina[1]
leicht[2]
Gefühl[3]
auseinandergekeilt, -gedrängt[3]
17

35

stomatitis [stoʊmətaɪtɪs] *n MeSH*

term for inflammatory diseases of the oral mucosa (e.g. glossitis, cheilitis); may be due to a variety [aɪə] of causes including cheek-biting[1], poorly fitting dentures, allergy [-dʒi], and infection

» *There was soreness[2], ulceration and stomatitis of the maxillary mucosa.*

Use erosive *or* ulcerative[3] / recurrent aphthous[4] [æfθəs] (*abbr* RAS)/ herpetic / gangrenous / epidemic[5] ***stomatitis*** • gingivo***stomatitis*** herpetica • (atypical) gingivo***stomatitis***

Stomatitis
Wangenbeißen[1]
Brennen[2]
Stomatitis ulcero(membrano)sa[3]
Stomatitis aphthosa[4]
Stomatitis epidemica, Maul- u. Klauenseuche[5] 18

aphtha [æfθə] ,*pl* **-ae** [iː] *n MeSH* *sim* **canker sore[1]** [kæŋkɚ sɔːr] *n MeSH*

(i) small ulcer [ʌlsɚ] of the mucous membrane
(ii) in the plural, it refers to aphthous stomatitis or canker sores

aphthous[2] *adj term* • **aphthosis[3]** *n*

» *Aphthous stomatitis is characterized by intermittent episodes of painful ulcers limited to the oral mucosa[4] covered by gray exudate, surrounded by an erythematous [e‖iː] halo[5] [heɪloʊ].*

Use minor [aɪ]/ major [eɪdʒ] recurrent[6] [ɜː]/ chronic[6] ***aphtha*** • ***aphthous*** lesion [iːʒ]/ ulcer(ation) / stomatitis / fever [iː]

Aphthe
Gingivostomatitis herpetica, Stomatitis aphthosa[1]
aphthös[2]
Aphthose[3]
Mundschleimhaut[4]
geröteter Randsaum[5]
chronisch rezidivierende Aphthe[6] 19

occlusal trauma [əkluːzᵊl trɒːmə] *n term*
syn **trauma from occlusion** *n term*

loosening[1] [uː] of the teeth due to periodontal infection and bite trauma; may be compounded[2] [aʊ] by inadequate bone support (secondary occlusal trauma)

» *Primary occlusal trauma is mostly due to parafunctional biting habits[3]. Secondary trauma from occlusion is defined as the trauma caused by excessive and premature occlusal forces on teeth with an inflamed periodontium. Occlusal trauma is the overall process by which traumatic occlusion[4] produces injury to the attachment apparatus[5].*

Use primary / secondary[6] ***occlusal trauma*** • ***trauma from occlusion*** index (*abbr* TOI) • ***TOI*** -positive teeth /-negative teeth • traumatic (dental)[4] ***occlusion*** • ***occlusion*** feature index (*abbr* OFI)

okklusales Trauma
Lockerung[1]
verstärkt[2]
parafunktionelle Habits[3]
traumatische Okklusion[4]
Zahnhalteapparat[5]
sekundäres okklusales Trauma[6] 20

combined (periodontic-endodontic) lesion [liːʒᵊn] *n term*
syn **perio-endo lesion** *n jar,*
syn **endodontic-periodontal lesion** *n term,*
rel **periodontal abscess[1]** [æbses] *n MeSH*

a localized collection of pus[2] [ʌ] involving both the pulp [ʌ] and periodontal tissues

» *Meticulous debridement or removal of infection sources, including contaminated implants and endodontic-periodontal lesions, is essential.*

Use ***endodontic-periodontal*** infections / complications • oral / dental *or* tooth / endodontic / periapical[3] / pericoronal[4] ***abscess*** • dentoalveolar / submasseteric / facial / infratemporal space[5] / parapharyngeal space / deep neck ***abscess***

kombinierte parodontale-endodontale Läsion, Endo-Paro-Läsion
Parodontal-, Taschenabszess, marginaler Abszess[1]
Eiter[2]
periapikaler Abszess[3]
perikoronaler Abszess[4]
infratemporaler Abszess[5] 21

(inflammatory dental) fistula [fɪstʃələ], *pl* **-ae** *or* **-as** *n MeSH* →U13-24

tract through which pus from an abscessed tooth can escape (also termed parulis or gumboil)

fistulation[1] *n term* • **fistulous** *adj* • **fistulotomy** *n* • **fistulectomy[2]** *n*

» *Destructive periodontal lesions resembling chronic periodontal abscesses are thought to result from trauma to periodontal tissues already affected by chronic inflammatory periodontal disease, resulting in extension of the infection. There was no evidence[3] of a fistulous tract[4] in the gingival mucosa.*

Use periodontal / gingival / alveolar / oral / oroantral[5] ***fistula*** • ***fistula*** formation[1]

(entzündliche) Fistel/ Fistula
Fistelbildung[1]
Fistelexzision[2]
Hinweis, Anzeichen[3]
Fistelgang[4]
oroantrale Fistel, Mund-Antrum-Verbindung[5] 22

gingival fibromatosis [aɪ] *n MeSH* *syn* **keloid** [iː] **of the gums** *n term*

localized or generalized fibrous proliferation[1] of gum tissue which becomes firm, pink and leathery[2] [e] with a pebbled[3] surface and in severe cases may completely cover the teeth

» *Unsightly[4] [aɪt] fibrous hyperplasia [eɪ] of the gingiva, which may cover the teeth and interfere [ɪɚ] with[5] eating, can be due to idiopathic familial gingival fibromatosis.*

Use familial[6] ***gingival fibromatosis***

gingivale Fibromatosis, Fibromatosis gingivae
Wucherung[1]
lederartig[2]
kieselsteinartig[3]
unschön[4]
behindern, stören bei[5]
hereditäre gingivale Fibromatose[6] 23

furcation [fɜːr-] **defect** *n MeSH*
syn **furcal** *or* **furcation involvement** *n term, abbr* **FI**

condition in which periodontal disease has denuded[1] the furcation of a multirooted tooth of its periodontal ligament[2] and bone

» *GTR procedures were performed in furcation defect sites using expanded polytetrafluoroethylene (ePTFE) membranes, while the other non-furcated molars received only scaling and root planing[3]* [eɪ]. *Deep proximal furcation involvement is deleterious to adjacent teeth. Furcation plasty is an open procedure involving a mucoperiosteal flap[4] and removal of tooth structure in the furcation area to allow for root planing and scaling.*

Use severe / degree II / advanced / buccal / through-and-through *or* class II[5] ***furcation involvement*** • ***furcation*** site / plasty[6] • bi/ tri***furcation***[7] [traɪ-]

Furkationsbefall, -defekt, Furkationsbeteiligung
freigelegt[1]
Desmodont[2]
Wurzelglätten[3]
Mukoperiostlappen[4]
tunnelierte Furkation[5]
Furkationsplastik[6]
Trifurkation[7]
24

pocket elimination *n term* *sim* **pocket (depth) reduction[1]** *n term*

treatment directed at reduction or elimination of inflamed [eɪ] or infected gum tissue

» *The periodontal pocket areas were opened, all irritants[2] removed, and depth was reduced. Apart from scaling and root planing, the three general categories of surgical techniques for pocket elimination include gingivectomy, flap surgery, as well as functional and/or esthetic grafting techniques.*

Use periodontal / surgical[3] / complete ***pocket elimination*** • ***pocket elimination*** treatment / procedures

Beseitigung v. Zahnfleischtaschen
Zahnfleischtaschen-, Taschentiefenreduktion[1]
irritierende Faktoren[2]
chirurgische Taschenelimination[3]
25

(surgical) crown lengthening *n MeSH*
rel **gingivectomy[1]** *n MeSH*

operative procedure to increase the size of the clinical crown by means of gingivectomy with or without osteoplasty

» *Crown lengthening is done when a tooth needs to be restored, but there is not enough tooth structure above the gum line to support a filling or a crown. Root length and bone support are a concern[2] in crown lengthening procedures. Gingivectomy used to be the gold standard in the treatment of type II periodontal disease, but patients were left with long teeth and irregular gum lines. External bevel gingivectomy[3] (abbr EBG) is a technique designed to deal with moderate gingival hyperplasia or pseudopockets[4].*

Use functional / restorative / esthetic / soft tissue / osseous / orthodontic[5] ***crown lengthening*** • 4-quadrant / maxillary / vestibular / palatal ***gingivectomy*** • (internal/ external/ reverse) bevel[6] / laser / high-frequency cautery ***gingivectomy*** • ***gingivectomy*** knife

(chirurgische) Kronenverlängerung
Gingivektomie, Zahnfleischabtragung[1]
wichtige Faktoren[2]
(schräge) externe Gingivektomie[3]
Pseudotaschen[4]
kieferorthopädische Kronenverlängerung[5]
interne Gingivektomie[6]
26

(gingival) fiberotomy *n term*
syn **(gingival) pericision** *n term*, *sim* **sulcular incision[1]** *n term*

surgical technique to reduce rotational relapse[2] of orthodontically repositioned teeth by a circumferential incision [sɪ] by which all gingival and periodontal fibers coronal to the alveolar bone are severed[3] [e]

» *Relapse of severely rotated teeth due to rebound[4] of elastic fibers in the supracrestal tissues can be reduced by gingival fiberotomy. On a long-term basis, circumferential supracrestal fiberotomy was shown to be more successful in reducing dental relapse[5] following orthodontic treatment in the maxillary than in the mandibular anterior segment.*

Use supracrestal[6] / circumferential supracrestal[7] (*abbr* CSF)/ transseptal ***fiberotomy***

Fibrotomie, gingivale Faserdurchtrennung
sulkuläre Inzision[1]
Rotationsrezidiv[2]
durchtrennt[3]
Rebound-Effekt, Rezidivtendenz[4]
dentales Rezidiv[5]
suprakrestale Fibrotomie[6]
umlaufende/ zirkuläre suprakrestale Fibrotomie[7]
27

gingivoplasty *n MeSH, abbr* **GVP** *syn* **gingival recontouring** [uː] *n term*

surgical reshaping of the gingivae and papillae for correction of deformities (esp. enlargements) and to provide a physiological gum line

» *Minor surgical procedures, e.g. gingivoplasty can help reestablish[1] natural gingival contours. Then the flap was reflected[2] and osseous recontouring[3] performed to establish appropriate biological width[4] for the connective tissue attached to the root, the junctional epithelial attachment[5] and a gingival sulcus.*

Use argon laser / internal bevel / post-healing ***gingivoplasty*** • pre/ post***gingivoplasty*** • ***bipolar gingivoplasty*** pen / loop • gum / osseous *or* bony[3] ***recontouring*** • ***gingival*** troughing [trɒːfɪŋ] • odonto[6]/ vestibulo[7]/ maxillo***plasty***

Zahnfleisch-, Gingivoplastik
wiederherstellen[1]
abgeklappt[2]
Osteoplastik[3]
biologische Breite[4]
epitheliales Attachment[5]
Odontoplastik[6]
Vestibulumplastik[7]
28

(periodontal) access flap surgery *n term, abbr* **AFS** → U44-14, U50-10f
rel **modified Widman flap (procedure)[1]** *n term, abbr* **MWF**

type of flap surgery in which the goal of flap reflection is primarily to provide improved visual access[2] to the periodontally involved tissues[3]

» *Two teeth in the same sextant with a probing depth of more than 5 mm and bleeding upon probing required access flap surgery. Following MWF excellent plaque control is required to prevent repocketing[4], and soft tissue interproximal craters may result postsurgically, since the interproximal tissue is often removed during debridement. Dependent upon the pathomorphologic situation of individual teeth, the MWF may be combined with larger and fully reflected access flaps[5] and special procedures such as wedge excision, root resection, hemisection, osseous implantation etc., and infrequently also with gingivectomy and gingivoplasty.*

Use gingival / periodontal / reconstructive ***flap surgery*** • relaxed / advanced[6] / beveled / rotational[7] / transpositional[8] / Widman[9] ***flap*** • (gingival/ fixed long labial) mucosal[10] / buccal / palatal[11] / lingual / envelope[12] ***flap*** • apically displaced (split) / incisal repositioning / oblique rotated ***flap*** • apically[13] / lateral / (semilunar) coronally[14] ***repositioned flap*** • ***open flap*** procedure / curettage or debridement[15] (*abbr* OFD)

Access-Flap-, Lappentechnik, reponierter Lappen
modifizierte Widman-Lappen-Operation[1] offener Zugang[2]
parodontal erkranktes Gewebe[3]
erneute Parodontaltaschenbildung, Taschenrezidiv[4] Zugangslappen[5]
Verschiebelappen[6]
Schwenk-, Rotationslappen[7]
Transpositionslappen[8]
Widman-Lappen[9]
Mukosa-, Schleimhautlappen[10]
palatinaler Lappen[11]
Envelope-Technik[12]
apikal reponierter Lappen, apikaler Verschiebelappen[13]
semilunarer, koronal verschobener Lappen[14] offene Kürettage[15] 29

distal wedge procedure *n term* →U44-13

plastic periodontal surgery to achieve definitive pocket elimination of terminal teeth adjacent[1] [dʒeɪ] to edentulous regions[2] in the tuberosity or retromolar areas[3]; it is a surgical flap procedure with a triangular, square or linear incision outline[4]

» *The distal wedge procedure was developed in order to treat periodontal pockets adjacent to[1] distal root surfaces of the second and third molars. The modified distal wedge provides easy flap manipulation for visualization of the osseous architecture and establishes soft tissue adaptation ideally with total coverage of the involved area.*

Use modified distal / proximal ***wedge procedure*** • ***distal wedge*** gingivectomy

distale Keilexzision, Distal-Wedge-Operation
benachbart, angrenzend an[1]
unbezahnter Bereich[2]
Retromolarbereich[3]
Schnittführung[4]
30

papilla preservation technique *n term*

periodontal flap technique in which the interdental papilla is spared[1] when placing implant material in order to treat periodontal defects; this flap design can be used to improve the postoperative tissue contour in patients that do no require graft placement

» *Regenerative periodontal surgery with a deproteinized bovine bone mineral[2] and a collagen membrane offered additional benefits in terms of radiographic resolution of the intrabony defect and predictability of outcomes with respect to papilla preservation flaps[3] alone.*

Use modified[4] / simplified[5] / interimplant ***papilla preservation technique*** • ***papilla preservation*** flap (surgery) / procedure / incision • modified resective (*abbr* MRT) or curtain ***technique***

Papillenerhaltungstechnik
geschont, erhalten[1]
deproteiniertes bovines (spongiöses) Knochenersatzmaterial[2]
Papillenerhaltungslappen[3]
modifizierte Papillenerhaltungstechnik[4]
vereinfachte Papillenerhaltungstechnik[5]
31

35

subperiosteal tunneling [ʌ] **(technique)** *n term*
syn **tunnel dissection** *n term*

the periosteum is lifted from the underlying bone in a tunnel fashion in preparation for an onlay type graft

» *The incision was extended[1] to provide access[2]* [ækses] *for a subperiosteal tunnel for graft insertion. Access was then achieved through subperiosteal tunneling without direct exposure.*

Use to perform / medial ***subperiosteal tunneling*** • to create [krɪeɪt] a / buccal ***subperiosteal tunnel*** • ***tunnel*** preparation[3] • ***tunneled*** teeth / molar / papillae

subperiostale Tunnelmethode
erweitert[1]
Zugang[2]
Tunnelpräparation[3]
32

periodontal reattachment [rɪətætʃ-] *n term* *rel* **new attachment[1]** *n MeSH*

reunion of connective tissue[2] with a root surface on which viable[3] [aɪə] periodontal tissue is present; reunion with a root surface without its periodontal ligament is called new attachment[1]

» *Periodontal healing is complicated by microbial recolonization[4] of the subgingival sulcus, which interferes with[5] the reattachment of the fibrous periodontal ligaments to the cementum and alveolar bone. Cells from the periodontal ligament occupy the site and form new periodontal attachment. True periodontal regeneration with 4.0 mm of new bone growth and 4.4 mm of new attachment had occurred.*

Use physiologic periodontal / histologic ***reattachment*** • cementum-mediated ***new attachment*** • excisional (*abbr* ENAP)/ laser-assisted (*abbr* LANAP) ***new attachment procedure*** • ***new attachment*** formation / apparatus

Wiederanheftung des Zahnfleisches, Reattachment
New Attachment, bindegewebige Regeneration, Neubildung von Parodontalgewebe[1]
Bindegewebe[2]
lebensfähig, vital[3]
mikrobielle Wiederbesiedelung[4]
beeinträchtigen[5]
33

guided [gaɪdɪd] **tissue regeneration** [dʒ] *n MeSH* *abbr* **GTR** → U44-22

technique which encourages[1] [ɜː] regeneration of lost periodontal structures by selective cell and tissue repopulation of the periodontal wound [uː] using barrier materials[2] (ePTFE, collagen [-dʒen], polyglactin, etc.) to exclude tissues with little or no regenerative capacity

» *The original GTR membrane material was non-resorbable, requiring a second surgery for removal. As use of GTR has progressed, several varieties of resorbable materials have been introduced, obviating the need[3] for a second surgery.*

Use periodontal / pergingival / bone-supplemented [ʌ] ***GTR*** • ***GTR*** technique / periodontal procedure / site / treatment / barrier (material) / membrane • ***tissue*** engineering

gesteuerte Gewebe-regeneration, regenerative Therapie, GTR-Therapie
fördert[1]
Regenerations-, Trennmembran[2]
unnötig machen[3]
34

barrier membrane [membreɪn] *or* **material** *n term*

thin film-like material placed around the tooth root which keeps the gingiva away and provides a space for the remaining healthy periodontal ligament to regenerate and connect new fibers with the tooth root as well as to allow for bone regrowth

» *In this case a non-dissolving barrier which is removed in a minor secondary procedure 4-6 weeks after the GTR procedure is best.*

Use nonabsorbable[1] / absorbable / hydrophobic [haɪdrəfoʊbɪk] ***barrier material*** • membrane / degradable[2] [eɪ]/ polymer / collagen-based ***barrier***

Regenerationsmembran
nicht resorbierbare Regenerationsmembran[1]
abbaubare Regenerations-membran[2]
35

periodontal maintenance [eɪ] *n term, abbr* **PM**
syn **supportive periodontal therapy** (*abbr* **SPT**), **†periodontal recall** *n term*

treatment usually instituted following periodontal and/or implant therapy which includes maintenance of dental implants

» *Patients with a history of periodontitis require periodic PM, as personal supragingival oral hygiene alone has not been shown to control attachment loss. Typically, PM includes an update of the medical and dental histories, extraoral and intraoral soft tissue examination, dental examination, periodontal evaluation, implant evaluation, radiographic review, removal of bacterial plaque and calculus from supragingival and subgingival regions, selective root planing or implant debridement if indicated, polishing of teeth, and a review of the patient's plaque removal efficacy.*

Use to require/(re)institute/perform/discontinue ***PM*** • effective / regular ***PM*** • ***PM*** program / schedule / intervals / appointment / visit[1] • microbiologically modulated periodontal[2] (*abbr* MMPT)/ periodontal maintenance[3] (*abbr* PMT)/ monitored and modulated / cumulative interceptive supportive[4] (*abbr* CIST) ***therapy***

unterstützende Parodontal-therapie (UPT)
unterstützende Parodontal-therapie-Sitzung, UPT-Sitzung[1]
an mikrobiologischen Befunden orientierte Parodontaltherapie[2]
parodontale Erhaltungtherapie[3]
auffangende kumulative unter-stützende Therapie (AKUT)[4]
36

Unit 36 Orthodontic Dentistry

Related Units: 37 Orthodontic Appliances, 10 Dentition & Mastication, 38 TMJ Disorders, 39 Cosmetic Dentistry, 44 Oral Surgery, 45 Maxillofacial Surgery

orthodontics *n MeSH* *syn* **†orthodontia** [dɒːnʃə], **corrective dentistry, dental** *or* **dentofacial** [-feɪʃᵊl] **orthopedics** [iː] *n term*

branch of dentistry concerned with the correction and prevention of occlusal abnormalities[1]

orthodontist[2] *n term* • **orthodontic** *adj*

» *Function and esthetics are the main indications for orthodontic treatment. Interceptive orthodontic treatment usually takes place in the deciduous or transitional dentition and may include redirection of ectopically erupting teeth, extraction of deciduous teeth, correction of isolated dental crossbites or recovery of minor space loss.*

Use conventional / surgical / preventive / corrective / interceptive[3] ***orthodontics*** • ***orthodontic*** arch alignment[4] [aɪn]/ appliances[5] [aɪ]/ camouflage[6] [ɑːʒ]/ assessment[7] / correction / tooth movement[8] / forces / cast / impression tray / cement / implant • Index of Orthodontic Treatment Need (*abbr* IOTN)

Kieferorthopädie, Orthodontie; Zahn- u. Kieferregulierung
Bissanomalien[1]
Kieferorthopäde/-in[2]
Interzeptivbehandlung, kieferorthopädische (kfo.) Frühbehandlung[3]
kfo. Zahnbogenkorrektur[4]
kfo. Geräte[5]
dentoalveoläre Kompensation, Camouflage[6]
kfo. Befunderhebung[7]
kfo. Zahnbewegung[8]
1

interocclusal [z‖s] **registration** [dʒ] *or* **record** *n term*
syn **maxillomandibular registration** *n term* → U42-14

record of the positional relationship of the teeth or jaws to each other

» *The interocclusal record may be registered in centric or eccentric (i.e. centric jaw position*[1] *or other than centric relation), lateral, and protrusive positions*[2]*. An opposing arch impression*[3] *and interocclusal records were also made.*

Use ***interocclusal*** clearance *or* space / splint • bite[4] ***registration*** • ***registration*** point *or* R-point • pretreatment / jaw relation ***record***

Kieferrelationsbestimmung, Checkbiss
zentrische Kiefergelenkposition[1]
in Protrusionsstellung[2]
Abformung, Abdruck[3]
Bissregistrierung, †Bissnahme[4]
2

articulation *n term* → U11-1, U31-1
rel **vertical dimension**[1] *n MeSH*

(i) contact relationship of the occlusal surfaces during jaw movement
(ii) joint
(iii) verbal expression

articulate *v term* • **articulating** *adj*

» *The distance between the maxilla and the mandible when the teeth are in occlusion is termed vertical dimension. Check for optimal occlusion and articulation at the determined vertical and horizontal dimensions.*

Use to adjust[2]/equilibrate[2]/compromise[3] ***articulation*** • ***articulation*** movement • ***articulating*** paper[4] / surface • occlusal / rest ***vertical dimension*** • ***vertical*** plane / growth pattern / maxillary excess (*abbr* VME)

(i & iii) Artikulation
(ii) Gelenk
Vertikaldimension[1]
die Artikulation ausgleichen[2]
die Artikulation beeinträchtigen[3]
Artikulationsfolie[4]
3

arch length [leŋθ] *n term* *sim* **arch** [ɑːrtʃ] **form** *or* **shape**[1] *n term*

amount of space required for the permanent teeth; measured from labial surface of the incisors at midline to a line between the mesial [iː] aspects of the first molars

» *As the permanent incisors erupt, there is usually little change in mandibular arch length. Arch depth is defined as the perpendicular distance in the midsagittal plane from the most labial midpoint between the central incisors to a line connecting the distal surfaces of two posterior corresponding teeth in a dental arch, usually the permanent premolars or the second decidious molars.*

Use to increase / shortened ***arch length*** • ***arch length*** deficiency[2] / discrepancy[3] (*abbr* ALD)/ preservation / excess • U- *or* V-shaped / horseshoe[4] ***arch form*** • ***arch*** width[5] [wɪdθ]/ dimensions / depth / location / distorsion / coordination / reconstruction

Zahnbogenlänge
Zahnbogenform[1]
Zahnbogenverkürzung[2]
Arch Length Discrepancy, ALD, Zahnbogen-Kieferbasis-Missverhältnis[3]
hufeisenförmiger Zahnbogen[4]
Zahnbogenbreite[5]
4

curve of Spee *n term* *syn* **Spee('s) curve** [ɜː] *n term* → U39-11

anatomic curvature of the mandibular occlusal plane from the tip of the lower cuspid following the buccal [ʌ] cusps[1] of the posterior teeth to the terminal molar

» *For treatment planning vertical dimension of occlusion, smile line*[2]*, amount of lip support, arch form, occlusal table*[3]*, and the curve of Spee were evaluated.*

Use mandibular / reverse[4] / pretreatment / flat / concave / convex / excessive / leveled ***curve of Spee***

Spee Kurve
Höckerspitzen[1]
Lachkurve[2]
Kaufläche[3]
umgekehrte Spee Kurve[4]
5

36

leeway [iː] **(space)** *n term*

difference in combined mesiodistal widths of the deciduous cuspids[1] and molars and their successors[2]

» *In the permanent dentition*[3] *the leeway space is used to permit improvement of crowding*[4] [aʊ]*. The leeway is normally closed by mesial drift*[5] *of the first permanent molars as the deciduous teeth are replaced.*

Leeway Space
Milcheckzähne[1]
nachstoßende Zähne[2]
bleibende Zähne[3]
Zahnengstand[4]
Mesialwanderung[5]
6

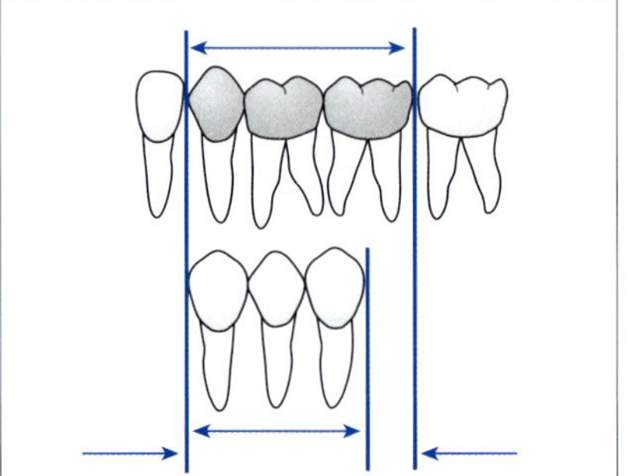

Leeway space in the lower jaw.

occlusion [əkluːʒᵊn] *n MeSH* *syn* **bite** [baɪt] *n clin & jar* → U10-12f

relationship between the occlusal surfaces of the maxillary and mandibular teeth in contact

(inter)occlusal *adj term* • **(dis)occlude**[1] *v* • **dis(oc)clusion** *n*

» *Ankylotic teeth in infraocclusion often give rise to malocclusion[2]. Implants were used for orthodontic anchorage* [æŋkərɪdʒ] *to correct cross-occlusion relationship. If anterior disocclusion is not possible, balanced occlusion[3] is recommended.*

Use ideal *or* optimal / distal[4] / prenormal[5] / (post)normal[4] / static / dynamic / lingualized ***occlusion*** • habitual *or* centric (*abbr* CO)/ canine-protected *or* -guided / functional *or* physiological ***occlusion*** • cross-[6]/ mesio-[5]/ non-[7]/ supra/ infra***occlusion*** • ***occlusal*** discrepancies[2] / contact / scheme [skiːm]/ arrangement [eɪ] • ***occlusal*** level *or* plane[8] / stress / stop[9] / interferences[10] / adjustment *or* equilibration[11] • ***interocclusal*** clearance [ɪɚ] *or* distance[12] / record / relationship / wedge[13] [dʒ] • ***occluding*** cusp [ʌ]/ force • closed / open / deep / (anterior/ lateral) forced / dual / Sunday[14] ***bite*** • ***bite*** force / registration / correction / block / plate[15] / former / raising / jumping-appliance / collapse

Okklusion, Verzahnung
diskludieren; okkludieren[1]
Fehlbiss, Okklusionsstörung[2]
balancierte Okklusion[3]
Distalbisslage, -okklusion, Rückverzahnung[4]
Mesialbiss[5] Kreuzbiss[6]
Nonokklusion[7]
Okklusionsebene[8]
okklusaler Stopp[9]
okklusale Interferenzen[10]
Okklusionsausgleich, Einschleifen der Okklusion[11]
Interokklusalabstand[12]
Bisskeil[13]
Doppel-, Sonntagsbiss[14]
Aufbissplatte[15] 7

malocclusion *n MeSH* *rel* **dis(oc)clusion**[1] *n term*

malposition of opposing dentitions

» *Malocclusion is categorized as class I (crowding or malpositioning[2] of anterior teeth, teeth occlude normally), class II (lower arch retrudes[3]) and class III (lower arch protrudes[4]). Separation of the mandible from the maxilla through tooth-guided contacts during mandibular excursive movements is termed disocclusion or disarticulation.*

Use to correct / cross-bite / acquired[5] / (Angle) class I[6] / pseudo-class III / skeletal ***malocclusion*** • severe / unrecognized / persistent / denture [dentʃɚ]/ iatrogenic [aɪə] ***malocclusion***

Malokklusion, Fehlbiss, Okklusionsanomalie, -störung
Disklusion[1]
Fehlstellung[2]
mandibuläre Retrusion[3]
Progenie, mandibuläre Prognathie[4]
erworbener Fehlbiss[5]
Gebissanomalie der Angle Klasse I[6] 8

interproximal contact point *n term* *sim* **contact area**[1] *n term*

part of the proximal tooth surface which touches the adjacent [dʒeɪs] tooth[2] mesially or distally

» *The establishment of the interproximal contact point is directly related to the presence or absence of interproximal papillae. If the occlusal contact on the non-working side causes disclusion of the teeth on the working side, this is termed non-working interference.*

Use balancing *or* non-working (side) *or* mediotrusive / working (side) *or* laterotrusive[3] / excursive [ɜː] tooth[4] / premature[5] / deflective ***contacts*** • antagonistic / occlusal[6] / intercuspal[7] / incisal[8] ***contact points*** • ***contact*** guidance[9] [aɪ]/ situation • interproximal / occlusal ***contact area***

Approximalkontakt(punkt)
Kontaktfläche[1] Nachbarzahn[2]
funktionelle Kontakte[3]
exzentrische Kontakte[4]
Vorkontakte, Frühkontakte[5]
Okklusalkontakte, okklusale Kontaktpunkte[6]
Interkuspidationskontaktpunkte[7]
inzisale Kontaktpunkte[8]
Kontaktführung[9] 9

milled-in paths [æ] *n term* *syn* **milled-in curves** *n term*

contours developed by masticatory or gliding movements[1] of occlusion rims[2] which are composed of materials including abrasives (so-called scribing studs), e.g. to obtain a functional chew-in record

mill[3] *v & n term*

Use trephine [triːfaɪn]/ bone[4] ***mill*** • ***milling*** machine[3]

selbsteingeschliffene Führungsflächen
Kaubewegungen[1]
Bisswälle[2]
einschleifen; Fräse(r)[3]
Knochenfräse[4] 10

bruxism [brʌksɪzm] *n MeSH* → U10-17ff, U38-5,17, U37-25

habit of grinding[1], clenching[2], gnashing[1] [n] or clamping of the teeth, esp. during sleep which may give rise to abnormal wear[3] [eɚ] of the chewing surfaces, affect the TMJ, and cause spasms of the muscles [sl] of mastication[4]

brux[5] *v term* • **bruxing** *n* • **bruxer**[6] *n jar*

» *Joint pain on awakening may indicate bruxism during sleep. The patient was obviously bruxing on the prosthesis* [iː]. *He denied[7]* [aɪ] *bruxing or clenching.*

Use ***bruxing*** habit[8] / activity / during sleep / pressure / guard[9] /-type (dental) wear • to trigger/prevent/treat/reduce/aggravate[10] ***bruxism*** • sleep / chronic ***bruxism*** • ***bruxism*** splint *or* appliance[9]

Bruxismus
Knirschen[1] Pressen[2]
Abnützung[3]
Kaumuskulatur[4]
bruxen, bruxieren[5]
Knirscher(in)[6]
verneinte[7]
Knirschunart, -habit[8]
Knirscher-, Bruxerschiene[9]
Bruxismus verstärken[10] 11

anterior open bite *n term, abbr* **AOB** *opposite* **closed** *or* **deep bite**[1] *n term*

malocclusion in which the anterior teeth do not close (due to large interarch distance)

» *The patient's open bite had to be corrected by orthognathic* [θ] *surgery. An open bite, also termed negative overbite, may involve only a few teeth, e.g. due to a digit-sucking habit, or it may be caused by divergence of the skeletal planes (skeletal open bite or apertognathia).*

Use normal / balanced[2] / faulty[3] [ɔː]/ rest[4] / working[5] / edge-to-edge *or* end-to-end[6] / dual ***bite*** • lateral[7] / frontal / dental / posterior / class II skeletal[8] ***open bite*** • ***open bite*** tendency / malocclusion / due to digit sucking[9] • opening of the ***bite***

frontal/ vorne offener Biss
Tiefbiss[1] balancierte Okklusion[2]
pathologischer Biss[3]
Ruheschwebe[4]
Okklusion der Arbeitsseite[5]
Kanten-, Kopfbiss[6]
seitlich offener Biss[7]
skelettal offener Biss[8]
lutschoffener Biss[9] 12

(vertical) overbite *n term, abbr* **OB** *or* **o/b** *syn* **vertical overlap** *n term*

vertical relationship between the maxillary and mandibular incisors when the incisal edges are in maximum intercuspidation[1] and centric occlusion[2]

» *Lingual tipping*[3] *of the lower incisors following extraction increased the overbite. Positive overbite, which indicates the presence of vertical overlap between the maxillary and mandibular anterior teeth, is a characteristic of the ideal occlusion, but also of deep bite malocclusions.*

Use (in)complete / positive / negative / anterior *or* incisal[4] ***overbite*** • increased[5] / deep[6] / impinging ***overbite*** • ***overbite*** reduction

vertikale(r) Überbiss/ Frontzahnstufe, Overbite
maximale Interkuspidation[1]
zentrische Okklusion[2]
Lingualkippung[3]
Frontzahnstufe, -überbiss[4]
vergrößerter Überbiss[5]
Tiefbiss[6] 13

overjet *n term, abbr* **OJ** *or* **o/j** *syn* **overjut** *n term,*
opposite **class III malocclusion**[1] *n term,* **underbite**[1] *n clin*

horizontal overlap of the upper incisors over the lower ones

» *Unless otherwise specified, the term overjet generally refers to the central incisors. Reverse overjet*[1] *is most commonly associated with a large mandible and/or a retrusive maxilla*[2] *(i.e. in class III malocclusion).*

Use excess / 6mm / reverse[1] ***overjet*** • ***overjet*** discrepancy

sagittale(r) Frontzahnstufe/ Überbiss, Overjet
umgekehrter Überbiss,
negative Frontzahnstufe[1]
maxilläre Retrognathie, Rückbiss/ Retrusion des OK[2] 14

crossbite *n MeSH* *syn* **X-bite** *n jar*

abnormal relation of one or more teeth in one arch to the opposing tooth/teeth of the other arch

» *The occlusal scheme* [skiːm] *involved a crossbite situation. The mandible was prognathic with a crossbite preventing contact in centric occlusion.*

Use (complete mandibular/ maxillary) buccal [ʌ]/ lingual / palatal / anterior / posterior / transverse[1] ***crossbite*** • Class III / bilateral / unilateral[2] / dental / skeletal / functional *or* pseudo***crossbite*** • jumping the ***bite***[3] • ***crossbite*** relationship / malocclusion / elastics

Kreuzbiss
transversaler Kreuzbiss[1]
einseitiger Kreuzbiss[2]
Kreuzbiss überstellen[3] 15

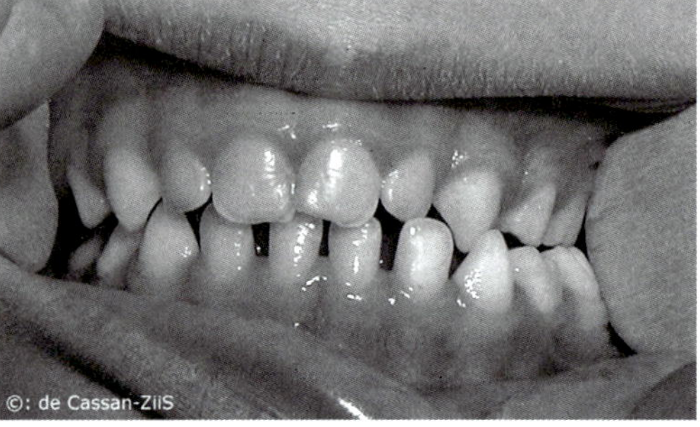

Patient presenting with left lateral crossbite in the primary dentition.

(dental) crowding [kraʊdɪŋ] *n MeSH* *opposite* **spacing**[1] [speɪsɪŋ] *n term*

orthodontic problem in which the dental arch provides too little space for the teeth, resulting in altered positions such as bunching[2] [ʌ], overlapping[3], or displacement[4] in various directions

(un)crowded *adj term* • **crowd** *v* • **(non-)spaced** *adj* • well-spaced[5] *adj*

» *This is a case with sufficient crowding to warrant*[6] [ɔː] *premolar extraction in the lower arch. A bulky*[7] [ʌ] *prosthesis may crowd the tongue*[8] *and compromise*[9] *speech.*

Use moderate / severe / relief [iː] of / tongue / lower labial segment ***crowding*** • mildly ***crowded*** • interdental[10] ***spacing*** • ***spaced*** arch / teeth[11] • ***well-spaced*** teeth

(Zahn)Engstand
Zahnlückenstand[1]
Gruppenbildung[2] Überlagerung[3]
Verschiebung, -lagerung[4] mit
ausreichendem Platzangebot[5]
erfordern[6] überdimensioniert,
zu groß[7] Zungenraum einengen[8]
beeinträchtigen[9] Vergrößerung
d. Interdentalraumes[10] lückige(s)
Gebiss/Zahnstellung[11] 16

diastema [daɪəstiːmə] *n MeSH, pl* **-mata**

space or gap between two adjacent[1] [eɪ] teeth in the same dental arch

» *If the teeth are of normal width, try and talk the patient into[2] accepting his diastema, as orthodontic space closure[3] [kloʊʒɚ] requires prolonged retention[4] and has a high tendency to relapse[5].*

Use to close a ***diastema*** • frontal / lateral / midline *or* median[6] [iː]/ central / maxillary / mandibular ***diastema***

Diastema, lückige Zahnstellung
anliegend, benachbart[1]
den/die Patient(in) dazu überreden[2] kfo. Lückenschluss[3]
lange Retentionsphase[4]
rezidivieren[5] Diastema mediale[6] 17

tooth-size *or* **Bolton discrepancy** *n term* *abbr* **TSD**

dimensions of the lower or upper teeth are not in proportion with those of their counterparts[1]

» *Malocclusion often reflects a disproportion[2] between jaw and tooth size, e.g. a jaw so small or teeth so large that the jaw cannot accommodate[3] them.*

Use mesial-distal ***size discrepancy*** • ***tooth-size*** analysis[4] • midline[5] / arch length / envelope of ***discrepancy***

Bolton-, Zahnbreitendiskrepanz
Antagonisten, Gegenzähne[1]
Missverhältnis[2]
nicht genügend Platz bieten[3]
Bolton-Analyse[4]
Mittelliniendiskrepanz[5] 18

hypo- [aɪ] *or* **oligodontia** [-dɒːnʃə] *n term* *sim* **anodontia[1]** *n term, opposite* **hyperdontia[2], supernumerary** [uː] *or* **extra teeth[2]** *n term*

congenital[3] or acquired condition of having fewer than the normal number of teeth (i.e. missing teeth, also termed partial anodontia)

» *A 14-year-old female in oligodontia underwent implant-assisted reconstruction.*

Oligodontie, Zahnunterzahl
Nichtanlage sämtlicher Zähne, Anodontie[1]
Zahnüberzahl, Hyper(o)dontie[2]
angeboren[3] 19

tongue [tʌŋ] **thrust** [θrʌst] *n term* *syn* **tongue-thrusting** *n term*

infantile [aɪ] pattern of the suckle-swallow [ɒː] movement[1] in which the tongue is placed between the incisor teeth or the alveolar ridges during the initial stage of swallowing (also turned reverse or immature swallow[2]); may result in an anterior open bite

» *Malocclusion may also result from habits such as thumb-sucking[3] [θʌm sʌkɪŋ] or tongue-thrusting.*

Use primary[4] / secondary ***tongue thrust*** • ***tongue*** thrust swallow[2] / interposition / crib[5] /-tie

Zungenpressen
Saugschluckbewegung[1]
viszerales/ infantiles Schlucken[2]
Daumenlutschen[3]
primäres Zungenpressen[4]
Zungengitter[5] 20

drift *n & v term* *syn* **migration** [aɪ], **gression** [ʃ] *n term, sim* **shift[1], displacement[1], tipping[2]** *n term*

(n) unwanted change in the position of teeth; movement in which the angulation of the long axis of the tooth is altered is called tipping[2]

drifting *n term* • **tip[3]** *v* • **sideshift[4]** *n & v* • **displaced** *adj*

» *The adjacent first molar which had been tipped was orthodontically uprighted[5]. This was attributed to alteration in lip support from incisal tipping. Mesial drifting[6] of the 2nd molar had occurred [ɜː] after extraction. Shift of the adjacent teeth was prevented by a space maintainer[7].*

Use distal / mesial[6] / approximal / cortical / long-term ***drift*** • mandibular *or* CO-CR / midline[8] ***shift*** • physiologic / pathologic / mesial[6] ***migration*** • incisor[9] ***tipping*** • ***tipping*** force[10] / movement

Zahnwanderung; wandern
Verlagerung[1] (Zahn)Kippung[2]
kippen[3] seitliche Verlagerung;
seitlich verlagern[4] aufgerichtet[5]
Mesialwanderung, -drift[6]
Lückenhalter[7]
Mittellinienverschiebung,
Mittelliniendiskrepanz[8]
Schneidezahnkippung[9]
Kippkraft[10] 21

bodily movement *or* **translation** *n MeSH* *sim* **transposition[1]** *n term*

tooth movement in which the entire tooth moves forward or backward without tipping or rotating

translate[2] *v term* • **translating** *adj & w* • **translational[3]** *adj*

» *The cephalometric [sef-] landmarks[4] were unchanged, but marked translation movement was noted. Two molars were translated 10-12 mm mesially into an atrophic edentulous ridge[5] [dʒ].*

Use ***to translate*** freely • lateral ***translation*** • ***translation*** of the condyle

körperliche Zahnbewegung, Translation
Transposition[1]
verschieben[2]
Translations-[3]
kephalometrische Referenzpunkte[4]
atrophierter Alveolarkamm[5] 22

proclination *n term* *opposite* **retroclination[1], retrusion[1]** *n term* → U36-24

anterior coronal tilting or tipping of anterior teeth without positional variation

procline [aɪ] *v term* • **proclined** *adj* • **retrocline** *v* • **inclination[2]** *n*

» *Digit [dʒ] sucking[3] can cause proclination of the upper and retroclination of the lower incisors.*

Use to deviate [diːvɪeɪt] in[4]/correct/reduce ***proclination*** • angle [æŋgl] of / bimaxillary [aɪ] ***proclination*** • ***proclination*** arch(wire) • buccal [ʌ]/ lingual / mesiodistal / axial[5] / cuspal[6] ***inclination*** • ***inclination*** angle[7]

Vorkippung, Protrusion, Proklination
Rückneigung, -kippung, Retroinklination[1]
Inklination, Kippung[2]
Fingerlutschen[3]
Protrusionsabweichung[4]
Zahnachsenneigung[5]
Höckerneigung[6]
Inklinationswinkel[7] 23

retrusion [rɪtruːʒᵊn] *n term*

opposite **protrusion**[1] *n term or* **flaring**[1] [eɚ] *n clin*

backward movement, displacement or retraction of the jaw

retrusive *adj term* • **retruded**[2] *adj* • **protruding/-sive**[3] *adj* • **protrude** *v*

» *Excessive protrusion of the upper front teeth, so-called flared or buck [ʌ] teeth[4], is by far the most common orthodontic problem and is often associated with incompetent lips[5].*

Use dental / bimaxillary *or* bialveolar / lip ***retrusion*** • ***retrusion/ protrusion*** of the mandible[6] • dentoalveolar / bimaxillary[7] / lip ***protrusion*** • ***protruding*** chin[8] [tʃ]/ front teeth • ***retruded*** mandibular position[9] / maxilla / dental appearance • ***retrusion*** path angle[10]

Retrusion, Retroinklination
Protrusion[1]
retrudiert[2]
protrudierend[3]
Hasenzähne[4]
schlaffe Lippen(muskulatur)[5]
Unterkieferprotrusion[6]
bimaxilläre Protrusion[7]
Progenie[8]
retrudierte Unterkieferposition[9]
Retrusionsbahnwinkel[10] 24

extrusion *n MeSH*

opposite **intrusion**[1] *n MeSH*

eruptive [ʌ] or orthodontic tooth movement beyond its normal position, e.g. hypereruption[2]

(re-)intrude[3] *v term* • **extruded** *adj* • **extrusive** *adj*

» *With the help of fixed orthodontic appliances teeth can be tilted[4], rotated, and intruded. A frequent cause of acquired malocclusion is loss of teeth with shifting of adjacent teeth[5] and extrusion of opposing teeth[6].*

Use orthodontic / natural tooth ***extrusion*** • ***intruded*** vertically[7] • ***intrusive*** force[8] / component

Extrusion
Intrusion[1]
Elongation[2]
(re)intrudieren[3]
gekippt[4]
Nachbarzähne[5]
Gegenzähne, Antagonisten[6]
vertikal intrudiert[7]
Intrusionskraft[8] 25

leveling *BE* **levelling** *n term* → U36-5

sim **alignment**[1] [aɪn] *n term*

orthodontic procedure of bringing the teeth into their proper[2] vertical position relative to adjacent teeth

» *After the arches had been orthodontically aligned and leveled, retraction was instituted[3].*

Use ***leveling*** wire[4] / phase / technique / the curve of Spee[5] • arch[6] / orthodontic ***leveling*** • (surgical-)orthodontic / tooth / alveolar arch / jaw / re***alignment***

Nivellieren
Einreihen, Alignment[1]
richtig, korrekt[2]
begonnen[3]
Nivellierungsdraht[4]
Nivellieren der Spee-Kurve[5]
Zahnbogennivellierung[6] 26

torque [tɔːrk] *n & v MeSH*

syn **torsiversion,** *rel* **rotation**[1] [eɪ], **bend**[2] *n term*

(n) tooth movement centered in the tip of the crown moving the root in a buccal or labial direction

torsocclusion *or* **torsive occlusion** *n term* • **rotate** *v* • **de-rotation**[3] *n* • **rotational** *adj* • **rota(to)ry** *adj*

» *There were major torque and tilting forces. Firm attachment allows transverse tooth displacement and eliminates much of the transverse rotation of the tooth.*

Use root / single tooth / incisor / anterior / (continuous/ progressive) posterior / (lingual/ labial) crown / buccal root ***torque*** • active / passive ***torque*** • ***torquing*** forces / movement / device / spring • ***torque*** strength / control / arch wire • generalized / first-order[4] / (counter)clockwise[5] / axis of / center of (*abbr* CRot) / pure ***rotation*** • matrix *or* apparent / intramatrix *or* external / total *or* true *or* internal / 30-degree transverse / long-axis[6] / over***rotation*** • ***rotational*** growth[7] / forces / pattern • ***rotatory*** (drill) speed[8] / movement • ***bending*** moment / test

Torque(bewegung), Verwindung, Biegung 3. Ordnung; torquen
Drehung (um die Längsachse)[1]
Biegung[2]
Derotation[3]
Biegung 1. Ordnung[4]
Drehung im/gegen den Uhrzeigersinn[5]
Drehung um d. Längsachse[6]
rotierendes Wachstum[7]
Drehzahl, Rotations-geschwindigkeit[8] 27

36

traction [trækʃᵊn] *n term* → U29-3

rel **force**[1], **pressure**[2] [preʃɚ] *n term*

drawing [ɒː] or pulling force[3] applied to achieve orthodontic or orthopedic [iː] displacement of teeth or bones of the face (e.g. by elastic modules[4] or springs[5])

protraction[6] *n term* • **retraction**[7] *n* • **retract** *v* • **tractional**[8] *adj*

» *If less traction is applied, normal function is restored earlier. Orthodontic force was applied through the center of resistance to achieve translation in the direction of the line of force.*

Use to apply / mild [aɪ]/ excessive / maxillomandibular[9] / intermaxillary *or* vertical elastic ***traction*** • eccentric extraoral / skin / force of ***traction*** • ***tractional*** forces[10] • elastic / intermittent[11] / continuous[12] / intraoral / extraoral / bite[13] / responsive / orthopedic[14] / spring ***force*** • ***force*** system / application *or* delivery / couple / composition / resolution

Extension, Zug
Kraft[1] Druck[2] Zugkraft[3]
elastische Elemente[4] Federn[5]
Protraktion[6]
Retraktion[7] Zug-[8]
maxillomandibuläre Zug(kräfte)[9]
Zugkräfte[10]
intermittierende Kraft[11]
konstante Kraft[12]
Kaukraft[13]
kfo. (wirksame) Kraft[14] 28

restrain [rɪstreɪn] *v term*

sim **guide**[1] [gaɪd], **retain**[2] [rɪteɪn] *v term*

(i) in orthodontics, to restrict or keep tooth movement under control
(ii) to restrict patient movement

restraint[3] *n term* • **guidance**[4] *n* • **retention**[5] *n* • **retainer**[6] *n*

» *These appliances were used to achieve restraint and redirection of forward maxillary growth. Occlusal guide planes are orthodontic appliances designed to deflect the functional path of the mandible and alter positions of specific teeth.*

Use head[7] / wrist [rɪst] ***restraint*** • anterior / canine [keɪnaɪn] *or* cuspid[8] [ʌ] ***guidance*** • ***guide*** plane[9]

(i) fixieren
(ii) einschränken
steuern[1]
retinieren, stabilisieren[2]
Ein-, Beschränkung[3]
Führung[4]
Retention[5]
Retainer[6]
Kopfhalterung[7]
Eckzahnführung[8]
Aufbissbehelf[9] 29

Unit 37 Orthodontic Appliances

Related Units: 36 Orthodontic Dentistry, 32 Dental Instruments

orthodontic appliance [aɪə] *n MeSH* *sim* **braces**[1] [breɪsiːz] *n clin pl*

mechanism [ek] used to apply pressure to misaligned teeth [aɪ] to produce changes in the relationship of the teeth and/or the related osseous structures

» *Clues*[2] *indicating that the patient is not wearing [eɚ] the appliance full-time are absence of marks and frequent breakages [eɪ]. Wear your braces all the time! Use this clear wax to prevent the braces from irritating your lips or the inside of your cheeks.*

Use to insert/activate[3]/remove ***the appliance*** • upper removable (*abbr* URA)/ fixed[4] / lingual / pendulum / rapid palatal expansion[5] (*abbr* RPE)/ extraoral ***appliance*** • straight [streɪt] wire / passive / active / Crozat / ACCO / Bass ***appliance*** • habit-breaking / thumbsucking [θʌmsʌkɪŋ] control[6] / bruxism / pin-and-tube[7] / tip-edge ***appliance*** • ***appliance*** prescription / setup / trimming • to adjust[8] [ədʒʌst]/ tighten [taɪtᵊn]/fit[9] ***braces*** • invisible[10] ***braces*** • lingual ***orthodontic appliance***

kieferorthopädisches Gerät, kieferorthopädische Apparatur
festsitzende Zahnspange, Brackets[1]
Hinweise[2] Apparatur aktivieren[3]
festsitzende Apparatur[4] Gaumen-nahterweiterungsapparatur[5]
Lutsch-Kontrollgerät[6]
Stiftröhrchen-Apparatur[7]
Brackets anpassen[8]
Brackets nachstellen[9]
unsichtbare Brackets[10] 1

straight wire [waɪɚ] **technique** *n term*

rel **edgewise (orthodontic) technique**[1] [k] *n term*

fixed, multibracket or multibanded orthodontic appliance[2] [aɪə] using an attachment bracket the slot of which receives a rectangular archwire horizontally, which gives precise [saɪ] control of tooth movement in all three planes

» *All patients were treated with edgewise appliances of the straight wire modification.*

Use ***straight wire*** appliance (*abbr* SWA)/ brackets • ***edgewise*** orthodontic appliance / brackets[3] / technique

gerade Bogentechnik, Straight-wire-Technik
Edgewise-, Kant(en)bogentechnik[1]
Multibracket- oder Multibandapparatur[2]
Edgewise-Brackets[3] 2

light wire *or* **Begg appliance** *n term*

sim **Begg light wire differential force technique**[1] *n term*

fixed orthodontic appliance utilizing round, small gauge[2] [geɪdʒ] labial wires with expansion and contraction loops[3] formed into it and attached to vertical slots in the bands which are fitted to individual teeth

» *The round wires of the Begg appliance allow teeth to tip*[4] *freely, but auxiliaries*[5] [ɒːgzɪl-] *(elastics*[6] *or springs*[7]*) are required to achieve apical [eɪ] and rotational movement.*

Lightwire-System
Begg-(Lightwire) Technik[1]
dünn[2]
Schlaufen i. Kontraktionsbögen[3]
kippen[4]
KFO-Hilfsteile, -geräte[5]
Gummizüge[6]
Federn[7] 3

(orthodontic) brackets *n MeSH, usu pl*

syn **clip(-on) arches** *n inf*

metal attachment[1] to fasten the arch wire; bonded[2] to an orthodontic band or directly to teeth

» *A composite crown was placed on the abutment*[3] *[ʌ] with an edgewise bracket secured*[4]*. These brackets have built-in hooks (wire loops*[5] *[uː]) to attach elastics.*

Use to place[6] ***brackets*** • single-type / slot[7] / deltoid / double-width *or* Siamese *or* twin(-wire)[8] ***brackets*** • plastic / tooth-colored / esthetic *or* clear / ceramic [s]/ metal / ribbon arch[9] / fractured ***brackets*** • ***interbracket*** distance • ***bracket*** base / wings[10] / hooks / slot[11] / setup[12] / removal • ***multibracket*** appliance / therapy

Brackets
Befestigung[1] geklebt[2]
Anker[3] befestigt[4]
Drahtschlaufen[5]
Brackets setzen[6]
Schlitzbrackets[7]
Zwillingsbrackets[8]
Ribbon-Arch Brackets[9]
Bracketflügel[10]
(Bracket)Slot[11]
Bracket-Setup[12] 4

arch wire *or* **arch(wire)** [ɑːrtʃ waɪɚ] *n term*

rel **(archwire) bends**[1] *n term*

metal wire attached to the brackets by small elastic donuts or ligature tie [taɪ] wires[2] which move the teeth

» *Arch wires are cut off with special pliers*[3] [plaɪɚz] *called a distal end cutter*[4]. *Mesio-distal movement was achieved by sliding the teeth along the archwire.*

Use rectangular[5] / flexible / stiff / superelastic / stainless steel ***archwire*** • nickel titanium / straight / initial[6] / finishing[7] / heat-activated[8] / leveling[9] ***archwire*** • ***archwire*** flexibility / stop / locks / coordination • transpalatal / fixed lingual / prefabricated[10] ***arch*** • segmented ***archwire*** technique[11] • (super)elastic / round[12] / lingual[13] / palatal[14] ***wire*** • ***wire*** bending • first-order *or* in-out[15] / second-order *or* tip / distal-end *or* cinching ***bends*** • tip-back[16] / step / toe-in / tie-back / stop / V- *or* Gable ***bends***

Drahtbogen
(Bogen)Biegungen[1]
Ligaturen(drähte)[2] Zange[3]
Distal-End Cutter[4] Vierkantbogen[5]
Initialbogen[6] Justierungsbogen[7]
thermoelastischer Bogen[8]
Nivellierungsbogen[9]
konfektionierter Bogen[10]
Segmentbogentechnik[11]
Runddraht[12] Lingualbogen[13]
Palatinalbogen[14] Biegungen
1. Ordnung, In-/Out-Biegungen[15]
Tip-back-Biegungen[16] 5

leveling wire *n term, BE* **levelling** → U36-26

round (cross-section) orthodontic wire of low flexural [kʃ] stiffness used in the leveling phase[1] of treatment

» *With a leveling wire the curve of Spee is flattened until the marginal ridges of all the teeth in the arch lie more or less in the same horizontal plane. Leveling refers to correction in the vertical plane. Proper tooth alignment and leveling*[2] *of the occlusal plane must be accomplished previously*[3].

Nivellierungsbogen
Nivellierungsphase[1]
Ausrichtung und Nivellierung[2]
bereits vorher erreicht[3]
6

ligating [aɪ] **module** *n term* *sim* **ligature** [ɪ] **(tie) wire**[1] *n term*

small donut-shaped rubber[2] used to fix the arch wire to the brackets

ligate[3] [aɪ] *v term* • **ligation**[4] [laɪgeɪʃən] *n*

» *The device*[5] [aɪ] *used to place ligating modules on brackets is called a twirl* [ɜː] *on*[6].

Use stainless steel / elastomeric / Kobayashi / figure-of-eight[7] ***ligature (wire)*** • ***ligature***-tying pliers / director / (wire) cutter[8]

elastische Ligatur
Ligatur(endraht)[1] elastischer Ring[2]
ligieren[3] Ligatur[4]
Instrument[5] Ligaturenadapter[6]
Achterligatur[7]
Ligaturenschneider[8] 7

banding *n term* *opposite* **debanding**[1] *n, sim* **debonding**[2] *n term*

cementing orthodontic bands (metal sleeves[3] [iː] used to anchor [æŋkɚ] the ends of the arch-wires) to a tooth

band[4] *n term* • **deband** *v*

» *Brackets can be secured to teeth either by bonding*[5] *or banding.*

Use ***band*** becomes loose • ***band*** placement *or* fitting[6] /-removing pliers

Bebänderung
Bänderabnahme, Entbänderung[1]
Bracketentfernung, Debonding[2]
Metallmanschetten[3] Band[4]
Ätz-, Adhäsivtechnik[5] Anlegen/
Adaptieren eines kfo. Bandes[6] 8

band remover *n term* *opposite* **band seater**[1] *n term*

special orthodontic instrument for removing bands from the teeth; they are put in place with bracket holding pliers[1] or a band seater and bite sticks[2]

» *First put the band in place, then ask the patient to bite down on the bite stick*[2].

Bandabnahmezange
Bandsetzer, Band-Setzzange[1]
Beissstäbchen[2]
9

elastic module *n term* *sim* **elastics**[1] *n term pl*

orthodontic rubber rings[2] used in many ways to apply tension and achieve tooth movement

(in)elastic *adj* • **elasticity** *n*

» *A rubber band was stretched around the tie-wings of the bracket*[3] *to prevent disengagement*[4] *of the arch wire or auxiliary from the bracket slot*[5].

Use auxiliary / heavy [e]/ light / vertical *or* zig-zag *or* up-down *or* box ***elastics*** • anterior oblique / triangular[6] [aɪ]/ asymmetric / transpalatal / intramaxillary / through-the-bite / finishing[7] ***elastics*** • ***(in)elastic*** deformation[8] • ***elastic*** chain (module)[9] / clamping[10] / traction / deformation / limit / separator

Elastics
Gummizüge[1] Gummiringe[2]
Bracketflügel[3] Lösen[4]
(Bracket)Slot[5] Delta-Züge[6]
Gummiringe zur Feineinstellung[7]
elastische Verformung[8]
elastische Kette[9]
elastische Befestigung[10]
10

(orthodontic) spring *n term* *sim* **jumper**[1] [ʌ] *n MeSH*

configured segment of wire included in retainers or other orthodontic appliances to – when activated – tip a tooth in a desired direction

» *A spring appliance which is attached to fixed appliances to move teeth similar to a Herbst appliance*[2] *is termed a jumper*[1]. *Where palatal movement is required, a buccally* [ʌ] *approaching spring is necessary. Palatal finger springs are easy to adjust and activate*[3].

Use to load[3]/activate/insert/(re)adjust[4] [dʒʌ] ***springs*** • free-end *or* open / closed / hip / (retraction) coil[5] / open coil[6] / closed coil[7] / Z- *or* recurved / T-***spring*** • apron [eɪ]/ strap[8] / torquing / rotation ***spring*** • root / cantilever / uprighting / buccal / lingual / helical[5] / push / finger[9] / inactive ***spring*** • ***spring*** aligner / retainer /-clip separator • Jasper jumper / bite-jumping *or* Kingsley[10] ***appliance***

Feder
Protrusions-, Vorschubfeder[1]
Herbst-Scharnier[2]
(Federn) aktivieren[3]
Federn (neu) einstellen[4]
Spiralfeder[5] Druckfeder[6]
Zugfeder[7] Schlingenfeder[8]
Fingerfeder(chen)[9]
Kingsley-Platte, Oberkiefer-
Bissumstellungsapparatur[10]
11

separator *n term* *syn* **separating module** *n term*, *rel* **space maintainer** *or* **regainer**[1] *n term*

plastic wedges[2] [dʒ] inserted between teeth before banding to temporarily increase interdental spacing

» *Due to premature[3] loss of a primary tooth, a space maintainer was placed to hold space for the erupting permanent teeth. The separators will be removed at the banding appointment[4].*

Use elastic (Donut)/ spring-clip / Brass / Maxian (elastic) / Haas palatal[5] ***separator***

Separiergummi, Separator
Lückenhalter[1]
Keile[2] vorzeitig[3]
Bebänderungstermin[4]
Haas-Apparatur *(Gaumennahterweiterungsapparatur mit Dehnschraube)*[5] 12

activator *n MeSH*
rel **functional** [ʌ] **appliance**[1] *n MeSH*

removable appliance used in functional jaw [dʒɒː] orthopedics[2] to achieve growth guidance[3] [aɪ]; types include the monobloc, bionator[4], Bimler[5], Herbst and Andresen appliances[6]

activation *n term* • **activating** *adj*

» *A bionator was placed to provide better control of the buccal musculature* [ʌsk]. *The Fränkel appliance[7] is an activator-type functional appliance intended to stimulate or inhibit jaw growth, retrain muscles* [ʌsl] *or widen the dental arches[8].*

Use (elastic) open / L.S.U. / Lehman / U-bow / Harvold-Woodside / Teuscher-Stöckli ***activator*** • eccentric [ɪks]/ expansion / Andresen ***activator*** • ***activation*** site • clip ***activation*** • ***activating*** forces • removable / combined / hybrid ***functional appliance*** • ***functional*** jaw orthopedics[2] • ***bionator*** I (to open) / II (to close) / to maintain • banded / crowned [aʊ]/ TMD[9] / cantilever[10] ***Herbst appliance***

Aktivator
funktionelles Behandlungsgerät[1]
Funktionskieferorthopädie[2]
Wachstumssteuerung[3]
Bionator[4]
Bimler-Gebissformer[5]
Andresen-Häupl-System[6]
Fränkel-Funktionsregler[7]
Zahnbögen erweitern[8]
TMD-Gerät[9]
Herbst-Scharnier[10] 13

twin block *n term* *sim* **monobloc(k)**[1] *n term*

functional orthodontic appliance (URA and LRA) that serves to posture [pɒːstʃɚ] the mandible forward

» *A screw was incorporated in the upper twin block to achieve expansion[2].*

Use ***twin block*** bite block / clasp / appliance

Zwillingsblock
Monoblock[1]
zur Expansion[2] 14

crib *n term*
sim **clasp**[1] [æ], **bar**[2], **labial** [eɪ] **bow**[3] [oʊ] *n term*

(i) fixed transpalatal tongue [tʌŋ] or finger interceptive appliance
(ii) a wrought-wire [rɒːt] clasp[4] around a tooth

» *An appliance used to control undesirable and potentially deforming tongue thrusting[5] is termed a tongue crib. No amount of adjustment will compensate for a badly made crib.*

Use lateral or posterior / (anterior) tongue[6] ***crib*** • retention / Delta / C / arrow(head)[7] / Adams[8] / ball[9] ***clasp*** • palatal[10] / arch ***bar***

(i) Klammer (ii) Gitter
Klammer, Anker[1]
Bogen[2] Labialbogen[3]
Stahldrahtklammer[4]
Zungenpressen[5]
Zungengitter[6]
Pfeilklammer[7]
Adams-Klammer[8]
Kugelanker[9]
Palatinalbogen[10] 15

orthopedic splint [splɪnt] *n MeSH* → U38-17

device to stabilize teeth loosened[1] by trauma [ɒː] or a periodontal condition, or reduce[2] and stabilize fractures by applying it to both jaws and connecting it by intermaxillary wires or rubber bands

splint[3] *v term* • **splinting**[4] *n* • **(un)splinted** *adj*

» *A removable splint was used to temporarily relieve occlusal interferences in functional disorders of the TMJ and related musculature.*

Use wire[5] / clear[6] / stabilizing *or* muscle relaxation[7] ***splint*** • bruxism / diagnostic / deprogramming / interocclusal / upper flat plane ***splint*** • occlusal extension[8] / intermediate / surgical / Gelb / anterior repositioning ***splint*** • ***splint*** fabrication / therapy

orthopädische Schiene
gelockert[1]
reponieren[2]
schienen, verblocken[3]
Schienung[4]
Drahtschiene[5]
transparente Schiene[6]
Entspannungsschiene[7]
Extensionsgerät[8] 16

palatal or maxillary expansion appliance *n term*
sim **Quad** [kwɒːd] **helix** [iː] **(expansion) appliance**[1] *n term*

nonremovable[2] orthodontic appliance divided in the sagittal [ædʒ] plane and connected only by a jackscrew[3] which is progressively opened to widen the palate and maxillary dental arch

» *Expansion appliances can be removable (e.g. split-plate appliance with a jackscrew) or fixed on the teeth (e.g. the Hyrax appliance[4] or the Quad-helix). Jackscrews are also used for the separation of approximated teeth[5].*

Use (surgically assisted) rapid[6] (*abbr* RME or RPE)/ slow (*abbr* SME or SPE) ***maxillary*** or ***palatal expansion***

Gaumennahterweiterungsapparatur
Quad-Helix(-Apparatur)[1]
festsitzend[2]
Dehnschraube[3]
Hyrax-Apparatur[4]
engstehende Zähne[5]
(forcierte) Gaumennahterweiterung[6] 17

37

headgear [hedgɪɚ] *n MeSH* *syn* **night brace** [breɪs] *n clin & inf*

removable extraoral appliance used to apply traction on teeth against the pull of rubber bands

» *Extraoral headgear is the best way of obtaining anchorage for orthodontic tooth movement.*

Use mandibular / straight-pull *or* horizontal-pull / high-pull[1] / J-hook / cervical *or* Kloehn-type / (low) occipital[2] [ɒksɪpɪtᵊl] headgear • cervical pull[3] [sɜːr]/ reverse pull *or* protraction[4] / asymmetric *or* eccentric headgear • ***headgear*** tube

Außenbogen, Headgear
Hochzugheadgear[1]
okkzipitaler Headgear, Hinterhauptzugheadgear[2]
zervikaler Headgear
Nackenzugheadgear[3]
Gegenzug-, Protraktionsheadgear[4]
18

facebow [feɪsboʊ] *n MeSH*

opposite **facemask**[1] *n term*

wire apparatus [eɪ] used to move upper molars back to create room for crowded[2] [aʊ] anterior teeth; it connects to bands or a removable appliance and to either a neckstrap[3] or a headgear and a safety [seɪfti] strap[4]

» *An elastic neck band is placed around the back of the neck while the triangular cast offs on both sides of the neck band are attached to the outer bow[5] of the headgear. A plastic safety strap is placed over the neck band and onto the outer bow of the headgear.*

Use ***facebow*** transfer / adjusting pliers

Gesichtsbogen
Gesichtsmaske[1]
engstehend[2]
Nackenband[3]
Sicherheitsband[4]
Außenbogen[5]
19

chin cap [tʃɪn kæp] *n MeSH* *syn* **chin cup** *n term*

extraoral appliance applying upward and backward pressure to the chin to prevent forward growth[1] [groʊθ] in skeletal class III treatment

» *Initially* [ɪʃ] *the skeletal profile* [proʊfaɪl] *was greatly improved by chin-cup therapy.*

Use vertical-pull[2] / high-pull chincap

(Kopf-)Kinnkappe
progenes Wachstum[1]
vertikale Kinnkappe[2]
20

breakaway [breɪkəweɪ] *n term*

small plastic with an internal spring attached to a neck pad[1] used to provide force on the facebow

» *The outer two curves of the facebow connect to the breakaways or high-pull headgear.*

Federmodul
Nackenpolster[1]
21

lip bumper [bʌmpɚ] *n term*

labial [eɪ] archwire[1] with anterior plastic pads used to push the mandibular molars back

» *A lip bumper was used to move the incisors* [sɪ] *forward, upright[2] and distalize[3] the molars, and increase arch length[4].*

Lip-Bumper
Labialbogen[1]
aufrichten[2] distalisieren, nach distal verlagern[3]
Zahnbogenlänge[4]
22

retainer [rɪteɪnɚ] *n MeSH* *syn* **retaining appliance** *n term*
sim **(tooth) positioner**[1] *n term*

broad term for orthodontic appliances worn full-time or at night used to maintain space between teeth or to stabilize tooth position and prevent shifting following corrective treatment (removal of braces)

retain[2] [eɪ] *v term* • **retention**[3] [e] *n*

» *Retainers are routinely provided to patients after treatment to prevent relapse[4]. Compliance[5]* [aɪə] *with prescribed retainer wear* [eɚ] *is very important in maintaining the results of treatment. A positioner was placed for fine tuning[6] in the retention phase[7] of treatment. Lingual retainers[8] which extend between the cuspids are a variation of the lingual arch.*

Use fixed *or* permanent / removable / bonded lingual / canine-to-canine / (in)direct / Hawley[9] ***retainer*** • continuous bar[10] / lingual ***retainer*** • wrap-around *or* circumferential / clamp ***retainer*** • extracoronal[11] / spring / van der Linden / Essix / bonded[12] ***retainer*** • adequate / adjustable ***retention*** • ***retention*** system

37

Retentionsgerät, Retainer
Positioner[1]
retinieren, stabilisieren[2]
Retention[3]
Rezidiv[4]
Compliance, Kooperation des/der Patienten/-in[5]
Feineinstellung[6]
Retentionsphase[7]
Lingualretainer[8]
Hawley-Retainer[9]
fortlaufende Klammer[10]
extrakoronaler Retainer[11]
geklebter Retainer[12]
23

biteplate [baɪtpleɪt] *n term* *syn* **biteplane** *n term*

removable orthodontic or prosthodontic device [aɪs] made of wire and plastic and designed to occlude with the opposing teeth (used for diagnostic or therapeutic [juː] purposes)

» *A biteplate to cushion her teeth grinding was used to correct her TMJ problems[1]. A flat anterior biteplane should be prescribed only if OB reduction[2] is required.*

Use anterior / posterior / Hawley[3] / maxillary / TMJ / rigid / soft[4] ***biteplate*** • ***biteplate*** appliance / treatment • to trim[5]/build up/remove/replace ***the biteplate***

Okklusions-, Aufbissschiene
Kiefergelenkprobleme[1]
Überbissreduktion, Bisshebung[2]
Hawley-Aufbissbehelf[3]
weiche Okklusionsschiene, Resilienzschiene[4]
Okklusionsschiene einschleifen[5]
24

biteguard *or* **night guard** [gɑːrd] *n clin*
sim **snoreguard**[1] [ɔːr] *n,*
occlusal appliance *or* **splint**[2] *n term*
rel **mouthguard**[3] *n*

hard or soft plastic mouthpiece to prevent damage from grinding [aɪ] teeth at night

» *Symptoms of clenching and grinding can be successfully relieved by overnight wearing of a device called a biteguard. The biteguard conferred no benefit[4] and compliance in its use was poor.*

Use to wear a / occlusal[2] / night-time[5] / acrylic-resin / soft ***biteguard*** • ***biteguard*** splint[2] / appliance[2] / therapy[6] • custom-fit / athletic *or* sports[3] / composite ***mouthguard*** • ***snoreguard*** therapy

Knirscher-, Nachtschiene
Schnarcherschiene[1]
Okklusions-, Aufbissschiene[2]
Sportschutzschiene, Mund-, Zahnschutz (für Sportler)[3]
brachte keinen Vorteil[4]
Nacht-, Knirscherschiene[5]
Okklusionsschienentherapie[6]
25

Unit 38 Temporomandibular Disorders

Related Units: 40 Restorative Dentistry, 36 Orthodontic Dentistry, 44 Oral Surgery, 45 Maxillofacial Surgery, 10 Dentition & Mastication, 16 Orofacial Pain

temporomandibular joint *n IAT* *abbr* **TMJ** [tiːemdʒeɪ]

joint that connects the upper and lower jaws and allows jaw [dʒɒː] movement[1]

» *Physical examination of the temporomandibular joint should include inspection, palpation, and auscultation. The TMJ is palpated laterally and intrameatally* [ieɪ] *for tenderness[2], range[3], and smoothness* [uːð] *of motion[4]. The relationship between parafunctional masticatory activity and arthroscopically visualized changes was assessed in patients presenting with severe, unremitting symptoms of intra-articular TMJ pathology.*

Use ***TMJ*** disease[5] / problem / pain / tenderness / inflammation / injury / patient[6] / screening exam / self-examination • ***TMJ*** ligament[7] / capsule / arthrography / (hyper)mobility / therapy / management / treatment / remodeling / implant

Kiefergelenk, Articulatio temporomandibularis
Kieferbewegung[1]
Druckschmerz/ Palpationsempfindlichkeit[2]
Bewegungsausmaß[3]
Gleichmäßigkeit der Bewegung[4]
Kiefergelenkerkrankung[5]
Patient(in) mit Kiefergelenkproblemen[6]
Ligamentum laterale/ temporomandibulare[7]
1

jaw-closing *or* **-stretch reflex** *n term* *syn* **masseter reflex** [iː] *n term,*
chin [tʃ] **jerk** [dʒɜːrk] **/ reflex, jaw jerk/ reflex** *n jar & clin*

spontaneous brief contraction of the masseter, temporal and medial pterygoid [terɪgɔɪd] muscles after a downward tap[1] on the loosely [uː] hanging mandible[2] with a reflex hammer

» *The primary role of the jaw-closing reflex seems to be stabilization of mandibular position and enhancement[3] of muscle tone during head movement and locomotion[4].*

Use to elicit *or* trigger[5]/test the ***jaw-closing reflex*** • palatally induced / normal increased *or* hyperactive[6] ***masseter reflex*** • ***masseter reflex*** threshold[7] [eʃ] / examination / latency • jaw-opening[8] / jaw-unloading[9] reflex

Kieferschließ-, Masseterreflex
Beklopfen[1] entspannter, leicht geöffneter Unterkiefer[2]
Erhöhung[3] (Fort)Bewegung[4]
Kieferschließreflex auslösen[5]
gesteigerter Masseterreflex[6]
Masseterreflexschwelle[7]
Kieferöffnungsreflex[8]
Kieferentlastungsreflex[9]
2

condylar *or* **condyle path(way)** *n term* *sim* **condylar position**[1] *n term,*
rel **masticatory** *and* **mandibular movement**[2] *n term*

course traveled by the mandibular condyle in the TMJ during the various mandibular movements

» *The condylar mechanism is unique in that the condylar path is not only adjustable in protrusion, but rotates around a vertical axis. The Bennett angle[3] and the curvature of the condylar path was closely associated with the displacement of the working side condyle. The inclination of the condylar path during mandibular movement was reported to be increased in patients with TMJ disk displacement.*

Use to register/determine/visualize ***the condylar path*** • (working-side) lateral / sagittal[4] / horizontal / straight / curved / curvilinear / closing ***condylar path*** • ***condylar path*** tracing[5] / element / plate / angle[6] / length / asymmetry • eccentric[7] / adapted[8] ***condylar position*** • ***condyle*** head /-disc assembly[9] / center • ***condylar*** axis[10] / inclination / slant / †hinge position[11] • functional / lateral *or* sideways / vertical / range of / maximal[12] / cycle of / 3D / dynamics of / posterior determinants of / virtual ***mandibular movement*** • ***mandibular movement*** pattern / path / simulator / trajectories / index / during retrusion • ***mandibular*** (lateral) translation / rotation / opening • dentitional / generated occlusal / nonworking *or* idling *or* orbiting[13] ***path*** • ***path of*** the hinge axis[14] / closure

Kondylen-, Gelenkbahn
Kondylenposition[1]
Kau- und Unterkieferbewegung[2]
Bennett-Winkel[3]
sagittale Kondylenbahn[4]
Kondylenbahnaufzeichnung[5]
Kondylenbahnwinkel[6]
exzentrische Kondylenposition[7]
adaptierte Kondylenposition[8]
Kondylus-Diskus-Einheit[9]
Kondylenachse[10]
Scharnierachsenposition[11]
Unterkiefergrenzbewegung[12]
Mediotrusionsbahn[13]
Scharnierachsenbahn[14]
3

laterotrusion *n term, abbr* **LTR**

sim **Bennett('s) movement** *or* **side shift**[1] *n*, *opposite* **mediotrusion**[2] *n term, abbr* **MTR**

the bodily side shift of the mandibular condyles and articular disks away from the median plane

latero/ mediotrusive *adj term* • **laterodetrusion**[3] *n* • **laterore(sur)trusion**[4] *n* • **lateroprotrusion**[5] *n term*

» *Which effect does an altered inclination[6] of the canine guidance have on the pattern of condylar movements during laterotrusion? In anterior as well as canine-protected articulation, there must be an absence of posterior contact during mediotrusion. As more Bennett movement is introduced and the angle of eminence[7] is reduced, more lingual concave curvature is needed.*

Use mandibular / right / left / biting / bilateral / contralateral / maximum *or* maximal[8] / range of / restricted / pattern of ***laterotrusion*** • ***laterotrusion*** condyle / contacts[9] • ***laterotrusive*** *or* working side[10] / (jaw) movements / occlusal excursion / scheme / path / tracing / attrition / load / click / interferences • initial / post-treatment ***Bennett movement*** • ***Bennett*** angle[11] / fracture • ***mediotrusive*** *or* balancing *or* non-working side[12] / movement / translation / (tooth) guidance • mandibular / jaw-opening / (forced) immediate[13] / progressive / balancing / left-to-right ***side shift*** • ***side shift*** range

Laterotrusion(sbewegung)
Bennett-Bewegung[1]
Mediotrusion(sbewegung)[2]
Laterodetrusion[3]
Laterore(sur)trusion[4]
Lateroprotrusion[5]
veränderte Neigung des Kieferwinkels[6]
Steilheit des hinteren Abhangs des Tuberculum articulare/ der Eminentia articularis[7]
maximale Laterotrusion[8]
Laterotrusionskontakte[9]
Laterotrusions-, Arbeitsseite[10]
Mediotrusions-, Bennett-Winkel[11]
Mediotrusions-, Balance-, Nichtarbeitsseite[12]
Bennett-Sideshift[13]

4

(jaw) clicking *n clin*

syn **popping, cracking** *n clin* → U17-14, U36-11

the sharp grating crepitational [eɪʃ] sound[1] that resembles the bursting[2] [ɜː] of a balloon [uː] which is typically [ɪ] observed on jaw movement, predominantly in disk displacement or patients with adhesions

» *Typical findings[3] in TMJ disorders are preauricular* [priːɔːrɪkjələ˞] *pain, TMJ tenderness, jaw limitation[4], and occasional clicking and popping sounds in the joint (esp. on yawning[5]* [jɒːnɪŋ], *chewing, etc). Clicking commonly occurs at 2-3 mm of tooth separation on opening and sometimes at closing. Jaw clicking is usually indicative of disc deformity or displacement, while TMJ crepitation[6] is generally a sign of advanced joint disease.*

Use TMJ / jaw / (early/ reproducible) reciprocal (*abbr* RC) ***clicking*** • ***clicking*** ceased[7] [siː] / sound • (early/ mid-/ late) opening / (early/ late) closing ***click*** • ***popping*** joint sound / noises • occasional / jaw ***popping***

(Kiefer)Gelenkknacken
knirschendes, krepitationsartiges Geräusch[1]
Platzen[2]
Befunde[3]
eingeschränkte Kieferbeweglichkeit[4]
beim Gähnen[5]
Krepitationen im Kiefergelenk[6]
Gelenkknacken ist verschwunden/ hat sich gelegt[7]

5

mandibular deviation [diːvɪeɪʃᵊn] *n term*

rel **mandibular deflection**[1] *n term*

(i) skeletal deformity of one ramus[2] [eɪ] (e.g. due to congenital[3] [dʒe] or acquired[4] anomalies of the mandible, condyloid process[5], etc) which leads to deviation of the mandible to the affected[6] side and facial deformity[7]

(ii) functionally speaking, a shift of the mandibular midline during jaw opening that disappears with continued opening; a shift that increases with jaw opening and does not disappear at maximum opening is termed deflection.

» *The patient had an Angle Class I facial profile with no evidence of mandibular deviation. Deviation during mandibular opening is typically seen in patients with disc derangement. Condylar hypoplasia [-eɪʒ(ɪ)ə] produces facial deformity characterized on the affected side by a short mandibular body, fullness of the face, and deviation of the chin. The condylar position in the TMJ radiographs did not correlate with the mandibular deflection.*

Use to result in/compensate for ***mandibular deviation*** • skeletal ***mandibular deviation*** • lateral / left-sided / slight / marked[8] / severe[8] / mean / postsurgical ***mandibular deflection***

(i) (knöcherne) Unterkieferdeviation
(ii) korrigierte Seitabweichung bei Kieferöffnung, Deviation
unkorrigierte Seitabweichung bei Kieferöffnung, Unterkieferdeflexion[1]
Ramus, aufsteigender Unterkieferast[2]
angeboren[3] erworben[4]
Kiefergelenkfortsatz, Processus condylaris[5]
betroffen[6]
Gesichtsdeformität[7]
starke Unterkieferdeflexion[8]

6

TMJ locking *or* **catching** *n clin & jar*

vague expression denoting a situation
(a) in which the patient can open his/her jaw to a limited degree but no further (e.g. due to anterior-medial disc displacement[1]) or
(b) in which the mandible opens and locks temporarily in one position, with the patient unable to open or close the jaw again (e.g. due to entrapment[2] of the disk on translation[3] of the head of the condyle [kɒːndaɪl])

» *The patients were admitted to the outpatient clinic with orofacial pain, TMJ sounds, limited jaw opening, or TMJ locking. If the disk does not return to its usual location, the jaw can be locked in position.*

Use recurrent[4] / episodic / intermittent / right-side / (open-mouth) jaw[5] / debilitating ***locking*** • (TMJ/ acute/ painful/ chronic) closed / open ***lock*** • ***locking*** symptoms / episode

Kieferklemme
Verlagerung, Verschiebung[1]
Einklemmen, Festsitzen[2]
Vorschubbewegung, Translation[3]
rezidivierende Kieferklemme[4]
Kiefersperre[5]
7

TMJ ankylosis [æŋkɪloʊsɪs] *n MeSH*

pathologic joint stiffening[1] or fixation involving fibrous [aɪ] or bony union[2] across the joint

» *Ankylosis of the TMJ is most commonly a sequel [siːkwəl] to[3] trauma or infection, though it may accompany rheumatoid arthritis or be congenital.*

Use true *or* intra-articular / false *or* extra-articular[4] / congenital / unilateral ***ankylosis***

Ankylose
Gelenkversteifung[1]
bindegewebige oder knöcherne Verwachsung[2] Folge von[3]
unechte Ankylose, Ankylosis extraarticularis[4]
8

trismus [trɪzmᵊs] *n MeSH* *sim* **lock-jaw** *or* **lockjaw[1]** [lɒːkdʒɒː] *n clin & MeSH*

firm closure [ʒ] of the jaws due to myospasm [aɪ] (sudden involuntary contraction) of the masticatory muscles[2], which may result from encephalitis [aɪ], infection, inflamed [eɪ] salivary glands, motor disturbances of the trigeminal [traɪdʒem-] nerve and is also the heralding symptom[3] of general tetanus

» *Palpate for signs of muscular problems (trismus, MPD syndrome), which are more common causes of limited jaw movement[4] than are joint problems (ankylosis, disk derangement[5]).*

Use severe / acute ***trismus*** • ***trismus*** of the masseter [iː] muscle [mʌsl]

Trismus, Spasmus masticatorius
Trismus; Tetanus[1]
Kaumuskulatur[2]
Frühsymptom[3]
eingeschränkte Kieferbeweglichkeit[4]
Diskusverlagerung[5]
9

temporomandibular disorders *n MeSH usu pl, abbr* **TMD, TMDs** *syn* **craniomandibular disorders, TMJ diseases and disorders** *n term, abbr* **TMJD(s)**

umbrella term embracing a group of medical and dental conditions that involve the TMJ, the muscles [mʌslz] of mastication, and/or associated structures; TMD is commonly associated with orofacial pain[1], bruxism[2] [ʌ], misalignment[3] [əlaɪn] of the TMJ and occasionally mimicked[4] by several other conditions (e.g. depression and psychiatric [saɪkɪætrɪk] illness); obsolete terms for TMD include †temporomandibular joint dysfunction [dɪsfʌŋkʃᵊn] (TMJD) syndrome, †temporomandibular pain-dysfunction syndrome (TMPDS), and †myofascial [maɪoʊfæʃᵊəl] pain dysfunction (MPD) syndrome

» *Numerous techniques are available to diagnose TMDs, including imaging techniques and physical examination. The pain associated with TMD is often exacerbated[5] [ɪgzæs-] by oral habits, diet, and stress. Patients with ill-fitting dentures[6] [tʃ] have an increased risk of developing TMJ disorders. Parafunctional habits[7] are another common cause of TMDs.*

Use signs / symptomatology / treatment ***of temporomandibular disorders*** • ***TMD***-related problems / symptoms / pain / patients[8] / management • myogenous temporomandibular / masticatory muscle / TMJ ***disorders***

kraniomandibuläre/ craniomandibuläre Dysfunktionen (CMD), Myoarthropathien des Kausystems *(v. a. schw.)*
orofaziale Schmerzen[1]
Bruxismus, Zähneknirschen und/oder Kieferpressen[2]
Fehlstellung[3]
vorgetäuscht[4]
verstärkt[5]
schlecht sitzende Prothesen[6]
Parafunktionen, parafunktionelle Gewohnheiten[7]
CMD/MAP Patient(in)[8]
10

masticatory myalgia [maɪældʒə] *n term* *syn* **myofascial** [maɪoʊfæʃᵊəl] **pain, painful myogenous** [maɪɒːdʒənəs] **temporomandibular disorder** *n term*

condition marked by chronic muscle pain in common extrinsic cause of TMJ dysfunction (mostly habitual stress-relieving jaw clenching[1] or tooth grinding[2] [aɪ]); if untreated, it may give rise to secondary degenerative arthritis [aɪtɪs]; formerly referred to as myofascial pain dysfunction (MPD) syndrome[3]

» *Myofascial pain is a chronic muscle pain condition characterized by regional pain associated with specific sites of local tenderness[4]. Treatment of myofascial pain includes limited use of the jaw, a soft, nonchewy [-tʃuːi] diet[5] [daɪət], administration of analgesics[6] [dʒiː] and muscle relaxants, and use of an oral splint[7]*

Use persistent / chronic / localized ***masticatory myalgia*** • ***myofascial pain*** syndrome / disorders / treatment • TMJ / chronic idiopathic *or* †atypical facial ***pain***

myofasziale Schmerzen, Kaumuskelschmerz
Kieferpressen[1]
Zähneknirschen[2]
†myofasziales Schmerzsyndrom, †Costen-Syndrom[3]
Druckschmerz(haftigkeit), Druckdolenz[4]
nicht kauzwingende Kost[5]
Analgetika, Schmerzmittel[6]
Okklusionsschiene[7]
11

intracapsular TMJ disorder *n term*

opposite **extracapsular TMJ disorder**[1] *n term*

condition of the masticatory system which arises from etiologic factors inside the temporomandibular joint capsule[2]

» *Internal disc derangements comprise[3] the vast majority of intracapsular disorders in the TMJ. Extracapsular disorders occur when the mandibular trajectory of closure[4] from its acquired postural rest position[5] is not coincident with[6] the physiologic/neuromuscular trajectory. Radiographic evaluation was suggestive of[7] extracapsular bony ankylosis in the right TMJ. All patients underwent arthroscopic anterolateral capsular release[8] achieved with a holmium:YAG laser.*

Use ***intracapsular TMJ*** pain / noise / lesions / derangement • ***intracapsular*** condylar head / (disc) pathology / interference[9] / adhesions / (condylar vertical) fracture / ankylosis / injection • ***extracapsular*** arthralgia • ***capsular*** ligament[10] / wall / lining[11] / joint space / tightness[12] / attachment / width[13] / strain / tear[14] / inflammation / fibrosis

intrakapsuläre Kiefergelenkstörung
extrakapsuläre Kiefergelenkstörung[1] Kiefergelenkkapsel[2]
ausmachen[3]
Kiefergelenkbahn beim Schließen[4]
habituelle Ruheposition[5]
deckungsgleich[6]
deutet hin auf[7] Lösen von Adhäsionen a.d. Gelenkkapsel[8]
intrakapsuläre Störung[9]
Kapselligament[10]
Kapselauskleidung, Synovia[11]
kapsuläre Einschränkung[12]
Kapselweite[13]
Kapsel(ein)riss[14]

12

internal (disk *or* disc) derangement [eɪndʒ] *n term*

anterior (and mostly medial or lateral) displacement of the intra-articular disk in the TMJ caused by trauma [ɒː], or arthritic [ɪ] changes in the articulating surfaces[1]

» *Internal disk derangements may take two forms: anterior disk displacement with reduction[2] during function (accompanied by clicking or popping sounds on opening the jaw) and without reduction, which is characterized by painful limitation of jaw movement.*

Use ***disk derangement*** disorder / without reduction[3] / during eccentric mandibular movement[4] • permanent / posterior ***disk dislocation*** • to dislocate/recapture/reposition ***the disk*** • TMJ / articular / anteriorly dislocated ***disk*** • ***disk*** dysfunction / position / space / adhesion [iːʒ] / thinning • ***disk*** dislocation / prolapse / detachment / degeneration / repair / reduction[5] / replacement

Diskusverlagerung, -luxation
Gelenkflächen[1]
anteriore Diskusverlagerung [in habitueller Interkuspidation] mit Reposition [bei Kieferöffnung][2]
anteriore Diskusverlagerung ohne Reposition[3]
Diskusverlagerung bei exkursiver Unterkieferbewegung[4]
Diskusreposition[5]

13

TMJ osteoarthritis [-ɑːrθraɪtɪs] *n MeSH*

sim **degenerative** [diːdʒen-] **arthritis**[1] *n MeSH,*
rel **TMJ osteoarthrosis**[2] *n MeSH*

painful inflammatory condition affecting the TMJs that results in wearing down[3] [eɚ] (erosion) and fibrillation[4] of articular cartilage[5] and degeneration of adjacent subchondral bone; osteoarthrosis is a non-inflammatory, pain-free degenerative joint disease producing changes in the TMJ discernible on TMJ imaging and/or clinical manifestations (esp. crepitus)

» *Most forms of arthritis can involve[6] the TMJ but degenerative arthritis is the most common. Secondary degenerative arthritis causes tenderness of the TMJ on lateral or intrameatal palpation. Typical radiographic findings in patients with TMJ osteoarthrosis include a narrowed joint space, flattening of the articular surfaces (esp. of the condyle), subarticular cystic erosion, and subchondral sclerosis.*

Use bilateral / early / advanced / accelerated ***TMJ osteoarthritis*** • primary / secondary ***degenerative arthritis*** • infectious [ɪnfekʃᵊs] / traumatic / erosive / rheumatoid [ruːm-] (*abbr* RA) ***arthritis***

Kiefergelenkentzündung, aktivierte Kiefergelenkarthrose
Arthropathia deformans[1]
Kiefergelenk(osteo)arthrose[2]
Abnutzung[3]
Knorpelfibrillation[4]
Gelenkknorpel[5]
betreffen, befallen[6]

14

mandibular *or* TMJ condylar dislocation *n term*

syn **dislocated mandible** *n term*

anterior displacement of the mandibular condyle which lacks contact with the temporal joint surface but remains within the TMJ capsule

» *A dislocated mandible will be fixed in a markedly open position and if the midline is deviated[1]* [diːvieɪtɪd]*, the dislocation is unilateral rather than bilateral. TMJ surgery is a common option in the treatment of chronic condylar dislocation.*

Use true / false[2] [ɒː]/ bilateral [aɪ]/ unilateral / TMJ / spontaneous / recurrent ***mandibular dislocation*** • ***condylar dislocation*** fracture • to reduce[3] a ***mandibular dislocation*** • ***condylar*** head / neck / process / position[4] / translation[5] / path[6] / subluxation / fracture

Kiefer(gelenk)luxation, Kiefersperre
von der Unterkiefermitte abweichend[1]
Subluxation[2]
eine Kieferluxation reponieren[3]
Kondylenposition[4]
Kondylentranslation[5]
Kondylenbahn[6]

15

jaw (muscle/ joint) exercises *n term & clin*

set of instructions for remedial[1] [iː] jaw movements and manipulation the patient is to follow[2] at home

» *In some cases of TMJ dysfunction, supportive therapeutic measures may be needed to help restore the normal alignment of the jaw, including applications of ice and moist heat, massage of the jaw muscles to relieve jaw tension, acupressure, and jaw muscle exercises. TMJ disorders are often self-limiting[3] and conservative treatment with simple analgesia [dʒiː], short-wave diathermy[4] [daɪəθɜːrmi], gentle heat and remedial exercises is effective in up to 80% of cases.*

Use ***exercise-initiated*** response • isometric / therapeutic / face / neck / shoulder ***muscle exercises*** • TMJ / jaw-opening / functional / stabilization / remedial[5] / home ***exercises*** • ***exercise*** therapy / session / regimen

Kiefergelenkübungen
therapeutische, Heil-[1]
durchführen soll[2]
selbstlimitierend,
auch ohne Therapie abheilend[3]
Kurzwellentherapie[4]
Heilgymnastik[5]
16

(intra)oral appliance therapy *n term*

syn **(orthopedic) splint therapy** *n clin* →U37-13,25

complete or partial coverage [ʌ] of the teeth with an upper or lower acrylic splint to protect them from wear due to bruxism and/or promote normal positioning of the mandible

» *There is sufficient evidence to support the use of intraoral appliance therapy for the management of localized myalgia and arthralgia of the masticatory system. In TMJ patients, splint therapy aims at reducing bruxism [ʌ] and joint load[1] and, if possible, freeing[2] the disk by increasing the gap[3] between condyle [-aɪl] and fossa.*

Use functional[4] / bite / Herbst / occlusal / orthotic (*abbr* OAT) ***appliance therapy*** • stabilization[5] / mandibular *or* anterior repositioning[6] ***appliance***

Therapie mit intraoralen Okklusionsschienen, Schienentherapie
Gelenkbelastung[1]
entlasten[2] Abstand[3]
Funktionsschienentherapie[4]
Stabilisierungsschiene[5] anteriore
Repositionierungsschiene[6]
17

TMJ arthroscopy *n MeSH*

(mostly posterolateral) endoscopic approach to the upper joint space for inspection and irrigation[1], e.g. to achieve lysis[2] [laɪsɪs] and joint lavage[3] [ləvɑːʒ] of intra-articular adhesions[4] [iːʒ]

» *If anterior displacement of the disk is not self-limiting, surgical correction by arthroscopy is indicated (repositioning of the disk is generally sufficient[5] [səfɪʃənt]).*

Use video ***arthroscopy*** • ***arthroscopic*** examination / exploration / TMJ surgery / discectomy / debridement / lysis

Kiefergelenkarthroskopie
Spülung[1]
Lösen, Lysis[2]
Spülung, Lavage[3]
Adhäsionen, Verwachsungen[4]
ausreichend[5]
18

TMJ arthrotomy *n term* *syn* **open TMJ surgery** *n term*

open-surgical procedure performed through an incision into the TMJ

» *Open arthrotomy was performed for a damaged disk[1] that was beyond the scope of arthroscopy[2]. For anterior displacement of the disk that is not self-reducing, surgical correction by arthrotomy or arthroscopy is indicated.*

Arthrotomie des Kiefergelenks
Diskusläsion[1]
nicht arthroskopisch behandelbar[2]
19

diskectomy [dɪskektəmi] *n MeSH*

syn **†menis(c)ectomy** [menis(k)ekt-] *n term*

resection of a damaged disk in the TMJ with or without replacement by an alloplastic implant[1] or autogenous graft[2] [ɒtɒːdʒənəs]; also spelled discectomy

» *The results of diskectomy with replacement using alloplastic materials have been uniformly poor. Meniscectomy was performed and the disk replaced with an autogenous graft.*

Use left TMJ / functional / unilateral / total ***diskectomy*** • ***diskectomy*** with(out) replacement • ***meniscectomy*** of the temporomandibular joint

> **Note:** *Diskectomy* is commonly used to refer to intervertebral disks, whereas the term *meniscectomy* is typically used in connection with the knee joint and the TMJ (even though the articular disk in the TMJ is only rarely referred to as *meniscus* nowadays).

Diskusexzision, Diskektomie
alloplastisches Interpositionsmaterial[1]
autogenes Transplantat[2]
20

38

(mandibular) condylectomy [kɒːndaɪlektəmi‖kɒːndᵊl-] *n term*

surgical removal of a portion of the superior mandibular condylar head

» *Treatment for secondary degenerative arthritis is conservative, as it is for myofascial pain syndrome, although arthroplasty or high condylectomy[1] may be necessary. Via a standard preauricular incision high condylectomy and arthroplasty were performed for degenerative arthritis secondary to[2] persistent[3] myofascial pain.*

Use unilateral / endoscopic / conservative ***condylectomy***

Kondylektomie, operative Entfernung des Kiefergelenkköpfchens
hohe Kondylektomie[1]
infolge von[2]
persistierend[3]
21

condylotomy *n term* *syn* **subcondylar osteotomy** *n term*

surgical sectioning of the condylar neck without removal or recontouring of the condyle[1]

» *Modified TMJ condylotomy seems to be most successful when used to treat painful TMJ internal derangement without reduced jaw opening. Condylotomy or a high condylar shave[2] may be used to increase joint space and allow the disc to return to its normal position.*

Use open / modified / total / partial ***condylotomy*** • mandibular / maxillary / vertical ramus[3] / segmental / sagittal split[4] ***osteotomy***

Kondylotomie, subkondyläre (Ramus)Osteotomie
Rekonturieren des Kondylus[1] hohe Kondylektomie, Glätten des Kondylus, Abtragung der obersten Kondylusschicht[2] vertikale Ramusosteotomie[3] sagittale Unterkieferosteotomie[4] 22

TMJ replacement surgery *n term* *syn* **TMJ replacement procedure** *n term*

arthroplasty and remodeling of the TMJ, esp. the condylar head, performed for severely ankylosed joints, comminuted fractures[1], etc.

» *Total TMJ replacement was performed in six patients with destruction of the temporomandibular joint caused by rheumatoid arthritis to improve respiratory status and correct occlusion. The use of alloplastic condylar head[2] implants to reconstruct or replace diseased TMJ tissues in the 1990s yielded disastrous results.*

Use endoprosthetic / bilateral / total ***TMJ replacement*** • ***TMJ replacement*** graft / system

Kiefergelenkplastik
Trümmer-, Splitterfrakturen[1] Kiefergelenkkopf, -köpfchen[2] 23

Unit 39 Cosmetic Dentistry

Related Units: 40 Restorative Dentistry, 35 Periodontics, 42 Prosthodontics, 36 Orthodontic Dentistry, 43 Dental Implantology, 34 Preventive Dentistry

cosmetic *adj* *sim* **esthetic[1]** [esθetɪk] *adj*, **aesthetic** *BE*

preserving[2], restoring or contributing to[3] good looks

esthetics *n pl* • **cosmetics** *n pl*

» *During the healing phase, the denture should be used for cosmetic purposes only. Great efforts were made to improve the functional and cosmetic outcome[4].*

Use ***cosmetic*** facade [-sɑːd]/ appearance / adjustment[5] [dʒʌ]/ outcome[4] • ***cosmetic*** tooth bonding / acceptability / prosthesis [iː]/ porcelain veneer [-ɪɚ] technique[6] [-iːk]/ dentistry[7] / (treatment) / periodontics / (periodontal/ maxillofacial) surgery[8] • ***esthetic*** dentistry[7] / needs / concerns[9] / tooth forms / compromise[10] [-aɪz]/ zone • ***esthetic*** tooth replacement *or* analog[11] / tooth color / tooth bleaching / analysis / medicine • poor ***esthetic*** quality • oral / dental[12] / gingival *or* perio[13]/ pink[14] / smile / facial ***esthetics*** • pink ***esthetic*** score (*abbr* PES)

kosmetisch
ästhetisch[1] erhaltend[2] beitragen zu[3] kosmetisches Ergebnis[4] kosmetische Korrektur[5] kosmetische Keramikveneertechnik[6] ästhetische Zahnheilkunde[7] Schönheitschirurgie, kosmetische Chirurgie[8] ästhetische Bedenken[9] ästhetischer Kompromiss[10] ästhetischer Zahnersatz[11] Dental-, Zahnästhetik, weiße Ästhetik[12] Zahnfleischästhetik[13] Rot-Weiß-, rosa Ästhetik[14] 1

contour [kɒːntʊɚ] *v & n term* *sim* **facade[1]** *n*, **(re)sculpt[2]** [ʌ] *v*, **outline[3]**, **recontouring[4]** *n & v term*

(v) to shape the form, proportions and outline of teeth, lips, prostheses, etc.
(n) outline or configuration

» *This leads to unfavorable[5] [eɪ] crown contours and distorted occlusion. Tooth length, width [wɪdθ], contour, and embrasure [eɪʒ] form were evaluated. The membrane was contoured to overlap[6] the defect margin. The prosthesis served primarily as a cosmetic facade. There is no need to overfill and grind [aɪ] back[7] because the material is easy to sculpt[8].*

Use to develop/establish/finesse[9] ***the contour*** • ***contour*** line / curve / filling / amalgam • anatomic / natural-looking / chin [tʃ]/ cheek *or* buccal [ʌ]/ tooth ***contour*** • facial [eɪʃ]/ labial / palatal / gingival / crown ***contours*** • properly / poorly / over/ under***contoured*** • final / cosmetic[10] ***contouring*** • ***contouring*** pliers[11] [aɪ] • ***recontoured*** surfaces • cosmetic / tooth / periodontal / (laser) gingival ***recontouring*** • ***overcontoured*** crown margins[12] [dʒ]/ tooth shape / emergence profile

formen, konturieren; Kontur
Facette, Verblendung, Frontansicht[1] formen, konturieren[2] Umriss, Kontur; konturieren, umreißen[3] Rekonturierung; rekonturieren[4] ungünstig[5] überdecken[6] ab-, einschleifen[7] leicht formbar[8] Kontur optimieren[9] ästhetische Formkorrektur[10] Konturzange[11] überkonturierte Kronenränder[12] 2

profile [proʊfaɪl] *n*

outline or contour of an object, body or body part, esp. of the face viewed from the side

» *The lower jaw protrudes[1] [uː] and the facial profile is convex.*

Use chin [tʃ]/ prognathic [æθ] / Angle Class I facial / lateral / labial[2] / (flat) buccal ***profile*** • incisor / soft-tissue / gum tissue / emergence[3] ***profile*** • ***profile*** view[4] [vjuː]/ photograph / radiograph[5] / analysis[6] • jaw ***profile*** field[7]

Profil, Seitenansicht
vorspringen[1] Lippenprofil, -treppe, Lippenstufe, Mundprofil[2] Durchtritts-, Emergenzprofil[3] Profilansicht[4] Profilaufnahme[5] Profilanalyse[6] Kieferprofilfeld[7] 3

Frankfort line *or* **plane** [eɪ] *n term* *syn* **auriculo-infraorbital plane** *n term*

standard craniometric reference plane[1] marked by the right and the left porion[2] [pɔːrɪən] and the left orbital[3]

» *Position the patient's head in the cephalostat[4] [sefəloustæt] so that the Frankfort plane is perpendicular[5] to the film cassette. The Frankfort plane should be aligned horizontally so that the upper dental arch can be positioned over the lower one in a vertical plane.*

Use facial[6] / mental foramen [eɪ] (*abbr* MFP)/ lingual vertical (*abbr* LVP)/ palatal / occlusal[7] / Camper's[8] ***plane*** • mandibular *or* menton-gonion (Me-Go)[9] / nasal / (Rickett's) esthetic[10] / nasion-sella (N-S) / Pound's[11] ***line***

Frankfurter Horizontale(be-ne), Tragus-Orbita-Linie, Deutsche Horizontale
Bezugsebene[1] Porion[2] Orbitale[3]
Kephalostat[4] senkrecht[5]
Fazialebene[6] Okklusionsebene[7]
Nasoaurikular-, Tragus-Subnasale-, Camper(sche) Ebene[8]
Mandibularlinie[9]
Ästhetik-, Ricketts-Linie[10]
Pound(sche) Linie[11] 4

facial angle [feɪʃəl æŋgl] *n term*

angle between the Frankfort plane and the line between the depression at the root of the nose[1] (nasion[2] [neɪzɪɒn]) and the foremost[3] portion of the chin (pogonion[4])

» *The anteroposterior relation of the mandible to the upper face was established[5] with the help of the facial angle. After midface advancement, the facial angle of patients undergoing modified Le Fort III osteotomy became more acute secondary to the midline pull of the distraction device.*

Use gonion *or* mandibular (Ar-Go-Me)[6]/ nasolabial / mentolabial / facial plane[7] / articular *or* S-Ar-Go[8] ***angle*** • Björk's summation[9] / opening / (occlusal) convergence[10] / (Merrifield's) Z-[11]/ Camper's facial[12] / sella-nasion-A point[13] / SNB-/ interincisal[14] ***angle*** • ***angle of the*** jaw / mandible • ***facial*** height / convexity[15]

Gesichts-, Fazialwinkel
Nasenwurzel[1] Nasion[2]
ventralste, vorderste[3]
Mentalpunkt, Pogonion[4]
bestimmt[5]
Kiefer-, ArGoMe-Winkel[6]
Fazialebenenwinkel[7]
Gelenkwinkel (nach Björk), Articulare-, S-Ar-Go Winkel[8]
Björk Summenwinkel[9]
Konvergenz-, Präparations-, axialer Steigungswinkel[10]
Merrifield-, Z-Winkel[11]
Camper-Gesichtswinkel[12]
SNA-, Sella-Nasion-A Punkt Winkel[13]
Interinzisal-, IOK-IUK-Winkel[14]
Fazialkonvexität[15] 5

lip line *n term* *sim* **smile line** *or* **curve[1]** *n term*, → U8-9
rel **buccal corridor[2]** *n term*

extent of gum [ʌ] tissue revealed by the level of the lips when the patient is in full smile[3]; the buccal corridor refers to the dark space visible during smile formation between the corners of the mouth and the buccal surfaces of the maxillary teeth

» *In a high lip line the widest smile[3] reveals the gingiva [dʒ] above the upper teeth. In patients with a low lip line[4] the widest smile barely reveals the bottom edges of the upper teeth and no gum tissue shows. Which tooth controls the size and shape of the buccal corridor? The canines must not be positioned directly at the corners of the mouth when the patient smiles, so the buccal corridor, the facial surfaces of the premolars and first molar, can be visualized between the cuspid and the corners of the mouth.*

Use high / medium [iː]/ low[4] / even[5] [iː] ***lip line*** • ***lip*** closure[6] [oʊʒ]/ sucking [ʌ]/ pressure / biting[7] / lifting[8] • incompetent[9] ***lips*** • ***smile*** improvement / analysis • high / low / straight / width of / gummy[10] [ʌ] ***smile*** • reverse[11] ***smile line*** • ***smile*** arc / width / fullness / breadth • flat ***smile curve*** • ***excessive gingival*** show *or* display[10] • left / right / black (*abbr* BBC) ***buccal corridor*** • ***buccal corridor*** space (*abbr* BCS) • deficient ***buccal corridor*** development

Lippenlinie
Frontzahn-, Lachlinie, Lachkurve[1]
bukkaler Korridor[2]
beim breitesten Lächeln[3]
tiefe Lippenlinie[4]
gerade Lippenlinie[5]
Lippenschluss[6]
Lippenbeißen[7]
Lippenunterspritzung[8]
Lippeninkompetenz, fehlender Lippenschluss[9]
Zahnfleischlächeln, Gummy smile[10]
negative Lachkurve[11] 6

gingival [dʒɪndʒɪvəl] **line** *or* **margin** [dʒ] *n term* *syn* **gum** [gʌm] **line** *n clin*

border between the gums and the crowns

» *A normal appearing free gingival margin surrounded the implant. The gingival line over the buccal [ʌ] and lingual portions had remained unchanged.*

Use ***gingival margin*** discrepancy[1] • receding[2] [iː] ***gingival margins*** • ***gingival*** shrinkage [ʃrɪŋkɪdʒ] *or* recession[2] [se]/ stippling[3] / color

Zahnfleisch-, Gingivarand, Gingivasaum, Margo gingivalis
asymmetrischer Zahnfleischverlauf[1] Gingivarezession[2]
Zahnfleischtüpfelung[3] 7

height [haɪt] **of contour** *n term*

line encircling a tooth at its greatest bulge[1] [bʌldʒ] or diameter[2]

» *This bell-crowned tooth[3] has a height of contour grossly [oʊ] exceeding the diameter of the neck. The height of contour on the canine is at the midpoint of the tooth.*

Use a tooth's natural / mesiodistal / gingival ***height of contour***

anatomischer (Zahn)Äquator
Wölbung[1]
Durchmesser[2]
Zahn mit überkonturierter Krone[3] 8

cementoenamel junction [dʒʌŋkʃᵊn] *n MeSH, abbr* **CEJ**
sim **cervical** [sɜːrvɪkᵊl] **line**[1] *n term*

the line where the enamel of the crown and the cementum of the root join at the neck

» *Mean gingival recession from the CEJ was 1.9 mm. The classification of delayed*[2] [eɪ] *apical migration* [aɪ] *of the gingival margin depends on the relationship of the CEJ to the alveolar crest*[3].

Use mucogingival[4] [mjuːkoʊ-]/ dentin(o)-enamel[5] (*abbr* DEJ) ***junction***

Schmelz-Zement-Grenze
Zahnhalsline[1]
verzögerte[2]
Alveolarrand[3]
Mukogingivalgrenze,
Linea girlandiformis[4]
Schmelz-Dentin-Grenze[5]
9

biologic(al) [baɪəlɒːdʒ-] **width** [wɪdθ] *n term*

distance between the alveolar and the gingival crest[1]

» *A zone similar to the concept of biologic width was formed around the teeth. In patients with severe, generalized peridontitis horizontal bone loss exceeds attachment loss, which results in a significant increase in biologic width, especially at shallow sites on affected teeth.*

Use to reestablish proper[2] ***biologic width*** • buccolingual[3] / ridge / gingival[4] / crown ***width***

biologische Breite
Gingivarand[1]
adäquate biologische
Breite wiederherstellen[2]
Bukkolingualabstand[3]
Gingivabreite[4]
10

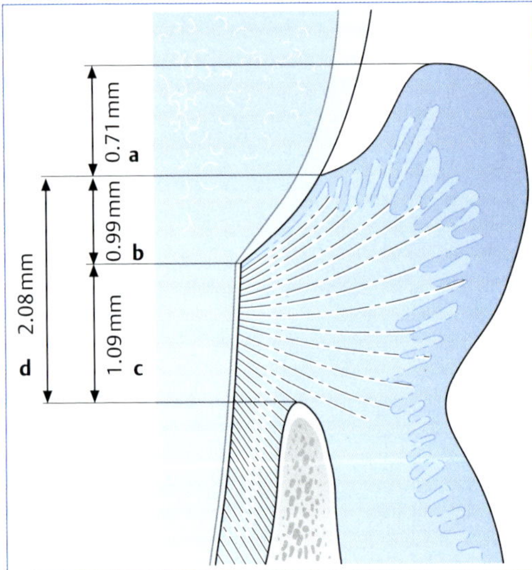

Biologic width (**d**) is measured from the height of the alveolar bone to the base of the gingival sulcus (**a**), which on average is about 0.7 mm deep. The junctional epithelium (**b**), which lies immediately apical to the sulcular epithelium), and the connective fibers of the PDL (**c**) each comprise about 1 mm of the biologic width.

39

curve [ɜː] **of occlusion** *n term* *sim* **curve of Spee**[1], **curve of Wilson**[2] *n term*
rel **compensating curv(atur)e**[3] [kɜːrvətʃɚ] *n term* → U36-5

(i) curved surface making simultaneous contact with the major portion of the incisal and occlusal prominences
(ii) the curve of the occlusal surfaces

» *An occlusal plane analyzer is used for assessing the curve of Spee and developing an acceptable curve of occlusion. The dental technician sets artificial teeth with a compensating curve that allows for balanced occlusion.*

Use maxillary anterior-posterior / straightened[4] ***curve of occlusion*** • mandibular / maxillary / reverse[5] / accentuated[6] ***curve of Wilson*** • posterioanterior / mediolateral / sagittal ***compensating curve***

Okklusionskurve
Spee(sche) Kurve,
(sagittale) Okklusionskurve[1]
Wilson Kurve, transversale
Okklusions-/ Kompensationskurve[2]
Kompensationskurve[3]
begradigte Okklusionskurve[4]
umgekehrte Wilson-Kurve[5]
ausgeprägte Wilson-Kurve[6]
11

crown length [kraʊn leŋθ] *n term* *sim* **apicocoronal** [eɪpɪ-] **height**[1] *n term*

determined by the distance of the highest dental cusp on the occlusal surface and the cervical margin

» *Tooth angulation was 70 degrees to the horizontal and the maxillary central incisor crown length was 10.5 mm.*

Use anatomical / clinical / (in)adequate / incisor / mesio-distal ***crown length*** • ***apicocoronal height*** deficiency [ɪʃ] • ***apicocoronal*** loss / gain / dimension[1] / direction / depth • esthetic ***crown lengthening*** surgery[2]

Kronenlänge
Wurzelkronenabstand,
Apikokoronalhöhe[1]
kosmetische
Kronenverlängerung[2]
12

embrasure [ɪmbreɪʒɚ] *n term* *rel* **(interdental) spillway**[1] *n term*

space continuous with[2] the interproximal contact area[3] produced by the curvature of adjacent teeth[4]

» *Embrasure spaces*[5] *are checked to ensure adequate access*[6] *for oral hygiene.*

Use incisal / buccal[7] / gingival / lingual / occlusal / wide / tight / cleansable [e] ***embrasure*** • ***embrasure*** spaces or zones[5] / form / curve / size

Einziehung
Interdental-, Approximalraum[1]
übergehend in[2] approximale Kontaktfläche[3] Nachbarzähne[4]
Papillenräume[5] Zugang[6]
bukkale Einziehung[7] 13

scallop [skæləp] *n & v term*

(n) series of wavy [eɪ] indentations[1] or arches on a normally smooth [uː] margin[2] of a structure, e.g. the gums

» *The labial gingiva was scalloped externally. Cement lines appear thin and scalloped in form. Crown width/crown length ratio did not relate to gingival scallop distance.*

Use ***scalloped*** contour / gingiva / (gum) line / gingival architecture / appearance[3] / border

bogenförmiger Verlauf; bogenförmig ausschneiden
Einbuchtungen, Vertiefungen[1]
glatter Rand[2] girlandenförmiges/ gefälteltes Aussehen[3]
14

shade [ʃeɪd] *n term* *sim* **blend**[1] *n & v*, **shading**[2] *n term*

quality or intensity of tooth color

» *Esthetic failures were due to poor restoration shade. Color, shade, archform*[3]*, centric relation and lip support were checked. A variety of shading is visible in this close-up view of a molar. The filling of the defect blended well with*[4] *that of adjacent bone.*

Use to record[5]/determine/select ***the tooth shade*** • natural / prepped / post-treatment / pre-whitening ***tooth shade*** • ***(tooth) shade*** determination[6] / selection[7] / range[8] /-matching light[9] / guide[10] [aɪ]/ mapping / scanner[11] / discrepancy • a darker[12] / lighter ***shade*** of white • to chose/improve ***shading*** • tooth / incisal / esthetic / perfect / custom[13] [ʌ]/ pontic / veneer [-ɪɚ] ***shading*** • ***shading*** system / paste • ***blending*** chart[14] [tʃ] • ***blend*** of color

Note: Do not mix up *shade* and *shadow*[15].

Farbton, Farbnuance
(Farb)Mischung; (ver)mischen, übergehen in[1] Farbabstimmung, Tönung; Schattierung[2] Zahnbogenform[3] (farblich) gut abgestimmt auf[4] Zahnfarbe nehmen[5] Farbbestimmung[6] Farbwahl[7] Tönungsbereich[8] Farbanpassungsleuchte[9]
Farbring[10] (elektron.) Farbbestimmungsgerät[11] ein dunkleres Weiß[12]
individuelle Farbabstimmung[13]
Mischtabelle[14] Schatten, Verschattung; verschatten[15] 15

opacity [oʊpæsəti] *n term*
opposite **translucency**[1] [uːs] *n term*

an area less transparent[2] [eɚ] and/or translucent[3] than surrounding tooth substance [ʌ]

opaque[4] [oʊpeɪk] *adj & v term* • **opaquer**[5] *n* • **opalescent**[6] [es] *adj*

» *The framework was opaqued with a thermally cured*[7] *pink opaque veneer*[8]*. The opacities of the anterior teeth were covered up with veneering*[8]*. Both glass and resin ionomers mimic natural tooth color but lack the natural translucency of enamel. Be sure to experiment with the various blend modes as well as the layer opacity.*

Use to adjust/alter/increase/reduce ***the opacity*** • ***opacity*** period[9] / map • ***opaque*** white[10] / powder [aʊ]/ bonding dental ceramics[11] [sɪræ-] / dentine[12] • hereditary ***opalescent*** dentine[13] • ***opaquer*** liquid / paste • (root) dentine ***translucency*** • ***translucency*** effect / level

Opazität, Lichtundurchlässigkeit
Lichtdurchlässigkeit, Transluzenz[1]
durchsichtig, transparent[2]
lichtdurchlässig, durchscheinend[3]
opak; opazifizieren[4] Opaker[5]
opaleszierend[6] heißpolimerisiert[7]
Verblendschale, Veneer[8]
Trübungsstadium[9] Deckweiß[10]
opake Keramikverblendmaterialien[11] Opakdentin[12]
Dentinogenesis imperfecta hereditaria, Capdepont-Zahndysplasie[13] 16

texture [tekstʃɚ] *n & v*

(n) the composition[1] and structure of a substance, e.g. the surface of teeth, the tongue, etc.

» *The chin was deformed and presented*[2] *a hard, firm texture on palpation. A close-up high quality image is then taken to be able to see color effects (mamelons*[3]*), surface texture, surface luster, and metamerism*[4]*, which are all important to achieve a good optical match.*

Use fissured[5] [ɪʃ]/ dense / smooth / creamy / rough[6] [rʌf]/ surface[7] ***texture*** • loosely[8] [uː] ***textured*** • ***texturing*** methods

Struktur, (Auf)Bau; strukturieren
Zusammensetzung[1] wies auf[2]
Mamelons[3] Metamerie[4]
rissige Struktur[5]
grobe/ raue Struktur[6]
Oberflächenstruktur[7]
locker strukturiert[8] 17

39

luster [ʌ] *n, BE* **lustre** *syn* **sheen** [ʃiːn], **gloss**, **shine** [aɪ] *n*

natural property[1] of smooth materials (e.g. teeth or porcelain) to shine[2] with reflecting light

lustrous[3] [lʌstrəs] *adj* • **shiny**[3] *adj*

» *Finally the teeth were adjusted* [dʒʌ] *to the opposing dentition and polished to a high luster. Controlling luster*[4] *is more difficult with oven* [ʌ] *glazing*[5] [eɪz] *than with hand polishing porcelain* [pɔːrsəlɪn].

Use surface / enamel-like[6] / balanced / high ***shine*** • to control[4] / to increase / natural / high / level of ***luster*** • surface / high / changes in ***gloss*** • ***gloss*** intensity[7] / interference

Glanz, Schimmer
Eigenschaft[1]
leuchten, glänzen[2]
glänzend[3]
Glanz regulieren[4]
Glanzbrand[5]
perlmuttartiger Glanz[6]
Glanzgrad[7]
18

bleach [bliːtʃ] *n & v MeSH*
sim **tooth whitening[1], surface lightening[1]** *n clin*

treating teeth with a strong oxidizing agent to reduce or eliminate stains[2] [eɪ]

(over)bleaching *n term* • **photobleaching[3]** *n* • **bleacher** *n*

» *This substance inhibits bleaching of the fluorescent [es] staining. His teeth whitened up. An important step in the laser whitening process is protection of the soft tissues.*

Use walking[4] [ɒːk]/ in-office ***bleach*** • internal[4] / external[5] / vital[6] [aɪ]/ chairside / home / mouthguard[7] / full-mouth ***bleaching*** • ***bleaching*** agent / procedure / action / splint *or* tray[8] / solution / therapy • laser-assisted tooth[9] ***whitening*** • ***whitening*** toothpaste[10] / time / effect / protocol / appointment

Bleichen (von Zähnen); bleichen
Zahn-, Oberflächenaufhellung[1]
Verfärbungen[2] Lichtbleichen[3]
internes Bleichen[4]
externes Bleichen[5]
Bleichen vitaler Zähne[6]
Schienenbleichung[7]
Bleichschiene[8]
Laserbleaching[9]
Weißmacher-, Bleichzahnpasta[10] 19

bonding *n MeSH* → U40-5

(i) procedure in which the enamel is mildly etched [tʃ] with an acid[1] to cover up stains, improve contours or attach[2] orthodontic appliances [aɪ] or other materials
(ii) chemical affinity, linkage [ɪdʒ] or adhesion [iːʒ] between two compounds[3] or materials

bond[4] *n & v term* • **de[5]/rebond[6]** *n & v* • **bondable[7]** *adj* • **bonder[8]** *n*

» *Loss of bond between the acrylic [ɪ] resin shell[9] and Cosmesil occurred in 12 patients. Bone can bond closely to a smooth titanium surface. The bonding agent[8] was cured[10] for 2 min before bonding the resin teeth to the denture base.*

Use composite resin[11] / chemical [k]/ diffusion / dentin / adhesive[12] ***bonding*** • high / mechanical [k] ***bond*** • ***bond*** strength[13] • dentin ***bonding*** agent[14] (*abbr* DBA) • ***bonding*** primer[8] [aɪ]

(i) Haftung, Haftvermittlung; (ii) Bindung, Verbund
Säure[1] befestigen[2] Verbindungen[3]
Bindung, Haftung; (ver)binden, (an)haften[4] Haftungsverlust; Haftung verlieren, (Brackets, etc.) abnehmen[5] Wiederbefestigung; wiederbefestigen[6] klebbar[7]
Haftvermittler[8] Kunststoffverblendung[9] gehärtet[10]
Befestigen mit Kompositklebern[11]
Adhäsivtechnik[12]
Verbundfestigkeit[13]
Dentinhaftvermittler[14] 20

etch [etʃ] *v & n MeSH* → U30-19

(v) applying an etchant solution[1] to prepare a surface for adhesive bonding

etchant[2] *n & adj term* • **microetching** *n* • **acid etch(ing)[3]** *n* • **frost etch** *v*

» *Acid-etched sealing composite was used. Avoid any potentially harmful splatter[4] of the etchant. The combination of an antimicrobial self-etching primer with a fluoride-releasing bonding system does not negatively affect the surface-barrier structures.*

Use enamel[5] / no-rinse self-***etching*** • resin[6] ***etchant*** • ***etch*** pattern[7] / bond / technique • ***etching*** paste / gel[6] / acid / unit[8] • ***etched*** enamel / bridge[9] / ceramics [s]

Ätzverfahren; ätzen
Ätzlösung[1]
Ätzmittel; ätzend[2]
(Säure-)Ätzverfahren, -technik[3]
Verspritzen[4]
Schmelzätzen[5]
Ätzgel[6]
Ätzmuster[7] Ätzstift[8]
Ätz-, Adhäsivbrücke[9] 21

veneer [vənɪə˞] *n & v MeSH* *syn* **laminate** *n & v,*
sim **facing[1]** [feɪsɪŋ] *n term*

(n) thin porcelain layer bonded to the tooth surface to correct imperfections[2] in color and/or shape

veneering[3] *n term* • **laminating[4]** *n* • **laminated[5]** *adj*

» *How about a removable labial veneer? The other side was laminated for increased stiffness. Veneer design must not contribute to food trapping[6]. This should be done prior to veneering. The chipped tooth was re-completed with cosmetic composite facing.*

39 *Use* labial [eɪ]/ gingival / removable[7] / laminate[8] / composite *or* resin[9] / ceramic *or* porcelain (laminate)[10] ***veneer*** • ***veneering*** material[11] / technique • porcelain[10] ***laminate*** • (front) tooth / veneer / porcelain[10] / fractured ***facing***

Verblendschale, Veneer, Laminat, Frontzahnteilkrone; verblenden, beschichten
Facette, Verblendung[1] Mängel[2]
Verblendtechnik[3]
Schichtverfahren[4]
schichtweise aufgebracht[5]
Retention von Speiseresten[6]
abnehmbares Veneer[7]
Schichtverblendung[8]
Kunststoffveneer[9]
Keramikveneer, -verblendung[10]
Verblendmaterial[11] 22

(dental) microabrasion [maɪkroʊəbreɪʒᵊn] *n MeSH* → U10-19

removal of dental stains[1] [eɪ] by abrading[2] [eɪ] the tooth with mild acids

» *Enamel microabrasion[3] is useful for removing mineralization defects[4] and decalcification lesions but it is effective only if the defect is located in the outer few tenths of a millimeter of enamel.*

Mikroabrasion
Zahnverfärbungen[1]
abtragen, abradieren[2]
Schmelzmikroabrasion[3]
Mineralisationsdefekt[4] 23

(dental or tooth) jewelry [dʒuːᵊ lri] *n* *rel* **tooth tattoo**[1], **oral piercing**[2] *n*

decorative tooth ornaments[3], e.g. crystal gems[4] [dʒemz] and temporary tooth tattoos, which are bonded onto the labial side of natural front teeth in the same way as orthodontic brackets; dental grills[5] (also spelled grillz) or 'fronts' are trendy decorative covers often made of jewel-encrusted precious metals snap over one or more teeth

» *There is the potential for grills to irritate surrounding oral tissues and to wear the enamel away on the opposing teeth. Oral and perioral piercing of the tongue, lips, cheeks, frenum, and uvula for jewelry placement has become so popular that it is highly likely it will soon be seen in most dental settings. The labrette[6], in which the jewelry is placed above the labiomental groove[7] underneath the vermillion border[8], can contribute to gingival recession.*

Use tongue / cheek / labrette ***jewelry*** • ***jewelry*** insertion / removal • perioral / lip / (dorsoventral/ dorsolateral) tongue[9] / lingual frenum *or* (tongue) web / body ***piercing*** • ***piercing*** procedure / hole / site / jewelry[10]

Zahnschmuck, Zahndekor
Zahntattoo[1] Mundpiercing[2]
Zahnverzierungen[3] Zahnschmucksteine, Twinkels, Dazzler[4]
Zahncaps, Zahnüberzüge[5]
Labret-, Unterlippenpiercing[6]
Lippen-Kinn-Furche[7]
Lippensaum[8]
Zungenpiercing[9]
Piercingschmuck[10]
24

Unit 40 Restorative Dentistry

Related Units: 42 Prosthodontics, 41 Endodontics, 35 Periodontics, 43 Dental Implantology

filling *n clin & MeSH*

sim **restoration**[1] *n MeSH*

(i) a substance (amalgam, gold, etc.) used for restoring[2] cavities or missing portions removed e.g. because of tooth decay[3] [dɪkeɪ]
(ii) the process of placing a filling[4]

fill *v & n term* • **restore**[2] *v* • **restorative**[5] *adj*

» *The internal surface is cleaned, dried and filled with a tooth-colored resin[6]. If tooth decay is extensive, placing several fillings in one tooth might undermine[7] [aɪ] its stability. Common indirect single-tooth restorations include inlays, onlays, crowns, and veneers.*

Use ***to fill*** a cavity /a defect / and vibrate[8] [aɪ] • defect[9] ***fill*** • tooth / root / amalgam *or* silver[10] / composite[11] / gold ***fillings*** • tooth-colored[12] / discolored *or* stained[13] [eɪ] / temporary / permanent / two-surface ***fillings*** • ***filling*** materials[14] / wax / gold • dental / (in)direct/ metallic / prosthetic ***/ (improperly) carved restorations*** • ***restorative*** *or* operative dentistry[15] / materials

Füllung(stherapie)
Restauration[1] restaurieren[2]
Karies[3] eine Füllung legen[4]
zahnerhaltend, wiederherstellend[5]
Kunststoff[6]
untergraben, beeinträchtigen[7]
einrütteln[8]
Defektauffüllung[9]
Amalgamfüllungen[10]
Kompositfüllungen[11]
zahnfarbene Füllungen[12]
verfärbte Füllungen[13]
Füllungsmaterialien[14]
Zahnerhaltung, konservierende Zahnheilkunde[15]
1

cavity debridement [dɪbriːdmənt‖mɒː] *n term* →U28-12

syn **cavity toilet** [tɔɪlət] *n jar & clin,*
rel **cavity preparation**[1] *n term*

final step of cleansing [e] and removing all debris[2] [dəbriː] from the prepared cavity before placing the restoration

» *Mild pulpitis [aɪ] may occur secondary to[3] mechanical [k] debridement[4] of a cavity. The sequential steps of cavity preparation are the outline form[5], resistance form[6], retention form[7], and convenience form[8].*

Use access[9] [ækses] ***cavity*** • ***cavity*** size / walls / margin / prevention • class I / class II / class V / extracoronal / endodontic / adhesive / air-abrasion ***cavity preparation***

Kavitätenreinigung
Kavitätenpräparation[1]
Gewebereste, -trümmer, Rückstände[2] infolge von[3]
mechanische Reinigung[4]
Umrissform[5]
Widerstandsform[6]
Retentionsform[7]
Erleichterungsform[8]
Zugangskavität[9]
2

40

cavity liner [laɪnɚ] *n MeSH* → U30-23

rel **lining**[1] [laɪnɪŋ] *n term*

thin sealant [iː] lining[2] with antibacterial action to promote the health of the pulp

» *Cavity liners are used primarily to protect the pulp and to aid in recovering from the irritation resulting from cavity preparation, while glass ionomer cements and dentin bonding agents are used mainly to seal the dentin and protect the pulp from bacterial invasion.*

Use ***cavity liner*** cures [kjuːɚz] rock hard[3] • ***lining*** materials[4]

Kavitätenlack, -liner
Auskleidung[1]
Versiegelung[2]
Kavitätenlack wird steinhart[3]
dünnschichtige Unterfüllungen[4]
3

cavity base [beɪs] *n term*

used for dentin replacement to minimize bulk[1] [ʌ] of restorative material or to block undercuts[2]

» *In proximity to pulp or in cases of direct pulp exposure, apply suitable cavity base prior to placement of the restorative material.*

Use to place[3] a ***base*** • light-curable ***cavity base*** • ***base*** and liner technique [tekniːk]

Unterfüllung
Masse, Volumen[1]
Unterschnitte[2]
unterfüllen[3]
4

40

adhesive [iː] *or* **bonded restoration** *n term*

rel **primer** [aɪ] **(adhesive)**[1] *n MeSH* →U39-20

direct or indirect restoration bonded to the remaining tooth structure or into the prepared cavity

» *Bonded restorations have significant advantages over traditional non-adhesive techniques. Etching enamel and dentin with phosphoric acid creates microretentive surfaces in which the adhesive filling will be micromechanically interlocked after light curing[2]. The weak link in the composite restoration is the dentin/adhesive bond.*

Use direct / indirect / non-/ tooth-colored / class V / anterior ***adhesive restoration*** • light-cured / etch-and-rinse *or* total-etch[3] / self-etch[4] ***adhesive*** • ***adhesive*** dentistry / bonding / monomer[5] / liner / resin / interface / ceramic restoration • ***bonded dental*** restoration / bridge[6] / ceramics[7] / sealant / amalgam filling / appliance • (one-step/ two-step) self-etching[4] / acidic / water-based ***primer adhesive***

dentinadhäsive Rekonstruktion, Kunststoff-, Adhäsivrestauration
Primer, Primer-Adhäsiv[1]
Lichtpolymerisation[2]
Totalätz-Adhäsiv[3]
selbstkonditionierendes Adhäsiv[4]
Adhäsionsmonomer[5]
Adhäsiv-, Klebebrücke[6]
Adhäsivkeramik[7] 5

indirect pulp [ʌ] **capping** *n MeSH or* **cap** *n jar*

small layer of softened [sɒːfnd] dentin[1] left in place at the base of a deep cavity to maintain[2] pulp vitality

» *If elimination of all caries would risk exposure[3]* [oʊʒ] *of vital pulp an indirect pulp cap[4] is indicated.*

Use dental / direct[5] ***(pulp) capping*** • ***pulp capping*** agent [eɪdʒənt] / treatment / procedure

indirekte Pulpaüberkappung
aufgeweichtes Dentin[1]
erhalten[2]
Freilegung, Eröffnung[3]
Pulpakappe[4]
direkte (Pulpa)Überkappung[5] 6

step *n term*

projection[1] [dʒek] prepared into the surface of a cavity to prevent displacement[2] of the filling by mastication[3]

» *When contouring[4]* [ʊɚ] *the cavity, steps are essential for adequate resistance to wear[5]* [weɚ].

Kavitätenstufe, Retentionsform
Vorsprung[1]
Verlagerung, Dislokation[2]
Kauen[3] Ausformen[4]
Abrieb-, Verschleißfestigkeit[5] 7

shoulder [ʃoʊldɚ] *n term*

ledge[1] [ledʒ] formed by the junction[2] [dʒʌŋkʃən] of the gingival and the axial wall in extracoronal restorative preparations

» *Displacement of the right crown shoulder[3] increased with loading[4]* [oʊ].

Use ***shoulder*** height [haɪt]/ form • to model the / supporting ***shoulder***

Schulter(präparation)
Stufe[1]
Verbindung[2]
Kronenschulter[3]
Belastung[4] 8

butt [bʌt] *v term*

to connect two parts with flat surfaces without any overlap, e.g. placement of a restoration directly against and flush [ʌ] with[1] the tissues covering the alveolar [ɪə] ridge [rɪdʒ]

» *The cavosurface margins were finished to a butt-joint[2] except for the cavities that were to be restored with resin composite. Eliminating tissue discoloration and graying at facial margins, porcelain butt shoulders also aid in preventing over-contouring[3] at the gingiva.*

Use porcelain / 90-degree ***butt*** • ***butt*** joint[2] [dʒɔɪnt] (technique/ restoration/ cavity) / margin

stumpfstoßen, anlegen (an)
bündig/ niveaugleich mit[1]
stumpfer Stoß, Stumpffuge, butt joint[2]
Überkonturierung, Überkonturieren[3] 9

cavity margin [mɑːrdʒɪn] *n term*

junction between natural tooth substance and the filling material or crown

» *Loss of contact to the anterior* [ɪɚ] *margin of the prosthesis* [θiː] *was rarely a problem except in cases where the prosthesis extended forward onto[1] contours that altered[2]* [ɒː] *mouth opening. Gap formation[3] at the cavity margin may result from the interaction between resin composite setting shrinkage[4], and bond strength during the setting period[5].*

Use occlusal / cervical / enamel / bevelless *or* butt-joint ***cavity margin*** • ***cavity margin*** preparation[6] / length / angulation / refinement / deterioration

Kavitätenrand
vorne reichen bis[1]
veränderte[2]
Riss-, Spaltbildung[3]
Abbindekontraktion, Abbindeschrumpfung[4]
Abbindephase[5]
Kavitätenrandpräparation[6] 10

facing [feɪsɪŋ] *n term* → U39-22 *opposite* **backing[1]** *n term*

tooth-colored material used on the visible surfaces of a metal crown to give the outward appearance [ɪə] of a natural tooth (usually plastic or porcelain[2] [pɔːrsəlɪn]) and hide the metal support[3] on the lingual and palatal aspects

» *On occasion[4], distal pontics[5] with only buccal [ʌ] facings can be employed.*

Use dental / broken *or* fractured / anterior / bonded / composite resin / porcelain[6] ***facing*** • standard metallic / cast / CoCr ***backing*** • ***backing*** structure / material

Verblendung, Facette, Facing
Palatinal-, Lingualfläche[1]
Keramik[2]
Metallgerüst[3]
in Einzelfällen[4]
Brückenzwischenglieder[5]
Keramikverblendung[6] 11

overhang *n term*

excessive[1] amount of dental filling material projecting [dʒe] beyond[2] the cavity margin or normal tooth contour

» *Excess[1] cement was difficult to remove because of overhang.*

Use minor / gross [oʊ]/ enamel / marginal[3] / gingival / length of ***overhang*** • ***overhang*** formation / filling *or* restoration / removal[4] • ***overhanging*** restoration / margin

Füllungsüberschuss, Füllungsüberhang
überschüssig[1]
hinausragen über[2]
marginaler Füllungsüberschuss[3]
Entfernen von Füllungs-überschüssen[4] 12

undercut [ʌndɚkʌt] *n term*

(i) portion of a tooth between the height of contour[1] and the gingival margin
(ii) contour of a residual ridge[2] or dental arch obstructing[3] insertion or providing retention of a denture

» *These copings can provide a 1.0 mm or greater undercut. Block out[4] any undercuts with glass ionomer cement.*

Use to form/produce/remove/avoid/block/retain by ***undercuts*** • deep / circumferential / mechanical / labial / retentive / hard tissue ***undercut***

Unterschnitt, unter sich gehende Stelle
Zahnäquator[1]
verbleibende Stufe[2]
behindern[3]
ausblocken[4] 13

endodontic post *or* **pin** *n term*
sim **dentinal** *or* **dentin(e)** *or* **parapulpal** [ʌ] **pin[1]** *n term*

a typically cylindrical rod[2] [ɒː] which is cemented or screwed [skruːd] into the endodontically prepared root canal to help retain[3] a tooth restoration such as an artificial crown

» *Placement of an endodontic post is indicated when there is inadequate remaining coronal tooth structure to retain the restoration. It is suggested [dʒe] that the U-shaped pin be in place[4] during cementation. Pin retention may be necessary to support the cores of full coverage [ʌ] crowns[5].*

Use to position *or* place[6]/dislodge[7] [ɒː]/shorten ***(endodontic) pins*** • titanium / metal / gold / glass-fiber[8] / ceramic ***endodontic post*** • ***post*** length[9] / diameter[10] / space preparation[11] • self-threading[12] [e]/ threaded[13] / auxiliary [ɒːgz]/ guide / removable / spring-loaded[14] [oʊ] ***pin*** • ***pin*** insertion / channel [tʃ]/ retention[15] • fiber-reinforced / root canal / custom-made / prefabricated[16] ***post*** • unretentive / smooth-sided / sandblasted[17] / passive / serrated[18] / screw-retained ***post***

Wurzel(kanal)stift
parapulpärer Stift[1]
Stift[2] verankern[3]
bereits eingebracht[4]
Hülsenkronen[5]
Stifte einbringen[6] Stifte lockern[7]
Glasfaserstift[8] Wurzelstiftlänge[9]
Wurzelstiftdurchmesser[10]
Stiftkanalbohrung[11]
selbstschneidender Stift[12]
Gewindestift[13]
Stift mit Schnappfeder[14]
Stiftverankerung[15]
konfektionierter Stift[16]
sandgestrahlter Wurzelstift[17]
geriffelter (Wurzelkanal)Stift[18] 14

core [kɔːr] *n term* *sim* **post and core[1]**, **dowel** [daʊəl] **core[1]** *n MeSH*

(i) metal framework frequently with a post[2] in the root canal to retain an artificial crown
(ii) more generally, the center or base of a structure

» *The surface of the metal core must be pre-treated to bond[3] well to the porcelain. The post space should provide resistance to rotation of the dowel core. One of the weak links in the restoration of an endodontically treated tooth is the post and core.*

Use ***core*** material[4] • dental / prefabricated[5] / custom-made / ***cast***[6] / metal / ***all-ceramic***[7] ***post-and-core*** • ***post-and-core*** system / assembly / restoration / build-up / restored molar

(i) Stumpfaufbau
(ii) Kern, Zentrum
Stiftaufbau[1] Wurzelstift[2]
(an)haften[3] Stiftaufbaumaterial[4]
vorgefertigter/ konfektionierter Stiftaufbau[5]
gegossener Stiftaufbau[6]
vollkeramischer Stiftaufbau[7] 15

40

inlay [ɪnleɪ] *n MeSH* *sim* **onlay[1]** *n MeSH*

a custom-made[2] [ʌ] gold, porcelain, or composite filling made to fit a prepared cavity and cemented into place[3]; fillings supporting the chewing [tʃuːɪŋ] surface[4] are called onlays

» *Remove the temporary[5], clean the tooth and try in the inlay carefully checking the marginal fit[6]. For onlays a minimum 1.5 mm reduction of the cusps[7] [ʌ] is necessary.*

Use porcelain fused [fjuː] to gold / composite / cast gold / glass-ceramic[8] ***inlay*** • permanent / temporary[9] / one-surface / prefabricated / tooth-coloured[10] ***inlay*** • ***inlay*** cement / preparation / bridge • acrylic[11] / amalgam / porcelain / adhesive ceramic ***onlay***

Guss-, Einlagefüllung, Inlay
Onlay[1]
individuell angepasste[2]
einzementiert[3]
Kaufläche[4] Provisorium[5]
Randschluss[6]
Beschleifen der Höcker[7]
Glaskeramikinlay[8]
provisorisches Inlay[9]
zahnfarbenes Inlay[10]
Kunststoff-Onlay[11] 16

coping [koʊpɪŋ] *n term* → U42-9, U31-11

(i) thin metal covering, e.g. for retaining porcelain restorations
(ii) cone-shaped[1] metal cap fitted over a prepared crown to serve as an abutment[2] [ʌ] for dentures
(iii) resin or metal cap used to position a die[3] [daɪ] in an impression

» *A coping was cast[4] for the left second molar. Radiographs have proved helpful to assure[5] [əʃʊɚ] proper seating[6] of the coping. Brittle fractures[7] were seen on the porcelain crowns and the ceramic [s] copings.*

Use prefabricated[8] / gold alloy / ceramic[9] ***coping*** • ***coping*** construction[10] / prosthesis[11] [θiː] • dowel-and-/ post-***coping restoration***

(i) Metall-, Abdeckkappe, Coping (ii) Primärkrone, Innenteleskop (iii) Transferkappe
konusförmig[1] Verankerung[2] Modellstumpf[3] gegossen[4] sicherstellen[5] Sitz[6] Craquelierung[7] vorgefertigtes/ konfektioniertes Coping[8] Keramikverblendung[9] Metallgerüst[10] Deckprothese[11] 17

(dental) crown [kraʊn] *n MeSH* *sim* **(dental/ tooth) cap[1]** [kæp] *n clin & jar*

(porcelain and) metal restoration that replaces a decayed[2] [eɪ] or damaged natural crown (or a major portion) and is permanently cemented into place

crowning[3] *n term* • **crown[4]** *v* • **crowned** *adj*

» *If the crown contour is to be optimal, the emergence [ɜːrdʒ] profile[5] [proʊfaɪl] must be harmonious with that of the adjacent[6] [ədʒeɪsənt] soft tissues.*

Use to insert *or* fit/place/trim[7]/smooth[8] [uː]/polish ***a crown*** • preformed / custom-made / temporary[9] / chairside / full(-coverage)[10] / three-quarter(s) ***crown*** • stainless steel[11] / gold veneer[12] [-ɪɚ]/ cast gold / acrylic[13] [ɪ]/ porcelain / metal-ceramic / all-ceramic[14] [s] ***crown*** • porcelain jacket[15] / post(-retained)[16] / telescopic[17] ***crown*** • ***crown*** margin[18] / preparation / cementation / replacement • (3-unit) bridge ***cap***

(Zahn)Krone
Überkappung, Krone[1] kariös[2] Überkronung[3] überkronen[4] Austritts-, Emergenzprofil[5] anliegend[6] Krone beschleifen[7] Krone glätten[8] Interimskrone, provisorische Krone[9] Hülsenkrone[10] Stahlkrone[11] Verblendkrone[12] Kunststoffkrone[13] Vollkeramikkrone[14] Jacketkrone[15] Stiftkrone[16] Teleskopkrone[17] Kronenrand[18] 18

chamfer [tʃæmfɚ] *n & v term* *syn* **bevel** [bevᵊl] *n & v*

(n) marginal [dʒ] finishing line of extracoronal cavity preparation in which the gingival [dʒ] surface meets the external axial surface at an obtuse [tjuː] angle[1] [æŋgl] forming a curved, beveled edge[2]

chamfered *adj term* • **beveled** *adj*

» *A definite chamfered finishing line should be established[3] first. Incisally, the veneer[4] can be finished to a chamfer at the incisal edge. A minimal chamfer is recommended.*

Use to cut/reduce ***to a chamfer*** • cervical / gingival ***chamfer*** • ***chamfer*** preparation[5] / ground section[6] [aʊ]/ angle / margin • ***chamfered*** surface / shoulder /-bevel margin / finish line / inlay preparation • ***beveled*** cavosurface margin / cavity preparation

Randabschrägung; abschrägen
stumpfer Winkel[1] abgeschrägter Rand[2] fertiggestellt[3] Verblendschale[4] Hohlkehlpräparation[5] Fasenschliff[6] 19

crazing [kreɪzɪŋ] *n term* *rel* **microcrack[1], chipping[2]** *n term*

appearance of minute [maɪnuːt] cracks[3] on the surface of plastic or ceramic restorations (fillings, dentures, or denture bases[4]); also referred to as crackling

» *It seemed that laser treatment created stresses, cracking and crazing, which reduced the structural integrity of the dental enamel. Ceramic restorations typically fail through microcrack propagation[5], initiated and driven by repeated masticatory stresses.*

Use dental / enamel / surface / minimal / micro***crazing*** • ***crazing*** fracture lines • ***microcrack*** formation[6] / size / pattern / density /-resistant composites

Craquelierung, Netzrissbildung
Mikrofissur, -sprung, -riss[1] Aus-, Absprengung, Verblend-, Chipping-, lamelläre Fraktur, Absplittern (von Füllungsteilen in Randbereichen)[2] feine Risse[3] Prothesenbasen[4] Mikrorissausbreitung[5] Randspalt-, Mikrorissbildung[6] 20

percolate [pɜːrkəleɪt] *v & n term* *sim* **microleakage[1], seepage[2]** *n term*

(v) saliva[3] [aɪ] or fluids leaking [iː] into[4] the interface[5] between a restoration and the tooth structure

» *Percolation[6] was due to fissures [ɪʃ] resulting from thermal [ɜː] changes[7]. The abutment [ʌ] should be carefully examined for salivary percolation[8]. Etch and rinse adhesive systems[9] are less prone to[10] microleakage than self-etch systems[11].*

Use marginal / fluid ***percolation*** • coronal / cervical / apical / marginal / bacterial[12] / class II restoration ***microleakage*** • fluid / blood / mercury ***seepage***

eindringen, durchsickern; Perkolat
Mikroleakage, Undichtigkeiten[1] Ein-, Aus-, Ver-, Durchsickern[2] Speichel[3] eindringen[4] Grenzfläche[5] Perkolation[6] thermisch bedingte Veränderungen[7] Speichelperkolation[8] Totalätzsysteme[9] neigen zu[10] selbstkonditionierende Adhäsivsysteme[11] bakterielle Mikroleakage, Einwandern von Bakterien durch Randundichtigkeiten[12] 21

Unit 41 Endodontics

Related Units: 35 Periodontics, 40 Restorative Dentistry, 42 Prosthodontics, 44 Oral Surgery

endodontic *adj term* *syn* **endodontal** *adj rare*

related to diseases of the dental pulp [ʌ], root [uː], and the tissues at the root apex[1] [eɪ]

endodontics *or* **endodontology**[2] *n MeSH* • **endodontist**[3] *n*

» *Alveolar [ɪə] resorption[4] can be prevented by retaining[5] [eɪ] endodontically treated teeth. Endodontists may perform simple to difficult root canal treatments[6] as well as endodontic surgery [ɜː].*

Use ***endodontic*** specialist / procedure / instruments[7] / scaler / explorer / sealer • ***endodontic*** treatment / instrumentation[8] / complications / infection / abscess[9] / flare-up[10] / failure • four-handed / microsurgical / dental trauma ***endodontics***

endodontisch, Endodont-
Wurzelspitze[1]
Endodont(olog)ie[2]
Endodontist, -in[3]
Alveolarkammabbau[4] erhalten[5]
Wurzel(kanal)behandlungen[6]
Wurzelkanalinstrumente[7]
Wurzelkanalaufbereitung[8]
Zahnwurzelabszess[9]
wiederaufflammende Wurzelkanalerkrankung[10] 1

pulpal [pʌlpᵊl] *or* **endodontic status** [eɪ] *n term*

assessment[1] of the health and vitality [aɪ] of the pulp by checking its sensitivity[2] to stimuli, by x-ray films[3], etc.

» *No pulpal reaction[4] was evident[5]. Radiography showed deep carious penetration[6] with potential pulpal involvement. Soft tissue signs are inadequate to assess pulpal anesthesia during root canal therapy.*

Use ***pulpal*** chamber / floor / tissue / injury[7] / temperature • ***pulpal*** inflammation[8] [eɪʃ]/ exposure[9] [oʊʒ]/ necrosis

endodontischer Status, Zustand der Pulpa
(Über)Prüfung[1] Sensibilität[2]
Röntgenaufnahmen[3]
Pulpareaktion[4] feststellbar[5]
Caries profunda[6]
Pulpaverletzung[7] Pulpitis[8]
Pulpaeröffnung[9] 2

pulpless *or* **nonvital** [aɪ] **tooth** *n MeSH* *opposite* **vital tooth**[1] *n MeSH*

tooth with a necrotic pulp or one from which the pulp has been extirpated[2]

» *False-positive results on pulp sensibility testing[3] may be obtained[4] in multi-rooted teeth[5] with vital and nonvital pulp.*

Use ***(non)vital*** pulp / molar / pulp therapy / hemisection • ***pulpless*** permanent incisor

devitaler/ avitaler Zahn
vitaler Zahn[1] entfernt[2]
Sensibilitätsprüfung[3]
erhoben[4]
mehrwurzelige Zähne[5] 3

root canal [ruːt kənæl] *n MeSH*

space in the root of a tooth that contains pulp tissue

» *The majority [dʒ] of bacteria in an infected root canal are located in the coronal region. Filling the root canal more than 2 mm from the radiographic apex (underfilling) or beyond the radiographic apex (overfilling) are possible complications of endodontic therapy.*

Use narrow *or* fine[1] / curved[2] [ɜː]/ straight [streɪt]/ main / lateral[3] / calcified *or* sclerosed[4] / accessory[5] [kse]/ infected ***root canal*** • ***(root) canal*** anatomy / walls / curvature / system / ramifications • to clean *or* debride[6] [iː]/fill/seal *or* obturate[7]/irrigate ***a canal***

Wurzelkanal
enger Wurzelkanal[1]
gekrümmter Wurzelkanal[2]
Seitenkanal[3]
obliterierter Wurzelkanal[4]
akzessorischer Wurzelkanal[5]
Wurzelkanal aufbereiten/ säubern[6]
Wurzelkanal versiegeln/ obturieren[7] 4

(dental) pulp chamber [tʃeɪmbɚ] *n MeSH*
sim **(dental) pulp cavity**[1] [kævɪti] *n MeSH*

portion of the pulp cavity in the crown of a tooth

» *Irrigate[2] the pulp chamber and identify the root canal with an explorer[3] or a fine file[4] [aɪ].*

Use ***pulp*** chamber floor[5] / horn[6] / cap • ***pulp*** calcification / denticle[7] / exposure / ischemia [skiː] / devitalization[8] / tester[9]

Pulpakammer, Pulpakavum
Pulpahöhle[1] spülen[2]
Sonde[3] feine Feile[4]
Pulpakammerboden[5]
Pulpahorn[6]
Pulpastein, Dentikel[7]
Devitalisierung der Pulpa[8]
Pulpaprüfer, -tester[9] 5

(tooth *or* **root) apex** [eɪpeks] *n term & MeSH* *syn* **root tip** *or* **end** *n clin*

the terminal end of the root

apical [eɪpɪkᵊl] *adj term* • **periapical**[1] *adj*

» *Root-filling[2] to the apical constriction[3] provides a natural stop to instrumentation. The apical foramen and the anatomical apex usually differ by approx. 0.5 to 1.0 mm. A bony window[4] was created to visualize [ɪʒ] the apex.*

Use to cut off the[5] ***apex*** • ***apex*** locator • ***root*** shape • to reduce the / excessive ***root length*** • ***apical*** constriction[3] / foramen[6] [eɪ] / working length / fracture / scaling • ***apical*** examination / radiograph / inflammation / exudate / lesion / cyst • physiologic(al) / radiographic[7] ***apex***

Wurzelspitze, Apex (radicis dentis)
periapikal, um die Wurzelspitze herum[1]
Wurzel(kanal)füllung[2]
apikale Konstriktion[3]
Knochenfenster[4]
Wurzelspitze abtrennen[5]
Foramen apicale[6]
radio-, röntgenologischer Apex[7] 6

pulpitis [pʌlpaɪtɪs] *n MeSH*

inflammation[1] [eɪʃ] of the dental pulp due to exposure [oʊʒ] (mostly by caries or tooth fracture [ktʃ]) to and invasion[2] [eɪʒ] of bacteria

» *Symptoms of reversible pulpitis typically include fleeting [iː] pain[3] to hot, cold or sweet foods which is immediate in onset but quickly subsides[4] [aɪ] on removal of the stimulus.*

Use (acute) serous[5] / (ir)reversible[6] ***pulpitis*** • chronic / hyperplastic / sterile / open / active / caries-induced / suppurative *or* purulent[7] ***pulpitis***

Pulpitis, Zahnmarkentzündung *(ugs)*
Entzündung[1] Eindringen[2]
flüchtiger, stechender Schmerz[3]
nachlassen, verschwinden[4]
wässrige Pulpitis[5]
(ir)reversible Pulpitis[6]
eitrige Pulpitis[7]
7

apical periodontitis *n MeSH* *rel* **periapical abscess[1]** [æbses] *n MeSH*, **gumboil[2]** [gʌmbɔɪl] *n clin*

general, nonspecific, or acute nonsuppurative[3] inflammation of the tissue surrounding the root apex; chronic nonsuppurative inflammation is termed periapical granuloma[4], while suppurative inflammation is known as a periapical abscess.

» *Chronic apical periodontitis is diagnosed primarily radiographically as it tends to be asymptomatic, although there may occasionally be slight tenderness to palpation and percussion. Periapical abscesses are best managed by RCT or surgical intervention.*

Use acute / chronic / suppurative[1] ***apical periodontitis*** • acute ***periapical abscess***

Do not confuse periapical abscess with periodontal abscess[5].

apikale Parodontitis
periapikaler Abszess[1]
Parulis, submuköser Abszess[2]
nicht eitrig/ suppurativ[3]
(peri)apikales Granulom[4]
Parodontal-, Taschenabszess[5]
8

root canal therapy *or* **treatment** *n term* *abbr* **RCT**

endodontic treatment including complete extirpation of the pulp[1], disinfection, and filling of the canal

» *Common errors in canal preparation include incomplete debridement[2], lateral and apical perforation. The working length of the root canal can be determined[3] radiographically. In RCT, curved canal preparation is associated with a significant risk of perforation.*

Use to clean/shape[4]/sterilize/flare[5] [fleɚ]/fill/seal[6] [iː] ***the root canal*** • ***root canal*** instrumentation *or* preparation[7] / irrigation[8] / filling[9] / cement / seal *or* obturation

Wurzel(kanal)behandlung
Vitalexstirpation, Pulpektomie[1]
Säuberung, Debridement[2]
bestimmt[3] Wurzelkanal
aufbereiten[4] Wurzelkanal
erweitern[5] Wurzelkanal dicht
verschließen/ abdichten[6]
Wurzelkanalaufbereitung[7]
Wurzelkanalspülung[8]
Wurzel(kanal)füllung[9]
9

(endodontic) access [ækses] **cavity** *n term*

the objectives[1] of access cavity preparation are to remove the entire roof of the pulp chamber[2] so that the pulp chamber can be debrided and to enable the canals to be located and instrumented[3] by providing direct straight line access[4] to the apical third of the root canals[5]

» *The size and shape of the access cavity should harmoniously reflect each tooth's shape and canal locations. If the access cavity size is too small, limited vision results in more missed canals[6] and perforations.*

Use upper premolar ***access cavity*** • ***access cavity*** preparation / design / size / shape

Wurzelkanalzugang, (endodontische) Zugangskavität
Zielsetzungen[1] Pulpakammerdach[2]
aufbereitet, instrumentiert[3]
geradliniger Zugang[4]
apikales Wurzelkanaldrittel[5]
übersehene Wurzelkanäle[6]
10

root canal preparation *n MeSH* *sim* **chemomechanical** [kiːmoʊ-] **preparation[1]** *n MeSH*

techniques of RTC preparation include the stepback[2], stepdown[3], balanced force[4], and modified crown-down technique[5]

» *Chemomechanical preparation of the root canal system[6], which includes both mechanical instrumentation[7] and antibacterial irrigation[8], is chiefly directed toward the elimination of micro-organisms[9]. Rotary preparation[10] has several advantages over hand preparation[11].*

Wurzelkanalaufbereitung
chemomechanische Wurzelkanalaufbereitung[1] step-back Technik, konische W.[2] step-down T., koronal-apikale W.[3] balanced-force Methode[4] modifiz. crown-down Technik[5] Wurzelkanalsystem[6]
mechanische Instrumentierung[7]
antibakterielle Spülung[8]
Beseitigung von Mikroorganismen[9]
maschinelle (rotierende) WK-Aufbereitung[10]
Handaufbereitung[11]
11

(endodontic) working length [leŋθ] *n term*

distance from a reference point on the crown to the endpoint of root canal therapy[1]

» *Working length determination[2] should be carried out using a combination of radiography and an apex locator[3].*

Arbeitslänge, Aufbereitungstiefe
apikaler Endpunkt der Wurzelkanalaufbereitung[1]
Arbeitslängenbestimmung[2]
Apexlokalisator[3]
12

canal transportation *n term*

rel **zipping[1], ledging[2]** *n jar*

preparation error[3] which can occur during shaping of the root canal, e.g. coronal narrowing usually caused by apical transportation[1] which results in an hourglass[4] canal

» *Zip-and-elbow formation and other well-described preparation outcomes such as ledges or excessive thinning of canal walls are all possible results of canal transportation. In a curved canal straightening[5] [eɪt] of the reamer [iː] can cause elbow formation[6]. Ledging may cause instruments to stop short of length[7] and needs to be filed away[8].*

Use to avoid / apical ***zipping*** • to bypass[9] a ***ledge***

Kanalverlagerung
apikale Trichterbildung[1]
Stufenbildung[2]
Aufbereitungsfehler[3]
sanduhrförmig[4] Rückstellung[5]
iatrogene(r) Engstelle/
Isthmus, Kanaleinengung[6]
vor dem Kanalende[7]
abgefeilt[8] Stufe umgehen[9]
13

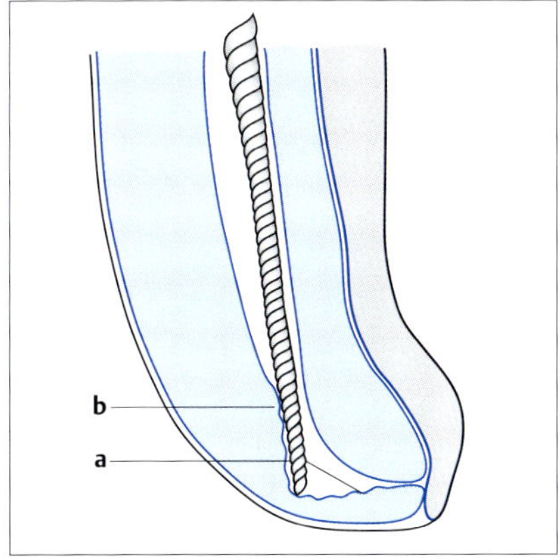

a zipping
b elbow formation

apical perforation *n term*

sim **furcal** [ɜː] *or* **furcation perforation[1]** *n term*

mostly due to instrumentation errors in canal preparation (inappropriate working length, etc.)

» *Root perforation may occur during preparation of access cavities, coronal shaping and during post-space preparation[2]. Apical perforation may be salvaged[3] [ɪdʒ] by vertical filling[4], if this is unsuccessful apicectomy [sek] must be performed. Lateral perforation[5] is more likely to occur if there is poor access[6].*

Use root / lateral[5] / strip[7] ***perforation*** • ***perforation*** site / repair (material)

apikale Perforation, Wurzelperforation im apikalen Bereich
Furkationsperforation[1]
Stiftkanalbohrung[2] behoben[3]
vertikale Kondensation[4]
(schlitzförmige) laterale
Perforation[5] schlechter Zugang[6]
Schlitzung, Wurzelperforation
(a. d. Innenkurvatur d. Kanal-
aufbereitung)[7]
14

root canal obturation *or* **filling** *n MeSH*

rel **condensation[1]** *n term*

dense filling[2] (usu. with gutta-percha [gʌtə pɜːrtʃə]) of the prepared canal to provide a hermetic seal[3] [iː] against bacteria (esp. at the apex and in the coronal region)

(micro)condenser[4] *n term* • **obturate[5]** *v* • **under/ overfilling[6]** *n*

» *Once the GP master point[7] is fitted to length and demonstrates a slight resistance to withdrawal (tug-back), accessory [ks] points[8] are inserted alongside the master point and compacted laterally against the sides of the canal walls with a spreader[4] until the canal is sealed. Vertical compaction[9] uses heat to produce a homogenous obturation[10] that adapts well to the canal walls.*

Use poorly / densely /un***obturated*** • ***obturation*** core / material • voids in the[11] ***obturation*** • cold / warm / thermomechanical[12] [k]/ lateral[13] / vertical[9] ***condensation***

Wurzelkanalfüllung
Kondensation, Verdichtung[1] Aus-, Abfüllen[2] randdichter Verschluss[3]
Plugger, (Wurzelkanal)Stopfer[4]
abfüllen, verdichten, kondensieren[5]
Unter-/ Überfüllung[6] Guttapercha-Hauptstift[7] akzessorische Stifte[8]
vertikale Kondensation[9] homogene Füllung[10] Hohlräume nach Verdichten der Füllung[11] thermomechanische Kondensation[12]
kalte laterale Kondensation[13]
15

apical leakage [liːkɪdʒ] *n term* *rel* **seepage[1]** [siːpɪdʒ] *n term*

incomplete seal at the apex permitting influx[2] of tissue fluids that may harbor[3] bacteria

weeping [iː] **canal[4]** *n jar*

» *Poorly obturated canals which contain voids[5] and therefore lack a proper seal are prone [oʊ] to[6] apical leakage. A weeping canal[4] can also be the result of over-instrumentation[7].*

apikales Leakage
Durchsickern[1] Eindringen[2]
beherbergen[3] undichter Kanal[4]
Hohlräume[5] neigen zu[6]
Überinstrumentation[7]
16

vertical root fracture *n term* *syn* **split** *or* **cracked tooth** *n jar & clin*

longitudinal fracture of the root extending coronally which may occur as a serious complication of endodontic treatment

» *Although vertical root fracture of endodontic origin is an infrequent event, the consequent tooth loss makes it a significant clinical concern. Fractures in the coronal third are best treated by extraction of the coronal fragment and RCT[1] of the remnant root[2].*

Use postendodontic ***vertical root fracture*** • horizontal / apical / lingual / crown-[3]/ intra-alveolar ***root fracture*** • traumatic (tooth) / cusp / mesio-distal / (endodontic) post / instrument ***fracture*** • ***root*** cracking / splitting / resorption[4]

vertikale Wurzelfraktur
Wurzel(kanal)behandlung[1]
Restwurzel[2]
Kronen-Wurzel-Fraktur[3]
Wurzelresorption[4] 17

pulpectomy *n MeSH* *sim* **pulpotomy[1]** *n MeSH*

complete removal of the dental pulp; in pulpotomy the infected portion of the pulp tissue is removed

» *If conditions are favorable pulpectomy is the treatment of choice[2] for nonvital pulps.*

Use large canal / primary tooth ***pulpectomy*** • emergency / shallow[3] / Nd:YAG laser ***pulpotomy***

Pulpektomie, Vitalexstirpation
Vitalamputation, Pulpotomie[1]
Behandlung der Wahl[2]
hohe Vitalamputation[3] 18

apic(o)ectomy [eɪpɪsek-||-koʊektəmi] *n MeSH* *syn* **root(-end) resection** *n term*

surgical cleansing and removal of the tip of the root and the surrounding infected tissue of an abscessed tooth

» *Apicectomy is a second-line surgical adjunct[1]* [ædʒʌŋkt] *used after failure of or as a supplement to[2]* [ʌ] *orthograde* [eɪ] *endodontics[3].*

Use molar / second *or* revision [ɪʒ] ***apicectomy*** • ***apicectomy*** site

Wurzelspitzenresektion
chirurgische Hilfsmaßnahme[1]
Zusatz/ Ergänzung zu[2]
orthograde Wurzelkanalfüllung[3] 19

root-end filling *n term* *syn* **retrofilling** *or* **reverse filling** *n term*

retrograde placement (via a periodontal approach) of filling material into the surgically exposed and prepared apex to achieve a hermetic seal

overfill[1]/ underfill[2] *n & v term*

» *An apicoectomy with retrosurgical filling[3] was performed.*

Use dense / old[4] / amalgam ***root filling*** • ***root-end*** filling material

retrograde Wurzelkanalfüllung
Überfüllung; überfüllen[1]
Unterfüllung; unterfüllen[2]
retrograde Wurzelfüllung[3]
alte Wurzelfüllung[4] 20

root amputation *n term* *rel* **hemisection[1]**, **bicuspidation[2]** [baɪkʌsp-] *n term*

removal of one or more roots of a multi-rooted tooth, while the remaining root canal(s) is/are treated endodontically; radectomy, radisection, radisectomy and radiectomy are dated synonyms

» *If a vertical root fracture traverses one root while the other roots are unaffected, the affected root may be amputated. Root amputation was followed by smoothing[3]* [uːð], *recontouring and restoration of residual[4] pulp cavities.*

Wurzelamputation
Hemisektion[1]
Prämolarisierung[2]
Glätten[3]
verbleibend[4] 21

42

Unit 42 Prosthodontics

Related Units: 40 Restorative Dentistry, 39 Cosmetic Dentistry, 43 Dental Implantology, 41 Endodontics, 35 Periodontics

prosthodontics [prɒːsθədɒːntɪks] *n MeSH* *syn* **prosthetic** [e] **dentistry** *or* **prosthodontia** [dɒːnʃ(ɪ)ə] *n term*

restorative dentistry focused on the construction of artificial substitutes[1] for lost or missing teeth to restore function, cosmetic appearance, comfort, etc.

prosthodontist[2] *n term* • **(dental) prosthetist** [prɒːsθətɪst] *or* **denturist[3]** *n*

» *The stability and longevity[4]* [dʒe] *of a prosthesis* [iː] *are key factors in implant prosthodontics[5].*

Use ***prosthodontic*** dentistry / specialist / training / clinic / status / adjustment[6] [ʌ] • ***prosthodontic*** treatment / (after)care / materials / design / rehabilitation / complications • removable (partial) / fixed ***prosthodontics***

zahnärztliche Prothetik
künstlicher Ersatz[1] Spezialist(in) für zahnärztliche Prothetik[2]
Spezialist(in) für zahntechnische Prothetik, Zahntechniker(in), *(schw.)* Zahnprothetiker(in)[3]
Dauerhaftigkeit[4]
Implantologieprothetik[5]
Prothesenanpassung[6] 1

dental prosthesis [-θiːsɪs] *n MeSH, pl* **-es**
syn **dentures** [dentʃɚz] *n MeSH clin usu pl* → U10-8

various types of removable[1] or fixed[2], partial[3] or complete[4] replacements for teeth

(pre-)prosthetic [e] *adj term* • **overdenture**[5] *n* • **denturist** *n*

» *The design of the prostheses in these patients was changed to bar-clip retention[6]. Effective denture replacement uses dental implants as anchors thereby eliminating the need for denture adhesives [iː].*

Use to require/place/ insert ***a prosthesis*** • removable (*abbr* RDP) *or* detachable[1] [tʃ] / fixed[2] (*abbr* FDP)/ maxillary / provisional[7] / permanent / 12-unit[4] ***(dental) prosthesis*** • cantilever(ed) [iː] / telescopic ***prosthesis*** • ***prosthesis*** stability / retention[8] • ***prosthetic*** superstructure[9] / examination / substitution[10] • well-fitting / ill-fitting[11] / upper / lower / (removable) partial[3] / complete *or* full[4] / tooth-retained / implant-retained ***dentures*** • swinglock[12] / overlay[5] / dysjunct [dʒʌ]/ two-part[13] / wax-up ***denture*** • ***denture*** wearer[14] [eɚ] / care / cleaner / base / repair / stomatitis [aɪ]

Zahnprothese, -ersatz, künstliches Gebiss
abnehmbarer Zahnersatz[1]
festsitzender Zahnersatz[2]
Teilprothese[3] Total-, Vollprothese[4]
Deckprothese, Coverdenture[5]
Stegverankerung[6] provisor.
Prothese, Interimsprothese[7]
Prothesenhalt, -haftung, -retention[8]
Suprastruktur, -konstruktion[9]
prothetischer Ersatz[10]
schlechtsitzende Zahnprothese[11]
Schwenkriegelprothese[12]
kombinierte Prothese[13]
Prothesenträger(in)[14] 2

(dental) plates [eɪ] *n clin & inf usu pl* *sim* **uppers**[1] *n inf pl*

colloquial term (derived from denture plates) for a full set of false teeth

» *Rinse your dentures and dental plates well before you wear them. Dentures and plates need to fit well. Ill-fitting partial dental plates can irritate the gum tissue and the jaw bone causing ulcerations. Dental implants can be used to anchor removable dental plates or can replace them altogether. He lost his lower dentures and I fear this could happen with his uppers too.*

Total-, Plattenprothese
Oberkieferprothese[1]
3

bridge [brɪdʒ] *n term* *sim* **bridgework**[1] *n MeSH*

fixed or removable prosthesis replacing one or more missing crowns; anchored [k] to[2] adjacent [dʒeɪs] teeth by caps[3]

» *The two key concerns[4] in bridgework are retention and support. The temporary bridge[5] was relined[6] [aɪ] at chairside[7].*

Use to seat[8] [iː]/construct ***a bridge*** • fixed[9](-fixed) / fixed-movable/ removable / chairside / resin-bonded *or* Maryland[10] ***bridge*** • (direct-)cantilever[11] / spring cantilever[12] / precision [sɪʒ] attachment[13] / cemented / two-part / enamel-retained / implant-supported / fiber-reinforced composite / screw-retained ***bridge***

Brücke
Brückenersatz[1] verankert[2] Kronen,
Brückenanker[3] Hauptkriterien[4]
provisorische B.[5] unterfüttert[6]
am Behandlungsstuhl[7] Brücke
einpassen[8] festsitzende B.[9]
Adhäsiv-, Klebebrücke[10] Freiend-,
Extensionsbrücke[11] Freiendbrücke
m. Resilienzgeschiebe[12]
Brücke mit Geschiebe[13] 4

pontic [pɒːntɪk] *n MeSH* *syn* **dummy** [dʌmi] *n inf & jar*

artificial tooth on a partial denture which is suspended from the abutments[1]

» *In direct cantilever bridges the pontic is anchored[1] at one end of the edentulous span[2] only. Ridge [dʒ] lap pontics[3] which make only minimal contact with the buccal [ʌ] ridge are most popular.*

Use full ceramic / porcelain-fused-to-metal / (modified) ridge-lap[3] / cantilevered / sanitary *or* hygienic[4] [haɪdʒiːnɪk] ***pontic*** • intracoronally supported / premolar / saddle[5] / ovate[6] ***pontic*** • ***pontic*** tooth / design[7] • single-***pontic*** brigdework

(Brücken)Pontik, Zwischenglied
durch Brückenanker befestigt[1]
zahnloser Bereich[2] kammüber-
lappend(er) Zwischenglied(s)[3]
Schwebe(brückenzwischen)glied,
unterspülbares Zw.[4] sattelförmiger
Pontik[5] eiförmiges Zwischenglied[6]
Brückenglieddesign[7] 5

(denture) retainer [eɪ] *n term* *sim* **clasp**[1] [klæsp] *n MeSH*

attachment (caps or clasps) stabilizing the pontic(s) by engaging[2] [eɪdʒ] the undercut[3] of the abutment tooth[4]

» *Pontics are joined to retainers by a rigid[5] or non-rigid[6] connector[7]. Bar clasps[8] consist of two or more arms or bars[9] projecting from the connector[7] to opposite sides of the abutment; the retentive bar[10] usually terminates[11] in the gingival area of the tooth.*

Use restoration / partial-coverage / free-standing / magnetic / female[12] ***retainer*** • infrabulge *or* roach[8] [roʊtʃ]/ circumferential[13] / continuous[14] / extended / unsightly[15] [aɪt] ***clasp*** • gingivally [dʒ] approaching[16] [oʊtʃ]/ hidden / wrought [rɒːt] gold[17] / cast cobalt[18] ***clasp***

Halteelement
Klammer[1] umgreifen[2] unter sich
gehender Bereich[3] Pfeilerzahn[4]
starr[5] beweglich[6] Verbindungs-
element[7] Roachklammer(n)[8]
Klammerarme[9] Halteelement[10]
endet[11] Matrize[12] Ring-, E-, Akers-
klammer[13] fortlaufende K.[14]
unästhetische K.[15] Zahnfleisch-
klammer[16] gebogene Gold-
klammer[17] Kobaltgussklammer[18] 6

(denture) precision [priːsɪʒᵊn] **attachment** [ətætʃmᵊnt] *n MeSH*

specially designed fixation of a removable bridge hiding the attachment to the abutment teeth

» *The restoration was held in place by a screwed[1] [skruːd] precision attachment at the dental abutment.*

Use intracoronal[2] / extracoronal / magnet / vertical easy-ball / friction retained / titanium ***precision attachment*** • ***precision attachment*** removable partial denture (RPD) / system / restorations / pin

Präzisionsverankerung, Präzisionsgeschiebe
verschraubt[1]
intrakoronales
Präzisionsgeschiebe[2]
7

cantilever (fixed) prosthesis [iː] *n term*

restoration supported by one fixed support at only one of its ends

» *Masticatory forces induce high bending moments in cantilever beams[1] [iː]. The prosthesis was cantilevered 20 mm from the centerline of the distal abutment. The number and distribution of cantilever occlusal contacts influences bolus[2] placement.*

Use screw-retained / adhesive / implant-borne / removable[3] / mandibular[4] / overdenture ***cantilever prosthesis*** • ***cantilever*** unit / joint[5] / bridge / pontic / length[6] [leŋθ]/ load / arm / extension[6]

Freiendprothese
Freiendsattel[1] Bissen, Bolus[2]
herausnehmbare Freiendprothese[3]
UK-Freiendprothese[4]
auskragendes Geschiebe/ Verbindungsstück[5]
Länge der Freiendprothese[6]
8

telescopic coping [koʊpɪŋ] *n term* → U40-17

outer crown attached to a metal thimble[1] [θɪ-] inserted on the prepared abutment tooth to anchor removable bridges, partial prostheses, etc.

» *The design of the telescopic copings must be parallel to allow for maximum frictional retention[2]. The provisional [ɪʒ] prosthesis[3] is designed to seat and unseat[4] telescopically.*

Use ***telescopic*** crown[5] / abutment / bridge[6] / anchoring [k] • (in)direct / tapered[7] [eɪ]/ square[8] ***coping*** • ***coping*** design / screw[9] / interface / strain

Außen-, Sekundärkrone, Außenteleskop
Metallkappe, Innenkrone[1]
Friktionshaftung[2]
Interims-, provisorische Prothese[3]
sich abnehmen lassen[4]
Teleskopkrone[5] Teleskopbrücke[6]
Konuskrone[7]
parallelwandige Teleskopkrone[8]
Teleskopschraube (kfo.)[9]
9

abutment [ʌ] (tooth) *n MeSH*

natural tooth or implant providing anchorage[1] [æŋkɚɪdʒ] and support[2] for fixed or removable restorations

» *When occlusal load is applied to this free-end saddle the abutment tooth may move. A retainer is cemented to the abutments to provide retention for the prosthesis.*

Use ***abutment tooth*** preparation / model / movement / mobility / overloading / reinforcement / loss • auxiliary [ɒːgzɪl-]/ intermediate / isolated[3] / splinted[4] ***abutment*** • bridge / pier[5] [pɪɚ]/ terminal[6] [ɜː] ***abutment*** • ***abutment*** anchor[7] / connection / cylinder / head / screw[8] [uː]/ height [haɪt]/ length

Pfeiler(zahn), Stützpfeiler, Anker
Verankerung[1]
Abstützung[2]
Einzelpfeiler[3]
geschienter Pfeiler[4]
Zwischenpfeiler[5]
Endpfeiler[6] Stützanker[7]
Distanzhülsenschraube (*impl.*)[8]
10

overdenture *n MeSH* *syn* bar joint *or* overlay denture *n MeSH*

complete denture on soft tissue and natural teeth adapted and fitted with short or long copings, locking devices[1], or connecting bars[2] to optimize denture fit and retention

» *We recommend 3-mm abutments to avoid excessive overdenture bulk[3] [ʌ].*

Use implant-supported[4] / interim / removable / bar-type[5] / clip-to-bar ***overdenture*** • ***overdenture*** placement / attachment / wearers / support / failure [feɪljɚ]/ abutment • mandibular / cast titanium ***overlay denture***

Deck-, Hybridprothese, Coverdenture
Verschlussmechanismen[1]
Stege[2] Masse, Volumen[3]
implantatgetragene Deckprothese[4]
Deckprothese mit Steg-geschiebe[5]
11

42

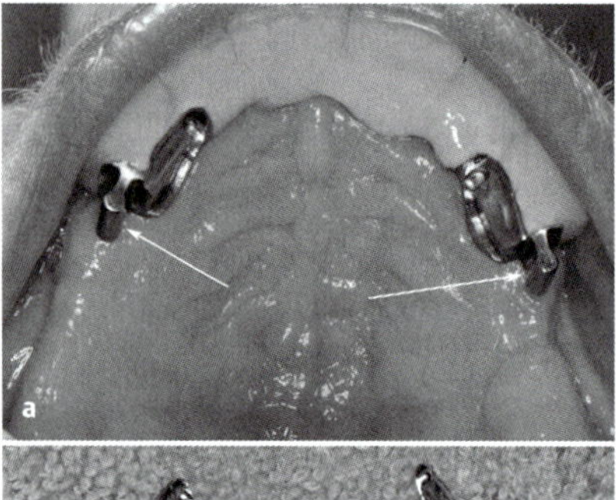

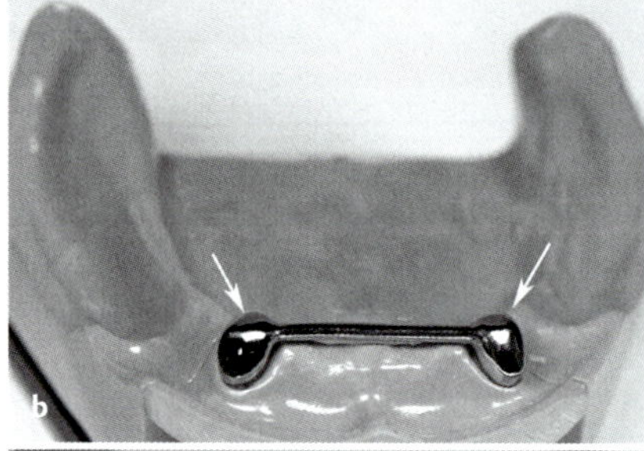

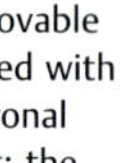

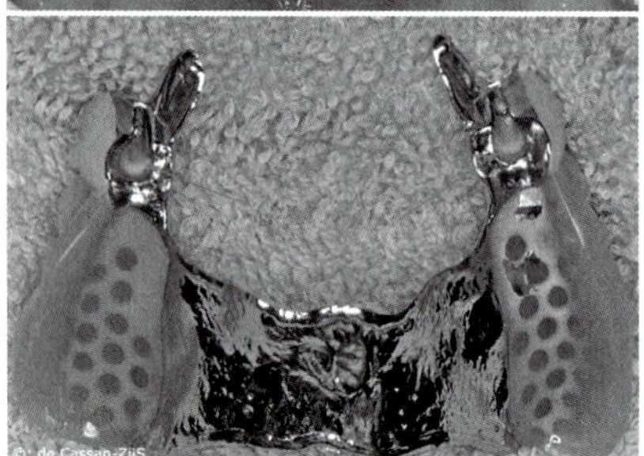

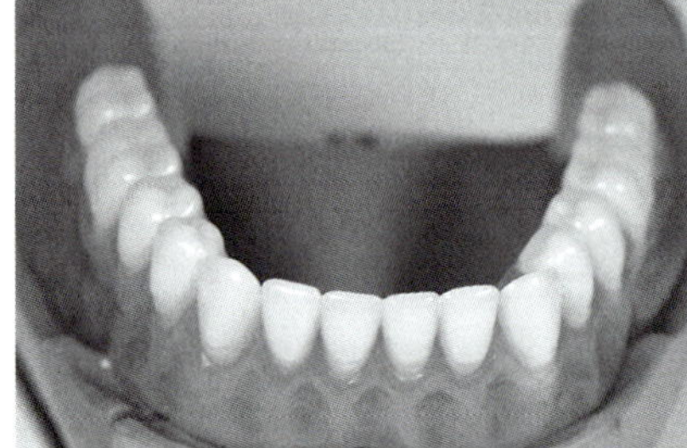

a Partial removable denture fixed with an extracoronal attachment; the arrows indicate the male retainers in the upper view and the female connectors in the lower one.

b The final overdenture (below) is secured to the endodontic pins (arrows) with a bar clip (above).

tooth-borne [bɔːrn] *adj term* *syn* **tooth-supported** *adj term*

underlying structure or tissue bearing [eɚ] the occlusal load on the restoration

implant-supported[1] *adj term* • **tissue-** *or* **mucosa-borne**[2] *adj*

» *Then the tooth-borne segment of the prosthesis is removed from the preparation.*

zahngestützt
implantatgestützt[1]
schleimhautgetragen[2] 12

set-up *n term* *syn* **wax-up** [wæksʌp] *n term* → U31-10

arrangement of artificial teeth on a trial [traɪəl] denture base[1] or a wax base plate[1]

» *The preliminary*[2] *set-up is tried in the mouth and adjusted for function and esthetic needs. Now a preliminary try-in of the wax-up trial denture can be performed.*

Use (maxillary) denture / wax diagnostic[3] / trial / provisional / esthetic orthodontic ***setup*** • (functional/ pre-surgical) diagnostic[3] ***wax-up***

Wachsaufstellung
Basisplatte, individueller Abformlöffel[1] provisorisch[2]
diagnostisches Set-up[3] 13

occlusal (registration [redʒ-]**) rim** *n term* *syn* **record rim** *n*, *rel* **record base**[1] *n term*

structure with occluding surfaces attached to permanent or temporary denture bases, used for recording[2] the relation of the maxilla to the mandible and for positioning the teeth

» *The occlusal rim must be centered buccolingually over and parallel to the residual ridge crest. Prosthetic teeth are placed on occlusion rims for a wax try-in appointment*[3] *with the patient.*

Use to fabricate/trim/adapt/try in ***the occlusal rim*** • wax / acrylic / adjusted / posterior[4] ***occlusal rim*** • mandibular[5] / wax-relined / well-fitting ***record base***

Bisswall
Bissschablone[1]
Aufzeichnen[2]
(Termin für) Wachseinprobe[3]
hinterer Bisswall[4]
Unterkiefer-Bissschablone[5] 14

try-in [traɪ ɪn] *n term* *sim* **mock-up**[1] [mɒːkʌp] *n term*

checking the fit and esthetic appearance [ɪɚ] of a dental restoration or appliance [aɪ]

» *At the try-in stage the esthetic result is more predictible and easily modified. We employ a surgical template*[2] *constructed from the original prosthetic diagnostic try-in*[3]*. Mock-up for esthetic assessment*[4] *proved helpful.*

Use wax / framework[5] / preliminary / final ***try-in*** • ***try-in*** procedure / appointment[6] / gel / photograph • wax / composite / diagnostic ***mock-up***

An-, Einprobe
Anprobe zur ästhet. Diagnostik[1]
chirurgische Schablone[2]
diagnost. Wachseinprobe[3]
ästhetische Diagnostik[4]
Anprobe des Prothesengerüsts[5]
Einprobetermin[6] 15

fit *n & v term*

(n) adaptation of inlays or dentures to the cavity preparation and denture seat [iː], respectively[1]

custom-fit[2] [ʌ] *adj term* • **press-fit**[3] *n* • **machined-fit** *adj*

» *Overload*[4] *was due to poor interface fit between the prosthesis and the abutment. The patients found that their new dentures fit comfortably. The undercuts were adapted to allow as snug* [ʌ] *a fit as possible*[5]*. The clinical fit was satisfactory.*

Use to ensure [ɪnʃʊɚ] exact ***fit*** • accurate / good / poor / acceptable ***fit*** • tension-free[6] / (im)proper / (non)passive / marginal[7] [dʒ]/ framework[8] / friction(al)[9] [kʃ] ***fit***

Sitz, Passgenauigkeit; (an-, ein)passen, sitzen
bzw.[1] individuell angefertigt[2]
Presspassung[3] Über(be)lastung[4]
möglichst guten Sitz[5]
spannungsfreier Sitz[6]
Randschluss[7]
Sitz des Prothesengerüsts[8]
Friktionspassung[9] 16

denture base [beɪs] *n MeSH*

part of a complete or partial prosthesis resting on the basal seat

rebase[1] [eɪ] *v term* • **baseplate**[2] [eɪ] *n*

» *The role of the tongue* [tʌŋ] *is a key factor to be considered in denture base management. The mechanical strength of acrylic denture base resin proved inadequate.*

Use to fabricate/seat[3] ***a base*** • tooth-borne / mucosa-borne ***base*** • record[4] / trial [traɪəl] *or* temporary[5] / final / polymer-ceramic / acrylic-resin[6] ***base*** • ***denture base*** contour / (lining) material / resin • wax / titanium foil / preformed[7] / inert[8] [ɜː]/ palatal ***baseplate***

Prothesenbasis
(indirekt) unterfüttern[1]
Basisplatte[2]
Prothesenbasis einpassen[3]
Bissschablone[4] Basisplatte, individueller Abformlöffel[5]
Kunststoff-, Akrylatbasis[6]
konfektionierte Basisplatte[7]
biologisch inaktive Basisplatte[8] 17

42

saddle *n term* *rel* **rest area** *or* **seat**[1] [siːt] *n term*

part of a denture that rests on and covers the edentulous segment; the extensions on the abutment teeth are termed rests

» *A device*[2] [-aɪs] *that allows movement between the saddle and the retaining unit of a partial denture is termed a stress breaker*[3] [eɪ].

Use uni- *or* bilateral [aɪ] free-end[4] / unilateral bounded[5] [aʊ]/ anterior bounded ***saddle*** • occlusal / cingulum [sɪŋ-]/ lingual[6] ***rest***

Prothesensattel
Prothesenlager[1] Vorrichtung[2]
Druckbrecher[3] beidseitig freiendender Prothesensattel[4]
einseitig begrenzter Prothesensattel[5]
linguale Auflage[6] 18

(denture) flange [flændʒ] *n term*

part of the denture base which extends from the dental cervix[1] [sɜːrvɪks] beyond the maximum bulbosity[2] [ʌ] of the ridge [rɪdʒ]

flanged *adj term*

» *The use of a labial flange on the overdenture helps provide adequate lip support. Dentures may be fully or partially flanged[3] or have no flange at all (e.g. open face crowns[4]).*

Use labial [eɪ]/ lingual / buccal [bʌkəl]/ removable / top ***flange*** • wax / denture / titanium / implant ***flange*** • ***flange*** angles [ŋg]/ design • ***flanged*** prosthesis / implant

(vestibulärer) Prothesenrand
Zahnhals[1]
Wölbung[2]
teilweise mit künstlichem Zahnfleisch versehen[3]
Dreiviertelkronen[4]
19

anchorage [æŋkərɪdʒ] *n term* *rel* **anchor[1]** [æŋkɚ] *n & v term*

tooth or implant which retains a fixed or removable restoration

anchoring *adj & n term* • **(bone-)anchored[2]** *adj*

» *Two abutments (retentive anchor[3] and bar abutment[4]) are suitable for overdentures[5]. Retention of the prosthesis is unsatisfactory when it cannot be anchored to residual dentition[6].*

Use to provide / firm[7] / rigid [dʒ]/ stable [eɪ] ***anchorage*** • bar[4] / screw-retained[8] / mechanical ***anchorage*** • (implant) denture / retentive[3] / snap-in ***anchor*** • ***anchor*** system / member / fabrication • ***anchorage or anchoring*** device / attachment[9] / band clasp[10] / screw / cap / crown / tooth[11]

Verankerung, Halt
Anker; verankern[1]
enossal verankert[2]
Retentionszylinder, Knopfanker[3]
Stegverankerung[4]
Deckprothesen[5] Restgebiss[6]
feste Verankerung[7]
verschraubte Verankerung[8]
Ankergeschiebe[9] Ankerbandklammer[10] Pfeiler-, Ankerzahn[11] 20

denture retention [rɪtenʃən] *n term*

fixation of a removable partial denture by the use of clasps, indirect retainers[1], or precision attachments

retain[2] [eɪ] *v term* • **retaining** *adj* • **retainer[3]** *n* • **retainerless** *adj*

» *This is an extracoronal slide [aɪ] attachment[4] with a spring-activated[5] universal joint hinge[6] [dʒ] and adjustable retention. Long-lasting adequate retention and good serviceability are the key goals[7] [oʊ] that should be achieved by any attachment system[8].*

Use magnet(ic) / mechanical / lingual screw / bar-and-clip / adhesive[9] [iː]/ (in)adequate / frictional[10] ***retention*** • lack / type / degree / loss ***of retention*** • ***retention*** base / point / device / aid / buffer [ʌ]/ groove[11] [uː] • ***retention*** hole / clasp[12] / clip / bead[13] [iː]

Prothesenhalt, -retention, Prothesenhaftung
Sekundäranker[1]
(fest)halten; erhalten[2]
Halte-, Retentionselement[3]
extrakoronales Geschiebe[4]
aktivierbar[5] Scharnier[6]
Hauptziele[7] Ankersystem[8]
adhäsive Befestigung[9]
Friktionshaftung[10]
Retentionsrille[11] Retentionsklammer[12] Retentionsperle[13] 21

multiple-tooth splint *n term*

two or more teeth joined into a rigid [dʒ] unit[1] by means of restorations or appliances

splint[2] *n & v term* • **splinting** *n*

» *The premolar and anterior teeth were splinted together with a fixed partial denture.*

Use resin / acid etch cemented / anchor / cap[3] / functional / interdental / wire[4] ***splint*** • nonrigid / temporary[5] ***splint*** • ***splint*** fixation / guard[6]

Zahn(verbindungs)schiene
starre/ verblockte Einheit[1]
Schiene, schienen, verblocken[2]
Kappenschiene[3]
Draht(bogen)schiene[4] temporäre Schiene[5] Zahnschutz[6] 22

(dental) bar *n term*

metal segment for connecting parts of dentures

» *The final overdenture may be secured[1] [sɪkjʊɚd] with a bar clip[2], magnets, or snaps[3].*

Use connector / extension / parallel-sided[4] / cantilevered / horseshoe-shaped[5] ***bar*** • hand-carved[6] / milled precision[7] / preformed / Dolder[8] ***bar*** • ***bar*** anchorage[9] / splint / connector / joint[10] / bridge / denture • ***bar***-retained[11] /-borne[11] /-clip retention[9] /-type superstructure

Steg
fixiert[1] Stegreiter[2]
Retentionselemente[3] parallelwandiger Steg[4] hufeisenförm. Steg[5]
individuell gefräster Steg[6]
gefräster Präzisionssteg[7]
Dolder-Steg[8] Stegverankerung[9]
Steggelenk[10] steggestützt[11]
23

connector *n term* *syn* **connecting** *or* **connective element** *n term*

part of a partial denture linking its components; lingual[1] and palatal bars[2] or plates are termed major [meɪdʒɚ] connectors[3]

» *Clasps, indirect retainers, and occlusal rests[4] linking the major connector or base of a partial denture to other units of the prosthesis are also called minor [aɪ] connectors[5].*

Use bar / female[6] [iː]/ male[7] [eɪ]/ major / intramobile / cantilever ***connector*** • ***connecting*** wire [waɪɚ]/ arm

Verbindungselement, Verbinder
(Sub)lingualbügel[1]
Palatinal-, Gaumenbügel[2]
große Verbinder[3]
Okklusalauflagen[4]
kleine Verbinder[5]
Matrize[6] Patrize[7] 24

reline [v rɪlaɪn||n rɪlaɪn] *v & n MeSH* *sim* **rebase**[1] [eɪ] *v & n MeSH*

(v) to resurface[2] [ɜː] the tissue side of a prosthesis to achieve a more accurate fit

» *Although rebasing is often used synonymously with relining, it refers to refitting dentures by replacing the base material[3]. Adjustment [ʌ] or reline was performed 1 month postoperatively. Two patients had the prosthesis rebased twice. Two millimeters of soft liner[4] is sufficient to cushion[5] [ʊ] the hard denture base.*

Use wax / need for ***relining*** • ***reline*** jig[6] [dʒɪg] • ***rebase*** treatment / material

direkt unterfüttern; direkte Unterfütterung
indirekt unterfüttern; indirekte Unterfütterung[1] neu gestalten[2]
Ersetzen d. Abformmasse[3]
Calciumhydroxid, Liner[4] polstern[5]
Unterfütterungsgerät[6] 25

Unit 43 Dental Implantology

Related Units: 44 Oral Surgery, 45 Maxillofacial Surgery, 42 Prosthodontics, 35 Periodontics, 21 Surgical Treatment, 49 Plastic Surgery, 50 Grafts & Flaps

osseointegration *n MeSH*

direct contact of bone to implant surface encouraging [ɜː] osteoconduction[1] [ʌ] and/or new bone formation (osteoinduction[2]) thus resulting in stable [eɪ] anchorage[3] [æŋkərɪdʒ] of implants in the jaw [dʒɒː] bone

osseointegrate *v term* • **osseointegrated** *adj*

» *Direct bone support of the implant body[4] without encapsulation by connective tissue[5] at the microscopic level is termed osseointegration, the basic concept in dental implantology.*

Use to accelerate *or* enhance / (dental) implant / craniofacial / prosthesis / de***osseointegration*** • ***osseointegration*** procedure / protocol[6] / system / surgery • ***osseointegrated*** implant / surface • ***fibro-osseous*** integration / tissue (ingrowth) / lesion / ligament

Osseointegration
Osteokonduktion, Einwachsen des Knochens[1] Osteoinduktion, Knochenneubildung[2]
stabile Verankerung[3]
Implantatkörper[4]
bindegewebige Einscheidung[5]
Osseointegrationstechnik[6] 1

dental implant *n MeSH* *syn* **fixture** [fɪkstʃɚ] *n jar*, ***screw-in tooth** [uː] *n*

dental prosthesis [iː] the anchoring structure of which is surgically implanted underneath [iː] the mucosal or periosteal layer or in the jaw bone

implant *v term* • **implantation** *n* • **implant-borne**[1] *adj* • **peri-implant** *adj*

» *Dental implants are indicated above all in edentulous [-tʃələs] patients unable to retain dentures, single anterior tooth replacement, post-cancer and trauma [ɒː] surgery.*

Use to insert[2]/load[3] ***implants*** • subperiosteal / osseointegrated / single-tooth[4] ***implant*** • ceramic [səræmɪk]/ HA-coated[5] / immediate[6] / immediate load[7] / two-stage[8] / blade[9] [eɪ] ***implant*** • ***implant*** denture[10] [dentʃɚ]/ retention[11] / fixation[11] / material / shape[12]/ surface / healing[13] [iː]/ rehabilitation • standard / conical / self-tapping[14] ***fixture*** • ***fixture*** mount[15] / site / placement / stability / survival

Zahnimplantat, dentales Implantat, Fixtur
implantatgestützt, -getragen[1]
Implantate einbringen[2]
Implantate belasten[3] Einzelzahnimplantat[4] HA-beschichtetes Implantat[5] Sofortimplantat[6] sofort belastbares Implantat[7] zweizeitig eingebrachtes Implantat[8] Blattimplantat[9] implantatgestützter Zahnersatz[10] Implantatverankerung[11] Implantatform[12] Implantateinheilung[13] selbstschneidende Fixtur[14] Einbringpfosten[15] 2

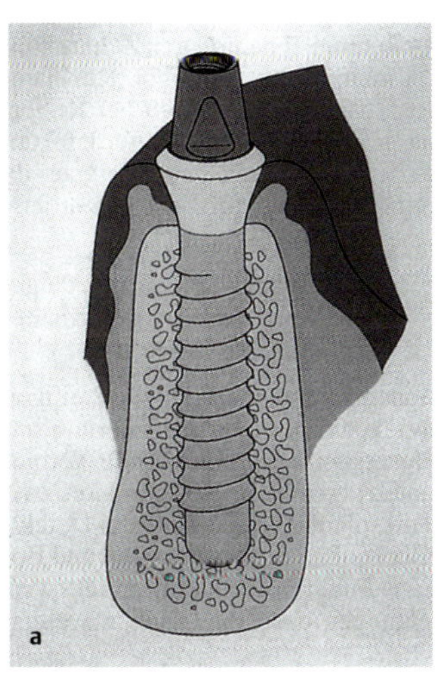

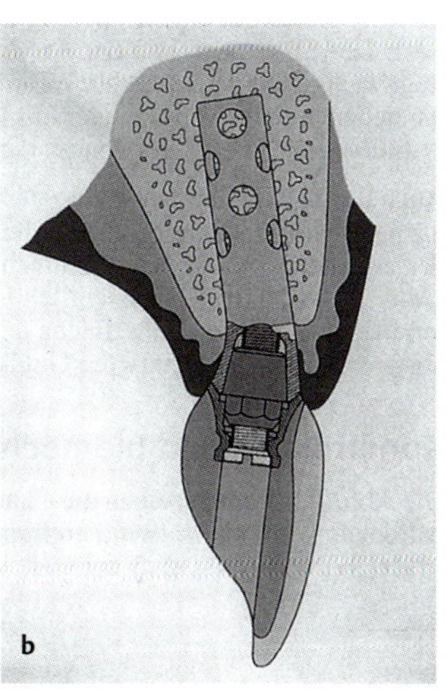

a screw type implant
b two-part hollow-cylinder implant

preimplant(ation) [iː] *adj term*

opposite **postinsertion**[1] [-sɜːrʃᵊn] *adj term*

postimplantation[1] *adj term* • **peri-implant(ation)** *adj*

» *What are the effects of postimplantation drug therapy on bone ingrowth*[2] *into porous* [pɔːrəs] *implants*[3]*? At 8 weeks postimplantation, HA-coated implants showed calcifying deposits.*

Use ***preimplant*** consultation / diagnosis / procedures • ***postinsertion*** maintenance[4] / irradiation[5] / period / adjustment[6] [dʒʌ]/ followup[7] • ***peri-implantitis***[8] [aɪ] / endosseous healing / osteogenesis / site / bone loss / bone regeneration

Präimplantations-, vor der Implantation
nach (der) Implantation[1]
Einwachsen des Knochens[2]
Implantat m. interkonnektierenden Poren[3] Implantatpflege[4] Bestrahlung nach Implantation[5] Korrekturmaßnahmen nach Implantation[6]
Verlaufskontrolle nach Implantation[7] Periimplantitis[8] 3

endosseous [endɒːsɪəs] **(dental) implant** *n MeSH*

implant into alveolar bone; types of dental implants include endosseous, subperiosteal, and intramucosal fixtures[1]; among the endosseous implants the root form, blade or plate form, and the ramus frame can be distinguished

» *Increasing use of endosseous dental implants has changed the character of preprosthetic surgery. An endosseous implant was inserted through the prepared root canal in order to increase effective root length.*

Use ***endosseous implant*** survival[2] / surface / system / treatment / placement[3] / integration / mobility[4]

enossales Implantat
intramuköse Implantate[1]
Haltbarkeit des enossalen Implantats[2]
Implantatinsertion[3]
Implantatmobilität[4] 4

submerged [səbmɜːrdʒd] **implant** *n term*

opposite **nonsubmerged implant**[1] *n term*

in two-stage implant procedures[2] the submerged fixture is covered with a flap[3] for approx. 4 months, while in the 1-stage technique the implant is not submerged and a connecting bar[4] is fitted within 2 weeks

» *Exposure*[5] [oʊʒ] *of the submerged implant and placement of the transmucosal attachment*[6] [ætʃ] *was performed 4 months after implant insertion.*

gedecktes / gedeckt einheilendes Implantat
transmukosal einheilendes Implantat[1] zweizeitige/ zweiphasige Implantation[2]
(Schleimhaut)lappen[3]
Verbindungssteg[4] Freilegung[5]
Distanzhülse *(z. transmukosalen Anbindung)*[6] 5

screw(-type) [skruː] **implant** *n term* *sim* **cylinder** [sɪl-] **implant**[1] *n term*

common type of implant with a round shaft which may be threaded[2] [θredɪd] and hollow inside

» *The long-term success rate of two-stage endosseous screw and cylindrical implants was significantly higher and good implant-to-bone contact was achieved.*

Use implanted ***screw*** • cylindrical[1] / hollow-screw[3] / two-part hollow-cylinder[4] ***implant*** • ***screw*** fastening[5] [s]/ joint[6] / loosening[7] / fixation / design / breakage / failure / tap[8] / access [ækses] channel • healing / locking[9] / abutment[10] [ʌ]/ cover[11] ***screw***

Schraubenimplantat
Zylinderimplantat[1] mit Gewinde versehen[2] Hohlschraubenimplantat[3] zweiteiliges Hohlzylinderimplantat[4] Anziehen der Schraube[5]
Schraubengelenk, -verbindung[6]
Schraubenlockerung[7] Gewindeschneider[8] Schluss-, Feststellschraube[9] Distanzhülsen-, Pfeilerschraube[10] Deckschraube[11] 6

43

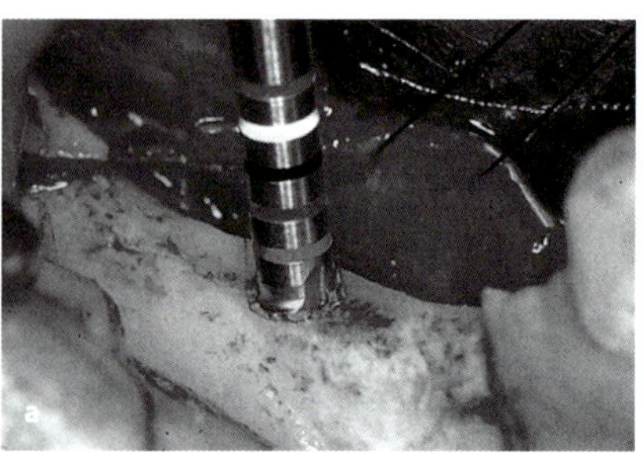

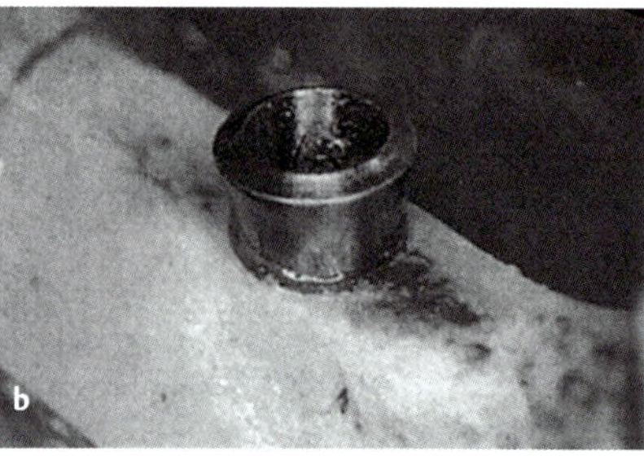

a Pretapping of the implant channel using a guide drill with a color-coded depth gauge
b Hollow-screw (HS) implant shortly after placement

host [hoʊst] **bed** *n term* *syn* **implant bed** *n term*

» *Preparation of the implant bed must be performed with great care to avoid thermal* [θɜːrmᵊl] *damage to the bony structures. Excessive bone-heating*[1] *was avoided by constant irrigation*[2]*.*

Use congruent / reinnervated ***host bed*** • ***implant bed*** response[3] / preparation

Implantatbett, -lager
Erhitzen des Knochens[1]
Spülung[2]
Reaktion des Implantatbettes[3] 7

guide drill [gaɪd drɪl] *n term* *syn* **pilot** [aɪ] **drill** *n term* → U22-20

small sized drill used for preparing a pilot implant channel[1] in the alveolar bone under sterile irrigation

» *A guide drill was used to establish[2] the fixture site and evaluate cortical bone quality. Place the guide rod into the pilot channel and slide the directional guide drill cylinder onto the guide rod and down to the tissue.*

Use ***pilot*** hole preparation[3] / osteotomy • surgical[4] ***guide*** • ***guide*** stent[5] / template[4] [templɪt]

Führungs-, Vorbohrer
Führungs-, Pilotkanal[1]
festlegen[2]
Pilotbohrung[3]
Führungs-, Bohrschablone[4]
Führungsschiene[5]
8

axial congruency [kɒːŋgrʊᵊnsi] *n term*
sim **axial parallelism[1]** *n term*

the implant bed must be prepared in proper alignment[2] [əlaɪn-] to provide proper seating[3] [iː] and relationships and avoid undesirable angulation[4] of the fixture

paralleling *adj term* • **parallel to** *adv*

» *For multiple implants the paralleling pin[5] is placed to obtain optimal axial congruency between implants, which are also aligned according to the adjacent* [dʒeɪs] *and opposing dentition[6].*

Use ***axial*** inclination[4] / loading[7] [oʊ]/ direction • ***paralleling*** guide[8] / technique[9] / pin[5]

axiale Kongruenz
Achsenparallelität[1]
(Aus)Richtung[2]
Sitz, Halt[3]
Achsenneigung[4]
Parallelisierstift[5]
Nachbar- und Gegenzähne[6]
axiale Belastung[7]
Parallelführungshalter[8]
Paralleltechnik[9]
9

depth [depθ] **demarcation** *n term*

colored line markings on the drill, trephine [triːfaɪn] mill[1] and depth gauge[2] [geɪdʒ] which help determine[3] correct length

» *The osteotomies for the implants are completed at the desired angle* [æŋgl], *predetermined width[4] and to the demarcated depth[5]. The depth-limiting feature[6] prevented accidental intrusion of the implant into the cranium* [eɪ].

Use ***depth*** drill / gauge[2] / discrepancy / profile • ***depth-limiting*** bur[7] [bɜːr]/ feature[6] [fiːtʃɚ]

Tiefenmarkierung
Trepanfräser[1]
Messlehre[2] bestimmen[3]
festgelegter Durchmesser[4]
markierte Bohrtiefe[5]
Tiefenanschlag[6]
Bohrer mit Tiefenanschlag[7]
10

tap [tæp] *n & v term* *syn* **thread** [θred] *n & v term*

(n) the process of threading or the resulting thread
(v) to cut a thread into a drillhole[1] or a screw

self-tapping[2] *adj term* • **pretapping** *n & adj*

» *Following preparation of the coronal aspect the implant channel is threaded with a thread-former[3] rotating at 50 rpm. Bottoming of the tap[4] must be prevented by all means. Implant instability may result from poor bone-tapping technique[5] or excessive countersinking[6].*

Use ***tapping*** maneuver [uː]/ placement • full depth / sequential[7] [-ʃᵊl] ***tappings*** • screw *or* threading[3] ***tap*** • channel[8] [tʃ] / hand ***threading*** • ***thread*** cutter[3] / profile / cleaner[9] / surface

Gewinde;
Gewinde schneiden
Bohrkanal[1]
selbstschneidend[2]
Gewindeschneider[3]
Bodenkontakt im Bohrkanal[4]
Knochenfrästechnik[5]
Versenken[6]
stufenweises Gewindeschneiden[7]
Gewindeschneiden[8]
Gewindereiniger[9]
11

insertion torque [tɔːrk] *n term*
opposite **removal torque[1]** *n term*

force exerted on the bone bed when placing[2] and tightening[3] [taɪt-] a screw implant

» *Abutments[4]* [ʌ] *were attached to the implants and tightened with an electric torque wrench[5]* [rentʃ].

Use gentle [dʒ]/ forced / high / total / recommended tightening ***torque*** • cutting / undue[6] [duː]/ input[7] ***torque*** • ***torque*** wrench *or* driver[5] / force / gauge [geɪdʒ] / manometer / controller • ***counter torque*** device *or* driver[8]

Einbringungsdrehmoment
Entfernungsdrehmoment[1]
Einbringen[2] Anziehen[3]
Distanzhülsen[4]
Drehmomentschlüssel[5]
übermäßiges Drehmoment[6]
Einbringungsdrehmoment[7]
Drehmomentsperre,
Gegenhalter[8]
12

healing [hiːlɪŋ] **cap** *n term* *sim* **healing abutment[1]** *n term*

implant covering placed in the postinsertion healing period[2] to promote proper tissue adaptation at the junction[3] [dʒʌŋkʃᵊn] between the implant and the abutment in the gingiva [dʒɪndʒɪvə]

» *Healing caps are placed on the abutment cylinders* [sɪ] *to support the tissue cuff[4] and prevent it from collapsing between postimplant appointments[5].*

Use to place[6]/remove/replace ***healing caps*** • temporary / polymer / plastic ***healing cap*** • ***healing*** screw[7] / abutment / time / period / process

Heilungskäppchen, Abdeckkappe
Gingivaformer, Heilungsdistanzhülse[1] Einheilungsphase[2]
Übergang[3]
Gewebemanschette[4]
Kontrolltermine[5]
Heilungskäppchen aufbringen[6]
Abdeckschraube[7]
13

load [loʊd] *n & v term* *syn* **loading** *n term*

the force exerted on a tooth, e.g. occlusal[1], tensile[2], static, or stress loads[3]

preload[4] [iː] *n & v term* • **load-bearing**[5] [eɚ] *adj & n* • **non-loaded**[6] *adj*

» *Premature implant loading[7] can contribute to implant failure. Preload[4] is the force within the screw implant developed by the torque applied.*

Use to apply/place/accept/withstand[8] ***a load*** • under[9] ***load*** • axial / functional / horizontal [zɒː] / vertical ***load*** • ***load*** sharing[10] / distribution[11] / capacity[12] / transfer • (early/ immediate) implant[13] / (non)axial / delayed[14] ***loading***

Belastung; belasten
Kaubelastung[1] Zugbelastung[2] Druckbelastung[3] Vorbelastung, -spannung; vorbelasten[4] tragend; Tragkraft[5] nicht belastet[6] vorzeitige Implantatbelastung[7] einer Belastung standhalten[8] bei Belastung[9] Lastaufteilung[10] Lastverteilung[11] Belastbarkeit[12] Sofortbelastung *(von Implantaten)*[13] Spätbelastung[14] 14

superstructure *n term*

sim **framework**[1] [eɪ] *n term*

prosthesis [θiː] supported and retained by the implant denture substructure (metal framework, cylinder- or blade-type implant) beneath [iː] the soft tissues in contact with or embedded[2] into bone

» *The superstructure is screwed on the abutments and checked for proper passive fit[3] to exclude permanent stress on the implants.*

Use prosthetic [e]/ removable / cantilevered[4] [iː]/ stress-absorbing[5] ***superstructure*** • ***superstructure*** framework • implant ***framework***

Suprakonstruktion, -struktur
Gerüst, Konstruktion[1] eingebettet[2] Sitz[3] freiendigende Suprakonstruktion[4] druckabsorbierende Suprakonstruktion[5] 15

superstructure-to-implant ratio [reɪʃ(ɪ)oʊ] *n term* *abbr* **S/I ratio** *n term*

similar to the root-to-crown ratio[1] in natural teeth; the denture-bearing area must be proportional to the prosthetic superstructure

» *The S/I ratio is a valuable[2] prognostic factor if there are concerns[3] about progressive overload[4], above all in the case of ailing* [eɪlɪŋ] *implants[5].*

Krone-zu-Implantat Verhältnis
Wurzel-zu-Krone Verhältnis[1] wertvoll, wichtig[2] Bedenken, Probleme[3] zunehmende Überbelastung[4] instabile Implantate[5] 16

bone-implant contact *n term, abbr* **BIC**

sim **bone-implant interface**[1] *n term*

direct contact between an endosseous implant with adjacent bone in percent

» *Peri-implant bone volume and bone-implant contact were assessed through micro-computed tomography and implant fixation strength[2] was determined by a mechanical pullout test[3]. In the posterior quadrant of the maxilla the bone-implant interface for osseointegrated implants is poor.*

Use percentage / 6-month ***bone-implant contact*** • implant-abutment[4] ***interface***

Knochen-Implantat-Kontakt
Knochen-Implantat-Verbund, Knochen-Implantat-Interface[1] Implantatfestigkeit[2] Ausreiß-, Pullout-Test[3] Implantat-Abutment-Verbund[4] 17

pullout strength *n term*

sim **pullout force**[1] *n term*

assessment[2] of the resistance of a dental implant to removal

» *On average the implants maintained 85% of their initial pull-out strength at 12 weeks. One implant of each sinus was tested for mechanical strength of the bone-implant interface at 12, 16, and 26 weeks using pullout force.*

Use to determine / initial / mean increase in / maximum[3] / implant ***pullout strength*** • implant ***pullout*** • ***pullout*** characteristics / (strength) testing / resistance / tester / loading • mean / axial[4] / anterior directed / screw ***pullout force***

Ausreiß-, Auszugsfestigkeit
Ausreißkraft[1] Überprüfung[2] maximale Ausreißfestigkeit[3] axiale Ausreißkraft[4] 18

43

reverse torque test *n term, abbr* **RTT**

rel **reverse torque value**[1] *n term, abbr* **RTV**

experimental unscrewing of an implant to determine the relative strength of attachment; the RTV is considered to be a measure of the progression of osseointegration

» *Reverse-torque testing[2] at 20 Ncm appears to be a safe, reliable method for verifying osseointegration with pure titanium screw-shaped implants.*

Use ***reverse torque*** removal / measurement / strength / failure

Ausdrehtest
Ausdrehwert[1] Ausdrehversuch[2] 19

tripodization *n term*

sim **staggered offset**[1] *n term*

placement of three dental implants in non-linear relationship to increase resistance to non-axial loading[2] of the resulting assembly

» *Tripodization involves offsetting the implant buccally to provide for controlled implant loading and prosthesis stability. The torque values demonstrated the effectiveness of staggered implant placement.*

Use true / stable[3] / cusp-to-fossa ***tripodization*** • ***staggered (offset)*** implant placement / implant configuration

Drei-Punkt-Abstützung, Tripodisierung
nichtlineare Anordnung[1] nichtaxiale Belastung[2] stabile Drei-Punkt-Abstützung[3] 20

Unit 44 Oral Surgery

Related Units: 45 Maxillofacial Surgery, 43 Dental Implantology, 41 Endodontics, 35 Periodontics, 21 Surgical Treatment, 49 Plastic Surgery, 50 Grafts & Flaps, 37 Temporomandibular Disorders, 3 Craniofacial Trauma, 51 Oncology, 52 Head & Neck Tumors

oral surgeon [sɜːrdʒᵊn] *n term* *rel* **oral surgery**[1] *n MeSH*

dental surgeon[2] specialized in complicated extractions[3], dentoalveolar [ɪə], peri-implant and preprosthetic [θe], surgery[4], etc.

» *Jaw shape and bone quality were determined on a routine basis by the oral surgeon. Minor oral surgery in warfarinized patients[5] can be performed without stopping or altering the dose of the drug.*

Use oral and maxillofacial[6] / reconstructive ***surgeon*** • (outpatient) minor / major / pediatric / minimally invasive ***oral surgery*** • mucogingival / pre-implant / (maxillary) peri-implant / (interceptive) preprosthetic[4] / (facial) trauma / (ablative) tumor ***surgery*** • Doctor of Dental ***Surgery*** (*abbr* D.D.S.)[7]

Oralchirurg(in)
Oralchirurgie[1]
Zahnarzt/-ärztin[2]
erschwerte Extraktionen[3]
präprothetische Chirurgie[4]
mit Warfarin behandelte Patienten[5]
Mund-Kiefer-Gesichtschirurg(in), MKG-Chirurg(in)[6]
Dr. med. dent.[7]
1

tooth [tuːθ] **extraction** *n MeSH* *rel* **tooth removal**[1], **tooth expoure**[2] [oʊʒ] *n term*

surgical exposure and removal of a tooth from its alveolus [ɪə] by application of force

extract[3] *v term* • **pre-/ post-/ non-extraction**[4] *n* • **expose** *v* • **take out**[3] *v phr clin*

» *Small elevators[6] were used to carefully mobilize[5] the teeth to be extracted. Extraction of malpositioned[7] teeth may require a transalveolar approach[8]. Tooth removal involves tooth sectioning[9] [kʃ], mucoperiosteal flap reflection[10] or bone removal prior to[11] the use of elevators.*

Use dental / simple / atraumatic / surgical *or* complicated[12] / third molar ***extraction*** • full bony / soft tissue / serial[13] [ɪɚ]/ balancing *or* compensating[14] ***extraction*** • ***extraction*** socket[15] / site [aɪ]/ space[16] / forceps[17] [s]/ under antibiotic coverage[18] [ʌ] • surgical[12] / wisdom ***tooth removal*** • ***to take out*** a tooth[19]

Zahnextraktion
Zahnentfernung[1] Zahnfreilegung[2]
extrahieren, entfernen[3]
Nichtextraktionsbehandlung[4]
mobilisieren, luxieren, herausheben[5] Hebel[6] in Fehlstellung[7] Zugang[8] Hemisektion[9] Aufklappung[10] vor[11] operative Zahnentfernung[12] Reihen-, Serienextraktion[13] Ausgleichsextraktion[14] Extraktionshöhle[15] Extraktionslücke[16] Extraktionszange[17] Extraktion mit antibiot. Abschirmung[18] einen Zahn ziehen[19]
2

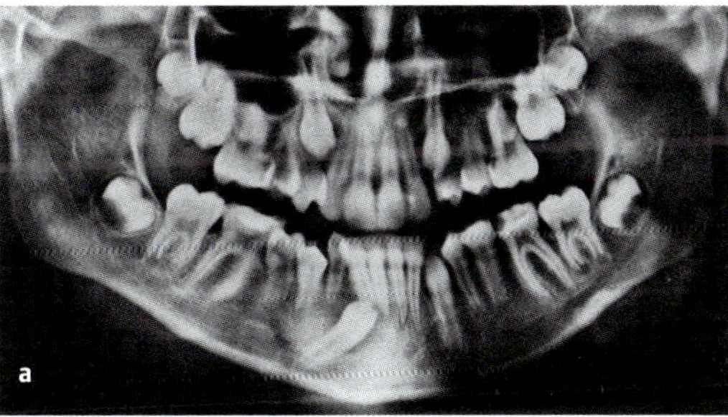

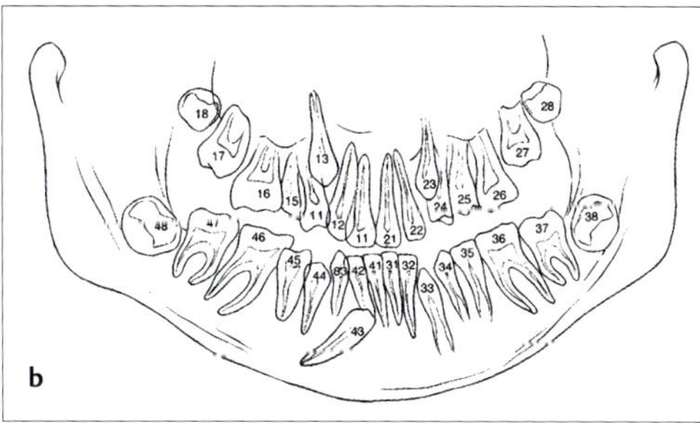

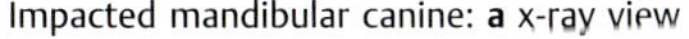
Impacted mandibular canine: **a** x-ray view **b** schematic drawing

impacted tooth *n term*

tooth whose normal eruption is prevented by adjacent [dʒeɪs] teeth or bone

impaction[1] *n term* • **impact**[2] *v & n*

» *Opinions about prophylactic removal of impacted third molars vary widely. The left canine was submerged[3] [dʒ] and impacted in bone.*

Use tooth / third molar *or* wisdom tooth[4] / mesial ***impaction*** • mesioangular / horizontal / vertical / distal / soft tissue[5] / degree of ***impaction*** • completely / partially[6] ***impacted*** • ***impacted*** third molar[7] / canine [keɪnaɪn]/ foreign body[8] / fragment / food[9] • ***impact*** area / load / force

impaktierter Zahn, retinierter Zahn
(Zahn)Retention, -impaktion[1]
einkeilen, beeinflussen;
Aufprall, Stoß, Auswirkung[2]
versenkt[3] Weisheitszahnretention[4]
Weichgewebsimpaktion[5]
teilretiniert[6]
retinierter Weisheitszahn[7]
impaktierter Fremdkörper[8]
Impaktion von Speiseresten[9]
3

dry socket *n MeSH & jar* *syn* **alveolar osteitis** [aɪ] *n MeSH*

common postextraction complication, esp. after traumatic extraction, resulting in a dry appearance of the exposed bone in the socket due to disintegration or loss of the blood clot[1]; basically a focal osteomyelitis[2] without suppuration[3], it is accompanied by severe pain (alveolalgia[4]) and foul odor[5]

» *With a combination of gentle surgical technique and clindamycin dressing[6], the incidence of dry socket can be virtually eliminated. Postextraction alveolar osteitis usually occurs 2-3 days postoperatively and is associated with exquisite pain[7].*

Use to develop/prevent/medicate[8] ***dry socket*** • post-extraction ***dry socket*** • ***dry socket*** formation / treatment / management • acute / local ***alveolar osteitis***

Alveolitis sicca (dolorosa), trockene Alveole, alveoläre Osteitis
Blutkoagel[1] lokale Osteomyelitis[2] Eiterbildung[3] Schmerzen in der Extraktionsalveole[4] übler Geruch[5] lokale Applikation von Clindamycin[6] extrem starke Schmerzen[7] e-e trockene Alveole medikamentös behandeln[8]
4

oroantral fistulation *n MeSH*
rel **oroantral fistulectomy[1]** *n term* → U13-24

pathological epithelium-lined[2] [θiː] tract between the mouth and the maxillary sinus (usually following extraction)

fistula • **fistulotomy[3]** *n term*

» *Postextraction reflux [iː] of fluids into the nose may be a sign of oroantral fistulation. Some oroantral fistulae [iː] close spontaneously, others require sutures or placement of buccal advancement grafts.*

Use ***fistula*** formation • oronasal / gingival ***fistula*** • oronasal / nasolabial[4] [eɪ]/ nasopharyngeal ***fistulectomy***

Antrumfistelbildung, Kieferhöhlenfistelbildung
oroantrale Fistulektomie[1] epithelial ausgekleidet[2] Fistulotomie, Fistelspaltung[3] nasolabiale Fistulektomie[4]
5

enamel infraction *n term*
sim **dentin(e) infraction[1]** *n term*

incomplete fractures (microcracks[2]) in the enamel without loss of tooth structure often caused by acute or chronic trauma such as grinding[3] or clenching[4]

» *Trauma to the teeth can result in the formation of cracks in the clinical crown of the tooth, resulting in enamel infraction, cracked tooth[5] and crown fracture[6], or in the root of the tooth, resulting in vertical or horizontal root fracture[7]. In the maxillary teeth, 70% of the infractions were localized in the dentine supporting the buccal cusps, whilst 20% were on the lingual side.*

Use tooth / crown[8] / root ***infraction*** • ***infraction*** lines

Schmelzriss, -sprung, Schmelzinfraktion
Dentinriss, -infraktion[1] Haarrisse[2] (Zähne)Knirschen[3] Zahnpressen[4] (Zahn)Infraktion[5] Kronenfraktur[6] Wurzelquerfraktur[7] Kroneninfraktion[8]
6

crown-root fracture *n term*

a fracture of the crown and root comprising enamel, dentin, and cementum with or without pulp exposure[1]

» *Subgingival crown-root fractures[2] present the clinician with a difficult restorative problem, above all reaching the fracture line[3]. Complicated crown-root fractures are those involving enamel, dentin, and cementum with exposure of the pulp.*

Use simple / (un)complicated[4] / incomplete / incisor / longitudinal or vertical / oblique / subcrestal ***crown-root fracture*** • crown[5] / enamel / (suspected/ vertical) root[6] / horizontal root[7] ***fracture***

Kronen-Wurzelfraktur
Pulpabeteiligung[1] subgingival reichende Kronen-Wurzelfrakturen[2] Fraktur-, Bruchlinie[3] komplizierte Kronen-Wurzelfraktur[4] Kronenfraktur[5] (vertikale) Wurzelfraktur[6] Wurzelquerfraktur[7]
7

44

tooth dislocation *n MeSH*
sim **†tooth** *or* **dental luxation[1]** *n MeSH*, **tooth loosening[2]** *n clin*

displacement[3] or dislodgment[4] of a tooth from its normal position in the alveolar socket

dislocate *v clin & term* • **luxate[5]** *v term*

» *Sports mouthguards can help prevent tooth fracture, tooth dislocation, and jaw fracture. Two years earlier, she had been diagnosed with an apical fibroma of the anterior left maxilla causing tooth dislocation. All luxated teeth should be functionally stabilized with a semi-rigid splint to promote PDL healing.*

Use extrusive[6] / peripheral / lateral ***(tooth) dislocation*** • traumatic / therapeutic / (in)complete / central[7] ***tooth luxation*** • lateral / mesial [iː]/ distal / intrusive[7] / extrusive / partial ***luxation*** • ***luxation*** injury • ***luxated*** teeth[8] / permanent incisors • ***loose*** teeth[9]

Zahndislokation
Zahnluxation[1] Zahnlockerung[2] Verschiebung[3] Verlagerung[4] luxieren, (her)ausheben[5] extrusive Dislokation/ †Luxation[6] zentrale Zahnluxation, Zahnintrusion[7] verschobene/ luxierte Zähne[8] lockere Zähne[9]
8

avulsed [ʌ] **tooth** *n term*

rel **tooth loss**[1] *n*

tooth which has been partially or completely knocked out[2] or otherwise traumatically displaced from its socket

avulsion[3] *n MeSH* • **avulse**[4] *v term* →U17-5

» *Vital PDL cells can reattach and viability[5] is best maintained if the tooth is replanted within the first 15-20 minutes after avulsion. Partially avulsed[6] teeth should be repositioned and stabilized* [eɪ]. *About 80% of adult tooth loss results from gum disease.*

Use ***avulsed*** fragment • completely ***avulsed*** • (traumatic) tooth[7] / partial / chip[8] [tʃ] ***avulsion*** • ***avulsion*** socket / site / fracture[8] • to cause/avoid/prevent/stop ***tooth loss*** • traumatic[9] / adult / complete ***tooth loss*** • ***tooth loss*** risk / rate[10]

avulsierter Zahn, †totalluxierter Zahn, ausgeschlagener Zahn *(ugs)*
Zahnverlust[1] ausgeschlagen[2]
Avulsion, †Totalluxation, †Exartikulation[3]
avulsieren, (her)ausreißen[4]
Lebensfähigkeit, Viabilität[5]
teilluxiert[6] Zahnavulsion, †vollständige Zahnluxation[7]
Abrissfraktur, knöcherner Ausriss[8]
traumatischer Zahnverlust[9]
Zahnverlustrate[10]

9

dentoalveolar *or* **tooth ankylosis** *n term*

rel **ankylosed tooth**[1] *n term* → U38-8

solid fixation of a tooth resulting from union of cementum or dentin with alveolar bone, with obliteration of the PDL[2]

ankylose[3] *v term*

» *Dentoalveolar ankylosis is characterized by a metallic percussion sound[4], progressive tooth infraposition, and radiographic loss of PDL space[5]. Although inflammatory resorption of the root or alveolar bone may be avoided by splinting[6], it might increase the probability of tooth ankylosis. The roots of ankylosed primary teeth often fail to dissolve, thus blocking the succedaneous teeth[7] out of position.*

Use dental / TMJ[8] ***ankylosis*** • ***ankylosed*** (deciduous) incisor / (maxillary) canine[9] / (permanent) molar

Zahnankylose
ankylosierter Zahn[1]
Desmodont[2]
ankylosieren[3]
metallischer Perkussionsschall[4]
Parodontalspalt[5]
Schienung[6]
nachstoßende Zähne[7]
Kiefergelenk(s)ankylose[8]
ankylosierter Eckzahn[9]

10

replacement resorption *n term*

complication typically seen following tooth avulsion and replantation which damages the PDL cells and evokes[1] an inflammatory response that results in their replacement with alveolar bone

» *Inflammatory resorption[2], replacement resorption, ankylosis and tooth submergence[3] are potential complications when avulsed teeth are replanted. Replacement resorption usually requires extraction or, in the growing patient, decoronation[4].*

Use to undergo / complete ***replacement resorption*** • (apical) root[5] / cementum / cervical[6] / (alveolar) bone / infection-related[2] / internal / external / surface[7] ***resorption*** • ***replacement resorption*** pit

Ersatz(gewebe)resorption
auslösen[1]
infektionsbedingte Resorption[2]
Infraokklusion[3]
Dekoronation[4]
Wurzelresorption[5]
zervikale Resorption[6]
Oberflächenresorption[7]

11

tooth transplantation *n term*

rel **(tooth) re(im)plantation**[1] *n MeSH*

surgical repositioning of a tooth from one alveolus to another; tooth replantation is the reinsertion and splinting[2] of an avulsed tooth

autotransplantation[3] *n term* • **re(im)plant**[4] *v*

» *Autogenic tooth transplantation and orthognathic surgery was performed to treat facial asymmetry[5] and multiple missing teeth. Alveolar bone grafting of the recipient alveolus[6] may be required before transplantation. The major causes of post-replantation tooth loss are inflammatory root resorption and root resorption associated with ankylosis. Elective extraction and prompt reinsertion* [ɜː] *of a tooth into the alveolus, e.g for retrograde filling[7] is termed extraction-replantation[8].*

Use orthotopic / autotransplantation or autogenous[3] ***tooth transplantation*** • molar ***autotransplantation*** • immediate / delayed / (non)intentional[8] / failed ***replantation***

Zahntransplantation, Zahnverpflanzung
Zahnre(im)plantation[1]
Schienung[2]
Autotransplantation, Verpflanzung eigener Zähne[3]
re(im)plantieren, wieder einpflanzen[4]
Gesichtsasymmetrie[5]
Empfängeralveole[6]
retrograde Wurzelfüllung[7]
intentionelle Replantation[8]

12

surgical-orthodontic alignment of impacted teeth *n term*

following surgical exposure[1] of the impacted tooth, an attachment is bonded[2] to its surface so that the tooth can be brought into proper alignment[3] by means of orthodontic traction

» *Post-retention clinical appearance and periodontal status of impacted maxillary central incisors were evaluated following open eruption[4] surgical-orthodontic alignment.*

operative Anschlingung retinierter Zähne
chirurgische Freilegung[1]
angeklebt[2]
korrekte Position[3]
offene Freilegung[4]

13

mucoperiosteal [mjuːkoʊperɪɒːstɪəl] **flap** *n term* → U50-17

flap from the hard palate[1] [pælət] or gingiva [dʒ] composed of mucosa and periosteum

» *Incising the periosteum could have a negative influence on mucoperiosteal flap healing. The subperiosteal cortical layer* [eɪ] *was deprived* [aɪ] *of*[2] *its vascular supply*[3] *when the mucoperiosteal flap was elevated.*

Use to raise [eɪ] *or* elevate[4]/mobilize/rotate/transpose/trim[5]/reflect[6] ***a flap*** • mucosal / gingival[7] / (buccal [ʌ]) advancement[8] / (palatal) rotation / buccal fat pad[9] ***flap*** • curved *or* semilunar / broad-based / lingual-pedicle[10] ***flap*** • ***flap*** closure / coverage[11] [ʌ]/ operation[12] / recession [se]/ sloughing[13] [slʌf-]

Mukoperiostlappen
harter Gaumen[1] abgeschnitten von[2] Blutversorgung[3] Lappen abheben/ lösen[4] Lappen kürzen[5] Lappen zurückklappen[6] Zahnfleischlappen[7] Verschiebelappen[8] Wangenfettlappen[9] gestielter Zungenlappen[10] Lappendeckung[11] Lappenoperation, -plastik[12] Lappenabstoßung[13] 14

alveolar [ɪə] **(ridge** [rɪdʒ]**) atrophy** [æ] *or* **resorption** *n term*
rel **sulcus** [sʌlkᵊs] **deepening**[1] *n term*

deterioration or loss of bone tissue in the jaws usually accompanied by gum thinning and recession [se]

atrophy[2] [ætrəfi] *v term* • **atrophic** [eɪtrɒfɪk] *adj*

» *The patient presented with a severely atrophic mandible and was unable to wear* [weɚ] *a conventional removable denture* [tʃɚ].

Use mandibular / maxillary / (jaw) bone / disuse[3] / senile[4] ***atrophy*** • ***atrophic*** edentulous jaw[5] (areas) / residual (alveolar) ridge[6] • extremely ***atrophied*** maxilla

Alveolarkammabbau, Alveolarkammatrophie
Sulkusvertiefung[1]
atrophieren[2]
Inaktivitätsatrophie[3]
Altersatrophie[4]
atrophierter zahnloser Kiefer[5]
atrophischer Restkamm[6]
15

vestibuloplasty *n MeSH* *rel* **frenectomy**[1] *n term*

surgical procedures to restore[2] alveolar ridge height[3] [haɪt] by lowering muscles attaching to[4] the buccal, labial, and lingual aspects of the jaws (epithelial inlay procedure[5])

frenuloplasty *n term*

» *The patient underwent debulking* [ʌ] *of the flap*[6] *with vestibuloplasty and lowering of the floor of the mouth*[7]. *Frenectomy was performed for closure of a median diastema* [daɪəstiːmə] *in a tongue-tied*[8] *patient.*

Use combined lingual[9] / mandibular / lipswitch[10] [tʃ]/ secondary epithelialization / skin graft ***vestibuloplasty*** • oral / (upper) labial / lingual *or* tongue / partial / preprosthetic ***frenectomy*** • ***frenectomy*** procedure / site

Mundvorhofplasik, Vestibulumplastik
Zungenbändchenexzision, -plastik, Fren(ul)ektomie[1] wiederherstellen[2] Alveolarkammhöhe[3] ansetzen an[4] (freies) Schleimhauttransplantat, FST[5] Lappenverkleinerung[6] Mundboden[7] mit mangelnder Zungenbeweglichkeit[8] kombinierte Lippen- u. Mundvorhofplastik[9] Transposition von Lippenrot[10] 16

palatoplasty *n term*
rel **uvulovelopharyngoplasty**[1] *n term, abbr* **UVPP** → U45-3

surgical procedure used to correct or reconstruct the palate; indications include snoring and cleft palate[2]

» *Laser palatoplasty*[3] *is widely used for the treatment of non-apneic snoring*[4]. *The two-flap palatoplasty*[5] *technique is better suited for the repair of wide palatal defects than other techniques, such as the Furlow palatoplasty*[6].

Use to undergo/repair by ***palatoplasty*** • flap[7] / snare / push-back[8] / radiofrequency / laser[3] (*abbr* LPP) ***palatoplasty*** • Z-/ V-Y pushback / laser-assisted uvula[9] (*abbr* LAUP)/ two-stage ***palatoplasty*** • ***palatoplasty*** repair

Palato-, Gaumenplastik
Uvulovelopharyngoplastik[1] Gaumenspalte[2] laservaporisierte Palatoplastik[3] nicht-apnoisches Schnarchen[4] Zweilappenplastik nach Salyer[5] Gaumenplastik nach Furlow[6] Gaumenlappenplastik[7] Gaumenrückverlagerung, Push-back-Gaumenplastik[8] laser-assistierte Uvulo-Palatoplastik[9] 17

44

alveolar ridge augmentation [ɒːgmənt-] *n MeSH*→ U49-19

alveoloplasty increasing the alveolar bone in size or volume by means of bone grafting

augment[1] *v term* • **(graft)-augmented** *adj*

» *Implant cavity borings*[2] *were used for peri-implant augmentation and defect filling. The sites were augmented with PTFE barrier membranes*[3].

Use sinus[4] [aɪ]/ membrane / visor [aɪ]-sandwich osteotomy[5] / guided [aɪ] bone-graft[6] (*abbr* GBGA) ***augmentation*** • ***augmentation*** material / surgery[7] / procedure[7] [-siːdʒɚ]/ grafting • ***augmented*** site / ridge / mandible

Alveolarkammaufbau, Kieferkammplastik
aufbauen, vergrößern[1] Bohrspäne[2] PTFE-Membranen[3] Sinusboden-Augmentation[4] Visierosteotomie m. Sandwichplastik[5] Augmentationsplastik mit gesteuerter Gewebe-regeneration[6] Augmentations-plastik[7] 18

bone grafting *n MeSH* → U50-9 *rel* **osteoplasty**[1] *n term*

bone is harvested mostly from extraoral sites and grafted to the jaw for maxillary or mandibular augmentation of the resorbed alveolar ridge (inadequate height or width)

graft[2] *v & n term* • **(post)grafting** *adj* • **grafter**[3] *n*

» *Surgical closure of the alveolar defect was performed with a bone graft and soft tissue advancement*[4].

Use to harvest[5]/collect[5]/acquire[5] [əkwaɪɚ]/cut ***grafting material*** • block / interpositional[6] / particulate[7] ***bone graft*** • intraoral / extraoral / autogenous[8] [ɒːdʒ]/ corticocancellous / composite / fresh / freeze-dried[9] / delayed[10] [eɪ] ***graft*** • ***graft*** procurement[11] [kjʊɚ]/ consolidation / substitute • early ***postgrafting*** stage

Knochentransplantation
Osteoplastik[1] transplantieren; Transplantat[2] Osteo-, Muko-, Dermatom[3] Weichgewebeverlagerung[4] Gewebe f. Transpl. entnehmen[5] Interpositionsknochentransplantat[6] Spanplastik, -transplantat[7] Autotransplantat[8] gefriergetrocknetes T.[9] verzögertes/ mehrzeitiges T.[10] Transplantatbeschaffung[11] 19

particulate graft *n term* *opposite* **block (bone) graft**[1] *n term*

cortical chips[2] and cancellous marrow shavings[3] [eɪ] are grafted to form an osteoid [ɪ] matrix[4] [eɪ]; used mainly for onlay[5], inlay[6] and interpositional grafts

particulate[7] *adj & n term*

» *The harvested particulate graft material combines with blood to form an osseous coagulum. Differences were related to whether particulate or blocks had been used for augmentation.*

Use buccal [bʌkᵊl] onlay / sinus-inlay ***particulate graft*** • ***onlay*** block grafting • ***block-***shaped graft • combination onlay-inlay ***block graft*** • ***particulate*** bone (*abbr* PB)/ graft • (non)porous / metal ***particulate***

Spantransplantat
kortikales Blocktransplantat[1]
kortikale Knochenchips[2]
Spongiosaspäne[3]
knochenähnliche Gewebestruktur[4]
Auflagerungs(osteo)plastik[5]
Einlagerungs(osteo)plastik[6]
span-; teilchenförmig;
Span, Partikel[7]
20

demineralized bone matrix [eɪ] *or* **mix** *n term, abbr* **DBM**
sim **freeze-dried bone allograft**[1] *n term, abbr* **FDBA**

bone shavings[2] rich in bone morphogenic [dʒe] protein (abbr BMP) available from bone banks[3] (animal or cadaver donors[4]) which can be packed into osseous defects, around implant sites, or for augmentation procedures

» *DBM acts as a scaffold*[5] *for bone ingrowth and promotes osseoinduction*[6]*. The space between the extraction socket wall and the implant was grafted with demineralized freeze-dried bone.*

Use ***demineralized bone*** powder[7] / particles / allograft • demineralized (*abbr* DFDBA) ***freeze-dried bone allograft***

demineralisierte Knochenmatrix
gefriergetrocknetes allogenes Knochentransplantat[1]
Knochenspäne[2] Knochenbanken[3]
Leichenspender[4] Gerüst[5]
Osteoinduktion[6]
demineralisierte(s) Knochenpartikel/ Knochenmehl[7]
21

guided bone regeneration [rɪdʒen-] *n term, abbr* **GBR** → U35-34f

application of the principles of GTR[1] to promote[2] bone regeneration in localized bony defects

» *Membrane-guided bone regeneration will potentially alter*[3] *the surgical technique in patients in whom implant placement*[4] *is performed immediately following dental extraction.*

Use ***GBR*** procedure / membrane / technique

gesteuerte/ membrangestützte (Knochen)regeneration
gesteuerte Geweberegeneration[1]
fördern[2] verändern[3]
Implantatinsertion, -einbringung[4]
22

Unit 45 Maxillofacial Surgery

Related Units: 44 Oral Surgery, 43 Dental Implantology, 21 Surgical Treatment, 49 Plastic Surgery

maxillofacial [-feɪʃᵊl] **fractures** [fræktʃɚz] *n term* → U17-1 ff

include mandibular[1] (most common), midface[2], malar[3] [eɪ] and nasal fractures

» *Facial fractures may give rise to dural tears*[4] [teɚz] *and lead to CSF leak*[5] [iː]*. Le Fort I may occur* [ɜː] *singly or be associated with other facial fractures. Infraorbital nerve paresthesia* [-θiːʒ(ɪ)ə] *and step deformity of the orbital rim*[6] *are frequently seen in these maxillofacial fractures.*

Use mid(-)face / Le Fort I (horizontal)[7], II (pyramidal), III / nasal (bone) ***fracture*** • mandibular (body) / maxillary / (dento)alveolar / orbital floor[8] / (isolated) zygoma / zygomatic arch ***fracture*** • ***fractured*** tooth / root [uː]/ crown / jaw [dʒɒː]/ mandible • mandibular left[9] / intracapsular[10] ***condylar fracture***

Kiefer- u. Gesichtsfrakturen
Unterkieferfraktur[1]
Mittelgesichtsfraktur[2]
Jochbeinfraktur[3] Risse der harten Hirnhaut, Durarupturen[4]
Liquorrhoe, Liquoraustritt[5]
Orbitarand[6] Le Fort I Fraktur, †Guérin-F.[7] Blow-out Fraktur[8]
linke UK-Kollumfraktur[9]
intrakapsuläre Kollumfraktur[10] 1

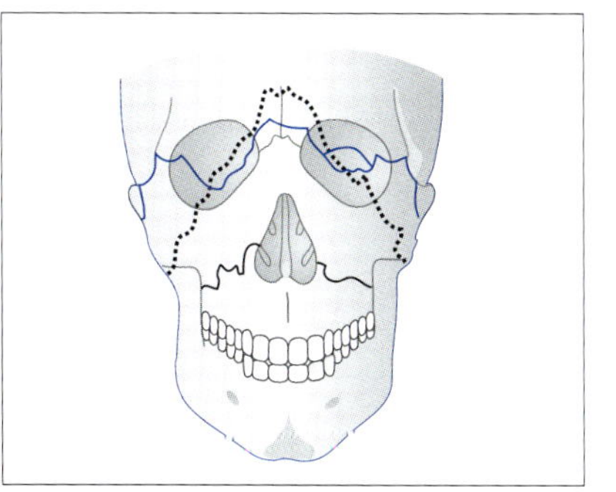

Mid-face fractures:
Le Fort I (black line),
Le Fort II (dotted line),
Le Fort III (blue line)

facial cleft *n term* *syn* **clefting syndrome** [sɪndroʊm] *n term*

fissure [ʃ] or gap resulting from incomplete merging[1] [mɜːrdʒɪŋ] or fusion of embryonic processes normally uniting in the formation of the face, e.g., cleft lip (popularly known as harelip[2] [heɚlɪp]) or cleft palate

» *Palato-labial [eɪ] clefts may vary from involvement[3] of only the soft or hard palate to a complete cleft of both palates, the alveolar process of the maxilla, and the lip.*

Use congenital [dʒe] ***cleft*** palate[4] • ***cleft*** nose[5] / tongue[6] [tʌŋ]/ lip[7] / deformity[8] / formation / area • (unilateral) maxillary / alveolar [ɪə]/ gingival[9] [dʒ] ***cleft*** • (naso)maxillary / oblique [iːk] facial[10] / midline (cranio)facial[11] / paramedian ***cleft*** • bilateral ***clefting***

Gesichtsspalte, Prosoposchisis
Verschmelzung[1] Hasenscharte[2]
Beteiligung[3] angeborene
Gaumenspalte, Palatoschisis[4]
spaltbedingte Nasendeformität[5]
Spaltzunge, Glossoschisis[6]
Lippenspalte, Cheiloschisis[7]
Spaltmissbildung[8] Gingivaspalte[9]
schräge Gesichtsspalte[10]
mediane Gesichtsspalte[11] 2

cleft (palate) surgery *n term* → U44-17

palatoplasty[1] plus pharyngoplasty [fərɪŋgoʊ-] to narrow the velopharyngeal [iː] opening[2]

» *Surgical repair of the congenital cleft palate aims at preservation[3] of swallowing[4] [ɒː], normal dental occlusion, hearing, separation of the oral and nasal cavities and speech improvement.*

(Gaumen)Spaltchirurgie, (Gaumen)Spaltplastik
Gaumen-, Palatoplastik[1]
velopharyngeale Öffnung[2]
Erhaltung[3]
Schluckfunktion[4] 3

craniofacial [eɪ] **deformity** *n term*
sim **craniostenosis** *or* **-synostosis**[1] *n MeSH*

malformation that may be acquired (tumors, trauma [ɒː]) or congenital (bifid nose, microsomia, microtia[2] [maɪkroʊʃᵊə], microstomia, etc.)

» *Skull deformities such as oxycephaly[3] [-sefəli], plagiocephaly[4] [pleɪdʒɪoʊ-], scaphocephaly[5] [skæfoʊ-] or trigonocephaly may result from premature[6] closure [ʒ] of the cranial sutures[7] [suːtʃɚz].*

Use facial / condylar / unilateral / cleft lip-palate ***deformity*** • coronal ***synostosis*** • hemifacial[8] ***mirosomia***

kraniofaziale Fehlbildung, kraniofaziale Dysmorphie
Kraniosynostose, Kraniostenose[1]
Mikrotie, angeborene
Kleinheit der Ohrmuschel(n)[2]
Spitz-, Turmschädel, Oxyzephalie[3]
Schiefschädel, Plagiozephalus[4]
Kahnschädel, Skaphozephalus[5]
vorzeitig[6] Schädelnähte[7]
Mikrosomie/ Minderwuchs
einer Gesichtshälfte[8] 4

hypertelor(bit)ism [e] *n MeSH, abbr* **HTO**
opposite **hypotelorism**[1] *n term*

abnormally increased interorbital distance[2] (abbr IOD), also termed telorbitism[3]

» *It is possible to correct hypertelorbitism by moving the entire orbit after a paramedian bone resection. Hypotelorism without mental deficiency[4] [ɪʃ] is rare.*

Use orbital or ocular[3] / canthal[5] [kænθᵊl] ***hypertelorism*** • ***hypertelorism*** procedure

(okulärer) Hypertelorismus
Hypotelorismus[1]
interorbitaler Abstand[2]
(okulärer) Hypertelorismus[3]
Intelligenzminderung[4]
Telekanthus[5] 5

mandibulofacial dysostosis *n MeSH, abbr* **MFD**
sim **Treacher-Collins** [iːtʃ] **syndrome**[1] [ɪ] *n MeSH, abbr* **TCS**

syndrome of defective ossification characterized by palpebral [iː] coloboma[2] or notches[3] in the outer third of the lower lids, bony defects or hypoplasia [-pleɪʒ(ɪ)ə] of malar bones and zygoma [zaɪ] , hypoplasia of the mandible, low-set external ears[4], atypical hair growth, macrostomia with high or cleft palate[5] and malocclusion of teeth[6]

» *Treacher syndrome is an incomplete form of mandibulofacial dysostosis; in Franceschetti's syndrome[7] the same anomalies are seen in a more pronounced [aʊ] form[8].*

Use ***mandibulofacial dysostosis*** syndrome • cranial [eɪ]/ craniofacial[9] / skeletal / metaphyseal / cleidocranial[10] [aɪ] ***dysostosis***

Dysostosis mandibulofacialis
Treacher-Collins-Syndrom[1]
Lidkolobom[2] Kerben, Defekte[3]
tiefer Ohrmuschelansatz[4]
hoher Gaumen[5] Dysgnathie[6]
Franceschetti-Syndrom[7]
in ausgeprägterer Form[8]
Crouzon-Syndrom,
kraniofaziale Dysostose[9]
Dysostosis cleidocranialis,
Scheuthauer-Marie-Sainton-
Syndrom[10] 6

45

Le Fort I [ləfɔːrtwʌn] **(maxillary) osteotomy** *n MeSH*

transverse mobilization of the lower maxilla for elevation, retrusion [uːʒ], advancement[1] or lowering of the midface in congenital, developmental[2] and posttraumatic problems

osteotome[3] *n term* • **osteotomize** [-aɪz] *v* • **osteotomized** *adj*

» *For the Le Fort I osteotomy, vestibular incision [sɪ] and reflection of the mucoperiosteal flap are followed by horizontal osteotomy, down-fracture[4] and mobilization of the maxilla.*

Use subapical [eɪ]/ malar / visor-sandwich[5] [aɪ]/ posterior maxillary / Le Fort II / Le Fort III ***osteotomy*** • (bimaxillary) repositioning / self-retained Le Fort I (*abbr* SRLF I)/ Le Fort I extrusion[6] / Le Fort I intrusion[7] ***osteotomy*** • ***osteotomy*** line / planning • sharp / curved ***osteotome***

Le Fort I Osteotomie
Vorverlagerung[1]
entwicklungsbedingt[2]
Osteotom, Knochenmeißel[3]
“down-fracture” Technik[4]
Visier-Osteotomie mit
Sandwich-Plastik[5] Le Fort I
Verlängerungsosteotomie[6]
Le Fort I Verkürzungsosteotomie[7]
7

facial advancement [æ] **surgery** *n term*

release[1] [iː] of facial stenoses, mobilization and remodeling to correct malformations[2]

» *In infants with Crouzon's disease suture disjunction[3] [dʒʌ] may be more important than facial advancement. In three cases only inadequate facial advancement could be achieved[4].*

Use monobloc frontofacial[5] / midface *or* midfacial[6] / zygomatic [zaɪgoʊ-]/ forehead / frontoorbital / rotational[7] ***advancement***

operative Gesichtsvorverlagerung
Beseitigung[1] Fehlbildungen[2]
Nahtöffnung[3] erreicht[4] frontofaziales Monobloc-Advancement[5]
Mittelgesichtsvorverlagerung[6]
Mesialverlagerung durch Rotation[7] 8

orthognathic [ɔːrθoʊgnæθɪk] **surgery** *n term*
syn **corrective jaw** [dʒɒː] **surgery, surgical orthodontics** *n term*

correction of jaw malposition and the associated occlusal abnormalities by bodily repositioning of the entire mandible or maxilla or segments containing one or more teeth

gnathic [næθɪk] *adj* • **gnathologic**[1] [n] *adj term* •
-gnathia *comb* • **gnath(o)-** *comb*

» *Orthognathic surgery was delayed until after puberty to exclude interference[2] [ɪɚ] of adolescent [es] growth and reestablishment[3] of the adverse[4] pattern.*

Use to receive ***orthognathic surgery*** • ***orthognathic*** procedure / correction / patient / facial pattern • ***gnathologic*** concept[5] / orthopedics / approach / positioner / reconstruction • ***gnatho***logy /graphic recording /dynamometer[6]

orthognathe Chirurgie, kieferorthopädische Dysgnathie-Chirurgie
gnathologisch[1]
Beeinträchtigung[2]
Wiederauftreten[3]
ungünstig[4]
gnathologisches Konzept[5]
Gnathodynamometer[6]
9

prognathism [prɒːgnæθɪzᵊm] *n MeSH*
opposite **retrognathism**[1] [næθ] *n MeSH*

abnormal forward projection [dʒe] of one or of both jaws beyond[2] [bijɒːnd] the established normal relationship with the cranial base, although the mandibular condyles [-aɪlz] are in their normal rest relationship to the temporomandibular joint[3] (TMJ)

prognathic[4] *adj term* • **retrognathic**[5] *adj*

» *Maxillary prognathism must not be confused with micrognathism[6], although combinations of both may be found. The patient appeared prognathic when speaking. Maxillary retrognathism is less prominent.*

Use ***prognathic*** jaw relationships / profile / occlusion • mandibular *or* true[7] / maxillary[8] / alveolar / relative / severe / extreme ***prognathism*** • ***retrognathic*** patient / chin / ridge [dʒ] relation[9] / facial type

Prognathie, Progenie, Vorbiss
Retrognathie[1]
über ... hinaus[2]
Kiefergelenk[3]
prognath(isch)[4]
retrognath(isch)[5]
Mikrognathie[6]
echte Progenie, mandibuläre Prognathie[7]
maxilläre Prognathie[8]
retrognathe Kieferrelation[9]
10

segmental (alveolar) osteotomy *n term* *syn* **visor** [vaɪzɚ] **osteotomy** *n term*

tooth-bearing [eɚ] segments of alveolar [ɪə] bone are sectioned between and apical [eɪ] to the teeth for repositioning of individual teeth; may be combined with ostectomy[1]

» *A patient who lost the premaxilla following segmental osteotomy was successfully rehabilitated by the placement of autogenous [ɒːdʒ] bone grafts and osseointegrated implants. Orthognathic procedures include the visor or alveolar osteotomy. The malaligned [-əlaɪnd] osseointegrated implant was corrected by segmental osteotomy*

Use mandibular (subapical) [eɪ]/ maxillary / interdental / horizontal / midline / (mandibular) body[2] / inverted L[3] / C-shaped ***osteotomy*** • anterior mandibular[4] / maxillary[5] ***segmental osteotomy*** • ***osteotomy*** site / segment

Visier-, Segmentosteotomie
Knochenresektion, Ostektomie[1]
Osteotomie d. Corpus mandibulae[2]
umgekehrte L-Osteotomie[3]
anteriore Segmentosteotomie des Unterkiefers[4]
Oberkiefersegmentosteotomie[5]
11

sagittal [sædʒɪtᵊl] **split osteotomy** *n term*

transection[1] of the mandibular rami[2] [reɪmaɪ] and posterior body in the sagittal plane [eɪ] for correction of retrognathism, prognathism, and apertognathia[3]

» *For sagittal split osteotomy both an intraoral as well as an extraoral approach[4] can be used.*

Use bilateral[5] (*abbr* BSSO)/ mandibular ***sagittal split osteotomy***

sagittale Osteotomie, Unterkieferosteotomie nach Obwegeser/Dal Pont
Durchtrennung[1]
aufsteigende Unterkieferäste[2]
offener Biss[3] Zugang(sweg)[4]
bilaterale sagittale Osteotomie[5] 12

45

vertical ramus osteotomy *n term*
syn **sliding** [aɪ] **oblique** [-liːk]**osteotomy** *n term*

extra- or intraoral vertical transection of the mandibular ramus [eɪ] from the sigmoid notch[1] [nɒːtʃ] to the angle[2] [æŋgl] to reposition the posterior mandible for correction of mandibular prognathism

» *The high condylar fracture was treated with vertical ramus osteotomy, miniplate fixation of the fractured condylar neck, and free grafting. Intra-oral vertical subsigmoid osteotomy was used to push back the mandible.*

Use bilateral / endoscopic / sagittal[3] ***ramus osteotomy*** • sagittal split[3] (*abbr* SSRO)[2] / subcondylar[4] / horizontal ***ramus osteotomy***

vertikale Ramusosteotomie
Incisura mandibulae[1]
Kieferwinkel, Angulus mandibulae[2]
sagittale Ramusosteotomie[3]
subkondyläre Ramusosteotomie[4]
13

genioplasty [dʒiːnɪoʊ-] *n term* *sim* **geniocheiloplasty**[1] [-kaɪlə-] *n term*

plastic surgery of the chin aimed at altering its shape or size (also termed mentoplasty[2])

» *Following an intraoral incision for a genioplasty procedure the symphysis is degloved*[3] [ʌ].

Use augmentation[4] [ɒː]/ advancement[5] / intraoral / secondary ***genioplasty***

Genioplastik, Kinnplastik, Kinnkorrektur
Kinn-Lippenplastik[1] Genioplastik[2] freigelegt[3] Kinnaugmentation, augmentierende Genioplastik[4] operative Kinnvorverlagerung[5] 14

sinus [aɪ] **lift (procedure)** *n term*
sim **lateral wall infracture technique**[1] *n term*

elevation of the maxillary sinus floor, usually via[2] a lateral wall osteotomy

» *The bone was ground*[3] [aʊ] *to a particulate size*[4] [aɪ] *and grafted to the left maxillary sinus via a sinus lift procedure; the bone window was infractured*[5] *into the sinus to create the new sinus floor.*

Use internal[6] / external[7] / bilateral / minimally invasive[8] ***sinus lift*** • ***sinus lift*** graft (procedure)

Sinusbodenanhebung, Sinusbodenelevation, Sinuslift-Operation
Seitenwandinfraktionstechnik[1] mittels[2] zerkleinert[3] Spangröße[4] infrakturiert[5] interner Sinuslift[6] externer Sinuslift[7] minimal invasiver Sinuslift[8] 15

distraction osteogenesis [dʒe] *n MeSH, abbr* **DO**

gradual[1] progressive surgical bone separation to achieve bone lengthening

distract[2] *v term* • **distractor**[3] *n*

» *Total bony integration leads to the formation of a new condyle growth center provided that effective orthopedic* [iː] *forces are maintained to distract the condyle slightly from the glenoid fossa base.*

Use mandibular[4] / alveolar / craniofacial[5] ***distraction osteogenesis*** • skeletal / longitudinal / axial / callus[6] / dentoalveolar / alveolar ridge / bidirectional crest / joint ***distraction*** • ***distraction of the*** mandible / ramus [eɪ]/ midface • ***distraction*** osteotomy[7] / force / device / rod / implant / zone / rate / vector / regenerate • contact[8] / distance[9] / compromised ***osteogenesis*** • extraoral[10] / endosseous / one-/ two-dimensional ***distractor***

Distraktionsosteogenese
allmählich[1] distrahieren[2] Distraktor[3] Distraktionsosteogenese des Unterkiefers[4] kraniofaziale Distraktions-osteogenese[5] Kallusdistraktion[6] Distraktionsosteotomie[7] Kontaktosteogenese[8] Distanzosteogenese[9] extraoraler Distraktor[10] 16

parotidectomy *n term* *rel* **submandibulectomy**[1] *n term*

surgical excision of the parotid gland[2] primarily performed for benign[3] [aɪn] and malignant[4] tumors

parotid *adj & n*

» *Malignant lesions* [iːʒ] *of the parotid*[2] *require radical parotidectomy and radiotherapy; frozen section*[5] *may help decide whether the facial nerve can be preserved.*

Use lateral[6] / selective / superficial[7] [ɪʃ]/ radical *or* total / conservative[8] ***parotidectomy*** • ***parotid*** space[9] / notch / duct[10] [ʌ]/ fascia [fæʃ(ɪ)ə]/ papilla / branch[11] / nerves / lymph [lɪmf] nodes / saliva[12] [səlaɪvə]/ abscess / tumor / adenocarcinoma • ***submandibulectomy*** specimen

Parotidektomie
Submandibulektomie[1] Ohrspeicheldrüse, Parotis, Glandula parotidea[2] benigne, gutartig[3] maligne, bösartig[4] Gefrierschnitt[5] laterale Parotidektomie[6] subtotale Parotidektomie[7] konservative Parotidektomie[8] Parotisloge[9] Parotisgang, Ductus parotideus[10] Parotisast, Ramus parotideus[11] Parotisspeichel[12] 17

45

sialodochoplasty [dɒːkə] *n term*
rel **ranulectomy**[1], **meatotomy**[2] *n term*

surgical repair or restoration of the salivary gland duct performed for sialadenitis[3], strictures, sialolithiasis[4], or mucoceles[5] and ranulas which may require marsupialization[6] or fistulization

ranula[7] *n MeSH* • **meatus**[8] [eɪ] *n IAT* • **sialo-** *comb*

» *If the retention cyst*[9] [sɪst] *is overlying the Wharton*[10] *or Stensen duct*[11], *the cyst is unroofed, a lacrimal probe*[12] *is inserted into the duct, and sialodochoplasty is performed. Traditionally, treatment for salivary stones has been surgical extraction, which is mostly associated with meatotomy or dochoplasty, whereas recurrent post-obstructive sialadenitis after failed intraoral stone extraction*[13] *is usually treated with sialadenectomy*[14].

Use transoral / balloon-catheter / primary / complicated ***sialodochoplasty*** • oral / cervical / (bilateral/ right/ left) plunging *or* diving[15] / congenital ***ranula*** • ***sialo-*** lith[16] /graphy /cyst[7] /lithotomy /lithotripsy

Sialodochoplastie
Ranulaexstirpation[1] Gangschlitzung, Meatotomie[2] Speicheldrüsenentzündung, Sialadenitis[3] Speichelsteinleiden, Sialolithiasis[4] Mukozelen, Schleimzysten[5] Marsupialisation[6] Ranula, Frosch-, Fröschleingeschwulst[7] Meatus, Gang, Kanal[8] Retentionszyste[9] Ductus submandibularis, Wharton-Gang[10] Ductus parotideus, Stensen-, †Stenon(scher) Gang[11] Tränengangsonde[12] Steinextraktion[13] Speicheldrüsenentfernung, Sialadenektomie[14] Tauchranula[15] Speichel(drüsen)stein, Sialolith[16] 18

ultraconservative [ʌltrə-] **maxillofacial surgery** *n term*

minimally invasive dental surgery using endoscopic technologies[1] [k], such as TMJ arthroscopy[2], internal endoscopically assisted fracture fixation, etc.

minimal invasive Kieferchirurgie
endoskopische Verfahren[1] Kiefergelenkarthroskopie[2] 19

functional endoscopic sinus [aɪ] surgery *n term, abbr* **FESS**

biopsy [baɪəpsi], paranasal [eɪ] tissue sampling and expansion of the osteum via rigid[1] [dʒ] endoscopes with angled [ŋg] ports

» *Because of the large size of the foreign body, retrieval[2] with the FESS technique was not possible. FESS with rigid endoscopes and angled viewing* [vjuːɪŋ] *ports[3] has proved useful in chronic sinusitis* [aɪ].

funktionelle endoskopische Nasennebenhöhlenchirurgie
starr[1]
Extraktion[2]
abgewinkelte Optiken[3]
20

maxillary (sinus) antrostomy *n term* *sim* **Caldwell-Luc operation[1]** *n term*

surgical approach to the maxillary sinus[2] via a window in the buccal antral wall through the canine fossa[3]; this approach is used for nasal polyposis, tumor removal, sinus floor elevation, midface fracture repair, and orbital surgery

maxillary †antrum *or* **sinus[2]** *n IAT & MeSH* • **antral** *adj* • **-stomy** *comb*

» *Not every case of endoscopic sinus surgery requires maxillary antrostomy. A middle meatal antrostomy fashioned by FESS was not shown to be superior to an inferior meatal antrostomy formed by traditional sinus surgery. Today Caldwell-Luc surgery is by and large reserved for complicated sinus problems or recurrent sinus disease that has failed to respond to prior endoscopic sinus surgery.*

Use open / (intra)nasal[4] / middle meatal[5] (*abbr* MMA)/ inferior meatal (*abbr* IMA)/ lateral[6] / endoscopic / circumferential maxillary ***antrostomy*** • ***antrostomy*** site / window / size • bilateral / endoscopically assisted / mini-/ revision ***Caldwell-Luc procedure*** • ***antral*** mucosa / wall / puncture / irrigation[7] / lavage[7] / polyp • rhino/ dacryo/ dacryocystorhino[8] (*abbr* DCR)/ intranasal sphenoido***stomy***

Antrostomie nach Caldwell-Luc
Caldwell-Luc-Operation[1]
Kieferhöhle, Sinus maxillaris, Antrum Highmori[2]
Fossa canina[3]
(endo)nasale Antrostomie[4]
mittlere meatale Antrostomie[5]
laterale Antrostomie[6]
Kieferhöhlenspülung[7]
Dakryozystorhinostomie (nach Toti)[8]
21

craniotomy *n MeSH*

opening the skull, either by attached or detached craniotomy or by trephination[1] [f]

» *Access[2] to the tumor was gained by frontal-temporal craniotomy. In attached craniotomy[3] a segment of the calvaria and attached soft tissues is turned as a flap to expose the cranial cavity.*

Use attached[3] [ætʃ] *or* osteoplastic[3] / sellar[4] / orbital roof ***craniotomy*** • (bi)frontal / detached[5] / (large) trauma / decompressive[6] / robot-assisted / stereotactic ***craniotomy***

Kraniotomie, Trepanation
Schädeleröffnung, Trepanation[1]
Zugang[2]
osteoplastische Trepanation[3]
sellare Trepanation[4]
osteoklastische Trepanation[5]
Dekompressionskraniotomie, Dekompressionstrepanation[6]
22

craniofacial implants *n term* *rel* **percutaneous [eɪ] implant[1]** *n term* → U43-2

prosthetic [θe] eyes[2], ears, and noses securely fixed[3] using techniques similar to oral implants

» *Violation[4]* [vaɪəleɪʃən] *of the implant abutment* [ʌ] *epithelial* [iː] *interface[5] may result in tissue breakdown[6], infection, and eventual[7] failure of the craniofacial implant. Percutaneous implants are placed extraorally for reconstruction of facial structures.*

Use ***craniofacial implant*** placement / stability / loading[8] [oʊ]/ retention[9] / failure • ***craniofacial*** anomaly / rehabilitation[10] / osseointegration / microsomia[11] • ***percutaneous implant*** device / abutment / success

kraniofaziale Implantate
perkutanes Implantat[1]
Augenprothesen[2] fest verankert[3]
Verletzung[4] Verbindung[5]
Gewebezerstörung[6] schließlich[7]
Belastung des kraniofazialen Implantats[8] Verankerung des kraniofazialen Implantats[9]
kraniofaziale Wiederherstellung[10]
kraniofaziale Mikrosomie[11]
23

maxillofacial prosthesis [iː] *n term, pl* **-ses** *syn* **epithesis** *n term*

artificial device designed to substitute [ʌ] for[1] a diseased or missing part of the jaws or face

(pre/ post)prosthetic [e] *adj term*

» *Auricular* [ɒːrɪkjələr] *prostheses[2] may be incorporated within eyeglasses or retained[3] by the creation of skin pouches[4]* [paʊtʃiːz] *or tunnels* [ʌ]. *Overlaying* [eɪ] *the residual alar* [eɪ] *cartilages[5]* [ɪdʒ] *had resulted in an overcontoured nasal prosthesis. A snap button* [ʌ] *system[6] was used for prosthetic* [e] *retention.*

Use (cranio)facial / nasofacial [eɪ]/ nasal[7] / orbital[8] / tissue-integrated / implant-retained[9] [eɪ] ***prosthesis*** • ***prosthetic*** ear / eye / orbital floor implant / (TMJ) joint / retaining screw / rehabilitation • adherence / implant-supported / bone-anchored / ear[2] ***epithesis***

Kiefer-Gesichtsprothese, maxillofaziale Epithese
ersetzen[1] Ohrepithesen[2]
verankert, fixiert[3] Hauttaschen[4]
Nasenflügelknorpel, Cartilagines alares[5]
Druckknopfsystem[6]
Nasenepithese[7]
Orbitaepithese[8]
implantatgestützte Prothese[9]
24

45

bone-anchored [æŋkərd] hearing [ɪər] aid [eɪd] *n term* *abbr* **BAHA**

electronic device (microphone [aɪ], amplifier[1] [-aɪər], receiver [iː]) designed to convey[2] sound [aʊ] more effectively into the ear

» *A percutaneous implant was placed in the mastoid region for BAHA attachment.*

Use ***bone-anchored*** implant / (orbital/ auricular/ facial) prosthesis[3] [iː]/ epithesis[4] / support

knochenverankertes Hörgerät
Verstärker[1]
übertragen[2]
enossal verankerte Gesichtsprothese[3]
knochenverankerte Epithese[4]
25

Unit 46 Basic Radiologic Terms

Related Units: 33 Dental Imaging Techniques, Part 5 DENTISTRY

radiology [reɪdɪɒːlədʒi] *n MeSH*

use of x-rays [eks reɪz], radioactive tracers[1] [eɪs] and high-energy radiation for diagnosis or treatment

radiologic(al) *adj term* • **radiologist**[2] *n* • **radio-** *comb*

» *Review the radiology records[3] for recent exposure to nephrotoxic contrast agents.*

Use oral / maxillofacial / dental diagnostic[4] / interventional ***radiology*** • ***radiology*** department / suite[5] [swiːt] • ***radiologic*** evaluation[6] / appearance [ɪɚ] / findings[7] [aɪ]/ diagnosis / sign / study / technologist[8] [knɒː] • ***radio***protective clothing[9] /active rays

Radiologie
radioaktiv markierte Substanzen, Tracer[1] Radiologe/-in[2] Röntgenberichte[3] Röntgendiagnostik[4] Röntgenbereich[5] radiol. Abklärung[6] Röntgenbefund[7] radiolog. techn. Ass./ Röntgenassistent(in)[8] Strahlenschutzkleidung[9] 1

radiation [reɪdɪeɪʃᵊn] *n MeSH* *sim* **irradiation**[1] *n MeSH*

(i) radiant energy or beam [iː]
(ii) emanation[2] of rays
(iii) irradiation

ray[3] [reɪ] *n MeSH* • **radiant**[4] *adj* • **radiate**[5] [reɪdɪeɪt] *v*

» *The gonads, blood cells, and cancer cells are particularly sensitive[6] to radiation. The radiation dose to the male gonadal area delivered[7] during routine X-ray examinations was measured.*

Use background / ionizing [aɪə]/ annihilation[8] / beta [eɪː‖iː] ***radiation*** • corpuscular [ʌ] / electromagnetic / scattered[9] / hetero-/ homogeneous [dʒiː]/ K-/ L-***radiation*** • ***radiation*** sickness[10] / dose / dosimetry / energy /-induced / protection[11] • x- *or* roentgen [e]/ gamma / soft[12] / ultrahard [ʌ]/ ultraviolet ***rays*** • ***radio***therapy[13] /biology /-labeled[14] [eɪ]/curable[15] /pharmaceuticals[16] [suː]/responsive /mimetic[17] /immunoassay

(i) & (ii) Strahlung
(iii) Bestrahlung
Bestrahlung[1]
Ausstrahlung, Emanation[2] Strahl[3] strahlend[4] (aus)strahlen[5] empfindlich[6] verabreicht[7] Annihilations-, Vernichtungsstrahlung[8] Streustrahlung[9] Strahlenkater[10] Strahlenschutz[11] weiche Strahlen[12] Strahlentherapie[13] radioaktiv markiert[14] durch Strahlentherapie heilbar[15] Radiopharmaka[16] Radiomimetikum[17] 2

radiograph *n MeSH* *syn* **radio-** *or* **roentgenogram** *n MeSH,* **x-ray (film)** *n clin*

record or image produced on exposed[1] and processed film by radiographic means

radiography *n term* • **radiographic(ally)** *adj/adv* • **x-ray**[2] *v* • **radiographer**[3] *n, abbr* **RAD**

» *A followup contrast radiograph obtained 7 months later was unremarkable[4]. The standard radiographic technique for planning fixture length in the edentulous mandible utilizes a lateral head film which gives a good cross-sectional view of the body of the mandible in the midline.*

Use to take[5] ***an x-ray*** • dental / panoramic ***x-ray*** • AP / PA[6] / lateral[7] ***chest x-ray*** • ***x-ray*** unit[8] / exam / attenuation[9] / imaging / burn • periapical[10] / radiographic / (lateral) skull[11] / plain[12] ***film*** • double contrast[13] ***radiography*** • panoramic / intraoral / endodontic / oblique [iːk] lateral jaw / cephalometric ***radiograph*** • bite-wing[14] / lateral decubitus[15] ***radiograph*** • ***radiographic*** studies / image / evidence[16] / features [iː] • ***radiographically*** benign [aɪn]/ not determined[17] / mistaken for

Röntgen(aufnahme, -bild)
belichtet[1] röntgen[2] Röntgenassistent(in)[3] unauffällig[4] Röntgenaufnahme machen[5] p.a. Aufnahme d. Thorax[6] seitliches Thoraxröntgen[7] Röntgenanlage[8] Strahlungsschwächung[9] periapikale Röntgenaufnahme[10] Schädelröntgen[11] Nativ-, Leeraufnahme[12] Doppelkontrastdarstellung[13] Bissflügelaufnahme[14] Röntgenaufnahme in Seitenlage[15] radiologischer Nachweis[16] radiologisch nicht nachgewiesen[17] 3

irradiate [ɪreɪdɪeɪt] *v term* *sim* **bombard**[1] *v term*

to expose the whole body or specific target tissues[2] to radiant energy[3]

irradiation[4] *n MeSH* • **irradiated** *adj* • **post-irradiation** *adj*

» *Irradiation alone will only produce a temporary response[5]. Lacking other options [ɒːpʃ-], the blood products from family members should always be irradiated.*

Use heavily [e]/ selectively ***irradiated*** • ***irradiated*** tissue / food[6] / site / volume • elective / adjuvant / high-dose / total body[7] / grid[8] / ionizing / heavy ion [aɪən]/ beta-/ total nodal[9] (*abbr* TNI)/ x-***irradiation*** • ***irradiation*** therapy / field[10]

bestrahlen
beschießen[1] Zielgewebe[2] Strahlungsenergie[3] Bestrahlung[4] vorübergehende Wirkung[5] bestrahlte Lebensmittel[6] Ganzkörperbestrahlung[7] Siebbestrahlung[8] Bestrahlung aller Lymphknotengruppen[9] Bestrahlungsfeld[10] 4

beam [biːm] *n & v MeSH*

(n) unidirectional emission of electromagnetic radiation or particles from the x-ray tube

beamer[1] *n term* • **beam-splitter**[2] *n*

» *AP x-rays were taken with a horizontal x-ray beam and the patient lying on the affected side.*

Use to angle [æŋgl] the[3] ***beam*** • x-ray / divergent [ɜːrdʒ] ***beam*** • ***beam*** quality / diameter [daɪæ-]/ restrictors[4] / hardening[5] /-splitting mirror[2] • ***external beam*** radiotherapy[6] • cone ***beam*** computed tomography[7] (*abbr* CBCT) • fan ***beam*** CT[8]

Strahl(enbündel); (aus)strahlen
Beamer[1] Strahlentrennraster[2] Strahl richten (auf)[3] Streustrahlenraster[4] Strahlenhärtung[5] externe Hochvoltstrahlentherapie[6] Kegelstrahl-CT[7] Fächerstrahl-CT[8] 5

collimation *n term*

(i) restricting the x-ray beam to a given area by elimination of scattered radiation and backscatter[1]
(ii) in nuclear medicine, restricting the detection of emitted radiation from a given area of interest

collimate[2] *v term* • **collimator**[3] *n* • **collimated** *adj*

» *The so-called gamma knife* [naɪf] *delivers collimated radiation through multiple portals*[4] *that converge* [-vɜːrdʒ] *on the target.*

Use x-ray / fixed cone / pinhole[5] / variable aperture[6] [æpətʃɚ] ***collimator*** • ***collimation*** system / restrictions

Strahlenfokussierung, Strahlenfeldbegrenzung, Kollimation
Rückstreuung[1]
kollimieren[2]
Kollimator[3]
Bohrungen[4]
Einlochkollimator[5]
Mehrlochkollimator[6]
6

radiation exposure [ɪkspoʊʒɚ] *n term*

rel **radiation burn**[1] [bɜːrn] *n term*

short-term diagnostic, therapeutic [pjuː] or accidental contact with ionization produced by x- or gamma rays

(un)exposed *adj term* • **expose** *v* • **overexposure**[2] *n*

» *Exposure of the whole body to approx. 10,000 rad (100 gray) causes neurologic* [ʊɚ] *and cardiovascular breakdown and is fatal* [eɪ] *within 24 hs. Though this procedure might be an atttractive alternative, radiation exposure to the fetus would be unavoidable.*

Use to receive / to rule out[3] / acute / lethal [liːθᵊl]/ natural ***radiation exposure*** • massive / excessive ***exposure*** • ***exposure*** time[4] / rate / to radiation / to sunlight / to toxins • ***radiation*** detector[5] / absorbed dose / effects / hygiene[6] [haɪdʒiːn]/ dermatitis [aɪ]/ caries

Strahlenexposition, Strahlenbelastung
akute Strahlenschädigung[1]
Strahlenüberdosis[2]
Strahlenexposition ausschließen[3]
Expositions-, Durchleuchtungs-, Belichtungszeit[4]
Strahlungsdetektor[5]
Strahlenhygiene[6]
7

fluorescence [-esəns] *n MeSH*

sim **phosphorescence**[1] *n MeSH*

emission of radiation by a substance exposed to a shorter wavelength radiation as long as the stimulus is present; in phosphorescence emission persists for a time after removal of the stimulus

fluorescent *adj term* • **fluoresce**[2] [-res] *v* • **fluoroscopic** *adj* • **fluoro-** *comb*

» *Fluoroscopic examination demonstrated a smoothly rounded outpouching*[3] [aʊtʃ] *in the midline. The passage of contrast material is monitored by fluoroscopy.*

Use ***under fluoroscopic*** control *or* guidance[4] [aɪ] • ***fluoro***scope /scopy[5] /meter / (photo)metry[6] /(radio)graphy • ***fluorescent*** screen[7] • digital / videotape ***fluoroscopy*** • x-ray[8] ***fluorescence***

Fluoreszenz
Phosphoreszenz[1]
fluoreszieren[2]
gleichmäßig abgerundete Ausstülpung[3]
unter fluoroskop. Kontrolle[4]
(Röntgen)Durchleuchtung[5]
Fluorometrie[6]
Leuchtschirm[7]
Röntgenfluoreszenz[8]
8

radiation dose [doʊs] *n MeSH*

amount of ionizing radiation of the therapeutic dosage and the penetrating power[1] of x-rays

dosimetry[2] *n MeSH* • **dosimeter** *n* • **dosimetric** *adj*

» *The dose delivered to the target volume and the relative dose distribution*[3] *within the irradiated volume were measured.*

Use body / threshold[4] [θreʃʰoʊld]/ peak [iː]/ surface[5] / organ[6] / tissue[7] ***dose*** • gonadal *or* genetically [dʒen-] significant[8] (*abbr* GSD)/ negligible[9] [-dʒəbl] ***dose*** • absorbed ***dose index*** • ***dose*** rate / reduction / equivalent[10] (*abbr* DE) /-dependent • radiation / film ***dosimetry***

Strahlendosis
Eindringtiefe[1] Dosimetrie[2]
Dosisverteilung[3] Schwellendosis[4]
Oberflächendosis[5] Organdosis[6]
Gewebedosis[7] Gonadendosis, genetisch signifikante Dosis[8]
unbedeutende Dosis[9]
Äquivalentdosis, Dosisäquivalent[10]
9

roentgen-equivalent-man *n term, abbr* **rem**

rel **(radiation) absorbed dose**[1] *n term, abbr* **rad**

dose of ionizing radiation producing the same effect in man as one roentgen of x- or gamma rays; in the SI nomenclature the rad has been replaced by the gray[2] (Gy; 1 rad = 0.01 Gy) and the rem by the sievert[3] (Sv; 1 rem = 0.01 Sv)

» *For x-ray or gamma radiation, rems, rads and roentgen are virtually*[4] [vɜːrtʃʊəli] *the same, but for particulate radiation*[5] *emitted from radioactive materials these units may differ widely.*

REM
(Einheit für Äquivalentdosis)
Rad, rd *(Einheit für Energiedosis)*[1]
Gray[2]
Sv[3]
nahezu[4]
Teilchenstrahlung[5]
10

radiopaque [-oʊpeɪk] *or* **-dense** *adj term*
opposite **radiolucent**[1] [-luːsənt] *adj term*

exhibiting relative opacity[2] [oʊpæsəti] to, or impenetrability[3] by x-rays or other forms of radiation

radiopacity[4] *n term* • **radiodensity**[4] *n* • **radiolucency** *n* • **hypo-/ hyper-/ isodense**[5] [aɪ] *adj*

» *Soft tissue films revealed a radiodense stone. Radiopaque lesions in the soft tissues adjacent to the jaws are often observed on panoramic radiographs. The maxillary sinus is a very prominent radiolucent structure, which appears as overlapping lobes or a single radiolucent area.*

Use ***radiopaque*** dye[6] [daɪ]/ catheter / mass / lesion / foreign body • skeletal ***radio-density*** • ***radiolucent*** zone[7] / (filling) defect[8] / mass / band / line

strahlenundurchlässig, strahlendicht, radiopak
strahlendurchlässig, radioluzent[1]
(Strahlen)Undurchlässigkeit, Verschattung, Opazität[2]
Undurchdringbarkeit[3]
Strahlendichte, -undurchlässigkeit[4]
hyperdens[5] radiopaker Farbstoff[6]
radioluzenter Bereich[7]
strahlendurchlässiger Füllungsdefekt[8]
11

visualize [vɪʒ(ʊ)əlaɪz] *v term*
sim **delineate**[1], **demarcate**[2], **delimit**[2], **outline**[3] *v term*

visualization[4] *n term* • **delineation**[4] *n* • **demarcation**[5] *n* • **outline**[6] *n*

» *MRI and CT can visualize neighboring [eɪ] tumor when present. Degeneration of the disc was visualized by MRI.*

Use to allow (for)/permit/provide/ensure [-ʃʊɚ]/prevent/enhance[7] ***visualization*** • poor / excellent / direct / radiographic[8] / endoscopic / 3D ***visualization*** • adequately / clearly / readily[9] [e] ***visualized*** • distinctly[10] ***outlined***

darstellen, sichtbar machen
umreißen, darstellen[1]
ab-, begrenzen, sich abheben (von)[2]
skizzieren, umreißen[3] Darstellung[4]
Ab-, Begrenzung, Grenze[5] Umriss[6]
Darstellung verbessern[7]
Röntgendarstellung[8]
gut sichtbar, deutlich dargestellt[9]
scharf umrissen[10]
12

artifact *also spelled* **artefact** *n MeSH* *rel* **aliasing**[1] [əlaɪəsɪŋ] *n term*

an artificial finding (esp. in radiographic imaging or histologic specimens[2]) caused by the technique used rather than by the sample[3] or tissue studied

artifact-free *adj term* • **artifactual**[4] *or BE* **artefactitious** *adj*

» *The presence of metal artefacts from dental fillings and braces [eɪs] can result in unacceptable inaccuracies. Sources of technical [k] artifacts[5] are collimator shifting and tube uncoupling[6] [ʌ].*

Use motion *or* movement / muscle tension / eye twitching[7] [tʃ]/ EEG / pacemaker[8] [eɪs] ***artifact*** • ***artifactually*** distorted[9]

Artefakt
Aliasing, Umklappeffekt[1] histolog. Präparate[2] (Gewebe)Probe[3]
artifiziell, künstlich erzeugt[4]
technisch bedingte Artefakte[5]
Röhreninstabilität[6]
lidschlagbedingtes Artefakt[7]
schrittmacherbedingtes Artefakt[8]
artifiziell verzerrt[9]
13

(image) resolution *n term* *syn* **resolving power** *n term*

measure [eʒ] of the degree to which the eye, lens or imaging device [-aɪs] can distinguish or display[1] detail, e.g. the perception[2] of adjacent[3] [ədʒeɪsənt] objects as separate

high-resolution[4] *adj term*

» *MRI has superior [ɪɚ] resolution and is relatively artifact-free. Problems of CT of the pituitary include artifacts due to dental amalgam and limited soft tissue resolution*[5].

Use to increase / high / good / contrast[6] / spatial[7] [eɪʃ] ***resolution*** • ***resolution*** matrix [eɪ]/ of borders[8] • ***high-resolution*** images / CT / contrast / scan / ultrasound [ʌ]

Bildauflösung, Auflösungsvermögen
(an)zeigen, darstellen[1]
Wahrnehmung[2] anliegend[3]
hochauflösend[4]
Weichteilauflösung[5]
Kontrastauflösung[6]
räumliche Auflösung[7]
Randschärfe[8]
14

contrast agent [eɪdʒənt] *n MeSH*
syn **contrast material** *or* **medium** [iː], *pl* **-ia** *n MeSH*

radiopaque material (e.g. barium [eɚ]) used to visualize soft tissues radiographically

contrast-enhanced[1] *adj term* • **unenhanced**[2] [æ] *adj* • **double-contrast**[3] *adj*

» *CT scanning and MRI may be useful, with and without contrast. All but*[4] *the smallest lesions exhibit contrast enhancement.*

Use to inject/instill/excrete [iː] ***contrast material*** • liquid / water-soluble / IV / swallowed / iodinated[5] [aɪə-]/ radio***contrast agent*** • ***contrast*** administration / study / radiograph[6] / enhancement[7] / substance [ʌ]/ dye[8] [daɪ] • injection of / single / double / saline [seɪlaɪn‖-iːn] bubble[9] [ʌ]/ air ***contrast*** • ***noncontrast*** scan

Kontrastmittel
kontrastverstärkt[1]
ohne Kontrastverstärkung[2]
Doppelkontrast-[3]
alle außer[4] iodiertes/ iodhaltiges Kontrastmittel[5]
Kontrastaufnahme[6]
Kontrastverstärkung[7]
Kontrastfärbemittel[8]
Kochsalzbläschen-Kontrast[9]
15

46

transillumination *n MeSH*
syn **diaphanoscopy** *or* **-graphy** [daɪəfənɒː-] *n MeSH*

passing light through tissues, organs or body cavities to examine them

transilluminate[1] *v term* • **diaphanoscope**[2] *n* • **diaphano-** *comb*

» *These lesions do not transilluminate. In infants transillumination of the skull with an intensely bright light may disclose*[3] *subdural effusions and large cystic defects.*

Use area[4] / intensity ***of transillumination*** • ***transillumination of the*** skull [ʌ]/ airway / oral cavity / sinuses[5] [aɪ]

Diaphanoskopie, Transillumination, Durchleuchtung
durch-, ausleuchten[1] Durchleuchtungsgerät, Diaphanoskop[2]
zeigen, aufdecken[3]
Durchleuchtungsfeld[4]
Nebenhöhlendurchleuchtung[5]
16

scintigraphy [sɪntɪ-] *n MeSH*

rel **scintigram** *or* **scintiscan**[1] *n term*

imaging procedure employing IV injection of a radionuclide[2] [aɪ] with an affinity for the organ or tissue of interest to determine the distribution of the radioactivity with an external scintillation detector[3]

scintillation[4] *n term* • **scintillating** *adj* • **scinti-** *comb*

» *SPECT bone scintigraphy may help detect functionally significant mechanical alterations in the temporomandibular joint not detectable on anatomic imaging of the TMJ. Serial* [ɪɚ] *scintiscans*[5] *of the right upper quadrant were obtained.*

Use stress[6] / rest[7] / perfusion / gated blood pool[8] / sequential[5] / thallium / lympho-/ three-phase[9] ***scintigraphy*** • ***scintigraphic*** assessment / study • ***scintillation*** camera[10] / counter[3]

Szintigrafie
Szintigramm[1]
Radionuklid[2]
Szintillationsdetektor, -zähler[3]
Szintillation, kurzlebige
Lumineszenz[4]
Serienszintigramme[5]
Funktionsszintigrafie[6]
statische Szintigrafie[7]
Blutpoolszintigrafie[8]
Drei-Phasen-Szintigrafie[9]
Gammakamera[10]
17

scan *n & v MeSH* *sim* **scanning**[1] *n term*

(n, i) short for scintiscan
(ii) any image, record, or data obtained by scanning
(v) to examine systematically with a sensing device[2] (e.g. an electron beam)

scanner[2] *n term* • **scanography**[1] *n*

» *Encapsulated*[3] *abscesses are characterized by a faint*[4] [eɪ] *ring on the unenhanced scan. Thin section axial CT scan demonstrates narrowing of the nasal aperture by prominent anterior processes of the maxilla.*

Use bone / brain / total body / (un)enhanced ***scan*** • CT / SPECT[5] / MRI / laser ***scan*** • ***scan*** width[6] / field • ultrasound / (positive) radionuclide / Meckel / ventilation-perfusion / multiplanar [eɪ]/ color[7] ***scan*** • whole body[8] / (supercam) scintillation[9] / ultrasonic ***scanner***

Scan(-Aufnahme); scannen, abtasten
Scan(ning), Abtastung, Szintigrafie[1]
Abtastgerät, (Szinti)Scanner[2]
abgekapselt[3] blass, undeutlich[4]
Single-Photon-Emissions-computertomografie[5] Scanbreite[6]
Farbszintigramm[7]
Ganzkörperscanner[8]
Szinti(llations)scanner[9]
18

tomography *n MeSH*

syn **plano-, strati-, laminagraphy, sectional radiography** *n term*

taking sectional roentgenograms of serial tissue planes (slices[1]) by advancing the patient in the gantry[2] in small steps (increments[3])

tomograph *n term* • **tomographic** *adj* • **tomogram**[4] *n*

» *Cone-beam computed tomography will permit the use of 3D cephalometrics for orthodontic assessment. Tomograms should be obtained for*[5] *calcifications may be misinterpreted on plain films*[6].

Use conventional / computed[7] (*abbr* CT) *or* computerized axial[7] (*abbr* CAT)/ reconstruction ***tomography*** • cone-beam computed[8] (*abbr* CBCT) / fan-beam[9] / positron emission[10] (*abbr* PET)/ single photon emission computed (*abbr* SPECT) ***tomography*** • linear / pluridirectional[11] / narrow angle [g]/ focal plane ***tomography*** • ***tomographic*** film / imaging procedure

Tomografie, Schichtaufnahmeverfahren
Schichten[1] Gantry[2]
Vorschübe[3] Tomogramm, Schichtaufnahme[4] denn[5]
Leeraufnahmen[6]
Computertomografie, CT[7]
Kegelstrahl-CT, DVT[8]
Fächerstrahl-CT[9]
Positronenemissions-computertomografie, PET[10]
mehrdimensionale Tomografie[11]
19

ionization [aɪənaɪzeɪʃᵊn] *n MeSH*

dissociation[1] of molecules into ions (cations[2] [kætaɪənz], anions[3]), e.g. by subjecting them to ionizing radiation[4]

ion [aɪən] *n term* • **ionize** *v* • **(cat/ an/non)ionic**[5] *adj* • **(non)ionizing** *adj*

» *Ionizing radiation has sufficient energy to ionize the irradiated material.*

Use ***ionization*** chamber[6] [tʃeɪ]/ density[7] / detector / dose[8] • (ultrashort) ***ionizing*** radiation[9] • ***ionic*** contrast material[10] / bond[11] • hydrogen [aɪ]/ hydroxyl / positively charged[12] [tʃɑːrdʒd] ***ion*** • ***ion*** exchange[13]

Ionisierung, Ionisation
Aufspaltung[1] Kationen[2] Anionen[3]
ionisierende Strahlung[4]
(nicht)ionisch[5] Ionisationskammer[6]
Ionisationsdichte[7] Ionendosis[8]
ultrakurze ionisierende Strahlung[9]
ionisiertes Kontrastmittel[10]
Ionenbindung[11]
positiv geladenes Ion[12]
Ionenaustausch[13]
20

radioactive *adj term*

spontaneously [eɪ] emitting alpha, beta [eɪ||iː], or gamma rays

radioactivity[1] *n MeSH*

» *These thrombi* [aɪ] *can be detected by external scanning if the fibrinogen is labeled*[2] [eɪ] *with a radioactive material such as iodine-125*[3] [aɪədɪn]. *This enables ionization of the acidic monomers in self-etching adhesives and demineralization of dental hard tissues.*

Use ***radioactive*** implants[4] / seeds[4] [iː]/ beads[4] [iː]/ (labeled) isotopes [aɪ]/ tracer [treɪsɚ] *or* radiotracer[5] / iodine (*abbr* RAI) uptake study[6] • induced ***radioactivity***

radioaktiv
Radioaktivität[1]
markiert[2]
Iod-125[3]
radioaktive Implantate[4]
Radiopharmakon, Tracer[5]
Radioiodtest[6]
21

radionuclide [-nʲuːklaɪd] *n MeSH* *sim* **radioisotope[1]** [-aɪsətoʊp] *n MeSH*

artificial or natural radioactive nuclide or isotope of iodine, cobalt, phosphorus, strontium [ʃ], etc. used as tracer substances[2], e.g. to follow the course of the normal substances in metabolism

nuclide *n term* • **nuclear[3]** *adj*

» *Radionuclide imaging[4] is 90% sensitive, becoming positive within 2 days after the onset. Some radionuclides, like 90Sr, are chemically equivalent to calcium and accumulate in teeth.*

Use ***radionuclide*** angiography[5] [dʒɪɒː]/ impurity / generator • labeled ***radioisotope*** • ***radioisotope*** scanning[4] / angiogram / uptake study • ***nuclear*** medicine[6] / electron / particle[7] / charge[8] [tʃ]/ decay[9] [keɪ]/ imaging / scanner

Radionuklid
Radioisotop[1] Tracer[2]
nuklear, Kern-[3]
Szintigrafie[4]
Radionuklidangiografie[5]
Nuklearmedizin[6]
Kernteilchen[7]
Kernladung[8]
radioaktiver Zerfall[9]
22

radiosensitive *adj term* *opposite* **radioresistant[1]** *adj term*

readily affected[2] by the effects of radiation; self-renewing cells (e.g. sperm cells) are most susceptible[3] [səseptɪbl] while fixed postmitotic [aɪ] cells (e.g. neurons [ʊɚ]) are least [iː] sensitive to radiation

radiosensitivity[4] *n MeSH* • **radioresistance** *n* • **radiosensitizing** *adj*

» *The absorbed dose levels for radiosensitive organs in the maxillofacial region was measured. There was no correlation between tumor grade[5] and radiosensitivity.*

Use relative / vascular / salivary gland / tumor ***radiosensitivity*** • ***radiosensitizing*** agent *or* radiosensitizer[6]

strahlenempfindlich
strahlenresistent, -unempfindlich[1]
leicht zu schädigen[2]
empfänglich, empfindlich[3]
Strahlensensibilität[4]
Malignitätsgrad[5]
Radio-, Strahlensensitizer[6]
23

Unit 47 Basic Terms in Anesthesiology

Related Units: 48 Types of Anesthesia & Anesthetics, 4 States of Consciousness, 16 Pain, 25 Perioperative Care

anesthetize [ənesθɪtaɪz] *v term, BE* **anaesthetise, -ize** [iː] *syn* **put under** *v phr clin*

to induce a loss of feeling or sensation by means of anesthetic drugs

put to sleep[1] *phr inf* • **anesthetization** [e||iː] *n term* • **unanesthetized** *adj*

» *The catheter can be placed after anesthetization. Anesthetize the skin with lidocaine [aɪ] using a 10mL syringe [dʒ] and 22-gauge [geɪdʒ] needle. The wound may be anesthetized locally with lidocaine. After full nebulized[2] lidocaine anesthetization of the pharynx and vocal cords the bronchoscope is passed through the nostrils[3].*

Use deeply[4] / poorly ***anesthetized*** • ***anesthetized*** area / wound [uː]/ operative field / patient / skin / eye • ***anesthetizing*** needle / drugs[5]

anästhesieren, narkotisieren, betäuben
einschläfern[1]
vernebelt[2]
Nasenöffnungen, -löcher[3]
unter starken Narkotika stehend, stark narkotisiert[4]
Anästhetika, Narkotika[5]
1

anesthesia [ænəsθiːʒə] *n MeSH & clin* *syn & rel* **anesthesiology** *n MeSH*

(i) informal term for anesthesiology
(ii) partial or complete loss of sensation, esp. when induced by pharmacologic depression of nerve function [ʌ] to permit performance of surgery or other painful procedures

anesthetic[1] [e] *adj & n MeSH* • **anesthesiologist[2]** *or BE* **anaesthetist[2]** [iː] *n MeSH*

» *This procedure can be performed under local anesthesia on an outpatient basis[3]. The main objectives[4] of general anesthesia are analgesia [-dʒiːzɪə], unconsciousness, skeletal muscle relaxation and control of sympathetic nervous system responses to noxious[5] [nɒːkʃəs] stimuli [aɪ].*

Use prompt onset of[6] / dental / (painless) palatal[7] / time under / level of[8] / recovery from / surgical [ɜː] / standby / conduction[9] [ʌ] ***anesthesia*** • to administer/induce[10]/achieve *or* obtain/provide/maintain[11]/awaken from ***anesthesia*** • ***anesthesia*** management[12] / device / consent / consultation / accident / hazard[13] /-related complications[14] / morbidity / adjuvant • ***anesthesia of the*** skin / airway • ***anesthesia for*** (major/ outpatient) oral surgery / children • monitored ***anesthetic*** care[15] • ***anesthesiologist*** on-call[16]

Note: In the States the *anesthetic* may be administered by the *anesthesiologist* or another physician, a *nurse anesthetist*, or an *anesthesia assistant*. Unlike in British usage, the *anesthesiologist* is never referred to as the *anesthetist*.

(i) Anästhesie, Narkose, Anästhesiologie (ii) Betäubung, Schmerzunempfindlichkeit
anästhetisch; Anästhetikum, Narkotikum[1] Anästhesist(in), Anästhesiologe/-in, Narkosearzt/-ärztin[2] ambulant[3] Ziele[4] schädlich[5]
rascher Wirkungseintritt[6]
palatinale Anästhesie[7]
Narkosetiefe[8] Leitungsanästhesie[9]
Narkose einleiten[10]
Narkose aufrechterhalten[11]
Narkoseführung[12]
Narkoserisiko[13]
anästhesiebedingte Komplikationen[14]
anästhesiologische Überwachung[15]
diensthabende(r) Anästhesist(in)[16]
2

numb [nʌm] *adj & v clin*

syn **blunt** [ʌ] *adj & v*, **dull** [ʌ], **deaden** [dedᵊn] *v inf*

(adj) lack or loss of sensation, e.g. because of cold, poor blood perfusion or anesthesia

numbness[1] *n clin & MeSH* • **benumb**[2] *v inf*

» *While your mouth is numb you'll want to be careful not to bite on your cheek. As anesthesia blunts the normal compensatory mechanisms, sudden changes in the patient's position can cause hypotension. Numbness may be used to describe a complete loss of feeling, paresthesias* [-θiːʒ(ɪ)əs], *or paralysis. The patient complained of a numb feeling in his chin* [tʃ]. *Frostbitten*[3] *parts are numb, painless, and of a white or waxy*[4] *appearance.*

Use to feel/be/make ***numb*** • ***numb*** tongue / cheek / lip / feeling *or* sensation / chin [tʃ] syndrome [ɪ] • ***numbness*** and tingling[5] [ŋg] • local / unilateral / temporary / intermittent / partial / subjective / (oro)facial [eɪʃ] / lower lip ***numbness*** • nerve-***numbing*** drugs[6] • ***blunted*** sensation / pain / response / reflexes / affect[7] • ***dulled*** sensation / sense of taste / sense of smell / perception[8]

taub; betäuben, unempfindlich (machen)
Taubheit, Gefühllosigkeit[1]
betäuben[2]
von Erfrierungen betroffen[3]
wächsern[4]
Taubheitsgefühl u. Kribbeln[5]
nervenbetäubende Medikamente[6]
Affektabstumpfung[7]
eingeschränktes Wahrnehmungsvermögen[8]

3

hyp(o)esthesia [haɪpesθiːʒə] *n MeSH*

syn **blunted sensation** *n clin & inf*

diminished sensation[1] (hyposensitivity[1]) in reaction to stimulation (esp. touch)

hyp(o)-/ hyperesthetic *adj term* • **paresthesia**[2] *n MeSH* • **hyperesthesia**[3] *n MeSH*

» *Sensory symptoms include hypesthesia (numbness or impaired feeling) or paresthesia (tingling, pins and needles*[4]*, or a painful burning). Abnormal spontaneous sensations are generally termed paresthesias. The involved zone was hyperesthetic.*

Use ***hyp(o)esthetic*** sensations / area / side • mild / patchy / malar[5] [eɪ]/ chin / oral / corneal / transitory[6] / residual ***hyp(o)esthesia*** • to suffer from/ localized / inferior alveolar nerve (*abbr* IAN)/ lingual nerve / mental[7] / facial / peri- *or* circumoral ***paresthesias***

Hypästhesie, verminderte (Berührungs)Empfindlichkeit
herabgesetzte Sensibilität[1]
Parästhesie, subjektive Missempfindung[2]
Hyperästhesie, Überempfindlichkeit[3]
Kribbeln, Ameisenlaufen[4]
Hypästhesie der Wange[5]
vorübergehende Hypästhesie[6]
Parästhesien im Kinnbereich[7]

4

narcotics *n MeSH, usu pl, abbr* **narc**

syn **narcotic agent/ drug** *n clin & MeSH*

(i) drugs (e.g. morphine and other opium derivatives) used in moderate doses to relieve pain, dull sensation, and induce profound [aʊ] sleep that have the potential for dependence and tolerance[1] on repeated administration
(ii) illegal and street drugs such as marijuana, LSD, etc.

narcotic[2] *adj & n term & clin* • **nonnarcotic** *adj & n term* • **narcotize**[3] *v* • **narco-** *comb*

» *Increasing amounts of narcotics were required. The terms narcotics and opioids are often used interchangeably*[4] *for drugs whose effects mimic*[5] *those of morphine.*

Use sedative / intravenous [iː]/ parenteral / long-acting / epidural / opioid[6] ***narcotics*** • ***narcotic*** addict[7] / effect / pain medication *or* analgesic[8] • ***narco***lepsy /hypnosis [hɪp-]/ anesthesia

(i) Narkotika, Anästhetika (ii) Rauschmittel, -gift
Gewöhnung, Toleranzentwicklung[1]
Narkose-; Narkotikum, Rauschgift[2]
narkotisieren, betäuben[3]
synonym[4]
ähnlich sein[5]
Opioide[6]
Rauschgiftabhängige(r)[7]
narkotisch wirkendes Analgetikum[8]

5

narcosis [nɑːrkoʊsɪs] *n MeSH* → U4-11, U20-28

a state of stupor[1] [stʲuːpɚ] or deep sleep rather than anesthesia produced by intoxicants[2], narcotics, or toxins

» *In many people narcosis is induced at twice the legal intoxication level. Pain relief may be achieved through the judicious*[3] [dʒuːdɪʃᵊs] *use of analgesics ranging from nonnarcotics to narcotic derivatives.*

Use nitrogen [aɪ]/ inert [ɜː] gas[4] / CO_2 ***narcosis*** • ***narcotic*** abuse / intoxication / poisoning / overdose • ***narcotic*** analgesia / antagonist / substitute[5] / withdrawal[6] • ***narcotic***-induced (nausea/ pruritus)/-related (side effects) /-containing (medications)

Note: In contrast to other languages (e.g. German), *narcosis* is rarely used in medical English and is hardly ever synonymous with *anesthesia*.

tiefe Bewusstlosigkeit, Narkose
Stupor, Reaktionsunfähigkeit[1]
Rauschmittel[2]
umsichtig[3]
Edelgasnarkose[4]
Ersatzdroge[5]
Entzug von Narkotika[6]

6

analgesia [ænəldʒiːzɪə] *n MeSH* → U16-20, U48-18

a state in which painful stimuli [aɪ] are perceived[1] [iː] but are not interpreted as pain; usually accompanied by sedation without loss of consciousness

analgesic[2] [ænəldʒiːsɪk‖zɪk] *adj & n term*

» *Provide analgesia as needed*[3]. *Lidocaine 4%, 2 ml, 80 mg, applied to the floor of the nose as a spray or on cotton-wool-tipped swabs produces satisfactory analgesia of reasonable duration.*

Use to administer/give/increase ***analgesia*** • (in)adequate / oral / dental / local (infiltration) / nitrous oxide / narcotic / ataractic[4] / (non)opioid / local / postoperative / patient-controlled[5] (*abbr* PCA) ***analgesia*** • duration / use / reversal[6] / rapid onset ***of analgesia*** • ***analgesic*** agent [eɪdʒ-]/ activity[7] / administration / compound[8] / dose / effect[7] • ***analgesic*** ingestion[9] [dʒ]/ lozenges[10] [lɒːzɪndʒ-]/ regimen[11] [edʒ]/ properties[12] / substance / state[13] / therapy • oral / systemic / mild / simple / (non)narcotic / (non)opioid / nonaddicting[14] / potent / central(ly)-acting[15] ***analgesics***

Analgesie, Aufhebung der Schmerzempfindung
wahrgenommen[1] schmerzlindernd; Analgetikum, Schmerzmittel[2] nach/bei Bedarf[3] Ataranalgesie[4] patientenkontrollierte Analgesie[5] Umkehr der analget. Wirkung[6] analget. Wirkung[7] analget. Kombinationspräparat[8] Einnahme v. Schmerzmitteln[9] schmerzlindernde Pastillen[10] schmerzstillende Maßnahmen[11] analget. Eigenschaften[12] Analgesiestadium[13] nicht abhängig machende Analgetika[14] zentral wirkende Analgetika[15] 7

sedation [sɪdeɪʃən] *n MeSH*

(i) to relax and calm down a patient especially by the administration of sedatives
(ii) the state so induced

sedate[1] [eɪ] *v term* • **sedative**[2] [e] *adj & n* • **presedation** [iː] *adj*

» *In the awake patient, neuromuscular blockade should be accompanied by sedation to blunt the noxious sensation of paralysis.*

Use to administer/achieve/be under[3] ***sedation*** • conscious[4] [ʃ]/ deep[5] / (twilight) sleep[6] / office-based ***sedation*** • intravenous / pre-anesthesia / preoperative / supplementary / analgo[7]/ re/ over***sedation*** • ***sedative*** dose / effect / action of drug / narcotic • mildly / fully / heavily / non-/ re-***sedated*** • ***sedated*** (dental) patient

Sedierung, Beruhigung
beruhigen, sedieren[1] beruhigend, sedierend; Sedativum, Beruhigungsmittel[2] sediert sein[3] leichte/ moderate Sedierung[4] tiefe Sedierung[5] Schlafsedierung[6] Analgosedierung[7] 8

sedative [e] *n MeSH* *sim* **hypnotic**[1] [hɪpnɒːtɪk] *adj & n MeSH*

drug reducing nervous excitement[2] and irritability by depressing the CNS; it has a relaxing effect and tends to produce lassitude[3]; the terms sedatives, hypnotics, anxiolytics [ɪ], anti-anxiety [aɪə] drugs and minor tranquilizers are often used interchangeably

» *This sedative is habit-forming*[4]*. Depending on the extent of the facial injury, the patient may receive a sedative for relaxation*[5] *and a local anesthetic drug to numb the area. Sedative and hypnotic drugs often cause restlessness*[6]*, mental confusion*[7]*, and uncooperative behavior in the elderly. All available hypnotics involve some risk of overdosage, habituation*[8]*, tolerance and addiction.*

Use oral / IV / anxiolytic / narcotic / general / cough[9] [kɒːf]/ mild ***sedative*** • ***hypnotic*** drug / effect / sedative *or* sedative hypnotic[10]

Sedativum, Beruhigungsmittel
hypnotisch; Schlafmittel, Hypnotikum[1] Erregung[2] Müdigkeit, Mattigkeit[3] zu Abhängigkeit führend[4] Entspannung[5] Unruhe[6] geistige Verwirrtheit[7] Gewöhnung, Habituation[8] Antitussivum, Hustenreiz hemmendes Mittel[9] Sedativhypnotikum[10] 9

tranquilize [træŋkwɪlaɪz] *v term, BE* **tranquillize**

to calm or quiet down anxious[1] [æŋkʃəs] or mentally disturbed patients with pacifying[2] [aɪ] or soothing[3] [uː] drugs that have no sedating or depressant effects

tranquilizer[4] *n MeSH* • **tranquilizing** *adj* • **tranquilization**[5] *n term*

» *Minor* [aɪ] *tranquilizers are antianxiety agents*[6] *(e.g. Valium, Librium), whereas major* [meɪdʒɚ] *tranquilizers are neuroleptics*[7] *such as chlorpromazine (Thorazine).*

Use minor / major / mild [aɪ] ***tranquilizer*** • ***tranquilizer*** use / withdrawal • ***tranquilizing*** agent

beruhigen, sedieren
unruhig, ängstlich[1] beruhigend[2] besänftigend[3] Tranquilizer, Sedativum[4] Beruhigung, Sedierung[5] Anxiolytika, Ataraktika[6] Neuroleptika, Antipsychotika[7] 10

paralyze [pærəlaɪz] *v term* *rel* **paresis**[1] [iː], **palsy**[2] [pɒːlzi] *n MeSH*

to cause a loss of motor function (usually through injury to or disease of the nerve supply [aɪ])

paralysis[2] *n term* • **paralyzed** *adj* • **paralytic** *adj* • **-plegia** [- iːdʒ(ɪ)ə] *comb*

» *Make sure the endotracheal* [eɪk] *tube does not leak and the patient is well sedated or paralyzed. Paralysis denotes inability of a conscious patient to move the extremity either spontaneously or in response to commands or painful stimuli. Although paralysis by muscle relaxants decreases the need for volatile anesthetics*[3]*, many signs of anesthesia*[4] *are absent in the paralyzed patient.*

Use to cause/present with/treat/reverse[5] ***paralysis*** • (unilateral total/ post-traumatic) facial / (12th) cranial nerve / flaccid[6] [(k)s]/ motor[7] / spastic[8] / symmetric descending[9] / total ***paralysis*** • neuromuscular / 6th nerve / periodic / temporary / complete / progressive / impending[10] ***paralysis*** • anesthesia / lip / laryngeal nerve / respiratory[11] / vocal cord[12] ***paralysis*** • ***paralytic*** disease / lagophthalmos[13] / dysarthria / agent • ***paralytic*** patient / muscle / cord

lähmen, paralysieren
Parese, (unvollständige) Lähmung[1] Lähmung, Paralyse, Plegie[2] Inhalationsanästhetika[3] Narkosezeichen[4] Lähmung rückgängig machen[5] schlaffe Lähmung[6] motorische Lähmung[7] spastische Lähmung[8] symmetr. absteigende Lähmung[9] drohende Lähmung[10] Atemlähmung[11] Stimmbandlähmung[12] Lagophthalmus paralyticus, erweiterte Lidspalte mit unvollständigem Lidschluss, Hasenauge[13] 11

anesthetic [e] risk *n term*

» *In the preoperative [iː] anesthesia [iː] interview[1] the anesthetic risk can be estimated by a precise history[2] of the patient's previous [iː] experiences with anesthesia, eliciting[3] data on allergic reactions, delayed awakening[4], prolonged paralysis from neuromuscular blocking agents, etc.*

Use to assess[5]/determine/minimize ***the anesthetic risk*** • potential / increased / poor / overall ***anesthetic risk***

Narkoserisiko
Anästhesiesprechstunde[1]
Anamnese[2]
erheben, erfragen[3]
verzögertes Erwachen[4]
das Narkoserisiko beurteilen[5]
12

anesthetic induction [ʌ] *n term*
opposite **anesthesia termination** *or* **cessation[1]** *n term*

period from the start of anesthesia to the establishment of a depth of anesthesia[2] sufficient [ɪʃ] for surgery

induce[3] [ɪnduːs] *v term* • **inductive** [ɪndʌktɪv] *adj*

» *Unless the patient has ingested [dʒe] solid food[4], it is reasonable to allow clear fluids[5] orally up to 2 hours before induction of anesthesia. General anesthesia can be induced by IV drugs, by inhalation, or a combination of both methods. Rapid-sequence [iː] induction[6] minimizes the time during which the trachea [treɪkɪə] is unprotected.*

Use ***anesthetic induction*** agent / regimen[7] [edʒ] • ***induction*** of general anesthesia • inhalation / combined intravenous-inhalation ***induction***

Narkoseeinleitung, Narkoseinduktion
Narkoseausleitung[1]
Narkosetiefe[2]
einleiten[3]
feste Nahrung zu sich genommen[4]
Flüssigkeiten[5]
kurze Anflutungszeit[6]
Einleitungsschema[7]
13

anesthesia machine *n term*
rel **anesthetic circuit[1]** [sɜːrkɪt] *n term*

apparatus complete with flowmeters[2] [iː], vaporizers[3] [eɪ], and sources of compressed gases used for inhalation anesthesia[4]; connected with the mechanisms for elimination of carbon dioxide[5] [aɪ] and the anesthetic circuit (reservoir bag, directional valves[6] [vælvz], breathing tubes[7] [iː], CO_2 absorber)

» *Malfunction of the anesthesia machine may lead to increased pressures which results in pneumothorax [nʲuː-] in the patient.*

Use low-flow[8] / closed-circuit[9] ***anesthesia machine*** • conventional ***anesthetic circuit***

Narkose(beatmungs)gerät, Narkoseapparat
Narkosesystem[1] Gasflussmesser, Rotameter[2] Verdampfer, -nebler[3]
Inhalationsnarkose[4]
Kohlendioxid[5] Richtungsventile[6]
Atemschläuche[7] Niedrigfluss-Anästhesiebeatmungsgerät[8]
geschlossenes Beatmungssystem[9]
14

anesthesia bag *and* **mask** *n term*
sim **breathing** [iː] *or* **reservoir bag[1]** *n term*

collapsible[2] reservoir for inhaling [eɪ] and exhaling[3] gases during general anesthesia or artificial ventilation[4]

» *Check for a leak[5] [iː] between the endotracheal tube and the larynx by connecting a pressure-monitored anesthesia bag to the circuit and allow it to inflate[6] [eɪ].*

Use self-refilling ***bag-mask*** combination / unit • ***bag-valve*** mask • Ambu[7] ***bag*** • ***mask*** fit[8] / ventilation[9] • laryngeal ***mask*** airway[10]

Anästhesie-, Narkosemaske
Atembeutel[1]
faltbar, zusammenklappbar[2]
ausatmen[3] künstliche Beatmung[4]
Leck, undichte Stelle[5]
aufblasen, sich füllen[6] Ambubeutel[7]
Maskensitz[8] Maskenbeatmung[9]
Larynxmaske[10]
15

infusion pump [ʌ] *n MeSH* *syn* **syringe pump** *n term*

apparatus to deliver measured [eʒ] amounts[1] [aʊ] of anesthetics or drugs over a period of time

» *The dosage for adults is given as a continuous intravenous infusion[2] via[3] an infusion pump.*

Use intravenous [iː]/ subcutaneous [eɪ]/ implantable[4] / disposable ***infusion pump*** • constant / volumetric / programmable / portable[5] / home ***infusion pump***

Infusions-, Spritzenpumpe
definierte Mengen abgeben/einleiten[1] Dauerinfusion[2]
mittels, über[3] implantierbare Infusionspumpe[4]
tragbare Infusionspumpe[5]
16

intubate [ɪntʲuːbeɪt] *v term* *opposite* **extubate[1]** *v term*

inserting an oro- or nasotracheal tube for anesthesia to prevent aspiration and/or control pulmonary [ʊ||ʌ] ventilation

(re)intubation *n MeSH* • **intubator[2]** *n* • **extubation** *n* • **tube** *n*

» *Use of sedation alone to intubate a patient in the ER[3] can be difficult and risky. If the patient has no gag reflex[4], intubate the trachea with a cuffed [ʌ] endotracheal tube[5] to protect the airway[6].*

Use to facilitate ***intubation*** • ***intubation*** tube[7] / technique / aid[8] • endotracheal / (endo-, oro-, naso-)tracheal / submental / retrograde / low-pressure cuff / awake or conscious[9] ***intubation*** • blind / controlled[10] / digital[11] / difficult[12] ***intubation*** • ***intubated*** orally or via the mouth / patient • experienced ***intubator*** • ***intubator's*** skill[13] / hand / finger • tracheal / planned / delayed / accidental or inadvertent[14] / patient judged ready for / self-***extubation***

intubieren
extubieren[1] intubierende(r) Arzt/Ärztin[2] Notaufnahme[3] Würgreflex[4]
Endotrachealtubus m. Manschette[5]
Atemwege[6] Tubus, Intubationsrohr[7] Intubationshilfe[8]
wache Intubation[9]
Intubation unter Sicht[10] Intubation unter digitaler Kontrolle[11]
erschwerte Intubation[12] Können d. intubierenden Arztes/ Ärztin[13]
unbeabsichtigte Extubation[14]
17

Esmarch [k] tourniquet [tɜːrnikət] *n MeSH*
syn **Esmarch's bandage** *or* **wrap** [ræp] *n term*

broad elastic bandage or rubber with a chain fastener[1] [fæsənɚ] wrapped around a limb as a tourniquet[2]

» *An Esmarch tourniquet was used to create a blood-free field for the procedure.*

Use ***Esmarch*** maneuver[3] [uː] • to apply/use/release[4] [iː]/loosen[5] [uː]/remove ***the tourniquet*** • ***tourniquet*** time / ischemia [skiː]/ constriction / inflation[6] / effect

Esmarch Binde
Kettenverschluss[1] Stauschlauch,
Staumanschette, Tourniquet[2]
Esmarch-Blutsperre, -leere[3]
Stauschlauch lösen[4]
Stauschlauch lockern[5]
Aufblasen der Staumanschette[6] 18

loading dose *n term* *rel* **maintenance dose[1]** *n term*

relatively large dose given initially to induce anesthesia (or initiate [ɪnɪʃɪeɪt] drug therapy)

» *A loading dose of 1mg/kg by bolus intravenous infusion[2] is followed by a maintenance dose of 1-4 mg/min by continuous intravenous infusion[3].*

Initialdosis
Erhaltungsdosis[1]
i.v. Schnellinfusion[2]
i.v. Dauerinfusion[3] 19

depth [depθ] *or* **level of anesthesia** *n term, abbr* **DOA**

DOA is classified in four stages, namely analgesia[1], delirium[2], surgical anesthesia[3] with four planes[4] [eɪ], and overdose[5]

» *Stage II anesthesia is marked by loss of consciousness and the lid reflex[6], excitement[7] of which may be associated with vomiting and laryngospasm. Complications with endotracheal intubation can be minimized by ensuring [ʃʊɚ] that the depth of anesthesia is adequate.*

Use to monitor[8]/judge/assess[9] ***the depth of anesthesia*** • adequate ***depth of anesthesia*** • to produce the desired ***depth of anesthesia***

Narkosetiefe
Analgesiestadium[1]
Exzitationsstadium[2]
Toleranzstadium,
chirurgische Narkose[3]
Unterstufen[4] Asphyxiestadium[5]
Lidrandreflex[6] Auslösung[7]
Narkose überwachen[8]
Narkosetiefe überprüfen[9] 20

emergence [ɪmɜːrdʒəns] *n term*
sim **recovery** [ʌ] **(from anesthesia)[1]** *n*

return to spontaneous [eɪ] respiration, voluntary swallowing, consciousness, etc. following general anesthesia

» *In children this drug can cause adverse[2] [ɜː] behavioral reactions upon emergence from sedation. Recovery from anesthesia occurs as the effects of the anesthetic medications wear off[3] and your body functions begin to return.*

Use anesthetic / time to / speed of / rapid / delayed / clear-headed ***emergence*** • ***emergence*** from anesthesia / time / reaction / agitation[4] / delirium • postanesthesia (*abbr* PAR) ***recovery*** • ***recovery*** room (*abbr* RR) or area[5] / period / time

Aufwachphase
Erwachen (aus der Narkose)[1]
ungünstig[2]
nachlassen[3]
postnarkotische Unruhe/ Agitation[4]
Aufwachraum[5] 21

anesthesia record *n term*

written account[1] [aʊ] of drugs administered, procedures undertaken, and cardiovascular responses during surgical anesthesia[2]

» *The anesthesia record shall also include duration of the procedure, documentation of complications or morbidity, the status of patient upon discharge, and to whom the patient is discharged.*

Use to keep or maintain an[3] / time-oriented / intra-operative / electronic ***anesthesia record*** • ***anesthesia record*** keeping / sheet

Narkoseprotokoll
Aufzeichnungen[1]
chirurgische Narkose[2]
ein Narkoseprotokoll führen[3] 22

postanesthetic [e] **phase** [feɪz] *n term*
syn **anesthesia** [iː] **recovery period** *n MeSH*

period of emergence from GA during which patients are closely monitored in the RR[1]

» *The first hours immediately after the operation during which the acute reaction to surgery and the residual [ɪ] effects[2] of anesthesia are subsiding[3] [aɪ] is termed the postanesthetic observation phase of management.*

Use ***postanesthetic*** patient / observation / care / shivering / vomiting[4] / nausea [nɒːzɪə]/ pain • ***postanesthetic*** hang-over[5] / monitoring / recovery (score) / follow-up[6]

Aufwachperiode
Aufwachraum[1]
Restwirkungen[2]
nachlassen[3]
Erbrechen i.d. Aufwachperiode[4]
Narkosekater[5]
postnarkotische Nachsorge[6] 23

47

postanesthesia care unit *n term, abbr* **PACU**
rel **recovery room[1]** *n clin*

hospital unit equipped for meeting postoperative emergencies in which surgical patients are kept during the immediate postoperative period for care and recovery from anesthesia

» *The TMJ dislocation was reduced[2] in the PACU by an oral maxillofacial surgeon. Pulse, blood pressure, and respiration of PACU patients are recorded every 15 min until stable [eɪ].*

Use ***postanesthesia*** nursing [ɜː]/ problems / headache / recovery area • full-intensity ***PACU*** care • ***PACU*** admission (report)[3] / (registered) nurse / discharge / post-operative triage [trɪɑːʒ] • discharge evaluation from ***PACU*** to ICU[4]

Aufwachstation
Aufwachraum[1]
reponiert[2]
Aufnahmebericht in der
Aufwachstation[3]
Entlassungsprotokoll bei
Verlegung von der Aufwach-
in die Intensiv(pflege)station[4] 24

resuscitate [rɪsʌsɪteɪt] *v term* syn **bring sb. (a)round** *phr clin*

to revive [aɪ] an unconscious person whose respirations have ceased [siːst]

resuscitation[1] *n MeSH* • **resuscitative** *adj* • **resuscitator**[2] *n*

» *All emergency equipment necessary to resuscitate the patient should be available. Does your dental office have resuscitation equipment on site?*

Use ***to resuscitate*** the patient / vital functions / flap necrosis • emergency / mouth-to-mouth[3] / fluid *or* volume / cardiopulmonary[4] / trauma ***resuscitation*** • ***resuscitation*** room / team / area / guidelines • ***resuscitative*** technique [iːk]/ measures / ventilation / maneuver [uː]/ efforts / skills

wiederbeleben, reanimieren
Reanimation[1]
Beatmungsgerät; Reanimator[2]
Mund-zu-Mund Beatmung[3]
kardiopulmonale Reanimation[4]

25

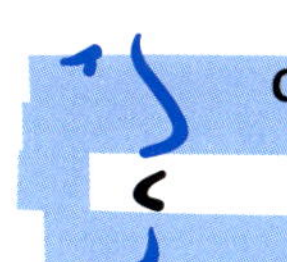

Clinical Phrases

Have you or anyone in your family ever had problems from anesthesia? Hatten Sie oder jemand in der Familie schon einmal Probleme bei einer Narkose? • Sometimes complications occur with anesthesia, but this is very rare and we will take good care of you. Sehr selten kann es im Zusammenhang mit der Narkose zu Komplikationen kommen. Aber wir werden Sie bestens versorgen! • Do you have any false teeth, removable dental caps or bridges? Haben Sie eine Zahnprothese, abnehmbare Brücken oder Kronen? • Have you had anything to eat or drink in the past 8 hours? Haben Sie in den letzten 8 Stunden etwas gegessen oder getrunken? • Now I am going to spray your throat. Ich werde jetzt Ihren Rachen einsprühen. • Then we will give you a little needle stick here and you will get numb so that you will not feel the operation. Dann werden Sie einen kleinen Stich spüren, und dieser Bereich wird sich dann taub anfühlen, so dass Sie bei der Operation keine Schmerzen haben werden. • Squeeze my hand. Hard. Harder. Drücken Sie meine Hand. Fest! Fester! • Do your lips and tongue feel numb/ normal? Fühlen sich Zunge und Lippen taub/ normal an? • Do you feel dizzy? Ist Ihnen schwindlig? • Do you have the taste of metal in your mouth? Haben Sie einen metallischen Geschmack im Mund?

Unit 48 Types of Anesthesia & Anesthetics

Related Units: 5 Drugs & Remedies, 20 Pharmacologic Agents, 16 Orofacial Pain, 4 States of Consciousness

general anesthesia [-θiːʒə] *n MeSH, abbr* **GA**

rel **general anesthetic**[1] [e] *n MeSH*

loss of the ability to appreciate[2] [iːʃ] pain and unconsciousness produced by anesthetic agents

» *Le Fort I maxillary osteotomy and simultaneous alveolar bone graft[3] were performed under general anesthesia with orotracheal intubation[4]. In large amounts, Midazolum (a short-acting benzodiazepine) is a general anesthetic. A physical examination is required prior to GA for dental care.*

Use to undergo/require/necessitate[5]/tolerate/induce/maintain[6]/recover from/awake from/administer *or* deliver ***general anesthesia*** • to be a good candidate for / outpatient / pediatric ***GA*** • inhalation ***general anesthetics*** • (dental) treatment / closed manipulation / dissection[7] / (oral/ maxillofacial/ reconstructive) surgery / open biopsy [aɪ]/ patients ***under general anesthesia***

Allgemeinanästhesie, (Voll)Narkose
Anästhetikum, Narkotikum[1]
empfinden[2]
Alveolarkammplastik[3]
orotracheale Intubation[4]
(Voll)Narkose erfordern[5]
Narkose aufrechterhalten[6]
Präparation in/unter Vollnarkose[7]

1

balanced anesthesia *n term*

technique of GA based on the concept that administration of a mixture of small amounts of different anesthetics summates[1] [ʌ] the advantages but not the disadvantages of the individual agents

» *Following premedication[2] and induction[3] by thiopentone [θaɪə-], balanced anesthesia was maintained by a combination of muscle relaxants[4], inhalational and IV anesthetic agents.*

balancierte Anästhesie
vereint[1]
Prämedikation[2]
Einleitung[3]
Muskelrelaxanzien[4]

2

local anesthesia *n MeSH, abbr* **LA** *sim* **regional** [riːdʒ-] **anesthesia**[1] *n MeSH*

anesthesia of the operative site produced by direct infiltration of a local anesthetic into the area of small, terminal nerve endings or, rarely, by freezing[2] (cryoanesthesia[3] [kraɪoʊ-])

» *A regional anesthetic is used when it is desirable that the patient remain conscious during the operation. If the FB[4] can be palpated, local anesthesia is given by means of submucosal and s.c. injections[5] of 0.5% bupivacaine.*

Use oral sedation with / surgery under ***local anesthesia*** • topical[6] / periodontal / diagnostic / (painless) palatal[7] ***anesthesia*** • pharyngeal [dʒɪəl]/ segmental / unilateral / corneal[8] ***anesthesia***

Lokalanästhesie, örtliche Betäubung
Regionalanästhesie[1]
Vereisen[2] Kälteanästhesie[3]
Fremdkörper[4]
subkutane Injektionen[5]
Oberflächenanästhesie, topische Anästhesie[6]
palatinale Anästhesie[7]
Kornealanästhesie[8]

3

anesthetic [ænəsθetɪk] *n & adj MeSH* *syn* **anesthetic agent** [eɪdʒənt] *n MeSH*

(n) compounds that reversibly depress nerve function and produce loss of ability to perceive[1] [iː] pain and/ or other sensations; also collective term for anesthetizing agents administered to an individual at a particular time (adj, i) characterized by or capable of producing loss of sensation (ii) associated with or due to the state of anesthesia

» *Most anesthetics delay[2] healing. If available, instill local anesthetic drops. All local anesthetics have CNS toxicities including confusion[3], coma, and seizures[4]* [siːʒɚz].

Use to give/administer ***anesthetics*** • ***anesthetic*** medication / agent / drugs / solution / gargles[5] • ***anesthetic*** ether [iː] / area / block / approach[6] • ***anesthetic*** properties / effect / risk / shock / mishap *or* accident • short-acting[7] / long-acting ***anesthetics*** • general / topical / inhalation / flammable[8] / volatile[9] / gaseous[10] ***anesthetics*** • intravenous [iː]/ primary / secondary / highly potent / halogenated [dʒ] ***anesthetics*** • delivery of[11] ***anesthetics*** • ***anesthetic***-related complications /-induced convulsions[12] / cardiac arrest

Narkose-, Betäubungsmittel, Anästhetikum, Narkotikum; anästhesierend, betäubend, gefühllos, unempfindlich
empfinden, wahrnehmen[1]
verzögern[2] Verwirrtheit[3]
(Krampf)Anfälle[4]
anästhesierendes Gurgelmittel[5]
Anästhesieverfahren[6]
Kurznarkotika[7]
brennbare Anästhetika[8]
volatile Anästhetika, Inhalationsanästhetika[9]
gasförm. Narkotika, Narkosegase[10]
Zufuhr von Narkotika[11]
anästhesiemittelbedingte Krämpfe[12] 4

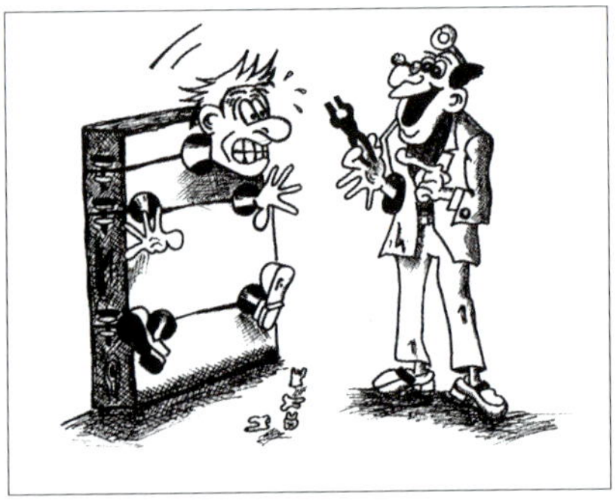

Don't worry, Mr. Pym, next week our supply of anesthetics will arrive on time again.

lidocaine [laɪdəkeɪn] **(hydrochloride)** [aɪ] *n MeSH* *syn espBE* **lignocaine** [ɪ] *n MeSH*

crystalline compound[1] used as a local anesthetic with pronounced[2] [aʊ] antiarrhythmic [ɪ] and anticonvulsant [ʌ] properties[3]

» *Anesthetize the skin with 1% lidocaine with the 10mL syringe and the 25-gauge* [eɪ] *needle. Injection of a local anesthetic such as lidocaine into the trigger point[4] site often results in pain relief. Lidocaine, tetracaine and cocaine* [koʊkeɪn] *are the most common choices for topical anesthesia of the airway, while procaine is too poorly absorbed to be effective topically.*

Use topical / intranasal[5] [eɪ]/ 0.5% / viscous[6] [sk] ***lidocaine*** • ***lidocaine*** solution / infusion / periarticular infiltration • ***lidocaine*** jelly[7] [dʒ]/ overdose / spray[8] / poisoning • to instill[9]/inject/administer ***lidocaine***

Lidocain
Verbindung[1]
ausgeprägt[2]
krampflösende Eigenschaften[3]
Triggerpunkt[4]
intranasal verabreichtes Lidocain[5]
visköses Lidocain[6]
Lidocain-Gel[7]
Lidocain-Spray[8]
Lidocain einträufeln/ instillieren[9] 5

conduction [ʌ] *or* **block anesthesia** *n MeSH* *syn* **blockade** [-eɪd] *or* **blockage** [-ɪdʒ] *n MeSH*

regional anesthesia in which a local anesthetic is injected about nerves[1] to inhibit nerve transmission; includes spinal, epidural, nerve block, and field block anesthesia[2], but not local or topical anesthesia[3]

» *Differences in soft-tissue anesthesia[4] in the palate following infiltration and greater palatine nerve[5] block anesthesia were determined[6]. Local wound* [uː] *infiltration or regional nerve block with 0.5% bupivacaine will help alleviate the pain. In a combative[7] patient, use of neuromuscular blockade provides good control of the airway.*

Use (peripheral) nerve / regional / sympathetic[8] / trigeminal [aɪ] division ***block (anesthesia)*** • mandibular[9] / caudal [ɒː]/ nasopalatine / (sub)lingual nerve ***block (anesthesia)*** • saddle / percutaneous[10] / inferior [ɪɚ] alveolar ***block (anesthesia)*** • neuromuscular / ganglionic[11] ***blocking agent*** *or* ***blocker*** • field[2] / cholinergic[12] [kɒːlɪnɜːrdʒɪk]/ profound[13] ***blockage***

Leitungsanästhesie
Nerven werden umspritzt[1]
Feldblock[2]
Oberflächenanästhesie[3]
Weichteilanästhesie[4]
Nervus palatinus major[5]
ermittelt[6]
aggressiv[7]
Sympathikusblockade[8]
Leitungsanästhesie im UK[9]
perkutane Leitungsanästhesie[10]
Ganglienblocker[11]
Cholinrezeptorenblockade[12]
stark ausgeprägter Block[13] 6

dental anesthesia *n MeSH*

in dental practice local anesthesia is commonly used for pain control during treatment, oral sedatives[1] (e.g. laughing gas) and i.v. sedative drugs, which produce a state of conscious sedation[2], are sometimes administered for anxiety relief[3]; in young children, in mentally challenged[4] or extremely anxious adults or where adequate LA is difficult to obtain, GA may be required

» *Although nitrous oxide may be used alone for dental anesthesia, it is not suited as a primary agent for use in major surgery. This is a case of lingual nerve damage from dental anesthesia. When used for dental anesthesia, mepivacaine hydrochloride has an onset of action of about 0.5–2 minutes in the upper jaw and 1–4 minutes in the lower jaw.*

Use day-case *or* outpatient[5] ***dental anesthesia*** • dental-office[5] / local dental / no-needle ***anesthesia***

zahnärztliche Anästhesie, zahnmedizinische Anästhesie
orale Sedativa[1]
moderate/ leichte Sedierung[2]
Angstabbau[3]
geistig behindert[4]
ambulante zahnärztliche Anästhesie[5]
7

infiltration anesthesia *n MeSH* *syn* **infiltration analgesia** *n MeSH*

local anesthesia produced by injection of the anesthetic directly into the terminal nerve endings

» *When used for infiltration anesthesia in dental patients, the time of onset[1] averages less than 2 min for lidocaine HCl 2% injection with epinephrine[2].*

Use dental / local / intraoral[3] / buccal [ʌ] / submucosal ***infiltration anesthesia*** • terminal[4] ***anesthesia***

Infiltrationsanästhesie
Wirkungseintritt[1]
Adrenalin, Epinephrin[2]
intraorale Infiltrationsanästhesie[3]
Terminalanästhesie, terminale Anästhesie[4]
8

barbotage [bɑːrbətɑːʒ] *n term*

repeated alternate injection and withdrawal of fluid with a syringe[1]; for spinal anesthesia a portion of an anesthetic agent is injected into the CSF[2], and some CSF is withdrawn[3] [ɒːn] into the syringe until the entire contents of the syringe are injected

Barbotage
Spritze[1] Liquor[2]
aspiriert, abgesaugt[3]
9

inhalation [eɪ] **anesthesia** *n MeSH*
sim **insufflation anesthesia[1]** *n MeSH*

anesthesia effected by inspiration or insufflation of volatile anesthetics (gases or vapors[2] [eɪ]) into the respiratory tract using special delivery systems[3]

» *Inhalation anesthesia where the gases exhaled by the patient are rebreathed[4] [iː] as some carbon dioxide [daɪɒː-] is simultaneously [eɪ] removed and anesthetic gas and oxygen [ɒːksɪdʒən] are added so that no anesthetic escapes into the room is termed closed circuit anesthesia[5]. The advantage of inhalation anesthesia is that the anesthetics can be titrated[6] [aɪ] according to the patient's needs.*

Use ***inhalation*** anesthetics[7] / induction / agents[7] • combined intravenous-***inhalation anesthesia***

Inhalationsnarkose
Insufflationsnarkose[1]
Dämpfe[2]
Narkosesysteme[3]
wieder eingeatmet[4]
geschlossenes Narkosesystem[5]
titriert[6]
Inhalationsanästhetika, Inhalationsnarkotika[7]
10

nitrous [aɪ] **oxide** [aɪ] *n MeSH* *syn* **(laughing)** [læfɪŋ] **gas** *n clin*

colorless gas (N_2O) producing loss of sensibility to pain on inhalation which is preceded [iː] by exhilaration[1] and sometimes laughter; widely used as a rapidly acting, rapidly reversible, nondepressant, and nontoxic inhalation analgesic [dʒiː] to supplement[2] [ʌ] other anesthetics and analgesics, e.g. in dentistry

» *Nitrous oxide is used in dental practice to allay anxiety[3] that many patients may have toward dental treatment. Since nitrous oxide does not provide total anesthesia, it is given in combination with a volatile anesthetic[4] or narcotic.*

Use supplemental / inhaled ***nitrous oxide*** • ***nitrous oxide*** inhalation / analgesia / sedation / anesthesia /-oxygen mix[5]

Distickstoffoxid, Lachgas
Hochstimmung[1]
ergänzen, verstärken[2]
Ängste abbauen[3]
volatiles/ flüchtiges Anästhetikum[4]
Sauerstoff Lachgas-Gemisch[5]
11

halothane [hæləθeɪn] *n MeSH*
rel **isoflurane[1], sevoflurane[2], enflurane[3]** *n term*

a widely used potent nonflammable [æ] and nonexplosive inhalation anesthetic with rapid onset and reversal; largely supplanted by[4] later-generation halogenated [dʒ] hydrocarbon[5] [aɪ] anesthetics

» *The side effects of halothane include cardiovascular and respiratory depression[6], and sensitization to epinephrine-induced[7] arrhythmias [ɪ]. Anesthesia was maintained with halothane and nitrous oxide. Emergence from xenon [z] anesthesia is two or three times faster than that from equal-MAC (minimum alveolar concentration) N2O+isoflurane or N2O+sevoflurane anesthesia.*

Use ***halothane*** administration / vaporizer / anesthesia / hepatotoxicity[8] / metabolites / reactions

Halothan
Isofluran[1]
Sevofluran[2]
Enfluran[3]
verdrängt durch[4]
Halogenkohlenwasserstoff[5]
Atemdepression[6]
adrenalinbedingt[7]
halothanbedingte Leberschädigung[8]
12

intravenous [iː] **anesthesia** *n MeSH*
rel **endotracheal** [eɪk] **anesthesia**[1] *n term*

anesthesia produced by injection of anesthetic agents into the venous [iː] circulation

» *Patients with a normal airway*[2] *may be intubated under intravenous anesthesia.*

Use total[3] (*abbr* TIVA) ***intravenous anesthesia***

intravenöse Anästhesie
Endotracheal-, Intubationsnarkose[1]
Atemwege[2]
totale intravenöse Anästhesie[3] 13

barbiturates [ɪtʃə] *n MeSH* *syn* **sleeping pills** *n clin*

derivatives of barbituric acid (including phenobarbital [fiːnoʊ-]) that act as CNS depressants and are used for their tranquilizing[1], hypnotic[2] [ɪ], and anti-seizure[3] [iːʒ] effects; most barbiturates have the potential for abuse[4]

» *Sedation can be achieved*[5] *by barbiturates, benzodiazepine or narcotics. Long-acting barbiturates (6-8 h) also include methobarbital, barbital, and primidone.*

Use short-acting[6] / rapidly acting / IV ***barbiturates*** • ***barbiturate*** sedatives / withdrawal[7] / overdosage / intoxication / poisoning / syndrome [ɪ]/ therapy

Barbiturate, Schlafmittel
sedierend, beruhigend[1]
hypnotisch, schlaffördernd[2]
antikonvulsiv, antiepileptisch[3]
Missbrauch[4]
erzielt, erreicht[5]
kurzwirkende Barbiturate[6]
Barbituratentzug[7] 14

basal [eɪ] **anesthesia** *n term*

parenteral administration of one or more sedatives to produce a state of depressed consciousness prior to[1] induction [ʌ] of GA

» *A patient under basal anesthesia does not respond to words but still reacts to pinprick*[2] *stimulation.*

Basisnarkose
vor[1]
Nadelstich[2] 15

muscle [mʌsl] **relaxants** *n MeSH*

agents capable of relaxing striated [straɪeɪtɪd] muscle[1]; includes drugs acting at the spinal [aɪ] cord level or directly on muscle to decrease tone[2], as well as the neuromuscular relaxants

» *Muscle relaxants act mainly as CNS depressants*[3]*, inhibiting spinal synaptic reflexes, prolonging synaptic recovery time, and reducing repetitive discharges*[4]*.*

Use (non)depolarizing[5] / skeletal *or* striated / smooth[6] [uː]/ centrally acting ***muscle relaxant*** • ***muscle relaxant*** medications *or* agents

Muskelrelaxanzien
quergestreifte Muskulatur[1]
Muskeltonus[2]
zentral dämpfende Mittel[3]
wiederholte Depolarisation[4]
(nicht) depolarisierendes Muskelrelaxans[5]
auf die glatte Muskulatur wirkendes Relaxans[6] 16

(tubo)curare [tʲuːboʊ-] *n MeSH*
sim **tubocurarine**[1] [-kjʊɚɑːrɪn] *n MeSH*

toxic alkaloid (chief active constituent[2] of the arrow poison[3] curare) that produces nondepolarizing paralysis of skeletal muscle after IV injection by blocking transmission at the myoneural [aɪ] junction[4] [dʒʌŋkʃᵊn]; used clinically (e.g., as d-tubocurarine chloride [aɪ], metocurine iodide [aɪə]) to provide muscle relaxation during surgical operations

» *Sedation, paralysis with curare-like agents, and mechanical ventilation*[5] [kæ] *are often required to control tetanus spasms.*

(Tubo)Curare
Tubocurarin[1]
Bestandteil[2]
Pfeilgift[3]
motorische Endplatte, neuromuskuläre Synapse[4]
künstliche Beatmung[5] 17

acupuncture analgesia *n MeSH*
rel **acupressure**[1] *n MeSH*

placement of acupuncture needles at specific points in the body to produce a loss of sensation of pain, e.g. for surgical procedures by blocking afferent nerve impulses

» *Acupuncture anesthesia and the placebo* [siː] *effect may be mediated*[2] [iː] *in part by endorphins. There is research demonstrating the efficacy of acupuncture in alleviating dental pain.*

Use dental (applications of) / auricular[3] ***acupuncture*** • pressure ***analgesia*** • pressure[4] / acupuncture[5] ***anesthesia***

Akupunkturanalgesie
Akupressur[1]
vermittelt[2]
Ohrmuschelakupunktur[3]
Akupressuranästhesie[4]
Akupunkturanästhesie[5] 18

Unit 49 Basic Terms in Plastic Surgery

Related Units: 50 Grafts & Flaps, 21 Surgical Treatment, 22 Basic Operative Techniques, 45 Maxillofacial Surgery

reconstruction *n MeSH* *syn* **restoration** *n MeSH*, **repair** [rɪpeə˞] *n MeSH*

surgical [sɜːrdʒɪkəl] restoration of diseased or damaged tissues

reconstruct[1] *v* • **restore** *v* • **reconstructive** *adj* • **restorative** *adj* • **repair**

» *Maxillofacial prosthetic reconstruction with osseointegrated implant support was performed to treat tissue defects resulting from the treatment of a malignant tumor. Primary attempts to reconstruct the stellate* [steleɪt] *wound*[2] [uː] *with local flaps failed*[3].

Use (cranio/ oro)facial [feɪʃəl] (defect) / dental / scalp / nasal [eɪ]/ ear[4] / lip / eyelid / mandibular[5] / jaw-discontinuity ***reconstruction*** • primary / secondary / one-stage / cosmetic / postablative[6] [eɪ] ***reconstruction*** • bone / fracture / hard tissue / defect / cleft palate[7] / cleft lip ***repair*** • ***reconstruction of*** mandibular discontinuity (defects)[8] / skin defects / facial deformities • ***reconstructive*** jaw surgery[5] / augmentation material

(-)Plastik, Rekonstruktion, Wiederherstellung
wiederherstellen, rekonstruieren[1]
sternförmige Wunde[2]
fehlschlagen, nicht gelingen[3]
Ohr-, Otoplastik[4]
Unterkieferrekonstruktion[5]
plastischer Wiederaufbau nach Resektion/ Amputation[6]
Gaumenspaltenplastik[7]
Unterkieferdefektdeckung[8]

1

surgical correction *n term* *sim* **replacement**[1], **rehabilitation**[2] *n MeSH*

surgical procedure [prəsiːdʒə˞] that repairs or modifies traumatized [ɒː], diseased or undesirable body structures

correct[3] *v* • **corrective** *adj*

» *Correction may be done with simultaneous reduction or augmentation*[4] [ɒː]. *The use of implants as a foundation for prosthetic* [e] *replacement of missing teeth has become widespread. All amputees*[5] [iː] *had been rehabilitated by means of prostheses supported by osseointegrated implants.*

Use elective ***correction*** • surgically ***correctable*** • ***corrective*** osteotomy[6] / procedure / repair / measures [eʒ] • ***replacement*** bone[7] / graft / prosthesis [iː]/ tooth • TMJ[8] ***replacement*** • facial / oral or dental[9] / prosthetic[10] ***rehabilitation*** • auditory [ɒː]/ speech / (psycho)social [saɪk]/ partial / postoperative ***rehabilitation*** • ***rehabilitation*** center

operative Korrektur
Ersatz, Prothese[1]
Wiederherstellung[2]
beheben, korrigieren[3]
Aufbau, Vergrößerung[4]
Amputierte[5]
Korrekturosteotomie[6]
Ersatzknochen[7]
Kiefergelenkersatz[8]
orale Rehabilitation[9]
prothetische Versorgung, Protheseneinbau[10]

2

plastic surgery *n MeSH* *syn* **reconstructive surgery** *n term*

surgical specialty or procedure concerned with the restoration, construction, reconstruction, or improvement in the shape and appearance [ɪə˞] of missing, defective, damaged, or mishappen[1] body structures

-plasty[2] *comb* • **neo-** [niːoʊ] *comb*

» *Neither plastic surgery nor prosthetic rehabilitation has provided a good cosmetic outcome*[3].

Use ***plastic*** surgeon[4] / closure [ʒ]/ repair / revision [ɪʒ] • (intra)oral / periodontal / (maxillo)facial / esthetic[5] / reconstructive ***plastic surgery*** • (lateral) pharyngo/ gingivo/ angio[6] [ændʒɪə-]/ palatal pushback[7] / uvulo-palato-pharyngo-/ oral floor / pedicled sandwich / arthro/ oto[8]/ rhino[9]/ blepharo***plasty*** • Z-[10]/ Z-Y / W-/ cheilo/ (Abbe flap) lip / (transpositional flap) vestibulo***plasty***

Wiederherstellungschirurgie, plastische Chirurgie
fehlgebildet[1] -plastik, -plastie[2]
kosmetisches Ergebnis[3]
plastische(r) Chirurg(in)[4]
ästhethische plastische Chirurgie[5]
Angioplastie[6] Gaumenrückverlagerung, Push back-Operation[7]
Ohr(en)plastik, Ohr(muschel)-korrektur[8] Nasenkorrektur, Rhinoplastik[9] Z-Plastik[10]

3

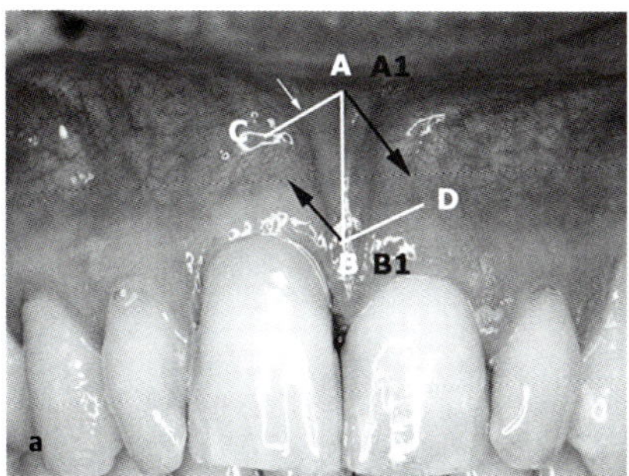

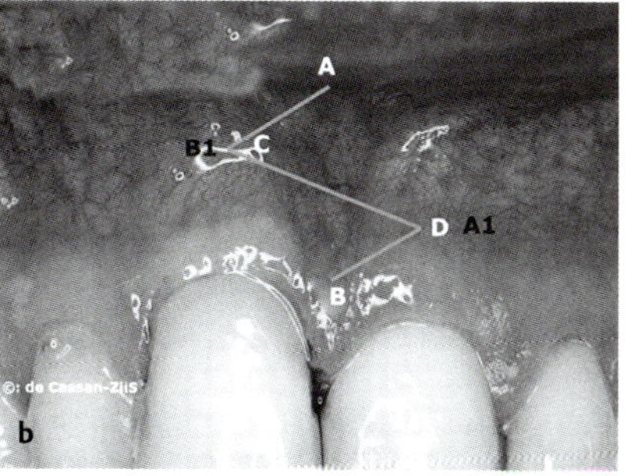

Pre- and postoperative views of a patient undergoing frenectomy by means of the Z-plasty technique, which helps to avoid problems with scar contracture.

fashion [fæʃᵊn] *v&n term* *syn* **shape, create** [ieɪ], **tailor** [eɪ], *v term*
sim **remodel**[1] *v term*

preshaped[2] [iː] *adj term* • **reshaped** *adj*

» *The flap is fashioned to avoid tension*[3] [ʃ] *when the wound is closed. The surgically created defects were too large and did not heal without membrane coverage* [kʌvəɪdʒ].

Use ***fashioned*** flap • ***in a(n)*** similar / stepwise[4] / retrograde / sequential[4] [-ʃᵊl]/ routine / piecemeal[5] / uncontrolled / tongue-like [tʌŋ] ***fashion*** • poorly[6] ***fashioned*** • arrow[7] / wedge[8] [dʒ]/ cone [oʊ]/ funnel[9] [ʌ]/ horseshoe[10] / oval / loop[11] [uː]/ L-/ acorn[12] [eɪkɔːrn]/ irregularly ***shaped*** • ***to create*** space[13] / tunnels [ʌ]/ windows / grooves[14] [uː]/ smooth [uː] surfaces / tension / flaps

formen, zurechtschneiden; Form, Art, Weise
umformen[1] vorgeformt[2] Spannung vermeiden[3] schrittweise[4] Stück für Stück; stückweise[5] ungünstig geformt[6] pfeilförmig[7] keilförmig[8] trichterförmig[9] hufeisenförmig[10] schlingen-, schleifenförmig[11] eichelförmig[12] Platz schaffen[13] Furchen bilden[14] 4

coaptation [koʊæpteɪʃᵊn] *n term* → U26-5

joining[1] or approximating[2] two structures, e.g. the lips of a wound or nerve stumps[3] [ʌ], etc.

coapt[4] *v term* • **coapted** *adj*

» *Intraoperative factors such as proper coaptation, hemostasis* [eɪ], *and suture line tension*[5] *determine the outcome*[6]. *The soft tissues were coapted using the sutures of choice*[7].

Use tissue / nerve / skin / flap / direct / bipolar / end-to-side[8] ***coaptation*** • ***coaptation*** suture[9] / site

Adaptation, Wiedervereinigung
Verbinden[1] Adaptieren[2] Stümpfe[3] adaptieren, annähern[4] Nahtspannung[5] sind entscheidend für das Ergebnis[6] Nahtmaterial der Wahl[7] End-zu-Seit-Koaptation[8] Adaptationsnaht[9] 5

anastomosis *n MeSH, pl* **-ses**
sim **shunt**[1] [ʌ] *n MeSH*

(i) surgical union of two hollow or tubular structures (ii) connection created by surgery, trauma, or disease between normally separate spaces or organs (iii) natural communication[2] between two blood vessels

anastomose[3] *v term* • **anastomotic** *adj* • **anastomosed** *adj*

» *This way primary anastomosis can be performed in most instances of dog bites to the face. Normal perfusion of the anastomoses and of nutrient vessels*[4] *entering the free bone flap were demonstrated. When an arteriovenous malformation involves the orbit, it is most often related to a maxillofacial arteriovenous shunt.*

Use surgical / arteriovenous [iː]/ (micro)vascular / primary / side-to-side[5] / end-to-side / end-to-end / Roux-en-Y[6] / stapled[7] [eɪ] ***anastomosis*** • ***anastomotic*** disruption / leakage[8] [liːkɪdʒ]/ failure[9] / patency[10] [eɪ]/ ulcer [ʌlsɚ]

Anastomose
Shunt, A-V Anastomose[1]
Verbindung[2]
anastomosieren[3]
Versorgungsgefäße[4]
Seit-zu-Seit-Anastomose[5]
Roux-Y Operation[6]
geklammerte Anastomose[7]
Anastomosenleck[8]
Anastomoseninsuffizienz[9]
Anastomosendurchgängigkeit[10] 6

-pexy *comb*
sim **suspension**[1] *n term*

combining form referring to lifting or fixation by surgical suturing

» *Hyoid suspension*[2] *was performed for obstructive sleep apnea*[3].

Use epiglotto[4]/ tracheo-crico/ retino/ transconjunctival cryo/ brow***pexy*** • soft tissue / (thyro)hyoid / tongue ***suspension*** • ***suspension*** wire[5] [waɪɚ]/ sling[6]

-fixation, -anheftung, -pexie
Aufhängung, Suspension[1]
Hyoidsuspension[2]
obstruktive Schlafapnoe[3]
Epiglottopexie[4]
Suspensionsdraht[5]
Suspensionsschlinge[6] 7

plication [plaɪkeɪʃᵊn] *n term*
sim **intussusception**[1] [se], **invagination**[1] [-vædʒ-] *n MeSH*

procedure involving folding, ensheathing[2] [iːð], or inserting a structure within itself or another

plicated *adj term* • **plica**[3] *n, pl* **-ae** [plaɪsiː‖kiː] • **invaginate** *v* • **intussusceptum**[4] *n*

» *In the past, non-absorbable sutures*[5] *were used for plication, which resulted in patients with thin necks complaining of tenderness*[6] *in the submandibular area. There are signs of epithelial* [iː] *invagination.*

Use canthal ***plication*** • ***plication*** suture[7] • ***invaginated*** epithelium

Plikation
Intussuszeption, Invagination, Einstülpung[1]
Einscheiden[2]
Falte, Plica[3]
Intussuszeptum, Invaginat[4]
nicht-resorbierbare Nähte[5]
Druckschmerzhaftigkeit[6]
Duplikatur-, Verstärkungsnaht[7] 8

49

skin coverage [kʌvɚɪdʒ] *n term*

spreading [e] skin grafts or flaps over exposed or denuded[1] [uː] areas

(un)cover[2] [ʌ] *v term* • **covering**[3] *n* • **covered**[4] *adj*

» *Obtaining good skin coverage for these burns*[5] *will be difficult. The flap was repeatedly checked to ensure* [ɪnʃʊɚ] *coverage of the area without tension.*

Use extraoral / malar / tension-free / unstable ***skin coverage*** • soft tissue / flap[6] / wound[7] [uː] ***coverage***

> **Note:** The term *coverage* is also used as a synonym for protection, e.g. in *health insurance coverage*[8] or *antibiotic coverage*[9].

Hautdeckung
freigelegt[1]
bedecken, überziehen; bloßlegen[2]
Hülle, Deckschicht[3]
gedeckt[4]
Verbrennungen[5]
Lappendeckung[6]
Wundabdeckung[7]
Krankenversicherung[8]
antibiotische Abschirmung[9] 9

tissue [tɪʃuː‖tɪsjuː] **expansion** [æ] *n MeSH*
rel **line of minimum tension**[1] *n term*

» *Tissue expansion techniques should be reserved for complicated cases of decubitus ulcers*[2]*. An incision placed parallel to the skin lines of minimal tension will yield*[3] [jiːld] *the best results.*

Use ***tissue*** expander[4] / expansion device • controlled / soft / skin / internal ***tissue expansion***

Gewebedehnung
Linie der geringsten Spannung[1]
Dekubitalgeschwüre[2]
bringen, erzielen[3]
Gewebeexpander[4]
10

elevate *v term* *syn* **raise** [reɪz] *v term*

(i) to dissect skin, etc. away from the underlying[1] [aɪ] tissue
(ii) increase
(iii) lift up to a higher position

elevation[2] *n term*

» *The middle line of the incision in a Z-plasty is made along the line of greatest tension, and triangular* [aɪ] *flaps are raised and transposed*[3]*. Seromas often follow operations that involve elevation of skin flaps.*

Use ***raised*** margins[4] / graft surface / pressure[5] / plaques[6] [plæks] • (soft) tissue[7]/ bite[8]-***raising*** • (technique of) surgical / flap[9] / (maxillary) sinus (floor)[10] / leg / shoulder ***elevation***

(an)heben
darunterliegend[1]
Heben; Erhöhung; Erhebung[2]
transponiert[3]
angehobene Ränder[4]
erhöhter Druck[5]
erhabene Plaques[6]
Gewebeanhebung[7]
Bisshebung[8]
Lappenhebung[9]
Sinusbodenelevation, -anhebung, -augmentation[10]
11

harvest *v & n MeSH*
sim **explant**[1] *v term*

(v) to collect tissue from a donor site[2] [aɪ] for transplantation

harvesting *n term* • **explant**[3] *n* • **explantation**[4] *n*

» *Bone marrow*[5] *was harvested by repeated aspiration from the posterior iliac* [ɪlɪæk] *crest*[6]*. The explant consisted of the enamel organ and the dental papilla only. Morbidity from bone harvest for major jaw reconstruction was evaluated. The fibula free flaps provides the longest segment of bone available for harvest.*

Use graft[7] / bone / (fibular) flap / rib / iliac crest ***harvest*** • ***harvest*** organ[8] / tissue / technique

(Gewebe) entnehmen, (Transplantat) heben; Entnahme, Hebung
explantieren[1]
Spenderareal[2]
Explantat[3]
Explantation[4]
Knochenmark[5]
Darmbeinkamm, Crista iliaca[6]
Transplantatentnahme, -hebung[7]
entnommenes Organ[8]
12

transpose *v term* *syn* **transfer** *v term*

to remove tissues or organs from their anatomic position and graft them to a different site

transposable *adj term* • **transfer**[1] *n* • **transposition(ing)**[1] *n MeSH*

» *The LD muscle*[2] [ɛ] *can be detached*[3] [tʃ] *from its origin and transposed to the anterior chest. Avoidance of folding or kinking*[4]*, transposition with minimal tension, and proper length-to-width ratio* [reɪʃ(ɪ)oʊ] *are key considerations in the technique of elevation and transposition of flaps.*

Use ***to transpose*** tissue / the lip / a nerve / a flap • soft tissue[5] / nerve / free-tissue[6] / fat / microsurgical ***transfer*** • ***transposition*** flap[7] / procedure / of the cephalic vein • bone / (split masseter) muscle / (alveolar) nerve[8] ***transposition***

verpflanzen, übertragen
Verpflanzung, Übertragung, Transposition[1]
M. latissimus dorsi[2]
abgelöst[3]
Knicken[4]
Verpflanzung/ Transposition von Weichgewebe[5]
freie Gewebeübertragung[6]
Transpositionslappen[7]
Nervtransposition[8]
13

transplant [trænsplænt] *v*, [træns-] *n MeSH* → U50-1ff

(v) to transfer or graft tissues from a donor [oʊ] to a recipient
(n) tissue or organ which is transposed

(re[1]**/ auto**[2]**)transplantation** *n MeSH* • **(non)transplanted**[3] *adj* • **(pre/ post)transplant** *adj*

» *On short-term follow-up, no resorption or loss of calvarial transplants*[4] *after midfacial repair*[5] *was encountered. The decision was made to transplant tooth 38 to the space left following extraction of tooth 37.*

Use ***to transplant*** tissue / skin / cortical bone / teeth • ***transplant*** recipient[6] / patient / candidate / surgery[7] / center / setting / failure[8] • to undergo ***transplantation*** • ***transplant-related*** morbidity / complications • organ / (autogenous) tooth / bone marrow[9] (*abbr* BMT)/ hair / (partial) face ***transplant(ation)*** • ***pretransplant*** transfusion / management • ***posttransplant*** course / immunosuppression • ***(non)transplant*** patient / organ / tissue

transplantieren; Transplantat
Retransplantation[1]
Autotransplantation[2]
transplantiert[3]
Kalottentransplantate[4]
Mittelgesichtsrekonstruktion[5]
Transplantatempfänger(in)[6]
Transplantationschirurgie[7]
Transplantatversagen[8]
Knochenmarktransplantation[9]
14

donor [doʊnɚ] *n MeSH* *opposite* **recipient**[1] [rɪsɪpiənt] *n MeSH*

organism from whom blood, tissue, or an organ is taken for transfusion or transplantation

donate[2] *v term* • **donation**[3] *n MeSH* • **donated** *adj*

» *Adequate amounts of donor bone were harvested from the iliac crest. Excess tissue*[4] *(dog ears) at the recipient site must be meticulously trimmed*[5].

Use ***donor*** site[6] [aɪ]/ area / tissue / screening / selection[7] / marrow / hospital / (pledge [dʒ]) card[8] • organ / matched[9] / (HLA-identical) sibling[10] / universal[11] ***donor*** • tissue / (directed) blood / (vital / cadaver) organ[12] / replacement ***donation*** • transplant ***recipient*** • ***recipient*** site[13] (complications) / vessel

Spender(in)
Empfänger(in)[1]
spenden[2] Spende[3]
überschüssiges Gewebe[4]
sorgfältig zurechtgeschnitten[5]
Spenderstelle[6] Spenderauswahl[7]
Organspenderausweis[8]
passende(r) Spender(in)[9]
genetisch idente(r)
Geschwisterspender(in)[10]
Universalspender(in)[11]
Leichenorganspende[12]
Empfängerareal[13] 15

autologous [-gəs] *or* **autogenous** [ɒːdʒ] *adj term* *rel* **homologous** *or* **homogenous**[1] *adj term*

referring to a transplant in which the donor and recipient areas are in the same individual

» *The previously*[2] *harvested chips of autologous bone*[3] *were grafted into two implant sites.*

Use ***autologous*** graft[4] / tissue / blood donation[5] / growth factors / bone marrow stromal stem cells • ***homologous*** gelatinized bone matrix (*abbr* GBM)/ cartilage / transfusion[6]

autogen, autolog
allogen[1] vorher[2]
autologe Knochenspäne[3]
Autograft[4]
Eigenblutspende[5]
Fremdbluttransfusion,
allogene Transfusion[6] 16

cadaver [æ] **donor** *n term* *opposite* **living donor**[1] *n MeSH*

a brain dead donor[2] from whom viable[3] [vaɪəbl] tissue or organs are harvested

cadaveric *adj term*

» *To avoid the harvesting procedure*[4]*, bone graft substitutes including cadaver bone products have been used. These recipients of cadaver organs do not benefit from*[5] *pretransplant transfusions. A team of surgeons transplanted the lips, chin and nose of a cadaver donor to a female patient.*

Use ***cadaver*** organ procurement[6] /-derived materials / donor bone / (homo)graft / organ allocation[7] • ***cadaveric*** bone / transplantation • (non)related[8] ***living donor*** • non-heart beating[9] ***cadaver donor***

Leichenspender(in)
Lebendspender(in)[1] hirntote(r)
Spender(in)[2] lebensfähig[3]
Gewebe-, Organentnahme[4]
profitieren, Nutzen ziehen[5]
Beschaffung von Leichenorganen[6]
Allokation/ Zuteilung von
Leichenorganen[7]
verwandte(r) Lebendspender(in)[8]
Spender(in) mit
Herz-Kreislaufstillstand[9] 17

implant [ɪmplænt] *v* [ɪmplænt] *n MeSH* → U43-2

(n) biocompatible material grafted into tissues, e.g. in orthopedics [iː] metallic or plastic devices [aɪ] employed in joint reconstruction (v) to place such a device

implantation[1] *n MeSH* • **implantable** *adj* • **implanted** *adj*

» *An intraocular lens is routinely implanted at the time of cataract surgery. Extend your surgical range*[2] *to implant-retained maxillofacial procedures through virtual surgical planning*[3] *and accurate implant placement.*

Use ***implant*** material / surgeon / denture[4] [-tʃɚ] • dental / cranial / maxillofacial /orbital / intraocular / cochlear[5] [k]/ radioactive seed [iː] ***implant*** • surgical / endosseous *or* endosteal[6] / magnetic / submucosal / subperiosteal / supraperiosteal / triplant ***implant*** • ***implantation*** site • dental / (mini-/ pedicle/ titanium) screw[7] / post *or* pin[8] / maxillofacial prosthesis ***implantation*** • ***implantable*** hearing device[9] / prosthesis / bone plate • ***implanted*** prosthesis / material / bone chips / subperiosteally

implantieren; Implantat
Implantation[1]
chirurgisches Repertoire[2]
virtuelle OP-Planung[3]
implantatgestützte Zahnprothese[4]
Cochleaimplantat[5]
enossales Implantat[6]
Implantation e-r Titanschraube[7]
Stiftimplantation[8]
implantierbares Hörgerät[9] 18

(operative) augmentation [ɒːgmənteɪʃᵊn] *n MeSH* *opposite* **reduction**[1] [ʌ] *n term*

increasing structures in size, shape, or volume by means of grafts or implants

augmented *adj term* • **augment** *v* • **reduce** [uː] *v* • **reduced** *adj*

» *Who can benefit from chin and cheek augmentation? Some patients require operative augmentation of alveolar bone defects before dental implant insertion*[2].

Use ***augmentation*** procedure / mandibuloplasty[3] / material • patch[4] / bone[5] / soft-tissue / malar *or* cheekbone / lip / jaw / nose / alloplastic[6] / (alveolar) [ɪə] ridge / maxillary sinus[7] [aɪ] ***augmentation*** • surgical / chin / jaw ***reduction*** • ***augmented*** maxilla / bone / (alveolar ridge) sites

Vergrößerung, Augmentation
Reduktion, Verkleinerung[1]
Einbringung von Zahnimplantaten[2]
Unterkieferaugmentation[3]
Patch-Plastik[4] Knochenaufbau[5]
alloplastische Organvergrößerung/
Augmentation[6]
Sinusboden-Augmentation,
Sinus-lift-Operation[7] 19

Unit 50 Grafts & Flaps

Related Units: 49 Basic Terms in Plastic Surgery, 44 Oral Surgery, 43 Dental Implantology, 45 Maxillofacial Surgery

graft [æ||BE ɑː] *v & n MeSH* *syn* **transplant** *v & n MeSH* → U49-14

(v) to transplant
(n) free (unattached [tʃ]) tissue, organ or synthetics (Dacron) for transplantation

grafting *n MeSH* • **pre/ postgraft** *adj* • **engraft**[1] *v* • **engraftment** *n*

» *Avascular* [eɪ] *wound* [uː] *beds will not accept skin grafts unless viable* [vaɪəbl] *periosteum or perichondrium* [kɒː] *is present. The grafted area may shrink*[2] *to 50% of its original size and both the skin graft and the surrounding tissue may become distorted*[3].

Use to transfer/serve as/repair with[4]/perform[4]/place[5]/accept ***a graft*** • soft tissue / tendon / corneal / fascia [ʃ]/ nerve / fat / fascicular [sɪ] ***graft*** • (onlay/ periodontal / sinus) bone[6] / (osteo)periosteal / mucosal[7] / omental ***graft*** • anastomosed / bypass / vascularized [aɪ]/ poorly functioning / avascular ***graft*** • augmentation[8] [ɒː]/ autodermic[9] [ɜː]/ hyperplastic / cable / composite[10] ***graft*** • implantation / infusion / H-/ orthotopic / syngeneic[11] [sɪndʒəniːɪk]/ cadaver[12] ***graft*** • ***graft*** material / take[13] / placement / site / bed[14] / conduit / anastomosis / closure [ʒ] rate / infection / destruction[15] • ***pregraft*** suppression • ***postgraft*** contractions • ***ungrafted*** body surface

Note: Although *graft* and *transplant* are often used synonymously, *graft* is usually preferred with autologous transplantation of tissues while *transplant* is more often used with allogeneic organ transplantation.

transplantieren, verpflanzen; Transplantat(ion)
einpflanzen[1]
schrumpfen[2]
verschoben[3]
Transplantation durchführen[4]
Transplantat ein-/aufbringen[5]
Knochentransplantat, Knochenersatzmaterial[6]
Schleimhauttransplantat[7]
Augmentationsplastik, -material[8]
autogenes Hauttransplantat[9]
composite graft (Haut & Knorpel)[10]
syngenes Transplantat[11]
Leichentransplantat[12]
Transplantatannahme, -anwachsen, Engraftment[13]
Transplantatbett[14]
Transplantatzerstörung[15]
1

autogeneic [-dʒəniːɪk] **graft** *or* **autograft** *n MeSH*
syn **autologous** [-gəs] *or* **autoplastic graft** *or* **autotransplant** *n MeSH*

tissue or an organ transferred by grafting into a new position in the body of the same individual

» *It is prudent*[1] *to preserve*[2] *the saphenous* [fiː] *vein as a venous* [iː] *autograft for vascular repair.*

Use soft tissue / free gingival[3] / osseous / (cancellous/ cortical) bone / palatal / dental / inlay / particulate[4] ***autograft*** • dental *or* tooth[5] / (mandibular) third molar / premolar / bone marrow[6] [æ] ***autotransplantation*** • ***autologous*** transplantation / tissue / material / bone marrow • conjunctival[7] [kəndʒʌŋktaɪvəl] ***autografting***

Autotransplantat, autogenes/ autologes Transplantat
sinnvoll[1]
erhalten[2] freies (autogenes)
Gingiva/Zahnfleischtransplantat[3]
autogenes Spantransplantat[4]
autologe Zahntransplantation[5]
autologe Knochenmark-transplantation[6]
autologe Bindehaut-transplantation[7]
2

allogeneic graft *or* **allograft** *n MeSH*
syn **homologous** *or* **homoplastic graft** *or* **homograft** *n MeSH*

a graft transplanted between genetically nonidentical individuals of the same species [spiːʃiːz]

» *Allograft materials have been used in periodontal therapy for several decades. This tends to recur* [rɪkɜːr] *in periosteal allografts but without marked impairment*[1] [eɚ] *of graft function. The potential of platelet-rich fibrin (PRF) in combination with freeze-dried bone allograft (FDBA) to enhance bone regeneration in sinus floor elevation*[2] *was evaluated.*

Use block / (cortical / cancellous) particulate / deproteinated mineralized cancellous bone / demineralized freeze-dried bone[3] (*abbr* DFDBA)/ acellular dermal matrix ***allograft*** • ***allogeneic*** dental graft / bone marrow transplantation / transplant recipients[4] • (un)related[5] ***allogeneic transplants*** • ***allograft*** survival enhancement[6] / reaction

Allograft, -transplantat, allogenes Transplantat
Beeinträchtigung[1]
Sinusbodenelevation, -augmentation, -anhebung[2]
demineralisiertes gefriergetrocknetes Knochenersatzmaterial[3]
allogene Transplantatempfänger[4]
allogene Verwandtentransplantate[5]
Verlängerung der Überlebenszeit eines Allotransplantats[6]
3

syngeneic [ɪ] **graft** *or* **isogeneic** [aɪ] **graft** *n MeSH*
syn **isologous** *or* **isoplastic graft** *n term*

tissue or organ transplanted between genetically identical individuals (i.e. identical or monozygotic [zaɪ] twins[1])

» *When donor and recipient are identical twins, there is no antigenic* [dʒe] *difference and grafts are accepted without immunosuppressive therapy.*

Use ***syngeneic*** bone-marrow graft / tooth germ transplantation • twin-to-twin ***graft*** • ***grafts*** from HLA-identical siblings[2]

Syno-, Isotransplantat, syngenes/ isologes Transplantat
eineiige Zwillinge[1]
Transplantate von HLA-identen Zwillingen[2]
4

animal *or* **zooplastic** [zoʊə-] **graft** *n term* *syn* **xenograft** [zenə‖ziːnə-], **heterograft** *or* **xenogeneic** *or* **heterologous** *or* **heteroplastic graft** *n MeSH*

graft of tissue from an animal to a human, e.g. porcine [pɔːrsaɪn] (pig) or canine [keɪnaɪn] (dog) grafts; xenografts are tissues transferred from one species to another

» *Extensive burns[1] may be temporarily covered[2] by a biologic dressing, e.g. a porcine xenograft which is bacteriostatic and helps control pain.*

Use bovine-derived bone[3] / anorganic bovine bone (mineral) / solvent-dehydrated bone ***xenograft*** • ***xenograft*** dental implant bone • ***heterodermic*** graft[4]

Tier-, Xenotransplantat, xenogenes Transplantat
großflächige Verbrennungen[1]
(ab)gedeckt[2]
bovines Knochenersatzmaterial[3]
heterologes Hauttransplantat[4] 5

skin graft *n MeSH*
sim **dermal graft[1]** [ɜː] *n term*

a patch[2] [æ] of skin transplanted from one part of the body to another, e.g. to resurface[3] [ɜː] a denuded[4] [uː] area; types of skin grafts include full-tickness[5] (skin & subcutaneous [eɪ] tissue) and split- or partial-thickness grafts[6] (epidermis & part of the dermis)

» *Wound [uː] closure with the help of a skin graft may be contemplated[7]. If the area can be skin grafted, meshed split-thickness grafts[13] are most effective (no collections of bacterial exudate).*

Use to obtain[8]/cover with/apply/accept ***a skin graft*** • primary / split-thickness[6] (*abbr* STSG) / oral ***skin graft*** • cutis / epidermic[9] / dermal-fat *or* adipodermal[10] ***(skin) graft*** • ***graft donor*** depth[11] / site [aɪ] • pinch *or* Davis[12] [tʃ]/ sieve[13] [sɪv] ***graft*** • free ***skin grafting*** • ***skin graft*** vestibuloplasty

Hauttransplantat, -lappen
Dermislappen[1] Lappen[2] decken[3]
entblößt, freiliegend[4]
Vollhautlappen[5]
Spalthauttransplantat[6]
in Erwägung ziehen[7]
Hautlappen entnehmen[8]
Epidermistransplantat[9]
Hautfettgewebetransplantat[10]
Entnahmetiefe, Tiefe d.
Entnahmestelle[11]
Epidermis-, Reverdinläppchen,
Davis-Hautinsel[12]
Netztransplantat, Mesh-Graft[13] 6

delayed [dɪleɪd] **(skin) graft** *n MeSH*
opposite **primary** [aɪ] **(skin) graft[1]** *n term*

skin graft (first sutured [suːtʃɚd] back to its bed) applied after several days so that healthy [e] granulations can form

» *The avulsed[2] [ʌ] skin was completely discarded[3] in favor of a delayed split-thickness skin graft.*

Use ***delayed graft*** function (*abbr* DGF)/ dysfunction / failure / loss

zweizeitige(s)/ sekundäre(s) Hauttransplantat(ion)
primäre(s) Hauttransplantat(ion)[1]
lose, traumatisiert, abgelöst[2]
entfernt[3] 7

mesh(ed) [meʃt] **graft** *n term* *syn* **accordion graft** *n term*

skin graft with multiple [ʌ] perforations which can be stretched [tʃ] to cover a larger area

» *An advantage of meshed grafts is that they can be placed on an irregular, possibly contaminated wound bed[1] and will usually take[2]. Although mesh grafts can be expanded to 9 times their original size, expansion to one and a half the unmeshed size has proved most successful. Wound closure of the donor-site defect was done by mesh graft.*

Use (non)expanded ***mesh graft*** • ***meshed*** split-thickness skin graft[3] • ***mesh graft*** dermatome / transplantation / appearance / carrier

Mesh-, Netztransplantat
verunreinigtes Wundbett[1]
wächst meist ein[2]
Mesh-, Netztransplantat[3] 8

cancellous [kænsələs] **bone graft** *n term*
opposite **cortical block (bone) graft[1]** *n term*

grafting of small chips[2] [tʃ] of spongy [spʌndʒi] bone which are packed into a bone defect, also termed filler graft

» *The patient was treated with an autologous onlay corticocancellous bone graft harvested[3] from the iliac crest[4]. All voids[5] between the block bone graft and the residual[6] mandible were packed[7] with cancellous bone chips.*

Use onlay[8] / cortical[9] / cranial [eɪ]/ composite / freeze-dried[10] [friːz draɪd] ***bone graft*** • dental / alveolar / facial / delayed ***bone graft***

Spongiosaplastik, Spongiosatransplantat
kortikales Blocktransplantat[1]
Späne[2] entnommen[3]
Beckenkamm, Crista iliaca[4]
Zwischenräume[5] verblieben[6]
aufgefüllt[7] Onlay-Plastik[8]
Kortikalistransplantat[9]
gefriergetrocknetes
Knochentransplantat[10] 9

free graft *or* **flap** *n term*
opposite **pedicle graft** *or* **flap[1]** *n term*

graft freed completely from its bed and transplanted to the recipient site without its pedicle[2]

» *The implants were placed into free nonvascularized iliac bone grafts.*

Use microvascular / radial forearm / osteocutaneous / rectus abdominis myocutaneous ***free flap*** • ***free-flap*** (reconstructive) surgery / transplantation / donor site / transfer • ***free*** soft tissue / gingival[3] [dʒɪndʒ-] (*abbr* FGG)/ (vascularized/ iliac) bone / fibular / mucosal[4] ***graft***

freier Lappen
gestielter Lappen[1]
Stiel[2]
freies Gingivatransplantat[3]
freies Schleimhauttransplantat[4] 10

(pedicle) flap *n term* *syn* **pedicle(d) graft** *n term*

tongue [tʌŋ] of skin and subcutaneous tissue (sometimes including muscle) only partially removed from its underlying tissue for transplantation; sustained[1] [eɪ] by a blood-carrying stem[2] or pedicle from the donor

bipedicle [aɪ] *or* **double pedicle flap**[3] *n term*

» *In periodontal surgery, pedicle flaps are used to cover a root surface by moving the attached [tʃ] gingiva[4] [dʒ] to an adjacent [ədʒeɪsənt] position and suturing the free end. The vascular pedicle[2] areas of some flaps contain functional nerves which are also reattached.*

Use to raise[5] [eɪ]/reflect[6]/debride [iː]/advance[7]/develop[8]/create[8] [ieɪ]/design[8]/rotate/(re)explore ***a flap*** • skin / buccal [ʌ]/ mucoperiosteal / deltopectoral / trans-rectus abdominis muscle (*abbr* TRAM)/ arterial / neurovascular[9] [uə]/ (horizontal) gingival / lingual *or* tongue ***flap*** • lined [aɪ]/ microvascular / sensory / motor / composite *or* compound[10] / bilobed[3] [oʊ]/ cross[11] / free bone / local / distant[12] / direct *or* immediate[13] [iː]/ sickle ***flap*** • omental / palmar-based / muscle / permanent ***pedicle flap*** • ***pedicle flap*** transfer

gestielter Lappen
versorgt[1]
Gefäßstiel[2]
doppelt gestielter Lappen[3]
befestigte Gingiva, Gingiva propria[4]
Lappen heben[5]
L. zurückklappen[6]
Lappen verschieben[7]
Lappen darstellen[8]
neurovaskulärer Lappen[9]
kombinierter Lappen[10]
Kreuzlappen[11]
Fernlappen[12]
Nahlappen[13]
11

axial [æksɪəl] (pattern) *or* **arterial [ɪə] flap** *n term*
opposite **random (pattern) flap**[1] *n term*

flap that includes a direct specific artery within its longitudinal axis

» *As they include their arteriovenous [iː] system, axial flaps may be 4 times as long as their base. The distal part of random flaps is vulnerable to vascular insufficiency.*

Use myomucosal / bipedicled / well-perfused[2] / fan-shaped ***axial flap*** • ***random flap*** bed / pattern / survival / ischemia

Arterienlappen, axial versorgter Lappen
Random-Flap, Random Pattern-Flap, Lappen ohne definierte Gefäßversorgung[1]
gut durchbluteter Arterienlappen[2]
12

(vascularized) free tissue transfer *n term* *syn* **free flap** *n term*

axial flap whose neurovascular bundle[1] [ʌ] is anastomosed to that in the recipient site

» *In a free or island [aɪ] flap[2] the donor vessels are severed[3] [sevəd] proximally and the flap is revascularized by anastomosing its supplying vessels to those of the recipient area using microsurgical techniques. Due to its long and relatively large and reliable [aɪ] vascular pedicle the latissimus dorsi [aɪ] is a popular muscle for free tissue transfer. Examples of free flaps frequently used are axial pattern skin flaps.*

Use ***vascularized free*** compound [aʊ] transfer • radial forearm / fibula[4] / iliac crest[5] / composite / microvascular[6] [aɪ] / osteocutaneous[7] ***free flap***

freie(s) Gewebetransplantat/ Gewebeübertragung
Nerven- u. Gefäßbündel[1]
Insellappen[2] durchtrennt[3]
freier Fibulalappen[4]
freier Beckenkammlappen[5]
freier mikrovaskulärer Lappen[6]
freier osteokutaner Lappen[7]
13

advancement flap *n term* *syn* **advanced** *or* **sliding [aɪ]** *or* **French flap** *n term*

rectangular[1] flap raised in an elastic area, with its free end adjacent [dʒeɪs] to[2] a defect which is covered by longitudinally stretching the flap over it

» *Flaps used in reconstruction of the eyelids are advancement flaps, Z-plasty[3] and transposition flaps[4]. Elevate a buccal sliding flap and cover the entire extraction site. A vermilion advancement flap[5] was produced in the lower lip, and the oral commissure[6] and lip were reconstructed.*

Use cheek / oblique / single-pedicle / bilobed / one-stage / (myo)cutaneous[7] / mucosal[8] ***advancement flap*** • (coronally positioned) palatal / buccal / lateral *or* horizontal[9] / modified / V-Y[10] ***sliding flap*** • coronally[11] ***advanced flap***

Verschiebelappen
rechteckig[1]
anliegend[2] Z-Plastik[3]
Transpositionslappen[4]
Lippenrotlappen[5]
Lippenkommissur[6]
myokutaner Verschiebelappen[7]
Schleimhaut-Verschiebelappen[8]
horizontaler/ lateraler Verschiebelappen[9]
V-Y-Verschiebelappen[10]
koronaler Verschiebelappen, koronal verschobener Lappen[11]
14

tubed [uː] (pedicle) flap *n term* *syn* **rope [oʊ]** *or* **Filatov(-Gillies) flap** *n term*

the sides of the pedicle are sutured together[1] to create a tube entirely covered by skin

» *In contrast to flat (open) flaps[2], tubed flaps are often created by joining two random flaps. The soft-tissue loss at the root of the nose was restored by tubed pedicle flap repair.*

Roll-, Rundstiellappen
miteinander vernäht[1]
einseitig bedeckte Lappen[2]
15

caterpillar [kætəpɪlə] flap *n term* *syn* **waltzed [wɒːltst] flap** *n term,*
sim **jump [dʒʌmp] flap**[1] *n term*

tubed flap transferred end-over-end in stages from the donor site to a distant recipient site

» *Jump flaps are distant flaps transferred in stages via an intermediate [iː] carrier; e.g., an abdominal flap is attached to the wrist[2] [rɪst], then at a later stage the wrist is brought to the face. The tubed flap can be "waltzed" to another location.*

Wanderlappen
mehrfach transponierter Rundstiellappen[1]
Handgelenk[2]
16

envelope [envəloʊp‖ɒːn-] **flap** *n term*
syn **wrap-around** [ræp-] **flap** *n term* → U44-14

mucoperiosteal flap[1] retracted from a horizontal incision along the free gingival margin [dʒ]

» *If the papilla between the 1st and 2nd molars has been elevated, envelope flaps may require an intraproximal suture. Envelope flaps have one, rectangular flaps[2] have two vertical relaxing incisions[3].*

Envelope-Technik, „wrap-around"-Umschlaglappen, Hüllenlappen
Mukoperiostlappen[1]
Trapezlappen[2]
Entlastungsschnitte[3]
17

semilunar (coronally repositioned) flap *n term* → U35-29

split-thickness flap used for coverage of denuded roots[1] by coronally positioning the harvested tissue, which has been relieved through a semilunar incision made parallel to the free gingival margin [dʒ]

» *Various surgical approaches have been used to achieve root coverage including free gingival grafts, pedicle flaps such as semilunar coronally positioned flaps, and guided tissue regeneration[2] (GTR).*

semilunarer, koronal verschobener Lappen, semilunarer(-koronaler) Verschiebelappen, Semilunarlappen
denudierte/ freiliegende (Zahn)Wurzeln[1]
gesteuerte Geweberegeneration, GTR[2]
18

buried [berɪd] **flap** *n term*
opposite **non-buried flap[1]** *n term*

flap denuded of both surface epithelium [iː] and superficial dermis and transferred into the subcutaneous [eɪ] tissue margin

» *Buried flaps can be effectively evaluated by means of Doppler ultrasonography. In our series of free tissue transfers, buried flaps had a higher flap loss rate[2] than non-buried flaps.*

Unterfütterungslappen
Decklappen[1]
Lappenverlustrate[2]
19

hinged [hɪndʒd] *or* **rotation flap** *n term*
sim **turnover flap[1]** *n term*

turnover flap transferred by lifting it over on its pedicle as though[2] [ðoʊ] the pedicle was a hinge[3]

» *A hinged flap that is turned over 180 degree to receive a second covering flap is termed a turnover flap. A lumbar [ʌ] periosteal turnover flap was used to reinforce[4] the spinal cord repair.*

Use buccal / vestibular / cheek[5] ***rotation flap*** • superiorly [iɚ]/ nasally [eɪ] ***hinged flap*** • flag ***flap***

Rotationslappen
Wendelappen[1]
als ob[2]
Scharnier[3]
verstärken[4]
Wangenrotationslappen[5]
20

graft-versus-host [oʊ] **disease** *or* **reaction** *n MeSH* *abbr* **GVHD** *or* **GVHR**

incompatibility[1] reaction in a transplant recipient (=host) caused by T cells from grafted tissue which react immunologically against the recipient's antigens [-dʒənz] and attack the recipient tissues

» *GVHD affects especially the skin, gastrointestinal tract, and liver with symptoms including skin rash[2]* [ræʃ], *fever* [iː], *diarrhea* [daɪəriːə], *liver dysfunction, abdominal pain, and anorexia[3], and may be fatal[4]* [eɪ].

Use to develop / oral / acute / chronic / (small) intestinal / maternofetal [iː]/ severe ***GVHD*** • host-versus-graft[5] (*abbr* HVG) ***reaction***

Graft-versus-host-Reaktion, GVHR, Transplantat-gegen-Wirt Reaktion
Unverträglichkeit[1]
Hautausschlag, Exanthem[2]
Appetitlosigkeit[3] tödlich[4]
Abstoßungs-, Host-versus-graft-Reaktion[5]
21

graft survival [sɚvaɪvᵊl] *n MeSH*
opposite **graft rejection[1]** [rɪdʒekʃᵊn] *n MeSH*

satisfactory take[2] and ingrowth[3] of a viable[4] [aɪ] transplant into the recipient bed

» *The term white graft[5] refers to rejection of a skin allograft so acute that vascularization never occurs. A clear understanding of the mechanisms* [k] *involved in graft rejection will improve the selection of adequate immunosuppressive therapy and help prolong graft survival[6].*

Use ***graft survival*** rate / curve • to enhance *or* extend[6] ***graft survival*** • skin / bone / improved / 1-year ***graft survival*** • to prevent/halt[7] [ɒː]/be responsible for/result in ***rejection*** • (hyper)acute[8] [aɪ]/ chronic [k] ***rejection*** • (hyper)acute[8] / chronic / bone / corneal / tooth / organ[9] ***graft rejection***

Überlebenszeit des Transplantats
Transplantatabstoßung[1]
Transplantatannahme[2]
Einheilen[3]
lebensfähig[4]
weiße Abstoßung[5]
Überlebenszeit d. T. verlängern[6]
Transplantatabstoßung aufhalten[7]
(hyper)akute Transplantat-abstoßung[8]
Organabstoßung, -rejektion[9]
22

Unit 51 General Oncology

Related Units: 52 **Head & Neck Tumors,** 13 **Oral & Maxillofacial Pathology,** 46 **Radiology,** 19 **Pharmacologic Treatment,** 21 **Surgical Treatment,** 22 **Operative Techniques,** 44 **Oral Surgery,** 45 **Maxillofacial Surgery,** 49 **Plastic Surgery**

oncology [ɒːnkɒːlədʒi] *n MeSH*

branch of medicine concerned with the study and treatment of malignant disease

oncologic(al)[1] *adj term* • **oncologist**[2] *n* • **onco-** *comb*

» *The pediatric oncology patient should be monitored steadily* [e] *during cancer therapy. Prior to receiving radiation therapy you will be referred to*[3] *a dental oncologist who can prescribe mouth care and prevention regimens for keeping your teeth healthy despite mouth dryness. Assessment of pain should include a review of the oncologic history.*

Use clinical / pediatric[4] / radiation[5] [eɪ]/ head ***oncology*** • oral / dental / neck / neuro- [n(j)ʊɚoʊ]/ psycho- [saɪkoʊ-]/ surgical [ɜː] ***oncology*** • medical / research ***oncologist*** • ***oncology*** ward[6] [ɔː]/ consultation[7] / patient[8] • ***oncology*** certified [sɜː] nurse [ɜː] (*abbr* OCN)/ clinical nurse specialist • ***onco***gene[9] [-dʒiːn] /genesis [dʒe] /static[10] /lysis [ɪ] • ***oncogenic*** viruses[11] [aɪ] /fetal antigens[12] • ***oncologic*** anatomy / emergency [ɜː]/ staging[13] [eɪdʒ]/ surgeon / history

Onkologie
onkologisch[1] Onkologe/-in[2]
überwiesen werden zu[3]
Kinderonkologie[4]
Radioonkologie[5]
onkologische Station[6]
onkologische Sprechstunde/ Beratung[7]
Tumorpatient(in)[8]
Onkogen, geschwulsterzeugendes Gen[9] onkostatisch[10]
onkogene Viren, Tumorviren[11]
onkofetale Antigene[12]
Tumorstaging[13]

1

tumor [t(j)uːmɚ] *n clin & term, BE* **tumour**
syn **swelling, growth** [groʊθ] *n clin* → U13-16

abnormal overgrowth[1] of cells which can be either benign or malignant

tumorous[2] [t(j)uːmɚəs] *adj term* • **intratumoral** *adj* • **tumor-** *comb*

» *Although the term "tumor" originally denoted any mass or swelling, it is generally used synonymously with neoplasm. Malignant ectopic ACTH-secreting tumors tend to recur after resection. All tumors suggestive of malignancy as well as benign growths should be examined histologically.*

Use primary[3] [aɪ]/ localized / advanced / bulky[4] [ʌ] ***tumor*** • malignant / recurrent[5] / residual[6] [ɪdʒ] ***tumor*** • lip / tongue / salivary gland / intracranial ***tumor*** • ***tumor*** size[7] [aɪ]/ cells / tissue / mass / bed[8] • ***tumor*** capsule / involvement[9] / activity • ***tumor*** formation / extent / growth / spread[10] [e] • ***tumor*** control / burden[11] [ɜː]/ thickness / recurrence[5] [ɜː] • ***tumor*** regression / necrosis factor[12] / site[13] / shrinkage[14] [-ɪdʒ] • debulking [ʌ] of the[15] ***tumor*** • ***tumor***igenesis /cidal[16] [saɪ] • ***tumorous*** lesion • benign[17] [aɪn]/ malignant / warty[18] [ɔː]/ submucosal / polypoid ***growth***

Tumor, Geschwulst; Schwellung
Wucherung, übermäßiges Wachstum[1]
tumorös, tumorartig, Tumor-[2]
Primärtumor[3]
großer/ voluminöser Tumor[4]
Tumorrezidiv[5]
Resttumor, Tumorrest[6]
Tumorgröße[7] Tumorbett[8]
Tumorbefall[9] Tumorausbreitung[10]
Tumorlast[11] Tumornekrosefaktor[12]
Tumorsitz[13]
Tumorschrumpfung, -rückbildung[14]
Tumorverkleinerung, Debulking[15]
tumorzerstörend[16]
gutartige Geschwulst[17]
warzenartige Wucherung[18]

2

(tumor) mass *n* *syn* **(mass) lesion** [liːʒ^ən] *n term,* **lump** [ʌ], **nodule** *n clin*

abnormal growth or swelling that consists of a tumorous node and adjacent [dʒeɪs] areas of invasion

nodular[1] [nɒːdjəlɚ] *adj term* • **nodularity**[2] *n* • **lumpy**[1] *adj clin*

» *Benign lesions are ten times as common as malignant ones. The anterior chest wall is the most common site for metastatic skin lesions, followed by the face and the lower extremities. On the outer eyelid there was a nontender*[3] *lump with poorly delineated margins*[4] [dʒ]*. Heterogeneous contrast enhancement*[5]*, seen within the mass, is a common finding in sinus tumors.*

Use movable[6] / fixed / palpable[7] / discrete[8] [iː]/ ill-defined[9] [aɪ] ***mass*** • firm [ɜː] or solid / doughy[10] [doʊi]/ indurated[11] / benign ***mass*** • cancerous / abdominal / flank / intracranial [eɪ] ***mass*** • adnexal / renal / suprapubic ***mass*** • ***mass*** effect / lesion[12] • space-occupying[13] / tumor-like[14] / tumor[12] ***lesion*** • (palpable) breast [e]/ painless[15] ***lump*** • inflammatory [æ]/ (non)ulcerating [ʌ]/ metastatic ***nodule*** • pea-sized [iː]/ ovoid / solitary[16] / pulmonary [ʊ‖ʌ] ***nodule*** • ***nodular*** swelling / lesion / infiltrate • ***nodular*** hyperplasia [haɪpɚ-]/ melanoma[17]

Tumormasse, Knoten
knotig, knotenförmig, Knoten-, nodulär[1]
Nodositas, Knotenbildung[2]
nicht druckdolent[3]
schlecht abgrenzbare Ränder[4]
Kontrastmittelverstärkung[5]
verschiebliche Tumormasse[6]
tastbare(r) Tumormasse/ Knoten[7]
abgrenzbare Tumormasse[8]
schlecht abgrenzbare Tumormasse[9]
teigige Masse[10]
indurierter Tumor[11]
Tumorläsion[12] raumfordernder Tumor, Raumforderung[13]
tumorähnliche Veränderung[14]
indolenter Knoten[15]
Solitärknoten[16]
noduläres Melanom[17]

3

neoplasia [niːəpleɪʒ(ɪ)ə] *n MeSH*

rel **neoplasm**[1] [niːəplæzᵊm] *n MeSH*

abnormal rapid proliferation of new tissue which may be benign or malignant

neoplastic[2] *adj term* • **-plasia** [pleɪʒ(ɪ)ə] **comb**

» *Neoplasms usually form a distinct mass of tissue and show partial or complete lack of structural organization and functional coordination with the normal tissue. What is the likelihood of root resorption, pericoronitis[3], periodontitis, cystic change and neoplasia if the third molar is left in place?*

Use maxillofacial / odontogenic / tongue / maxillary sinus / intracranial / papillary / vascular ***neoplasm*** • benign [aɪ]/ soft tissue / cutaneous [eɪ]/ oral / pharyngeal / head and neck ***neoplasia*** • multiple [ʌ] endocrine[4] (*abbr* MEN) ***neoplasia*** • squamous intraepithelial[5] [iː] (*abbr* SIN)/ radiation-induced[6] ***neoplasia*** • ***neoplastic*** growth / cells / disease[7] • ***neoplastic*** process / transformation / lesion[7] • ***(non)neoplastic*** polyp[8] [pɒːlɪp] • ana/ dys[9]/ hypo/ hyper***plasia***

Neoplasie, Neubildung
Neoplasma[1]
neoplastisch[2]
Perikoronitis[3]
multiple endokrine Neoplasie, MEN[4]
squamöse intraepitheliale Neoplasie[5]
strahleninduzierte Neoplasie[6]
Tumorleiden, Tumorläsion[7]
(nicht-)neoplastischer Polyp[8]
Dysplasie[9]

4

malignant [məlɪgnənt] *adj MeSH*

opposite **benign**[1] [bɪnaɪn] *adj MeSH*

having the invasive and metastatic properties of cancer and tending to become progressively worse

malignancy[2] *n MeSH* • **premalignant**[3] *adj* • **benignancy/ -ity**[4] *n*

» *Malignancy can only be diagnosed [aɪ] in the presence of metastases or invasion into surrounding tissues. These malignant cells can proliferate in the absence of the specific host [oʊ] factors (e.g. growth-promoting proteins, a vascular supply [aɪ]) seen in more typical cancers. There is a progressive change from benign to malignant and invasive.*

Use to (turn out to) be/become[5] ***malignant*** • ***malignant*** cells / lesion / transformation[6] • ***malignant*** change / degeneration[7] / behavior / melanoma • histologically / less / highly[8] ***malignant*** • ***benign*** tumor[9] / lesion [iː]/ growth[9] / illness / course[10] [ɔː] • ***benign*** nodule / cyst / polyps[11] / hypertrophy • head and neck / oral / facial / eyelid / mucosal / skin / underlying[12] ***malignancy*** • advanced / inoperable[13] ***malignancy***

bösartig, maligne
gutartig, benigne[1]
Bösartigkeit, Malignität; bösartiger Tumor, Malignom[2]
präkanzerös, präkarzinomatös[3]
Gutartigkeit, Benignität[4]
maligne entarten[5]
maligne Transformation[6]
maligne Entartung[7]
hochgradig maligne, hochmaligne[8]
gutartiger/ benigner Tumor[9]
gutartiger Verlauf[10]
benigne Polypen[11]
bösartige Grunderkrankung[12]
inoperables Malignom[13]

5

cancer [kænᵗsɚ] *n clin & MeSH*

rel **carcinoma**[1] [kɑːrsɪnoʊmə] → U51-10, U52-2
sarcoma[2] *n MeSH* → U52-3

general term for various types of lesions (esp. carcinomas or sarcomas) in which malignant cells grow out of control, spread [e] to other parts of the body, tend to recur [ɜː] after attempted removal and cause death of the patient unless adequately treated

(pre)cancerous[3] *adj term* • **sarcomatous**[4] [sɑːrkoʊmətəs] *adj* • **sarco-** *comb*

» *Although surgical intervention for maxillofacial cancer preserves life, it can also result in functional disability and physical disfigurement. He has undergone curative [kjʊɚətɪv] cancer therapy. Salivary duct carcinomas often display intraductal epithelial proliferation. Surgery is the most reliable treatment for sarcomas of the oral and maxillofacial region.*

Use head and neck[5] / orofacial / oral (cavity) / bone / skin / childhood / adult ***cancer*** • latent[6] [eɪ]/ clinically insignificant[7] / localized[8] ***cancer*** • disseminated / recurrent[9] / terminal stage[10] ***cancer*** • ***cancer***-free /-prone [oʊ] family[11] / gene[12] [dʒiːn]/ -ravaged [-ɪdʒd] body[13] • ***cancer***-causing gene[12] /-related mortality[14] • ***cancer*** screening[15] [iː]/ detection / victim / deaths[16] / registry[17] [edʒ] • ***cancerous*** bone marrow[18] / tissue / growth[19] / cyst • ***precancerous*** adenomatous polyps / lesion[20] / skin lesion[21] • ***cancer****icidal* [saɪ] • anaplastic / soft tissue / retroperitoneal [iː] ***sarcoma*** • ***sarco****genic* /carcinoma /cele[22] [-siːl]

Note: In clinical contexts as well as in medical jargon and journal articles *cancer* is frequently used to refer to *carcinomas*.

Krebs, maligner Tumor; Karzinom
Karzinom (maligner epithelialer Tumor)[1]
Sarkom (maligner mesenchymaler Tumor)[2]
(prä)kanzerös, (prä)karzinomatös[3]
sarkomatös[4]
Kopf-Hals-Karzinom[5]
latentes Karzinom[6]
klin. nicht signifikantes Karzinom[7]
lokalisiertes/ lokal begrenztes Karzinom[8] Karzinomrezidiv[9]
Krebs im Endstadium[10]
Familie mit hohem Krebsrisiko[11]
Krebs-, Onkogen[12]
von Krebs gezeichneter Körper[13]
Krebssterblichkeit[14]
Krebsvorsorgeuntersuchung[15]
Krebstote[16] Krebsregister[17]
krebsbefallenes Knochenmark[18]
Krebsgeschwulst[19]
Präkanzerose[20]
präkanzeröse Hautveränderung[21]
Sarkozele[22]

6

tumor growth *or* **proliferation** *n MeSH*

rel **tumor progression**[1] *n MeSH*

division and multiplication of cells which may be slow or rapid, disorganized and aggressive

proliferate[2] *v term* • **proliferative**[3] *adj* •
progress[4] [*n* prɒːgres‖ *v* -gres] *n & v* • **progressive**[5] *adj*

» *Lipiodol [aɪ] chemoembolization [kiːmə-] reduced tumor growth but often caused liver failure and did not improve survival [aɪ]. Tumor suppressor genes inhibit tumor growth, and oncogenesis occurs when these genes are lost. It turns off the signaling pathways that drive proliferation within a tumor.*

Use to control[6]/suppress/prevent/delay/halt[7] [ɒː] /monitor ***tumor growth*** • ***tumor growth*** rate / remission[8] • tumor cell / benign / abnormal ***proliferation*** • malignant / uncontrolled (cellular)[9] ***proliferation*** • ***proliferative*** rate / potential / changes • cancer / tumorigenic[1] / neoplastic ***progression*** • local / metastatic[10] / stage ***progression*** • relentless[11] / rapid ***progression*** • slow / evidence of[12] / pattern of ***progression*** • rate of / time to ***progression*** • ***progression***-free survival (*abbr* PFS) rate[13]

Tumorwachstum, Tumorproliferation
Tumorprogression[1]
wuchern, proliferieren[2]
wuchernd, proliferativ[3]
Fortschritt; fortschreiten, sich (weiter)entwickeln[4]
fortschreitend, progredient, progressiv[5] das Tumorwachstum unter Kontrolle bringen/ halten[6]
das Tumorwachstum zum Stillstand bringen[7]
Tumorremission, -rückbildung[8]
ungehemmtes Zellwachstum[9]
Fortschreiten d. Metastasierung[10]
ständige Progression[11]
Hinweis auf Progression[12]
progressionsfreie Überlebensrate[13] 7

dedifferentiation [diː-] *n MeSH*

opposite **differentiation**[1] [dɪfɚentʃɪeɪʃᵊn] *n MeSH*

loss of structural differentiation seen in most, but not all, malignant neoplasms

(un)differentiated[2] *adj term* • **(de)differentiate**[3] *v*

» *Because of its role in cell differentiation, vitamin A has been postulated to have a role in cancer prevention. This dramatic reduction [ʌ] in differentiated smooth [uː] muscle cells in the vicinity[4] of malignant foci [saɪ] suggests dedifferentiation of smooth muscle to fibroblastic cells.*

Use to undergo malignant[5] / progressive ***dedifferentiation*** • lack / stage / pattern[6] / degree[7] [dɪgriː] ***of differentiation*** • cyto- [saɪ] / *or* cell(ular)[8]***differentiation*** • well / poorly / fully *or* terminally[9] [ɜː] ***differentiated*** • ***undifferentiated*** carcinoma[10] / cells

Entdifferenzierung
Differenzierung[1]
(un)differenziert[2]
(ent)differenzieren[3]
in der Nähe[4]
maligne entarten[5]
Differenzierungsmuster[6]
Differenzierungsgrad[7]
Zelldifferenzierung[8]
vollständig differenziert[9]
undifferenziertes Karzinom[10] 8

organ-confined [aɪ] *adj term*

sim **localized**[1], **encapsulated**[2] *adj term*

a tumor that is wholly confined to a specific area, surrounded by a capsule

capsule[3] [kæpsᵊl‖juːl] *n term* • **encapsulation**[4] *n* • **unencapsulated** *adj*

» *Salvage surgery[5] may offer long-term cancer control, particularly when the tumor is organ-confined. Several decades ago, patients with advanced localized oral cancer died from the severe and debilitating side effects[6]. The immunohistochemical features[7] of palisaded encapsulated neuroma[8] occurring on oral mucosa were assessed.*

Use ***organ-confined*** tumor / disease / carcinoma / cancer • capsule[9]-/ specimen-/ nonorgan-***confined*** • ***to be confined*** to the oral cavity[10] • ***localized*** oral squamous carcinoma[11] / disease / mesothelioma • ***localized*** metastases / cancer • ***encapsulated*** tumor / bacteria[12] • degree of / evidence of ***encapsulation***

organbegrenzt
lokal begrenzt[1] verkapselt[2]
Kapsel[3] Ein-, Verkapselung[4]
Salvage-Operation[5]
verheerende Nebenwirkungen[6]
immunhistochemische Merkmale[7]
solitär umschriebenes Neurom[8]
auf die Kapsel beschränkt[9]
auf die Mundhöhle beschränkt sein[10]
lokal begrenztes orales Plattenepithelkarzinom[11]
Kapselbakterien[12] 9

carcinoma-in-situ *n MeSH, abbr* **CIS** → U52-2

rel **focal involvement**[1] *n term*

an intraepithelial [iː] lesion characterized by cytologic changes associated with invasive carcinoma but limited to the epithelial lining [aɪ] and without histologic evidence of extension to adjacent structures

carcinomatous[2] *adj term* • **carcinoid**[3] *adj & n* • **focus**[4] *n, pl* **foci** [foʊsaɪ] → U13-3

» *CIS is presumed to be the histologically recognizable precursor[5] of invasive carcinoma, i.e. a localized stage at which it is still curable.*

Use oral[6] / lip[7] / diffuse / high-grade[8] ***CIS*** • sarco/ adeno/ cysto [sɪ]/ terato/ chorio-***carcinoma*** [k] • maxillofacial / localized / basal cell[9] (*abbr* BCC)/ verrucous / squamous [eɪ] cell (*abbr* SCC) ***carcinoma*** • epidermoid / odontogenic / adenoid cystic / nasopharyngeal[10] ***carcinoma*** • ***carcinoma of the*** lower lip / tongue[11] / salivary gland / parotid • ***carcinomatous*** lesion / invasion • ***carcinoid*** malignancy[12] / tumor[12] / syndrome[13] • ***focal*** findings[14] / features[15] [iː]/ lesion[16] / growth • ***focal*** nodular hyperplasia / infection[17] / lipoma • tumor / metastatic ***focus*** • multiple / microscopic ***foci*** • uni/ multi[18]/ non***focal***

Carcinoma in situ, präinvasives Karzinom, Oberflächenkarzinom
herdförmiger Befall[1] karzinomartig, karzinomatös, krebsig[2]
karzinoid, krebsartig; Karzinoid[3]
Herd, Fokus[4] Vorläufer[5]
CIS der Mundhöhle[6]
Präkanzerose der Lippe[7]
hochgradig differenziertes CIS[8]
Basalzell(en)karzinom[9]
Nasopharynxkarzinom[10]
Zungenkarzinom[11] Karzinoid[12]
Karzinoidsyndrom[13] Herdbefall[14]
Herdsymptome[15] herdförmige Läsion[16] Herd-, Fokalinfektion[17]
multifokal[18] 10

51

tumor spread [e] *or* **extension** *n term* *rel* **route[1]** [raʊt||ruːt] *n*

proliferation of cancer cells either locally into adjacent tissues[2] or to distant sites via blood or lymph vessels

spread - spread - spread[3] [spred] *v irr* • **extend[4]** *v* • **extent[5]** *n*

» *Some metastases reveal [iː] tumor spread of a single lineage [lɪnɪədʒ] to subdural tumor nodules. Has the tumor spread beyond the confines [aɪ] of resection[6]? Grading and staging of these sarcomas by histologic criteria, location, and metastatic spread[7] have prognostic value. Follicular thyroid [aɪ] cancers have a tendency to spread by the hematogenous route[8] to the lungs, skeleton, and liver.*

Use local / microscopic / diffuse / hematogenous[9] ***tumor spread*** • primary / extravesical / extent of[10] ***tumor spread*** • direct / malignant *or* neoplastic / local nodal[11] / regional [iːdʒ] ***extension*** • extracapsular / extramural / extraprostatic ***extension*** • disease / tumor[12] / wound ***extent*** • lymphatic[13] ***route***

Tumorausbreitung
Weg, Route[1] angrenzende/ benachbarte Gewebe[2]
sich ausbreiten[3]
sich ausdehnen/ erstrecken[4]
Ausdehnung, Größe, Grad[5]
Resektionsgrenzen, -ränder[6]
Metastasierung[7] Blutbahn[8]
hämatogene Metastasierung[9]
Ausmaß d. Tumorausbreitung[10]
lokaler Lymphknotenbefall[11]
Tumorausdehnung, -größe[12]
Lymphweg[13] 11

invasion [ɪnveɪʒᵊn] *n term* *rel* **infiltration[1]** *n MeSH*

local spread of a malignant neoplasm by infiltration or destruction of adjacent [ədʒeɪsᵊnt] tissue

(non)invasive[2] *adj term* • **(non)infiltrative, -ing[3]** *adj* • **infiltrate[4]** *v*

» *With epithelial neoplasms, invasion signifies infiltration beneath the epithelial basement [eɪ] membrane[5]. Tumor spread is by direct invasion or blood-borne [ɔː] metastases[6].*

Use depth[7] / evidence ***of invasion*** • tumor / neoplastic / vascular[8] / extracapsular ***invasion*** • local / regional / minimal / deep ***invasion*** • progressive / primary / secondary ***invasion*** • ***invasive*** tendency[9] / lesion / carcinoma[10] • micro/ pre***invasive*** • early ***invasive*** cancer[11] • ***noninvasive*** cancer / disease • intracapsular / metastatic / malignant ***infiltration*** • ***infiltrative*** tumor[12] / lesion / (lung) disease / growth[13]

Invasion
Infiltration[1] invasiv[2]
infiltierend, infiltrativ wachsend[3]
infiltrieren, eindringen, durchwachsen[4] Basalmembran[5]
hämatogene Metastasen[6]
Invasionstiefe[7] Gefäßinvasion[8]
Invasionsneigung[9]
invasives Karzinom[10]
frühinvasives Karzinom[11]
infiltrierender Tumor[12]
infiltrierendes Wachstum[13] 12

metastasis [mətæstəsɪs] *n MeSH, pl* **-ses** [siːz]
syn **secondary (tumor)** *n MeSH,* **secondaries** *n jar pl*

(i) a second tumor developing away from the site [saɪt] of the primary tumor
(ii) the process by which cancer cells spread via the blood, lymph vessels or CSF[1] to distant organs

(micro/ non)metastatic[2] *adj term* • **metastasize[3]** *v* • **metastasectomy[4]** *n*

» *The most common cause of this type of anemia is carcinoma metastasizing to bone marrow from primary tumors. Metastases to distant sites, particularly the lungs, occur [ɜː] much later. Bacteremia with metastatic foci of infection may occur, often with startling rapidity. Surgical removal of the primary lesion and resectable secondaries is indicated if technically feasible [iː].*

Use to develop/have/present with/detect/exclude *or* rule out[5] ***metastases*** • blood-borne [ɔː] *or* hematogenous[6] [ɒːdʒ]/ lymphatic[7] / contact[8] ***metastases*** • axillary / nodal *or* lymph [lɪmf] node[9] [oʊ] ***metastases*** • bone *or* bony[10] / early / brain / drop[14] ***metastases*** • local / regional[11] / solitary / distant[12] ***metastases*** • multiple / widespread [e]/ lung *or* pulmonary[13] [ʊ||ʌ] ***metastases*** • ***metastases*** to the lungs[13] [ʌ] • ***to metastasize*** to bone • ***metastatic*** calcification[15] • resectable ***secondaries***

Tochtergeschwulst, Metastase(nbildung), Metastasierung, Filialisierung, Absiedelung, Filia, *pl* Filiae
Zerebrospinalflüssigkeit, Liquor (cerebrospinalis)[1] metastasierend, metastatisch[2] Metastasen bilden/ setzen, metastasieren[3]
Metastasenexstirpation[4]
Metastasen ausschließen[5]
hämatogene Metastasen[6]
lymphogene Metastasen[7]
Kontakt-, Abklatschmetastasen[8]
Lymphknotenmetastasen[9]
Knochenmetastasen[10] regionäre Metastasen[11] Fernmetastasen[12]
Lungenmetastasen[13]
Abtropfmetastasen[14]
Calcinosis metastatica[15] 13

(tumor/ cancer) staging [steɪdʒɪŋ] *n MeSH*
rel **grading[1]** [greɪdɪŋ] *n MeSH*

evaluation of tumors based on the extent of tumor involvement at the primary site (T), lymph node involvement (N) and metastasis (M) each followed by a number starting at 0 for no evident metastasis

stage[2] *n & v term* • **under/ over/ misstaging[3]** *n* • **grade[4]** *n & v MeSH* • **graded[5]** *adj*

» *Standardized staging for tumor burden[6] at the time of diagnosis is essential. Grading is based on the histologic architecture (size, pleomorphism, mitotic rate, hyperchromatism).*

51 *Use* TNM[7] (tumor, nodes, metastases) / clinical[8] / surgical[9] ***staging*** • pathologic / non-invasive / intraoperative ***staging*** • preoperative / axillary / lymph node / CT / ultrasound ***staging*** • ***staging*** criteria [ɪɚ]/ system / surgery[10] / procedure [siː] • at an early[11] / advanced[12] ***stage*** • ***stage***-specific • tumor / low-/ high-/ histologic malignancy[13] ***grade*** • tumor / accurate[14] / histologic / cytologic(al) / (histo)pathologic[15] ***grading*** • ***grading*** system / scale [skeɪl]

Staging, Stadieneinteilung
Grading, Bestimmung des Malignitätsgrades[1] Stadium; das Stadium bestimmen[2]
falsches Staging[3] (Malignitäts)Grad; den Malignitätsgrad bestimmen[4] eingestuft, klassifiziert[5]
Tumorlast[6] TNM-Klassifikation[7]
klinisches Staging[8]
Staging-Operation[9]
chirurgisches Staging[10]
im Frühstadium[11]
fortgeschrittenes Stadium[12]
histolog. Malignitätsgrad[13]
korrektes Grading[14]
histopathologisches Grading[15] 14

neovascularity [niːoʊvæskjəlærəti] *n term* *syn* **neovascularization** *n MeSH* *sim* **tumor angiogenesis**[1] [ændʒioʊdʒenəsɪs] *n MeSH*

abnormal proliferation of blood vessels, e.g. in tissue [ʃ||s] not normally containing [eɪ] them

neovascular *adj term* • **neovasculature**[2] [-væskjələtʃɚ] *n*

» *Squamous cell carcinoma is characterized by neovascularity and increased angiogenic activity. This is the area of highest neovascularization. To grow, a tumor must generate* [dʒe] *a neovasculature. Discrete* [iː] *steps in tumor progression lead to the production of factors by the tumor cells that permit neovascularization to supply* [aɪ] *nutrients*[3] [(j)uː] *to the growing tumor.*

Use to exhibit[4] / TNM ***neovascularity*** • ***neovascular*** glaucoma[5] [ɔː]/ pattern / membrane / vessel[6] / network • high / early / retinal[7] / tumor ***neovascularization*** • to induce/facilitate/inhibit[8] ***angiogenesis*** • ***tumor angiogenesis*** factor[9] • tumor-induced ***angiogenesis***

Neovaskularisation
Tumorangiogenese[1]
neugebildete Gefäßformationen[2]
Nährstoffe[3]
Gefäßneubildung aufweisen[4]
neovaskuläres Glaukom[5]
neugebildetes Gefäß[6]
retinale Neovaskularisation[7]
die Angiogenese hemmen[8]
Tumorangiogenesefaktor[9]
15

tumor marker *n MeSH*

substance found in blood or other fluids associated with the presence of a specific tumor, e.g. CEA[1] (carcinoembryonic antigen) or SCC (squamous cell carcinoma) antigen[2]

» *Tumor markers failed to normalize following primary chemotherapy. Macrophage colony-stimulating factor*[3] *has been suggested as a tumor marker for squamous cell carcinoma*[4] *of the head and neck. Despite their production by tumor cells, hormones are not very reliable* [aɪ] *tumor markers*[5].

Use to serve as a ***tumor marker*** • serum [ɪɚ]/ cancer-specific ***tumor marker*** • strong / particularly sensitive[6] / molecular ***marker*** • tissue-specific[7] / B cell surface[8] ***marker*** • recognition / proliferation / radiopaque[9] [-oʊpeɪk] ***marker*** • surrogate[10] [ɜː||BE ʌ]/ biological response ***marker*** • (antibiotic) resistance / predictive *or* prognostic[11] ***marker*** • ***marker*** concentration[12] / status [eɪ||æ]

Tumormarker
karzinoembryonales Antigen[1]
SCC-Antigen[2] Makrophagen-Kolonie-stimulierender Faktor, M-CSF[3]
Plattenepithelkarzinom[4]
zuverlässige Tumormarker[5]
hochempfindlicher Marker[6]
gewebsspezifischer Marker[7]
B-Zell-Oberflächenmarker[8]
strahlendichter Marker[9]
Ersatzmarker[10]
prognostischer Marker[11]
Markerspiegel, -konzentration[12]
16

chemotherapy [kiːmoʊ||kiːməθerəpi] *n MeSH* *abbr* **CHEM**

treatment of disease (esp. cancer, infectious and mental disease) with chemical [ke] agents [eɪdʒ]

chemotherapeutic[1] [-pjuːtɪk] *adj term* • **chemo-** *comb* • **chemotherapeutics**[2] *n*

» *External radiation with simultaneous* [eɪ] *chemotherapy (fluorouracil and cisplatin) is preferred as primary therapy. Patients with limited disease in whom local radiation fails may be effectively managed by salvage* [sælvɪdʒ] *chemotherapy*[3]. *Precise tissue diagnosis is followed by institution of an appropriate chemotherapeutic combination*[4] *or radiotherapy.*

Use anticancer / high-dose[5] / single-agent[6] [eɪdʒᵊnt]/ second-line ***chemotherapy*** • aggressive / cytotoxic [saɪt̬ə-]/ adjuvant [dʒuː] *or* adjunctive[7] [dʒʌ]/ in home ***chemotherapy*** • combination[4] / preoperative *or* neoadjuvant[8] / postoperative ***chemotherapy*** • ***chemotherapy*** treatment / regimen[9] [edʒ]/ cycles [saɪklz] • ***chemotherapeutic*** agents *or* drugs[2] / protocol / toxicity • ***chemo***prevention *or* -prophylaxis[10] /radiation [eɪ] (therapy)[11] • ***chemo***radiotherapy[11] /sensitive /resistant /surgery[12]

Chemotherapie
chemotherapeutisch[1]
Chemotherapeutika[2]
Salvagechemotherapie, Rezidivchemotherapie[3]
Kombinations-Chemotherapie[4]
hochdosierte Chemotherapie[5]
Chemomonotherapie[6]
adjuvante Chemotherapie[7]
neoadjuvante Chemotherapie[8]
chemotherapeutisches Behandlungsregime[9] Chemoprophylaxe[10]
kombinierte Chemo- und Strahlentherapie[11]
Chemochirurgie[12]
17

immunomodulation *n term* *rel* **immunotherapy**[1] *n MeSH* → U20-34

alteration [ɒː] in the immune response by administration of agents (e.g. interferons[2] [ɪɚ]) which are able to enhance or suppress the body's natural defense mechanisms[3], e.g. to inhibit the growth of a tumor

immunomodulatory *or* **-ing** *adj term* • **immunomodulator**[4] *n* • **immuno-** *comb*

» *Cancer immunotherapy seeks* [iː] *to evoke*[5] [oʊ] *effective immune responses to human tumors by administration of monoclonal antibodies*[6], *immunomodulatory cytokines*[7] [saɪt̬əkaɪnz], *autologous or allogeneic* [-dʒəniːɪk] *immunocompetent cells, and tumor vaccines*[8] [æks].

Use cancer / active / (non)specific / passive[9] / adoptive[10] ***immunotherapy*** • adjunctive[11] / (single-)allergen / venom[12] ***immunotherapy*** • ***immunomodulatory*** therapy[1] / cytokines / effects • ***immunomodulating*** drug[4] / properties[13] • nonspecific[14] ***immunomodulators*** • ***immuno***stimulatory effect /suppression[15] /regulation • ***immuno***compromised[16] /deficiency[17] [ɪʃ] /suppressants[18]

Immunmodulation
Immuntherapie[1] Interferone[2]
körpereigene Abwehrmechanismen[3] Immunmodulator[4] auslösen[5]
monoklonale Antikörper[6]
Zytokine[7] Tumorvakzinen[8]
passive Immuntherapie[9]
adoptive Immuntherapie[10]
unterstützende Immuntherapie[11]
Serumtherapie[12] immunmodulierende Eigenschaften[13]
unspezifische Immunmodulatoren[14] Immunsuppression, Unterdrückung oder Abschwächung der Immunreaktion[15]
abwehrgeschwächt[16] Immundefekt[17] Immunsuppressiva[18]
18

Unit 52 Head & Neck Tumors

Related Units: 51 Oncology, 13 Pathology, 44 Oral Surgery, 45 Maxillofacial Surgery

polyp [pɒːlɪp] *n MeSH*

rel **papilloma**[1] [pæpɪloʊmə] *n MeSH*

small tumorlike growth projecting from a mucous membrane into a body cavity, e.g. a nasal polyp

polypoid[2] [pɒːlɪpɔɪd] *adj term* • **polyposis**[3] *n MeSH* • **polypectomy**[4] *n* • **papillomatous**[5] *adj term* • **papillomatosis**[6] *n MeSH* • **-oma** *comb*

» *A single large antral-choanal polyp*[7] *or massive polyposis obstructing the nasal cavities and/or nasopharynx can cause obstructive sleep symptoms and chronic mouth breathing. Inverted* [ɜː] *papillomas are benign* [bɪnaɪn] *tumors that usually arise in the common wall between the nose and the maxillary sinus* [aɪ].

Use sessile[8] [aɪ||ᵊ]/ pedunculated[8] [ʌ]/ nasal / antral / pulp[9] ***polyp*** • hairy /hyperplastic [haɪpɚ-]/ malignant / adenomatous [oʊ] ***polyp*** • fibroepithelial / palatal[10] ***polyp*** • nonneoplastic[11] ***polyp*** • nasal[12] / juvenile / recurrent ***polyposis*** • ***polypoid*** lesion [iːʒ]/ tumor / adenoma / growth[13] • endoscopic[14] ***polypectomy*** • Schneiderian *or* inverted[15] [ɜː]/ oral (cavity) / choroid plexus / laryngeal[16] [dʒ] ***papilloma*** • oral / labial ***papillomatosis***

Polyp
Papillom[1]
polyp(en)ähnlich, polypös[2]
Polypose, -is[3]
Polypenabtragung, Polypektomie[4]
papillomatös[5]
Papillomatose, -is[6]
antral-choanaler Polyp[7]
gestielter Polyp[8]
Pulpapolyp, Pulpitis chronica aperta granulomatosa[9]
Gaumenpolyp[10]
nichtneoplastischer Polyp[11]
Polyposis nasi[12]
polypöse Wucherung[13]
endoskop. Polypektomie[14]
invertiertes Papillom[15]
Kehlkopfpapillom[16] 1

squamous (cell) carcinoma [kɑːrsɪnoʊmə] *n MeSH, abbr* **SCC**

syn **squamous cancer** [skweɪməs kænᵗsɚ] *n MeSH*

malignant tumor of the squamous epithelium [iː]

carcinomatous *adj term* • **carcinoid** *adj & n* • **carcino-** *comb* → U51-10

» *The incidence of squamous cell carcinoma and adenocarcinoma is slightly higher among blacks compared with whites. Mucosal squamous carcinomas are sensitive to irradiation, especially if they are small and only superficially invasive* [eɪ].

Use ***squamous*** metaplasia[1] [-pleɪʒ(ɪ)ə]/ (cell) dysplasia [ɪ]/ epithelium[2] / intraepithelial lesion • oral squamous[3] (*abbr* OSCC)/ clear[4] / basal[5] [eɪ] (*abbr* BCC) ***cell carcinoma*** • adenosquamous[6] / nasopharyngeal[7] ***carcinoma*** • epithelial / follicular / mucoepidermoid[8] ***carcinoma*** • intraoral[9] / salivary gland / thyroid [aɪ]/ postcricoid ***carcinoma*** • poorly differentiated[10] ***carcinoma*** • ***carcinoma of the*** oral mucosa[11] / frontal sinus[12] • ***carcinoid*** tumor[13] / cells • atypical ***carcinoid*** • ***carcinomatous*** metastases[14] / meningitis[15] [dʒaɪ]/ changes • ***carcino***gen[16] /genic /genesis /sis /lysis

Plattenepithelkarzinom
Plattenepithelmetaplasie[1]
Plattenepithel[2]
orales Plattenepithelkarzinom[3]
klarzelliges Karzinom[4]
Basaliom, Basalzell(en)karzinom[5]
adenosquamöses Karzinom[6]
Nasopharynxkarzinom[7]
Mukoepidermoidkarzinom[8]
Mundhöhlenkarzinom[9]
schlecht differenziertes Karzinom[10]
Mundschleimhautkarzinom[11]
Stirnhöhlenkarzinom[12]
Karzinoid[13]
Karzinommetastasen[14]
Meningitis carcinomatosa, meningeale Metastasierung[15]
krebserzeugend, karzinogen, kanzerogen; Kanzerogen, Karzinogen[16] 2

sarcoma [sɑːrkoʊmə] *n MeSH, pl* **-as, -ata**

rel **carcinosarcoma**[1] *n MeSH*

malignant neoplasm of connective tissue[2] formed by proliferation of mesodermal cells

sarcomatous, sarcomatoid[3] *adj term* • **sarcomatosis**[4] *n* • **-sarcoma** *comb*

» *Soft tissue sarcomas are relatively radiosensitive. Fibrosarcoma is the second most common sarcoma of soft tissue, and histologic differentiation from benign fibromatoses may be difficult.*

Use soft tissue[5] / osteogenic[6] [dʒe]/ (extraosseous *or* extraskeletal) Ewing's[7] ***sarcoma*** • Kaposi's[8] / giant [dʒaɪənt] cell[9] / ameloblastic[10] / undifferentiated[11] ***sarcoma*** • myeloid *or* granulocytic[12] [sɪ]/ medullary / myelogenic ***sarcoma*** • odonto[13]/ synovial[14] / radiation-induced ***sarcoma*** • ***sarcomatous*** changes / degeneration[15] • fibro [aɪ]/ osteo[6]/ rhabdomyo[16]/ leiomyo***sarcoma*** • chondro[17]/ (lymph)angio[18]/ lipo***sarcoma***

Sarkom
Karzinosarkom[1] Bindegewebe[2]
sarkomartig, sarkomatös[3]
Sarkomatose[4] Weichteilsarkom[5]
Osteosarkom[6] (extraskelettales/ extraossäres) Ewing-Sarkom[7]
Kaposi-Sarkom[8]
Riesenzellsarkom[9]
Ameloblastosarkom, malignes Ameloblastom[10]
undifferenziertes Sarkom[11]
Chlor(osark)om, Myelosarkom[12]
Odontosarkom[13]
Synovialsarkom[14]
sarkomatöse Entartung[15]
Rhabdomyosarkom[16]
Knorpel-, Chondrosarkom[17]
Angiosarkom[18] 3

adenoma [ædᵊnoʊmə] *n MeSH*

rel **adenocarcinoma**[1], **adenosarcoma**[2] *n MeSH*

benign tumor arising from glandular tissue[3] which may cause it to produce abnormal amounts of hormones, e.g. an adenoma of the pituitary [(j)uː] gland

cystadenoma[4] [sɪst-] *n term* • **adenomatous, adenomatoid**[5] *adj* • **adeno-, -adenoma** *comb*

» *Adenomas are premalignant[6] lesions. Enlarging pituitary adenomas may compress the optic chiasm[7] [kaɪæzᵊm] and cause headache. Adenocarcinoma and large-cell carcinoma[8] resemble each other in their clinical behavior. A metastasizing pleomorphic adenoma was detected in the parotid gland.*

Use flat[9] / tubulovillous / follicular[10] / aldosterone-producing / toxic ***adenoma*** • pituitary[11] [(j)uː]/ (pleomorphic) [pliːə-] parotid[12] / true[13] ***adenoma*** • ***adenomatous*** hyperplasia[14] / polyp • ***adenomatoid*** malformation / tumor[15] • papillary / mucinous[16] [juːs]/ serous [ɪə˞] ***cystadenoma*** • fibro[17] [aɪ]/ hidr[18] [aɪ]/ micro/ macro-***adenoma*** • ***adeno***cystoma

Adenom, Epithelioma adenomatosum
Adenokarzinom, Carcinoma adenomatosum[1] Adenosarkom[2] Drüsengewebe[3] Zyst-, Kystadenom, Adenokystom[4] adenomatös[5] prämaligne[6] Chiasma opticum, Sehnervenkreuzung[7] großzelliges Karzinom, Großzeller[8] flaches Adenom[9] follikuläres Adenom[10] Hypophysenadenom[11] (pleomorphes) Parotisadenom[12] reines Adenom[13] adenomatöse Hyperplasie[14] Adenomatoidtumor[15] muzinöses Kystadenom[16] Fibroadenom[17] Schweißdrüsen-, Hidr(o)adenom[18] 4

hemangioma [hiːmændʒɪoʊmə] *n MeSH*

rel **angioma**[1], **angiosarcoma**[2] *n MeSH*

congenital proliferation of vascular endothelium consisting of benign clusters [ʌ] of newly formed blood vessels most frequently noticed in the skin (often forming a birthmark[3])

hemangiosarcoma *n term* • **lymphangioma**[4] [ɪ] *n* • **lymphangio-** *comb*

» *Superficial involuting hemangiomas appear as sharply demarcated[5], bright-red, slightly raised [eɪ] lesions with an irregular surface [ɜː] resembling a strawberry[6] [ɔː]. Strawberry angiomas will involute after their initial [ɪʃ] growth.*

Use maxillofacial / cavernous[7] / capillary *or* strawberry[8] / giant[9] ***hemangioma*** • oral cavity / perioral / epithelioid / choroidal[10] / involuting[11] ***hemangioma*** • ***hemangio***fibroma [aɪ] /blastoma /endothelioma[12] /sarcoma /pericytoma[13] [saɪ] • spider[14] [aɪ]/ retinal / capillary *or* cherry[8] [tʃ]/ cavernous[7] ***angioma*** • cystic [sɪstɪk] ***lymphangioma***

Hämangiom, Haemangioma, gutartiger Blutgefäßtumor
Angiom(a)[1] Angiosarkom[2] Muttermal[3] Lymphangiom[4] scharf begrenzt[5] Erdbeere[6] kavernöses Hämangiom, Kavernom[7] kapillärer Blutschwamm, Haemangioma simplex[8] Riesenhämangiom[9] choroidales Hämangiom[10] Involutionshämangiom[11] Hämangioendotheliom[12] Hämangioperizytom[13] Naevus araneus, Sternnävus, Spinnennävus[14] 5

hamartoma [hæmɑːrtoʊmə] *n MeSH* *rel* **odontoma**[1] *n MeSH*

focal malformation grossly [oʊ] resembling a neoplasm resulting from faulty development in an organ

hamartomatous[2] *adj term* • **hamartomatosis**[3] *n* • **hamartoblastoma**[4] *n*

» *She presented with an odontogenic gingival epithelial hamartoma possibly derived from remnants of the dental lamina. Focal nodular hyperplasia, e.g. an adenoma-like hamartomatous lesion, may expand under the influence of oral contraceptives. The benign soft tissue and jaw tumors most commonly encountered were hemangiomas and odontomas, respectively.*

Use lingual / polypoid[5] / astrocytic / mixed ***hamartoma*** • vascular[6] / leiomyomatous / chondromatous[7] / fibrous / iris[8] ***hamartoma*** • ***hamartoma of the*** tongue / hard palate / retina • ***hamartomatous*** polyp / lesion[9] • systemic ***hamartomatosis*** • ameloblastic (fibro-)[10] (*abbr* AFO)/ compound[11] / complex[12] ***odontoma***

Hamartom, gutartige (Bindegewebs)Fehlbildung
Odontom[1] hamartomartig, hamartomatös[2] Hamart(omat)ose[3] Hamartoblastom, malignes Hamartom[4] polypöses Hamartom[5] vaskuläres Hamartom[6] Hamartochondrom[7] Irishamartom, Lisch-Knötchen[8] hamartomartige Läsion[9] ameloblastisches (Fibro)Dentinom/ Odontom[10] Compound-, zusammengesetztes Odontom[11] komplexes Odontom[12] 6

ameloblastoma *n MeSH*

syn †**adamantinoma** *n MeSH*

rel **adenomatoid odontogenic tumor**[1] *n term, abbr* **AOT**

histologically usually benign but locally aggressive odontogenic neoplasm of enamel organ type tissue (ameloblasts[2]) which typically occurs in the jaws

ameloblastic[3] *adj term* • **amelo-, -blastoma** *comb* • **odontogenic** *adj*

» *Unicystic ameloblastoma is believed to be less aggressive and responds more favorably to conservative surgery than solid or multicystic ameloblastomas. Adamantinoma of the long bones, a low-grade malignant tumor of epithelial origin, is not related to gnathic ameloblastoma[4], which is derived from Rathke's pouch[5].*

Use mandibular / maxillary / periapical / (extra)gnathic[4] / pre***ameloblastoma*** • (uni)cystic[6] / follicular / melanotic[7] / recurrent / desmoplastic[8] / malignant[9] ***ameloblastoma*** • pigmented / pituitary[10] / invasive / metastatic ***adamantinoma*** • ***ameloblastic*** fibro(sarco)ma / sarcoma / fibro-odontoma / carcinoma[9] • ***odontogenic*** (kerato)cyst[11] / fibroma / myxoma • squamous / calcifying epithelial[12] (*abbr* CEOT) ***odontogenic tumor*** • cemento[13]/ ameloblastic (fibro)***blastoma***

Ameloblastom, epitheliales Odontom
adenomatoider odontogener Tumor[1] Amelo-, Adamantoblasten[2] ameloblastisch[3] Kiefer-Ameloblastom[4] Rathke-Tasche[5] (uni)zystisches Ameloblastom[6] melanotisches Ameloblastom[7] desmoplastisches Ameloblastom[8] Ameloblastosarkom, malignes Ameloblastom[9] Kraniopharyngeom, Erdheim-Tumor[10] odontogene Keratozyste[11] Pindborg Tumor[12] Zementoblastom[13] 7

52

myxoma [mɪksoʊmə] *n MeSH*

benign tumor derived from connective and stromal tissue that resembles primitive mesenchymal tissue

myxomatous[1] *adj term* • **myxoid**[2] [mɪksɔɪd] *adj* • **myxo-** *comb*

» *Myxoma frequently occurs [ɜː] intramuscularly [ʌ] and in the jaw [dʒɒː] bones. Odontogenic myxomas are slowly growing benign tumors that affect the maxillofacial skeleton.*

Use odontogenic / oral (nerve sheath) / sinonasal [aɪ]/ maxillary ***myxoma*** • cutaneous [eɪ]/ soft tissue / intracavitary / sporadic[3] / giant ***myxomas*** • ***myxoid*** liposarcoma[4] / neurofibroma • ***myxomatous*** transformation / degeneration [dʒ] • ***myxomatous*** material / tissue[5] • ***myxo***lipoma[6] /sarcoma[7] /fibroma[8] /chondroma[9] [k]

Myxom
schleimbildend, schleimig, myxomatös[1]
myxomähnlich[2]
vereinzelte Myxome[3]
myxoides Liposarkom[4]
myxomatöses Gewebe[5]
Myxolipom[6]
Myxosarkom[7]
Myxofibrom[8]
Myxochondrom[9] 8

fibroma [faɪbroʊmə] *n MeSH*

benign neoplasm derived [aɪ] from fibrous [faɪbrəs] connective tissue

fibromatous[1] *adj term* • **fibromatosis**[2] *n MeSH* • **myofibroma**[3] *n* • **fibro-** *comb*

» *Irritation fibromas are very common hyperplastic lesions of the oral mucosa. Gingival fibromatosis is characterized by slowly progressive enlargement of the gums, which causes esthetic and functional problems as the teeth become engulfed by keratinized gingiva.*

Use (non)ossifying[4] / nonosteogenic [dʒe]/ cystic[5] [sɪstɪk] ***fibroma*** • ameloblastic[6] / chondromyxoid [ɪ] ***fibroma*** • desmoplastic[7] / (central/ peripheral) odontogenic[8] / hard[9] / soft[10] ***fibroma*** • neuro[11]/ osteo/ angio***fibroma*** • maxillofacial / juvenile[12] ***myofibroma*** • juvenile hyaline[13] (*abbr* JHF)/ desmoid / gingival[14] [dʒ]/ aggressive ***fibromatosis*** • ***fibro***adenoma /odontoma /dentinoma/ -osseous lesion /sis /tic /myalgia [maɪældʒ(ɪ)ə]

Fibrom(a), Bindegewebegeschwulst
fibromartig, -atös[1] Fibromatose, -sis[2] Myofibrom[3] (nicht-)ossifizierendes Fibrom[4] Fibroma cysticum[5] ameloblastisches Fibrom[6] desmoplastisches Fibrom[7] odontogenes Fibrom[8] Fibroma durum, hartes Fibrom[9] Fibroma molle, weiches Fibrom[10] Neurofibrom[11] infantiles Myofibrom[12] juvenile hyaline Fibromatose[13] Gingivafibromatose, Fibromatosis gingivae[14] 9

leiomyoma [laɪəmaɪoʊmə] *n MeSH* *rel* **rhabdomyoma**[1] [ræbdə-] *n MeSH*

benign tumor of smooth [uː] muscle[2]; rhabdomyoma arises in striated [aɪeɪ] muscle[3]

myoma *n term* • **myomatous**[4] *adj* • **leio(myo)-** *comb* • **rhabdo(myo)-** *comb* • **myom-** *comb*

» *The most common sites of oral leiomyoma are the tongue, lips, palate, and cheek. Adult extracardiac rhabdomyoma*[5] *is a benign tumor with a high predilection*[6] *for the head and neck region.*

Use oral / (intra)nasal / labial / orbital / congenital / vascular ***leiomyoma*** • cavernous / calcified / epithelioid[7] ***leiomyoma*** • ***leio***myoblastoma[8] /myosarcoma • benign / fetal / cardiac ***rhabdomyoma*** • ***rhabdo***myosarcoma /leiomyoma

Leiomyom
Rhabdomyom[1]
glatte Muskulatur[2]
quergestreifte Muskulatur[3]
myomatös[4]
extrakardiales Rhabdomyom[5]
Prädilektion, bevorzugte Lokalisation[6]
epitheloides Leiomyom[7]
Leiomyoblastom[8] 10

lymphoma [lɪmfoʊmə] *n MeSH* *rel* **lymphosarcoma**[1] *n MeSH*

broad term for ordinarily malignant neoplasms of lymphoid and reticuloendothelial tissues presenting as apparently circumscribed solid tumors composed of cells that appear primitive or resemble lymphocytes

lymphomatoid[2] *adj term* • **lympho(sarco)matous**[3] *adj* • **lympho-** *comb*

» *Primary lymphoma of the oral cavity usually arises in the tongue base. About 25 percent of all extranodal lymphomatous disease occurs in the head and neck. Patients with Sjögren syndrome are at increased risk for MALT lymphomas*[4] *in the oral mucosa.*

Use (extra)nodal / malignant[1] / diffuse histiocytic [sɪ] (*abbr* DHL) ***lymphoma*** • histiocytic *or* immunoblastic[5] / (non-)Hodgkin('s)[6] (*abbr* NHL/ HL) ***lymphoma*** • Burkitt('s)[7] / lymphocytic / lymphoblastic[8] ***lymphoma*** • lymphoplasmacytic[9] / granulomatous[10] / diffuse large B-cell (*abbr* DLBL) ***lymphoma*** • ***lymphomatoid*** granulomatosis[10] • ***lymphomatous*** transformation / deposits / meningitis • follicular / lymphoblastic[8] ***lymphosarcoma*** • ***lymphosarcomatous*** nodules

Lymphadenom, Lymphknotenschwellung
malignes Lymphom, Lymphosarkom[1] lymphomähnlich, lymphomatoid[2] lymphomatös[3] MALT-Lymphome, L. des Mukosa-assoziierten lymphatischen Gewebes[4]
immunoblastisches Lymphom[5]
(Non-)Hodgkin-Lymphom[6]
Burkitt-Lymphom[7]
lymphoblastisches Lymphom[8]
lymphoplasmozytäres Lymphom[9]
Lymphogranulomatose, Morbus Hodgkin[10] 11

lipoma [lɪpoʊmə] *n MeSH* *syn* **fatty** *or* **adipose tumor** *n clin* *rel* **liposarcoma**[1] *n MeSH*

benign tumor of adipose tissue[2] comprised of mature fat cells

lipomatous[3] *adj term* • **lipomatosis**[4] *n* • **lipo-** *comb*

» *Benign lipomas may occur anywhere in the head and neck, including the palate, the tongue, the tonsil, the larynx, and the parotid. Solitary liposarcomas do not develop from pre-existing lipomas by malignant degeneration.*

Use parapharyngeal / tongue / laryngeal / benign / subcutaneous / (non)encapsulated[5] ***lipoma*** • angiomyo[6]/ myelo/ ***lipoma*** • ***lipomatous*** lesion / carcinoma / hemangiopericytoma[7] • myxoid / ple(i)omorphic[8] / round cell[9] ***liposarcoma*** • well-differentiated / dedifferentiated[10] ***liposarcoma*** • oral / facial (infiltrating) / multiple symmetric[11] (*abbr* MSL)/ neck *or* cervical ***lipomatosis***

Lipom, gutartige Fett(gewebe)geschwulst
Liposarkom[1] Fettgewebe[2]
lipomartig, lipomatös[3]
Lipomatose[4] abgekapseltes Lipom[5]
Angiomyolipom[6]
lipomatöses Hämangioperizytom[7]
pleomorphes Liposarkom[8]
rundzelliges Liposarkom[9]
dedifferenziertes Liposarkom[10]
multiple symmetrische Lipomatose[11] 12

(en)chondroma [enkɒːndroumə] *n MeSH* *syn* **true chondroma** *n term*
rel **osteochondroma**[1], **myxochondroma**[2] *n term*

benign skeletal tumor derived from mesodermal [ɜː] cells that form cartilage[3] [kɑːrtəlɪdʒ]

chondromatous[4] *adj term* • **(en)chondromatosis**[5] *n* • **-chondro-** *comb*

» *Common benign bone tumors include enchondroma, osteochondroma, chondroblastoma and chondromyxoid fibroma*[6]*, which are all of cartilaginous* [ædʒ] *origin. A solitary enchondroma was detected in the mandibular condyle.*

Use orbital / juxtacortical[7] [dʒʌkstə-] / periosteal ***chondroma*** • ***chondromatous*** sarcoma[8] • synovial[9] ***chondromatosis*** • ***chondro***blastoma[10] /malacia[11] [eɪʃ]

Enchondrom, echtes Chondrom
Osteochondrom[1] Myxochondrom[2]
Knorpel[3] chondromatös[4]
(En)Chondromatose, Dyschondroplasie, Ollier-Erkrankung[5]
Chondromyxoidfibrom[6]
juxtakortikales Chondrom[7]
Chondrosarkom[8]
synoviale Chondromatose[9]
Chondroblastom[10]
Chondromalazie[11] 13

schwannoma [ʃwɑnoumə] *n MeSH*
syn **neurinoma, neurilemmoma** *n term*
rel **neurofibroma**[1] [nʊəˑəfaɪbroumə] *n MeSH*

benign, encapsulated tumor that arises from Schwann cells and includes portions of nerve fibers [aɪ]

ganglioneuroma[2] *n term* • **neuroblastoma**[3] *n* • **neurofibromatosis**[4] *n*

» *Schwannoma is usually solitary and is apt to*[5] *be exquisitely painful. Bilateral schwannomas of the eighth cranial nerves* [ɜː] *are diagnostic of type 2 neurofibromatosis. Most neurofibromas are multiple (Recklinghausen's disease*[6]*) and consist of thickened nerve sheath*[7] [ʃiːθ] *elements.*

Use acoustic[8] [uː] *or* vestibular[8] (*abbr* VS)/ bilateral / malignant[9] / true ***schwannoma*** • ulcerated [ʌ]/ thoracic / plexiform[10] / myxoid ***neurofibroma*** • ***neurofibromatosis*** patient / type 1[6] (*abbr* NF1)/ type 2[11] (*abbr* NF2) • von Recklinghausen's[6] / type I[6] / type II[11] / classic ***neurofibromatosis*** • esthesio- (*abbr* ENB) *or* olfactory[12] ***neuroblastoma***

Schwannom, Neurinom, Neurilemmom
Neurofibrom[1] Ganglioneurom[2]
Neuroblastom[3] Neurofibromatose[4]
neigt dazu[5] Recklinghausen-Krankheit, Neurofibromatosis generalisata, peripherer Typ d. Neurofibromatosis, NF-1[6]
Schwann-Scheide, Neurolemm[7]
Akustikusneurinom[8]
malignes Schwannom[9]
plexiformes Neurofibrom[10]
zentraler Typ der Neurofibromatosis, NF-2[11]
Ästhesio-, Esthesio-neuroblastom[12] 14

glioma [glaɪ‖glɪoumə] *n MeSH* *rel* **glioblastoma**[1], **astrocytoma**[2] [æstrəsaɪtoumə] *n MeSH*

various histologic types of tumors derived from the interstitial tissue of the brain or the spinal cord[3] [k]

gliomatous[4] *adj term* • **gliomatosis**[5] *n* • **gliosis**[6] *n* • **glio-, -glioma** *comb*

» *Most gliomas of the brainstem*[7] *are astrocytomas. Some glioblastomas appear to be radiosensitive, but survival* [aɪ] *beyond 18 months is uncommon. Astrocytoma is the most common brain tumor of childhood.*

Use malignant[1] (supratentorial) / infiltrating / optic (nerve)[8] / pontine[9] [-aɪn] ***glioma*** • indolent / spinal cord / low-grade / brain stem ***glioma*** • ***glioblastoma*** multiforme[10] • reactive / astrocytic [sɪ]/ primary / secondary[11] ***gliosis*** • oligodendro***glioma***[12] • anaplastic[13] / pilocytic[14] [aɪ]/ cerebellar / high-grade ***astrocytoma***

Gliom
Glioblastom, malignes Gliom[1]
Astrozytom[2] Rückenmark[3]
gliomartig, gliomatös[4]
Gliomatose[5] Gliose[6]
Hirnstamm[7]
Optikusgliom[8]
Brückengliom[9]
Glioblastoma multiforme[10]
sekundäre Gliose[11]
Oligodendrogliom[12]
anaplastisches Astrozytom[13]
pilozytisches Astrozytom[14] 15

(malignant) melanoma [məlɪgnənt melənoumə] *n MeSH*
rel **pigmented mole** [moul] *or* **nevus**[1] [niːvəs] *n MeSH, pl* **-i** [niːvaɪ]

malignant tumor composed of melanocytes which commonly arises from pigmented moles in the skin

(non)melanomatous[2] *adj term* • **melanotic** *adj* • **melano-** *comb*

» *Patients from melanoma-prone* [proun] *families who have dysplastic nevi appear to have a lifetime risk of melanoma approaching 100%. Halo* [eɪ] *nevi*[3] *are pigmented moles, usually intradermal or compound* [aʊ] *nevi*[4]*, surrounded by a ring of depigmented skin*[5]*. A hairy mole*[6] [ou] *may be associated with a dermoid or lipomeningocele* [-siːl].

Use cutaneous [eɪ]/ nodular malignant[7] (*abbr* NMM) ***melanoma*** • superficial spreading[8] (*abbr* SSM)/ lentigo [aɪ‖iː] maligna[9] (*abbr* LMM) ***melanoma*** • metastatic / familial ***melanoma*** • atypical[10] / brownish pigmented ***mole*** • congenital [dʒe]/ benign acquired / blue[11] ***nevus*** • spider[12] / junctional[4] [dʒʌ]/ dysplastic[10] [ɪ] ***nevus*** • epidermal / melanocytic [sɪ]/ port-wine[13] ***nevus*** • ***melano***genesis /sis /sarcoma

Melanokarzinom, malignes Melanom
Pigment-, Muttermal, Nävuszellnävus, Naevus pigmentosus[1]
melanomartig, melanomatös[2]
Halonävi, Nävi Sutton[3]
Junktionsnävi/ -nävus[4]
depigmentierter Hof[5]
Haarnävus, Nävus pilosus[6]
noduläres (malignes) Melanom[7]
superfiziell spreitendes Melanom, SSM[8] Lentigo-maligna-Melanom[9]
atypischer/ dysplastischer Nävuszellnävus[10]
blauer Nävus, Nävus coeruleus[11]
Sternnävus, Naevus araneus[12]
Feuermal, Nävus flammeus[13] 16

teratoma *n MeSH*

rel **embryonal carcinoma**[1], **teratocarcinoma**[2] *n MeSH*

neoplasm [iː] composed of multiple tissues not normally found in the organ in which it arises

teratomatous[3] *adj term* • **teratology**[4] *n* • **teratologic** *adj* • **terato-** *comb*

» *The head and neck region is the second most common location for teratomas. A female neonate presented with teratoma of the nasopharyngeal area and bilateral cleft palate. Plasma hCG*[5] *levels are elevated in one third of men with embryonal carcinomas.*

Use malignant / immature[6] / pigmented ***teratoma*** • mature[7] / true / congenital[8] / well-differentiated / intraoral / nasopharyngeal ***teratoma*** • ***teratomatous*** neoplasm • ***terato***gen /genesis /genicity[9] /id[6] • ***embryonal*** cell carcinoma[1] / rhabdomyosarcoma

Teratom, Teratoma
embryonales Karzinom[1]
Teratokarzinom[2]
teratomartig, teratomatös[3]
Teratologie, Lehre von den Fehlbildungen[4] humanes Choriongonadotropin, HCG[5]
unreifes Teratom, embryonales Teratom, Teratoid[6]
reifes Teratom, Teratoma adultum[7]
kongenitales Teratom[8]
Teratogenität[9]
17

dermoid (cyst) [dɜːrmɔɪd sɪst] *n MeSH*

rel **epidermoid (cyst)**[1] *n MeSH*

tumor consisting of displaced ectodermal structures along lines of embryonic fusion [fjuː]; the wall is formed of epithelium-lined connective tissue and contains skin appendages[2], keratin, sebum[3] [iː], and hair

dermoidectomy[4] *n term* • **mucoepidermoid** [mjuːkoʊ-] *adj*

» *Malignant change is rarely encountered [aʊ] in dermoid cysts. Dermoid cysts in the neck do not move with swallowing*[5]*. Similar to epidermoid tumors, intracranial [eɪ] dermoid tumors form cysts which contain skin appendages such as hair follicles or sebaceous [eɪʃ] glands*[6]*.*

Use intra-osseous / nasal / sublingual / orbital[7] / intracranial / upper bulbar[8] [ʌ]/ multilocular ***dermoid*** • ***dermoid*** tumor / malignancy • mucous[9] / sebaceous / parotid / Rathke's *or* Rathke cleft[10] (*abbr* RCC)/ degenerative / aneurysmatic (bone)[11] ***cyst*** • ***epidermoid*** cancer[12] / carcinoma[12] • ***mucoepidermoid*** carcinoma / tumors[13]

Dermoid(zyste)
Epidermoid(zyste)[1]
Hautanhangsgebilde[2]
Talg, Sebum[3]
Dermoidentfernung, -exzision[4]
beim Schlucken[5]
Talgdrüsen[6]
Orbitadermoid[7]
epibulbäres Dermoid[8]
Schleimhautzyste[9]
Rathke-Zyste[10]
aneurysmatische Knochenzyste[11]
Plattenepithelkarzinom[12]
Mukoepidermoidtumoren[13]
18

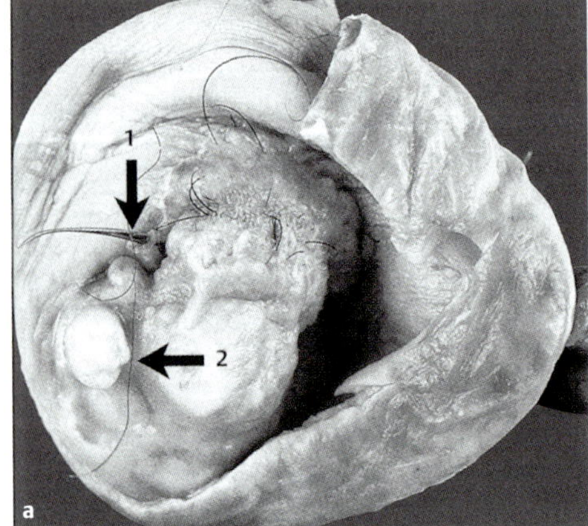

(**a**) dermoid cyst:
hair follicle (**1**), teeth (**2**)

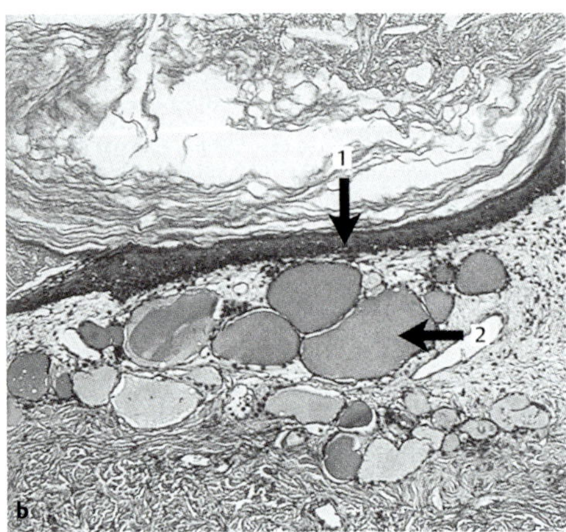

(**b**) adult teratoma:
squamous epithelium (**1**), thyroid tissue (**2**)

Index – English

Mit Hilfe dieses Index können Sie ***KWiC-Web*** auch zum Nachschlagen englischer Fachausdrücke verwenden. Hier finden Sie die wichtigsten zahnmedizinisch relevanten Schlüsselwörter und deren semantisch oder morphologisch verwandte Wörter (Wortfamilie, Synonyme, Oberbegriffe etc.) sowie alle übersetzten Passagen in alphabetischer Reihenfolge. Nominalverbindungen und feststehende Wortverbindungen sind unter dem ersten Wort zu finden (z.B. ***gum line***, ***inlay wax***, ***informed consent***, ***grinding wheel***), während Adjektiv-Komposita und Kollokationen (lose Wortverbindungen) jeweils unter dem Hauptwort gelistet sind (z.B. ***hygiene, oral***; **implant, submerged**; **leakage, apical**). Bei Grenzfällen und wichtigen Termini sind jeweils beide Wörter angeführt (z.B. ***lip retractor***; ***retractor, lip*** und ***open bite***; ***bite, open***). Bei Wörtern mit Mehrfachbedeutung wurde zur Verdeutlichung ein typisches Bezugswort in runder Klammer hinzugefügt, z.B. ***apply (ointment)***, ***thread (implant)***, ***cap (crown)***. Bei Alternativformen werden bis auf wenige Ausnahmen wie z.B. ***dentin(e)***, ***implant, screw(-type)***, und ***pedicle flap/graft***, entweder beide Formen gesondert oder die gebräuchlichere angeführt. Die britische Schreibweise wurde nicht berücksichtigt.

Verwiesen wird jeweils auf die Module (Unit) und Einträge (Zahl rechts unten in jedem Eintrag), in denen die Stichwörter vorkommen (z.B. U23-8,12 verweist auf die Einträge Nr. 8 und 12 in Unit 23). Zu den Units finden Sie am schnellsten über das Griffregister.

Da die Wörter in den Modulen selbst im Sinnzusammenhang bzw. in Wortfeldern dargestellt sind, bieten diese Schlüsselwörter direkten Zugang zu den Termini derselben Wortfamilie bzw. Bedeutungsfelder samt ihrem Kontext (Phrasen, Kollokationen etc.).

A

abfraction U10-20
ablate U22-13
ablation U22-13
–, laser U22-13
abnormal U13-5
abnormality U13-5
abrade U3-8
abrasion U3-8; U10-19
– resistance U30-5
–, cervical U10-19
–, dentin U10-19
–, enamel U10-19
–, mechanical U10-19
abrasive U10-19
– paper U32-24
– particles U32-24
– property U10-19
– strip U32-24
abscess, endodontic U41-1
–, infratemporal space U35-21
–, periapical U41-8; U35-21
–, pericoronal U35-21
–, periodontal U35-21; U41-8
absorbable U26-8
absorption U26-8
–, rate of U19-10
abutment U42-10; U37-4
– anchor U42-10
– screw U42-10
– tooth U42-10,6; U40-16
–, bar U42-20
–, isolated U42-10
–, pier U42-10
–, splinted U42-10
–, terminal U42-10
accelerator U30-24
–, setting U30-24
access cavity, endodontic U41-10
– flap surgery U35-29
– –, microsurgical U22-5
– hole U30-14
–, straight line U41-10
–, surgical U21-6
–, visual U35-29
accretion U34-7
– prevention U34-7
–, bacterial U34-7
–, soft U34-7
–, subgingival U34-7
ache U16-4
–, deep-seated U8-4
–, dull U8-4
–, neck U8-4
–, vague U8-4
aches and pains U16-4
aching U16-4
– pains U16-4
acid etching U30-19
–, hydrofluoric U30-19
acquired (disease) U13-6
acrylic acid U30-2
– resin U30-2; U31-2,11
– – bite blocks U30-2
– –, heat-cured U30-2
– splint U30-2
– trimmer U30-2
–, dental U30-2
action (drug) U19-8; U20-3
–, site of U20-3
–, sustained U20-3
activate U20-3
– (springs) U37-11
– (appliance) U37-1
activated charcoal U20-3
activator (drug) U20-3
– (orthodontic) U37-13
active (drug) U20-3
activity U19-8
–, dopaminergic U20-3
–, parafunctional U10-17
–, peak U20-3
–, pharmacologic U20-3
–, serotonergic U20-3
acupressure U48-18
acupuncture anesthesia U48-18
–, auricular U48-18
Adam's apple U8-14
adamantinoma U52-7
–, pituitary U52-7
adenoma U52-4
–, follicular U52-4
–, parotid U52-4
–, pituitary U52-4
–, pure U52-4
adenomatoid tumor U52-4
adenomatous U52-4
– hyperplasia U52-4
adenocarcinoma U52-4
adenosarcoma U52-4
adherence (therapy) U18-15
– (tissue) U25-10
adhesiolysis U25-10
adhesion (tissue) U25-10; U38-18
–, intra-articular U25-10
adhesive bridge U40-5
– ceramics U40-5
– monomer U40-5
– plaster U28-21
– tape U28-21
–, self-etch U40-5
–, total-etch U40-5
adipose tissue U52-12
adjunct U18-8
adjuvant U18-8
administration (drug) U19-3
advanced flap U50-14
– –, coronally U50-14

advanced flap, coronally, horizontal U50-14
– –, lateral U50-14
– –, V-Y U50-14; U44-14
advancement U45-7
– flap U50-14; U44-14
– –, mucosal U50-14
– –, myocutaneous U50-14
– –, vermilion U50-14
–, midface/midfacial U45-8
–, monobloc frontofacial U45-8
–, rotational U45-8
–, soft tissue U44-19
adverse drug reaction U19-14; U20-24
aerosol U20-14
– generator U20-14
–, particulate U20-14
affect U13-4
affected, adversely U13-4
aftercare U18-14
agent U5-3; U20-2
–, alkylating U20-2
–, anesthetic U48-4
–, antianxiety U47-10; U20-23
–, antibacterial U20-9
–, antifoaming U20-2
–, antineoplastic U20-31
–, blocking U20-7
–, causative U20-2
–, contrast U46-15
–, cytostatic U20-31
–, germicidal U20-2
–, hemostatic U20-2
–, infectious U20-2
–, inhalation U48-10
–, luting U31-17
–, narcotic U47-5
–, plaque-disclosing U34-12
–, psychotropic U20-23
–, resin-curing U30-3
–, sympatholytic U20-27
agitation U4-12
–, emergence U47-21
agonist U20-6
aim U15-3
air embolus U7-4
– syringe U7-4
airtight (seal) U34-16
akinetic mutism U4-17
alcohol U2-27
alert U4-2
alertness U4-2; U20-25
alginate U30-15
– impression U30-15
– – tray U30-15
– –, full arch U30-15
– retarder U30-24
– varnish U30-15
–, sodium U30-15
alginic acid U30-15
aliasing U46-13
align U28-2
alignment U29-1; U36-26
–, surgical-orthodontic U44-13
allergy, penicillin U20-10
allocation, patient U15-4
allodynia U16-21
–, cold U16-21
–, mechanical U16-21
–, tactile U16-21
–, warm U16-21
allograft U50-3
– survival enhancement U50-3
–, freeze-dried bone U44-11
alloy U30-8
– base U30-8
– gold U30-8
– hardening U30-8
–, base metal U30-8
–, Co-Cr U30-30
–, economy U30-8
–, fusible U31-16
–, high-noble U30-8
–, low-gold U30-9
–, non-gold U30-8
–, platinum-rhodium U30-10
–, semi-precious U30-8
–, ternary U30-8
–, wrought gold U30-8
alumina U30-6
aluminum silicate U30-22
alveolalgia U44-4
alveolar cleft U9-13
– crest U35-2; U39-9
– resorption U44-15
– ridge U44-15
– – height U44-16
alveolectomy U22-1
alveoloplasty, ridge U22-4
alveolus, canine U9-13
–, dental U9-13
–, molar U9-13
–, recipient U44-12
amalgam carrier U30-1; U31-4
– core U30-1
– filling U30-1
– gun U30-1
– lathe-cut U30-1
– restoration U30-1
– trap filter U7-2
–, dental U30-1
–, fast-setting U30-1
–, leaking U30-1
amalgamate U30-1
amalgamation U31-14
amalgamator U30-1; U31-14
Ambu bag U47-15
ambulation U25-13
ambulatory U25-13
ameloblast U52-7
ameloblastic U52-7
ameloblastoma U52-7
–, desmoplastic U52-7
–, gnathic U52-7
–, melanotic U52-7
–, unicystic U52-7
amino acid U12-10
ammonia U30-15
ammonium U30-15
ampul U5-13
anaesthetist U23-6
analgesia U16-20; U47-7
–, acupunture U48-18
–, ataractic U47-7
–, infiltration U48-8
–, patient-controlled U47-7
–, reversal of U47-7
analgesic U16-20; U47-7
– activity U47-7
– compound U47-7
– effect U47-7
– ingestion U47-7
– lozenge U47-7
– nephropathy U16-20
– properties U47-7
– regimen U47-7
– state U47-7
–, central-acting U47-7
–, narcotic U47-5
–, nonaddicting U47-7
analgosedation U47-8
analysis by intention-to-treat U15-20
–, life-table U14-26
–, multivariate U14-28
–, survival U14-26
–, tooth-size U36-18
anastomose U49-6
anastomosis U49-6
–, Roux-en-Y U49-6
–, side-to-side U49-6
–, stapled U49-6
anastomotic failure U49-6
– leakage U49-6
– patency U49-6
anchor U42-20
–, retentive U42-20
anchorage U42-20
–, bar U42-20
–, screw-retained U42-20
–, stable U43-1
anchoring attachment U42-20
– band clasp U42-20
– tooth U42-20
anesthesia U47-2
– bag U47-15
– cessation U47-13
– hazard U47-2
– machine U47-14
– –, closed-circuit U47-14
– –, low-flow U47-14
– management U47-2
– mask U47-15
– record U47-22
– recovery period U47-23
– screen U23-7
– termination U47-13
–, acupuncture U48-18
–, balanced U48-2
–, basal U48-15
–, block U48-6
–, field block U48-6
–, greater palatine nerve block U48-6
–, mandibular block U48-6
–, percutaneous block U48-6
–, sympathetic block U48-6
–, closed circuit U48-10
–, conduction U48-6
–, corneal U48-3
–, dental U48-7
– –, day-case U48-7
– –, outpatient U48-7
–, depth of U47-20,13
–, endotracheal U48-13
–, general U48-1
–, infiltration U48-8,3
–, intraoral infiltration U48-8
–, inhalation U48-10; U47-13
–, insufflation U48-10
–, intravenous U48-13
–, level of U47-20
–, local U48-3
–, palatal U47-2; U48-3
–, pressure U48-18
–, regional U48-3
–, signs of U47-11
–, soft tissue U48-6
–, surgical U47-20,22
–, terminal U48-8
–, topical U48-3,6
–, total intravenous U48-13
anesthesiologist U23-6
– on-call U47-2
anesthesiology U47-2
anesthetic U47-2; U48-4
– approach U48-4
– circuit U47-14
– gargles U48-4
– induction U47-13
– – regimen U47-13
– risk U47-12
–, flammable U48-4
–, gaseous U48-4
–, general U48-1
–, inhalation U48-10
–, short-acting U48-4
–, volatile U48-4,11; U47-11; U32-3
anesthetic-induced convulsions U48-5
anesthetize U47-1
anesthetizing drug U47-1
angiography, radionuclide U46-22

angioma U52-5
–, capillary U52-5
–, cavernous U52-5
–, cherry U52-5
–, spider U52-5
angiomyolipoma U52-12
angioplasty U22-4; U49-3
angiosarcoma U52-3,5
angle of eminence U38-4
–, articular (S-Ar-Go) U39-5
–, Bennett('s) U38-3 f
–, Björk('s) summation U39-5
–, Camper('s) facial U39-5
–, facial plane U39-5
–, gonion U39-5
–, interincisal U39-5
–, mandibular (Ar-Go-Me) U39-5
–, (Merrifield('s) Z- U39-5
–, obtuse U40-19
–, (occlusal) convergence U39-5
–, Sella-Nasion-A point U39-5
angulation U17-4
angulated condylar neck fracture U17-4
animal graft U50-5
anion U46-20
ankylose U44-10
ankylosis U38-8
–, dentoalveolar U44-10
–, extra-articular U38-8
–, false U38-8
–, TMJ U44-10
–, tooth U44-10
annealer U31-15
annealing U31-15
– furnace U31-15
– lamp U31-15
anodontia U36-19
anomalous U13-5
anomaly U13-5
–, congenital U13-5
antacid U20-29
antagonist U20-6
–, competitive U20-6
–, potent U20-6
anterior disk displacement U38-13
anti-anxiety U20-25
antiarrhythmic (agent) U20-18
antibiotic U20-9
– coverage, prophylactic U27-13; U20-9
– ointment U20-9
– prophylaxis U20-9
– sensitivity test U20-9
–, antitumor U20-31
–, bactericidal U20-9
–, broad-spectrum U20-9
–, prophylactic U20-9
–, resistance to U20-9
antibody, monoclonal U51-18
anticholinergic U20-8
– potency U20-8
anticlotting U20-16
anticoagulant U20-16
anticonvulsive U20-20
antidepressant U20-24
–, tricyclic U20-24
antidiuretic U20-21
– hormone U20-21
antidote U5-15
antiemetic U20-12
antiepileptic U20-20
antifungal U20-26
–, topical U20-26
antihistamines U20-22
–, H_1 U20-22
–, nonsedating U20-22
–, OTC U20-22
antihormone U20-31
antihypertensive U20-17
anti-inflammatory drug U20-11; U13-11
–, non-steroidal U20-9
anti-ischemic U13-28
antimetabolite U20-31
antimicrobial U20-9
antimycotic U20-26
antineoplastic drug U20-31
– adjunct U20-31
– agent U20-31
antipyretic U20-11
antiseptic U27-1
antispasmodic U20-19
–, muscular U20-19
antithrombotic U20-16
antitumor antibiotics U20-31
– immunotherapy U20-31
antivomiting drug U20-12
antral irrigation U45-21
– lavage U45-21
antrostomy U22-3
–, (intra)nasal U45-21
–, lateral U45-21
–, maxillary (sinus) U45-21
–, middle meatal U45-21
anxiety U20-25
– relief U48-7
–, dental U2-26; U6-1
–, presurgical U25-4
anxiolytic U20-25
apathy U4-12
apertognathia U45-12
aperture, collimator U46-6
apex U41-6
– locator U41-12
–, radiographic U41-6
aphasic U11-9
aphonia U11-23
aphtha U35-19
–, recurrent U35-19
aphthosis U35-19
aphthous U35-19
apical U41-6
– constriction U41-6
– foramen U41-6
– perforation U41-14
– transportation U41-13
apicectomy U41-19
apicocoronal height U39-12
apicoectomy U41-19; U22-1
apparatus, dental attachment U35-1
appetite U1-11
appliance, Andresen U37-13
–, anterior repositioning U38-17
–, Begg U37-3
–, Bimler U37-13
–, bite-jumping U37-11
–, cantilever Herbst U37-13
–, fixed U37-1
–, Fränkel U37-13
–, functional U37-13
–, Herbst U37-11
–, Hyrax U37-17
–, Kingsley U37-11
–, light-wire U37-3
–, maxillary expansion U37-17
–, multibanded orthodontic U37-2
–, multibracket U37-2
–, orthodontic U37-1
–, palatal expansion U37-17
–, pin-and-tube U37-1
–, Quad helix (expansion) U37-17
–, rapid palatal expansion U37-1
–, retaining U37-23
–, split palate expansion U37-17
–, stabilization U38-17
–, thumbsucking control U37-1
–, TMD Herbst U37-13
application (cream) U19-3
applicator U19-3; U24-14
–, cotton(-tipped) U24-14
apply (ointment) U19-3
appointment U6 – 10; U37-12
–, postimplant U43-13
apposition U29-1; U26-5
appreciate (pain) U16-18
approach, surgical U21-6
approximation U26-5; U28-2
apron, lead U33-3
arch form U36-4; U9-9
– –, horseshoe U36-4
– length U36-4; U9-9; U37-22
– – deficiency U36-4
– – discrepancy U36-4
– shape U36-4
– width U9-9; U36-4
– wire U37-5
–, alveolar U9-9
–, dental U9-9
–, fully dentate U9-9
–, prefabricated U37-5
–, shortened U9-9
–, upper U9-9
–, V-shaped U9-9
arches, clip(-on) U37-4
archwire U37-5
– bends U37-5
–, finishing U37-5
–, heat-activated U37-5
–, initial U37-5
–, labial U37-22
–, leveling U37-5
–, rectangular U37-5
area, cross-sectional U21-10
–, hard-to-reach U34-8
–, premolar U9-6
–, retromolar U35-30
armamentarium U32-1
arousal U4-2
artefact U46-13
arthritis, degenerative U38-14
arthrodesis U29-13
arthrodynia U16-21
arthrogram U33-16
arthrography U33-16
arthroplasty U22-4
arthrotomy U38-19
–, exploratory U22-2
articular cartilage U38-14
articulating paper U32-25; U36-3
– – forceps/holder U32-25
– surface U38-13
articulation U36-3; U11-1
–, anterior tooth protected U9-2
articulator U31-1
– mounting U31-1
–, arcon U31-1
–, (fully) adjustable (gnathologic)/ class IV U31-1
–, non-adjustable/ class I U31-1
–, nonarcon U31-1
–, semi-adjustable/ class III U31-1
artifact U46-13
–, eye twitching U46-13
–, pacemaker U46-13
–, technical U46-13
artifactual U46-13
artificial substitutes U42-1
– teeth U10-8
ascorbic acid U12-15
aseptic U27-1

aspergillosis U20-26
aspirate U7-7; U22-16
aspiration U7-7; U22-16
– biopsy U22-16
–, fine-needle U22-16
–, foreign body U22-16
aspirator U7-7; U22-16
assessment, nutritional U12-3
–, preoperative U25-1
–, scientific U33-10
assignment, patient U15-4
assistant, dental U6-4
association U14-32
astrocytoma U52-15
–, anaplastic U52-15
–, pilocytic U52-15
ataraxic drug U20-23 f
atresia U13-18
–, choanal U13-18
–, congenital U13-18
atrophic U13-29
– edentulous jaw U44-15
– residual ridge U44-15
atrophy U13-29
–, alveolar ridge U44-15
–, disuse U13-29; U44-15
–, gingival U13-29
–, inactivity U13-29
–, optic U13-29
–, senile U44-15
attached gingiva U35-3
attachment apparatus U35-20
– level U35-11
– –, clinical U35-11
– loss U35-11
– –, periodontal U35-11
– system U42-21
–, creeping U35-11
–, extracoronal slide U42-21
–, new U35-33
–, precision U42-7; U32-10
–, transmucosal U43-5
attack U16-14
attending surgeon U23-5
attire, OR U27-15
attrition U10-19
–, dental U10-19
auditory U8-15
augment U44-18
augmentation U49-19
– genioplasty U22-4
– mandibuloplasty U49-19
– procedure U44-18
– surgery U44-18
–, alloplastic U49-19
–, alveolar ridge U44-18
–, bone U49-19
–, guided bone-graft U44-18
–, maxillary sinus U49-19
–, operative U49-19
–, patch U49-19
–, sinus U44-18
–, visor-sandwich osteotomy U44-18
aural U8-15
autoclave U27-3
autocure U31-17
autogenous U49-16
autograft U50-2
–, free gingival U50-2
–, particulate U50-2
autologous U49-16
autoradiograph U33-17
autotransplant U50-2
autotransplantation U49-14; U44-12
–, bone marrow U50-2
–, dental U50-2
–, tooth U50-2
auxiliaries U37-3
avulse U44-9
avulsion U44-9; U17-5
– fracture U44-9
–, chip U44-9
awl U24-5
axial U43-9
– inclination U43-9
– loading U43-9

B

babble U11-17
baby teeth U10-2
backing U40-11
backscatter U46-6
bag, anesthesia U47-15
–, breathing U47-15
–, reservoir U47-15
bake U31-18
baking shrinkage U31-18
balanced force technique U41-11
balancing side U38-4
balm U5-8
balsam U5-8
band U37-8
– fitting U37-8
– placement U37-8
– remover U37-9
– seater U37-9
bandage U28-20
–, Esmarch U47-18
Band-Aid® U28-22
banding U37-8
– appointment U37-12
bar U37-15; U42-11
– anchorage U42-23
– clasp U42-6
– clip U42-23
– – retention U42-23
– joint U42-23
–, connecting U42-11; U43-5
–, dental U42-23
–, Dolder U42-23
–, hand-carved U42-23
–, horseshoe-shaped U42-23
–, lingual U42-24
–, milled precision U42-23
–, palatal U42-24; U37-15
–, parallel-sided U42-23
bar-borne U42-23
bar-retained U42-23
barbiturate U20-24; U48-14
– withdrawal U48-14
–, short-acting U48-14
bareheaded U8-1
barrier material U35-35
– –, nonabsorbable U35-35
– membrane U35-35
–, degradable U35-35
base, acrylic resin U42-17
–, denture U42-17
–, record U42-17
–, temporary U42-17
–, trial U42-17
basal anesthesia U48-15
basement membrane U51-12
baseplate U42-17
–, inert U42-17
–, preformed U42-17
beam U46-5
– hardening U46-5
– restrictors U46-5
– -splitting mirror U46-5
beamer U46-5
beam-splitter U46-5
bearings U4-8
beeper U7-12
Begg appliance U37-3
– light wire differential force U37-3
Bell's palsy U13-8
bend U36-27; U37-5
–, archwire U37-5
–, first order U37-5
–, in-out U37-5
–, tip-back U37-5
benign U51-5
– course U51-5
– growth U51-5
– polyp U51-5
– tumor U51-5
benignancy U51-5
benignity U51-5
Bennett('s) angle U38-3 f
– movement U38-4
benumb U47-3
beta-blocker U20-7
bevel U40-19
beveled edge U40-19
bias U14-18
bib, dental U7-1
bicuspid tooth U9-6
bicuspidation U41-21
binder U28-20
binge eating U1-1
bioacceptance U49-20
bioactive U30-28; U49-20
– coating U30-28
bioactivity U20-3
bioavailability U19-10
biocompatibility U30-28
biocompatible U49-20; U30-28
– material U30-28
biodegradable U20-4
biodegradation U20-4
biofilm U34-8
– formation U34-8
– matrix U34-8
–, established U34-8
bioinert U30-28; U49-20
biologic response modifier U20-34
biologic(al) width U39-10
bionator U37-13
biopsy, cone U22-12
biostatistics U14-1
biotransformation U20-4
–, rate of U20-4
birthmark U52-5
bisect U21-14
bisque bake U31-18
bite U10-11 f; U36-7
– (bit-bitten) U3-10; U10-11
– elevation U10-12
– fork U10-12
– plate U36-7
– registration U36-2
– stick U37-9
–, anterior open U36-12
–, balanced U36-12
–, closed U36-12
–, deep U36-12
–, edge-to-edge U36-12
–, end-to-end U36-12
–, faulty U36-12
–, jumping the U36-15
–, rest U36-12
–, Sunday U36-7
–, working U36-12
bite-raising U49-10
biteguard U37-25
– splint U37-25; U38-11
–, night-time U37-25
–, occlusal U37-25
biteplane U37-24
biteplate U37-24
–, Hawley U37-24
–, soft U37-24
bitewing (aiming) ring U33-6
– bite block U33-6
– film U33-6
– radiograph U33-6; U46-3
– –, reverse U33-6
– –, vertical U33-6
biting U3-10
– edge U10-11
– pressure U10-11

as
bi

biting, cheek U10-11
–, lip U10-11
–, tongue U10-11
blabber U11-19
blackout U4-4
blade holder U24-3
– implant U43-2
–, interchangeable U24-3
bleach U39-19
–, walking U39-19
bleaching splint U39-19
– tray U39-19
–, external U39-19
–, internal U39-19
–, mouthguard U39-19
–, vital U39-19
bleed U3-19; U13-26
bleeding U3-19; U13-26
–, gingival U3-19
bleeding index, marginal U35-10
– –, papilla(ry) U35-10
– –, sulcus U35-10
bleep U7-12
blend U39-15
blind U15-9
blockade U48-6
blockage U48-6
–, cholinergic U48-6
–, profound U48-6
blocker U20-7
–, beta- U20-7
–, calcium-channel U20-7
–, ganglionic U20-7
blocking U15-11; U20-7
blood donation, autologous U49-16
blue light (source) U31-19; U32-23
blunt U4-10; U47-3
blunted sensation U47-4
bolt U29-15
Bolton discrepancy U36-18
bombard U46-4
bond strength U39-20
–, cement U30-7
bondable U39-20
bonder U39-20
bonding U39-20; U37-8
– agent U39-20
– primer U39-20
–, adhesive U39-20
–, composite resin U39-20
bone-anchored U42-20
– – facial prosthesis U45-25
– – hearing aid U45-25
bone bank U44-21
– chisel U24-11
– graft U44-19
– –, cancellous U50-9
– –, cortical U50-9
– –, freeze-dried U50-9
– –, interpositional U44-19
– –, onlay U50-9
– –, particulate U44-19
– grafting U44-19
– ingrowth U43-
– loss U35-14
– plate U29-16
– resorption U10-22
– scraper U24-12
– union U17-15
bone-implant contact U43-17
– – interface U43-17
bone-resorptive U10-22
bone-tapping U43-11
– – technique U43-11
borax U30-24
bothersome U16-3
bougie U24-17
bow, outer U37-19
bowl U7-8
brace U28-26; U29-7
–, night U37-18
braces U37-1
–, invisible U37-1
bracing U10-17
bracket setup U37-4
– slot U37-4
– wings U37-4
brackets U37-2
–, double-width U37-4
–, edgewise U37-2
–, orthodontic U37-4
–, ribbon-arch U37-4
–, Siamese U37-4
–, slot U37-4
–, twin(-wire) U37-4
braided (suture) U26-7
brain death U4-18
brainstem U52-15
braze U31-16
brazed seam U31-16
brazing U31-16
– investment material U31-16
– temperature U31-16
–, dip U31-16
–, torch U31-16
–, vacuum U31-16
break (broke-broken) U17-1
breakaway U37-21
breakdown U4-4
breath freshener U34-20
– odor U34-20
– –, fetid U34-20
–, bad U34-20
–, fetid U10-9; U34-20
breathing tube U47-14
bridge U42-4
–, composite-etched U30-3
–, (direct-)cantilever U42-4
–, etched U39-21
–, fixed U42-4
–, Maryland U42-4
–, precision attachment U42-4
–, resin-bonded U42-4
–, spring cantilever U42-4
–, temporary U42-4
bridgework U42-4
bring round U47-25
brittle U30-5
brittleness U31-15
broach U32-11
–, barbed U32-11
bruise U3-13; U13-26
brush U34-3
– stick U34-3
–, end-tufted U34-3
–, hard-bristled U34-3
–, interdental U34-3
–, interproximal U9-22
–, polishing U32-7
brushing strokes U34-3
– technique U34-3
–, tongue U34-3
bruxing guard U36-11
bruxism U10-18; U36-11; U38-10
– appliance U36-11
– splint U36-11
–, nocturnal U10-18
buccal U8-5; U9-23
– corridor U39-6
buccogingival U35-3
bulbosity U42-19
bur U32-6
–, aqueous dental U32-6
–, bone-cutting U32-12
–, bud U32-6
–, carbide U32-6
–, conical U32-6
–, cross-cut U32-6
–, diamond U32-6
–, end-cutting U32-6
–, finishing U32-6
–, inverted cone U32-6
–, rose-head U32-6
burn U3-11
– out (wax) U30-17
–, extensive U50-5
burnish U31-21
burnisher U31-21
burnishing machine U31-21
–, light U31-21
butt U40-9
– joint U40-9
buttress, zygomatic-maxillary U29-16

C

CAD/CAM milling technique U30-6
cadaver donor U49-17; U44-21
– –, non-heart beating U49-17
– organ U49-17
– – allocation U49-17
– – procurement U49-17
calculus U13-20
– index U34-9
– removal by hand U34-9
– retention U34-9
– surface index U34-9
–, crescent-shaped U13-20
–, dental U34-9
–, dislodged U13-20
–, lacrimal U13-20
–, pulp U13-20
–, salivary U33-14
–, subgingival U13-20
Caldwell-Luc operation U45-21
callous U17-15
callus formation U17-15
calorie U12-4
canal transportation U41-13
–, missed U41-10
–, weeping U41-16
cancellation U6-11
– fee U6-11
– policy U6-11
cancellous bone U50-9
cancer U51-6
– (-causing) gene U51-6
– deaths U51-6
– -prone family U51-6
– -ravaged body U51-6
– registry U51-6
– -related mortality U51-6
– screening U51-6
–, clinically insignificant U51-6
–, early invasive U51-12
–, head-neck U51-6
–, latent U51-6
–, localized U51-6
–, recurrent U51-6
–, terminal stage U51-6
cancerous U51-6
– bone marrow U51-6
– growth U51-6
candy U2-17
canine (tooth) U9-5
–, ankylosed U44-10
canker sore U35-19
cannula U24-6
–, central venous U24-6
–, 18-gauge U24-6
–, infusion U24-6
–, irrigating U24-6
–, ointment U24-6
–, suction U24-6
cannulate U24-6
cannulization U24-6
cantilever U42-8
– extension U42-8
– (fixed) prosthesis U42-8

cantilever joint U42-8
– length U42-8
– prosthesis U42-8
cap (crown) U40-18
–, surgical U27-18
capsular ligament U38-12
– lining U38-12
– release U38-12
– tear U38-12
– tightness U38-12
– width U38-12
capsule U5-7
capsule-confined U51-9
carbohydrate U12-5
carcinogen U52-2
carcinoid U51-10
– malignancy U51-10
– syndrome U51-10
– tumor U51-10; U52-2
carcinoma U51-6
– in situ U51-10
– –, lip U51-10
– –, high-grade U51-10
– –, oral U51-10
– of the tongue U51-10
–, basal cell U51-10; U52-2
–, embryonal U52-17
–, epidermoid U52-18
–, large-cell U52-4
–, localized oral squamous U51-9
–, mucoepidermoid U52-2
–, nasopharyngeal U51-10; U52-2
–, oral squamous cell U52-2
–, poorly differentiated U52-2
–, squamous (cell) U52-2
–, undifferentiated U51-8
carcinomatous U51-10
– metastasis U52-2
carcinosarcoma U52-3
card, medical U6-15
caries burden U34-18
– prophylaxis U34-18
–, active U34-18
–, arrested U34-18
–, distal cervical U9-21
–, incipient U34-18
–, interproximal U9-22; U33-6
–, nursing bottle U34-18
–, pit (and fissure) U34-18
–, rampant U34-18
–, recurrent U34-18
–, smooth surface U34-18
caries-promoting U34-18
caries-prone U34-18
caries-susceptible U34-18
cariostatic U34-18
carious U34-18
– cavity U34-18
– lesion U34-18
cartilage U52-13
cartilages, alar U45-24
case record form U15-16
case-controlled U15-10
cast U31-4,1 f; U30-13
– relator U31-1
–, dental U31-2
–, soft-tissue U31-2
–, stone U30-13; U31-2
–, working U31-2
castability U31-4
castable U31-4
casting flux U31-4
– machine U32-1
– mold U31-4
– muffle U31-4
– properties U31-4
– stress U31-4
– temperature U31-4
– unit U31-4
– wax U30-17; U31-4
– – pattern U30-17
– – sheet U30-17
catgut U26-9
–, chromic U26-9
–, plain U26-9
catheter U22-19
– fever U22-19
– tip U22-19
–, balloon(-tipped) U22-19
–, central venous U22-19
–, indwelling U22-19
–, large-bore U22-18
–, multilumen U22-18
catheterize U22-19
catheterization, pre-operative U22-19
cation U46-20
causalgia U16-16
caustic U22-9; U30-25
cauter U22-9
cauterization U22-9
–, office U22-9
cautery U22-9
–, cold U22-9
–, snare U22-9
caution U5-18
cavitation U34-19
cavity U34-19
– base U40-4
– debridement U40-2
– disinfection U34-19
– formation U34-19
– liner U40-3; U30-23
– margin U40-10
– – preparation U40-10
– outline U34-19
– preparation U40-2; U34-19
– toilet U40-2 ; U34-19
– trimmer U34-19
– varnish U34-19
– wall U34-19
–, access U41-10
–, buccal U8-10; U9-23
–, compound U34-19
–, oral U8-8; U34-19
–, pulp U41-5
cell death U13-30
cellular debris U13-12
cement U30-7
– bond U30-7
– line U30-7
– plugger U30-7
–, bioactive (bone) U30-7
–, composite U30-7
–, dual affinity U30-7
–, dual curing U30-7
–, silicate U30-7
–, temporary U30-7
–, zinc (oxide) eugenol U30-7,16
cementation U30-7
cementoblast U9-17
cementoblastoma U52-7
cementocyte U9-17
cementoenamel junction U39-9
cementum U9-17
– fracture U9-17
–, acellular U9-17
–, cellular U9-17
–, primary U9-17
–, secondary U9-17
censoring U15-28
cephalometric analysis U33-10
– head positioner U33-10
– landmark U33-10
– tracing U33-10
cephalometry U33-10
cephalostat U33-10; U39-4
ceramic U30-4
– facing (crown) U30-4
– glaze U30-4
– veneering U30-4
–, glass U30-4
cervical U8-13
– collar U29-9
– line U39-9
cervix U8-13
chafe U3-8
chairside U7-1
chalk (whiting) U30-18
chamfer U40-19
– ground section U40-19
– preparation U40-19
chamomile U20-19
chart U14-27
–, blending U39-15
–, dental U6-15
chatter U11-19
checkup U6-16
cheek U8-5
– biting U35-18
– retractor U32-2
– tooth U9-7
cheilitis U8-9
chemist U5-4
chemoprevention U51-17
chemoprophylaxis U51-17
chemoradiation (therapy) U51-17
chemoradiotherapy U51-17
chemosurgery U51-17
chemotherapeutic U51-17
– agent U51-17
– combination U51-17
– drug U51-17
chemotherapy U51-17
– regimen U51-17
–, adjunctive U51-17
–, adjuvant U51-17
–, combination U51-17
–, high-dose U51-17
–, neoadjuvant U51-17
–, preoperative U51-17
–, salvage U51-17
–, single-agent U51-17
chew U10-15
chilblain U3-12
chills U16-14
chin U8-6
– cap U37-20
– cup U37-20
– jerk/reflex U38-2
–, protruding U36-24
China clay U30-22
chip U17-2
– syringe U7-4
–, cortical U44-20
chip-blower U7-4
chipping U40-20
chisel, bone U24-11
–, hemostatic U24-11
chi-square test U14-34
chlorhexidine rinses U19-1
choke U10-16
cholinergic U20-8
anticholinergic U20-8
– fibers U20-8
chondroblastoma U52-13
chondrodynia U16-21
chondroma U52-13
–, juxtacortical U52-13
–, true U52-13
chondromalacia U52-13
chondromatosis, synovial U52-13
chondromatous U52-13
chondromyxoidfibroma U52-13
chondrosarcoma U52-3,13
chromic gut U26-9
cicatricial U28-10
cicatrix U28-10
circulating nurse U23-9,4
circumcise U21-9
circumferential wiring U29-13
circumscribed U13-3
clamp U24-13

clasp U37-15; U42-6
–, Adams U37-15
–, arrow U37-15
–, ball U37-15
–, bar U42-6
–, cast cobalt U42-6
–, circumferential U42-6
–, continuous U42-6
–, gingivally approaching U42-6
–, infrabulge U42-6
–, roach U42-6
–, unsightly U42-6
–, wrought gold U42-6
–, wrought wire U37-15
clay U30-22
cleanse U27-5; U34-3f
cleanser, denture U10-8
clear (one's throat) U11-6
cleft U17-11
– deformity U45-2
– lip U21-1
– nose U45-2
– palate U9-10; U45-2
– surgery U45-3
– tongue U45-2
–, facial U45-2
–, gingival U45-2
–, midline facial U45-2
–, oblique facial U45-2
clefting syndrome U45-2
clench U10-17
clenching U38-11; U44-6
–, nighttime U10-17
clicking U38-5
clinical trial U15-1
clip U26-13
– applier U26-13
– –, multi-load U26-13
– forceps U26-13
– holder U26-13
–, bar U42-23
–, occlusive U26-13
–, towel U26-13
clip-ligate U26-3,13
clogging U13-18
closed bite U36-12
closure, secure U26-4
clove oil U30-16
coagulate U20-16
coagulation U20-16; U22-10
coagulator U22-10
coagulopathy U13-1
coapt U26-5; U49-5
coaptation U49-5; U26-5
–, end-to-side U49-5
coating U30-11
–, protective U30-23
codeine U20-28
cofactor U14-5
cohesive gold U30-9
– – foil U31-15
– properties U31-15
cohort U14-3
col, gingival U35-8
–, interdental U35-8
collar, cervical U29-9
collimate U46-6
collimated beams U33-3
collimation U46-6
collimator U46-6
–, pinhole U46-6
–, variable aperture U46-6
coloboma, palpebral U45-6
colony-forming unit U27-10
coma U4-14
–, irreversible U4-18
combined periodontic-endodontic lesion U35-21
come in (teeth) U10-3
– round U4-6
– to U4-6
comfort U16-1
commissure, oral U50-14
committee, hospital ethics U15-24
–, steering U15-25
commotio U3-14
communication U11-8
communicative U11-8,18
comorbidity U13-2
compaction, vertical U41-15
compassionate use U15-23
compliance, patient U18-15
complication U25-9
–, anesthesia-related U47-2
composite adhesive U30-3
– -dentine strength U30-3
– resin U30-3
–, fiber-reinforced U30-3
–, luting U30-3
–, posterior U30-3
compress U28-25
compression plate U29-16
– plating U29-16
compromise U13-4
computed tomography U33-19
– –, cone beam U46-5
– –, fan beam U46-5
– –, high-resolution U33-19
– –, 3-D U33-19
concha, nasal U8-4
concretion U13-20
–, lacrimal U13-20
–, tonsillar U13-20
concussion U3-14
condensation, endodontic U32-17
–, lateral U41-15
–, thermomechanical U41-15
–, vertical U41-15
condenser U32-17; U41-15
conduction anesthesia U48-6
condylar axis U38-3
– head U38-23
– hinge position U38-3
– neck U8-13
– path(way) U38-3,15
– – angle U38-3
– – tracing U38-3
– position U38-3,15
– –, adapted U38-3
– –, eccentric U38-3
– translation U38-15
condyle-disk assembly U38-3
– displacement U3-20
– path(way) U38-3
condylectomy, mandibular U38-21; U22-1
–, high U38-21
condyloid process U38-6
condylotomy U38-22
cone biopsy U22-12
confidence interval U14-17
confirmation U15-17
confounder U14-18
confusion U4-8
congenital U13-6
– absence of the eye U13-6
– cleft palate U13-6
congruency, axial U43-9
coniotomy, emergency U22-2
conization U22-12
–, cold (knife) U22-12
–, excisional U22-12
connector U42-24,6
–, female U42-24
–, major U42-24
–, male U42-24
–, minor U42-24
conscious U4-1
consent, informed U23-9
constriction U13-19
–, apical U13-19
consultant U6-12
consultation U6-12
consumption U1-2
contact area U36-9
– guidance U36-9
– point U36-9
– –, incisal U36-9
– –, intercuspal U36-9
– –, interproximal U36-9
– –, occlusal U36-9
–, excursive tooth U36-9
–, laterotrusive U36-9
–, premature U36-9
–, working (side) U36-9
contaminated U27-2
contamination U27-9
–, surface U27-9
continuous suture, plain/simple U26-16
contour U39-2
–, height of U40-12
contouring, cosmetic U39-2
– pliers U39-2
contract U31-6
contraction loop U37-3
– shrinkage U31-6
contracture U28-8 ; U13-19
contra-indication U18-10
contrast agent U46-15
– dye U46-15
– enhancement U46-15
– material U46-15
– medium U46-15
– radiograph U46-15
–, saline bubble U46-15
contrast-enhanced U46-15
contrecoup U17-9
control group U15-10
–, under fluoroscopic U33-16
–, under ultrasound U33-12
contusion U3-13
convalescence U25-14
convenience form U40-2
convexity, facial U39-5
convulsion U20-20
cooling U7-5
coping U40-17
– construction U40-17
– prosthesis U40-17
– screw U42-9
–, ceramic U40-17
–, prefabricated U40-17
–, square U42-9
–, tapered U42-9
–, tapered impression U31-2
–, telescopic U42-9
–, transfer U31-11
core U40-15
– material U40-15
corneal abrasion U3-8
corona dentis U9-14
correction, surgical U49-2
corrective U49-2
– osteotomy U49-2
correlation U14-32
corrode U30-30
corrosion behavior U30-30
– protection U30-30
– rate U30-30
– resistance U30-30
–, fretting U30-30
–, (inter)crystalline U30-30
–, pitting U30-30
–, resistance to U30-30
corrosive U30-30
cosmetic U39-1
– adjustment U39-1
– dentistry U39-1
– outcome U39-1; U49-3
– porcelain veneer technique U39-1
– surgery U39-1
cotton ball U28-23
cough U11-6
counterdie U31-5

course (drug) U18-5
– of antibiotics U18-5
–, postoperative U25-7
covariance U14-14
coverage, antibiotic U49-9
–, flap U49-9
–, wound U49-9
Cox regression model U14-35
crack U17-1,11
–, minute U40-20
cracking U38-5
cranial fracture U17-8
craniofacial implant U45-23
– – loading U45-23
– – retention U45-23
– microsomia U45-23
– rehabilitation U45-23
craniomandibular disorders U38-10
craniostenosis U45-4
craniosynostosis U45-4
craniotomy U45-22; U22-2
–, attached U45-22
–, decompressive U45-22
–, detached U45-22
–, osteoplastic U45-22
–, sellar U45-22
crazing U40-20
creamy U5-8
create U49-4
crepitance U17-14
crepitation U17-14
–, temporomandibular joint U17-14; U38-5
crepitational sound U38-5
crepitus U17-14
crest, alveolar U9-13; U35-2
–, gingival U39-10
–, interdental U35-6
–, wide alveolar U33-11
crevice, gingival U35-5
crevicular U35-5
crib U37-15
–, tongue U37-15
cross infection U27-11
crossbite U36-15
–, transverse U36-15
–, unilateral U36-15
cross-clamping U24-13
cross-occlusion U36-7
crossover, treatment U15-14
cross-reactivity U19-11
cross-section U21-10
cross-tolerance U19-12
crowding, dental U36-16,6
crown U40-18
– fracture U44-6
– infraction U44-6
– length U39-12
– lengthening U35-26
– – surgery U39-12
– –, orthodontic U35-26
– –, surgical U35-26
– margin U40-18
– shoulder U40-8
–, acrylic U40-18
–, all-ceramic U40-18
–, dental U9-14
–, full(-coverage) U40-14,18
–, gold veneer U40-18
–, open face U42-19
–, porcelain jacket U40-18
–, post(-retained) U40-18
–, stainless steel U40-18
–, telescopic U40-18
–, temporary U40-18
–, waxed-up U30-17
crown-down technique U41-11
crown-root fracture U44-7
– – –, complicated U44-7
– – –, subgingival U44-7
crowning U40-18
cry U11-3,14
cryoablation U22-13
cryoanesthesia U48-3
cryocautery U22-8
cryoprobe U22-8; U24-8
cryosurgery U22-8; U21-3
cryotherapy U22-8
crystal gem U39-24
CT scan U33-19
cuff U29-8
curare U48-17
curative U18-2,9
cure U18-2
–, bench U31-3
cured, poorly U31-19
curing U31-19
– agent U31-19
– lamp U31-19
– light U32-23; U31-19
– unit U31-19
–, denture U31-19
–, depth of U31-19
–, light- U40-5
–, self- U31-19
curet(te) U24-10; U32-14
–, blunt U24-10
–, dull U24-10
–, sharp U24-2
curettage U24-10; U34-14
–, root U24-10
–, suction U24-10
curvature, compensating U39-11
curve of occlusion U39-11
– – –, straightened U39-11
– – Spee U36-5; U39-11
– – –, reverse U36-5
– – Wilson U39-11
– – –, accentuated U39-11
– – –, reverse U39-11
–, compensating U39-11
cushion U35-1
cusp, tooth U9-4
cuspid (tooth) U9-5
–, deciduous U36-6
cuspidor U7-8
custom tray U31-2
custom-fit U42-16
custom-made U40-16
cut U3-6; U21-9
cutdown, venous U3-6; U22-18
–, jugular venous U22-18
cut-point U14-24
cuticle, acquired enamel U34-10
–, primary U34-10
cutoff (value) U14-24
cutter, distal end U37-5
cutting, teeth U10-4
cyst U13-23; U44-15
– leakage U13-23
–, aneurysmatic bone U52-18
–, dentigerous U13-23
–, encapsulated U13-23
–, follicular U13-23
–, mucous U52-18
–, odontogenic U13-23
–, periapical U13-23
–, radicular U13-23
–, Rathke('s) cleft U52-18
–, residual U13-23
–, sebaceous U13-23
cystadenoma U52-4
–, mucinous U52-4
cytodifferentiation U51-8
cytokine U51-18
cytostatic (agent) U20-31 f
cytotoxic U20-32
cytotoxicity U20-32
–, cellular U20-32
–, antibody-mediated U20-32
cytotoxin U20-32

D

dacryocystorhinostomy U45-21
dacryolith U13-20
dairy product U2-5
data U15-15
dazed U4-9
de-rotation U36-27
deaden (pain) U47-3
debanding U37-8
debond U39-20
debonding U37-8
debride (root canal) U41-4
debridement U28-12
–, cavity U40-2
–, conservative U28-12
–, mechanical U40-2
–, open flap U35-29
–, root U34-14
decalcification U10-21
–, enamel U10-21
decalcify U10-21
decay U34-17
–, deep U34-17
–, dental U34-17
–, root U34-17
–, susceptible to U10-21
–, tooth U34-17
decayed-missing-filled teeth surfaces index U34-17
decile U14-11
decongestant U20-17
decontaminate U27-9
decoronation U44-10
decubitus ulcer U49-10
dedentition U10-1
dedifferentiate U51-8
dedifferentiation U51-8
deep bite U36-12
deep-seated (ache) U16-4
defect fill U40-1
– healing U28-4
–, furcation U35-24
–, mineralization U39-23
–, mucogingival U35-14
deflasking U31-9
deformation U13-5
deformed temporomandibular joint U13-5
deformity, craniofacial U45-4
–, facial 38-6
degeneration U13-29
–, axonal U13-29
–, macular U13-29
–, Wallerian U13-29
degrees of freedom U14-16
dehiscence, wound U28-16
delimit U46-12
delineate U46-12
delineation U46-12
delirium U4-16
demarcate U46-12
demarcation U46-12
demastication U10-19
demineralization U10-21
demineralized bone matrix U44-21
– – powder U44-21
demulcent U20-30
dens U9-1
dens molaris U9-7
dental U9-1
– acrylic U30-2
– anxiety U2-26; U6-1
– attachment apparatus U35-1
– bib U7-1
– cap U40-17
– care U34-1; U6-1
– caries U34-18
– cement U30-7
– chair U7-1
– – anxiety U7-1; U2-26

co
de

dental chart U6-15
– crown U40-17
– engine U7-3
– geriatrics U9-1
– gold U30-9
– – alloy U30-9
– –, casting U30-9
– –, pale U30-9
– –, scrap U30-9
– –, yellow U30-9
– grills U39-24
– health U6-1
– hygienist U34-1; U6-4
– implant U43-2
– impression U31-2
– jewelry U39-24
– light U7-9
– microabrasion U39-23
– mirror U32-4
– nurse U6-4
– office U6-2
– operatory U6-9
– practice U6-2
– prosthesis U42-2
– senescence U9-1
– stains U39-23
– stone U30-13
– – powder U30-13
– surgery U6-2
– treatment plan U6-1
– tweezers U32-16
– unit U7-2
– varnish U30-23
dentate U10-1
dentifrice U34-4
dentigerous cyst U44-15
dentinal carious lesion U9-16
– fluid U9-16
– pain U9-16
dentin(e) U9-16
– bonding agent U39-20
– infraction U44-6
–, (hereditary) opalescent U9-16
–, softened U40-6
dentist U6-1
dentist's stool U7-1
dentistry, corrective U36-1
–, prosthetic U42-1
–, restorative U40-1
–, ultraconservative U45-18
dentition U10-1
–, adjacent U43-9
–, mixed U10-1
–, opposing U43-9
–, permanent U10-6; U36-6
–, precocious U10-1
–, residual U42-20
–, retarded U10-1
–, secondary U10-6
dentulous U10-7
–, completely U10-7
–, fully U10-7
denture U10-8; U42-2
– base U42-17; U40-20; U10-8
– bearing area U10-8
– cleanser U10-8
– wearer U42-2
–, bar joint U42-11
–, fixed U10-8
–, ill-fitting U38-10; U10-8
–, long span partial U9-2
–, overlay U42-11,2
–, swinglock U42-2
–, temporary U10-8
–, transitional U10-8
–, two-part U42-2
denturist U42-1
denuded U49-9; U50-6
deposit U34-7,9
–, calculus-like U34-7
depressant, CNS U48-16
depth demarcation U43-10
– gauge U43-10
– feature U43-10
–, demarcated U43-10
–, pocket U35-9
–, probing U35-5
depth-limiting bur U43-10
derangement, internal disc U38-13; U18-11
dermoid (cyst) U52-18
–, orbital U52-18
–, upper bulbar U52-18
dermoidectomy U52-18
desensitization U30-25
desensitize U30-25
desensitizer U30-25
detachment U22-13
deterioration U13-2
determinant, condylar U33-9
deviation (data) U14-13
device U7-13
dextrose U12-7
diagram U14-27
diamond U32-6
–, single-patient-use U32-6
diaphanography U46-16
diaphanoscope U46-16
diaphanoscopy U46-16
diastema U36-17
–, median U36-17
–, midline U36-17
diathermy U22-9
–, shortwave U22-9; U38-16
die U31-5; U40-16
– method U31-5
– pin U31-12,5
– section U31-12
– spacer U31-5
– stone U31-5
–, cast U31-5
–, female U31-5
–, gypsum U31-5
–, master U31-5
diet, nonchewy U38-11
dietary U1-13
dietetics U1-13
dietician U1-13
differentiated U51-8
–, fully U51-8
–, terminally U51-8
differentiation U51-8
–, cellular U51-8
–, degree of U51-8
–, pattern of U51-8
diffusibility U20-4
digit sucking U36-23
digital subtraction radiography U33-18
dila(ta)tion U24-17
–, balloon U24-17
dilat(at)or U24-17
–, nasal (airway) U24-17
disaccharide U2-16
discectomy U38-20
discharge U33-15; U13-11
disclosing paper U32-25
disclusion U36-8
discomfort U16-1
–, postural U16-1
–, residual U16-1
discontinuation U19-6; U20-23
discontinue (therapy) U19-6
discrepancy, Bolton U36-18
–, midline U36-18
–, tooth-size U36-18
discrete U13-3
diseased U13-2
disengagement U37-10
dish U1-8
disinfection U27-5
–, cavity U34-19
–, thermal U27-5
disinfector, instrument washer- U27-5
disk derangement U38-9
– reduction U38-13
–, end-cutting separating U32-5
–, sandpaper U32-8
–, snap-on U32-8
diskectomy U38-20; U22-1
dislocation U3-20; U17-4
–, extrusive (tooth) U44-8
dislodgement U44-8
disocclude U36-7
disocclusion U36-8
disorientation U4-8
dispensary U5-5
dispense U5-5
displacement U3-20; U17-4; U38-7; U36-21
display, shaded-surface U33-20
disposable U27-4
disposal U27-4
disruption U3-18; U17-5
disruptive U3-18
dissect (free) U21-12
dissecting microscope U21-12
– scissors U24-4
dissection U21-12
–, meticulous U21-12
–, sharp U21-12
–, tunnel U44-13
distal U9-21
– end cutter U37-5
distalize U37-22
distance, intercuspal U9-4
–, interocclusal U10-14
distortion U3-16
– (data) U14-18
– (image) U33-5
distract U45-16
distraction U29-3; U45-16
– osteogenesis U45-16; U13-13
– osteotomy U45-16
–, callus U45-16
distractor U45-16
distress U16-2
–, acute U16-2
–, dental U16-2
–, respiratory U16-2
diuresis U20-21
diuretics U20-21
–, loop U20-21
–, potassium-sparing U20-21
–, potassium-wasting U20-21
–, thiazide U20-21
divide U21-14
division U21-14
dizzy U4-5
documentation U15-15
dolor U16-6
donate U49-15
donation U49-15
–, cadaver organ U49-15
donor U49-15
– pledge card U49-15
– selection U49-15
– site U49-12,15
–, brain-dead U4-18
–, cadaver U49-17; U44-11
–, HLA-identical sibling U49-15
–, living U49-17
–, matched U49-15
–, universal U49-15
dosage U19-7
– form U5-6
– formulation U5-6
dose U19-7
– distribution U46-9
– equivalent U46-9
–, genetically significant U46-9
–, gonadal U46-9

dose, maintenance U47-19
–, negligible U46-9
–, organ U46-9
–, (radiation) absorbed U46-10
–, surface U46-9
–, threshold U46-9
–, tissue U46-9
dose-dependent U19-7
dosimeter U19-7; U46-9
dosimetry U46-9
double gloving U27-17
double-contrast U46-15
double-stapled U26-12
dowel core U40-15
– pin U31-12
–, notched U31-12
down-fracture U45-7
downer U20-24
drain U28-15
drainage U28-15
drape U27-7
dressing U28-17
drift U36-21
–, mesial U9-21; U36-21,6
drifting U36-21
drill U32-6
– bit U32-6
–, bur U32-6
–, countersink U32-6
–, dental U32-5
–, guide U32-6; U43-8
–, pilot U32-6; U43-8
–, trephine U32-6
drillhole U43-11
drink U2-24
drooling U10-9
–, excessive U10-9
–, heavy U10-9
droopy U13-21
dropout (study) U15-29
drops (medication) U5-11
drowsiness U4-5
drowsy U4-5
drug U5-3
– delivery U19-4
– interaction U19-11
– release U19-4
– targeting U19-4
–, anti-inflammatory U20-11
–, ataractic U20-24
–, ataraxic U20-24 f
druggist U5-4
drug-induced U5-3; U19-15
drug-related U5-3
dual-cure material U31-19
duct, salivary U9-7
–, Wharton's U24-17
dull (ache) U16-4
dulled perception U47-3
dummy U42-5
dural tear U45-1
dysarthric U11-9
dysesthesia U16-17
dysostosis, cleidocranial U45-6
–, craniofacial U45-6
–, mandibulofacial U45-6
dysphonia U11-23
dysplasia U51-4

E

ear U8-15
earache U16-4
eardrum U8-15
earlobe U8-15
eat (ate-eaten) U1-1
ecchymosis U13-27
eccentric mandibular movement U38-13
edema U3-15; U13-27
edematous U3-15
edentulism U10-7
edentulous U10-7; U18-10
– span U42-5
–, partially U9-2
edge, beveled U40-19
–, incisal U9-3
edgewise technique U37-2
edible U1-5
effect, extension of U20-3
effectiveness U15-26
efficacious U15-26
efficacy U15-26; U19-9
efficiency U15-26
elastic chain (module) U37-10
– clamping U37-10
– deformation U37-10
– module U37-10; U36-28
elasticity U37-10
elastics U37-10,3
–, finishing U37-10
–, triangular U37-10
elbow formation U41-13
elective U21-5
electrocautery U22-9
– snare U22-11
electrocoagulation U22-10
electroconization U22-12
electrode, needle U33-15
electrodesiccation U22-14
electromyographic findings U33-15
– pattern U33-15
electromyography U33-15
–, single-fiber U33-15
–, surface U33-15
electroneurography U33-15
electroneuromyography U33-15
electrosurgery U21-3; U22-9
electrosurgical pencil U22-9
element, connecting U42-24
elevate U49-11; U32-15
elevation U49-11
–, flap U49-11
–, sinus floor U50-3; U49-11
–, tissue U49-11
elevator U32-15; U44-2
–, periosteal U32-15
–, root U32-15
–, sharp paddle U32-15
eloquent U11-18
emanation U46-2
embed U31-8
embrasure U39-13
– spaces U39-13
– zones U39-13
–, buccal U39-13
–, incisal U9-3
emergence (anesthesia) U47-21
– profile U40-18; U31-18
emergency U21-5
emery disk U32-8
– powder U32-8
emetic U20-12
eminectomy, articular U22-1
emollient U20-30; U30-25
enamel cleaver U32-18
– fissures U34-15
– grooves U34-15
– hypoplasia U9-15
– infraction U44-6
– microabrasion U9-15; U39-23
– pearl U9-15
– pits U34-15; U9-15
– porosities U34-15
– stains U9-15
–, dental U9-15
–, mottled U34-13; U9-15
–, pitted U9-15
–, tooth U9-15
encapsulated U51-9
– bacteria U51-9
encapsulation U51-9
enchondroma U52-13
endodontic U41-1
– abscess U41-1
– flare-up U41-1
– instrumentation U41-1
– post U40-14
– status U41-2
– working length U41-12
endodontics U41-1
–, orthograde U41-19
endodontist U41-1
endodontology U41-1
endoscopic technology U45-19
endpoint U14-20
– of root canal therapy U41-12
enflurane U48-12
engorgement U13-28
engraft U50-1
enrollment, patient U15-4
ensnare U22-11
entrapment U38-7
enucleation U24-10; U13-23
enunciation U11-13
epidermoid (cyst) U52-18
epiglottopexy U49-7
epinephrine U20-27; U48-8
epistaxis, intractable U18-13
epithelial inlay procedure U44-16
epithelialization U28-6
epithelium, gingival U35-4
–, junctional gingival U35-4
epithelium-lined U44-5
epithesis, bone-anchored U45-25
–, maxillofacial U45-24
epulis U13-25
– fissuratum U13-25
–, congenital U13-25
–, giant-cell U13-25
erode U10-20
erosion U10-20
–, acidic U10-20
–, chemical U10-20
–, dental U10-20
–, enamel U10-20
–, spark U10-20
erosive U10-20
error, systematic U14-18
erupt (teeth) U10-3
eruption (teeth) U10-3
– cyst U10-3
– hematoma U10-3
– time U10-3
–, impeded U10-3
–, open U44-13
erythema U35-15
eschar U28-9
escharotomy U22-2
Esmarch('s) bandage U47-18
– maneuver U47-18
– tourniquet U47-18
– wrap U47-18
esthesioneuroblastoma U52-14
esthetic U39-1
– assessment U42-15
– compromise U39-1
– concerns U39-1
– crown lengthening surgery U39-12
– tooth analog U39-1
esthetics, dental U39-1
–, gingival U39-1
–, pink U39-1
estimation U14-29
etch U30-19; U39-21
– and rinse adhesive system U40-21
– paste U30-19
– pattern U39-21; U30-19
etchant U30-19; U39-21
–, resin U39-21

etched bridge U30-19
etching gel U39-21
– liquid U30-19
– solution U30-19
– unit U39-21
–, acid U30-19; U39-21
–, enamel U39-21
eugenic acid U30-16
eugenol U30-16
– dressing U30-16
– impression paste U30-16
evaporate U22-15
evaporation U22-15
event U14-19
–, primary U14-20
evidence U15-17
examination, explorative oral U21-11
–, gingival U35-7
excavate U32-14
excavation U32-14
excavator U32-14
–, hatchet U32-14
–, hoe U32-14
–, spoon U32-14
excise U21-9,15
excision U21-15
–, electrosurgical loop U22-7
exercises, remedial U38-16
exfoliate (teeth) U10-5
exfoliation (teeth) U10-5
–, premature U10-5
exolever U32-15
expand U31-6
expanded access U15-22
expansion, rapid palatal U37-17
–, setting U31-6
–, stone U31-6
–, thermal U31-6
expectorant U20-15
expectorate U20-15
experimental group U15-10
explant U49-12
explantation U49-12
exploration U21-11
exploratory U21-11
explorer U32-9
expose U46-7
exposure time U46-7
–, radiation U46-7
–, surgical U21-7; U44-13
extend U29-3; U51-11
extension U29-3
–, local nodal U51-11
extent U51-11
extirpate U21-15
extirpation U21-15; U22-13
extract U44-2
extraction forceps U44-2
– socket U9-13
– space U44-2
– under antibiotic coverage U44-2
–, balancing U44-2
–, compensating U44-2
–, complicated U44-1 f
–, serial U44-2
–, tooth U44-2
extraction-replantation U44-12
extraoral U9-25
– view U33-4
extrusion U36-25
extubate U47-17
extubation, accidental U47-17
–, inadvertent U47-17
exudate U28-13
exudative U28-13
eye U8-3
–, black U3-13
eyeball U8-3
eyebrow U8-3
eyelashes U8-3
eyelid U8-3
eyestrain U16-15

F

facade U39-2
face U8-2
– mask U27-18; U37-19
– shield U27-18
facebow U37-19
facial U8-2
– advancement surgery U45-8
– angle U39-5
– asymmetry U44-12
– cleft U45-2
– convexity U39-5
– deformity U38-6
facies U8-2
facing U39-22; U40-11
factor U14-5
factorial design U15-13
faint (to feel) U4-4 f
faintness U4-4
fall out (teeth) U10-5
false negative U14-22
– positive U14-22
falter U11-20
familial U13-7
– aggregation U13-7
– clustering U13-7
– occurence U13-7
– predisposition U13-7
fashion U49-4
fasting U1-15
fast-setting (amalgam) U30-1
fat U12-11
fatty acid, essential U12-12
fauces U8-12
feed (fed-fed) U1-3; U12-1
feldspar U30-4; U31-18
fester U28-14
fetor oris U34-20
fiber, dietary U12-16
fiberotomy, gingival U35-27
–, circumferential supracrestal U35-27
–, supracrestal U35-27
fibrillation U38-14
fibrin foam U26-14
– glue U26-14: U26-11
fibroadenoma U52-4
fibroma U52-9
–, ameloblastic U52-9
–, cystic U52-9
–, desmoplastic U52-9
–, hard U52-9
–, (non)ossifying U52-9
–, odontogenic U52-9
–, soft U52-9
fibromatosis, gingival U35-23; U52-9
–, familial gingival U35-23
–, juvenile hyaline U52-9
fibromatous U52-9
fibromyalgia U52-9
fibro-odontoma, ameloblastic U52-6
figure-of-eight suture U26-19
– –, inverting U26-1
filament (suture) U26-7
file (instrument) U24-12; U32-12
–, bone U24-12; U32-12
–, endodontic U32-12
–, Hedstro(e)m U32-12
–, root canal U32-12
filling U40-1; U30-7
– materials U40-1
–, amalgam U40-1
–, composite U40-1
–, dense U41-15
–, discolored U40-1
–, old root U41-20
–, retrograde U44-12
–, retrosurgical U41-20
–, reverse U41-20
–, root-end U41-20
–, stained U40-1
–, tooth-colored U40-1
–, vertical U41-14
film U33-2
– badge U33-2
– bending U33-2
– cassette U33-2
– holder U33-2,6
–, bitewing U33-6
–, blackness of the U33-2
–, double emulsion U33-2
–, fast U33-3
–, fogged U33-2
–, gridded U33-2
–, interproximal U33-6
–, nonscreen U33-2
–, plain U46-3
–, scout U33-2
–, skull U33-11; U46-3
–, sticky U34-8
–, ultraspeed U33-7
–, underexposed U33-2
–, x-ray U33-2
findings, electromyographic U33-15
fire U31-18
fire-polished U31-18
fired porcelain U31-18
firing chamber U31-18
– crack U31-18
– cycle U31-18
– regimen U31-18
fissure U17-11
fistula U35-22; U13-24
– formation U35-22
–, arteriovenous U13-24
–, blind U13-24
–, draining U13-24
–, inflammatory U35-22
–, internal U13-24
–, lower-lip U13-24
–, odontogenic U13-24
–, oroantral U35-22; U13-24
fistulation U13-24; U35-22
–, nasolabial U44-5
–, oroantral U44-5
fistulectomy U35-22
–, oroantral U44-5
fistulization U13-24
fistulotomy U44-5
fistulous U13-24
– communication U13-24
– opening U13-24
– tract U13-24
fit U42-16
–, framework U42-16
–, friction(al) U42-16
–, marginal U42-16
–, tension-free U42-16
fixator U29-4
fixture U43-2
– mount U43-2
–, intramucosal U43-4
–, self-tapping U43-2
flange, denture U42-19
flap U44-14
– operation U44-14
– sloughing U44-14
–, access U35-29
–, advanced U50-14; U35-29
–, advancement U50-14; U44-14
–, arterial U50-12
–, axial (pattern) U50-12
–, bilobed U50-11
–, bipedicle U50-11
–, buccal fat pad U44-14
–, buried U50-19

flap, caterpillar U50-16
–, check rotation U50-20
–, composite U50-11
–, compound U50-11
–, cross U50-11
–, direct U50-11
–, distant U50-11
–, envelope U50-17; U35-29
–, Filatov(-Gillies) U50-15
–, flat (open) U50-15
–, free U50-13
–, French U50-14
–, gingival U44-14
–, hinged U50-20
–, island U50-13
–, jump U50-16
–, lingual-pedicle U44-14
–, modified Widman U35-29
–, mucoperiosteal U44-14
–, mucosal U35-29
–, neurovascular U50-11
–, nonburied U50-19
–, palatal U35-29
–, random (pattern) U50-12
–, rectangular U50-17
–, repositioned U35-29
–, rope U50-15
–, rotation(al) U50-20; U35-29
–, semilunar (coronally repositioned) U50-18; U35-29
–, sliding U50-14
–, transpositional U35-29
–, tubed (pedicle) U50-15
–, turnover U50-20
–, waltzed U50-16
–, wrap-around U50-17
flaring U36-24
flask closure, trial U31-9
– cross bar U31-9
– polymerization U31-9
– press U31-9
– removal U31-9
–, casting U31-9
–, denture U31-9
flexure strength U30-6
flinch U16-12
floss dispenser U34-5
– holder U34-5
– threader U34-5
–, dental U34-5
–, polyethylene U34-5
–, silk U34-5
–, superdental U34-5
–, unwaxed U34-5
–, waxed U34-5
flowmeter U47-14
fluoresce U46-8
fluorescence U46-8
–, x-ray U46-8
fluorescent screen U46-8
fluoride application U34-13
– content U34-13
– ingestion U34-13
– intake U34-13
– poisoning U34-13
– prophylactic agents U34-13
– varnish U34-13
–, stannous U34-13
fluoroscopic U46-8
– control U46-8
– guidance U46-8
fluoroscopy U46-8
fluorosis, dental U34-13
flush (away) U34-6
focal features U51-10
– findings U51-10
– infection U51-10; U13-3
– lesion U51-10
focus U13-3; U51-10
– of inflammation U13-3
–, contiguous U13-3
–, metastatic U13-3
foil, gold U30-9
–, occlusal U32-25
–, platinum U30-10
folacin U12-14
folate U12-14
folic acid U12-14
follicular cyst U44-15
followup U6-16; U18-14
–, postoperative U25-15
fomentation U28-25
food U1-6
– additive U2-22
– cravings U16-13
– exchange list U2-21
– replacer U2-21
– substitute U2-21
– trapping U39-22
–, solid U1-6
force U36-28
–, bite U36-28
–, chewing U10-15
–, continuous U36-28
–, drawing U36-28
–, intermittent U36-28
–, intrusive U36-25
–, orthopedic U36-28
–, pulling U36-28
–, retrusive U28-20
–, tractional U36-28
forceps U24-14
–, artery U24-14
–, biopsy U24-14
–, dental U32-15
–, dressing U24-14
–, extracting U32-15
–, film-holding U33-2
–, four-prong U24-14
–, grasping U24-13
–, hemostatic U24-14
–, hooked U24-14
–, mosquito U24-14
–, smooth U24-14
–, sponge U24-18
–, suture U24-15
–, thread U24-14
–, tissue U24-14
–, toothed U24-14
form, outline U40-2
–, resistance U40-2
–, retention U40-2
formulate (drug) U5-6
fossa, canine U45-21
fractile U14-11
fracture U17-1
– fixation U29-4
– line U44-7
– toughness U30-6
–, angulated condylar neck U17-4
–, avulsion U44-9
–, blow-in U17-10
–, blow-out U17-10
–, chip U17-5
–, closed U17-3
–, comminuted U17-7; U38-23
–, compression U17-6
–, contrecoup U17-9
–, crown U44-6f
–, crown-root U44-7; U17-9
–, fatigue U17-13
–, fissured U17-11
–, hairline U17-11
–, horizontal root U44-6f
–, impacted U17-6
–, insufficiency U17-13
–, intracapsular condylar U45-1
–, Le Fort I U45-1
–, linear U17-11
–, malar U45-1
–, mandibular U45-1
–, maxillofacial U45-1
–, midface U17-10; U45-1
–, orbital (floor) U17-10; U45-1
–, pathologic U17-13
–, simple U17-3
–, skull U17-8
–, sphenoid (bone) U17-8
–, spiral U17-1,7
–, splinter(ed) U17-7
–, sprain U3-16
–, stress U17-13
–, torsion U17-1,7
–, tripod U17-10
–, vertical root U44-7
–, zygomatic arch U29-3
fragment U17-2
–, cartilage U17-2
–, cortical U17-2
–, displaced U17-2
fragmentation U17-2
framework U43-15
Frankfort line U39-4
– plane U39-4
free U21-12
– flap U50-3
– –, fibula U50-13
– –, iliac crest U50-13
– –, microvascular U50-13
– –, osteocutaneous U50-13
– tissue transfer, vascularized U50-13
freeway space U10-14
–, adequate U10-14
freeze-dried bone allograft U44-21
frenectomy U44-16; U9-11
frenulotomy U9-11
frenulum U9-11
–, labial U8-9; U9-11
–, lingual U3-6; U9-11
frenum U9-11
frequency distribution U14-12
freshening (wound) U28-12
frit U30-21; U31-18
fritting U30-21
frostbite U3-12
frostnip U3-12
fulgurate U22-14
fulguration U22-14
–, laser U22-14
functional endoscopic sinus surgery U45-20
fungal U20-26
fungicide U20-26
fungicidal U20-26
fungistatic U20-26
furcation defect U35-24
– perforation U41-17
– plasty U35-24

G

gag U10-16
– reflex U32-3
gagger U32-3
ganglioneuroma U52-14
gangrene U13-30
–, incipient U13-30
–, nosocomial U13-30
–, wet U13-30
gangrenous U13-30
– gingivitis U13-30
– phlegmon U13-30
– stomatitis U13-30
gantry U46-19
gargle U11-7
gauge U31-13
–, depth U43-10
gauze, surgical U28-18
gel U5-8
generic U19-2
genial U8-6
geniocheiloplasty U45-14

genioplasty U22-4; U45-14
–, advancement U45-14
–, augmentation U45-14
giggle U11-2
gilded U30-9
gingiva U9-12
–, attached U35-3; U50-11
–, excess U9-12
–, free U35-3
–, inflamed U35-3
–, marginal U35-3
–, stippled U35-3
gingival analog U35-4
– bleeding U35-4
– col U35-8
– crest U35-4; U39-10
– crevice U35-5
– – former U35-5
– crevicular fluid U35-5
– epithelium U35-4
– examination U35-7
– festoons U35-12
– fiberotomy U35-27
– fibers U35-4
– hyperplasia U35-4; U13-15
– hypertrophy U13-15
– index U35-7
– line U39-7
– margin U35-4
– – discrepancy U39-7
– – trimmer U35-4
– mask U35-4
– overgrowth U9-12
– papilla U35-6
– pericision U35-27
– recession U35-12; U39-7
– –, pronounced U35-12
– recontouring U35-28
– retraction U35-12
– scallop U35-4
– shrinkage U35-12; U39-7
– stippling U39-7
– sulcus U35-5
– tenderness U35-4
– width U39-10
gingivectomy U22-1; U35-26
–, external bevel U35-26
–, internal bevel U35-26
gingivitis U35-15
–, acute necrotizing ulcerative U35-17
–, desquamative U35-15
–, gangrenous U13-30
–, refractory U35-15
gingivoplasty U35-28
glandular tissue U52-4
glass ionomer cement, light-cured U30-5
– – –, resin-modified U30-5
glaze U31-20; U30-21
– baking U31-20
– firing U31-20
glazing brush U31-20
– furnace U31-20
– material U31-20
– varnish U31-20
glioblastoma U52-15
– multiforme U52-15
glioma U52-15
–, malignant U52-15
–, optic (nerve) U52-15
–, pontine U52-15
gliomatosis U52-15
gliomatous U52-15
gliosis U52-15
–, secondary U52-15
Glisson's sling U29-8
gloss U39-18
– intensity U39-18
glossal U8-11
glossodynia U16-21
gloves, disposable U27-17
glove-wearing U27-17
gloving U27-17
gluconate U12-7
glucosamine U12-7
glucose U12-7
gnashing U10-17
gnathic U45-9
gnathodynamometer U45-9
gnathologic U45-9
– concept U45-9
gold annealing U30-9
– clasp U30-9
– collar U30-9
– core U30-9
– filings U30-9
– foil U30-9
– framework U30-9
– inlay U30-9
–, bonding U30-9
–, cohesive U30-9
–, (crystalline) sponge U30-9
–, dental U30-9
–, pure U30-9
gold-plated U30-9
gold-plating bath U30-9
gomphosis U35-2
gonad shield U33-3
gouge U24-11
gown (OR) U27-15
–, total body exhaust U27-16
gowning U27-15
grade U51-14
–, histologic malignancy U51-14
grading U51-14
–, accurate U51-14
–, pathologic U51-14
graft U50-1
– bed U50-1
– destruction U50-1
– donor depth U50-6
– procurement U44-19
– rejection U50-21
– survival U50-22
– take U50-1
–, accordion U50-8
–, adipodermal U50-6
–, allogeneic U50-3
–, augmentation U50-1
–, autodermic U50-1
–, autogeneic U50-2
–, autogenous U38-20; U44-19
–, autologous U50-2; U49-16
–, autoplastic U50-2
–, block (bone) U50-9; U44-20
–, bone U50-1
–, cadaver U50-1
–, composite U50-1
–, corticocancellous (iliac bone) U22-13
–, delayed (skin) U50-7
–, dermal U50-6
–, epidermic U50-6
–, free U50-10
–, freeze-dried U44-19
–, full-thickness U50-6
–, heterodermic U50-5
–, heterologous U50-5
–, heteroplastic U50-5
–, homologous U50-3
–, homoplastic U50-3
–, inlay U44-20
–, isogeneic U50-4
–, isologous U50-4
–, isoplastic U50-4
–, mesh(ed) U50-8
–, mucosal U50-1,10
–, onlay U44-20
–, partial-thickness U50-6
–, particulate U44-20
–, pedicle U50-9
–, primary (skin) U50-7
–, semilunar U50-18
–, sieve U50-6
–, skin U50-6
–, split-thickness U50-6
–, syngeneic U50-4,1
–, white U50-22
–, xenogeneic U50-5
–, zooplastic U50-5
graft-augmented U44-18
graft harvesting technique U21-4
graft-versus-host disease/reaction U50-21
grafter U44-19
granulate U28-7
granulation tissue U28-7
granuloma, apical U41-8
graph U14-27
grasper U24-13
gray U46-10
graze U3-8
greater palatine nerve U48-6
gression U36-21
grind (ground-ground) U10-18
grinder U10-18
grinding U10-18; U44-6
– equipment U10-18
– habit U10-18
– tool U32-5
– wheel U10-18
–, incessant U10-18
–, parafunctional U10-18
–, tooth U38-11
grit U32-24
gritting U10-17
groan U11-4
groove width U34-15
–, enamel U34-15
–, labiomental U39-24
–, shallow U34-15
grooved tongue U34-15
growth U51-2
– guidance U37-13
–, benign U51-2
–, forward U37-20
–, warty U51-2
guidance U36-29
–, anterior tooth U9-2
–, canine U9-5; U36-29
–, cuspid U36-29
–, growth U37-13
–, incisal U9-3
guide U36-29
– drill U43-8
– plane U36-29
– stent U43-8
– template U43-8
guided bone regeneration U44-22
– tissue regeneration (GTR) U35-34; U50-18
gum disease U41-8
– irritation U9-12
– knife U24-3
– line U39-7
gumboil U41-8
gummy U9-12
– smile U9-12; U39-6
gums U9-12
gutta-percha U30-14
– (master) cone U30-14
– point U30-14
– spreader U30-14
gypsum U30-12
– cast die U30-12
– expansion U30-12
– spar U30-12
–, dried U30-12
–, fibrous U30-12

H

Haas palatal separator U37-12
habit, grinding U10-18
–, parafunctional U38-10
habit-forming U47-9
habituation U47-9
hair U8-16
hairline (fracture) U17-11
hairy U8-16
half-life range U20-5
– –, biologic U20-5
– –, elimination U20-5
– –, pharmacologic U20-5
halitosis U34-20
halo U35-19
halothane U48-12
– hepatotxicity U48-12
hamartoma U52-6
–, chondromatous U52-6
–, iris U52-6
–, vascular U52-6
hamartomatosis U52-6
hamartomatous U52-6
– lesion U52-6
handpiece U32-5; U7-4
–, contra-angle U32-5
–, dental U32-5; U7-4
–, high-torque U32-5
harelip U45-2
harm U3-3
harness U29-8
harvest U49-12
– organ U49-12
–, graft U49-12
Hawley biteplate U37-24
hazard U25-5
hazardous waste disposal U27-4
head U8-1
– halter U29-9
headache U16-15; U8-1; U16-4
– and chills U16-15
–, cluster U16-15
–, dull U16-15
–, paroxysmal U16-14
–, recurrent U16-15
–, splitting U16-15
–, stress-related U16-15
–, tension U16-15
–, throbbing U16-15
headgear U37-18
–, cervical pull U37-18
–, high-pull U37-18
–, occipital U37-18
–, protraction U37-18
–, reverse pull U37-18
heal (up) U18-2; U28-4
healing U28-4
– abutment U43-13
– cap U43-13
– screw U43-13
–, defect U28-4
health freak U1-17
healthful U1-12
healthy U1-12
heart failure U20-18
heat-cured U31-19
heave U10-16
height of contour U39-8
hemangioendothelioma U52-5
hemangioma U52-5
–, capillary U52-5
–, cavernous U52-5
–, choroidal U52-5
–, giant U52-5
–, strawberry U52-5
hemangiopericytoma U52-5
hematoma U3-13; U13-26
–, intracranial U13-26
hemicrania, paroxysmal U16-14
hemihydrate U30-24
hemisection U41-21
hemorrhage U3-19; U13-26
–, gingival U13-26
–, internal U13-26
–, oozing U13-26
–, postextraction U13-26
–, punctate U13-26
–, secondary U13-26
–, spurting U13-26
hemorrhagic rash U13-26
– stroke U13-26
hemostasis U22-10
hemostat U22-10
hemostatic clamp U22-10
heralding symptom U38-9
herbal U2-20
hereditary U13-7
– opalescent dentin U13-7
heredity U13-7
hermetic seal U41-15
hernia, orbital U13-22
herniation, brain U13-22
heterograft U50-5
hidradenoma U52-4
high condylar shave U38-22
high-performance ceramic material U30-6
high-potency U19-9
high-resolution U46-14
high-risk U25-5
hiss U11-21
histopathology U13-1
hoe U32-18
holder, needle U24-15
homogenous U49-16
homograft U50-3
homologous U49-16
hook U24-9
– electrode U24-9
–, electrosurgical U24-9
hospital stay, postoperative U25-11
hospital-acquired U13-6; U27-12
hospitalization U25-11
host bed U43-7
host-versus-graft-reaction (HVG) U50-21
hourglass U41-13
hunger U1-11
hurt (hurt-hurt) U3-1; U16-3
hydrofluoric acid U30-19
hygiene, oral U34-1
hygienic check U34-1
hygienist, dental U34-1
–, oral U34-1
hyoid suspension U49-7
hyperactivity U4-12
hyperalgesia U16-21
hyperdense U46-11
hyperdontia U36-19
hyperemia U13-28
–, congestive U13-28
–, pulp U13-28
hyperemic U13-28
hypereruption U36-25
hyperesthesia U16-17; U47-4
hypernasal U11-22
hyperostosis U13-25
hyperplasia U13-15
–, adenomatous U52-4
–, gingival U13-15
hyperplastic U13-15
hypertelorbitism U45-5
hypertelorism U45-5
–, canthal U45-5
–, ocular U45-5
–, orbital U45-5
hypertrophic U13-15
– chondrocytes U13-15
– gingivitis U13-15
– scar U13-15
hypertrophied U13-15
hypertrophy U13-15
–, gingival U13-15
–, hemifacial U13-15
–, tonsillar U13-15
hypesthesia U47-4; U16-17
–, malar U47-4; U16-17
–, transitory U47-4
hypnotic U47-9; U20-23
hypodense U46-11
hypodermic needle U7-6
hypodontia U36-19
hypoesthesia U47-4
hyponasal U11-22
hyposensitivity U47-4
hypotelorism U45-5
hypothesis, alternative U15-19
–, null U15-19

I

iatrogenic U13-9; U19-15
idiopathic U13-8
– facial paresis U13-8
– thrombocytopenic purpura U13-8
iliac crest U49-12; U50-9
image, digital subtraction U33-18
imaging modality U33-13
– technique U33-13
–, (nuclear) magnetic resonance U33-13
–, radioisotope U33-13
–, radiologic U33-13
–, radionuclide U46-22
imbed U31-8
immersion U30-21
immobile U29-5
immobilization U29-5
immunocompromised U51-18; U13-4
immunodeficiency U51-18
immunohistochemical features U51-9
immunomodulating drug U51-18
– properties U51-18
immunomodulation U51-18
immunomodulator U20-34; U51-18
–, nonspecific U51-18
immunomodulatory therapy U51-18
immunosuppressant U51-18
immunosuppression U51-18
immunotherapy U51-18
–, adjunctive U51-18
–, adoptive U51-18
–, passive U51-18
–, venom U51-18
impact U17-6; U44-3
impacted foreign body U44-3
– third molar U44-3
–, partially U44-3
impaction U17-6; U44-3
–, food U44-3
–, soft tissue U44-3
impairment U13-4
–, transient U13-4
impenetrability U46-11
imperforate duct U13-18
implant U43-2; U49-18
– bed U43-7
– biocompatibility U49-20
– body U43-1
– denture U43-2; U49-18
– fatigue fracture U17-13
– fixation U43-2
– – strength U43-17
– healing U43-2
– loading U43-14

implant, placement U44-22
– prosthodontics U42-1
– retention U43-2
– shape U43-2
–, ailing U43-16
–, alloplastic U38-20
–, blade U43-2
–, cochlear U49-18
–, craniofacial U45-23
–, cylinder U43-6
–, cylindrical U43-6
–, dental U43-2
–, endosseous (dental) U43-4
–, endosteal U49-18
–, HA-coated U43-2
–, hollow-screw U43-6
–, immediate U43-2
–, nonsubmerged U43-5
–, percutaneous U45-23
–, porous U43-3
–, screw(-type) U43-6
–, single-tooth U43-2
–, submerged U43-5
–, titanium U30-11
–, two-part hollow-cylinder U43-6
–, two-stage U43-2
implant-abutment interface U43-17
implantable U49-18
implantation U49-18
–, titanium screw U49-18
implant-borne U43-2
implant-supported U42-12
impression U31-2; U36-2
– jig U31-2
– post U31-12,2
– tray U31-3,19
– – compound U31-3
– – holder U31-3
–, alginate U30-15
–, dental U31-2
–, full arch U30-15
–, plaster U29-6
–, preliminary U31-2
imprint U31-2
in vitro U15-18
in vivo U15-18
inaccessible U21-6
inactive control U15-8
inborn U13-6
– error of metabolism U13-6
incidence U14-7
incise U21-9
incision U3-6; U21-9
–, circular U21-9
–, inadvertent U21-9
–, labial U21-9
–, midline U21-9
–, relaxing U21-9; U50-17
–, skin U21-9
–, sulcular U35-27
incisional biopsy U21-9
incisor tooth U9-3
inclination U36-23
– angle U36-23
–, axial U36-23
–, cuspal U36-23
incompatibility U50-21
increment U46-19
incurable U18-2
index, calculus surface U34-21
–, caries U34-21
–, Dean's fluorosis U34-13
–, debris U34-21
–, dental calculus U34-21
–, distal-mesial-plaque U34-21
–, DMF U34-21
–, dmfs U34-21
–, Eastman interdental bleeding U35-10
–, gingival U35-9,7
–, inflammatory U35-10
–, interdental bleeding U35-10
–, marginal bleeding U35-10
–, OHI-S U34-21
–, oral hygiene U34-21
–, periodontal disease U35-9
–, plaque U34-21
– – formation U34-21
–, sulcus bleeding U35-10
indication U18-10
indicator U18-10
indolent U16-6
– ulcer U16-6
induce U47-13
induction U48-2
– room U23-3
–, anesthetic U47-13
–, rapid-sequence U47-13
indurated nodule U13-14
induration U13-14
inedible U1-5
inefficient U15-26
inelastic U37-10
inert U49-20; U26-10
– gas U49-20
infection U27-9
infiltrate U51-12; U13-13
–, inflammatory U13-13
infiltration U13-13; U51-12
–, bone marrow U13-13
infiltrative U51-12
– growth U51-12
– tumor U51-12
inflammation U13-11
–, adhesive U13-11
–, cardinal signs of U13-11
–, exudative U13-11
–, focal U13-11
–, hyperplastic U13-11
–, necrotic U13-11
–, proliferative U13-11
–, purulent U13-11
–, suppurative U13-11
inflammatory U13-11
– eruption U13-11
information U15-15
informed consent U25-3; U6-7
infusion cannula U24-6
– pump U47-16
– –, implantable U47-16
– –, portable U47-16
–, bolus intravenous U47-19
–, continuous intravenous U47-16,19
ingest U1-1
ingestion U1-1
ingrowth U50-22
–, bone U43-3
inhalant U20-14
inhalation U20-14
– agent U48-10
– anesthetics U48-10
inhaler U20-14
–, metered dose U20-12
inheritance pattern U13-7
– –, x-linked U13-7
–, maternal U13-7
inherited U13-7
inhibitor U20-7
–, angiotensin-converting enzyme (ACE) U20-7
–, MAO U20-24
injure U3-1
injurious U3-2; U13-11
injury U3-1 ff
–, minor U16-1
injury-free U3-2
inked ribbon U32-25
inlay U40-16
– wax U30-17
–, temporary U40-16
inoperable U21-1
insensitivity to pain U16-6
insertion torque U43-12
–, implant U43-2 ff; U49-19
insignificant, statistically U14-21
insoluble U5-11
inspection U21-11
–, gross U21-11
instability U29-4
institutional review board U15-24
instrument U24-1; U32-1
– cart U23-19
– cupboard U7-11
– stroke U32-1
– table U7-11
– tray U24-1
–, blunt U32-1
–, dissecting U24-1
–, ingestion of an U32-1
–, probing U32-1
–, two-headed U8-1
instrumental assessment U24-1
instrumentation U24-1; U32-1
–, endodontic U41-1
–, mechanical U41-11
insufflation anesthesia U48-10
insurance coverage U49-9
intact U21-13
intake U1-1
–, food U1-6
–, oral U25-12
intensity (pain) U16-9
intention-to-treat analysis U15-20
interact U19-11
interappointment U6-10
– flareup U6-10
interarch distance U10-14
intercom U7-13
intercusp(id)ation, maximum U36-13; U9-4
interdental brush U34-3
– col U35-8
– papilla U35-6
– stimulator U34-1
interferon U51-18
internal (disk) derangement U38-13
interocclusal U36-7
– clearance U36-7
– distance U10-14; U36-7
– record U36-2; U10-14
– registration U36-2
– wedge U36-7
interorbital distance U45-5
interproximal U9-22
– contact area U39-13
– film U33-6
intervention, operative U21-2
intolerance U19-12
intonation U11-11
intoxicant U47-5
intracapsular interference U38-12
intractability U18-13
intractable U18-13
intraoperative U21-2
– findings U21-2
– monitoring U21-2
intraoral U9-25
– view U33-4
– x-ray film viewer U33-4
intrude U36-25
intrusion U36-25
intrusive force U36-25
intubate U47-17
intubation U47-17
– aid U47-17
– tube U47-17
–, awake U47-17

intubation, conscious U47-17
–, controlled U47-17
–, difficult U47-17
–, digital U47-17
–, orotracheal U48-1
intubator U47-17
intussusception U49-8
invagination U49-8
invasion U51-12
–, depth of U51-12
–, vascular U51-12
invasive U51-12
– carcinoma U51-12
– tendency U51-12
invest U31-8
investigation U15-2
investing aids U31-8
– dough U31-8
– machine U31-8
– tissue U31-8
investment U31-8; U30-12
– cast U31-8
– casting mold U31-8
– material U31-8
– soldering U31-8
involvement U13-4
–, concomitant oral U13-4
–, furcal U35-24
–, metastatic U13-4
–, nodal U13-4
ion U46-20
– exchange U46-20
–, positively charged U46-20
ionic U46-20
– bond U46-20
– contrast material U46-20
ionization U46-20
– chamber U46-20
– density U46-20
– dose U46-20
ionize U46-20
ionizing radiation U46-20
iridoplatinum U30-10
irradiate U46-4
irradiated food U46-3
irradiation U46-2,4
– field U46-4
–, grid U46-4
–, total body U46-4
–, total nodal U46-4
iridotomy, laser U22-2
irrigating device U34-1
– solution U22-17
irrigation U7-5; U22-17; U38-18
–, antibacterial U41-11
–, chlorhexidine U22-17
–, copious U22-17
–, pressure U22-17
–, profuse U22-17
–, visually guided U22-17
irrigator U22-17
–, jet U22-17
irritability U13-10
irritable U13-10
irritant U13-10; U20-14
irritation U16-3; U13-10
–, mucosal U16-3; U13-10
irritative U13-10
ischemia U13-28
–, gingival U13-28
–, profound U13-28
ischemic U13-28
isodense U46-11
isoflurane U48-12
itching U13-10
ivory-colored U30-6

J

jackscrew U37-17
jaw U8-7
– clicking U38-5
– exercises U38-16
– limitation U38-5
– locking U38-7
– movement U38-1
– –, limited U38-9
– profile field U39-3
jawbone U8-7
jaw-jerk U38-2
jeweler's rouge U30-18
joint load U38-17
– stiffening U38-8
joule U12-4
juice U2-25
jumper U37-11
junction, cementoenamel U35-4; U39-9
–, dentin(o)enamel U9-16; U39-9
–, mucogingival U39-9; U35-3

K

kaolin U30-22,4
keloid of the gums U35-23
keratocyst U13-23
–, odontogenic U52-7
Kirschner wire U29-13
knife U24-3
– edge U24-3
– point U24-3
–, gingival U24-3
–, gum U24-3
–, spoon U24-3
knot U26-6
– security U26-6
–, false U26-6
–, square U26-6
–, surgeon's U26-6
–, surgical U26-6
knot-tying U26-6

L

labial U8-9; U9-23
– bow U37-15
– incision U21-9
labeling, radioautographic U33-17
labrette U39-24
laceration U3-7; U21-14
lactin U12-8
lactose U12-8
lagophthalmus, paralytic U47-11
lallation U11-17
laminagraphy U46-19
laminate U39-22
–, porcelain U39-22
laminating U39-22
lamp, annealing U31-15
landmark U21-8
–, cephalometric U36-22
lase U22-7
laser U22-7
– beam U22-7
– fulguration U22-14
– probe U22-7
–, Nd:YAG U22-7
–, pulsed dye U22-7
lateral wall infracture technique U45-15
laterodetrusion U38-4
lateroprotrusion U38-4
laterore(sur)trusion U38-4
laterotrusion U38-4
– contacts U38-4
–, maximal U38-4
laterotrusive side U38-4
laugh U11-2
laughing gas U48-11
lavage U28-11; U38-18
laxative U20-13
Le Fort I fracture U45-1
– osteotomy U45-7
lead apron U33-3
– shield U33-3
leaflet, patient instruction U5-17
–, practice U6-8
leakage, apical U41-16
ledge U41-13; U40-8
ledging U41-13
leeway (space) U36-6
leiomyoblastoma U52-10
leiomyoma U52-10
–, epithelioid U52-10
lens, magnifying U22-6
lesion U3-5; U13-3
–, carious U13-3
–, combined U35-21
–, elevated U13-3
–, endodontic-periodontal U35-21
–, intracranial mass U13-3
–, palpable U13-3
–, perio-endo U35-21
–, precancerous U22-12
–, solitary U13-3
–, space-occupying U51-3
–, tumor U51-3
–, tumor-like U51-3
lethargy U4-12
leveling U36-26
– phase U37-6
– wire U37-6; U36-26
–, arch U36-26
–, tooth U37-6
leverage U32-15
liberate U21-12
lid U8-3
lidocaine U48-5
– jelly U48-5
– spray U48-5
–, intranasal U48-5
life-preserving U21-13
ligament, periodontal U35-2,11
ligand U20-4
ligate U37-7
ligating module U37-7
ligation U26-3; U37-7
–, suture U26-3
ligature U26-3
– cutter U37-7
– loop U26-3
– (tie) wire U37-7; U26-3
–, caval U26-3
–, figure-of-eight U26-19
–, silk U26-3
–, suture U26-3
–, wire U26-3
light wire appliance U37-3
light-cured U31-19
light-headedness U4-5
lignocaine U48-5
likelihood U14-31
line of minimum tension U49-10
–, central venous U22-19
–, mandibular U39-4
–, menton-gonion (Me-Go) U39-4
–, Pound's U39-4
–, (Rickett's) esthetic U39-4
lingua U8-11
lingual U8-11; U9-23
– tipping U36-13
linguophonemes U9-23
lining U40-3; U35-10
– material U40-3
–, membranous U13-23
–, sealant U40-3
lip U8-9
– biting U39-6
– bumper U37-22
– closure U39-6
– lifting U39-6
– line U39-6
– – even U39-6

lip line, low U39-6
– retractor U32-2
lipid U12-11
lipoma U52-12
–, encapsulated U52-12
lipomatosis U52-12
–, multiple symmetric U52-12
lipomatous U52-12
– hemangiopericytoma U52-12
liposarcoma U52-12
–, dedifferentiated U52-12
–, ple(i)omorphic U52-12
–, round cell U52-12
liposuction U22-16
lips, incompetent U36-24; U39-6
lipswitch vestibuloplasty U22-4
lisp U11-21
lithotripsy U13-20
load U43-14
– capacity U43-14
– distribution U43-14
– sharing U43-14
–, stress U43-14
load-bearing U43-14
loading U43-14
– dose U47-19
–, nonaxial U43-20
–, premature implant U43-14
localized U51-9
loca(liza)tion (pain) U16-10
locator, apex U41-12
locking device U42-11
–, recurrent U38-7
lockjaw U38-9
logopedics U11-9
long-range U14-15
loop U24-9
–, cautery U24-9
–, contraction U37-3
–, suture U24-9
–, wire U24-9; U37-4
loosening U35-16,20
lotion U5-10
–, soothing U5-10
loupe, magnifying U22-6
lozenge U5-14
lucid U4-3
lump U13-16; U51-3
–, painless U51-3
lumpy U51-3
luster U39-18
–, surface U32-7
lustrous U39-18
lute U31-17
luted framework U31-17
– in position U31-17
– into place U31-17
luting U30-7
– agent U31-17
– composite U30-3
luxate U44-8
luxation (joint) U17-4
–, dental U44-8
–, intrusive tooth U44-8
lysis U38-18

M

machined fit U42-16
macronutrient U12-2
magnetic resonance imaging U33-13
magnification U22-6
magnify U22-6
maintenance dose U47-19
malaise U16-15
malalignment U29-1
malformation U13-5,2; U45-8
malformed ears U13-5
malignancy U51-5
–, inoperable U51-5
–, underlying U51-5
malignant U51-5
– degeneration U51-5
– transformation U51-5
–, highly U51-5
malnourishment U12-1
malocclusion U10-13; U36-8, 7
–, acquired U36-8
–, (Angle) class I U36-8
–, class III U36-14
malposition U13-2; U36-8
malunited (bone) U17-15
mamelon U9-3
mamillon U39-17
management U18-1
– plan U6-14
mandible, dislocated U38-15
–, loosely hanging U38-2
mandibular condylectomy U38-21
– deflection U38-6
– deviation U38-6
– dislocation U38-15
– –, false U38-15
– trajectory of closure U38-12
mandibulectomy, partial U22-1
mandrel U32-5
manipulation U29-2
–, internal sinus U29-2
margin, poorly delineated U51-3
–, smooth U21-3
–, surgical U21-3
marginal bleeding index U35-10
– fit U40-16
marker concentration U51-16
–, B cell surface U51-16
–, particularly sensitive U51-16
–, predictive U51-16
–, prognostic U51-16
–, radiopaque U51-16
–, surrogate U51-16
–, tissue-specific U51-16
marsupialization U45-18; U13-23
mask fit U47-15
– ventilation U47-15
–, anesthesia U47-15
–, laryngeal U47-15
–, surgical U27-18
mass U13-16; U51-3
– lesion U51-3
–, discrete U51-3
–, doughy U51-3
–, ill-defined U51-3
–, indurated U51-3
–, movable U51-3
–, palpable U51-3
masseter reflex U38-2
– –, hyperactive U38-2
– –, increased U38-2
– threshold U38-2
master cast replica U31-2
mastication U10-15
masticatory U10-15
– apparatus U10-15
– movements U36-10
– muscles U38-9
– system U10-15
matrix U32-21
– band U32-21
– retainer U32-21
mattress suture U26-17
– –, everting U26-17
– –, horizontal U26-17
– –, vertical U26-17
maxilla, retrusive U36-14
maxillary antrum U45-21
– sinus U45-21
maxillofacial U9-26
maxillomandibular registration U36-2
meal U1-7
mean U14-10
meatotomy U45-18
meatus U45-18
Meckel's cartilage U20-33
median U14-10
medical U5-1
– card U6-15
medicate U5-1
medication U5-1
medicine U5-1
mediotrusion U38-4
mediotrusive side U38-4
melanoma, malignant U52-16
–, lentigo maligna U52-16
–, superficial spreading U52-16
melanomatous U52-16
melting point U31-16
meningocele U13-22
meniscectomy U38-20
mentoplasty U45-14
mentum U8-6
mercury disposal U27-4
– leakage U30-1
– spillage U30-1
– vapor U31-14
mesial U9-21
– drift U36-6
mesio-occlusion U36-7
metal thimble U42-9
metamerism U39-17
metastasectomy U51-13
metastasis U51-13
– to the lung U51-13
–, blood-borne U51-12
–, bone U51-13
–, contact U51-13
–, distant U51-13
–, drop U51-13
–, hematogenous U51-13
–, lung U51-13
–, lymphatic U51-13
–, lymph node U51-13
–, nodal U51-13
–, pulmonary U51-13
–, regional U51-13
metastasize U51-13
metastatic U51-13
– calcification U51-13
– spread U51-11
methadone U20-28
microabrasion U39-23
microcondenser U41-15
microcrack U40-20; U44-6
– formation U40-20
– propagation U40-20
microdissect U22-5
micrognathism U45-10
microleakage U40-21
–, bacterial U40-21
micromanipulator U22-5
micro-needle holder U24-15
microneurosurgery U22-5
micronutrient U12-17
micro-organisms, elimination of U41-11
micropetechiae U13-27
micropin U29-14
microplate U29-16
microprobe U22-5
microscissors U24-4
microsomia, hemifacial U45-4
microsurgeon U22-5
microsurgery U21-3; U22-5
–, pituitary U22-5
microtia U45-4

migraine U16-15
– attacks U16-15
– sufferer U16-15
– with aura U16-15
–, basilar U16-15
–, familial hemiplegic U16-15
–, ophthalmic U16-15
migraineur U16-15
migrainous U16-15
– episodes U16-15
– neuralgia U16-15
migration U36-21
–, mesial U9-21; U36-21
milk U2-4
– sugar U12-8
– teeth U10-2
mill U36-10
–, bone U36-10
–, trephine U43-10
milled-in curves U36-10
– paths U36-10
milling machine U36-10
– technique U30-20
minimum tension, line of U49-10
mini-plate U29-16
mirror, dental U32-4
–, fogging of the U32-4
–, magnifying U32-4
–, mouth U32-4
–, plane U32-4
misalignment U38-10
misstaging U51-14
moan U11-4
mobile U29-5
mobility U29-5
mobilization U25-13; U29-5
mock-up U42-15
modality, therapeutic U18-3
model, proportional hazard U14-35
module, elastic U37-10
–, separating U37-12
molar (tooth) U9-7
–, first U9-7
–, third U9-8
mold U31-3f;13; U30-20
–, embedding U31-3
molding U31-4
– stability U31-4
–, injection U31-4
mole, atypical U52-16
–, hairy U52-16
–, pigmented U52-16
monitor U25-8
–, bispectral index U25-8
monobloc(k) U37-14
monofilament U26-7
monosaccharide U2-16
morbid U13-2
– anatomy U13-2
– condition U13-2
– fear U13-2
– obesity U13-2
morbidity U13-2; U18-12
– rate U14-9
morphine U20-28
morsel U10-12
mortality U14-9
mortar U31-14
mount U31-7
mounting device U31-7
– plaster U31-7
– plate U31-7
– ring U31-7
mouth U8-8
– gag U32-3
– mirror U32-4
– rinses U34-4,6
–, floor of the U44-16
–, roof of the U9-10
–, trench U35-15,17
mouthful U8-8
mouthguard U37-25
–, athletic U37-25
–, sports U37-25
mouthwash U8-8; U34-4
movement, bodily U36-22
–, mandibular U38-3
–, masticatory U38-3
–, suckle-swallow U36-20
MRI image U33-13
– scan U33-13
–, contrast-enhanced U33-13
–, T2-weighted U33-13
mucocele U44-15; U45-18
mucogingival defect U35-14
– junction U35-3; U39-9
mucolytic U20-15
mucosa, oral U35-19
mucosa-borne U42-12
multifactorial U14-5
multifilament (suture) U26-7
multifocal U13-3; U51-10
multiplanar reconstruction U33-20
– reformatting U33-20
multiple-tooth splint U42-22
multivariable analysis U14-28
multivariate U14-5
multivitamin U12-13
mumble U11-15
munch U10-15
murmur U11-15
muscle relaxant U48-16,2
–, smooth U52-10; U48-16
–, striated U52-10
– –, depolarizing U48-16
– –, nondepolarizing U48-16
muscles, masticatory U38-9
– of mastication U36-11
mutter U11-15
myalgia U16-16
–, masticatory U38-11
myelotoxic U20-32
myofascial pain dysfunction syndrome U38-10f
myofibroma U52-9
–, juvenile U52-9
myoneural junction U48-17
myxochondroma U52-8,13
myxofibroma U52-8
myxoid U52-8
– liposarcoma U52-8
myxolipoma U52-8
myxoma U52-8
myxomatous U52-8
– tissue U52-8
myxosarcoma U52-8

N

nail U29-15
–, flanged U29-15
–, (inter)locking U29-15
–, intramedullary U29-15
–, reamed U29-15
nape U8-13
narcosis U47-6
–, inert gas U47-5
narcotic agent U47-5
– analgesic U47-5
– drug U47-5
– substitute U47-5
– withdrawal U47-5
narcotics U47-5
–, opioid U47-5
narcotize U47-5
nasal U8-4
nasion U39-5
nebulizer U20-14
–, ultrasonic U33-12
neck U8-13
– pad U37-21
–, condylar U8-13
neckline U8-13
neckstrap U37-19
necrose U13-30
necrosis U13-30
–, bridging U13-30
–, focal U13-30
–, liquefactive U13-30
–, pressure U13-30
–, radiation U13-30
–, suppurative U13-30
–, tissue U13-30
necrotic debris U13-30
necrotizing U13-30
needle electrode U33-15
– holder U24-15
– site U24-5
–, arterial suture U24-5
–, hypodermic U7-6
–, large-bore U24-5
–, punch U24-5
–, surgical U24-5
–, swaged-on U24-5
needling U24-5
neoadjuvant U18-8
neoplasia U51-4
–, multiple endocrine U51-4
–, radiation-induced U51-4
–, squamous intraepithelial U51-4
neoplasm U51-4
neoplastic U51-4
– disease U51-4
– lesion U51-4
– polyp U51-4
neovascular glaucoma U51-15
– vessel U51-15
neovascularity U51-15
neovascularization U51-15
–, retinal U51-15
neovasculature U51-15
nerve sheath U52-14
– transpositioning U49-13
–, greater palatine U48-6
neuralgia U16-16
–, facial U16-16
–, glossopharyngeal U16-16
–, idiopathic U16-16
–, postherpetic U16-16
–, trigeminal U16-16
neuralgic U16-16
neurilemmoma U52-14
neurinoma U52-14
neuroblastoma U52-14
neurofibroma U52-14,9
–, plexiform U52-14
neurofibromatosis U52-14
–, von Recklinhausen's U52-14
–, type II U52-14
neuroleptic U47-10
neurolysis U26-2
neuroma, palisaded encapsulated U51-9
neuropathic arthropathy U16-16
– joint disease U16-16
– pain (states) U16-16
neuropathy U16-16
–, compression U16-16
–, entrapment U16-16
neurorrhaphy U26-2
–, end-to-side U26-2
–, primary U26-2
nevus, blue U52-16
–, compound U52-16
–, dysplastic U52-16
–, halo U52-16
–, junctional U52-16
–, pigmented U52-16
–, port-wine U52-16
–, spider U52-16
nibble U10-11
night brace U37-18

night brace guard U37-25
nitrous oxide U48-11; U20-25
nodosity U13-16
nodular U13-16; U51-3
– aggregation U13-16
– melanoma U51-3
nodularity U51-3
nodulation U13-16
nodule U13-16; U51-3
–, discrete U13-16
–, mobile U13-16
–, solitary U51-3; U13-16
noncompliant U18-15
noncrossover (treatment) U15-14
non-dentate U10-1
nonedible U1-5
nonexfoliated (teeth) U10-5
non-extraction U44-2
non-loaded U43-14
nonnarcotic U47-5
nonobstructive U13-18
nonocclusion U36-7
nonprescription U19-1
non-proprietary U19-2
nonrandomized U15-5
nonresorbable U26-8
nonresponder U18-11
non-sterile U27-2
nonsubmerged (implant) U43-5
nontender U51-3
nontoxic U19-13
nontransplanted U49-14
non-working side U38-4
norepinephrine U20-27
nose U8-4
nosebleed U3-19; U8-4
nosocomial U19-15; U27-12
nourish U1-3; U12-1
nourishment U12-1
noxious substance U20-12
nucha U8-13
nuclear U46-22
– charge U46-22
– decay U46-22
– medicine U46-22
– particle U46-22
nuclide U46-22
numb U47-3
numbness U47-3; U16-17
– and tingling U47-3
nurse anesthetist U23-6
–, circulating U23-9
–, dental U6-4
–, recovery room U23-17
–, registered U23-6
–, surgical U23-8
nurture U12-1
nutrient U12-2; U51-15
nutrition U12-3
–, minimal enteral U12-3
nutritional supplement U2-22
nutritious U12-2
nutritive U12-2

O

objective U15-3; U41-10
obliteration U13-18
observation, postanesthetic U25-8
obstructing U13-18
obstruction U13-18
–, nasal U13-18
–, pronounced U13-18
–, recurrent U13-18
–, salivary duct U13-18
obtunded U4-10
obturate (root canal) U41-4,15
obturation U13-18
–, homogenous U41-15
–, root canal U41-15
occlude U10-13, U36-7
occlusal U9-24; U10-13
– abnormalities U36-1
– adjustment U36-7
– appliance U37-25
– contact U33-8
– curvature U39-11
– discrepancies U36-7
– equilibration U36-7
– foil U32-25
– force U33-8
– interferences U36-7; U10-13
– level U36-7
– plane U10-13; U36-7
– prematurity U10-13
– (registration) rim U42-14
– –, posterior U42-14
– rest U42-24
– splint U37-25
– stop U36-7
– table U36-5
– trauma U35-20
occlusion (teeth) U36-7; U10-13
– (vessel) U13-18
– concept U10-13
– rim U10-13; U36-10
–, balanced U36-7
–, canine-guided U10-13
–, centric U10-13; U36-13
–, disrupted U17-5
–, distal U36-7
–, dynamic U10-13
–, habitual U10-13
–, static U10-13
–, torsive U36-27
–, traumatic U10-13; U35-20
odontalgia U16-5
–, atypical U16-5
odontogenesis U9-15
odontoma U52-6
–, ameloblastic U52-6
–, complex U52-6
–, compound U52-6
odontosarcoma U52-3
odor, breath U34-20
odynophagia U14-20; U16-21
ointment U5-8; U30-25
– cannula U24-6
–, antibiotic U20-9
oligodendroglioma U52-15
oligodontia U36-19
on-call, anesthesiologist U23-6
oncofetal antigen U51-1
oncogene U51-1
oncogenic virus U51-1
oncologic(al) U51-1
– staging U51-1
oncologist U51-1
oncology U51-1
– consultation U51-1
– patient U51-1
– ward U51-1
–, pediatric U51-1
–, radiation U51-1
oncostatic U51-1
onlay U40-16
ooze U13-26
opacity U39-16; U46-11
opalescent U39-16
– dentine U39-16
opaque U39-16
– bonding dental ceramics U39-16
– white U39-16
opaquer U39-16
open bite, anterior U36-12
– –, class II skeletal U36-12
– –, lateral U36-12
operate on (patient) U21-1
operating light U7-9
– microscope U22-6
– room U23-1; U21-2
– table U23-10
– team U23-4
– theatre U23-1; U21-2
operation U21-1
operative U21-2
– approach U21-2
– augmentation U49-19
– field U21-2
– permit U25-3
– site U21-2
operator U23-5
– stool U7-1
operator-dependent U23-5
operatory area U7-13
opiate U20-28
– detoxification U20-28
– withdrawal symptoms U20-28
opioid U20-28
–, analgesic U20-28
–, endogenous U20-28
–, kappa- U20-28
–, local U20-28
optic chiasm U52-4
option, therapeutic U6-13
OR technician U23-9
oral U8-8
– cavity U8-8
– hygiene U34-1
– –, lack of U34-1
– –, scrupulous U34-1
– Hygiene Index U34-21
– intake, postoperative U25-12
– piercing U39-24
– surgeon U44-1
orbital rim U45-1
order U19-1
organ-confined U51-9
organ-sparing U21-13
organic U26-10
oriented, well U4-8
orifice U9-7
orthodontic appliance U37-1; U36-1
– arch alignment U36-1
– assessment U36-1
– camouflage U36-1
– space closure U36-17
– spring U37-11
– tooth movement U36-1
orthodontics U36-1
–, interceptive U36-1
–, surgical U45-9
orthodontist U36-1
orthognathic surgery U45-9
orthopedics, dental U36-1
–, dentofacial U36-1
–, functional jaw U37-13
orthosis, cervical U29-9
osseoinduction U44-21
osseointegration U43-1
– protocol U43-1
ostectomy U45-11
osteitis, alveolar U44-4
osteoarthritis U38-14
osteoarthrosis U38-14
osteochondroma U52-13
osteoconduction U43-1
osteogenesis, contact U45-16
–, distance U45-16
–, distraction U45-16
osteoid matrix U44-20
osteoinduction U43-1
osteomyelitis, focal U44-4
osteoplasty U44-19
osteorrhaphy U29-12
osteosuture U29-12
osteosynthesis U29-4,12

osteosynthesis staples U29-12
–, anchor screw U29-12
–, distraction U29-12
osteotome U24-11; U45-7
–, rounded U24-11
–, straight U24-11
osteotomy U22-2
–, inverted L U45-11
–, Le Fort I extrusion U45-7
–, (mandibular) body U45-11
–, maxillary segmental U45-11
–, sagittal split U45-12; U38-22
–, sandwich U22-2
–, segmental (alveolar) U45-11; U22-2
–, sliding oblique U45-13
–, subcondylar U38-22
–, vertical ramus U45-13; U38-22
–, visor U45-11; U22-2
otalgia U16-16
otoplasty U49-3
outcome U15-27
–, cosmetic U49-3
–, primary U14-20
–, surgical U15-27
outlier U14-12
outline U39-2; U46-12
oven glazing U39-18
overbite U36-13
– reduction U37-24
–, anterior U36-13
–, deep U36-13
–, incisal U36-13
–, increased U36-13
–, vertical U36-13
overbleaching U39-19
overcontoured crown margins U39-2
overcontouring U40-9
overdenture U42-11,2
–, bar-type U42-11
–, implant-supported U42-11
overdose U19-7
overeat U1-1
overexposure U46-7
overfilling U41-15
overgrowth U51-2; U13-25
overhang U40-12
–, marginal U40-12
over-instrumentation U41-16
overjet U36-14
–, reverse U36-14
overjut U36-14
overlap, vertical U36-13
overlay denture U42-10f
overload, progressive U43-16
overnourishment U12-1
overtone U11-11
oxycephaly U45-4
oxycodone U20-28

P

pack U28-24
package U5-16
– insert U5-17
packet U5-16
packing U28-24; U32-17
PACU admission report U47-24
pad U28-19
–, neck U37-21
padding U28-19
pager U7-12
–, wireless U7-12
pain U16-6
– control U16-19
– killer U16-20
– level U16-9
– on biting U16-6
– – chewing U16-6
– – mastication U16-6
– relief U16-19
– sensitive pathways U16-20
– threshold U16-18
– tolerance U16-18
–, acute U16-8f
–, agonizing U16-9
–, allodynic U16-21
–, boring U16-7
–, bouts of U16-7
–, cancer U16-7
–, character of U16-7
–, debilitating U16-9
–, deep(-seated) U16-10
–, delayed U16-8
–, dentinal U16-5
–, disabling U16-9
–, dragging U16-7
–, dull U16-9
–, duration of U16-8
–, excruciating U16-9
–, exquisite U16-9
–, facial U8-2; U16-6
–, fleeting U16-8; U41-7
–, free of U16-6
–, gnawing U16-7
–, hunger U16-7
–, intense U16-9
–, intensity of U16-9
–, intolerable U16-9
–, intractable U16-7
–, killing U16-9
–, lancinating U16-7
–, lingering U16-8
–, localized U16-10
–, location of U16-10
–, migratory U16-10
–, mild U16-9
–, myofascial U38-11
–, nagging U16-8
–, nature of U16-7
–, nerve U16-16
–, neurogenic U16-7
–, oral U16-10
–, orofacial U38-10
–, pathologic U16-6
–, periodontal U16-10
–, persistent U16-8
–, phantom U16-10
–, piercing U16-7
–, projecting U16-10
–, pulp U16-5
–, radiating U16-10
–, recurrent U16-8
–, referred U16-10
–, rest U16-7
–, retro-orbital U16-10
–, severe U16-9
–, sharp U16-9
–, shooting U16-7
–, site of U16-10
–, smarting U16-7
–, somatic U16-7
–, spontaneous U16-7
–, stabbing U16-7
–, steady U16-8
–, stinging U16-7
–, stubborn U16-8
–, superficial U16-10
–, tearing U16-7
–, tingling U16-17
–, tooth U16-5
–, tumor(-related) U16-7
–, unremitting U16-8
–, violent U16-9
pain-free U16-6,20
painful U16-11
– myogenous temporomandibular disorder U38-11
– swallowing U16-6
painless lump U16-6
– mass U16-6
palatable U1-5
palatal U9-10,23
– flap U9-10
– height U9-10
– pushback plasty U49-3
– vault U9-10
palate U9-10
–, cleft U9-10; U44-17
–, hard U9-10; U44-14
–, high U45-6
–, soft U9-10
–, split U37-17
palatine arch U9-10
– tonsil U9-10
palatoplasty U44-17; U45-3; U9-10
–, flap U44-17
–, Furlow U44-17
–, laser U44-17
–, laser-assisted uvula U44-17
–, push-back U44-17
–, two-flap U44-17
palladium U30-10
palliate U16-19
palliation U16-19; U18-9
palliative U18-9
– surgery U16-19
– therapy U16-19
palsy U47-11
pan U33-5
panoramic radiograph U33-5
pantogram U33-9
pantographic tracing U33-9
papilla preservation flap U35-31
– – technique U35-31
–, gingival U35-6
–, interdental U35-6
papillary bleeding index U35-10
– epithelial hyperplasia U35-6
– gum U35-6
papilloma U52-1
–, inverted U52-1
–, laryngeal U52-1
–, Schneiderian U52-1
parafunctional activities U10-17
– habits U38-10
paralleling guide U43-9
– pin U43-9
– technique U43-9
parallelism, axial U43-9
paralysis U47-11
–, vocal cord U47-11
paralytic lagophthalmus U47-11
paralyze U47-11
parameter U14-5
parasigmatism U11-21
parasympatholytic U20-8
paresis U47-11
paresthesia U16-17; U47-4
–, mental U47-4
parotid branch U45-17
– duct U45-17
– gland U45-17
– saliva U45-17
– space U45-17
parotidectomy U45-17
–, conservative U45-17
–, lateral U45-17
–, superficial U45-17
paroxysm U16-14
–, spasmodic U16-14
paroxysmal U16-14
– cough U16-14
– headaches U16-14
– hemicrania U16-14
– pain U16-14

paroxysmal vertigo U16-14
particulate (bone graft) U44-20
– radiation U46-10
– size U45-15
pass out U4-6
past medical history U21-1
paste U5-8
–, dental (protective) U30-25
–, desensitizing U30-25
pastille U5-14
patency U22-20
path, idling U38-3
–, nonworking U38-3
–, orbiting U38-3
pathogen U13-1
–, nosocomial U19-15
pathogenic U13-1
pathologic(al) U13-1
– entity U13-1
– feature U13-1
– finding U13-1
pathologist U13-1
pathology U13-1
–, cellular U13-1
–, negative for U13-1
–, no evidence of U13-1
–, underlying U13-1
patient instruction leaflet U5-17
pattern, electromyographic U33-15
PDL space U44-10
pedicle flap U50-11
– graft U50-10f
pegged tooth U9-1
pellet U5-9
pellicle-coated surface U34-10
–, acquired (oral) U34-10
penetrate U40-21
penicillamine U20-10
penicillin U20-10
– derivative U20-10
–, aqueous U20-10
–, oral U20-10
penicillin-fast U20-10
penicillinase U20-10
percentage U14-8
percentile U14-11
percolate U40-21
percolation U40-21
–, salivary U40-21
percussion sound, metallic U44-10
perforation, apical U41-14
–, furcal U41-14
–, lateral U41-14
–, strip U41-14
periapical U41-6
pericision, gingival U35-27
pericoronitis U51-4
peri-implantitis U43-3
perio U35-1
periodicity, pain U16-8
periodontal U35-1
– chart U35-1
– (disease) index U35-9
– dressing U35-1
– ligament U35-2,11
– – cells U35-2
– – fibroblasts U35-2
– – space U35-2
– –, loss of U35-2
– maintenance U35-36
– pack U35-1
– probe U35-1
– prophylaxis U35-1
– recall U35-36
– therapy U18-4; U35-36
periodontics U35-1
periodontist U35-1
periodontitis U35-16
–, advanced U35-16
–, apical U41-8; U35-16
–, incipient U35-16
–, marginal U35-16
–, rapidly progressive U35-16
periodontology U35-1
perioesthetics U39-1
perioperative U21-2
permit, operative U25-3
pernio, erythema U3-12
persistent vegetative state U4-17
personnel U6-3
pestle U31-14
petechia U13-27
phantom tooth pain U16-5
pharmaceutical chemistry U20-1
pharmaceutics U20-1
pharmacodynamics U20-1
pharmacogenetics U20-1
pharmacognosy U20-1
pharmacokinetics U20-1
pharmacologic history U20-1
– properties U20-1
pharmacologist U20-1
pharmacology U20-1
pharmacopeia, international U20-1
pharmacy U5-4
pharyngeal U8-12
– reflex U10-16
pharynx U8-12
phial U5-13
phlegm U10-10
– loosener U20-15
–, bring up U10-10
–, foul-smelling U10-10
phonation U11-10, 13
phonetic U11-13
phosphorescence U46-8
photobleaching U39-19
photophobia U16-15
physiotherapy, oral U34-1
piercing jewelry U39-24
pill U5-7
pilot drill U43-8
– hole preparation U43-8
– implant channel U43-8
pin U29-14
– fixation U29-14
– retention U40-14
– tract infection U29-14
–, dental U29-14
–, dentinal U40-14
–, dentin(e) U40-14
–, endodontic U40-14
–, paralleling U43-9
–, parapulpal U40-14
–, safety U29-14
–, self-threading U40-14
–, spring-loaded U40-14
–, threaded U40-14
pinning U29-14
–, K-wire U29-14
pinprick U29-14
pins-and-needles U16-17
pivoting chair U7-1
place U23-11
placebo U15-8
plagiocephaly U45-4
plane, auriculo-infraorbital U39-4
–, Camper's U39-4
–, cross-sectional U33-19
–, facial U39-4
–, occlusal U39-4
planography U46-19
plaque U34-8
– control U34-8
– formation U34-8
– index U34-8
– score U34-8
–, calcified U34-8f
–, dental U34-8
–, heavy U34-11
–, recent U34-12
plaque-disclosing agent U34-12
– liquid U34-8
– solution U34-8
– tablet U34-8,12
– –, two-tone U34-12
plaque-inhibiting agent U34-8
plaster U30-12
– accelerator U30-12
– cast U29-6
– chisel U30-12
– impression U30-12; U29-6
– key U30-12
– model U30-12
– of Paris U30-12; U31-6
– wash U30-12
–, impression U30-12
–, type I (dental) U30-12
plastic surgeon U49-3
– surgery U49-3
plasty, palatal pushback U49-3
–, Z- U49-3; U50-14
plate U29-16
plates U10-8
–, dental U42-3
plating U29-16
–, compression U29-16
platinum foil U30-10
– – impression U30-10
– -rhodium alloy U30-10
– rivet U30-10
–, scrap U30-10
pledget U28-23
pliable U29-13
plica U49-8
plication U49-8
– suture U49-8
pliers U32-16; U37-5
–, bird beak U32-16
–, bracket holding U37-9
–, clasp-adjusting U32-16
–, curved contouring U32-16
–, flat-nose U32-16
–, three-prong U32-16
–, torquing U32-16
–, wire cutting U32-16
plot U14-27
plotter U14-27
plug U32-17
plugger U32-17
–, amalgam U32-17
–, ball-shaped U32-17
–, cement U30-6
–, drop-shaped U32-17
–, finger U32-17
–, finishing U32-17
plugging U32-17
PM visit U35-36
pocket depth U35-9
– – reduction U35-25
– elimination U35-25
– –, surgical U35-25
– reduction U34-14
–, false U35-13
–, infrabony U35-13
–, periodontal U35-13
pocketing U35-13
–, soft tissue U35-13
pogonion U39-5
point, accessory U41-15
–, GP master U41-15
polish U31-21
polishable U31-21
polishing U31-21
– dolly U31-21
– gel U31-21
– kit U31-21
– lathe U31-21
– paste U31-21
– unit U31-21

polishing, air-abrasive U34-11
polymerization shrinkage U31-6
polyp U52-1
–, antral-choanal U52-1
–, nonneoplastic U52-1
–, palatal U52-1
–, pedunculated U52-1
–, pulp U52-1
polypoid growth U52-1
polyposis, nasal U52-1
pontic U42-5; 40-11
– design U42-5
–, hygienic U42-5
–, ovate U42-5
–, ridge-lap U42-5
–, saddle U42-5
popping U38-5
population U14-3
porcelain U30-4; U40-11
– coverage U30-4
– -fused-to-metal restoration U30-4
– inlay U30-4
– powder U30-21
– -veneered gold fixed prosthesis U30-4
port, angled viewing U45-20
position U23-11
–, acquired postural rest U38-12
–, centric jaw U36-2
–, dorsal recumbent U23-12
–, flank U23-16
–, Fowler's U23-14
–, head-elevated U23-14
–, lateral decubitus U23-16
–, lateral recumbent U23-15
–, protrusive U36-2
–, semiprone U23-15
–, supine U23-15
positioner, tooth U37-23
post diameter U40-14
– length U40-14
– space (preparation) U40-14
–, endodontic U40-14
–, impression U31-12
–, prefabricated U40-14
–, sandblasted U40-14
–, serrated U40-14
post-and-core U40-15
–, all-ceramic U40-15
–, cast U40-15
–, prefabricated U40-15
postanesthesia care unit U47-24
– recovery area U23-17
postanesthetic phase U47-23
– hang-over U47-23
– vomiting U47-23
postburn U3-11
postconcussion U3-14
posteruptive U10-3
postextraction U44-2
postgraft U50-1
postimplantation U43-3
postinsertion U43-3
– adjustment U43-3
– followup U43-3
– healing period U43-13
– irradiation U43-3
– maintenance U43-3
postirradiation U46-4
postoperative U21-2
– course U21-2
– followup U21-2
posttransplant U49-14
postulate U15-19
potency U19-9
potent U19-9
poultice U28-25
powder U5-9
power, penetrating U46-9
practice leaflet U6-8
practitioner, dental U6-1
precancerous U51-6
– (skin) lesion U51-6
precarious U34-18
precaution U5-18
precision attachment U42-7
precursor U51-10
prediction U14-29
predictive U14-29
predictor U14-29
predilection U52-10
predisposition, familial U13-7
pre-eruptive U10-3
pre-extraction U44-2
prefabricated U30-8
pregraft U50-1
preimplant U43-3
preload U43-14
premalignant U51-5; U52-4
premedication U48-2
premolar U9-6
– area U9-6
preoperated U21-1
preoperative U21-2
– anesthesia interview U47-12
– fasting U21-2
– history U21-2
– workup U21-2
prep U27-14
– room U23-3
preparation error U41-13
–, chemomechanical U41-11
–, hand U41-11
–, post-space U41-14
–, root canal U41-11
–, rotary U41-11
preponderance U14-8
preprosthetic U42-2
prescribe U19-1
prescription U19-1
presedation U47-8
preservation U21-13
–, functional U21-13
preserve U21-13
preshaped U49-4
press-fit U42-16
pressure U36-28
pretapping U43-11
pretransplant U49-14
prevalence U14-7
prevention U18-6
preventive U18-6
prick U3-10
prickling U16-17
primer (adhesive) U40-5
probability U14-31
probe U24-8; U32-9
–, antrum U24-8; U32-9
–, bulb-headed U32-9
–, bulbous U32-9
–, lacrimal U45-18
–, periodontal U35-1; U24-8
–, ultrasonic U24-8
probing U24-8
– depth U35-5
– instrument U32-1
–, blind U24-8
procedure, adjunctive U21-4
–, distal wedge U35-30
–, harvesting U49-17
–, nerve-sparing U21-12
–, operative/ surgical U21-4
–, two-film U33-2
–, two-stage U21-4
proclination U36-23
procurement, cadaver (organ) U49-17
profile U39-3
– analysis U39-3
– radiograph U39-3
– view U39-3
–, emergence U39-3
–, labial U39-3
prognathic U45-10
prognathism U45-10
–, mandibular/ true U45-10
–, maxillary U45-10
progress U51-7
progressive U51-7
progression-free survival rate U51-7
–, evidence of U51-7
–, metastatic U51-7
–, relentless U51-7
–, tumorigenic U51-7
prolabium U8-9
prolapse U13-21
–, complete U13-21
–, soft tissue U13-21
–, tongue U13-21
proliferate U51-7
proliferative U51-7
proliferation, uncontrolled (cellular) U51-7
prominence, laryngeal U8-14
pronounce U11-13
pronunciation U11-13
proof U15-17
prophy U34-2
prophylactic U18-6; U34-2
prophylaxis U18-6
–, antibiotic U27-13
–, caries U34-2
–, dental U34-2
–, individual U34-2
proportion U14-8
proprietary U19-2
prospective U15-6
prosthesis retention U42-2
–, 12-unit U42-2
–, auricular U45-22
–, cantilever (fixed) U42-8
–, dental U42-2
–, detachable U42-2
–, ear U8-15
–, implant-retained U45-24
–, maxillofacial U45-24
–, nasal U45-24
–, orbital U45-24
–, provisional U42-2,9
prosthetic U45-22
– dentistry U42-1
– eyes U45-23
– substitution U42-2
– superstructure U42-2
prosthetist, dental U42-1
prosthodontic adjustment U42-1
prosthodontics U42-1
prosthodontist U42-1; U23-4
protective coating U30-23
protein U12-9
proteolytic U12-9
protocol U15-7; U18-5
protraction U29-3; U36-28
protruding chin U36-24
protrusion U36-24
–, bimaxillary U36-24
protrusive position U36-2
provitamin U12-13
proximal U9-22
pruritus U20-22
pseudocyst U13-24
pseudopocket U35-13,26
psychoactive substance U20-23
psychotropic agent U20-23
PTFE barrier membrane U44-18
ptosis U13-21
–, fluctuating U13-21
ptyalography U33-14
puffiness U3-15
puffy U3-15

pull (muscle) U3-17
pullout force U43-18
– strength U43-18
– test U43-17
pulp cap(ping), direct U40-6
– –, indirect U40-6
– cavity U41-5
– chamber U41-5
– denticle U41-5
– devitalization U41-5
– exposure U44-7
– fin U41-5
– horn U41-5
– test U32-20
– tester U32-20
–, dental U9-18
pulpal exposure U41-2
– inflammation U41-2
– injury U41-2
– reaction U41-2
– status U41-2
pulpectomy U41-18; U22-1
pulpitis U41-7
–, (ir)reversible U41-7
–, purulent U41-7
–, serous U41-7
pulpotomy U41-18; U22-2
–, shallow U41-18
pumice, flour of U30-18
puncture U3-10; U21-14
purpura U13-27
purulence U13-12
purulent U13-12; U28-14
– discharge U13-12
pus U13-12; U35-21
– collection U13-12
–, drainage of U13-12
–, foul-smelling U13-12
–, frank U13-12
–, gross U13-12
put to sleep U47-1
– under U47-1

Q

Quad helix (expansion) appliance U37-17
quadrant U9-20
–, contralateral U9-20
–, partially edentulous U9-20
quartile U14-11

R

radiant U46-2
– energy U46-4
radiate (rays) U46-2
radiating pain U16-10
radiation burn U46-7
– detector U46-7
– dose U46-9
– exposure U46-7
– hygiene U46-7
– protection U46-2
– sickness U46-2
–, annihilation U46-2
–, ionizing U46-20
–, particulate U46-10
–, scattered U46-2; U33-3
radioactive U46-21
– implants/ beads/ seeds U46-21
– iodine uptake study U46-21
– tracer U46-21
radioactivity U46-21
radioautogram U33-17
radioautographic labeling U33-17
radioautography U33-17
radiocurable U46-2
radiodense U46-11
radiodensity U46-11
radiogram U46-3
radiograph U46-3
–, bitewing U33-6; U46-3
–, cephalometric U33-10
–, lateral jaw U33-4
–, periapical U33-7
–, skull U33-11
radiographer U46-3
radiographic evidence U46-3
– film U33-2
– visualization U46-12
radiography U46-3
–, digital subtraction U33-18
–, double contrast U46-3
–, sectional U46-19
radioisotope U46-22
radiolabeled U46-2
radiologic U46-1
– evaluation U46-1
– findings U46-1
– technologist U46-1
radiologist U46-1
radiology U46-1
– record U46-1
– suite U46-1
–, diagnostic U46-1
radiolucency U46-11
radiolucent U46-11
– (filling) defect U46-11
radiomimetic U46-2
radionuclide U46-22
– angiography U46-22
radiopacity U46-11
radiopaque U46-11
dye U46-11
radiopharmaceuticals U46-2
radioprotective clothing U46-1
radioresistant U46-23
radiosensitive U46-23
radiosensitivity U46-23
radiosensitizer U46-23
radiosensitizing agent U46-23
radiotherapy U46-2
–, external beam U46-5
radiotracer U12-17; U46-21
radiovisiography U33-17
radix dentis U9-19
raise (flap) U49-11
ramus osteotomy, sagittal split U45-13
– –, subcondylar U45-13
random U15-5
randomization U15-5
range of motion U38-1
–, surgical U49-18
–, therapeutic U14-15
ranula U13-23; U45-18
–, diving U45-18
–, plunging U45-18
ranulectomy U45-18
rash U13-27
rasp U24-12; U32-12
raspatory U24-12; U32-12
–, antrum U24-12
–, dental U24-12
–, nasal U24-12
rate U14-8
ratio U14-8
–, risk-benefit U25-5
–, root-to-crown U43-16
–, superstructure-to-implant U43-16
ray U46-2
realignment U29-2
reamer U32-11
– breakage U32-11
–, engine U32-11
reaming motion U32-11
reappoint U6-10
reapproximate U26-5; U28-2
reattachment, periodontal U35-33
rebake U31-18
rebase U42-17,25
rebond U39-20
rebound U35-27
rebreathe U48-11
recalcitrant U18-13
recall U6-16
recede U35-12
receding gums U9-12
reception room U6-7
receptionist U6-6
recession status U35-12
–, gingival U35-12
recipient U49-15
– site U49-15
Recklinghausen's disease U52-14
recolonization, microbial U35-33
reconstruction U49-1
– of mandibular discontinuity (defects) U49-1
–, ear U49-1
–, facial U26-18
–, mandibular U49-1
–, postablative U49-1
reconstructive surgery U49-3
recontouring of the condyle U38-22
–, gingival U35-28
–, osseous U35-28
record base U42-14
– rim U42-14
–, interocclusal U36-2
–, mandibular U42-14
recovery U25-14
– area U47-21
– (from anesthesia) U47-21
– room U23-17; U47-21
– – bed U23-18
recruitment, patient U15-4
recuperation U25-14
redisplacement U17-4
redress U28-17
reduction U49-19
– (fracture) U29-2
reexplore U21-11
reference plane U39-4
– point U33-9
referral U6-13
refine U31-15
refire U31-18
reflex, jaw-closing U38-2
–, jaw-opening U38-2
–, jaw-stretch U38-2
–, jaw-unloading U38-2
–, masseter U38-2
–, pharyngeal U10-16
reformatting, multiplanar U33-20
refractory U18-13
– investment material U31-8
refracture U17-1
regeneration, guided tissue (GTR) U35-34; U50-18
regimen U18-5
registration, bite U36-2
–, interocclusal U36-2
–, maxillomandibular U36-2
regression U14-33
rehabilitation U49-2
–, dental U49-2
–, oral U49-2
–, prosthetic U49-2
reimplant U44-12
reimplantation U44-12
reintrude U36-25
rejection, acute U50-22
–, graft U50-22
relapse U37-23
–, dental U35-27
–, rotational U35-27

relation(ship) U14-32
relaxant, muscle U48-16,2
reliability U14-30
relieve U16-19
reline U42-25
– jig U42-25
remedial U5-2
remediation U5-2
remedy U5-2
–, pain-relieving U5-2
remodel U49-4
remodeling U33-18
removal torque U43-12
–, third molar U18-14
repackaging U5-16
repair U49-1
–, cleft palate U49-1
–, midfacial U49-14
replacement U2-21; U49-2
– bone U49-2
– resorption U44-11
–, TMJ U49-2
replant U44-12
replantation U44-12
–, intentional U44-12
repocketing U35-29
reposition U23-11
reproducibility U14-30
resculpt U39-2
research U15-2
resectable lesion U21-15
resection U21-15; U22-13
–, confines of U51-11
–, partial U21-15
–, root-end U41-19
reservoir bag U47-15
reshaped U49-4
resin U40-1
– cement U30-3
– curing agent U30-3
–, acrylic U30-2; U31-2,11
–, autocure U31-17
–, composite U30-3
–, light-curing U30-3
–, self-curing U30-3
resin-modified glass ionomer U30-5
resinous materials U30-2
resistance U18-13
–, wear U30-3
resolution U46-14
– of borders U46-14
–, contrast U46-14
–, image U46-14
–, soft tissue U46-14
–, spatial U46-14
resolving power U46-14
resorb U10-22
resorbable U26-8
resorption U10-22; U26-8
– time U26-8
–, alveolar U44-15
–, apical U10-22
–, cervical U10-22; U44-11
–, deciduous tooth U10-22
–, infection-related U44-11
–, inflammatory U44-11
–, replacement U44-11
–, root U10-22; U44-11
respond (therapy) U18-11
response U18-11
responsive U4-7
rest area U42-18
– seat U42-18
–, lingual U42-18
resterilize U27-2
restoration U40-1; U49-1
–, adhesive U40-5
–, bonded U40-5
restorative U40-1; U49-1
restore U40-1
restrain U36-29
restraint U36-29
–, head U36-29
resuscitation U47-25
–, cardiopulmonary U47-25
–, mouth-to-mouth U47-25
resuscitator U47-25
resuture U26-1
retain U36-29; U37-23
retainer U37-23; U42-21; U36-29
–, bonded U37-23
–, continuous bar U37-23
–, denture U42-6
–, female U42-6
–, Hawley U37-23
–, lingual U37-23
retarder U30-24
–, alginate U30-24
retch U10-16
retention U36-29; U37-23
– bead U42-21
– clasp U42-21
– cyst U45-18
– groove U42-21
– phase U37-23
–, adhesive U42-21
–, bar-clip U42-2
–, denture U42-21
–, frictional U42-9,21
–, prolonged U36-17
retract U32-2; U36-28; U24-16
retractability U32-2
retraction U24-16; U29-3; U32-2; U36-28
– suture U32-2
–, forceful U32-2
–, gum U35-12
retractor U24-16
–, blunt U24-16
–, cheek U32-2; U24-16
–, lingual U24-16
–, malleable U24-16
–, self-retaining U24-16
–, sharp U24-16
–, toothed U24-16
retransplantation U49-14
retroclination U36-23
retrocline U36-23
retrofilling U41-20
retrognathic U45-10
– ridge relation U45-10
retrognathism U45-10
retrospective U15-6
retruded U36-24
retrusion U36-23 f
– path angle U36-24
retrusive maxilla U36-14
return to normal activity U25-14
reusable U27-4
reverse filling U41-20
– torque test U43-19
– – value U43-19
rhinoplasty U22-4; U49-3
rhabdomyoma U52-10
rhabdomyosarcoma U52-3
rhinoplasty U49-3
ridge, alveolar U9-13
–, atrophic edentulous U36-22
rinse U27-5; U34-6
rinsing agent U34-6
risk, operative U25-5
rod U29-14
roentgen-equivalent-man U46-10
roentgenogram U46-3
rongeur (forceps) U24-11
–, bone U24-11
root (tooth) U9-19
– amputation U41-21
– apex U9-19
– canal U41-4
– – filling U41-15,9
– – irrigation U41-9
– – preparation U41-11,9
– – system U41-11
– – therapy U41-9
– – treatment U41-9,1
– caries U9-19
– coverage U35-14
– cracking U41-18
– curettage U24-10
– dentine U9-16
– exposure U35-14
– fracture U41-18
– –, horizontal U44-7
– –, vertical U44-7
– planing U34-14; U35-24
– resorption U41-17; U44-11
– smoothing U34-14
–, denuded U50-18; U35-14
–, remnant U41-17
root-end filling U41-21
root-to-crown ratio U43-16
rotation U36-27
–, (counter)clockwise U36-27
–, first-order U36-27
–, long-axis U36-27
rotational growth U36-27
rotatory (drill) speed U36-27
roughage U12-16
round bur U7-3
route U51-11
–, hematogenous U51-11
–, lymphatic U51-11
–, surgical U21-6
rubber dam U32-19
– – application U32-19
– – clamp U32-19
– – – forceps U32-19
– – punch U32-19
– prophy point U34-2
– ring U37-10
– sheet U32-19
– wheel U34-2
–, donut-shaped U37-7
rugine U24-12
rule out U23-15
running suture U26-16
– –, locking U26-16
– –, subcuticular U26-16
rupture U3-18; U13-22
–, vascular U3-18

S

saccharide U12-6
saccharin U12-6
saddle U42-18
–, free-end U42-18
–, unilateral bounded U42-18
safety goggles U7-10
– specs U7-10
sagging U13-21
sagittal split osteotomy U45-12
saliva U10-9; U2-23
– ejector U7-7
– – tip U7-7
–, blood-tinged U10-9
–, tenaceous U10-9
–, viscous U10-9
salivary U10-9
– buffer capacity U10-9
– calculus U33-14
– stone U10-9
salivation U10-9
–, scanty U10-9
salt U2-18
salvage surgery U51-9
salve U5-8
sample U14-4
sampling U14-4
sandblasting U30-27
sanitization U34-2
sarcocele U51-6
sarcoma U51-6

re
sa

sarcoma, ameloblastic U52-3,7
–, chondromatous U52-13
–, Ewing U52-3
–, giant cell U52-3
–, granulocytic U52-3
–, Kaposi's U52-3
–, myeloid U52-3
–, osteogenic U52-3
–, soft tissue U52-3
–, synovial U52-3
–, undifferentiated U52-3
sarcomatosis U52-3
sarcomatoid U52-3
sarcomatous U51-6; U52-3
scab U28-9
– formation U28-9
scaffold U44-21
scald U3-11
scale U14-6
scaler U32-13
–, hoe U32-13
–, piezo-ceramic U32-13
–, stainless steel U32-13
scaling U34-14; U32-13
–, deep U34-14; U32-13
–, root U32-13
–, subgingival U34-14
scallop U39-14
scalloped appearance U39-14
scalpel U24-3
–, disposable U24-3
–, dissecting U24-3
scan U46-18
– width U46-18
–, color U46-18
scanner U46-18
–, scintillation U46-18
–, whole body U46-18
scanography U46-18
scaphocephaly U45-4
scar U28-10
scarring U28-10
schedule U19-1
schwannoma U52-14
–, acoustic U52-14
–, malignant U52-14
–, vestibular U52-14
scintigram U46-17
scintigraphy U46-17
–, gated blood pool U46-17
–, rest U46-17
–, sequential U46-17
–, stress U46-17
–, three-phase U46-17
scintillation U46-17
– camera U46-17
– counter U46-17
– detector U46-17
– scanner U46-17
scintiscans, serial U46-17
scissors U24-4
–, curved U24-4
–, dissecting U24-4
–, ligature U24-4
–, straight U24-4
–, suture U24-4
–, wire cutting U24-4
scoop U24-10
score U14-6
–, raw U14-6
–, scaled U14-6
–, standard U14-6
scrape U3-9; U24-10
scraper, bone U24-12
scratch U3-9
scream U11-14
screw U29-15
– fastening U43-6
– joint U43-6
– loosening U43-6
– tap U43-6
–, abutment U43-6
–, condylar U29-15
–, cortical bone U29-12
–, cover U43-6
–, distraction U29-15
–, lag U29-15
–, locking U43-6
–, self-drilling U29-15
–, sliding U29-15
–, titanium U29-15
–, unicortical U29-15
screw-in tooth U43-2
scrub nurse U23-8
– suit U27-6,15
scrub-up U27-6
sculpt U39-2
seal U26-11; U34-16; U41-4
–, air-tight U26-11
–, hermetic U41-15
–, peri-implant U34-16
–, water-tight U26-11
sealant U26-11; U34-16
–, dental U34-16
–, fissure U34-16
–, surface U34-16
–, waterproofing U19-1
sealer U34-16
sealing U30-7
– compound U34-16
– varnish U34-16
– wax U34-16
sear off (gutta-percha) U30-14
seat U42-18
sebaceous gland U52-18
sebum U52-18
second opinion U6-13
sectio U21-10
section U21-10
–, frozen U21-10; U45-17
–, serial U21-10
secure U26-4
sedate U47-8
sedation U47-8
–, conscious U47-8; U48-7
–, deep U47-8
–, sleep U47-8
sedative U47-8 f; U20-23
– hypnotic (agent/drug) U47-9
–, oral U48-7
seepage U41-16; U40-21; U23-13
seizure, epileptic U20-20
selection, patient U25-2
self-curing (resin) U30-3
self-limiting U38-16
self-medication U5-1
self-tapping U43-11
semi-comatose U4-14
semi-dentulous U10-7
semi-starvation U1-14
semi-stuporous U4-11
sensation, blunted U47-4
–, diminished U47-4
–, impaired U13-4
sensing device U46-18
sensitivity (test) U14-23
– to pain U16-6
–, dental U16-5
–, excessive U13-10
separator U37-12
–, Haas palatal U37-12
septic U27-1
sequel(a) U25-9
series U14-3; U15-11
serrated jaws U32-16
– nib U32-17
setting U29-2
– expansion U31-6
set-up U42-13
sevoflurane U48-12
shade U39-15
– determination U39-15
– guide U39-15
– range U39-15
– scanner U39-15
– selection U39-15
shade-matching light U39-15
shading U39-15
–, custom U39-15
sham treatment U15-8
shank, heavy U32-18
shape U49-4
sharp blade U24-2
– curette U24-2
– dissection U24-2
sharps U24-2
shavings, bone U44-21
–, cancellous marrow U44-20
shears U24-4
–, bone U24-4
shed (teeth) U10-5
sheen U39-18
shift U36-21
shine U39-18
–, enamel-like U39-18
shiner U3-13
shiny U39-18
shoulder (crown) U40-8
shout U11-14
shriek U11-14
shrink (shrank-shrunken) U31-6
shrinkage U30-12
– compensation U31-6
– contraction U31-6
–, curing U31-6
–, gingival U35-12
–, low- U31-6
–, polymerization U31-6
shunt U49-6
sialadenectomy U45-18
sialadenitis U45-18
sialocyst U45-18; U13-23
sialodochoplasty U45-18
sialography U33-14
–, digital subtraction U33-14
–, interventional U33-14
–, magnetic resonance U33-14
sialolith U45-18
sialolithiasis U45-18; U13-2
side effect U19-14
sideshift U36-21; U38-4
–, immediate U38-4
sievert U46-10
sigh U11-4
sigmatism U11-21
sigmoid notch U45-13
signal void U33-13
significance U14-21
significant, statistically U14-21
sintering process U30-6
sinus lift (procedure) U45-15
– –, internal/external U45-15
– –, minimally invasive U45-15
– surgery, functional endoscopic U45-20; U25-10
skeletal traction U29-3
skewness U14-13
skin appendages U52-18
– coverage U49-9
– pouch U45-24
– preparation, preoperative U27-14
skull film U33-10
– fracture U17-8
– radiograph U33-10
– –, plain U33-11
slash U3-6
sleep apnea, obstructive U13-18; U49-7
sleeping aid U20-23
slice U3-6
sliding flap U50-14

sliding flap, horizontal U50-14
– –, lateral U50-14
– –, V-Y U50-14
sling U29-8
slipknot U26-6
slope U14-33
slot, bracket U37-4
smile curve U39-6
– line U39-6; U36-5
– –, reverse U39-6
–, full U39-6
–, gummy U39-6
–, widest U39-6
smoothing U41-21
smoothness of motion U38-1
snap U42-23
– button system U45-24
snare U22-11
sneeze U11-6
snore U11-5
snoreguard U37-25
snoring, non-apneic U44-17
snort U11-5
sob U11-3
socket U9-13; U32-14
– margin U9-13
–, dry U44-4; U9-13
–, tooth U9-13; U30-16
solder U31-16
– joint U31-16
–, gold-based U31-16
–, hard U31-16
–, main U31-16
–, repair U31-16
soldering U31-16
– agent U31-16
– aid U31-16
– furnace U31-16
– gap U31-16
– iron U31-16
– procedure U30-10
solubility U5-11
solution U5-11
–, irrigating U22-17
solvent U5-11
somnolence U4-13
sonography U33-12
sopor U4-13
sore U13-17; U16-11
– gums U16-11
– muscles U16-11
– throat U16-11
–, canker U13-17
–, cold U13-17
–, denture U13-17
–, oozing U16-11
–, plaster U13-17
–, pressure U13-17
–, running U13-17
soreness U16-11
–, pressure U16-11
sound (instrument) U24-8; U32-9
– (tone) U11-11
–, grating crepitational U38-5
–, hollow U32-9
space closure, orthodontic U36-17
– maintainer U32-22; U37-12; U36-21
– regainer U37-12
–, embrasure U39-13
–, freeway U10-14
–, interproximal U9-22
spaced out U4-9
spacing U36-16
spare U21-13
spasmolytic U20-19
speak (spoke-spoken) U11-8
specificity U14-23
specimen, histologic U46-13
spectacles, protective U7-10
Spee('s) curve U36-5
speech U11-8
spillway, interdental U39-13
spinal cord U52-15
spit U10-10
spitoon U7-8; U10-10
splint U29-7; U42-22; U37-16
– guard U42-22
– therapy U38-14
–, acrylic U30-20
–, biteguard U38-14
–, clear U37-16
–, coaptation U26-5
–, extension U29-3
–, functional appliance U38-17
–, multiple-tooth U42-22
–, muscle relaxation U37-16
–, occlusal extension U37-16
–, orthopedic U37-16
–, stabilizing U37-16
–, temporary U42-22
–, wire U42-22; U37-16
splinter U17-2
splinting U29-7; U37-16; U42-22
split U21-14
split-thickness graft U50-6
sponge U24-18
– biopsy U24-18
– carrier U24-18
– forceps U24-18
– stick U24-18
–, alcohol U24-18
–, gauze U24-18
–, surgical U24-18
spoon U24-10
spot, brown U34-11
–, colored U34-11
–, pink U34-11
–, white U34-11
spreader U32-17
–, gutta-percha U30-14
–, hand U32-17
spring U37-11,3; U36-28
–, closed coil U37-11
–, coiled U37-11
–, finger U37-11
–, helical U37-11
–, open coil U37-11
–, orthodontic U37-11
–, strap U37-11
sprue U30-20
– button U30-20
– former U30-20
– hole U30-20
– pin U30-20
– reservoir U30-20
sputum U10-10
– smear U10-10
– specimen U10-10
squamous metaplasia U52-2
stabilization U29-4
stable U29-4
staff U6-3
stage U51-14
–, advanced U51-14
–, early U51-14
staggered offset U43-20
staging U51-14
– surgery U51-14
–, clinical U51-14
–, surgical U51-14
–, TNM U51-14
stain U34-11
staining U34-12
stammer U11-20
stannous fluoride U34-13
staple disruption U26-12
stapled transection U26-12
stapler U26-12
stapling device U26-12
starch U12-5
starving U1-14
statistician U14-1
statistics U14-1
status, endodontic U41-2
–, gingival U35-7
–, pulpal U41-2
stenose U13-19
stenosis U13-19
–, carotid U13-19
–, choanal U13-19
–, high-grade U13-19
–, partial U13-19
stenotic U13-19
Stensen duct U45-18
stent U22-20; U29-7
– plugging U22-20
–, guide U22-20
–, occluded U22-20
–, percutaneous U22-20
–, self-expandable U22-20
step (preparation) U40-7
stepdown technique U41-11
stepoff discrepancy U16-11
stereoroentgenography U33-2
sterile U27-2
sterility U27-2
sterilization U27-2
– chamber U27-2
–, dry heat U27-2
–, saturated steam U27-2
Steri-strip® U28-21
stiffening, joint U38-8
stilette U24-7
stimulant U20-23
sting (stung-stung) U3-10
stippling U35-7
stitch U26-1
stitch (pain) U16-13
stockinet(te) U29-10
stomatitis U35-18
–, aphthous U35-18
–, epidemic U35-18
–, erosive U35-18
–, ulcerative U35-18
stone U13-21
– breakage U31-19
– cast U30-13
– clearance U13-20
– disease U13-20
– extraction U45-18
– impaction U13-20
– powder U30-13
–, artificial U30-13
–, dental U30-13
–, die U30-13; U31-5
–, hilar U13-20
–, parotid U13-20
–, salivary duct U13-20
stone-former U13-20
stone-free U13-20
stop condition U15-30
stopping rule U15-30
storage U5-19
straight wire technique U37-2
straining U3-17
strand (suture) U26-7
strap U29-11
–, safety U37-19
strapping U29-11
stratigraphy U46-19
strenuous U3-17
stress breaker U42-18
stricture U13-19
– dilation U13-19
–, anastomotic U13-19
–, salivary duct U13-19
–, spasmodic U13-19
strip, abrasive U32-24
stripper, interproximal U32-13
Student's (t-)test U14-34
study U15-1
– manual of operations U15-7

stunned U4-9
stupefaction U4-11
stupor U4-11; U47-6
stutter U11-20
stylet U24-7
subconsciousness U4-1
subgroup U14-3
subject U14-2
subluxation U17-4
–, jaw U17-4
–, lens U17-4
submandibulectomy U45-17
subperiosteal tunneling U35-32
subset U14-3
substitution U2-21
successor tooth/teeth U36-6
– –, permanent U10-2
suction U22-16; U23-13
– (-assisted) lipectomy U22-16
– cannula U24-6
– device U22-16
– drainage U22-16
–, continuous U22-16
suffer U16-2
sufferer U16-2
–, TMD U16-2
sugar U2-16; U12-6
suite, (pre)surgical U23-2
–, operating U23-2
sulcular U35-5
– epithelium U35-5
sulcus bleeding index U35-10
– deepening U44-15
– fluid flow rate U35-5
–, gingival U35-5
–, shallow U35-5
sunburn U3-11
super floss U34-5
superinfection, nosocomial U19-15
superstructure U43-15
–, cantilevered U43-15
–, stress-absorbing U43-15
superstructure-to-implant ratio U43-16
supplement U2-22
suppository U5-12; U20-12
suppuration U28-14; U44-4
–, gingival U28-14
suppurative U28-14
supragingival U35-3
surface contamination U6-9; U27-9
– discoloration U30-29
lightening U39-19
–, chewing U40-16
surgeon U21-3; U23-5
–, attending U23-5
–, dental U6-1; U44-1
–, oral U44-1
–, maxillofacial U44-1
surgery U21-3
–, corrective jaw U45-9
–, Doctor of Dental U44-1
–, emergency U21-3
–, facial advancement U45-8
–, functional endoscopic sinus U45-19
–, minor U21-3
–, open TMJ U38-19
–, oral U44-1
–, orthognathic U45-9
–, palliative U16-19
–, plastic U49-3
–, preprosthetic U44-1
–, reconstructive jaw U49-1
–, TMJ replacement U38-23
–, transplant U49-14
surgical U21-2f
– correction U49-2
– excision U21-3
– gloves U27-17
– guide template U31-13
– knife U24-3
– margin U21-3
– mask U27-18
– needle U24-5
– nurse U23-8
– outcome U21-3
– range U49-18
– scissors U24-4
– team U23-4
– template U31-13
surveillance U18-7
surveyor U32-10
survival U14-25
survivorship U14-25
susceptibility, familial U13-7
suspend U29-3
suspension U29-3; U49-7
– sling U49-7
– wire U49-7
–, hyoid U49-7
suture U26-1
– disjunction U45-8
– forceps U24-15
– line U26-7
– – tension U49-5
– material U26-7
– –, atraumatic U26-7
– –, braided U26-7
– –, monofilament U26-7
– –, multifilament U26-7
– –, stainless steel U26-7
–, absorbable U26-8
–, approximation U26-1
–, armed U26-1
–, buried U26-1
–, coaptation U26-5; U49-5
–, continuous U26-16
–, cranial U45-4
–, delayed U26-1
–, figure-of-eight U26-19
–, fine U26-1
–, fixation U26-1
–, interlocking U26-16
–, interrupted U26-15
–, inverting U26-1
–, layered U26-1
–, lock-stitch U26-16
–, mattress U26-17
–, nerve U26-2
–, non-absorbable U49-8
–, over-and-over U26-15
–, primary U26-1
–, purse-string U26-18
–, quilt(ed) U26-17
–, relaxation U26-1
–, running U26-16
–, tacking U26-4
–, Teflon-coated polyester U26-10
sutureless U26-1
suture-ligate U26-3
suturing U26-1
– in layers U26-1
swab U28-23
–, gauze U28-23
–, tongue U28-23
swallow, immature/reverse U36-20
–, tongue thrust U36-20
swathe U29-8
swell (swelled-swollen) U3-15; U26-7
swelling U3-15; U13-16; U51-2
syllable U11-12
syllable-stumbling U11-12
sympatholytic U20-27
sympathomimetics U20-27
symptom, heralding U38-9
syncope U4-4
syndrome, Franceschetti's U45-6
–, myofascial pain dysfunction U38-3
synergism U20-6
synergist U20-6
synthetic U26-10
syringe U7-6; U48-9
– pump U47-16
–, chip U7-4
–, water U7-5
syrup U5-11
system, autonomic nervous U20-8
–, etch and rinse adhesive U40-21
–, self-etch U40-21
systemic U19-5

T

t- test U14-34
table (statistical) U14-27
–, operating U23-10
tablet U5-7
–, plaque-disclosing U34-12
tabulation U14-27
tack U26-4
tailor U49-4
take in (food) U1-1
take out (tooth) U44-2
tamp U30-14
tampon U28-24
tantalum U30-26
– carbide U30-26
– disilicide U30-26
– ethoxide U30-26
–, porous U30-26
tap U43-11
– (suction) U22-16
–, screw U43-11
–, threading U43-11
taper U30-20
taping U29-11
tapping (suction) U22-16
–, sequential U43-11
target tissue U46-4
tarnish U30-29
tartar U34-9; U9-7
– scaler U34-9
– solvent U34-9
–, subgingival U34-9
tartar-inhibitory toothpaste U34-9
tartar-susceptible U34-9
task light U7-9
tear U3-7
tear (tore-torn) U3-18
tearing U3-18
technician, dental (laboratory) U6-5
–, radiologic U33-2
technique, acid etch (composite) U30-19
–, balanced force U41-11
–, milling U30-20
–, modified crown-down U41-11
–, operative U21-4
–, papilla preservation U35-31
–, segmented archwire U37-5
–, stepback U41-11
–, stepdown U41-11
–, subperiosteal tunneling U35-32
–, surgical U21-4
–, volume rendering U33-20
teeth U9-1
– grinding U10-18
–, adjacent U39-13; U36-25
–, adjoining U9-22
–, anterior U9-2
–, approximated U37-17
–, baby U10-2
–, buck U36-24
–, crowded U9-1; U37-19
–, deciduous U10-2

teeth, extra U36-19
–, false U10-8
–, flared U36-24
–, front U9-2
–, milk U10-2
–, multirooted U9-1
–, opposing U36-25
–, permanent U10-6
–, posterior U9-2
–, proximal U9-22
–, rotten U9-1
–, secondary U10-6
–, spaced U9-1; U36-16
–, succedaneous U10-6; U44-10
–, successor U36-6
–, supernumerary U36-19; U10-6
–, well-spaced U36-16
–, working side posterior U9-2
teether U10-4
teething U10-4
– pain U10-4
– period U10-4
–, late U10-4
telescopic bridge U42-9
– coping U42-9
– crown U42-9
telorbitism U45-5
temper U31-15
template U31-13
– setting U31-13
–, clear acrylic resin U31-13
–, flat U31-13
–, surgical U31-13; U42-15
–, (transparent) overlay U31-13
temporomandibular disorders U38-10
– joint U38-1
– – capsule U38-12
– – dysfunction U38-10
– pain-dysfunction syndrome U38-10
tenaculum U24-16
tender mass U16-11
tenderness U16-11; U49-8; U38-1
– to motion U16-11
– to percussion U16-11
–, apical U16-11
–, exquisite U16-11
–, localized U16-11
–, pencil U16-11
–, point U16-11
tenodynia U16-21
tenorrhaphy U26-2
–, delayed U26-2
–, immediate U26-2
tensile strength U26-7
teratocarcinoma U52-17
teratogen U20-33
teratogenesis U20-33
teratogenic U20-33
– alveolar cleft U20-33
teratogenicity U20-33; U52-17
teratoid U52-17
teratology U52-17
teratoma U52-17
–, congenital U52-17
–, immature U52-17
–, mature U52-17
teratomatous U52-17
termination U15-30
test, pullout U43-17
–, reverse torque U43-19
texture U39-17
–, fissured U39-17
–, rough U39-17
–, surface U39-17
therapeutic U18-4
– modality U18-3
– range U19-13
therapy U18-1,4
–, adjunctive hyperbaric U18-8
–, expectant U18-7
–, hormone withdrawal U22-13
–, (intra)oral appliance U38-17
–, (orthopedic) splint U38-17
–, palliative U16-19
–, periodontal U18-4
–, periodontal maintenance U35-36
–, supportive periodontal U35-36
thimble, metal U42-9
thirst U1-11
thread (implant) U43-11
– (suture) U26-7
– cleaner U43-11
– cutter U43-11
threshold U14-24
–, pain U16-18
–, masseter reflex U38-2
throat U8-12
thrombolytic U20-16
thumb-sucking U36-20
thyrotoxic U20-32
tie U26-6
tie off U26-3
tin oxide U30-18
tincture U5-10
tine U32-9
–, tapered U32-9
tipping U36-21
– force U36-21
–, incisor U36-21
–, lingual U36-13
tissue cuff U43-13
– expander U49-10
– expansion U49-10
–, adipose U52-12
–, adjacent U51-11
–, connective U35-33
–, granulation U28-7
tissue-borne U42-12
titanium U30-11
– abutment U30-23
– alloy U30-11
– dioxide U30-11
– fixture U23-4
– implant U30-11
– mesh (crib) U30-11
– pin U30-11
– plasma coating U30-11
– porcelain bond U30-11
– -trauma-splint U30-11
– white U30-11
–, (commercially) pure U30-11
TMJ arthroscopy U38-18; U45-19
– arthrotomy U38-19
– catching U38-7
– condylar dislocation U38-15
– crepitation U38-5
– disease U38-1
– diseases and disorders U38-10
– disorder, extra-/ intracapsular U38-12
– disorder U38-10
– ligament U38-1
– locking U38-7
– osteoarthritis U38-14
– patient U10-17; U38-1
– replacement surgery U38-19
– sufferer U16-2
tolerance U19-12
–, pain U16-18
toluidine blue U33-17
tomogram U46-19
tomograph U46-19
tomography U46-19
–, computed (axial) U33-19
–, computerized U33-19
–, pluridirectional U46-19
–, positron emission U46-19
tone (voice) U11-11
tongue U8-11
– brushing U34-3
– crib U37-15; U36-20
– depressor U32-3
– piercing U39-24
– thrust U36-20
– – swallow U36-20
–, crowd the U36-16
–, grooved U34-15
tongue-tied U44-16
tonsil, palatine U9-10
tool, therapeutic U6-13
tooth U9-1
– accumulated material U9-1
– alignment U37-6
– avulsion U44-9
– cap U40-17
– cement U9-17
– decay U34-17
– dislocation U44-8
– –, extrusive U44-8
– exposure U44-2
– extraction U44-2
– form U9-1
– grinding U38-11
– jewelry U39-24
– leveling U37-6
– loosening U44-8
– loss U44-9
– – rate U44-9
– –, traumatic U44-9
– luxation U44-8
– –, central U44-8
– ornament U39-24
– powder U34-4
– removal U44-2
– –, surgical U44-2
– reimplantation U44-12
– replantation U44-12
– sectioning U44-2
– shedding U10-5
– substance U9-1
– submergence U44-11
– tattoo U39-24
– transplantation U44-12
– whitening U39-19
–, abutment U42-10,6; U32-10
–, adjacent U9-1; U36-9
–, ankylosed U44-10
–, avulsed U44-9; U9-2
–, bicuspid U9-6
–, cheek U9-7
–, cracked U41-17; U44-6
–, cutting U9-3
–, eye U9-5
–, impacted U44-3
–, incisal U9-3
–, incisor U9-3
–, knocked out U44-9
–, loose U44-8
–, luxated U44-8
–, multi-rooted U9-19; U41-3
–, nonvital U41-7
–, opposing U9-1
–, pegged U9-1
–, pulpless U41-7
–, screw-in U43-2
–, split U41-17
–, virgin U30-1
–, vital U41-7
–, wisdom U9-8
toothache U16-5
–, boring U16-5
–, lancinating U16-5
–, throbbing U16-5
–, unbearable U16-5

tooth-borne U42-12
toothbrush U34-3
– trauma U34-3
–, sonic U34-3
toothless U10-7
toothpaste U34-4
–, whitening U39-19
toothpick U34-3
tooth-size discrepancy U36-18
tooth-supported U42-12
topical U19-5
torn U3-7
torque U36-27
– driver U43-12
– wrench U43-12
–, input U43-12
–, insertion U43-12
–, removal U43-12
–, undue U43-12
torsion U3-16
torsional U3-16
torsive occlusion U36-27
torsiversion U36-27
torsocclusion U36-27
torus, mandibular U13-25
–, palatal/palatine U13-25
toughness U30-22
tourniquet U47-18
– inflation U47-18
–, Esmarch U47-18
toxic level U19-13
– range U19-13
toxicity U19-13
toxicology U19-13
trace element U12-17
– metal U12-17
– mineral U12-17
tracer U46 – 21; U12-17
– substance U46-22
tracheostomy tube U22-3
tract, fistulous U35-22
traction U36-28
–, maxillomandibular U36-28
–, skeletal U29-3
tractional U36-28
trait U14-5
–, autosomally inherited U13-7
trance U4-15
tranquilize U47-10
tranquilizer U47-10; U20-23
transect U21-14
transection U21-14
–, nerve U21-14
–, stapled U26-12
transfer U49-13
– coping U31-11
– –, tapered U31-11
–, free tissue U49-13
–, soft tissue U49-13
transfix U29-4
transfusion, autologous U49-16
–, homologous U49-16
transgingival U35-3
transilluminate U46-16
transillumination U46-16
– of the sinuses U46-16
–, area of U46-16
translate U36-22
translation U38-7
–, bodily U36-22
translational U36-22
translucency U39-16
–, (root) dentine U39-16
translucent U39-16
transparent U39-16
transplant U49-14; U50-1
– failure U49-14
– recipient U49-14
– surgery U49-14
–, calvarial U49-14
transplantation U49-14
– surgery U49-14
–, bone marrow U49-14
–, tooth U44-12
transpose U49-13
transposition U36-22; U49-13
– flap U49-13
transudate U28-13
trauma U3-2,4
–, blunt U17-10
–, occlusal U35-20
traumatize U3-3
tray, foil U31-3
–, impression U31-3
–, mesh U31-3
–, resin U31-3
Treacher-Collins syndrome U45-6
treatment U18-1
– arm U15-12
– block U15-11
– card U6-15
– group U15-10
– lag U15-21
– modality U18-3
– of choice U41-18
– plan U6-14
– room U6-9
–, sham U15-8
Trendelenburg position, reverse U23-13
trephination U45-22
–, cortical U41-22
trephine mill U43-10
tricyclics U16-16
trifurcation U35-24
trigger point U48-5
tripodization U43-20
tripoli stone U30-18
trismus U38-9
triturate U31-14
trituration U31-14
– ratio U31-14
triturator U31-14
trocar U24-7
– sheath U24-7
–, working U24-7
try-in U42-15
– appointment U42-15
–, diagnostic U42-15
–, framework U42-15
T-Scan U33-8
– occlusal analysis system U33-8
tube uncoupling U46-13
–, cuffed endotracheal U47-17
tubocurare U48-17
tumescence U3-15
tumor U13-16; U51-2
– angiogenesis U51-15
– – factor U51-15
– bed U51-2
– burden U51-2,14
– extension U51-11
– extent U51-11
– growth U51-7
– – remission U51-7
– involvement U51-2
– marker U51-16
– –, reliable U51-16
– mass U51-3
– necrosis factor U51-2
– progression U51-7
– proliferation U51-7
– recurrence U51-2
– shrinkage U51-2
– site U51-2
– size U51-2
– spread U51-11,2
– –, extent of U51-11
– –, hematogenous U51-11
– vaccine U51-18
–, adenomatoid odontogenic U52-7
–, adipose U52-12
–, bulky U51-2
–, calcifying epithelial odontogenic U52-7
–, debulking of the U51-2
–, fatty U52-12
–, mucoepidermoid U52-18
–, primary U51-2
–, recurrent U51-2
–, residual U51-2
–, secondary U51-13
tumoricidal U51-2
tumorous U51-2
tungsten carbide U30-27
– bone cutter U30-27
– bur U30-27
tuning, fine U37-23
tunnel dissection U35-32
– preparation U35-32
tunneling, subperiosteal U35-32
turbinate U22-11
tweezers U24-14; U32-16
–, blunt tip U32-16
–, diamond U24-14
–, surgical U32-16
twin block U37-14
twinge U16-13
twirl on U37-7

U

ulcer U13-17
– floor U28-7
–, aphthous U13-17
–, decubital U10-8; U13-17
–, indolent U13-17
–, non-healing U13-17
–, pressure U13-17
–, radiation U13-17
–, shallow U13-17
–, traumatic U13-17
ulceration U13-17
ulcerative U13-17
ultraconservative maxillofacial surgery U45-19
ultrasonic nebulizer U33-12
– scanner U33-12
– waves U33-12
ultrasonography U33-12
–, B scan U33-12
ultrasonogram U33-12
–, A mode U33-12
ultrasound U33-12
– examination U33-12
– image U33-12
– probe U33-12
– scan U33-12
– study U33-12
– transducer U33-12
– waves U33-12
–, color duplex U33-12
–, continuous wave U33-12
–, Doppler U33-12
–, gray-scale U33-12
–, high-resolution U33-12
–, pulsed U33-12
–, real-time U33-12
–, three-dimensional U33-12
ultrasound-guided U33-12
unaffected U13-4
unbiased U14-18
unblind U15-9
uncomfortable U16-1
uncomplicated U25-9
unconfirmed U15-17
unconscious U4-1
uncorrelated U14-32
uncoupling, tube U46-13
uncover U49-9
underbite U36-14
undercondensation U41-15
undercut U40-13,4

underfeeding U1-3
underfilling U41-15
undertone U11-11
undifferentiated U51-8
– carcinoma U51-8
undisplaced U3-20
undocumented U15-15
unenhanced U46-15
unerupted (tooth) U10-3
uneventful U25-9
unexposed U21-7; U46-7
unhurt U3-1
uninjured U3-1
union, bony U17-15; U38-8
–, fibrous U38-8
univariate U14-5
unpalatable U1-5
unreliable U14-30
unresponsive U4-7
unresponsiveness U18-11
unruptured U3-18
unscarred U28-10
unset (bone) U29-2; U32-17 (material)
unsplinted U37-16
unstable U29-4
unstrapped U29-11
untaped U29-11
untoward effect U19-14
ununited (bone) U17-15
uppers (dentures) U42-3
urgent U21-5
utter U11-1
uvulovelopharyngoplasty U44-17

V

valid U14-30
validation U14-30
validity U14-30
vanadium U30-26
vaporization U22-15
vaporize U22-15
vaporizer U47-14
variability U14-14
variable U14-5
variance U14-14
variation U14-14
varnish U30-23
–, fluoride U30-23
vascular supply U44-14
vasoconstriction U20-17
vasodilat(at)ion U20-17
vasodilator U20-17
–, peripheral U20-17
vasopressor U20-17
vault, palatal U9-10
vegetarian U1-16
veneer U39-22
–, laminate U39-22
–, removable U39-22
–, resin U39-22
veneering U39-22
– material U39-22
–, ceramic U30-4
venepuncture U22-18
venipuncture U22-18
–, subclavian U22-18
ventilation system U27-8
–, artificial U47-15
–, mechanical U48-17
verify U15-17
vermillion border U39-24
vertical dimension U36-3
– –, occlusal U10-13
– overbite U36-13
– overlap U36-13
vessel, nutrient U49-6
vestibule, oral U8-10
vestibuloplasty U44-16; U22-4
–, combined lingual U44-16
–, lipswitch U22-4; U44-16
viability U44-9
vial U5-13
videosubtraction U33-18
view, extraoral U33-4
–, intraoral U33-4
–, occlusal U33-4
–, panoramic U33-5
vigil coma U4-17
vigilance U4-2
virtual planning U49-18
visit U6-10
visualization U46-12
–, radiographic U46-12
visualize U46-12
vitalometer U32-20
vitamin U12-13,15
vocal U11-10
voice U11-10
void U41-16; U50-9
volcanic cinders U30-18

W

waiting room U6-7
waiver, informed U25-3
watchful waiting U18-7
water coolant spray U32-19
wax U30-17
– base plate U42-13
– check bite U30-17
– diagnostic setup U42-13
– residue U30-17
– try-in U30-17
– – appointment U42-13
–, impression U30-17
–, occlusal detection U30-17
waxing U31-10
– technique U31-10
wax-up U31-10; U42-13
– brush U31-10
– die U31-10
– technique U30-17
–, diagnostic U31-10
–, framework U31-10
–, pretreatment U30-17
wearing down U38-14
wedge U32-22; U37-12
– apart (teeth) U35-17
–, interproximal U32-22
wegde-shaped U32-22
weep (wept-wept) U11-3
weep (wound) U28-13
Wharton('s) duct U24-17; U45-18
wheel, rubber U34-2
whisper U11-16
white petrolatum U20-30
whitening toothpaste U39-19
–, laser-assisted tooth U39-19
wholefood U1-12
wholesome U1-12
width, biologic U39-10
–, buccolingual U39-10
–, gingival U39-10
–, mesiodistal U9-21
wince U16-12
wing, bracket U37-4
wire U29-13
– coil U29-13
– fixation U29-13
– loop U29-13
– saw U29-13
– sutures U29-13
–, coated U29-13
–, figure-of-eight U29-13; U26-19
–, guide U29-13
–, hook U29-13
–, leveling U37-5
–, ligature tie U37-5
–, lingual U37-5
–, orthodontic arch U29-13
–, palatal U37-5
–, pinning U29-13
–, pull-out U29-13
–, round U37-5
wiring U29-13
–, circumferential U29-13
–, figure-of-eight U26-19
–, tension band U29-13
withdraw (drug) U19-6
withdrawal (study) U15-29
working length U41-12
– – determination U41-12
– –, endodontic U41-12
– side U38-4
workup, preoperative U25-1
wound U3-1,3 f
– care U28-1; U3-3
– closure U28-3
– contraction U28-8
– healing U28-5
– irrigation U28-11
– management U28-1
– repair U28-1,5
–, stellate U49-1
wrap U28-20
–, Esmarch U47-18
wrench, torque U43-12

Xbite U36-15
xenograft U50-5
xero(radio)graphy, dental U33-17
xerostomia U20-21
x-ray U46-3
– attenuation U46-3
– film U33-2
– machine U33-2
– tube U33-1
– –, fogged U33-1
– unit U46-3
–, skull U33-10

Y

yawn U38-5
yell U11-14
yttria-tetragonal-zirconia-polycrystal U30-6

Z

Z-plasty U49-3; U50-14
zinc-eugenol cement U30-16
zipping U41-13
zirconia U30-6
–, fully sintered U30-6
–, transformation-toughened U30-6
zirconium U30-6
– – beads U30-6
– silicate U30-18

Index – Abbreviations

Hier finden Sie alle im Text enthaltenen englischen Abkürzungen und Akronyme in alphabetischer Reihenfolge mit einem Verweis auf das Modul und den betreffenden Eintrag.

a.c. U19-1
AA U12-10
ACE U20-7
ADE U5-3
ADH U20-21
ADR U5-3; U19-14
AEC U22-19
AFS U35-29
AFO U52-6
ALD U36-4; U9-9
alt.noct. U19-1
ALL U28-11
AMAN U16-16
ANOVA U14-14
ANUG U35-17; U13-17
AOB U36-12
AOT U52-7
AUC U14-27
AUG U35-17

b.i.d. U19-1
BAHA U45-25
BBC U39-6
BBQ U2-23
BCAA U12-10
BCC U51-10; U52-2
BCS U39-6
BIC U43-17
BIS U25-8
BMP U44-21; U12-9
BMT U49-14
BRM U20-34
BSS U26-10
BSSO U45-12

CAD/CAM U30-6
cal U12-4
CAL U35-11
CAT U33-19; U46-19
CBCT U46-5,19
CDG U35-15
CEA U51-16
CEJ U39-9
CEOT U52-7
cfu U27-10
CHEM U51-17
CI U14-17; U34-9
CIS U51-10
CIST U35-36
CO U36-7
CRF U15-16
CRot U36-27
CRP U12-9
CSF U12-7; U51-13; U35-27
CSI U34-9,21
CT U46-19; U33-19
CTAT U33-19
CV U14-14

D.D.S. U44-1; U21-3
DBA U39-20
DBM U44-21
DCC U9-21
DCR U45-21
DDS U44-1; U21-3
DE U46-9
DEF, def U34-21; U14-16
DEJ U39-9
df U14-16
df U34-21
DFDBA U44-21; U50-3
DIC U22-10
DGF U50-7
DHL U52-11
DLBL U52-11
dmfs U34-21
DMPI U34-21
DO U45-16
DOA U47-20
DPT U33-4
DSMB U15-15
DT U4-16
DVR U33-20

EAA U12-10
EBG U35-26
EFA U12-12
EIBI U35-10
EMG U33-15
ENAP U35-33
ENB U52-14
ENMG U33-15
ENT U8-12
EOA U9-25
ER U21-5
ESI U35-10

f/u, F/U U25-15
FB U22-16
FBS U12-6
FDBA U44-21
FDP U42-2
FESS U45-20
FGG U50-10
FI U35-24
FRGIC U30-5
Frx U17-1

GA U48-1
GBCI U35-9
GBGA U44-18
GBI U35-9
GBM U49-16
GBR U44-22
GCF U35-5
GI U35-9
GIC U30-5
GJP U35-16
GPI U35-9
GSD U46-9
GTF U12-7
GTR U35-34; U50-18; U44-22
gtt. U5-11
GVHD U50-21
GVHR U50-21
GVP U35-28
Gy U46-10

h.s. U19-1
Hg U30-1
HIP U30-6
HIV-P U35-16
HL U52-11
HTO U45-5
HVG U50-21
HVI U3-2

i.a. U19-3
i.m. U19-3
i.v., IV U19-3
IAN U47-4
IBI U35-6,10
ICC U15-25
IDE U15-2
II U35-10
IMA U45-21
IMF U29-4
IND U5-3; U15-2
INDA U15-2
IOD U45-5
IOTN U36-1
IR U35-12
IRB U15-24

J U12-4
JHF U52-9

LA U48-3
LANAP U35-33
LAUP U44-17
LD U19-7
Liq. U5-11
LJP U35-16
LOA U35-11
LMM U52-16
LPP U44-17
LRA U37-14
LSD U14-21
LTR U38-4
LVP U39-4

MALT U52-11
MANOVA U14-28
MAO U20-7
MBI U35-10
MEN U51-4
MFD U45-6
MFISS U14-6
MFP U39-4
MLU U11-1
MMA U45-21
MMF U29-4
MMPI U35-36
MPD U38-10
MPR U33-20
MR(I) U33-13
MRT U35-31
MSL U52-12
MTR U38-4
MWF U35-29

narc U47-5
NAS U1-13
NCCL U9-14
NEAA U12-10
NF1, NF2 U52-14
NHL U20-34; U52-11
NMM U52-16
NMR U33-13
NPO U8-8
NSAID U20-11
NUG U35-17

o.h. U19-1
o.n. U19-1

OAT U38-17
OB, o/b U36-13
OCN U51-1
OD U19-7
OFD U35-29
OFI U35-20
OHI U34-21
OHI-S U34-21
oint U5-8
OJ, o/j U36-14
OP U9-24
OPG U33-5
OR (stat.) U14-8
OR (surg.) U23-1; U21-2
OSA U13-18
OSCC U52-2
OT U23-1; U21-2
OTC U5-3; U20-22

P value U14-31
p.o. U19-3
P.O.P., POP U29-6; U30-12
p.r.n. U19-1
PACU U47-24
PAL U35-11
PAR U47-21; U23-17
PB (graft) U44-20
PB (phon.) U11-13
PBI U35-6; U12-9
PBS U35-6
PCA U47-7
Pd U30-10
PD U24-8
PDI U35-9
PDL U35-2,11; U9-13
PDR U35-9
PES U39-1
PET U46-19
PF U1-15
PFRI U34-21
PFS U51-7
PI U35-13
Pl U30-10
PM U35-36
PMI U35-6
PMT U35-36
PND U16-14
POP U30-12
PPBI U35-13
PPD U35-13
PPI U5-17
ppm U30-29
PPV U16-14
PVS U4-17

q.d. U19-1
q.h. U19-1
q.i.d. U19-1
q.l. U19-1
q.p. U19-1
q.r.s. U19-1
q4 U19-1

RA U38-14
rad U46-10
RAD U46-3
RAI U46-21
RAS U35-18
RAU U13-17
RC U38-5
RCC U52-18
RCT U41-9; U9-19
RDA U6-4; U10-19
RDFT U34-21
RDP U42-2
REA U10-19
REC U15-25
rem U46-10
RFA U22-13
RI U35-9
RME U37-17
RMGI U30-5
RM-GIC U30-3
ROC U14-27,34
RPD U42-7
RPE U37-1,17
RPP U35-16
RR U47-21, 23; U23-17
R_x U19-1
RTT U43-19
RTV U43-19

s.c. U19-3
S/I ratio U43-16
SBI U35-10
SC U15-25
SCC U51-10; U52-2
SD U14-13
SDM U14-13
SEM U14-10
SFFR U35-5
SIN U51-4
S/I ratio U43-16
SME U37-17
SMR U14-9
SOMI U29-9
SPE U37-17
SPECT U46-18 f
SPT U35-36
SRLF I U45-7
SS U14-34
SSD U33-20
SSM U52-16
SSRO U45-13
STSG U50-6
sub-q U19-3
Sv U46-10
SWA U37-2

t.i.d. U19-1
Ta U30-26
tab U5-7
TAM U9-1
TC U30-27
TCS U45-6
Ti U30-11
TIA U16-14
TIVA U48-13
TMD U38-10
TMJ U38-1; U3-20; U16-15, U17-4,14
TMJD U38-10
TMPDS U38-10
TNF U13-30
TNI U46-4
TNM U51-14
TOI U35-20
TPN U12-3
TRAM U50-11
TSD U36-18
TTS U30-11
TWI U9-1
T_x U18-1

UNG U5-8
URA U37-1,14
US U33-12
UVPP U44-17

Va U30-26
VME U36-3
VRT U33-20
VS U52-14

WBC U20-34
W/N U12-1

YSZ U30-6
Y-TZP U30-6

ZMC U17-10

Index – Deutsch

Mit Hilfe des Index können Sie ***KWiC-Web*** auch zum Nachschlagen von Fachausdrücken verwenden. Hier finden Sie die deutschen Fachtermini in alphabetischer Reihenfolge. Umlaute werden dabei nicht gesondert berücksichtigt, d.h. **ä**, **ö**, **ü** werden wie **a**, **o**, **u** behandelt. Wortteile in Wortverbindungen mit Bindestrichen, wie z.B. ***B-Mode Darstellung*** oder ***E-Klammer*** werden als eigenständige Wörter alphabetisiert. Adjektiv-Verbindungen finden Sie unter dem Hauptwort (z.B. ***harter Gaumen*** unter ***Gaumen***). Da auch viele fachspezifische Verben und Adjektive sowie allgemeinsprachliche Wortverbindungen im Index enthalten sind, wurde die Wortbedeutung in fraglichen Fällen durch ein typisches Bezugswort (in runder Klammer) verdeutlicht, z.B. ***absetzen (Therapie), pressen (Zähne), erhärtet (Amalgam), anziehen (Schraube)***. Bei Alternativformen wurden bis auf wenige Ausnahmen wie z.B. ***Arznei(mittel)*** beide Formen oder die jeweils gebräuchlichere angeführt.

Verwiesen wird auf die Module (Unit) und Einträge (Zahl rechts unten in jedem Eintrag), in denen die Fachwörter vorkommen (z.B. U23-8,16 verweist auf die Einträge Nr. 8 und 16 in Unit 23). Zu den Modulen finden Sie am schnellsten über das Griffregister. Die halbfette Markierung des Moduls (z.B. **U23**-8) zeigt an, dass der Terminus im ersten Eintrag als Schlüsselwort aufscheint.

Aus Platzgründen war es nicht möglich, sämtliche in ***KWiC-Web*** enthaltenen deutschen Fachwörter im Index aufzulisten. Da aber die Wörter in den Modulen im Sinnzusammenhang dargestellt sind, findet man Termini derselben Wortfamilie bzw. Bedeutung jeweils im gleichen Eintrag, z.B. ***Drainage*** bei ***Drain***, ***Entkeimung*** bei ***entkeimen***, ***hufeisenförmiger Zahnbogen*** bei ***Zahnbogenform***, ***druckschmerzempfindlich*** bei ***druckschmerzhaft*** usw. Weiterhin wurde der Index auf die zahnmedizinisch relevanten Stichwörter beschränkt, die dem Benutzer einen sehr spezifischen Zugang zu den englischen Fachtermini und deren Kontext ermöglichen.

A

Abbau **U10**-22
abbaubar, biologisch U20-4
abbauen (Stoffwechsel) U1-6; U26-8; U12-5
Abbe-Neuber-Plastik U22-4
abbeißen U10-11
Abbindeexpansion **U31**-6
Abbindekontraktion **U31**-6
Abbindephase U40-10
Abbindeschrumpfung **U31**-6; U40-10
abbinden **U26**-3; U30-7
Abbindungsbeschleuniger U30-24
abbrechen (Therapie) **U19**-6; U15-30
abdecken, steril **U27**-7
Abdeckfolie (OP) U27-7,14
Abdeckkappe **U40**-17; **U43**-13
Abdeckschraube U43-13
Abdecktuch, steriles **U27**-7; U7-10
abdichten **U26**-11
Abdichtung U30-7; U34-16
Abdichtungsmasse U34-16
Abdichtungsmittel U26-11
Abdruck **U31**-2; U36-2
Abdrucklöffel **U31**-3
Abdrucknahme U6-10
Abdruckpfosten U31-2,12
abfeilen U41-13
abfließen **U28**-15
Abflussstörung **U13**-18
abformen U31-2
Abformgips U30-12
Abformkappe, konische U31-2
Abformlöffel **U31**-3,19,2; U30-2
–, individueller U42-13,17
–, perforierter U31-3
Abformlöffelhalter U31-3
Abformmasse U31-3; U42-25
Abformung **U31**-2; U36-2
Abformwachs U30-17
abfüllen U41-15
Abgabe (Arznei) U19-1
abgegrenzt (Läsion) U13-3
abgekapselt U46-18
abgeklemmt und ligiert U26-3
abgelagert U34-7
abgenutzt U10-19
abgesaugt U48-9
abgesondert U28-13
abgestorben U28-12
abgestumpft **U4**-10
Abgrenzung (Gewebe) U46-12
– (Sterilbereich) **U23**-7
abhalten (Wange) U32-2
abhängig (Droge) U5-3
Abhängigkeit U47-9
abheben (Gewebe) U32-15
abheilen U18-2; U28-4
Abkauung U10-19
abklappen U35-28
abklären (Symptom) U16-18; U23-16
Abklärung, dringende U21-5
–, instrumentelle U24-1
–, medizinische U6-13; U25-1
–, radiologische U46-1
Abklatschmetastasen U51-13
abklemmen **U26**-13; U24-13
abklingen (Entzündung) U38-17
Ablagerungen U10-21; U**34**-7,9
Ablatio **U22**-13
Ablauf, biochemischer U20-32
Ablaufdatum U1-5
ableiten **U28**-15
ablösen U28-6
Ablösung U22-13
abmischen U5-5
abnehmbar (Teilprothese) U32-10
Abneigung (Speisen) U1-6
abnorm U13-5
Abnutzung U3-18; U10-19; U38-14
abpolstern U35-1
abpräparieren U24-12; U21-12
abradieren U10-19; U39-23
Abrasion **U3**-8; U10-19
–, mechanische U10-19
–, zervikale U10-19
Abrasionsfestigkeit U30-3,5
Abrasivität U10-19
Abrasivpartikel U32-24
abraspeln U32-12
abreiben U3-8; U10-19; U27-6
abreißen U17-5
Abrieb **U3**-8; **U10**-19

Ab
Ab

Abriebfestigkeit U30-5,7; U40-7
Abrissfraktur **U17**-5,2; U3-16; U44-9
Abruf, auf U6-10
absaugen **U22**-16,19; U23-13
Absaugvorrichtung **U27**-16; U7-7
Abschabung **U3**-8
abschieben (Gewebe) U24-12
Abschirmung, antibiotische U20-9; U44-2; U49-9
abschleifen **U10**-18; U32-8
abschneiden U3-6
Abschnitt **U21**-10
abschnüren U35-6
abschrägen **U40**-19; U24-11
Abschürfung **U3**-8
abschwellendes Mittel U20-17
absetzen (Medikament) U19-6,14; U20-23
- (Therapie) **U19**-6; U18-11
- zwischen Clips U26-13
- - Klammerreihen U26-12
- - Ligaturen U21-10
Absiedelung **U51**-13
Absonderung, wässrige U28-13
absplittern U17-2
absprengen U32-18
Absprengung **U40**-20
Absprengungsfraktur U17-2
abspülen U27-5
Abstand, interorbitaler U45-5
absterben U13-30
Abstoßung, weiße U50-22
Abstoßungsreaktion U50-21
Abstrich U24-18
Abstützung U42-10
Abszedierung U13-12
Abszess, infratemporaler U35-21
-, marginaler **U35**-21
-, periapikaler U35-21
-, perikoronaler U35-21
-, submuköser U41-8
abtasten **U46**-18
Abtastgerät U46-18
abtöten U20-25
abtragen U10-19,20; U30-14,27; U39-23; U13-25
Abtragung **U22**-13; U3-8
abtrennen U21-14
abtupfen U28-23
abwehrgeschwächt U13-4; U51-18
Abwehrmechanismen, körpereigene U51-18
Abweichung (Mittelwert) **U14**-13; U13-5
Access-Flap-Technik **U35**-29
ACE-Hemmer U20-7
Achsenfehlstellung U17-4
Achsenknickung U17-4
Achsenneigung U43-9
Achsenparallelität U43-9
Achsenstellung **U29**-1
Achterdraht U29-13; U26-19
Achterligatur U37-7; U29-13; U26-19
Achternaht **U26**-19
-, einstülpende U26-19
Achtertourenpflasterverband U29-11
ad axim verschoben U17-4
Adamantoblast U52-7
Adamsapfel **U8**-14
Adams-Klammer U37-15
Adaptation **U49**-5; U28-2; U29-1
Adaptationsnaht U49-5; U26-1
Adaptationsschiene U29-7
adaptieren **U26**-5; **U28**-2; U49-5
- (kfo. Band) U37-8
Adenokarzinom **U52**-4
Adenokystom **U52**-4
Adenom **U52**-4
Adenomatoidtumor U52-4
adenomatös **U52**-4
Adenosarkom **U52**-4
Aderer Zange U32-16
adhärent U25-10
Adhäsiolyse U25-10
Adhäsion **U25**-10; U38-18
- infolge von Entzündung U13-11
-, intraartikuläre U25-10
Adhäsionsmonomer U40-5
Adhäsiv, selbstkonditionierendes U40-5
Adhäsivbrücke U30-19; U42-4; U40-5
Adhäsivkeramik U40-5
Adhäsivrestauration **U40**-5
Adhäsivsystem, selbstkonditionierendes U40-21
Adhäsivtechnik U37-8
Adipositas U13-2
Adiuretin U20-21
adjustiert (Rate) U14-8
Adjuvans **U18**-8
adjuvant **U18**-8,4
Adrenalin U20-27; U48-8
adrenalinbedingt U48-12
Aerosol **U20**-14
Affektabstumpfung U47-3
Agens **U20**-2
Agitation, postoperative U47-21
agitiert U4-12
Agonist U20-6
Ahle U24-5
Akersklammer U42-6
Akrylat **U30**-2; U31-2,11
Akrylatbasis U42-17
Akrylsäure U30-2
Aktivator **U37**-13; U20-3
aktivierbar U42-21
aktivieren U20-3
- (Apparatur) U37-1
- (Feder) U37-11
Aktivität, biologische **U20**-3
-, parafunktionelle U10-17
Aktivitätsmuster, elektromyografisches U33-15
Aktivkohle U5-9; U20-3
Akupressur U48-18
Akupressuranästhesie U48-18
Akupunkturanalgesie **U48**-18
Akupunkturanästhesie U48-18
Akustikusneurinom U52-14
Akutschmerz U16-8f
Akzeptanz, reizlose U49-20
Alabastergips U30-12; U31-6
ALD U36-4
Alginat **U30**-15
Alginatabformlöffel U30-15
Alginatabformung U30-15
Alginatisoliermittel U30-15
Alginatlack U30-15
Alginatverzögerer U30-24
Alginsäure U30-15
Aliasing U46-13
Alignment (Zähne) U36-26
alimentär U12-3
Alkohol **U2**-27
Alkoholdelir U4-16
Alkoholtupfer U24-18
Alkylans U20-2
Allgemeinanästhesie **U48**-1
Allgemeinbevölkerung U14-3
Allheilmittel U28-4
Allodynie **U16**-21
-, mechanische U16-21
-, taktil evozierte U16-21
allogen U49-16
Allograft **U50**-3
Allokation (Organ) U49-17
Allotransplantat **U50**-3
Altanamnese U21-1
Alternativhypothese **U15**-19
altersadjustiert (Inzidenz) U14-7
Altersatrophie U13-29; U44-15
altersentsprechend U14-11
Altersgrenze U14-24
Altersgruppe U14-3
Altersperzentile U14-11
Alterszahnmedizin U9-1
Aluminiumoxid U30-6
Alveolarbogen U9-9
-, oberer U9-9
-, unterer U9-9
Alveolarextensionsplastik U22-4
Alveolarfortsatz U9-13
Alveolarfortsatzspalte U9-13
Alveolarkamm U10-7; U9-13
-, atrophierter U36-22
Alveolarkammabbau **U44**-15; U41-1; U10-22
Alveolarkammatrophie **U44**-15
Alveolarkammaufbau **U44**-18
Alveolarkammhöhe U44-16
Alveolarkammplastik U22-4; U48-1
Alveolarknochenrand, approximaler U35-6
-, interdentaler U35-6
Alveolarrand, knöcherner U9-13; U35-2; U39-9
Alveolarspalte, teratogen bedingte U20-33
Alveole **U9**-13; U32-14
-, trockene **U44**-4; U9-13
Alveolektomie U22-1
Alveolitis sicca (dolorosa) **U44**-4
Amalgam **U30**-1; U31-14
Amalgamabscheider U7-2
Amalgamator U30-1
Amalgamfeilung U30-1
Amalgamfüllung U30-1; U40-1
amalgamieren U31-14
Amalgamierungsverhältnis U31-14
Amalgamintoxikation U30-1
Amalgam(kern)aufbau U30-1
Amalgammischgerät U30-1; U31-14
Amalgampistole U30-1
Amalgamstopfer U32-17
Amalgamträger U30-1; U31-4
Amalgamvibrator U31-14
Ambubeutel U47-15
ambulant U25-1,13; U47-2; U18-14
Ameisenlaufen U16-17; U47-4
Ameloblast U52-7
ameloblastisch U52-7
Ameloblastom **U52**-7
-, desmoblastisches U52-7
-, malignes U52-3,7
-, melanotisches U52-7
-, unizystisches U52-7
Ameloblastosarkom U52-3,7

Ab
Am

Amelogenese U9-15
Aminoazidämie U12-10
Aminosäure, verzweigtkettige U12-10
Aminosäurelösung U12-10
Aminosäuren **U12**-10
Ammoniak U30-15
Ammonium U30-15
Amnesie U3-14
Amplituden-Scan U33-12
Ampulle U5-13
Ampullenflasche **U5**-13
Amputation U49-1
amputieren U22-13; U49-2
Analgesie **U47**-7; U16-20
–, patientenkontrollierte U47-7
Analgesiestadium U47-7,20
Analgetika-Nephropathie U16-20
Analgetikum **U16**-20; U38-11; U47-7
Analgosedierung U47-8
Analyse, bivariate U14-28
–, Intention-to-treat **U15**-20
–, kephalometrische U33-10
–, multivariate **U14**-28
Anamnese **U25**-1; U47-12
–, zahnärztliche U6-15
Anästhesie **U47**-2
–, ambulante U48-7
–, balancierte **U48**-2
–, palatinale U47-2; U48-3
–, terminale U48-8
–, topische U48-3,6
–, (totale) intravenöse **U48**-13
–, zahnärztliche **U48**-7
Anästhesiemaske **U47**-15
anästhesiemittelbedingt U48-4
Anästhesiesprechstunde U47-12
Anästhesieverfahren U48-4
Anästhesiologie **U47**-2
Anästhesist(in) **U23**-6; U47-2
Anästhetikum **U47**-5,1; **U48**-4,1; U25-8
–, volatiles U48-11
Anastomose **U49**-6
Anastomosendurchgängigkeit U49-6
Anastomoseninsuffizienz U49-6
Anastomosenleck U49-6
Anastomosenstriktur U13-19
Anatomie U13-2
Anbindung, transmukosale U43-5
anbrünieren **U31**-21
Andresen-Häupl-System U37-13
aneinanderlegen U29-1; U26-5
Aneurysma U16-7; U21-12
Anfall **U16**-14
–, epileptischer U20-20
anfallsartig **U16**-14
Anfangsdosis U19-7
anfärben **U34**-11 f
Anflutungszeit U47-13
anfrischen (Wundränder) U22-17; U28-2
angeboren **U13**-6 f; U38-6
angehoben (Wundränder) U49-11
Angehörige U25-3
angelagert U34-7
angespannt U11-20
angewinkelt U23-12
Angiografie, selektive U25-2
Angiom **U52**-5
Angiomyolipom U52-12
Angioplastie U22-4; U49-3
Angiosarkom **U52**-5,3
Angle Klasse U36-8
angreifen (Gesundheit) **U13**-4
Angst U20-25
–, krankhafte U13-2
Angstabbau U25-4; U48-7
ängstlich U47-10; U20-25
Ängstlichkeit U20-25
angstlösend **U20**-25
Angstzustände U4-16
Angulus mandibulae U8-7; U45-13
angurten U23-2
anhaften U34-9; U35-11; U39-20; U40-5
Anhaftung U25-10
anheben **U49**-11; U24-9; U32-15
anheften U26-4; U29-15
Anheftung **U49**-7; U35-11
Anionen U46-20
Anker **U42**-10,20; U37-4,15
Ankerbandklammer U42-20
Ankergeschiebe U42-20
Ankerschraubenosteosynthese U29-12
Ankersystem U42-21
Ankerzahn U32-10; U42-20
Ankleiden (OP) U27-15
Ankyloglossie U8-11; U9-11
Ankyloglosson U9-11
Ankyloglossum U9-11
Ankylose **U38**-8; U29-13
–, unechte U38-8
ankylosieren **U44**-10
Ankylosis extraarticularis U38-8
Anlagerung U26-5; U29-1
Anlassen **U31**-15
anlaufen **U43**-18
Anleitung U19-1
anliegend **U40**-9; U29-1; U36-17; U40-18
Anmeldung U6-6
anmischen **U31**-14
annähen **U26**-1
annähern **U28**-2; U26-5; U49-5
Annahme (stat.) U15-17
Annihilationsstrahlung U46-2
Anodontie U36-19
Anomalie **U13**-5
anordnen (Therapie) U19-1
Anordnung, nicht lineare **U43**-20
anpassen (Prothese) **U42**-16; U37-1
Anprobe **U42**-15
Anprobetermin U6-10
anregen U20-3
Anreicherung (Nahrungsmittel) U1-6
ansammeln U22-16
Ansammlung U28-15; U34-7
Ansatz, therapeutischer U18-4
Ansatzstück U7-3
anschlingen U22-11; U24-9
Anschlingung retinierter Zähne **U44**-13
anschnallen U29-11
anschwellen U13-28
Anschwellung **U3**-15
ansetzen (OP) U19-1
ansetzen an (Muskel) U44-16
anspannen (Muskel) U16-12
ansprechbar **U4**-7
ansprechen (Medikament) **U4**-7
– (Therapie) **U18**-11
Anstaltsapotheke U5-4 f
Anstaltspackung U5-16
Anstrengung U3-17
Antagonist (Wirkstoff) **U20**-6
– (Zahn) U9-1; U10-13; U36-18,25
Antazidum **U20**-29
Antiarrhythmikum **U20**-18
Antibiogramm U20-9
Antibiotika, zytostatische **U20**-31
Antibiotikaprophylaxe **U27**-13,10; U18-6
Antibiotikaresistenz U20-9
Antibiotikatherapie U18-5
Antibiotikum **U20**-9
– der Wahl U20-9
anticholinerg U20-8
Antidepressivum **U20**-24
–, trizyklisches U16-16
Antidiarrhoikum U20-13
Antidiuretika U20-21
Antidot **U5**-15
Antiemetikum U20-12
antiepileptisch **U20**-20; U48-14
Antigen, karzinoembryonales U51-16
–, onkofetales U51-1
Antihistaminika **U20**-22
–, nicht sedierende U20-22
–, rezeptfreie U20-22
Antihormon U20-31
Antikoagulanzien **U20**-16
antikonvulsiv U48-14
Antikonvulsivum **U20**-20
Antikörper, monoklonaler U51-18
antikörpervermittelt U20-32
Antimetabolit U20-31
Antimykotikum **U20**-26
–, topisches U20-26
Antioxidans U12-15
Antiphlogistika **U20**-11; U13-11
–, nichtsteroidale U20-11
Antipsychotikum U20-2; U47-10
Antischaummittel U20-2
Antisepsis U27-1
Antiseptikum U27-1
Antithrombosestrümpfe U29-10
Antithrombotika **U20**-16
Anti-Trendelenburglage U23-13
Antitumorimmuntherapie U20-31
antiviral U20-9
Antriebslosigkeit U4-12
Antrostomie U22-3
– nach Caldwell-Luc **U45**-21
–, (endo)nasale U45-21
–, laterale U45-21
–, mittlere meatale U45-21
Antrumfistelbildung **U44**-5
Antrumraspel U24-12
ANUG **U35**-14
anwachsen U30-17
Anwendung (Medikament) U5-2; U19-3,5
Anwendungsweise U5-17
Anxiolytika **U20**-25,23; U47-10
anxiolytisch **U20**-25
Anzeichen **U18**-10; U4-14; U35-22
anzementieren U30-7
anziehen (Schraube) U43-6
apallisches Syndrom **U4**-17
Apathie U4-12
Apex radicis dentis **U41**-6
–, radiologischer U41-6
Apexlokalisator U41-12
aphasisch U11-9

Aphonie **U11**-23
Aphthe **U35**-19; U13-17
–, chronisch rezidivierende U35-19
aphthös U35-19
Aphthose U35-19
apikal U41-6,12
Apikokoronalhöhe U39-12
Apotheke **U5**-4
Apparatur, kfo. **U37**-1
Appetit **U1**-11,6
Appetitlosigkeit U1-11; U50-21
Appetitzügler U1-11
Applikation **U19**-4,3
–, konjunktivale U20-17
Applikationsart U19-4,3
Applikator U19-3; U24-14
applizieren U19-4; U20-12
Apposition U29-1; U26-5
Approximalbereich U9-22
Approximalkaries U9-22; U33-6
Approximalkontakt(punkt) **U36**-9
Approximalraum U39-13
Äquator, anatomischer **U39**-8
Äquivalentdosis U46-9
Arbeit, wissenschaftliche U47-3
Arbeitsende U32-17
Arbeitshypothese U15-19
Arbeitslänge **U41**-12
Arbeitslängenbestimmung U41-12
Arbeitsmodell U31-2
Arbeitsraum (OP-Feld) U21-7
Arbeitsseite (Kauen) U36-12; U38-4
Arbeitstrokar U24-7
arbeitsunfähig U13-4
Arch Length Discrepancy, ALD U36-4
Arcon-Artikulator U31-1
Arcus alveolaris mandibulae U9-9
– – maxillae U9-9
ArGoMe-Winkel U39-5
Armamentarium **U32**-1
Armstütze U23-12
Arousal U4-2
Arrhythmie U20-18
Artefakt **U46**-13
Arterienklemme U24-14
Arterienlappen **U50**-12
Arthralgie U16-21
Arthrodese U29-13
Arthrografie **U33**-16
Arthrogramm U33-16
Arthropathia deformans U38-14
– neuropathica U16-16
Arthroplastik U22-4
Arthrose U13-29
Arthrotomie **U38**-19
–, explorative U22-2
Articularewinkel U39-5
Articulatio temporomandibularis **U38**-1
artifiziell verzerrt U46-13
Artikulation **U36**-3; U8-11; U9-1; U11-1,13
Artikulationsfolie U36-3
Artikulationspapier **U32**-25
Artikulationsstörung U11-17,22
Artikulator **U31**-1; U6-12
artikulieren U11-1
Arznei(mittel) **U5**-1 ff
Arzneibuch U5-5; U20-1
Arzneidroge U5-1
Arzneiform **U5**-6; U19-11
Arzneimittelanamnese U20-1
arzneimittelbedingt **U19**-15
Arzneimittel-Codex U5-5
Arzneimittelhandel U5-3
arzneimittelinduziert **U19**-15
Arzneimittelinteraktion **U19**-11
Arzneimittellehre **U20**-1
Arzneimittelresistenz U18-13
Arzneimittelunverträglichkeit U19-12
Arzneimittelwechselwirkung **U19**-11
Arzneimittelwirkung **U20**-3
–, unerwünschte **U19**-14; U5-3
Arzneistofffreisetzung U19-4
Arzneistoffinkompatibilität U5-3
Arzneizubereitung U5-6
Arzt, praktischer U25-15
Arztbesuch U6-10
Ärztebedarf U5-4
Arztelement **U7**-2
ärztlich U5-1
Ascorbinsäure **U12**-15
Asepsis U27-1
aseptisch **U27**-1
Asphyxiestadium U47-20
Aspirat U7-7; U22-16
Aspiration **U22**-16
Aspirationsbiopsie U22-16
Aspirator U22-16
aspirieren U22-16,19; U48-9
Assistent(in), radiolog. techn. U46-1
Assistenzarzt, -ärztin U23-5
Ästhesioneuroblastom U52-14
Ästhetik, rosa U39-1
–, weiße U39-1
Ästhetiklinie U39-4
ästhetisch U39-1
Astrozytom **U52**-15
–, pilozytisches U52-15
Ataraktikum **U20**-25,23
Ataranalgesie U47-7
Atem anhalten U34-20
– holen U34-20
Atembeutel U47-15
Atemdepression U48-12
Atemgeräusch, pfeifendes U11-23
Atemlähmung U47-11
Atemnot U16-2
Atemschläuche U47-14
Atemwege U47-17; U48-13
– freihalten U32-3
Atemwegsobstruktion U13-18
Äthanol-Wassergemisch U5-10
Atherom U13-23
Ätiologie U13-8
atraumatisch (Instrument) U32-1
Atresie U13-18
–, angeborene U13-18
Atrophie U13-29
atrophieren U44-15
Attachment, epitheliales U35-28
Attachment level, klinischer **U35**-11
Attachmentverlust U35-11
–, parodontaler U35-11
Attacke U16-14
Attrition **U10**-19; U35-9
Ätzbrücke U30-19
ätzen **U39**-21
ätzend U22-9; U30-25
Ätzflüssigkeit **U30**-19
Ätzgel U30-19; U39-21
Ätzlösung U39-21
Ätzmittel **U30**-19,21; U39-21
Ätzmuster U30-19; U39-21
Ätzschorf U28-9
Ätzstift U39-21
Ätztechnik U37-8
Ätzverfahren **U39**-21,19
auditiv U8-15
Aufbau **U39**-17; U49-2
aufbauen (Alveolarkamm) U44-18
Aufbereitungsfehler U41-13
Aufbereitungstiefe **U41**-12
Aufbissaufnahme U33-4
Aufbissbehelf U36-29
Aufbissempfindlichkeit U16-6
Aufbissplatte U36-7
Aufbissschiene U10-12; U37-24 f
aufblasen (Wangen) U8-6
Aufbrennen U31-18
aufdehnen U24-17
aufeinanderfolgend U20-4
auffällig U18-13
aufgedunsen U3-15
aufgehen (Klammer) U26-12
aufgerissen U3-7, U17-5
aufgespalten U12-8
Aufhängung U29-3; U49-7
Aufklappung (Lappen) U44-2
Aufklärung (Patient) U25-3
Auflage, linguale U42-18
Auflagerung **U34**-7; U29-1
Auflagerungs(osteo)plastik U44-20
Auflagetablett U7-11
auflegen (Instrumente) U23-8
aufleuchten U46-16
auflösen (Thrombus) U20-16
Auflösung, räumliche U46-14
Auflösungsvermögen **U46**-14
Aufnahme (Nahrung) U1-1
– (Studie) U15-4
–, intraorale U33-4
–, periapikale **U33**-7
Aufnahmebericht (Aufwachstation) U47-24
Aufnahmekriterien U15-4
aufplatzen (Wunde) U28-16
Aufprall U3-14; U44-3
aufquellen (Nahtmaterial) U24-18
aufscheuern U3-8
aufschlitzen U3-6
aufschneiden **U21**-9; U3-6
Aufspaltung U46-20
aufstechen U3-10
Aufstellkalotte **U31**-13
Aufstellungshilfe U31-13
auftragen (Salbe, Lack) U5-8; U19-3; U30-23
Auftreibung, ballonförmige U13-23
Auftreten, familiäres U13-7
Aufwachbett **U23**-18
Aufwachperiode **U47**-23; U23-17
Aufwachphase **U47**-21
Aufwachprotokoll U23-17 f
Aufwachraum **U23**-17; U47-21,23 f
Aufwachschwester U23-17
Aufwachsen **U31**-10
–, diagnostisches U30-17
Aufwachspinsel U31-10
Aufwachstation **U47**-24
Aufwachstechnik U30-17; U31-10
aufwecken U4-2

Aufzeichnungen U47-22
Aufzementieren U30-7
Augapfel U8-3
Auge **U8**-3
–, blaues U3-13; U13-26
Augenhöhle U8-3
Augenklappe U28-25
Augenkompresse U28-19
Augenprothese U45-23
Augensalbe U5-8
Augenwässer U5-11
Augenzahn **U9**-5
Augmentation **U49**-19
Augmentationsmaterial U50-1
Augmentationsplastik U44-18; U50-1
augmentierend (Plastik) U45-14
ausatmen U47-15
Ausbettmeißel U30-12
Ausbettung U31-9
ausblocken (Unterschnitt) U40-13
ausbrechen (Schmelz) U10-20
ausbreiten, sich U13-3; U51-11
Ausbruch (Krankheit) U13-7
ausdehnen U31-6
Ausdehnung U29-3; U51-11
Ausdrehtest **U43**-19
Ausdrehwert **U43**-19
ausdrücken, sich U11-1
auseinandergekeilt U35-17
Auseinanderklaffen U28-16
auseinanderspreizen U24-16
Auseinanderweichen U28-16
Ausfall (Gehirnfunktion) U4-18
–, irreversibler U4-18
ausfallen (Zähne) **U10**-5
Ausfallgebühr U6-11
Ausfallsrate U15-29
Ausformen U40-7
Ausgangsdroge U5-3
Ausgangswert U15-15
ausgebrannt U30-17; U31-9
ausgegossen U30-15
ausgehärtet U31-19; U32-17,23
ausgeprägt U11-13; U48-5
ausgeschlagen (Zahn) U17-5; U44-9
ausgestanzt U35-6
ausgewählt U25-2
ausgießen **U31**-4
Ausgleichsextraktion U44-2
Aushärtelicht **U32**-23
aushärten U31-6
Ausheilung **U13**-13
aushelfen U6-6
aushusten U11-6; U20-15
auskleiden (Epithel) U44-5
Auskleidung U35-10; U40-3
–, epitheliale U13-23; U35-8
auskragend (Geschiebe) U42-8
auskratzen (Kürette) **U24**-10
auslösen (Ereignis, Kolik) U14-19; U16-15; U20-2
auspiepsen U7-13
Ausprägung (Variable) U14-5
ausräumen (Wurzelkanal) U32-11
Ausreißer U14-12
Ausreißfestigkeit U43-18
Ausreißkraft U43-18
–, axiale U43-18
Ausreißtest U43-17
Ausrichtung **U29**-1; U43-9
– (Zähne) U37-6
Ausriss, knöcherner **U17**-5
Ausrissfraktur **U17**-5
Ausrissverletzung U17-5
Ausrüstung **U32**-1
ausschaben (Kürette) U24-3,10
Ausschälung (Kürette) U24-10; U13-23
ausscheiden (Studie) U15-29
Ausscheidung U20-1
Ausschlag U8-2,15; U13-14
ausschneiden U21-9
– (Wunde) U28-12
Ausschuss, ständiger U15-25
Aussickern **U40**-21
Außenbogen **U37**-18,19
Außenteleskop **U42**-9
Äußerung, verbale U11-1
Aussprache **U11**-13; U9-1; U8-11
aussprechen U11-1,13,23
Aussprengung **U40**-20
ausspucken **U10**-10
ausspülen **U34**-6; U10-10; U27-5; U34-6; U41-5
– (Wunde) U28-11
Ausspülung **U22**-17
ausstellen (Rezept) U19-1
ausstrahlen **U46**-5; U46-2
Ausstrahlung U46-2
ausstrecken (Arm) U29-3
Ausstülpung (Wundränder) U26-17
Austastung **U21**-11; U24-8
Austritt (Blut) U13-23
Austrittsprofil U31-18; U40-18
Auswahlkriterien U25-2
auswaschen (Wunde) **U28**-11
auswerfen (Schleim) U20-15
Auswirkung U17-6; U19-8
Auswurf U10-10
Ausziehdraht U29-13
Auszugsfestigkeit U43-18
autogen (Transplantat) **U49**-16; U38-17
Autograft U49-16
Autoklav **U27**-3
autoklavierbar U27-3
autolog **U49**-16
Autopolymerisation U31-19
autopolymerisierend U30-3; U31-17
Autoradiografie **U33**-17
Autoradiogramm U33-17
autosomal (Erbgang) U13-7
Autotransplantat **U50**-2
Autotransplantation **U44**-12; U49-14
A-V Anastomose U49-6
avulsieren **U44**-9
Avulsion **U44**-9
axial (Belastung) U43-9
Axondegeneration U13-29
Azidität U20-29

B

B-Mode Darstellung U33-12
B-Zell-Oberflächenmarker U51-16
babbeln **U11**-17
Backe **U8**-5
Backenzahn **U9**-6,2
–, großer **U9**-7
–, kleiner **U9**-6
Bäder U28-13
Bajonettstellung U29-1
Bakterienstamm U27-11
bakterizid U20-9
balanced-force Methode U41-11
Balanceseite U38-4
Balkendiagramm U14-27
Ballaststoffe **U12**-16; U20-2
Ballondilatation U24-17
Ballonkatheter U22-19
Balsam U5-8
Band U32-24
–, diamantiertes U32-13
–, kfo. U37-8
Bandabnahmezange **U37**-9
Bandage **U28**-20; U29-8
bandagieren U29-11
Bändchen **U9**-11
Bänder U3-16
Bänderabnahme U37-8
Bänderriss U3-18
Bandsetzer U37-9
Band-Setzzange U37-9
Barbiturat **U48**-14; U20-24
Barbituratentzug U48-14
Basaliom U52-2
Basalmembran U51-12
Basalzell(en)karzinom U51-10; U52-2
Basilarismigräne U16-15
Basisnarkose **U48**-15
Basisplatte U42-13,17
Bauchlage U23-16
Bauchpresse U3-17
Baumwolle U26-10; U28-18
Baumwollschlauch **U29**-10
Bausch **U28**-23
Beamer U46-5
Beanspruchung, starke U11-14
Beatmung, künstliche U47-15; U48-17
Beatmungsgerät U47-25
Beatmungssystem, geschlossenes U47-14
Bebänderung **U37**-8
Bebänderungstermin U37-12
Beckenkamm U50-9
Beckenkammlappen, freier U50-13
Beckenkammtransplantat, kortikospongiöses U22-13
Bedarf, bei/nach U20-27; U47-7
bedecken (Defekt) U49-9
Bedenken U39-1; U43-16
bedrückt sein **U16**-2
beeinträchtigen U13-4; U23-11
Beeinträchtigung U29-7; U45-9; U50-3
Beendigung U15-30
Befall U13-4
befallen **U13**-4; U38-14; U25-4
befangen U4-1; U14-18
befestigen U26-3; U32-7; U39-20
Befestigung U30-7; U37-4
–, adhäsive U42-21
–, elastische U37-10
–, intraorale U9-25
Befestigungskomposit U30-3
Befestigungsmaterial U9-17
Befestigungszement **U30**-7
–, Zinkoxid-Eugenol- U30-16
befeuchten U5-12; U24-18
befolgen U18-15
Befund U38-5
–, intraoperativer U21-2
Befunderhebung, kfo. U36-1
Befundung, kephalometrische U33-10
Begg-Lightwire Technik U37-3
Beginn (Krankheit) U13-7
beginnend U13-10
Begleiterkrankung U13-2; U25-9

begrenzen U8-10,14; U46-12
Begrenzung U27-8
Behälter U5-13
behandeln mit U20-20
Behandlung **U18**-1 ff; U5-2
– der Wahl U18-1; U41-18
–, chirurgische U21-3
–, experimentelle U15-2,22
–, medikamentöse U5-3 f
–, stationäre U25-11; U27-12
Behandlungsbereich U7-13
Behandlungsdauer U7-1
Behandlungseinheit **U7**-2
Behandlungsfeldleuchte **U7**-9
Behandlungsgerät, funktionelles U37-13
Behandlungsgruppe U15-10
Behandlungsmethode **U18**-3
Behandlungsmöglichkeiten U6-14; U15-22; U18-3
Behandlungsplan **U6**-1,14,10; U15-7; U18-5
Behandlungsprotokoll U15-7; U18-5
Behandlungsraum **U6**-9
Behandlungsregime, chemotherapeutisches U51-17
Behandlungsschema **U18**-5
Behandlungsstuhl **U7**-1; U6-4; U42-4
Behandlungstermin **U6**-10
Behandlungsziel U15-27; U18-9
Behandlungszyklus U18-5,1
beharren auf U11-8
beherbergen (Keime) U26-7; U41-16
behindern U13-4; U35-23
beimischen U30-5
Beipackzettel **U5**-17
Beißdruck U10-11
beißen **U10**-11; U3-10
Beißring U10-4
Beissstäbchen U37-9
Beklemmung U20-25
beklopfen U32-4; U38-2
bekömmlich **U1**-12
Belag **U34**-7,9,2
–, farbiger **U34**-11
Belagsindex U34-21
Belastbarkeit U43-14
Belastung **U43**-14; U3-17
– (Implantat) U45-23
–, emotionelle U25-4
–, (nicht-)axiale U43-9,20
–, vorsichtige U25-13
Beleg **U15**-17
belegen U15-15
Belegschaft **U6**-3
belegt U32-8
Beleibtheit U12-16
Beleuchtung (OP) U23-9
belichtet U46-3
Belichtungszeit U46-7
Bell-Lähmung U13-8
Belüftungsanlage **U27**-8
benachbart U9-21; U36-17
benigne U45-17; **U51**-5
Benignität **U51**-5
Bennett-Bewegung **U38**-4
– Sideshift U38-4
– Winkel U38-3
Benommenheit U4-5,9,11; U5-18
Beobachtung U25-8
–, abgebrochene **U15**-29; U14-18
–, zensierte **U15**-28
Beobachtungsstrategie **U18**-7; U15-7
Beobachtungsstudie U15-1
Beratung, ärztliche **U6**-12
–, onkologische U51-1
Beratungskomitee U15-25
beredt **U11**-18
Bereich **U14**-15
Berstungsfraktur U17-8
berufsbedingt U13-6
beruhigen U18-2; U28-13; U47-8,10; U48-14
beruhigend **U20**-30; **U47**-8
Beruhigung **U47**-8 ff
Beruhigungsmittel **U47**-8 ff; U20-23 f; U5-3
Berührungsempfindlichkeit **U47**-4
besänftigen U47-10
beschichten **U39**-22; U31-20; U32-25
beschichtet (Draht) U29-13
– (Film) U33-2
Beschichtung U30-11
–, bioaktive U30-28
Beschichtungsmaterial U34-16
beschießen (Bestrahlung) U46-4
beschlagen (Spiegel) U32-4
beschleifen U32-8; U40-16
Beschleuniger U30-24
beschmutzen U7-10
beschränkt auf U13-3
Beschränkung U36-29
Beschwerdeausschuss U15-25
Beschwerden, körperliche **U16**-1
beseitigen (Gewebe) U22-7
Beseitigung (Zahnfleischtaschen) **U35**-24; U27-4
besorgt (Angehörige) U16-2
bessern **U5**-2
Besserung U5-2; U16-8; U25-14
Bestandteil U12-5; U48-17; U19-1
bestätigen U4-15; U11-8
Bestätigung U15-17
Besteck, chirurgisches U24-1
Bestrahlung **U46**-2,4; U43-3
Bestrahlungsfeld U46-4
Beta-Blocker U20-7
Beta-Laktamase U20-10
betäuben **U47**-1 f
betäubt (Schlag) **U4**-9
Betäubung U4-11
–, örtliche U48-3
Betäubungsmittel **U48**-4; U5-3
Beteiligung U13-4; U45-2
Betonung U11-13
betreffen **U13**-4; U9-14
Bettenschleuse U23-2
bettlägrig U25-13
Bettruhe U25-13
betupfen U28-23
beunruhigen **U16**-2; U25-9
beurteilen U14-20
Beurteilung, instrumentelle U24-1
bevölkerungsbasiert U14-3
Bevölkerungsstatistik U14-1
bevorstehend U4-5
beweglich U8-13; U42-6
Beweglichkeit U29-5; U35-9
Bewegung, zwirbelnd-stoßende U32-11
Bewegungsausmaß U38-1
Bewegungsschiene U29-7
Bewegungsschmerz U16-11
Beweis **U15**-17
Beweismaterial U15-17
Bewilligung U15-23
bewirken U15-26
bewusst **U4**-1
bewusstlos U4-1,6
Bewusstlosigkeit U4-14
–, tiefe **U47**-6
Bewusstsein U4-1
–, bei **U4**-3
Bewusstseinslage U4-1
Bewusstseinstrübung U4-1; U16-20
Bewusstseinsveränderung U4-1
bezahnt **U10**-1,7
Beziehung U14-32
Bezugsebene U39-4
Bezugspunkt **U21**-8
–, kephalometrischer U33-10
Bias **U14**-18
Biegefestigkeit U30-6
biegsam U29-13
Biegung **U36**-27; U37-5
– erster Ordnung U37-5
Bikuspidat **U9**-6
Bildauflösung **U46**-14
Bimler-Gebissformer U37-13
Bimsstein **U30**-18
Bimssteinbehälter U30-18
Binde **U28**-20; U29-8
–, elastische U28-20; U29-10
Bindegewebe U35-33; U52-3
Bindung **U39**-20
Bing-Horton-Neuralgie U16-15
Binokularmikroskop U22-6
bioaktiv (Beschichtung) U30-28
Bioäquivalenz U19-10
Biofilm **U34**-8
–, etablierter U34-8
–, oraler U**34**-8
Biofilmbildung U34-8
Biofilm-Matrix U34-8
Bioglas U30-4
bioinert **U49**-20; U30-28
biokompatibel U49-20; U30-28
Biokompatibilität **U30**-28
biologisch verfügbar U19-10
biologische Breite U39-10
Biomaterialien U30-28
Bionator U37-13
Biopsienadel U24-5
Biopsiezange U24-14
bioreaktiv U30-28
Biostatistik U14-1
Biotransformation **U20**-4
Biotransformationsrate U20-4
Bioverfügbarkeit **U19**-10
BIS-Monitor U25-8
Bispektraler-Index-Monitor U25-8
Bisquitbrand U31-18
Biss **U3**-10; **U10**-12
–, lutschoffener U36-12
–, offener **U36**-12
Bissanomalie U36-1
Bissebene U9-24; U10-13
Bissen **U10**-12; U1-4,6; U8-8
Bissflügel U10-12
Bissflügelaufnahme **U33**-6; U9-22; U46-3
–, umgekehrte U33-6
–, vertikale U33-6
Bissgabel U10-12
Bisshebung U37-24; U49-11; U10-12
Bisshöhe U10-12 f
Bisskeil U36-7
Bissnahme U10-12; U36-2
Bissplatte U33-6
Bissregistrierung U36-2
Bissschablone U30-2; U42-14,17
Bissverhältnisse, normale **U29**-1
Bisswachs U30-17

Bisswall **U42**-14; U36-10; U10-13
Bisswunde U3-10
Bittersalz U20-13
bivariat (Analyse) U14-28
Björk-Summenwinkel U39-5
Blackout U4-4
Bläschenbildung U17-9
blass werden U28-10
Blassgold U30-9
Blässe U3-12
Blattgold U30-8
Blattimplantat U43-2
Bleichen **U39**-19
Bleichschiene U39-19
Bleichzahnpasta U39-19
Bleigummiabdeckung **U33**-3
Bleischürze U33-3
Blendgold U30-9
blind **U15**-9
Blindversuch U15-9
blinzeln U8-3
Blisterpackung U5-16
blitzartig U22-14
Blockanlage U15-11
Blockbildung U15-11
Blockdiagramm U14-27
Blocker **U20**-7
Blocktransplantat, kortikales U44-20; U50-9
bloßlegen U49-9
Blow-in Fraktur U17-10
Blow-out Fraktur **U17**-10; U45-1
blubbern U11-7
Blutaustritt U3-19
Blutbahn U51-7
blutdrucksenkend U19-8; U20-17
Bluter(in) U3-19
Bluterguss **U3**-13; **U13**-26
Blutfülle U13-28
Blutgerinnung U12-9; U20-10,16
blutig-serös U28-13
Blutkoagel U44-4
Blutkörperchen, weißes U20-34
Blutleere **U13**-28
Blutpoolszintigrafie U46-17
Blutschwamm, kapillärer U52-5
Blutspender(in) U15-6
Blutstillung **U22**-10; U26-11
Blutstillungsmeißel U24-11
Blutung **U3**-19; U13-26
–, innere U13-26
–, petechiale U13-26
–, pulssynchron spritzende U13-26
Blutungsindex, interdentaler (IBI) U35-10
blutunterlaufen U8-3
Blutvergiftung U27-1
Blutversorgung U44-14
Bogen, konfektionierter U37-5
–, thermoelastischer U37-5
Bogenbiegungen U37-5
bogenförmig **U39**-14
Bogentechnik, gerade **U37**-2
Bohrdraht **U29**-14, 13
Bohrer **U32**-6
Bohrkanal U43-11
Bohrlochosteitis U29-14
Bohrschablone U43-8
Bohrspäne U44-18
Bohrstaub U7-4
Bohrstift **U29**-15
Bohrstück U32-6
Bohrtiefe U43-10
Bolton-Analyse U36-18
Bolton-Diskrepanz **U36**-18
Bolus U1-6; U42-8
Bolzung U29-15
Borax U30-24
Borsten U34-3
bösartig U45-17
Bösartigkeit U51-5
Brace U29-7
Bracketentfernung U37-8
Bracketflügel U37-4,10
Bracket-Setup U37-4
Brackets **U37**-4,1; U39-20
–, Ribbon-Arch U37-4
Bracketslot U37-10,4
Branchen U24-13; U32-15
Brand U13-30
Brandführung U31-18
Brandwunde **U3**-11
brauseförmig U20-29
Brausetablette U5-7
brechen (Knochen) **U17**-1
Brechreiz **U10**-16
Breikost U1-13
Breitbandantibiotikum U18-6; U20-9; U27-13
Breite, biologische **U39**-10; U35-28
–, therapeutische U14-15; U19-13
Breiumschlag U28-25
brennbar U48-4
brennen **U31**-18; U35-18
Brennen, schmerzhaftes U3-10f; U16-17
Brennkammer U31-18
Brennschwund U31-18
Brennwert U12-4
Broca-Aphasie U11-9
Bronchialstimme U11-16
Bronchodilatatoren U20-14
Bronchophonie U11-16
Brown Spot U34-11
Bruch **U3**-18; **U13**-22; U26-18
–, geschlossener **U17**-3
Bruchende U28-2
Bruchfestigkeit U30-6
Bruchfragment U29-2
brüchig U30-5
Bruchkerbe U5-7
Bruchlinie U44-7
Bruchspalt U17-1
Bruchstelle U17-14; U3-20
Bruchstück **U17**-2
Bruchzähigkeit U30-6
Brücke **U42**-4
Brückenanker U42-4f
Brückenersatz U42-4
Brückengliеddesign U42-5
Brückengliom U52-15
Brückenzwischenglied **U42**-5; U40-11
brummen U11-5,15
brünieren **U31**-21
Brünierer U31-21
Brustschmerzen, stechende U16-13
bruxen U36-11
Bruxerschiene U36-11
Bruxismus **U36**-11; U10-18; U38-10
–, nächtlicher U10-18
Bucca **U8**-5
bukkal U8-5; U9-23
Bukkolingualabstand U39-10
Bulbusruptur U3-18
Bulldog-Klemme U24-13
Burkitt-Lymphom U52-11
bündig U40-9
bürsten (Zähne) **U34**-3
Bürstenkopf U34-3
Büschelbürste U34-3
Butt joint U40-9

C

CAD/CAM Frästechnik U30-6
Calcinosis metastatica U51-13
Calciumhydroxid U42-25
Calciumantagonist U20-7
Calciumblocker U20-7
Caldwell-Luc-Operation **U45**-21
Callositas U17-15
Callus luxurians U17-15
Camouflage U36-1
Camper Ebene U39-4
– Gesichtswinkel U39-5
Cancrum oris U13-30
Candidose, kutane U20-26
Capdepont-Zahndysplasie U39-16
Caput **U8**-1
Carbo medicinalis U5-9; U20-3
Carcinoma in situ **U51**-10
– adenomatosum U52-4
– der Mundhöhle U51-10
–, hochgradig differenziertes U51-10
Caries acuta U34-18
– florida U34-18
– profunda U34-17; U41-2
Caro luxurians U28-7
Cartilagines alares U45-24
Cartilago cricoidea U8-14
Catgut **U26**-9
Cavitas **U34**-19
– oris U8-8
Cavum **U34**-19
Cementum **U9**-17
Cerumen U8-15
– obturans U17-6
Cervix **U8**-13
– dentis U9-14
Chancenverhältnis U14-8
Checkbiss **U36**-2; U10-12
Cheilitis U17-9
Cheiloschisis U45-2
Chemie, pharmazeutische U20-1
Chemochirurgie U51-17
Chemomonotherapie U51-17
Chemoprophylaxe U18-6; U51-17
Chemotherapeutikum **U51**-17
chemotherapeutisch **U51**-17
Chemotherapie **U51**-17; U18-4
–, adjuvante U51-17
–, hochdosierte U51-17
–, neoadjuvante U51-17
Chi²-Test **U14**-34
Chiasma opticum U52-4
Chinidin U19-12; U20-18
Chipping-Fraktur **U40**-20
Chirurg(in) **U23**-5; U21-3
–, behandelnde(r) U23-5
Chirurgie **U21**-3
–, kieferorthopädische **U45**-9
–, minimal invasive U25-14
–, orthognathe **U45**-9
–, plastische **U49**-3
chirurgisch **U21**-2
Chlorhexidinspülung U22-17; U19-11
Chlorid U12-17
Chlor(osark)om U52-3
Choanalatresie U13-18
Choanalstenose U13-19
cholinerg U20-8
Cholinergikum **U20**-8,2
Cholinrezeptorenblockade U48-6
Chondroblastom U52-13
Chondrom, echtes **U52**-13
–, juxtakortikales U52-13
Chondromalazie U52-13

Chondromatose, synoviale U52-13
Chondromyxoidfibrom U52-13
Chondrosarkom U52-3,13
Chondrozyten, hypertrophe U13-15
Chromkatgut U26-9
Cicatrix **U28**-10
Clavicula U8-12
Clip **U26**-13
Clip-Applikator U26-13
Clip-Magazin U26-13
clippen U26-3
Clipzange U26-13
Cluster-Analyse U14-28
Cluster-Kopfschmerz U16-15
Cluster-Stichprobe U14-4
CMD-Patient(in) U10-17; U16-2; U38-10
Cochleaimplantat U49-18
Codein U20-28
Col **U35**-8
Collum **U8**-13
– dentis U9-14
Collumfraktur, verschobene U17-4
Collyria U5-11
Coma vigile **U4**-17
Commotio **U3**-14
Compliance **U18**-15; U37-23
composite graft U50-1
Compound-Odontom U52-6
Computertomografie **U33**-19; U46-19
–, hochauflösende (HRCT) U33-19
Concha nasalis U8-4; U22-11
Congelatio **U3**-12
Contrecoup-Kontusion U17-9
Contusio cerebri U3-13
Coping **U40**-17
Corona capitis U28-20
– dentis **U9**-14
Corpus mandibulae U45-11
Costen-Syndrom **U38**-11
Coverdenture **U42**-11,2
Cox Regression **U14**-35
Craquelierung **U40**-20,17
Creeping attachment U35-11
Creme U5-8
Crepitatio **U17**-14
Crista iliaca U49-12; U50-9
Crossover **U15**-14
Crossover-Studie U15-14
Crouzon-Syndrom U45-6
crown-down Technik U41-11
CSI-Index U34-21
CT **U33**-19; U46-19
–, 3-D U33-19
CT-Schichtaufnahmen U33-18
Cuff (Tubus) U4-10
Curare **U48**-17
Cuspis dentis **U9**-4
Cuticula dent(al)is **U34**-10
Cutoff **U14**-24

D

D cur U19-7
Dachziegelverband U29-11
Dakryolith U13-20
Dakryozystorhinostomie (nach Toti) U45-21
Dämmerzustand U4-1
Dampf U3-11; U22-15; U48-10
dämpfen (Empfindung) U4-10; U30-25
– (Stimme) U11-11
Dampfsterilisation U27-2
Darmbeinkamm U49-12
Darmentleerung, präoperative **U25**-6
Darmspülung U25-6
Darmtätigkeit U12-16
Darreichungsform **U5**-6
darstellen **U46**-12,14; U33-12
Darstellung **U21**-7; U32-4; U33-12
– (OP-Feld) U23-11
–, B-Mode U33-12
–, Farb-Doppler U33-12
–, grafische U14-27
darunterliegend U49-11
Datenerhebung U15-15
Datenmaterial **U15**-15
Datenschutz U15-15
Dauerdrainage U28-15
Dauerhaftigkeit U42-1
Dauerinfusion U47-16,19
Dauermedikation U5-1; U19-3
Dauerzug U29-3
Daumenlutschen U36-20
Dazzler U39-24
Dean-Fluorose-Index U34-13
Debonding U37-8
Debridement **U28**-12; U41-9
–, schonendes U28-12
Debulking U51-2
Deckgold U30-9
Decklappen U50-19
Deckprothese **U42**-11,2,20; U40-17
–, implantatgetragene U42-11
Deckschicht U49-9
Deckschraube U43-6
Deckweiß U39-16
deep scaling U32-13; U34-14
Defekt, kariöser U34-18
Defektauffüllung U40-1
Defektbildung U34-19
Defektheilung U28-4
Deflexion (UK) **U38**-6
Deformierung U13-5
Deformität U13-5
Degeneration U13-29
degenerativ **U13**-29
Dehner **U24**-17
Dehnschraube U37-17
Dehnsonde U24-17
Dehnung U29-3
Dekalzifikation **U10**-21
Dekompressionskraniotomie U45-22
Dekompressionstrepanation U45-22
Dekoronation U44-11
Dekubitalgeschwür U3-5; U13-17
Dekubitus U28-19
Delirium **U4**-16
Delta-Züge U37-10
Demastikation U10-19
Demineralisation U10-21
demineralisiert (Knochenpartikel) U44-21
Demulzenzium U20-30
Dens **U9**-1
– caninus **U9**-5
– incisivus **U9**-3
– molaris **U9**-7
– praemolaris **U9**-6
– serotinus **U9**-8
Dental Distress Syndrom U16-2
Dentalamalgam **U30**-1
Dentalästhetik U39-1
Dentalfluorose U34-13; U9-15
Dentalgie **U16**-5
Dentalgold **U30**-9
Dentalgoldlegierung U30-9
Dentalhygieneassistent(in) U34-1
Dentalhygieniker(in) U6-4,8; U34-1
Dentalkunststoff **U30**-2
Dentalplaque **U34**-8
Dentalraspatorium U24-12
Dentalserviette U7-1
Dentalstuhl U7-1
Dentes **U9**-1
Dentikel U41-5
Dentin **U9**-16
–, aufgeweichtes U40-6
Dentin-Schmelz-Grenze U39-9; U9-16
Dentinabrasion U10-19
Dentinflüssigkeit U9-16
Dentinhaftvermittler U39-20
Dentininfraktion **U44**-6
Dentinkanälchen U9-16
Dentinkörnchen U13-20
Dentinläsion, kariöse U9-16
Dentinoblasten U9-16
Dentinogenesis imperfecta (hereditaria) U9-16; U13-7; U39-16
Dentinom, ameloblastisches U52-6
Dentinriss **U44**-6
Dentinschmerz U9-16; U16-5
Dentitio difficilis U10-3
– praecox U10-1
– tarda U10-1
Dentition **U10**-1
Dentitionszyste U13-23; U10-3
Depolarisation U48-16
Depotpräparat U5-3; U19-4
Dermatom U44-19
Dermislappen U50-6
Dermoidentfernung **U52**-18
Dermoidexzision **U52**-18
Dermoid(zyste) **U52**-18
–, epibulbäres U52-18
Derotation U36-27
desensibilisieren U30-25
Desensibilisierung U30-25
Desensibilisierungsmittel U30-25
Desensibilisierungspaste **U30**-25
Design, faktorielles **U15**-13
–, gruppensequentielles U15-13
Desinfektion **U27**-6; U23-19
–, präoperative U27-5f
Desinfektionsmittel U20-2; U27-5
desinfizieren **U27**-5f
Desmodont **U35**-2,11,24; U9-13
Desmodontverlust U35-2
desmodontale Fibroblasten U35-2
Desmodontalspalt U35-2
Desmodontverlust U35-2
Desorientiertheit **U4**-8
destruktiv (Verhalten) U3-18
Determinanten, kondyläre U33-9
deutlich artikuliert U11-1,8
Deutsche Horizontale **U39**-4
Deviation (UK) **U38**-6
devital (Zahn) U9-1
Devitalisierung (Pulpa) U41-5
Dextrose **U12**-7
Dezile U14-11
Diagnostik **U25**-1; U42-15

Diagramm U14-27
Diamant, mittelkörniger U32-6
Diamantpinzette U24-14
Diamantschleifkörper U32-6
Diaphanoskop U46-16
Diaphanoskopie **U46**-16
Diastema **U36**-17
– mediale U36-17
Diastomeenerde U30-18
Diät **U1**-13; **U18**-5
Diätempfehlung U1-13
Diathermie U22-9
Diathermieschlinge U22-11,7; U24-9
Diathermiestift U22-9
Diätvorschrift U19-1
dichotom (Variable) U14-5,19
Dichtungsmittel U26-11
diensthabend U5-4; U23-6; U47-2
differenziert **U51**-8
–, vollständig U51-8
Differenzierung **U51**-8
Differenzierungsgrad U51-8
Differenzierungsmuster U51-8
Diffusionsvermögen U20-4
Dilatator **U24**-17
Disaccharid U12-6
Diskektomie **U38**-20; U22-1
diskludieren U36-7
Disklusion U36-8
Diskriminanzanalyse U14-28
Diskusexzision **U38**-20
Diskusläsion U38-19
Diskusluxation **U38**-13
Diskusreposition U38-13
Diskusverlagerung **U38**-13,9; U18-11
–, totale anteriore U38-13
Dislokation U3-20; U17-4; U40-7
–, extrusive U44-8
Disposition, familiäre U13-7
Dissektion U21-12
disseminiert U13-27
distal U9-21
Distalbisslage U36-7
Distal-End Cutter U37-5
distalisieren U37-22
Distal-Mesial-Plaque-Index U34-21
Distalokklusion U36-7
Distal-Wedge-Operation **U35**-30
Distanzhülse U43-5,12
Distanzhülsenschraube U42-10; U43-6
Distanzosteogenese U45-16
Distickstoffoxid **U48**-11; U20-25
Distorsion **U3**-16
distrahieren U29-3; U45-16
Distraktion **U45**-16
Distraktionsosteogenese U45-16
Distraktionsosteosynthese U29-12
Distraktionsschraube U29-15
Distraktionsosteotomie U45-16
Distraktor U45-16
Diuretika **U20**-21
DMF Index U34-21
DMFS-Index U34-17,21
Dokumentation U15-15
Dolder-Steg U42-23
dopaminerg U20-3
Doppelbindung U12-11
Doppelbiss U36-7
Doppelblindversuch U15-9
Doppelhandschuhe U27-17
doppelendig (Instrument) U8-1
Doppelkinn U8-6
Doppelkontrastdarstellung U46-3
doppellumig (Drain) U28-15
Doppler-Sonografie U33-12
Doppler-Ultraschall U33-12
Doppler-Verfahren U33-12
Dorn (Stift) U29-14
dösen U23-2
Dosieraerosol U5-6
Dosierinhalator U20-14
Dosierung **U19**-7; U5-17
Dosierungsschema U18-5
Dosimetrie U46-9
Dosis **U19**-7
–, genetisch signifikante U46-9
dosisabhängig U19-7
Dosisäquivalent U19-7; U46-9
Dosisverteilung U46-9
Dosis-Wirkungs-Kurve U19-7
Doublieren U31-13
Dowel pin **U31**-12
down-fracture Technik U45-7
Dr. med. dent. U44-1
Dragee U5-7
Draht(schneide)zange **U32**-16
Drahtbogen, kfo. **U37**-5; U26-3; U29-13
Drahtbogenschiene U42-22
Drahtcerclage U26-19
Drahtligatur U26-3
Drahtnaht U29-13
Drahtosteosynthese U29-13
Drahtsäge U29-13
Drahtschiene U37-16
Drahtschlaufen U37-4
Drahtschlinge U22-11; U24-9; U29-13
Drahtschneideschere U24-4
Drahtspirale U29-13
Drahtumschlingung **U29**-13
Drain **U28**-15
–, Penrose- U28-15
Drainage, Spül-Saug- U28-15
Drainagerohr U28-15
Drehbewegung U3-16
Drehbruch U17-1
Drehfehlstellung U3-16
Drehmoment U32-5
Drehmomentschlüssel U43-12
Drehmomentsperre U43-12
Drehstuhl U7-1
Drehung U3-16
– um Längsachse U36-27
Drehzahl U36-27
Drei-Phasen-Szintigrafie U46-17
Drei-Punkt-Abstützung **U43**-20
Dreifachzucker U12-6
Dreikantspitze U24-7
Dreikörperverschleiß U10-19
Dreiviertelkrone U42-19
dringend (Abklärung) U21-5
Droge **U5**-3
–, pflanzliche U5-2
drogenabhängig U5-3
Drogeneinfluss, unter U4-9
Drogenikterus U5-3
Drogentote(r) U5-3
Drogerie U5-4
Drogist(in) U5-4f
drohend (Kollaps) U4-5
Drop-out Rate U15-29
Druck U36-28
– mindern U28-19
druckabsorbierend U43-15
Druckbelastung U43-14
Druckbrecher U42-18
druckdolent **U16**-11; U51-3
Druckdolenz U16-11; U38-11
–, apikale U16-11
Druckfeder U37-11
Druckgeschwür U10-8; U3-5
Druckknopfsystem U45-24
Drucknekrose U13-30
Druckschmerz U16-11; U38-1,11
druckschmerzhaft **U16**-11; U13-14
Druckschmerzhaftigkeit U17-13; U49-8
Druckspülung U22-17
Druckstelle (Gips) U13-17; U29-6
Druckulkus U13-17; U16-11
Druckverband U28-17
Drug targeting U19-4
Dsygnathie U45-6
dualhärtend U30-6; U31-19
Dübel U29-14
Dublieren U31-13
Ductus parotideus U45-17f
– submandibularis U24-17; U45-18
dünnschichtig U40-3
Duplexsonografie, farbcodierte U33-12
Duplikaturnaht U49-8
Duraruptur U45-1
durchbeißen U10-11
durchbrechen (Zahn) **U10**-3; U9-6,23
durchführbar U21-4
durchgängig (Gefäß) U22-19; U28-15
Durchhärtungstiefe U31-19
Durchleuchtung **U46**-16,8
Durchleuchtungsfeld U46-16
Durchleuchtungszeit U46-7
Durchmesser U24-17; U39-8
durchmischt mit U26-14
durchscheinend U39-16
durchschneiden, quer **U21**-14,9
durchschnittlich U14-10
Durchschuss U3-3
durchsichtig U39-16
durchsickern **U40**-21; **U41**-16
Durchspülung **U22**-17
durchstechen U3-10; U24-2; U21-14
durchstoßen U24-2
durchtrennen **U21**-10,9; U26-5
–, quer **U21**-14
Durchtrennung U21-14; U45-12; U50-13
Durchtrittsprofil U39-3
Durchuntersuchung U25-1
durstig U1-11
Düsenaerosolgerät U19-3
Dysarthrie U11-9
Dysästhesie U16-17
Dyschondroplasie U52-13
Dysfunktionen, kraniomandibuläre U38-10
Dysgnathie-Chirurgie **U45**-9
Dyslalie U11-20,17
Dysmorphie, kraniofaziale **U45**-4
Dysostose, kraniofaziale U45-6
Dysostosis U45-6
– mandibulofacialis **U45**-6

Dysphemie **U11**-20
Dysphonie U11-23
Dysplasie U51-4

E

E-Klammer U42-6
Ebene U33-19
Echolalie U11-17
Echtzeitdarstellung U33-12
Echtzeitsonografie U33-12
Eckzahn **U9**-5
Eckzahnalveole **U9**-13
Eckzahnführung U9-5; U36-29
Eckzahnspitze U9-5
Edelgas U49-20
Edelgasnarkose U47-6
Edelmetalllegierung U30-8
Edelstahlscaler U32-13
Edentation U10-7
Edgewise-Brackets U37-2
EEG, isoelektrisches U4-18
Effektivität **U15**-26; U19-9
Effizienz U15-26
Eigenblutspende U49-16
Eigenschaft U13-6; U30-8
einartikulieren **U31**-7,1
einatmen U20-14
einbetten **U31**-8 f; U35-1
Einbettgerät U31-8
Einbetthilfe U31-8
Einbettmasse U31-8
Einbettmassemodell U31-8
Einbettung U30-12; U31-8
Einbrennen U31-18
Einbringpfosten U43-2
Einbringungsdrehmoment **U43**-12
Einbuchtungen U39-14
eindringen **U40**-21; U41-7,16
Eindringtiefe U46-9
Einengung U13-19
einfädeln U24-5
Einfädler (Zahnseide) U34-5
Einfluss U17-6
einführen (Tubus) U47-17; U5-12
eingebettet U30-20; U35-1; U43-15
eingehüllt U27-3
eingeschränkt U4-11
eingewendelt (Naht) U26-16
eingipsen U29-6
Eingriff U25-6; U22-5
–, chirurgischer **U21**-3,1 f
–, nervschonender U21-13
–, offenchirurgischer U21-1
–, therapeutischer U15-27
Einhaltung U18-15
einheilen (Transplantat) U50-22
Einheilungsphase U43-13
Einheit, koloniebildende **U27**-10
–, verblockte U42-22
einhergehen mit U4-5; U13-3
Einkapselung **U51**-9
Einkeilung U17-6
einklemmen U38-7; U13-22
Einlagefüllung **U40**-16
Einlagerungs(osteo)plastik U44-20
einleiten (Narkose) U47-13
Einleitung U18-10
Einleitungsschema U47-13
Einlochkollimator U46-6
Einmalabdecktücher U27-4
Einmaldiamantschleifkörper U32-6
Einmalhandschuhe U27-4,17
Einmalskalpell U24-3
Einnahme (Medikament) U1-1; U19-7; U20-12
einnehmen (Mahlzeit) **U1**-1
einpassen **U42**-16
einpflanzen U50-1
einpinseln U27-5
Einprobe **U42**-15
Einprobetermin U6-10; U42-15
einpudern **U5**-9
einreihen (Zähne) U36-26
einrichten (Bruch) U28-2,4; U29-1 f
Einrichtung (Ausrüstung) **U32**-1
– (Fraktur) **U29**-2; U17-1
Einriss U3-7,18
einrütteln U40-1
einsatzbereit U4-2
einschätzen U35-9
einscheiden U49-8
Einscheidung, bindegewebige U43-1
einschläfern U4-13; U47-1
einschleifen **U10**-13,18; U36-10; U37-24
einschließen U27-16
Einschlusskriterien U14-3
einschneiden **U3**-6; **U21**-9
Einschnitt U3-6; U21-9
Einschnürung U13-19
einschränken **U36**-29; U13-4
Einschränkung U14-16; U36-29
Einsickern **U40**-21
einstellen (Feder) U37-11
Einstich U3-10
Einstichstelle U7-6; U24-5
einstufen U35-9
Einstülpung U49-8
eintauchen U30-21
einträufeln U5-11; U48-5
einwachsen (Knochen) U43-1,3; U50-8
einwickeln **U28**-24,17,20
Einwilligung(serklärung) **U25**-3
Einwilligung, aufgeklärte U15-4; U6-7
Einwilligungsformular U25-3
Einwohner U14-8
Einzeldosis U19-7
Einzeldosisampullen U5-13
Einzeldosispackung U5-16
Einzelfall U40-11
Einzelfaserelektromyografie U33-15
Einzelgabe U19-7
Einzelknopfnaht **U26**-15
Einzellaut U11-12
Einzelpfeiler U42-10
einzelstehend U13-3
Einzelzahnimplantat U43-2
einzementieren U30-7; U40-16
Einziehung (Zahn) **U39**-13; U9-3
–, bukkale U39-12
Eisen U12-17
Eispackung U28-24
Eiter **U13**-12; U28-14; U35-21
Eiterableitung U13-12
Eiteransammlung U13-12
Eiterbildung U13-12; U28-14; U44-4
eitern **U28**-14
Eiterung U13-12
eitrig U35-3
eitrig-serös U28-13
Eiweiß **U12**-9
eiweißabbauend U12-9
Ekchymose U13-27
Elastics **U37**-10
elastische Elemente (kfo.) U36-28
elektiv **U21**-5
Elektiveingriff U21-3,5; U25-6
Elektrochirurgie **U22**-9
Elektrodesikkation **U22**-14
Elektrokauterisation U22-9
Elektromotor **U7**-3
Elektromyografie U33-15
Elektromyografiebefund U33-15
Elektroneurografie U33-15
Elektroneuromyografie U33-15
Elevatorium **U32**-15
elfenbeinfarben U30-6
Elimination U20-1
Eliminationshalbwertszeit U20-5
Elongation U36-25
emaillieren **U31**-20
Emanation U46-2
Emergenzprofil U31-18; U40-18; U39-3
Emetikum **U20**-12; U5-11
Eminektomie U22-1
Emollienzium **U20**-30
Empfänger U49-15
Empfängeralveole U44-12
Empfängerareal U49-15
empfinden (Reiz) U16-18; U48-1,4
empfindlich **U16**-11; U46-23
– (Zahn) U9-1
– reagieren U32-20
Empfindlichkeit, verminderte **U47**-4
Empfindung U16-6
emulgierend U5-8
Enamelom U9-15
Enamelum **U9**-15
En-Bloc Resektion U21-15
Enchondrom **U52**-13
Enchondromatose U52-13
Endodontie U41-1
endodontisch **U41**-1
Endodontist(in) U41-1
Endo-Paro-Läsion **U35**-21
Endoprothese **U22**-20
Endotrachealnarkose U48-13
Endotrachealtubus U47-17
Endpfeiler U42-10
Endplatte, motorische U48-17
Endpunkt **U14**-20
Energiedosis U46-10
Enfluran **U48**-12
eng werden U13-20
Engraftment U50-1
Engstand **U36**-16; U37-17
Engstelle, iatrogene U41-13
enossal U42-20; U45-23; U49-18
entarten, maligne U51-8
Entartung U13-29
Entbänderung U37-8
Entblößung U35-12
entdifferenzieren **U51**-8
Entdifferenzierung **U51**-8
entfernen (Gewebe) U22-16; U32-16
Entfernung U33-14
–, operative **U21**-15,3; **U22**-1,13
Entfernungsdrehmoment U43-12
entgegenwirken U5-15
Entgiftungsmittel U12-15
Enthaarungscreme U27-14
Entkalkung **U10**-21
entkeimen U27-2
Entladung U33-15

Entlassung (Krankenhaus) U25-11
Entlassungsprotokoll U47-24
Entlastungsnaht U26-1; U29-3
Entlastungsschnitt U21-9; U50-17
Entnahmestelle U50-6
Entnahmetiefe U50-6
entnehmen (Gewebe) **U49**-12; U24-11; U50-9
– (Organ) U49-12
Entschäumer U20-2
Entseuchung U27-5
entsorgen U5-13; U24-2; U27-4
Entspannungsschiene U37-16
entwicklungsbedingt U45-7
Entzug (Narkotika) U19-6; U47-6
Entzugsdelir U4-16
entzündet U16-11; U28-14
Entzündung **U13**-11; U20-11; U41-7
entzündungshemmend **U20**-11
Entzündungsherd U13-3
Entzündungsindex U35-10
Entzündungszeichen U13-11
Enukleation U13-23
Envelop-Technik **U50**-17; U35-29
Enzym U12-9
Epidermisläppchen U50-6
Epidermistransplantat U50-6
Epidermoid(zyste) **U52**-18
Epiduralhämatom U4-3
Epiglottopexie U49-7
Epinephrin U48-8
Epithelauskleidung U35-8
Epithelbrücke U28-6
epithelial ausgekleidet U44-5
Epithelioma adenomatosum U52-4
Epithelisierung **U28**-6
Epithese, knochenverankerte U45-25
–, maxillofaziale **U45**-24
Epulis U13-25
– congenita U13-25
– fissurata U13-25
– gigantocellularis U13-25
Erbgang, X-chromosomaler U13-7
erblich **U13**-7
Erbrechen U9-14; U20-12; U47-23
Erbrochenes U1-6
Erdbeerzunge U8-11
Erdheim-Tumor U52-7
Ereignis **U14**-19,3
–, wiederkehrendes U14-19
–, zufallabhängiges U14-19
ereignisabhängig U14-19
Erfassungssystem U33-8
erforschen U15-2
Erfrierung **U3**-12,2; U47-3
erfroren U3-10
ergänzen U12-15; U48-11
Ergebnis, zensiertes U15-27
ergebnislos U21-11
Ergebnisparameter, binärer U15-27
erhaben (Läsion) U13-3
– (Plaque) U49-11
erhalten (Organ) **U21**-13; U23-5; U40-6
Erhaltung U21-13; U45-3
Erhaltungsdosis U19-7; U47-19
Erhaltungstherapie, parodontale U35-36
erhärten (Amalgam) U30-1
– (Verdacht) U4-15
erheben (Anamnese) U47-12
Erhebung, prospektive U15-6
erhitzen U43-7
Erinnerungslücke U3-14
erleichtern U18-9
Erleichterung U11-4; U22-14
Erleichterungsform U40-2
erleiden U16-2; U25-5
Ermüdungsbruch **U17**-13
ernähren **U1**-3; **U12**-1
Ernährung U1-3; U12-3
–, künstliche U25-12
–, minimale enterale U12-3
Ernährungsberater U1-13
Ernährungsberatung U12-3
Ernährungsgewohnheiten U12-3
Ernährungslehre **U12**-3; U1-13
Ernährungsstatus U25-1
Ernährungszustand U28-5
ernsthaft erkrankt U19-14
erodieren U10-20
eröffnet (Pulpa) U30-16
Eröffnung (OP) **U22**-2; U21-9; U40-6
Erosion **U10**-20; U13-17
–, chemische U10-20
Erreger **U20**-2; U13-1; U27-9
–, opportunistischer U27-9
Erregung U4-2,16; U47-9
Ersatz, künstlicher U42-1
–, prothetischer U42-2
Ersatzdroge U47-6
Ersatz(gewebe)resorption **U44**-11
Ersatzknochen U49-2
Ersatzmarker U51-16
Erschöpfung U16-5
Erschöpfungsdelirium U4-16
Erschütterung **U3**-14
–, seelische **U3**-4
ersparen (Operation) U21-13
Erstabformung U31-2
Erstarrungskontraktion U31-6
ersticken U10-16
Erstlot U31-16
ertragen (Schmerzen) U16-18
Eruptionshämatom U10-3
Eruptionszyste U13-23; U10-3
erwachen (Narkose) U47-12,21
– (Schlaf) U4-2
erwartet U14-4
erwartungstreu U14-18
Erweiterer **U24**-17
erweitern (Kanal) U24-17
erworben (Krankheit) U13-6; U38-6
erwünscht U19-11
Erythem U35-15
Erythroprosopalgie U16-15
erzielen U14-6
Escharotomie U22-2
Esmarch Binde **U47**-18; U28-20
Esmarch-Blutleere U13-28
Esmarch-Blutsperre U47-18
essbar U1-5
essen U1-1f
Essen **U1**-6,7
Essensgelüste U1-6; U16-13
essentiell **U13**-8
Essgewohnheiten U1 1,7
Essigumschlag U28-25
Essstörung U1-1
– mit Heißhungerattacken U1-1
Etagennaht U26-1
Ethikkommission **U15**-24
etikettieren U5-5; U23-8
Eugenol **U30**-16
Eugenol-Abformpaste U30-16
eugenolfrei U30-16
evident U15-17
Ewing-Sarkom U52-3
Exanthem U13-11,14; U50-21
–, hämorrhagisches U13-26
Exitus U15-27
Exkavator **U32**-14
–, beilförmiger U32-14
–, hauenförmiger U32-14
Exkoriation U3-8
Exodontie U25-9
expandieren U31-6
Expansion, thermische U31-6
Expektorans **U20**-15
expektorieren U20-15
explantieren U49-12
Exploration **U21**-11; U24-8
Explosionstrauma U3-2
Expositionszeit U46-7
exprimieren U51-16
Exstirpation U21-15; U22-13
Exstirpationsnadel U32-11
exstirpieren U21-15
Exsudat **U28**-13
Extension (Fraktur) **U29**-3
– (kfo.) **U36**-28
Extensionsbrücke U42-4
Extensionsgerät U37-16
Extensionsschiene U28-26; U29-3
extrahieren U44-2
Extraktion U44-1f; U33-14
Extraktionshöhle U9-13; U44-2
Extraktionslücke U44-2
Extraktionswunde U30-16
Extraktionszange U32-15; U44-2; U24-14
extraoral U9-25; U33-4
Extremwert U14-15
Extrusion **U36**-25
Extubation, unbeabsichtigte U47-17
extubieren U47-17
exzentrisch (Kontakte) U36-9
exzidieren U21-9,15
Exzision **U21**-15, **U22**-1
Exzitationsstadium U47-20

F

Facette **U40**-11; U39-2,22
Fachangestellte(r), zahnmedizinische(r) U6-4
Fächerstrahl-CT U46-5
Facies U8-2
Facing **U40**-11
Faden U26-7; U34-5
fadenförmig U8-16
Fadenpinzette U24-14
Fadenschere U24-4
Fadenstärke U26-7
fahrbar U23-19
Fakten (Studie) U15-15
Faktor, statistischer U14-5
–, verfälschender U15-9
–, verzerrender U14-18
Fall U14-2
Fall-Kontroll-Studie U15-1
Fallstudie U14-2
falsch-positiv **U14**-22
Falte U49-8
Fältelung U13-29

Faltenzunge U8-11
familiär U13-7
Farbabstimmung U39-15
Farbanpassungsleuchte U39-15
Farbbestimmung U39-15
Farbbestimmungsgerät U39-15
Farbdopplerdarstellung U33-12
Färbemittel U34-11
färben **U34**-11
Färbetechnik U34-11
Farbmischung U39-15
Farbnuance **U39**-15
Farbring U39-15
Farbstoff U32-25; U34-11
Farbstofflaser, gepulster U22-7
Farbszintigramm U46-18
Farbton **U39**-15
Farbwahl U39-15
Fasenschliff U40-19
Faserdurchtrennung, gingivale **U35**-27
Fasergips U30-12
fassen U24-9,13
Fassinstrument U32-16
fassungslos **U4**-9
Fasszange **U24**-13
fasten **U1**-14f
Fauces U8-12
faulen **U34**-18
Fazialebene U39-4
Fazialebenenwinkel U39-5
Fazialislähmung U8-2
Fazialisparese, idiopathische periphere U13-8
Fazialkonvexität U39-5
Fazialwinkel **U39**-5
Feder **U37**-11; U36-28
Federmodul **U37**-21
Fehlbildung **U13**-5,2; U20-33; U45-8; U49-3
–, kongenitale U13-5
–, kraniofaziale **U45**-4
Fehlbiss **U36**-8,7
–, erworbener U36-8
Fehler, systematischer **U14**-18
fehlerhaft U14-12
Fehlernährung U12-3
fehlschlagen U49-1
Fehlstellung U3-20; U17-4,15; U29-1; U38-10
– (Zahn) U9-1; U36-8
Feile **U32**-12f; U24-12
–, feine U41-5
Feineinstellung U37-10,23
Feingold U30-9
feinmaschig U28-18
Feinnadelbiopsie U22-16
Feldblock U48-6
Feldspat U30-4; U31-18
Feldversuch U15-7
Fenster, therapeutisches U18-4
Fernlappen U50-11
Fernmetastase U51-13
Fernröntgenaufnahme, laterale U33-10
Fernröntgenbild U33-10
Fernröntgenseitenbild (FRS) U33-10
Fertigung U30-10
fest U32-23
festhaken **U24**-9
Festigkeit U30-22
Festigung **U13**-13
festschnallen U29-11
festsitzen (Diskus) U38-7
feststellen (Status) U32-20
Feststellschraube U43-6
Festwerden U13-13
Fett **U12**-11
Fettabsaugung U22-16
Fette, einfach ungesättigte U12-12
Fetteinlagerung U12-11
Fettgewebe U12-11
Fettgeschwulst, gutartige **U52**-12
fetthaltig **U12**-11
fettig U5-8
fettleibig **U12**-11
Fettpolster U12-11
Fettsäure, essentielle **U12**-12
–, mehrfach ungesättigte U12-11
Fettsucht U13-2
fettsüchtig **U12**-11
feucht U27-18
Feuchtigkeit U32-19
Feuchtigkeitscreme U5-8
feuerfest (Einbettmasse) U31-8
Feuermal U52-16
Fibrinkleber **U26**-14,11; U22-10
Fibrinolytika U20-16
Fibrinschaum U26-14
Fibroadenom U52-4
Fibrodentinom, ameloblastisches U52-6
Fibroma U52-9
– cysticum U52-9
– durum U52-9
– molle U52-9
Fibrom **U52**-9
–, ameloblastisches U52-9
–, desmoplastisches U52-9
–, hartes U52-9
–, (nicht)ossifizierendes U52-9
–, odontogenes U52-9
–, weiches U52-9
Fibromatose **U52**-9
–, hereditäre gingivale U35-23
–, juvenile hyaline U35-23
Fibromatosis gingivae **U35**-23; U52-9
fibromatös **U52**-9
Fibrotomie **U35**-27
–, suprakrestale U35-27
–, umlaufende U35-27
–, zirkuläre suprakrestale U35-27
Fibulalappen, freier U50-13
Fieberbläschen U3-5
Fieberdelir U4-16
Fieberkurve U23-18
fiebersenkend U20-11
Filia **U51**-13
Filialisierung **U51**-13
Filmhalter U33-2,6
Filmkassette U33-2
Filmschwärzung U33-2
Filmtablette U5-7
Filmverband U28-17
Fingerfederchen U37-11
Fingerlutschen U36-23
Fingerplugger U32-17
Fingerstopfer U32-17
Finierer U32-6
Fissur **U17**-1,11
Fissurenkaries U34-18
Fissurenversiegler U34-16
Fistel U13-24
–, arteriovenöse U13-24
–, blind endende U13-24
–, entzündliche **U35**-22
–, innere U13-24
–, odontogene U13-24
–, oroantrale U35-22; U13-24
fistelartig U13-24
Fistelbildung **U13**-24; U35-22
Fistelexzision U35-22
Fistelgang U13-24; U35-22
Fistelmaul U13-24
Fistelmund U13-25
Fistelspaltung U44-5
Fistula U35-22
Fistulektomie, oroantrale **U44**-5
Fistulotomie **U44**-5
Fixateur externe U29-4
Fixation (Fraktur) **U29**-4
–, chirurgische **U49**-7
–, mandibulomaxilläre U29-4
fixieren **U36**-29; U29-15; U30-7
Fixierschraube U29-4
Fixtur **U43**-2
Flachmeißel U24-11
Flachzange U32-16
Flammenlötung U31-16
Fläschchenkaries U34-18
Fleck, blauer **U3**-13; U13-26
Fleisch, wildes U28-7
Fluor U12-17
Fluoreszenz **U46**-8
Fluoridaufnahme U34-13
fluoridfreisetzend U30-5
Fluoridgehalt U34-13
fluoridhaltig U34-2
Fluoridierung U34-13
Fluoridintoxikation U34-13
Fluoridlack U30-23; U34-13
Fluoridsalz U34-13
Fluorometrie U46-8
Flussdiagramm U14-27
Flüssigkeit U47-13
Flüssigkeitsabsonderung U13-11
Flüssigkeitsansammlung U3-15
Flüssigkeitszufuhr U25-12
Flussmittel U31-4,16
Flusssäure U30-19
flüstern **U11**-16
Flüsterprobe U11-16
Flüsterstimme U11-16
Foetor ex ore **U34**-20
fokal U13-3
Fokalinfektion U51-10
Fokus **U13**-3
Folat U12-14
Foley-Katheter U22-19
Folge **U15**-27
Folgeerscheinung U25-9
Folgezähne U10-2
Folsäure **U12**-14
Folsäureantagonist U20-6
Folsäuresalz U12-14
Folsäuresupplementierung U12-14
Foramen apicale U41-6
– infraorbitale U21-10
– mentale U8-6
förderlich U24-1
fördern U12-15; U44-22
formbar U39-2
Formbeständigkeit U31-4
formen **U31**-4; **U39**-2; **U49**-4
Formkorrektur U39-2
Forschung U15-2
Forschungsstadium U15-2
forte (Tablette) U5-7
Fortlaufnaht U26-16
–, eingewendelte U26-16
fortschreitend U51-7
Fortschritte (Genesung) U25-7
Fossa canina U45-21
Fowler-Lagerung **U23**-14
Fragment **U17**-2
–, disloziertes U17-2
–, kortikales U17-2
Fragmentation U17-2
Fraktile U14-11

Fraktur U17-1 ff; U3-20
–, Contrecoup **U17**-9
–, dislozierte U3-20; U17-4
–, Gegenstoß- **U17**-9
–, Guérin- U45-1
–, Kronen-Wurzel U41-17
–, lamelläre **U40**-20
–, pathologische U17-13
–, transfaziale U17-10
Frakturausläufer U17-11
Fraktureinrichtung U29-1
Frakturheilung **U17**-15,1
frakturieren **U17**-1; U3-20
Frakturlinie U17-7; U44-7
Franceschetti-Zwahlen-Syndrom U45-6
Fränkel-Funktionsregler U37-13
Frankfurter Horizontale **U39**-4
Fräse U36-10
Freiendbrücke U42-4
Freiendprothese **U42**-8; U10-7
Freiendsattel U42-8
freigelegt U30-16; U49-9
Freiheitsgrade **U14**-16
freilegen U21-7 f; U32-2
Freilegung **U21**-7; U35-12; U40-6
– (Zahn) U44-2
–, chirurgische U44-13
–, offene U44-13
freiliegend U35-12; U50-6
Freipräparierung **U21**-7,12
freisetzen U19-4
Freiwillige(r) U15-10
Fremdbluttransfusion U49-16
Fremdkörper U24-9; U28-12
–, impaktierter U44-3
Fremdkörperaspiration U22-16
Fremdprotein U12-9
Frenektomie U44-16; U9-11
Frenotomie U9-11
Frenulektomie U44-16; U9-11
Frenulum **U9**-11
– labii U8-9; U9-11
– linguae U9-11
Fresssucht U1-1
Friktionshaftung U42-9,21
Friktionspassung U42-16
frischoperiert U21-1
Fritte **U30**-21; U31-18
Frontansicht U39-2
Frontzähne **U9**-2
–, luxierte U9-2
Frontzahnführung U9-2
Frontzahnlinie **U39**-6
Frontzahnstufe, sagittale **U36**-14
–, vertikale **U36**-13
Frontzahnteilkrone **U39**-22
Frontzahnüberbiss U36-13
Fröschleingeschwulst U3-12
Frostbeule U3-12
Frühbehandlung, kfo. U36-1
Frühkontakte U36-9
Frühmobilisation U25-13; U29-5
Frühstadium U51-14
Frühsymptom U38-9
FST U44-16
führen (zu) U28-8
Führungsbohrer **U43**-8
Führungsdraht U29-13
Führungsfläche, selbsteingeschliffene **U36**-10
Führungshohlsonde U24-8
Führungskanal U43-8
Führungskonzept U10-13
Führungsschablone, chirurgische U31-13
Führungsschiene **U22**-20; U26-5; U43-8
Fulguration **U22**-14
füllen (Wurzelkanal) U41-15
Füllung **U40**-1; U30-7
–, homogene U41-15
Füllungsdefekt, strahlendurchlässiger U46-11
Füllungsmaterialien U40-1
Füllungsüberhang **U40**-12
Füllungsüberschuss, marginaler U40-12
Füllungszement, Zinkoxid-Eugenol- U30-16
Funda U28-20
Fungizid U20-26
Funken U22-14
Funkenerosion U10-20
Funkpiepser U7-12
Funktion, mentale U3-14
Funktionserhaltung U21-13
Funktionsgips U29-7
Funktionskieferorthopädie U37-13
Funktionsschienentherapie U38-17
Funktionsszintigrafie U46-17
Funktionsuntersuchung, pantografische **U33**-9
Furche, flache U34-15
furchenförmig U35-5
Furkation, tunnelierte U35-24
Furkationsbefall **U35**-24
Furkationsdefekt **U35**-24
Furkationsperforation U41-14
Furkationsplastik U35-24
Fußschalter U7-3
Fußtieflage U23-13
füttern **U1**-3; U12-1

G

Gabe **U19**-3,7
gähnen U9-9; U38-5
Gammakamera U46-17
Gangatresie U13-18
Ganglienblocker U20-7; U48-6
Ganglioneurom **U52**-14
Ganglioplegikum U20-7
Gangrän U13-30
–, beginnende U13-30
–, feuchte U13-30
Gangraena nosocomialis U13-30
Gangschlitzung U45-18
Gantry U46-19
Ganzkörperbestrahlung U46-4
Ganzkörperscanner U46-18
Gasbrand U13-30
Gasbrenner U31-15
Gaumen **U9**-10; U8-8
–, harter U44-14
–, weicher U10-16; U11-5
Gaumenbogen U9-10
Gaumenbügel U42-24
Gaumendach U9-10
Gaumenhöhe U9-10
Gaumenlappen U9-10
Gaumenlappenplastik U44-17
Gaumenmandel U9-10
Gaumennahterweiterung (forcierte) U37-17
Gaumennahterweiterungsapparatur U37-17
Gaumenplastik **U44**-17; U45-3; U9-10
– nach Furlow U44-17
Gaumenpolyp U52-1
Gaumenrückverlagerung U49-3; U44-17
Gaumensegel U9-10
Gaumenspaltchirurgie **U45**-3
Gaumenspalte U9-10; U17-11; U44-17
–, angeborene U13-6
Gaumenwulst U13-25
Gauß-Verteilung U14-12
Gaze **U28**-18; U5-8; U24-18
–, paraffingetränkte U28-18
Gazekissen U24-18
Gazestreifen U28-18
Gazetampon U28-18
Gazetupfer U28-18,23
Gebiss **U10**-1
–, bleibendes **U10**-6
–, künstliches **U10**-8; **U42**-2
–, lückiges U36-16
Gebissanomalie U36-8
gebogen U24-9
gebrannt (Gips) U30-13
– (Porzellan) U31-18
gebrochen U17-1
Gebühr U6-8
gebündelt (Strahlen) U33-3
gedämpft (Bewusstsein) **U4**-10 f
– (Stimme) U11-10
gedeckt (Hautdefekt) U49-9
Gefahr U25-5
gefährden U13-4
gefältelt U39-14
Gefäß, neugebildetes U51-15
Gefäßbündel U50-13
Gefäßchirurg(in) U21-3
Gefäßclip U26-13
Gefäßerweiterung U20-17
Gefäßinvasion U51-12
Gefäßklemme U22-10; U23-19; U24-13 f
Gefäßnadel U24-5
Gefäßpinzette U24-14
Gefäßplastik U22-4
Gefäßruptur U3-7,18
Gefäßstiel U26-3; U50-11
gefäßverengend U20-17
geformt U5-7
gefriergetrocknet U44-9,11; U50-9
Gefrierschnitt U21-10; U45-17
gefühllos **U48**-4
Gefühllosigkeit U47-3; U1-1
Gegenanzeige U5-17; U18-10
Gegengift **U5**-15
Gegenguss U31-5
Gegenhalter U43-12
Gegenmittel **U5**-15
Gegenquadrant U9-20
Gegensprechanlage **U7**-12
gegenüberstehen **U8**-2
Gegenzähne U9-1; U36-18,25
Gegenzug U29-3
Gegenzugheadgear U37-18
gegossen U30-13
gehämmert (Goldlegierung) U30-8
gehärtet U32-23; U39-20
gehemmt U4-1
gehfähig U25-13
Gehirnerschütterung **U3**-14
Gehörgang U8-15
Gehörknöchelchen U8-15
gekerbt (Modellstift) U31-12
gekippt U36-25
geklebt U37-4
Gekrätz, platinhaltiges U30-10
Gel U5-8
Gelenk **U36**-3
Gelenkbahn **U38**-3
Gelenkbelastung U38-17
Gelenkdistorsion U3-16

Gelenkersatz U22-4
Gelenkfläche U38-13
Gelenkfraktur U17-1
Gelenkknacken **U38**-5
Gelenkknorpel U38-14
Gelenkreiben U17-14
Gelenkschiene U29-7
Gelenkschmerz U16-21
Gelenkversteifung U29-13; U38-8
Gelenkwinkel (nach Björk) U39-5
gelötet U30-8
gemahlen, fein U30-3
Genauigkeit U18-15
genehmigen U15-24
geneigt U23-13
generisch U19-2
Genesung U25-14
Genesungszeit U18-14; U25-14
genetisch U13-6
genießbar U1-5
Genioplastik **U45**-14; U8-6; U22-4
–, augmentative U22-4
genuin **U13**-8
gepolstert U23-13; U28-19
gepresst (Tablette) U5-7
gerastert (Film) U33-2
Gerät U24-1; U7-13; U31-1
–, kfo. **U37**-1; U36-1
Geräte, optische U24-1
Geräusch U11-11
–, knirschendes U38-5
–, krepitationsartiges U38-5
gereizt (Stimmung) U13-10
Gereiztheit U4-12
geriffelt U40-14
geringfügig U19-14
gerinnen U22-10
Gerinnungshemmer **U20**-16
Gerinnungsstörung U13-1; U22-10
Gerüst U31-10,17; U43-15; U44-21
Gerüsteiweiß U12-9
Gerüstkonstruktion U30-8
Gesamtinzidenz U14-7
Gesamtrisiko U25-5
Gesäß U23-14
geschädigt U13-4
Geschiebe U42-4,21
–, auskragendes U42-8
geschient (Pfeiler) U42-10
Geschlechtsperzentile U14-11
geschliffen (Fläche) U10-18
Geschmacksorgan U8-11
geschmeidig (Narbe) U28-10
geschützt, patentrechtlich **U19**-2
geschwächt U27-12
Geschwisterspender(in) U49-15
Geschwulst **U51**-2; **U13**-16
–, gutartige U51-2
Geschwür **U13**-17; U3-5; U16-6
–, nicht heilendes U13-17
–, traumatisches U13-17
Geschwürabheilung U28-4
Gesicht **U8**-2
–, verzerrtes U3-16
Gesichtsasymmetrie U44-12
Gesichts- und Kieferchirurg(in) U6-1
Gesichtsausdruck U8-2
Gesichtsbogen **U37**-19
Gesichtsdeformität U38-6
Gesichtsfraktur **U45**-1
Gesichtsmaske U37-19
Gesichtsneuralgie U16-16
Gesichtsprothese, enossal verankerte U45-25
Gesichtsschmerz(en) U16-6
–, persistierende(r) U8-2
Gesichtsspalte **U45**-2; U11-22; U17-11
Gesichtsvorverlagerung, operative **U45**-8
Gesichtswinkel **U39**-5
Gesichtswunde, oberflächliche U3-7
Gesichtszüge U8-2
gespalten U17-11
gespickt U29-13
gesprächig U11-8,18
gespreizt U23-12
gesteigert U20-28
gestielt (Lappen) U44-5; U50-10f
– (Polyp) U22-11
gestört (Befinden) U13-2
– (Okklusion) U10-13
Gestotter U11-20
gesund **U1**-12; U23-16
Gesunder U15-10
Gesunderhaltung U21-13
gesundheitsbewusst U4-1
Gesundheits- u. Krankenpfleger U23-6
– Krankenschwester U23-6-schwester U23-6
gesüßt U12-6
getapet U29-11
Getränk **U2**-24
–, alkoholisches **U2**-27
Gewebe, angrenzendes U51-11
Gewebeanhebung U49-11
Gewebeannahme U49-20
Gewebedehnung **U49**-10
Gewebedosis U46-9
Gewebeeinschmelzung U13-12
Gewebeentnahme U49-17
Gewebeexpander U49-10
Gewebe(fass)klemme U24-13f
Gewebemanschette U43-13
Gewebeprobe U23-8; U46-13
Geweberegeneration, gesteuerte **U35**-34; U44-18,22; U50-18
Gewebereste U40-2
Gewebeschrumpfung U13-30
Gewebeschwund U13-29
Gewebetransplantat, freies **U50**-13
Gewebetrümmer U13-30; U40-2
Gewebeübertragung, freie **U50**-13; U49-13
Gewebeverhärtung U13-14
Gewebeverträglichkeit U49-20
Gewebezerstörung U45-23
Gewebstod **U13**-30
Gewichtszug U29-3
Gewinde **U43**-11
Gewindereiniger U43-11
Gewindeschneider U43-6,11
Gewindestift U40-14
gewissenhaft U4-1; U16-6
Gewohnheit, parafunktionelle U38-10
gewohnheitsmäßig U10-17
Gewöhnung U47-5
gezahnt (Arbeitsende) U32-16f
gießen **U31**-4,2
Gießfähigkeit U31-4
Gießküvette U31-4,8
Gießtemperatur U31-4
Gift U5-15; U19-12
Giftigkeit U19-13
Giftstoff U5-15
Gingiva **U9**-12; U34-14
– propria U35-3
–, befestigte **U35**-3
–, freie **U35**-3
–, gestippelte U35-3
–, Girlandenform der U35-4
–, interdentale U35-6
–, marginale **U35**-3
Gingivaatrophie U13-29
Gingivabreite U39-10
Gingivadehiszenz U28-16
Gingivaepithel U35-4
Gingivafasern U35-4
Gingivafibromatose U52-9
Gingivaformer U43-13
Gingivagirlande U35-12
Gingivahyperplasie U35-4; U13-15
Gingivahypertrophie U13-15
Gingivaindex **U35**-9
Gingivaindices U35-7
gingival U9-12
Gingivalsaum **U35**-4,3
Gingiva(l)sulkus **U35**-5
Gingivarand **U35**-4,3; **U39**-7,10
Gingivarandschräger **U32**-18; U35-4
Gingivareizung U9-12
Gingivaretraktion **U35**-12
Gingivarezession **U35**-12; U39-7
–, ausgeprägte U35-12
Gingivasaum **U35**-4; U39-7
Gingivaspalte U45-2
Gingivastatus **U35**-7
Gingivatransplantat, freies U50-2, 10
Gingivektomie U35-26; U22-1
–, interne U35-26
–, (schräge) externe U35-26
Gingivitis **U35**-15
– desquamativa U35-15
– ulcerosa **U35**-17
–, gangränöse U13-30
–, hypertrophe U13-15
–, refraktäre U35-15
–, rezidivierende U35-15
Gingivoplastik **U35**-28
Gingivostomatitis herpetica U35-19
Gips **U30**-12f; U31-2
–, gebrannter U30-12
Gipsabbindebeschleuniger U30-12
Gipsabdruck U30-12; U29-6
Gipsabformung U30-12
Gipsausdehnung U30-12
Gipsbinde U29-10
gipsen U29-6
Gipsexpansion U30-12
Gipshülse U29-6
Gipsmeißel U30-12
Gipsmodell U30-12; U31-5
Gipsschale U29-7
Gipsschere U24-4
Gipsschiene U29-7
Gipsschlüssel U30-12
Gipsspat U30-12
Gipsverband **U29**-6; U28-20
Gipsvorwall U30-12
girlandenförmig U39-14
Gitter (Krankenbett) U23-18
– (Zunge) **U37**-15
Glandula parotidea U45-17
Glanz **U39**-18
–, perlmuttartiger U39-18
Glanzbrand U31-20; U39-18
glänzen **U31**-20; U39-18
glanzgebrannt U31-18
Glanzgrad U39-18
Glanzlack U31-20
Glanzlackpinsel U31-20
glanzpolieren U31-21

Glasfaserstift U40-14
Glasgow-Komaskala U4-14; U14-6
glasieren **U31**-20
Glasionomerzement (GIZ) **U30**-5
–, harzmodifizierter U30-3,5
–, kunststoffmodifizierter U30-3,5
Glaskeramik U30-4
Glaskeramikinlay U40-16
Glasur **U31**-20; U30-21
Glasurmasse U31-20
glatt (Muskel) U20-19; U48-16
glätten **U31**-21; U32-8,12; U24-12; U41-21
Glattflächenkaries U34-18
Glaukom, neovaskuläres U51-15
gleichaltrig U14-3
Gleichgewicht U8-15
Gleichgültigkeit U4-12
gleichverteilt U14-12
Gleitlochschraube U29-15
Gleitmittel U20-30; U27-17
Glioblastom **U52**-15
Glioblastoma multiforme U52-15
Gliom **U52**-15
–, malignes **U52**-15
gliomartig **U52**-15
Gliomatose **U52**-15
gliomatös **U52**-15
Gliose **U52**-15
–, sekundäre U52-15
Glisson-Schlinge U29-8
Glossa **U8**-11
Glossitis U8-11
Glossodynie U16-21
Glossopharyngeusneuralgie U16-16
Glossoschisis U45-2
Glukonat U12-7
Glukosamin U12-7
Glukose **U12**-7
Glukoserest U12-5
Glukoseschwelle U12-7
Glukosespiegel U12-7
Glukosetransporter U12-7
Glukosurie U12-7
Glykogen U12-7
Gnathodynamometer U45-9
gnathologisch U45-9
Gold, legiertes U30-8
goldarm (Legierung) U30-9
Goldfolie U30-9
Goldgekrätz U30-9
Goldgerüst U30-9
Goldgussfüllung U30-9
Goldinlay U30-9
Goldkernaufbau U30-9
Goldklammer U30-9; U42-6
Goldknopfzähne U30-4
Goldlegierung U30-8
–, gehämmerte U30-8
Goldlot U31-16
Goldrand, sichtbarer U30-9
Goldspäne U30-9
Goldvergütung U30-9
Gomphose/-is U35-2
Gonadenbelastung U33-3
Gonadendosis U46-9
Gonadenschutz U33-3
Gonionwinkel U17-1
Grad U51-11
Grading **U51**-14
–, histopathologisches U51-14
Graft-versus-host-Reaktion **U50**-21
Granula, gefriergetrocknete U5-9
granulär U28-7
Granulat U5-9
Granulationsgewebe **U28**-7
–, überschießendes U28-7
Granulom, apikales U41-8
Graph U14-27
Grauschleier U33-2
Grauwertsonografie U33-12
Gray U46-10
Grenzdifferenz U14-21
Grenzfläche U40-21
Grenzwert **U14**-24
grenzwertig (Signifikanz) U14-21
Griff U24-2; U32-18; U34-4
Grit U32-24
grob (Oberfläche) U39-17
Grobfeile U32-12
grobkörnig U13-30
Größe U13-15; U51-11
großlumig U22-18; U24-5; U7-6
Großzeller U52-4
Grübchenbreite U34-15
Grunderkrankung, bösartige U51-5
Grundkrankheit U18-9
Grundleiden U13-1
gründlich U3-11; U28-11
Gründlichkeit U34-12
GTR-Therapie **U35**-34
Gültigkeit U14-30
Gültigkeitsprüfung U14-30
Gummipolierer U34-2
Gummiring U37-10
Gummizüge U37-10,3
Gummy smile U9-12; U39-6
Gurgelmittel U8-12; U48-4
gurgeln **U11**-7; U34-6
Gurt U23-10; U29-8,11
Gusseigenschaft U31-4
Gussform U30-20; U31-3,13
Gussfüllung **U40**-16
Gussgerät U31-4
Gussgold U30-9
Gusshohlform U31-4
Gusskanal U30-20
Gusskegel U30-20
Gussmaschine U32-1
Gussmuffel U31-4,8
Gussreservoir U30-20
Gussspannung U31-4
Gussstift **U30**-20
Gussstück U31-2 f
Gusswachs **U30**-17; U31-4
gutartig U45-17
Gutartigkeit **U51**-5
Guttae **U5**-11
Guttapercha-Hauptstift U41-15, U30-14
Guttapercha-Spreader U30-14
Guttapercha-Spreizer U30-14
Guttaperchastift **U30**-14
guttural U8-12
Gutturallaute U11-2
GVHR **U50**-21

H

H_1-Antihistaminika U20-22
H_1-Rezeptorenblocker U20-22
HA-beschichtet U43-2
Haar **U8**-16
Haaransatz U8-15 f
Haarbruch **U17**-11
Haarnävus U52-16
Haarriss U44-6
Haarzunge U8-11
Haas-Apparatur U37-12
Habits, parafunktionelle U35-20
Haftung **U39**-20
Haftungsverlust U39-20
Haftvermittler **U31**-17; U39-20
Haftvermittlung **U39**-20
Haken **U24**-9
Hakendraht U29-13
Hakenscaler U32-13
Halbhydrat, α **U30**-13
–, β U30-12 f; U31-6
halbjustierbar U31-1
Halbwertsbreite U20-5
Halbwertszeit **U20**-5
Halitosispatient(in) U16-2
Haloextension U29-9
Halo-Fixateur U29-9
Halogenkohlenwasserstoff U48-12
Halonävus U52-16
Halothan **U48**-12
halothanbedingt (Leberschädigung) U48-12
Hals **U8**-12 f
Halskrause **U29**-9; U8-13
Halskrawatte U29-9
Halsschlagaderverengung U13-19
Halsschmerzen U8-12; U11-7; U16-11
Halsspülung U8-12
Halstumor U8-13
Halswirbelsäule U8-13
Halt **U42**-20
Haltbarkeit U5-19; U43-4
Halteelement **U42**-6,21
Haltenaht U26-1; U32-2
Hämangioendotheliom U52-5
Haemangioma **U52**-5
– simplex U52-5
Hämangiom **U52**-5
–, choroidales U52-5
–, kavernöses U52-5
Hämangioperizytom U52-5,12
Hamartochondrom U52-6
Hamartom **U52**-6
hamartomatös **U52**-6
Hamartomatose **U52**-6
Hämatom **U13**-26; U3-13
Hämophile(r) U3-19
Hämorrhagie **U3**-19; U13-26
Hämostase **U22**-10
Hämostatikum U22-10; U20-2
Hämostyptikum U22-10
Handaufbereitung U41-11
Händedesinfektion **U27**-6
Handelsname U19-2
Händereinigung, chirurgische U23-2
Handfläche U23-12
Handgelenk U50-16
Handgriff U29-2
Handschuh, OP U27-15
Handspreader U32-17
Handstück **U32**-5; U7-5; U27-2
Handtuch U28-24
Handzerstäuber U20-14
Harnausscheidung U20-21
harntreibend U20-21
hart U31-19; U32-23
Härte U30-22
Härtegrad U31-15
härten **U31**-19
Härter U31-19
Hartgips **U30**-13
Hartgipsbruch U31-19
Hartgipsmodell U30-13
Hartgipspulver U30-13
Hartlöten U31-16
Hartlötnaht U31-16
Hartmetallbohrer U30-27; U32-6
Hartmetallknochenfräse U30-27
hartnäckig **U18**-13

Hasenauge U47-11
Hasenscharte U8-9; U45-2
Hasenzähne U36-24
hässlich (Narbe) U28-10
Haue U32-18
Häufigkeitsverteilung **U14**-12
Häufung, familiäre U13-7
Hauptindikation U18-10
Hauptkriterien U42-4
Hauptnahrung U1-13
Hauptverantwortung U23-17
Hauptziel U25-4
Hausarzt U25-15
Hausbesuch U6-8,10
Hauskrankenpfleger(in) U28-1
Hausmittel U5-2
Hautabschürfung U28-13
Hautanhangsgebilde U52-18
Hautausschlag U50-21
Hautblutung **U13**-27
Hautdeckung **U49**-9
Hautdesinfektion **U27**-14
Hautdesinfektionsmittel U27-1
Hautfettgewebetransplantat U50-6
Hautirritation U16-3
Hautjucken U20-22
Hautlappen **U50**-6
Hautläsion U3-5; U13-17
Hautschnitt U21-9
Hauttasche U45-24
Hauttransplantat **U50**-6 f,1,5
–, sekundäres **U50**-7
–, zweizeitiges **U50**-7
Hautveränderung, präkanzeröse U51-6
Hautverletzung U28-22
Hawley-Aufbissbehelf U37-24
Hawley-Retainer U37-23
Headgear **U37**-18
–, okkzipitaler U37-18
–, zervikaler U37-18
Hebel **U32**-15; U17-4; U44-2
Hebelwirkung U32-15
heben **U49**-11
Hebung U49-12
Hedström-Feile U32-12
heften U29-14
Heftnaht U26-4
Heftpflaster **U28**-21 f,3; U29-11
Heftpflaster-Verband U28-21
heikel (Essen) U1-1
heilbar U5-2
Heilbarkeit U18-2
heilen **U5**-2; **U18**-2; **U28**-4
Heilerde U28-4
Heilgymnastik U38-16
Heilkräuter U5-1
Heilmittel **U5**-2; **U18**-2; U11-5
Heilung **U18**-2; U21-4; U28-4
Heilungsabsicht U18-2
Heilungsaussichten U18-2
Heilungsdistanzhülse U43-13
Heilungskäppchen **U43**-13
Heilungsprozess U28-4
Heilungsrate U14-8; U18-2
heiser U8-12
Heiserkeit U11-23
Heißhungerattacke U1-1
Heißluftsterilisation U27-2
heißpolimerisiert U31-19; U30-2; U39-16
Heizkissen U28-19
helfen (bei) U11-7
hell (Bewusstsein) **U4**-3
hellwach U4-2
Hemicrania ophthalmica U16-14
Hemikranie, paroxysmale U16-14
Hemisektion U41-21; U44-2
hemmen U20-6 f; U27-5
Hemmer **U20**-7
Hemmstoff **U20**-7
heraushebeln **U44**-8; U17-4; U32-15
Herbst-Scharnier U37-11,13
Herd **U13**-3
Herdbefall U51-10
Herdinfektion U13-3; U51-10
Herdläsion U3-5
Herdsymptome U51-10
hereditär **U13**-7
Herniation, zerebrale U13-22
Hernioplastik U13-22
Herpes simplex U3-5; U13-17
Herstellung U30-10
hervorbringen (Laute) **U11**-1
hervorrufen U20-2
hervortreten U13-22
Herzhypertrophie U13-15
Herzminutenvolumen U20-21
Herzmonitor U25-8
Herzversagen U20-18
Hidr(o)adenom U52-4
Hilfe benötigen U16-2
Hilfsgeräte, kfo. U37-3
Hilfsmittel U18-3; U31-13
Hilfspersonal U6-3 f
Hilfsteile, kfo. U37-3
Hilusstein U13-20
Himbeerzunge U8-11
hindeuten auf U25-7
hineinbeißen U10-11
Hinterhauptzugheadgear U37-18
hinunterschlingen **U1**-4; U10-11
Hinweis U37-1
hinweisen (auf) U11-8
hinzuziehen (Kollegen) U6-12
Hirnprellung U3-13; U17-9
Hirnstamm U52-15
Hirnstammschädigung U4-17
Hirntod **U4**-18; U49-17
Hirntoddiagnose U4-18
Histaminantagonist **U20**-22
Histaminkopfschmerz U16-15
Histopathologie U13-1
hitzegehärtet U31-19
Hitzeriss U31-18
HLA-ident (Zwillinge) U50-4
HNO U8-12
hochauflösend U46-14
hochdosiert U18-4; U19-7
Hochdrucksterilisator U27-3
hochempfindlich (Film) U33-7
Hochlagerung U8-1; U29-10
Hochleistungskeramik U30-6
hochmaligne U51-5
Hochstimmung U48-11
hochtourig U32-6
Hochvoltstrahlentherapie, externe U46-5
hochwirksam U19-5,9
Hochzugheadgear U37-18
Höckerabstand U9-4
Höckerneigung U9-4; U36-23
Höckerspitze U9-4,23; U36-5
Höckerwinkel U9-4
höckrig U9-4
Hodgkin-Lymphom U52-11
Höhle **U34**-19
Hohlkehlpräparation U40-19
Hohlmeißel U24-11
Hohlnadel **U24**-6,5
–, großlumige U7-6
Hohlorgan U22-3
Hohlraum U41-15 f
Hohlschraubenimplantat U43-6
Hohlsonde U32-9
Hohlzylinderimplantat U43-6
Honorar U6-8
Hörgerät **U45**-25; U49-18
Hormon, antidiuretisches U20-21
Hormonantagonist U20-31
Hormonentzugstherapie U22-13
Hornhautabschabung U3-8
Hörschwelle U8-15
Hospitalbrand U13-30
Hospitalkeime U19-15; U27-12
Host-versus-graft-Reaktion U50-21
HRCT U33-18
hufeisenförmig U9-9; U36-4; U42-23
Hülle U49-9
Hüllenlappen **U50**-17
Hülsenkrone U40-14,18
Hunger U1-11
hungern **U1**-14 f
Husten U11-2,6; U21-4
Hustenanfall U16-14
Hustenpastille U5-14
Hustensaft U5-11
Hybridprothese **U42**-11
Hygieneindex, oraler **U34**-21
Hyoidsuspension U49-7
Hypästhesie **U47**-4; U16-17
Hyperaktivität U4-12
Hyperalgesie U16-21
Hyperämie U13-28
Hyperästhesie U47-4
hyperdens U46-11
Hyperdontie U36-19
hypernasal **U11**-22
Hyperostose U13-25
Hyperplasie U13-15
–, adenomatöse U52-4
–, hemifaziale U13-15
Hypertelorismus, okulärer **U45**-5
hypertroph (Narbe) U28-10
Hypertrophie **U13**-15
Hypervitaminose U12-13
Hypnotikum U20-23; U47-9
hypnotisch U48-14
Hypokaliämie U20-21
hyponasal U11-22
Hyponasalität U11-22
Hypophyse U22-5
Hypophysenadenom U52-4
Hypotelorismus U45-5
Hyrax-Apparatur U37-17

I

iatrogen **U13**-9; U19-15
idiopathisch **U13**-8
imitieren U20-27
Immobilisation **U29**-5
Immobilisationsdauer U29-5
Immunantwort U18-11
Immundefekt U51-18
Immundefizienz U51-18
Immunmodulation **U51**-18

Immunmodulator **U20**-34; **U51**-18
–, unspezifischer U51-18
immunmodulierende Eigenschaften U51-18
Immunreaktion U18-11
Immunsuppression U51-18
Immunsuppressivum U51-18
immunsupprimiert U27-9
Immuntherapie **U51**-18
–, adoptive U51-18
–, passive U51-18
–, unterstützende U51-18
impaktiert (Weisheitszahn) U9-8
Impaktion U17-6
– von Speiseresten U44-3
Impfstoff U7-6
Impfung U18-10
Implantat **U49**-18
–, dentales **U43**-2 ff
–, enossales U49-18
–, gedecktes U43-5
–, gelockertes U33-7
–, intramukosales U43-4
–, kraniofaziales **U45**-23
–, perkutanes U45-23
–, radioaktives U24-7; U46-21
Implantat-Abutment-Verbund U43-17
Implantatbelastung U43-14
Implantatbett **U43**-7
Implantateinbringung U44-22
Implantateinheilung U43-2
Implantatermüdungsbruch U17-13
Implantatfestigkeit U43-17
Implantatform U43-2
implantatgestützt U42-12
implantatgetragen U43-2
Implantatinsertion U43-4; U44-22
Implantation U49-18
–, vor der **U43**-3
Implantatkörper U43-1
Implantatlager U43-7
Implantatmobilität U43-4
Implantatpflege U43-3
Implantatverankerung U43-2
implantieren **U49**-18
Implantologieprothetik U42-1
Impressionsfraktur U17-8
Impulsechoverfahren U33-12
In-/Out-Biegungen U37-5
in vitro **U15**-18
in vivo U15-18
inaktiv U15-8
–, biologisch **U49**-20; U26-10
Inaktivitätsatrophie U13-29; U44-15
Incisura mandibulae U45-13
Index U14-5
–, Papillen-Blutungs- U35-8
–, Sulkus-Blutungs- **U35**-8
Indikation **U18**-10
Indikator U14-5; U18-10
Individualprophylaxe U34-2
individuell angefertigt U42-16
– angepasst U40-16
indiziert U18-10
indolent U16-6
Induration **U13**-14
ineffizient U15-26
Infektion U27-9
Infektionserreger U20-2
Infektionsquelle U23-4
Infektpseudarthrose U17-15
Inferenzstatistik U14-1
Infiltrat U13-13
Infiltration **U13**-13; **U51**-12
Infiltrationsanästhesie **U48**-8
–, intraorale U48-8
infiltrierend **U51**-12
Informationen U15-15
Informationsplakette, medizinische U4-2
infrakturiert U45-15
Infraokklusion U44-11
Infusionskanüle U24-6
Infusionspumpe **U47**-16
Infusionsständer U23-18
Inhalat **U20**-14
Inhalation U20-14
Inhalationsanästhetika U47-11; U48-4,10
–, volatile U32-3
Inhalationsmittel **U20**-14
Inhalationsnarkose **U48**-10; U47-14
Inhalator U20-14
Inhibitor **U20**-7
Initialbogen U37-5
Initialdosis **U47**-19; U19-7
Initialkaries U34-11,18
Injektion, subkutane U48-3
Injektionskanüle **U7**-6
Injektionsnadel **U7**-6; U24-5
Injektionsspritze U7-6
Inklination U36-23
Inklinationswinkel U36-23
Inlay **U40**-16
Inlaywachs U30-17
Innenkrone U42-9
Innenkurvatur U41-17
Innenohr U8-15
Innenteleskop **U40**-17
inoperabel U21-1
Insektenstich **U3**-10
Insellappen U50-13
Inspektion (Untersuchung) **U21**-11
–, makroskopische U21-11
Instabilität U29-4
instillieren U5-11; U48-5
Instrument **U24**-1 f; U32-1
–, atraumatisches U32-1
Instrument, stumpfes U32-1
Instrumentarium U24-1; U32-1
Instrumentation U32-1
Instrumentbewegung U32-1
instrumentell U24-1
Instrumentenbestand U24-1
Instrumentenbruch (im WK) U32-11
Instrumentensatz U24-1
Instrumentenschale U24-1
Instrumentenschrank U7-11
Instrumentenspitze U24-1
Instrumententisch **U7**-11
Instrumentenwagen **U23**-19
Instrumentieren U6-4; U24-1
Instrumentierschwester **U23**-8,4
Instrumentierung, mechanische U41-11
Insuffizienzfraktur **U17**-13
Insufflationsnarkose U48-10
Insult, hämorrhagischer U13-26
Intelligenzminderung U45-5
Intensivstation U47-24
Intensivtherapie U25-8
Intention-to-treat Analyse **U15**-20
Interaktion, pharmakokinetische U19-11
Interdentalbürstchen U9-22; U34-3
Interdentalkeil U32-22
Interdentalpapille **U35**-6
Interdentalraum U9-22; U36-16; U39-13
Interdentalstimulator U34-1
Interferenzen, okklusale U36-7; U10-13
Interferon U20-34; 51-18
Interimskrone U40-18
Interimsprothese U10-8; U42-2,9
Interinzisalwinkel U39-5
interkurrent (Erkrankung) U15-29
Interkuspidation, maximale U36-13; U9-4
Interkuspidationskontaktpunkte U36-9
Intermediärkallus U17-15
intern gekühlt U32-6
Interokklusalabstand **U10**-14; U36-7
–, ausreichender U10-14
–, großer U10-14
interorbital U45-5
Interpositionsknochentransplantat U44-19
Interpositionsmaterial, alloplastisches U38-20
interproximal (Kontakt) U39-13
Interventionssialografie U33-14
Interventionsstudie U15-1
Interzeptivbehandlung U36-1
Intimaruptur U17-5
Intoleranz U19-12
Intonation U11-11
Intoxikationszeichen U19-13
intrakapsuläre Störung U38-12
Intrakutannaht, fortlaufende U26-16
intramukös (Implantat) U43-4
intranasal verabreicht U48-5
intraoral **U9**-25; U33-4
Intrusion U36-25
Intrusionskraft U36-25
Intubation, erschwerte U47-17
–, orotracheale U48-1
–, wache U47-17
Intubationshilfe U47-17
Intubationsnarkose U48-13
Intubationsrohr U47-17
intubieren **U47**-17
Invasion **U51**-12
Invasionsneigung U51-12
Invasionstiefe U51-12
invasiv (OP) U21-4
– (Tumor) **U51**-12
Inzidenz **U14**-7
inzidieren **U21**-9 f
Inzisalkante U9-3
Inzisalpunkt U9-3
Inzision U3-6; U21-9
–, sulkuläre **U35**-27
Iod U12-17; U46-21
Iodsalbe U5-8
Iodtinktur U5-10
IOK-IUK-Winkel U39-5
Ion, positiv geladenes U46-20
Ionenaustausch U46-20
Ionenbindung U46-20
Ionendosis U46-20
Ionisation **U46**-20
Ionisationsdichte U46-20
Ionisationskammer U46-20
ionisierend U46-20
Ionisierung **U46**-20
Irishamartom U52-6
Irrigation **U22**-17
Irrigator U22-17

Irritabilität U13-10
Irritans U13-10
Irritanzien U20-14
Irritation **U13**-10; U16-3
irritieren U16-3
Ischämie **U13**-28
Isofluran **U48**-12
Isoliermittel (Alginat) U30-15
Isotransplantat **U50**-4
Isthmus, iatrogener U41-13

J

Jacketkrone U40-18
5-Jahresrate U14-8
jammern U11-3
Ja-Nein Quotient U14-35
Jochbein U8-5
Jochbeinfraktur U45-1
Jochbogenfraktur, offene instabile U29-3
Joule **U12**-4
jucken U3-9; U13-10; U20-30
Juckreiz U3-9
Jugulariseröffnung U22-18
Junktionsnävus U52-16
justierbar U31-1
Justierungsbogen U37-5

K

Kahnschädel U45-4
Kalium U12-17
Kallus U17-15
Kallusbildung U17-15
Kallusdistraktion U45-16
Kalorie U12-4
kalorienarm U12-4
Kalorienbedarf U12-4
kalorienbewusst U12-4
Kalorienverbrauch U12-4
Kalorienzufuhr, empfohlene U12-4
kalorisch (Wert) U12-4
Kalotte **U31**-13
Kalottenartikulation U31-13
Kalottenaufstellung U31-13
Kalottenfraktur U17-8
Kalottentransplantat U49-14
Kälteablation U22-13
Kälteallodynie U16-21
Kälteanästhesie U48-3
Kältebehandlung U22-8
Kältesonde U22-8; U24-8
Kalzifikation U10-22
Kalzium U12-17
Kalziumantagonist U20-7
Kalziumblocker U20-7
Kalziumsulfat-Halbhydrat U30-24
Kammer, feuchte U28-5
kammüberlappend U42-5
Kanal, undichter U41-16
Kanalaufbereitung U41-17
Kanaleinengung U41-13
Kanalende U41-13
Kanalerweiterer **U32**-11
Kanalverlagerung **U41**-13
Kant(en)bogen-Technik U37-2
Kantenbiss U36-12
Kanüle **U24**-6
kanzerogen U52-2
Kaolin **U30**-22,4
Kaplan-Meier Diagramm U14-27
Kaposi-Sarkom U52-3
Kappa-Opioid U20-28
Kappenschiene U42-22
Kapsel U5-7; U51-9
Kapselauskleidung U38-12
Kapselbakterien U51-9
Kapsel(ein)riss U3-18; U38-12
Kapselligament U38-12
Kapselweite U38-12
kapsuläre Einschränkung U38-12
Karatgold, 24- U30-9
kardiopulmonal (Reanimation) U47-25
Karies **U34**-17 f; U9-18; U2-6
–, arretierte U34-18
–, floride U34-18
–, stationäre U34-18
–, tiefgehende U34-17
kariesanfällig U10-21; U34-18
kariesbefallen U34-18
kariesfördernd U34-18
Karieslast U34-18
Kariesprophylaxe **U34**-2,18; U18-6
Kariesrezidiv U34-18
kariös **U34**-18,17; U13-3
Kariostatikum U34-18
Karotisstenose U13-19
Karteikarte **U6**-15,14
Karton U5-16
karzinogen U52-2
karzinoid **U51**-10
Karzinoidsyndrom U51-10
Karzinom **U51**-6
–, embryonales **U52**-17
–, frühinvasives U51-12
–, großzelliges U52-4
–, invasives U51-12
–, klarzelliges U52-2
–, klinisch nicht signifikantes U51-6
–, latentes U51-6
–, lokal begrenztes U51-6
–, lokalisiertes U51-6
–, präinvasives **U51**-10
–, undifferenziertes **U51**-8
karzinomartig **U51**-10
karzinomatös **U51**-10
Karzinommetastase U52-2
Karzinomrezidiv U51-6
Karzinosarkom **U52**-3
Kasuistik U14-2
Kataplasma U28-25
Katgut **U26**-9
Katheter **U22**-19,18
–, mehrlumiger U22-19
Katheterisierung U22-19
–, präoperative U22-19
Katheterspitze U22-19
Kationen U46-20
Kauapparat U10-15
Kaubelastung U10-15; U43-14
Kaubewegung U10-15; U36-10; U38-2
Kauebene U10-13
kauen **U10**-15; U40-7
Kaufläche U9-24; U40-16
Kaukraft U9-7; U10-15; U36-28
Kauleistung U10-15
Kaumuskelschmerz **U38**-11
Kaumuskulatur U38-9; U36-11
Kausalgie U16-16
kaustisch U22-9; U30-25
Kautablette U5-7
Kautelen, aseptische U23-9; U27-1
Kauterisation U22-9
Kauvorgang U10-15
Kauzyklusdauer U10-15
Kavaligatur U26-3
Kavernom U52-5
Kavität **U34**-19,18
Kavitätenbohrer U34-19
Kavitätendesinfektion U34-19
Kavitätenlack **U40**-3; U30-23; U34-19
Kavitätenliner **U40**-3
Kavitätenpräparation **U40**-2; U34-19
Kavitätenrand **U40**-10; U34-19
Kavitätenrandpräparation U39-10
Kavitätenreinigung **U40**-2; U34-19
Kavitätenstufe **U40**-7
Kavitätenumriss U34-19
Kavitätenwand U34-19
Kavitation U34-19
Kegel U22-12
Kegelbohrer U32-6
kegelförmig U5-12; U35-6
Kegelstrahl-CT U46-5
Kehle **U8**-12
Kehlkopf U8-14; U11-10
Kehlkopfpapillom U52-1
Kehllaute U11-2
Keil **U32**-22; U37-12
keilen (Gips) U29-6
Keilexzision, distale **U35**-30
keilförmig U24-11; U32-22
Keilresektion U21-15
Keim U27-8
keimfrei **U27**-1 f,14
Keimfreiheit U27-1 f
keimtötend U27-1,3
Keimverschleppung **U27**-9
Keloid U28-10
Kenngröße **U14**-5
Kennziffer U14-5
Kephalometrie **U33**-10
Kephalostat U33-10; U39-4
Keramik **U30**-4,2; U40-11
Keramikfacettenkrone U30-4
Keramikglasur U30-4
Keramikinlay U30-4
Keramikmantel U30-4
Keramikmasse U30-21
Keramikofen U31-20
Keramiküberzug U30-4
Keramikveneer U39-22; U9-2
Keramikverblendmaterialien U39-16
Keramikverblendung U30-4; U40-11
keramisch U30-4
Keratozyste, odontogene U52-7
Kern **U40**-15
Kernladung U46-22
Kernspintomografie **U33**-13
–, kontrastmittelverstärkte U33-13
Kernspintomogramm, T2-gewichtetes **U33**-13
Kette, elastische U37-10
Keuchen, krampfartiges U11-3
Kiefer **U8**-7
– anspannen U10-17
–, atrophierter zahnloser U44-15
Kiefer-Ameloblastom U52-7
Kieferaufnahme, laterale U33-4
Kieferbeweglichkeit, eingeschränkte U38-5,9
Kieferbewegung U38-1
Kieferbruch U3-20
Kieferbruchschiene U29-7
Kieferchirurgie, minimal invasive **U45**-19
Kieferentlastungsreflex U38-2
Kieferfraktur **U45**-1

Kiefergelenk **U38**-1; U31-1; U45-10
–, deformiertes U13-5
Kiefergelenk(s)ankylose U44-10
Kiefergelenkarthrose, aktivierte **U38**-14
Kiefergelenkarthroskopie **U38**-18; U45-19
Kiefergelenkbahn U38-12
Kiefergelenkentzündung **U38**-14
Kiefergelenkerkrankung U38-1
Kiefergelenkersatz U49-2
Kiefergelenkfortsatz U38-10
Kiefergelenkfortsatzfraktur, tiefe U17-4
Kiefergelenkkapsel U38-12
Kiefergelenkknacken **U38**-5; U8-7
Kiefergelenkköpfchen **U38**-21,23
Kiefergelenkluxation **U38**-15
Kiefergelenkplastik **U38**-23
Kiefergelenkposition, zentrische U36-2
Kiefergelenkproblem U37-24; U38-1
Kiefergelenksimulator **U31**-1
Kiefergelenkstörung, extrakapsuläre **U38**-12
–, intrakapsuläre **U38**-12
Kiefergelenksubluxation U17-4
Kiefergelenkübungen **U38**-16
Kiefer-Gesichtsprothese **U45**-24
Kiefer-Gesichtsprothetik U9-26
Kieferhöhle U45-21
Kieferhöhlenfensterung U22-3
Kieferhöhlenfistelbildung **U44**-5
Kieferhöhlensonde U24-8; U32-9
Kieferkammplastik **U44**-18
Kieferklemme **U38**-7
–, rezidivierende U38-7
Kieferknochen U8-7
Kiefer-Lid-Phänomen U8-7
Kieferluxation **U38**-15
Kieferöffnungsreflex U38-2
Kieferorthopäde/-in **U36**-1; U6-1
Kieferorthopädie **U36**-1
Kieferprofilfeld U39-3
Kieferquadrant U9-20
Kieferregulierung **U36**-1
Kieferrelation U8-7
–, retrognathe U45-10
Kieferrelationsbestimmung **U36**-2; U31-2; U10-14
Kieferschließreflex U38-2
Kiefersperre U38-15
Kieferverletzung U3-2
Kieferwinkel U8-7; U45-13; U39-5
Kieferzyste U13-23
Kieselerde U30-18
Kieselgur U30-18
kieselsteinartig U35-23
Kinderonkologie U51-1
kindersicher U5-16
Kinderzahnarzt/-ärztin U6-1
Kinderzahnpasta U34-4
Kingsley-Platte U37-11
Kinn **U8**-6
Kinnaugmentation U45-14
Kinnkappe **U37**-20; U8-6
Kinnkorrektur **U45**-14; U22-4
Kinn-Lippenplastik U45-14
Kinnplastik **U45**-14; U22-4
Kinnstütze U8-6
Kinnvorverlagerung U45-14
kippen U36-21; U37-3
Kippkraft U36-21
Kippung U36-21,23
Kirschner-Bohrstift U29-13
Kirschnerdraht-Fixation U29-14
Kissen **U28**-19
klaffen (Wunde) U3-3; U28-16
klagen U11-3 f
Klammer **U37**-15; U42-6
–, fortlaufende U37-23
Klammerarm U42-6
Klammerjustierzange U32-16
klammern U26-4
Klammernaht **U26**-12 f
Klammernahtgerät U26-12
Klang **U11**-11
klar (Verstand) **U4**-3
Klarheit U4-3
klebbar U39-20
Klebeband **U28**-21,3; U29-11
Klebebrücke U42-4; U40-5
Kleber **U31**-17; U30-7
Klebestreifen U29-11
Klebezement **U30**-7
Klebstoff **U31**-17
Klemme **U26**-13; **U24**-13 f
Klemmzange U24-13
Klinge U24-2 f
Klingenhalter U24-3
Klinikapotheke U5-4 f
Klinikpackung U5-16
klinisch (Studie) U15-1
Klumpen-Stichprobe U14-4
knabbern U10-11
knicken U49-13
Knipsbiopsie U22-12
knirschen (Zähne) **U10**-17 f; U36-11
Knirscherschiene **U37**-25; U36-11
Knirschhabit U36-11
Knirschunart U36-11
Knisterrasseln **U17**-14
Knochenabbau U10-22; U35-14
Knochenabsprengung U17-5
Knochenapposition, höhengleiche U29-1
Knochenaufbau U49-19
Knochenbank U44-21
Knochenbruch U17-1,5; U3-20
Knochenchip, kortikaler U44-20
Knochenersatzmaterial U50-1
–, demineralisiertes gefriergetrocknetes U50-3
–, deproteiniertes bovines U35-31
Knochenfeile U24-12; U32-12
Knochenfenster U41-6
Knochenfissur U17-1
Knochenfragment **U17**-2
Knochenfraktur U17-1; U3-20
Knochenfräse U32-12; U36-10
Knochenfrästechnik U43-11
Knochenheilung **U17**-15
Knochen-Implantat-Interface **U43**-17
Knochen-Implantat-Kontakt **U43**-17
Knochen-Implantat-Verbund **U43**-17
Knochenmark U49-12
Knochenmarkinfiltration U13-13
Knochenmarktransplantation U49-14; U50-2
Knochenmatrix, demineralisierte **U44**-21
Knochenmehl U44-21
Knochenmeißel U24-11
Knochenmetastase U51-13
Knochennagel **U29**-15
Knochennaht U29-12
Knochenneubildung U43-1
Knochenpartikel, demineralisierte U44-21
Knochenplatte **U29**-17
Knochenregeneration, gesteuerte **U44**-22
Knochenresektion U45-11
Knochenschere U24-4
Knochenschraube U29-15
Knochenspan U49-16; U44-21
Knochensplitter U17-2
Knochentasche, infraalveoläre U35-13
Knochentransplantat U44-21; U50-1,9
Knochentransplantation **U44**-19
Knochenzange **U24**-11
Knochenzement, bioaktiver U30-7
Knochenzyste U52-18
Knopfanker U42-20
Knopfnaht U26-15
Knopfsonde U32-9
Knorpel U8-14
Knorpelfibrillation U38-14
Knorpelfragment U17-2
Knorpelschmerz U16-21
Knötchen **U13**-16
Knoten **U13**-16; **U51**-3
–, chirurgischer **U26**-6
–, indolenter U51-3
–, indurierter U13-14
–, schmerzhafter U16-11
Knotenbildung **U13**-16; **U51**-3
knotenförmig **U51**-3
Knotensitz(festigkeit) U26-6
Knotentechnik U26-6
Koagulation U20-16; U22-10
Koagulator U22-10
koagulieren U20-16
Koagulopathie U13-1; U22-10
Koaptation U26-5
–, End-zu-Seit U50-9
–, spannungsfreie U26-5
Kobalt-Chromlegierung U30-30
Kobaltgussklammer U42-6
Kochenanbau U29-1
Kochsalz, fluoridiertes U34-13
Kochsalzbläschen-Kontrast U46-15
kochsalzimprägniert U28-18
Kochsalzlösung U5-11; U11-7
Kodein U20-28
Kofaktor U14-5
Kofferdam **U32**-19
Kofferdameinsatz U32-19
Kofferdamklammer U32-19
Kofferdam-Klammerzange U32-19
Kofferdam-Lochzange U32-19
Kofferdamtuch U32-19
Kohäsionskraft U31-15
Kohlendioxid U47-14
Kohlenhydrate **U12**-5
Kohorte U14-3; U15-11

Kohortensterbetafel U14-26
Kohortenstudie U15-11
kollabieren U4-4
Kollaps U4-4
Kollimation **U46**-6
Kollimator U46-6
kollimiert (Strahlen) U33-3
Kolliquationsnekrose U13-30
Kollumfraktur U45-1
Koma **U4**-14
komatös U4-14
Kombinationschemotherapie U51-17
Kombinationstherapie U18-3
kombinierte Chemo- und Strahlentherapie U51-17
kommen, zu sich U4-6
kommunizieren U11-8
Komorbidität U13-2; U14-9
Kompensation, dento-alveoläre U36-1
Kompensationskurve **U39**-11
–, transversale **U39**-11
Komplikation **U25**-9
–, anästhesiebedingte U47-2
komplikationsfrei U25-7
Komplikationsrate U25-9
Komposit **U30**-3
–, (glas)faserverstärktes U30-3
Komposit-Dentin-Verbund-festigkeit U30-3
Kompositfüllung U40-1
Kompositkleber U30-3,7; U39-20
Kompositveneer U30-3
Kompositverblendschale U30-3
Kompresse **U28**-25,19
Kompressionsfraktur U17-6
Kompressionsosteosynthese U29-16
Kompressionsplatte, dynamische U29-16
Kompressionsstrümpfe U29-10
Kompressionsverband U28-17,20
Kompromiss, ästhetischer U39-1
Kondensation U41-14 f
–, kalte laterale U41-15
–, thermomechanische U41-15
–, vertikale U41-14f
kondensieren U32-17
Kondylektomie **U38**-21; U22-1
–, hohe U38-21 f
Kondylenachse U38-3
Kondylenbahn **U38**-3,15
Kondylenbahnaufzeichnung U38-3
Kondylenbahnwinkel **U38**-3
Kondylenposition **U38**-3,15
–, adaptierte U38-3
–, exzentrische U38-3
Kondylenschraube U29-15
Kondylentranslation U38-15
Kondylotomie **U38**-22
Kondylus-Diskus-Einheit U38-3
Kondylusluxation U3-20
konfektioniert U30-8
Konfidenzgrenze U14-17
Konfidenzintervall **U14**-17
Konfidenzniveau U14-17
konfluierend U13-27
kongenital **U13**-6
Kongruenz, axiale **U43**-9
Konisation **U22**-12
Konkrement **U13**-20; U**34**-9
–, sichelförmiges U13-20
–, subgingivales U34-7,9
Konkremententfernung U32-13; U34-14
konsekutiv (Serie) U14-3; U15-11
Konsequenz U18-15
Konservierung U21-13
Konservierungsmittel U1-6
Konsiliarius U6-12
Konsonant U11-12
Konstriktion U13-19
–, apikale U41-6; U13-19
Konstruktion U43-15
Konsultation **U6**-12
konsumieren **U1**-2
Kontakte, exzentrische U36-9
–, funktionelle U36-9
–, okklusale U33-8
Kontaktfläche **U36**-9; U31-21; U35-6
–, interproximale U39-13
Kontaktführung U36-9
Kontaktmetastase U51-13
Kontaktosteogenese U45-16
Kontaktpunkt, inzisaler U36-9
–, okklusaler U36-9
Kontaminant U27-9
Kontamination **U27**-9; U23-7
kontaminiert U27-2; U28-12
Konter U31-5
Kontingenztafel U14-27
Kontinuität U3-18
kontrahieren U31-6
Kontraindikation U5-17; U18-10
Kontraktionsbögen U37-3
Kontraktur U13-19; U28-8
Kontrastauflösung U46-14
Kontrastaufnahme U46-15
Kontrastfärbemittel U46-15
Kontrastmittel **U46**-15,20; U33-14
Kontrastverstärkung U33-18; U46-15
Kontrolle U6-16
–, unter fluoroskopischer U46-8
–, unter sonografischer U33-12
Kontrollgruppe **U15**-10; U14-22
Kontrollperson U14-2; U15-10; U25-5
Kontrolltermin U6-10; U43-13
Kontrolluntersuchung **U6**-16; U18-14
Kontur **U39**-2
konturieren U39-2
Konturzange U32-16; U39-2
Kontusion **U3**-13
Konusbiopsie U22-12
konusförmig U40-17
Konuskrone U42-9
Konvergenzwinkel U39-5
Konzentration U5-13
Konzept, gnathologisches U45-9
kooperativ U18-15
Kopf **U8**-1
Kopfbedeckung U8-1
Kopfbiss U36-12
Kopf-Brust-Gipsverband U29-9
Kopf-Hals-Karzinom U51-6
Kopfhalterung U29-3,9; U36-29
Kopfhaut U8-16
Kopfhautverletzung U3-5
Kopfhochlagerung **U23**-14
Kopf-Kinnkappe **U37**-20
Kopfschmerzen **U16**-15
–, dumpfe U16-15
–, paroxysmale U16-14
–, pochende U16-15
–, rasende U16-15
–, stressbedingte U16-15
–, wiederkehrende U16-15
Kopfstütze U7-1; U8-1
Kornealanästhesie U48-3
körnig U28-7
Körnung U32-24
koronardilatatorisch U20-17
Körperabsonderungen U27-16
Körpergröße U14-11
Körperkreislauf U19-10
Körperverletzung U3-2 f
Korrektur, operative **U22**-4; **U49**-2
Korrekturmaßnahme U43-3
Korrekturosteotomie U49-2
Korrelation **U14**-32
Korridor, bukkaler **U39**-6
korrodieren U30-30
Korrosion, (inter)kristalline U30-30
Korrosionsfestigkeit U30-30
Korrosionsgeschwindigkeit U30-30
Korrosionsschutz U30-30
Korrosionsverhalten U30-30
korrosiv U30-30
Kortikalisschrauben U29-12
Kortikalistransplantat U50-9
kosmetisch **U39**-1; U49-3
Kost **U1**-7,13,16
–, nicht kauzwingende U38-11
Kovarianzanalyse U14-28
Kraft, kfo. wirksame U36-28
–, retrudierende U28-20
Kräfte, okklusale U33-8
Krallenhebel U32-15
Krampfanfall U20-20; U48-4
krampfartig U16-4
krampflösend **U20**-19 f; U48-5
kranial U23-13
Kraniopharyngeom U52-7
Kraniostenose U45-4
Kraniosynostose U45-4
Kraniotomie **U45**-22; U22-2
krank **U13**-2
Krankenblatt U23-2
Krankengymnastin U18-4
Krankenhaus **U27**-12
Krankenhausaufenthalt **U25**-11
Krankenhauspersonal U27-11
Krankenkost **U1**-13
Krankenpfleger U23-6
Krankenschwester U23-6
Krankenversicherung U49-9
krankhaft **U13**-1 f
Krankheitserreger U13-1; U20-2
Krankheitshäufigkeit U13-2
Krankheitsherd **U13**-3
Krankheitsursache U13-8
kratzen **U3**-9
Kratzspuren U3-9
Kratztest U3-9
Kratzwunde U3-9
Kräuterzahnpasta U34-4
Krebs **U51**-6
– im Endstadium U51-6
krebsartig **U51**-10
krebserzeugend U52-2
Krebsgen U51-6
Krebsgeschwulst U51-6
Krebsregister U51-6
Krebsschmerz(en) U16-7
Krebssterblichkeit U51-6
Krebstote U51-6

Krebsvorsorgeuntersuchung U51-6
Krebszelle U20-31
Kreidefleck U34-11
Kreisdiagramm U14-27
Kreislauf U19-10
Krepitation **U17**-14
– im Kiefergelenk U38-5
krepitationsartig U38-5
Kreuzbiss **U36**-15,7
–, transversaler U36-15
Kreuzinfektion **U27**-11
Kreuzkorrelation U14-32
Kreuzlappen U50-11
Kreuzreaktion U19-11
Kreuztoleranz U19-12
Kribbeln U16-17; U47-3 f
Krone **U9**-14; **U40**-18; U42-4
–, wachsmodellierte U30-17
Kronenfraktur U44-6 f
Kroneninfraktion U44-6
Kronenlänge **U39**-12
Kronenrand U39-2; U40-18
Kronenschulter U40-8
Kronen-Wurzel-Fraktur **U44**-7; U41-17
–, komplizierte U44-7
–, subgingival reichende U44-7
Kronenverlängerung, chirurgische **U35**-26; U39-12
–, kieferorthopädische U35-26
Krone-zu-Implantat Verhältnis **U43**-16
Krücken U25-13
Kruste (Wunde) **U28**-9,6
Krustenbildung U28-9
Kryoablation U22-13
Kryochirurgie **U22**-8; U21-3
Kryokauter U22-8 f
Kryosonde U24-8
Kryotherapie U22-8
Kugelanker U37-15
Kugelstopfer U32-17
Kühlmittel U7-5
Kühlsalbe U5-8
Kühlung U7-5
–, interne U32-6
–, Wasser- U7-5; U32-19
Kummer **U16**-2
künstlich U42-1,19
Kunststoff U30-2; U31-2,11,19
Kunststoff-Abformlöffel U31-3
Kunststoffbasis U42-17
Kunststoffhärter U30-3
Kunststoffkrone U40-18
Kunststoff-Onlay U40-16
Kunststoffrestauration **U40**-5
Kunststoffschablone U31-13
Kunststoffschiene U30-2
Kunststoffschlauch U22-20
Kunststofftrimmer U30-2
Kunststoffveneer U39-22
Kupfer U12-17
Kur **U18**-2,1,5; U5-1
kurativ U18-2,9
Kürettage **U34**-14; U24-10
Kürette **U24**-10; U32-14
–, scharfe U24-2
kurieren U5-2
Kurort U18-2
Kurvenschreiber U14-27
Kurznarkotika U48-4
Kurzwellendiathermie U22-9
Kurzwellentherapie U38-16
Küvette **U31**-9,3
Küvettenbügel U31-9
Küvettenpolymerisation U31-9
Küvettenpresse U31-9
Küvettenschluss U31-9
Kystadenom **U52**-4
–, muzinöses U52-4

L

labial **U9**-23; U8-9
Labialbogen U37-15,22
Labialfläche U9-23
Labiallaut U8-9
Labium **U8**-9
Laborbericht U15-16
Labretpiercing U39-24
Lächeln U39-6
lachen **U11**-2
lächerlich U11-2
Lachgas **U48**-11; U20-25
Lachkurve U36-5; U39-6
Lachlinie U39-6
Lack **U30**-23
Lackzunge U8-11
Ladung, elektrische U12-17
Lage **U23**-11
Lageanomalie U13-2
Lagedrainage U28-15
Lagerung **U5**-19; U23-10 f
Lagophthalmus paralyticus U47-11
lähmen **U47**-11
Lähmung U47-11
Laktasemangel U12-8
Laktose **U12**-8,6
Lallen U11-17
Lallphase U11-17
Lalophobie U11-17
Laminar-Flow-System U27-8
Laminat **U39**-22
Landkartenzunge U8-11
langfristig U14-15
Langlochplatte U29-16
Längsschnittstudie U15-1
Längsspaltung U21-14
Längsteilung U21-14
Langtubus, IO Aufnahme U33-4
Langzeitergebnis U14-20
Langzeitfolgen U25-9
Langzeitimmobilität U29-5
Langzeitmorbidität U18-12
Langzeitnachbetreuung U18-14
lanzinierend U16-7
Lappen U26-4; U50-6
– ohne Gefäßversorgung U50-12
–, apikal reponierter **U35**-29
–, axial versorgter **U50**-12
–, einseitig bedeckter U50-15
–, freier **U50**-10
–, freier mikrovaskulärer U50-13
–, freier osteokutaner U50-13
–, gestielter **U50**-11
–, koronal verschobener U50-14
–, palatinaler U35-29
–, reponierter **U35**-29
–, semilunarer, koronal verschobener U35-29; U50-18
Lappenabstoßung U44-14
Lappenanhebung U49-11
Lappendeckung U49-9; U44-14
Lappenplastik U44-14
Lappentechnik **U35**-29
Lappenverkleinerung U44-16
Lappenverlustrate U50-19
Laryngospasmus U11-10
Larynx U8-14
Larynxmaske U47-15
Laser **U22**-7
Laserablation U22-13
Laserbleaching U39-19
Laserfulguration U22-1
Laseriridotomie U22-2
Lasersonde U22-7
Laserstrahl U22-7
Laservaporisation U22-7
Läsion **U3**-5; U13-3; U28-17
–, Endo-Paro- **U35**-20
–, hamartomartige U52-6
–, herdförmige U51-10
–, kariöse U13-3; U34-18
–, kombinierte parodontale-endodontale **U35**-20
–, nichtkariöse zervikale U9-14
–, präkanzeröse U22-12
Lastverteilung U43-14
Laterodetrusion U38-4
Laterodetrusionskontakte U38-4
Lateroprotrusion U38-4
Laterore(sur)trusion U38-4
Laterotrusion(sbewegung) **U38**-4
–, maximale U38-4
Laterotrusionsseite U9-2; U38-4
Laut U11-10 f
Lautbildung U11-10,13
Lautersatz U11-11
Lautunterscheidung U11-11
Lavage U28-11; U38-18
Le Fort I Fraktur U45-1
Le Fort I Osteotomie **U45**-7
Lead-time Bias U14-18
Leakage, apikales **U41**-16
Lebendspender U49-17
lebensbedrohlich U19-14; U25-5,9
lebenserhaltend U21-13; U19-6
Lebenserwartung U14-18
lebensfähig U35-33; U49-17; U50-22
lebensgefährlich U14-15
Lebensmittel U1-6
Lebensqualitätsstudie U14-20
lebensrettend U21-4
Lebenszeitwahrscheinlichkeit U14-31
Lebertoxizität U19-13
Leck U26-11; U47-15
lecker U1-11; U8-8
lederartig U35-23
Leeraufnahme U46-3,19
Leermedikament **U15**-8
Leeway Space **U36**-6
legen (OP-Tisch) **U23**-11
legieren **U30**-8
Legierung **U30**-8,1
–, Abschrecken der U30-8
–, edelmetallreduzierte U30-8
–, goldarme U30-9
–, goldfreie U30-9
–, Platin-Iridium U30-10
–, schmelzbare U31-16
–, ternäre U30-8
Legierungsbasis U30-8
Leichenorganspende U49-15
Leichenspender **U49**-17; U44-21
Leichentransplantat U50-1
Leiden **U16**-2
Leiomyoblastom U52-10
Leiomyom **U52**-10
–, epitheloides **U52**-10
leise (sprechen) U11-16
Leistungsfähigkeit U15-26
Leiter (Institut) **U8**-1

Leitungsanästhesie **U48**-6; U9-25; U47-2
–, perkutane U48-6
Leitungsaphasie U11-9
Leitungswasser U3-11; U28-25
letal (Ausgang) U14-20
– (Dosis) U19-7
Lethargie **U4**-12
leuchten U39-18
Leuchtschirm U46-8
Leukozyt U20-34
Lichtbleichen U39-19
Lichtdurchlässigkeit U39-16
lichthärtend U30-3; U31-19
Lichtofen U31-19
Lichtpolymerisation U40-5
lichtpolymerisiert U31-19
Lichtscheu U16-15
lichtstarr U4-7
lichtundurchlässig **U39**-16; U19-9
Lid U8-3
Lidkolobom U45-6
Lidocain **U48**-5
Lidocain-Gel U48-5
Lidocain-Spray U48-5
Lidrandreflex U47-20
Lidrandriss U3-7
lidschlagbedingt U46-13
Lidschwellung U3-15
Ligamentum laterale temporomandibulare U38-1
Ligand U12-17; U20-4
Ligatur **U26**-3
–, elastische **U37**-7
Ligaturclip U26-13
Ligaturenadapter U37-7
Ligaturendraht U26-3
Ligaturenschneider U37-7
Ligaturschere U24-4
Ligaturschlinge U26-3
Lightwire-System **U37**-3
ligieren **U26**-3; U37-7
ligiert und durchtrennt U3-6
lindern U5-2; U20-18; U30-25
lindernd **U18**-9; **U20**-30
Linderung U16-19; U18-9
Linea girlandiformis U39-9; U35-3
Liner U30-23; U42-25
Lingua **U8**-11
lingual U9-23
Lingualbogen U37-5
Lingualbügel U42-24
Lingualfläche U40-11
Lingualhöcker U9-23
Lingualkippung U9-23; U36-13
Linguallaute U9-23
Lingualnerv U9-23
Lingualretainer U37-23
Linolsäure U12-12
Linsensubluxation U17-4
Lip-Bumper **U37**-22
Lipid **U12**-11
Lipom **U52**-12
–, abgekapseltes U52-12
Lipomatose **U52**-12
–, multiple symmetrische U52-12
lipomatös **U52**-12
Liposarkom **U52**-12
–, dedifferenziertes U52-12
–, pleomorphes U52-12
–, rundzelliges U52-12
Liposuktion U22-16
Lippe **U8**-9
Lippen vorstülpen U8-6
Lippenbalsam U8-9
Lippenbändchen U8-9
–, oberes U9-11
–, unteres U9-11
Lippenbeißen U10-11; U39-6
Lippenentzündung U8-9
Lippenhalter **U32**-2; U8-9
Lippeninkompetenz U8-9; U39-6
Lippeninzision U21-9
Lippen-Kinn-Furche U39-24
Lippenkommissur U50-14
Lippenlinie **U39**-6
Lippenmuskulatur, schlaffe U36-24
Lippenplastik U44-16
Lippenprofil U8-9; U39-3
Lippenrot U8-9
–, Transposition von U44-7
Lippenrotlappen U50-14
Lippensaum U8-9; U39-24
Lippenschluss U8-9; U39-6
Lippenschlusslinie U8-9
Lippenspalte U8-9; U45-2
–, voroperierte U21-1
Lippenspaltplastik U29-11
Lippenstufe U39-3
Lippentreppe U39-3
Lippenunterspritzung U39-6
Lippenwulst U8-9
Liquor (cerebrospinalis) U48-9; U51-13
Liquoraustritt U45-1
Liquorrhoe U17-8; U45-1
Liquorzuckerspiegel U12-7
Lisch-Knötchen U52-6
lispeln **U11**-21
Lithotripsie U13-20
Loch (Zahn) **U34**-19
Lochfraß **U30**-30
Loch(fraß)korrosion **U30**-30
locker U10-12
lockern, sich U10-5
Lockerung U9-1; U35-16,20
Löffel, scharfer U24-3,10
Löffelexkavator U32-14
Löffelmasse U31-3
Logopäde/-in U11-8; U18-4
Logopädie U11-9
Logorrhoe U11-9
Logrank-Test U14-34
lokal **U19**-5
– begrenzt **U51**-9
Lokalanästhesie **U48**-3
Lokalanästhetikum U19-5
Longitudinalstudie U15-1
lose (Zähne) U10-12; U44-2
lösen (Befestigung) U37-10
Losgelöstsein U4-15
Löslichkeit U5-11
L-Osteotomie, umgekehrte U45-11
Lösung U5-11
Lösungsmittel U5-11
Lösungstablette U5-7
Lot **U31**-16
Löteinbettmasse U31-16
Löten U31-16
Lötfuge U31-16
Löthilfe U31-16
Lotion U5-10
–, schmerzlindernde U5-10
Lötkolben U31-16
Lötlampe U31-15
Lötofen U31-16
Lötstelle U31-16
Löttemperatur U31-16
Lötverfahren U30-10
Lückenhalter U32-22; U36-21; U37-12
Lückenschluss, kfo. U36-17; U44-4
lückig (Gebiss) U10-2
Luer-Zange **U24**-11; U32-12
Luftbläser **U7**-4
luftdicht (Verschluss) U19-9; U26-11
Luftmotor **U7**-3
Luftströmung U27-8
Lumbalpunktion U3-10; U22-16
Lumineszenz, kurzlebige U46-17
Lungenmetastase U51-13
Lupenbrille U22-6
Lust (Essen) U1-11
lutschen U5-14
Lutsch-Kontrollgerät U37-1
Lutschtablette **U5**-14
Luxation **U3**-20; **U17**-4
–, offene U17-3
Luxationsfraktur U3-20; U17-4
luxieren **U44**-8; U3-20; U17-4
Lymphadenektomie U21-12
Lymphadenom **U52**-11
Lymphangiom **U52**-5
Lymphdrainage U28-15
Lymphknoten, zervikale U8-13
Lymphknotenbefall U13-4
–, lokaler U51-11
Lymphknotendissektion U21-12
Lymphknotenmetastase U51-13
Lymphknotenschwellung **U52**-11
Lymphweg U51-11
Lymphogranulomatose U52-11
Lymphom U52-11
–, immunoblastisches U52-11
–, lymphoblastisches U52-11
–, lymphoplasmozytäres U52-11
–, malignes U52-11
–, MALT U52-11
lymphomatoid **U52**-11
lymphomatös **U52**-11
Lymphosarkom U52-11
Lysis U38-18

M

Magen-Darm-Trakt U34-20
Magengeschwür U13-17
Magensaft U2-25; U20-29
Magentropfen U5-11
Magnetresonanztomografie **U33**-13
Magnetresonanz-Sialografie U33-14
mahlen **U10**-18
Mahlzahn **U9**-7
Mahlzeit **U1**-7
Maisstärke U12-5
makroskopisch U15-17
maligne **U51**-5; U45-17
– entarten U51-5,8
– Entartung U51-5
– Transformation U51-5
–, hochgradig U51-5
Malignität **U51**-5
Malignitätsgrad **U51**-14; U46-23
–, histologischer U51-14
Malignom **U51**-5
–, inoperables U51-5
Malokklusion **U36**-8; U10-13
Mamelon-Strukturen U9-3
Mandibula U8-7
Mandibularlinie U39-4
Mandibulektomie, partielle U22-1
mandibulomaxillär U29-4
Mandrel U32-5
Mandrin U24-7
Mangan U12-17

Mangelernährung U1-13; U12-3
Mangelkrankheit U12-13
Mangelzustände U1-6
Manipulation U29-2
Manschette U29-7 f
Manteltablette U5-7
MAO-Hemmer U20-24
Margo gingivalis **U35**-4; **U39**-7
Marienglas U30-13
Marker, gewebsspezifischer U51-16
–, hochempfindlicher U51-16
–, prognostischer U51-16
–, strahlendichter U51-16
Markerkonzentration U51-16
Markerspiegel U51-16
Markierung, autoradiografische U33-17
Marknagel U29-15
Marsupialisation U13-23
Maskenbeatmung U47-15
Maskensitz U47-15
Masse U12-16
–, teigige U51-3
Massenblutung U3-19
Masseterreflex **U38**-2; U8-6 f
–, gesteigerter U38-2
Masseterreflexschwelle U38-2
Maßnahme, therapeutische **U18**-5
Maßstab U14-6
Matratzennaht **U26**-17
–, ausstülpende U26-17
–, horizontale U26-17
–, vertikale U26-17
Matrize U32-21; U42-6,24
Matrizenband U32-21
Matrizenhalter **U32**-21
Matrizenspanner **U32**-21
Matrizentechnik **U32**-21
Mattigkeit U4-12; U47-9
Maul (Zange) U24-13; U32-15
–, gezahntes U32-16
Maxilla U8-7
maxillofazial **U9**-26
Meatotomie U45-18
Meatus U45-18
– acusticus U8-15
Meckel(scher) Knorpel U20-33
Median U14-10
Medianschnitt U21-9
Medikament **U5**-1,3
Medikation **U5**-1
Mediotrusion(sbewegung) **U38**-4
Mediotrusionsbahn U38-3
Mediotrusionsseite U38-4
Mediotrusionswinkel U38-4
medizinisch U5-1
Medizinprodukt, neues U15-2
Mehrfachapplikator U26-13
Mehrfachentnahmeflasche U5-13
Mehrlochkollimator U46-6
mehrwurzelig U9-19; U41-3
mehrzeitig (Transplantat) U44-9
Meinung, zweite U6-13
Meißel U13-25
Meistermodell U31-2,5
Melanodontie U34-11
Melanoglossie U8-11
Melanokarzinom **U52**-16
Melanom, Lentigo-maligna U52-16
–, malignes **U52**-16
–, noduläres U51-3; U52-16
–, superfiziell spreitendes (SSM) U52-16
melanomartig **U52**-16
melanomatös **U52**-16
Membrana tympani U8-15
Meningozele U13-22
mental U3-14
Mentalpunkt U39-5
Mentum **U8**-6
Merkmal U14-5
–, immunhistochemisches U51-9
Merrifieldwinkel U39-5
Mesh-Graft U50-6
Meshtransplantat **U50**-8; U26-4
mesial **U9**-21
Mesialbiss U36-7
Mesialdrift U36-21
Mesialverlagerung U45-8
Mesialwanderung U9-21; U36-21,6
Messer, chirurgisches **U24**-3
Messerspitze U24-3
Messlehre U31-13; U43-10
Messwert **U15**-15; U14-12
metabolisiert U20-4
Metabolismus U12-7
Metallabformlöffel U31-3
Metallgerüst U40-11
Metallkappe **U40**-17; U42-9
Metallkeramik U30-4
Metallmanschette U37-8
Metastase, hämatogene U51-12 f
–, lymphogene U51-13
–, regionäre U51-13
Metastasenbildung **U51**-13
Metastasenexstirpation **U51**-13
Metastasenherd U13-3
metastasierend **U51**-13
Metastasierung U13-4; U51-11,13
–, Fortschreiten der U51-7
–, hämatogene U51-11
–, meningeale U52-2
metastatisch **U51**-13
Methadon U20-28
Methode der Wahl U18-3
–, operative **U21**-4
Methylmorphin U20-28
Migraine ophthalmique U16-15
Migräne **U16**-15
– mit Aura U16-15
–, familiäre hemiplegische U16-15
Migräneanfälle U16-15
migräneartig **U16**-15
Migräne-Patient(in) U16-15
Mikroabrasion **U39**-23
Mikrochirurgie **U22**-5
mikrochirurgisch U22-5
Mikroelement **U12**-17
–, essentielles U12-17
Mikrofissur **U40**-20
Mikrognathie U45-10
Mikroleakage **U40**-21
–, bakterielle U40-21
Mikromanipulator U22-5
Mikronadelhalter U24-15
Mikroorganismen U27-8
Mikroplatte U29-16
Mikroriss **U40**-20
Mikrorissausbreitung U40-20
Mikrorissbildung U40-20
Mikroschere U24-4
Mikrosomie, Gesichtshälfte U45-4
–, kraniofaziale U45-23
Mikrosonde U22-5
Mikrosprung **U40**-20
Mikrotie U45-4
Mikrozahnbürste U34-3
Milch **U2**-4 f
Milcheckzähne U36-6
Milchgebiss **U10**-2
Milchprodukte U1-2
Milchsäure U12-8
Milchzähne **U10**-2
Milchzahnresorption U10-22
Milchzucker **U12**-8,6
mildern (Schmerz) U16-19
Mimik U8-2
mindestens haltbar bis U1-2
Mineralsalz U34-9
Mineralisationsdefekt U39-23
Minerva-Gips U29-9
Miniplatte U29-16
mischen U5-5; U19-1
Mischgebiss U10-1
Mischtabelle U39-15
Missbrauch U48-14
Missempfindung, subjektive **U16**-17; U47-4
Missverhältnis U36-18
mitteilsam U11-8,18
Mittel (Arznei) **U5**-3f; **U20**-2
– (Erkältung) U5-2
– der Wahl U5-3
–, einhüllendes U20-30
–, entzündungshemmendes **U20**-11
–, erweichendes **U20**-30
–, gefäßerweiterndes **U20**-17
–, schmerzstillendes **U16**-20
–, wassertreibendes **U20**-21
Mittelgesichtsfraktur U45-1; U17-10
Mittelgesichtsrekonstruktion U49-14
Mittelgesichtsvorverlagerung U45-8
Mittelliniendiskrepanz U36-18,21
Mittellinienverschiebung U36-18,21
Mittelohr U8-15
Mittelohrentzündung, eitrige U28-14
Mittelwert **U14**-10
Mixtur U5-6
MKG-Chirurg(in) U6-1; U9-26; U44-1
Mobilisation **U25**-13; U29-5
mobilisieren U44-2
Mobilität U29-5
Modell U30-13; U31-1 f
–, aufgewachstes **U31**-10
Modellgips U30-13; U31-5
Modellherstellungsverfahren U31-5
modellieren **U31**-4
Modellierwachs **U30**-17
Modellmontage **U31**-7,1
Modellstift **U31**-12
Modellstumpf **U31**-5,10,12; U40-17
Molar **U9**-7 f
–, dritter U9-8
Molarenfach U9-13
Molkeeiweiß U12-9
Molkereiprodukte **U2**-5
Monitor U25-8
Monoaminooxidasehemmer U20-24
Monobloc-Advancement U45-8
Monoblock U37-14
Montage U31-7
Montagegips U31-7
Montagehilfe U31-7
Montageplatte U31-7
montieren U31-1

morbid **U13**-2
Morbidität **U18**-12; U13-2
Morbiditätsrate **U14**-9
Morbus Hodgkin U52-11
– Werlhof U13-8
Morphin U20-28
Morphium U20-28
Mörser U31-14
Mörserkolben U31-14
Mortalitätsquotient U14-9
Mortalitätsrate U14-9
Mortalitätsstatistik U14-1
Moskitoklemme U24-14
Mucilago U20-30
Müdigkeit U4-12; U47-9
Muffel U31-4
Mukoepidermoidkarzinom U52-2
Mukogingivaldefekt U35-14
Mukogingivalgrenze U35-3; U39-9
Mukoidzyste U13-23
Mukoperiostlappen **U44**-14; U50-17
Mukotom U44-19
Mukozele U13-23; U45-18
Mullbinde U28-18
Mullkompresse U28-18,20
Multibandapparatur U37-2
Multibracketapparatur U37-2
multifokal U51-10
multiplanare Rekonstruktion (MPR) U33-20
multivariat U14-5,28
Mund **U8**-8
– spitzen U8-6
Mund-Antrum-Verbindung U35-22
Mundatmung U8-8
Mundboden U44-16
Mundbodenzyste U13-23
Mundbrennen U3-11
Munddusche U22-17; U34-1
mundgerecht U10-12
Mundgeruch, übler **U34**-20; U10-9
Mundhöhle U8-8; U34-19
Mundhygiene **U34**-1
Mundhygieneindex U34-21
–, vereinfachter U34-21
Mundhygienekontrolle U34-1
Mundhygienestatus U34-21
Mundhygieniker(in) U34-1
Mund-Kiefer-Gesichts-chirurg(in) U9-26; U44-1
Mundmilieu U9-25
Mundpiercing **U39**-24
Mundprofil U39-3
Mundschleimhaut U35-19
Mundschleimhautent-zündung U8-8
Mundschleimhautgeschwür U13-17
Mundschutz **U27**-18; U37-25
Mundsperrer **U10**-16; **U32**-3
Mundspiegel **U32**-4
Mundspülbecher U7-8
Mundspülbecken U7-8; U10-10
Mundspülung U34-6
Mundtrockenheit U20-21
–, arzneimittelinduzierte U19-15
Mundvorhof **U8**-10; U9-23; U17-9
Mundvorhofplastik **U44**-16; U22-4
Mundvorhoftiefe U8-10
Mundwasser U11-7; U34-4,20
Mundwinkel U8-8
Mund-zu-Mund Beatmung U47-25
murmeln **U11**-15
Musculus latissimus dorsi U49-13
Muskelkater U16-11
Muskelkrampf, anfalls-artiger U16-14
Muskelmasse U12-16
Muskelrelaxanzien **U48**-16,2
Muskelriss U17-5
Muskelschmerzen U16-16
Muskeltonus U48-16
Muskelzerrung U3-17
Muskelzucken U16-12
Muskulatur, glatte U20-19; U52-10
–, quergestreifte U48-16; U52-10
Mutismus, akinetischer U4-17
Muttermal **U52**-16,5
Myalgie U16-16
Myelosarkom U52-3
myelotoxisch U20-32
Myoarthropathie des Kau-systems **U38**-10
Myofibrom, infantiles U52-9
Myxochondrom **U52**-13,8
Myxofibrom U52-8
myxoides Liposarkom U52-8
Myxolipom U52-8
Myxom **U52**-8
myxomatös **U52**-8
Myxosarkom U52-8

N

Na-Alginat U30-15
nach Bedarf U47-7
Nachbarherd U13-3
Nachbarzahn U9-1; U36-25; U39-13
Nachbehandlung **U18**-14
Nachbehandlungsplan U18-14
Nachbildung U31-2
Nachblutung U3-19; U13-26
nachbrennen U31-18
Nachfolgezähne U10-6
–, bleibende U10-6
nachgefärbt U33-17
Nachkomme U13-7
Nachlot U31-16
nachpolymerisieren U31-3
Nachsorge **U18**-14; **U25**-15; U6-16; U21-2
Nachsorgetermin U6-10
nachstellen (Brackets) U37-1
nachstoßen (Zähne) U36-6
Nachtangst U11-14
Nachtschiene **U37**-25; U11-5
Nachuntersuchung **U25**-15; U6-16; U18-14; U21-2
Nachuntersuchungstermin U25-15
Nachuntersuchungszeit-raum U18-14; U14-10
Nachweis **U15**-17; U14-1; U46-3
nachweisbar U12-17
Nachwirkung U15-26
Nacken **U8**-13
Nackenband U37-19
Nackenpolster U37-21
Nackenschmerzen U16-4
Nackensteifigkeit U8-13
Nackenzugheadgear U37-18
Nadel **U29**-15
–, atraumatische U22-6
–, chirurgische **U24**-5
–, gerade U24-5
Nadelelektrode U33-15
Nadel-Faden-Kombination U24-5
Nadelhalter **U24**-15
Nadelstich U29-14; U48-15
Nadelstichverletzung U3-2
Nagel **U29**-14
–, geflanschter U29-15
–, intramedullär platzierter U29-15
Nägelkauen U10-11
Nagelung U29-14 f
–, gedeckte U29-15
nähen **U26**-1; U24-5
Nahlappen U50-11
Nähnadel U24-5
nähren **U1**-3; **U12**-1
nahrhaft **U12**-2,1
Nährlösung U12-2
Nährstoff **U12**-2
Nährstoffaufnahme U12-2
Nährstoffzufuhr U25-12
Nahrung **U1**-3,6,13; U12-1 f
–, feste U47-13
–, flüssige U25-12
Nahrungsaufnahme **U25**-12; U1-1,6; U19-6
Nahrungsergänzung(smit-tel) U2-22
Nahrungskarenz U1-15; U21-2
Nahrungsmittel U1-6,16
Nahrungsmittelersatz **U2**-21
Nahrungszufuhr, empfohlene U1-13
Nährwert U1-6; U12-2
Naht, armierte U26-1
–, chirurgische **U26**-1 f
–, durchschlungene (fort-laufende) U26-16
–, einfache fortlaufende U26-16
–, eingewendelte U26-16
–, feine U26-1
–, fortlaufende **U26**-16
–, invertierende U26-1
–, rückläufige U26-17
–, versenkte U26-1
Nähte, nicht resorbierbare U49-8
Nahtlinie U31-21
Nahtmaterial **U26**-1,7; U49-5
–, atraumatisches U26-7
– aus rostfreiem Stahl U26-7
–, geflochtenes U26-7
–, monofiles U26-7
–, multifiles U26-7
–, polyfiles U26-7
–, resorbierbares U26-8
Nahtöffnung U45-8
Nahtschere U24-4
Nahtschlinge U24-9
Nahtspannung U49-5
Narbe **U28**-10
Narbenbildung U25-10; U28-5,8,10
Narbenbruch U3-18; U13-22; U21-9
Narbenretraktion **U28**-8
Narbenschrumpfung **U28**-8
narbiges Gesicht U28-10
Nares U8-4
Narkose **U47**-2,6; **U48**-1
–, chirurgische U47-22
Narkoseapparat **U47**-14
Narkosearzt/-ärztin **U23**-6; U47-2
Narkoseausleitung **U47**-13
Narkose(beatmungs)gerät **U47**-14
Narkoseeinleitung **U47**-13
Narkoseführung U47-2
Narkosegas U48-4

Narkoseinduktion **U47**-13
Narkosekater U47-23
Narkosemaske **U47**-15
Narkoseprämedikationsraum **U23**-3
Narkoseprotokoll **U47**-22
Narkoseraum **U23**-3
Narkoserisiko **U47**-12,2
Narkoseschwester U23-6
Narkosesystem **U47**-14; U48-10
–, geschlossenes U48-10
Narkosetiefe **U47**-20,2,13; U23-6
Narkosezeichen U47-11
Narkotikum **U47**-5,1 f; **U48**-4,1; **U20**-28; U5-3
narkotisch **U20**-28
narkotisieren **U47**-1
Nase **U8**-4
Nase putzen U11-6
näseln (Sprache) U11-17,22
Nasenbluten U3-19; U28-23
Nasendeformität, spaltbedingte U45-2
Nasendilatator U24-17
Naseneingang U8-10
Nasenflügelknorpel U45-24
Nasenhöhle U8-4
Nasenkorrektur U49-3
Nasenloch U47-1
Nasenmuschel U8-4; U22-11
Nasennebenhöhlenchirurgie, funktionelle endoskopische **U45**-20
Nasenobstruktion U13-18
Nasenraspel U24-12
Nasensekret U11-6
Nasentamponade U28-24
Nasenwurzel U39-5
Nasion U39-5
Nasoaurikularebene U39-4
Nasopharynxkarzinom U51-10; U52-2
nässen (Wunde) U28-13
Nativaufnahme U46-3
Natrium U12-17
Natriumalginat U30-15
natriumhaltig U5-1
Natrium(tetra)borat U30-24
Naturgips **U30**-12
Naevus araneus U52-5,16
– coeruleus U52-16
– flammeus U52-16
– pigmentosus **U52**-16
– pilosus U52-16
– Sutton U52-16
Nävuszellnävus **U52**-16
–, atypischer U52-16
–, dysplastischer U52-16
Nebenhöhlen U8-4
Nebenhöhlendurchleuchtung U46-16
Nebenwirkung **U19**-14,11,13; U5-3,17 ; U20-24
Nebulisator U20-14
neigen zu (Krankheit) U13-27; U16-13; U41-16
Nekrose **U13**-30
–, eitrige U13-30
–, fokale U13-30
nekrotisch U13-30; U28-12
Nelkenöl U30-16
NEM-Legierung U30-8
neoadjuvant U18-8
Neodym-YAG-Laser U22-7
Neoplasie **U51**-4
–, multiple endokrine U51-4
–, squamöse intraepitheliale U51-4
–, strahleninduzierte U51-4
Neoplasma **U51**-4
neoplastisch **U51**-4
neovaskuläres Glaukom U51-15
Neovaskularisation **U51**-15
–, retinale U51-15
Nervenadaptation U26-5
Nervenbündel U50-13
Nervendurchtrennung U21-14
Nervenleiden **U16**-16
Nervennaht U26-2
–, primäre U26-2
Nervenschmerz **U16**-16
Nervensystem, autonomes U20-8
Nervenwurzelreizung U13-10
nervös U11-20
nervschonend (Eingriff) U21-13
Nervtransposition U49-13
Nervus lingualis U9-23
– palatinus major U48-6
Netzrissbildung **U40**-20
Netztransplantat **U50**-8
Neubildung (Parodontalgewebe) **U35**-33; **U51**-4
Neuerkrankungsrate **U14**-7
Neuralgie **U16**-16
–, idiopathische U16-16
–, postherpetische U16-16
neuralgisch **U16**-16
Neurilemmom **U52**-14
Neurinom **U52**-14
Neuroblastom **U52**-14
Neurofibrom U52-14,9
Neurofibromatose **U52**-14
Neurofibromatosis generalisata U52-14
–, peripherer Typ der U52-14
–, zentraler Typ der U52-14
Neurolemm U52-14
Neuroleptikum U20-2,23; U47-10
Neurolyse U26-2
Neurom, solitär umschriebenes U51-9
Neuropathie **U16**-16
Neurorrhaphie U26-2
–, End-zu-Seit- U26-2
New Attachment **U35**-33
Nichtanlage (Zähne) U36-19
Nichtansprechbarkeit U3-14
Nichtarbeitsseite U38-4
Nichtedelmetalllegierung U30-8
Nichtextrakionsbehandlung U44-2
Niedrigfluss-Anästhesiebeatmungsgerät U47-14
Nierendurchblutung U20-21
nierenschädigend U20-32
Niesanfall U11-6
niesen **U11**-6,2
Niesreflex U11-6
Niesreiz U11-6
niveaugleich U40-9
Nivellieren **U36**-26
Nivellierungsbogen **U37**-6,5
Nivellierungsdraht U36-26
Nivellierungsphase U37-6
Nodositas **U13**-16; **U51**-3
nodulär **U51**-3
Nodulus **U13**-16
Noma U13-30
Non-Arcon-Artikulator U31-1
Non-Hodgkin-Lymphom U20-34; U52-11
Nonokklusion U36-7
Noradrenalin U20-27
Normalverteilung U14-12
Normotoniker U14-22
nosokomial **U27**-12; U13-6; U19-15
Not(lage) **U16**-2
Notamputation U21-5
Notarzt/-ärztin U21-5
Notaufnahme U21-5; U23-19; U47-17
Notfall U21-5
Notfallbehandlung U6-16
Notfallkoniotomie U22-2
Notfallversorgung U18-1
Notfallwagen U23-19
notleidend U16-2
Notmaßnahmen U21-5
Notoperation U21-3
NSA U20-11
nüchtern U1-15; U8-8; U16-13; U25-6
Nüchternblutzucker U1-15; U12-6 f
Nüchternschmerz U1-11; U16-7
Nuklearmedizin U46-22
Nullhypothese U15-19
Nulllinien-EEG U4-18
Nullzeitpunkt U14-26
nuscheln **U11**-15

Obduktion U14-2; U21-12
Oberfläche U31-20
Oberflächenanästhesie U48-3,6
Oberflächenaufhellung U39-19
Oberflächendarstellung, schattierte U33-20
Oberflächendosis U46-9
Oberflächenelektromyografie U33-15
Oberflächenglanz U32-7
Oberflächenkarzinom **U51**-10
Oberflächenkontamination U6-9; U27-9
Oberflächenschmerz U16-10
Oberflächenstruktur U39-17
Oberflächenverfärbung U30-29
Oberflächenversiegler U34-16
Oberkiefer U8-7
Oberkieferbissumstellungsapparatur **U37**-11
Oberkieferprothese U42-3
Oberkiefersegmentosteotomie U45-11
Oberkieferzahnbogen U9-9
Oberlippengrübchen U8-9
Oberschenkel U23-15
Oberschenkelgurt U23-13
Oberschenkelkopf U8-1
Obliteration U13-18
Obstipation U20-13
obstipiert U1-1
Obstruktion **U13**-18
obturieren (Wurzelkanal) U41-4
Odds Ratio U14-8
Ödem U3-15
–, eindrückbares U3-15
Odontalgie **U16**-5
–, atypische U16-5
Odontoblasten U9-16
Odontogenese U9-15
Odontom **U52**-6
–, ameloblastisches U52-6
–, epitheliales **U52**-7
–, komplexes U52-6
Odontoplastik U35-28
Odontosarkom U52-3
Odynophagie U14-20; U16-21
offen (Drain) U28-15
– (Wunde) U17-3
offenchirurgisch U21-1

offenhalten (Drain) U22-20
Öffnung U9-7
–, operativ angelegte **U22**-3
–, velopharyngeale U45-3
OHI U34-21
OHI-S-Index U34-21
Ohnmacht **U4**-4 ff
ohnmächtig **U4**-4,6
Ohr **U8**-15
Öhr (Nadel) U24-5
Ohr(en)plastik U49-3
Ohrenschmerzen U16-4,16
Ohrepithese U45-24; U8-15
Ohrfluss U8-15
Ohrmuschelakupunktur U48-18
Ohrmuschelansatz U45-6
Ohr(muschel)korrektur U49-3
Ohrpinzette U24-14
Ohrspeicheldrüse U45-17
Ohrspeicheldrüsenstein U13-20
Okkludator **U31**-1
okkludieren **U10**-13; U36-7
okklusal **U9**-24; U33-8
Okklusalauflage U42-24
Okklusalaufnahme U33-4
Okklusalkontakt U36-9
Okklusion **U36**-7; U13-18
–, balancierte U36-7,12
–, dynamische U10-13
–, eckzahngeschützte U9-5
–, Einschleifen der U36-7
–, frontzahngeschützte U9-2
–, gestörte U10-13; U17-5
–, habituelle U10-13
–, maximale U9-4
–, statische U10-13
–, traumatische U10-13; U35-20
–, zentrische U10-13; U36-13
Okklusionsanomalie **U36**-8
Okklusionsausgleich U36-7
Okklusionsbefund U10-12
Okklusionsdiagnostik U10-12
Okklusionsebene U10-13; U36-7; U39-4
Okklusionsfolie U32-25
Okklusionsfolienhalter U32-25
Okklusionskonzept U10-13
Okklusionskurve **U39**-11
–, begradigte U39-11
–, sagittale **U39**-11
–, transversale **U39**-11
Okklusionspapier **U32**-25
Okklusionsschiene U37-24f; U38-11
Okklusionsschienentherapie U37-25
Okklusionsstörung **U36**-8,7; U10-13
Okklusionsverband U28-5,17
Okular U8-3
Oligodendrogliom U52-15
Oligodontie **U36**-19
Omega-3-Fettsäure U12-12
Onkogen U51-1,6
Onkologe/-in **U51**-1
Onkologie **U51**-1
onkologisch **U51**-1
onkostatisch U51-1
Onlay U40-15
Onlay-Plastik U50-9
OP-Anzug **U27**-15 f
OP-Bedarf U23-9
OP-Einrichtung U23-1
OP-Gehilfe U23-9
OP-Handschuh U27-15
OP-Haube U27-18
OP-Saal **U23**-2
OP-Schürze U27-15
OP-Schwester **U23**-8,4; U27-6
–, unsterile **U23**-9,4
OP-Tisch U21-2
opak U39-16
Opakdentin U39-16
Opaker U39-16
Opazität **U39**-16; U46-11
Operateur **U23**-5
Operation **U21**-1 ff
–, Distal-Wedge **U35**-30
–, explorative U21-3
–, zweizeitige U21-4
Operationsangst **U25**-4
Operationsassistent U23-4
Operationseinwilligung U21-2; U25-3; U23-9
Operationsergebnis U15-27; U21-3
Operationsfeld U21-2
Operationshandschuhe **U27**-17
Operationskleidung U27-6
Operationsleuchte U7-9
Operationsmikroskop **U22**-6
Operationsnarbe U21-2
Operationsrisiko **U25**-5
Operationssaal **U23**-1; U21-2
Operationssitus U21-2
Operationsstuhl **U23**-10
Operationsteam **U23**-4
Operationstechnik **U21**-4
Operationstisch **U23**-10
Operationstrakt U23-2
Operationsvorbereitung U21-2
Operationsweg **U21**-6
operativ **U21**-2
operieren **U21**-1
Opiat **U20**-28
Opiatdetoxifikation U20-28
Opiatentzugserscheinungen U20-28
Opioid **U20**-28; U47-5
–, endogenes U20-28
Opioidanalgetikum U20-28
opioidhaltig **U20**-28
opiumhaltig **U20**-28
Opiumpräparat **U20**-28
Opiumtinktur, benzoesäurehaltige U5-10
opportunistisch (Erreger) U27-9
Optik, abgewinkelte U45-20
Optikusatrophie U13-29
Optikusgliom U52-15
optisch U24-1
oral U8-8
Oralchirurg(in) **U44**-1; U6-1
Oralchirurgie **U44**-1
Oralpenicillin U20-10
Orbita U8-3
Orbitabodenfraktur U17-10
Orbitadachfraktur U17-10
Orbitadermoid U52-18
Orbitaepithese U45-24
Orbitafraktur **U17**-10
Orbitahernie U13-22
Orbitale U39-4
Orbitarand U45-1
Orbitawandbruch **U17**-10
Ordination **U21**-3
Ordinationszeit U6-2,16
Organabstoßung U50-22
Organallokation U49-17
organbegrenzt **U51**-9
Organdosis U46-9
Organentnahme U49-17
organerhaltend U21-13
organisch U26-10; U34-9
Organrejektion U50-22
Organspenderausweis U49-15
Organtoleranzdosis U19-12
Organvergrößerung U49-19
orientiert (Zeit, Raum, Person) U4-8
Orientierung **U4**-8
Orientierungspunkt **U21**-8
oroantral U35-21; U44-14
Orthetiker(in) U29-9
Orthodontie **U36**-1
orthograd (WK-Füllung) U41-20
Orthopantomogramm (OPG) **U33**-5
Os zygomaticum U8-5
Ösophagotrachealfistel U13-25
Ösophagusruptur U3-18
Ösophagusstimme U11-8
Osseointegration **U43**-1
Ossicula auditus U8-15
Osteitis, alveoläre **U44**-4
Ostektomie U45-11
Osteoarthrose U38-14
Osteochondrom **U52**-13
Osteoinduktion U43-1; U44-21
osteoklastisch U45-20
Osteokonduktion U43-1
Osteomyelitis, lokale U44-4
Osteoplastik **U44**-19; U35-28
osteoplastisch U45-20
Osteosarkom U52-3
Osteosynthese **U29**-12; U29-4,12
Osteosyntheseklammer U29-12
Osteotom U24-11; U44-19; U45-7
Osteotomie **U45**-11 ff; U22-2
–, bilaterale sagittale U45-12
–, Le Fort I **U45**-7
–, subkondyläre **U38**-22
Ostium U9-7
Otalgie U16-16
Otoplastik U49-1
Otorrhoe U8-15
Overbite **U36**-13
Overjet **U36**-14
Overheadextension U29-13
Oxycodon U20-28
Oxyzephalie U45-4

P

Packung **U5**-16; **U28**-24
–, feuchtwarme U28-24
Packungsbeilage **U5**-17
palatal U9-23
Palatinalbogen U37-5,15
Palatinalbügel U42-24
Palatinalfläche U40-11
Palatinallappen U9-10
Palatoplastik **U44**-17; U45-3
–, laservaporisierte U44-17
Palatoschisis U45-2
Palatum **U9**-10
Palladium **U30**-10
palliativ **U18**-9
Palliativoperation U18-9
Palliativtherapie U16-19
Palliativum U16-19
Palpationsempfindlichkeit U38-1
Panoramaaufnahme **U33**-5
Panorama-Röntgengerät U33-5
– Schichtaufnahme U33-5
Pantografie **U33**-9
Papierstreifen U32-25
Papillae linguales U8-11
Papille U35-6
Papillen-Blutungs-Index U35-10

Papillenerhaltungslappen U35-31
Papillenerhaltungstechnik **U35**-31
–, modifizierte U35-31
–, vereinfachte U35-31
Papillenhyperplasie U35-6
Papillenräume U39-13
Papillom **U52**-1
–, invertiertes U52-1
papillomatös U52-1
Pappkarton U5-16
paraffingetränkt (Gaze) U28-18
Parafunktionen U10-17; U38-10
Parallelführungshalter U43-9
Parallelisierstift U43-9
Parallelisierungshilfe **U32**-10
Parallelisierungsspiegel **U32**-10
Paralleltechnik U43-9
parallelwandig (Steg) U42-23
Paralyse **U47**-11
Parameter **U14**-5,19
–, prädiktiver U14-29
paraphasisch U11-9
Parästhesie **U16**-17; U3-12; U47-4
parasympatholytisch U20-8
parenteral U12-1 ff; U19-3
Parese U47-11
Pariser Rot U30-18
Parodont **U35**-1
Parodontalabszess **U35**-21; U41-8
Parodontalindex **U35**-9
Parodontalligament **U35**-2
Parodontalligament-Fibroblasten U35-2
Parodontalprophylaxe U35-1
Parodontalsonde U35-1; U24-8
Parodontalspalt U35-2; U44-10
Parodontalstatus **U35**-1,7; U6-15
Parodontaltaschenbildung, erneute U35-29
Parodontaltherapie U18-4
–, unterstützende (UPT) **U35**-36
Parodontalverband U35-1
Parodontalzellen, vitale U35-2
Parodontitis **U35**-16
– apicalis **U41**-8; U35-16
– marginalis U35-16
–, beginnende U35-16
–, rasch fortschreitende U35-16
Parodontium **U35**-1
Parodontologe/-in U35-1
Parodontopathie U35-1
Parotidektomie **U45**-17
–, konservative U45-17
–, laterale U45-17
–, subtotale U45-17
Parotis U45-17
Parotisadenom U52-4
–, pleomorphes U52-4
Parotisast U45-17
Parotisgang U45-17
Parotisloge U45-17
Parotisspeichel U45-17
Parotisstein U13-20
paroxysmal **U16**-14
Paroxysmus **U16**-14
Partikel (Knochen) U44-20
Parulis U41-8
Passgenauigkeit **U42**-16
Paste U5-8; U30-16
Pastille **U5**-14
Patch-Plastik U49-19
pathogen U13-1
Pathologie U13-1
pathologisch **U13**-1 f
Patient(in) U16-2
Patientenbogen **U6**-15
Patienten-Compliance **U18**-15
Patientenerhebungsbogen **U15**-16
patientengesteuert (Analgesie) U47-7
Patienteninformation **U6**-8
Patientenreihe, konsekutive U15-11
Patientenrekrutierung **U15**-4
Patientenselektion **U25**-2
Patientenserie U15-11; U14-3
Patientenstuhl **U7**-1
Patientenumhang U7-1
Patrize U42-24
pausbäckig U8-5
PBI U35-8
Pellet U5-9
Pellikel **U34**-10
Penicillamin U20-10
Penicillin **U20**-10
Penicillinallergie U20-10
Penicillinderivat U20-10
Penizillinase U20-10
penizillinresistent U20-10
Penrose-Drain U28-15
Perforation, apikale **U41**-14
–, laterale U41-14
–, oroantrale U44-14
periapikal U41-6,8
Periimplantitis U43-3
Perikoronitis U51-4
Periodenprävalenz U14-7
Periostelevatorium U32-15
Peristaltik U12-16
Perkolat **U40**-21
Perkolation U40-21
Perkussion U32-4
Perkussionsschall, metallischer U44-10
Perkussionsschmerz U16-11
perkutan U19-3; U22-20; U29-14
perkutieren U22-16
perlmuttartig U39-18
Pernio U3-12
peroral U19-3
persistieren U16-6; U38-21
Personal **U6**-3
–, steriles U27-6
Personaleinstellung U6-3
Perzentile **U14**-11
Perzentilenrang U14-11
PET U46-19
Petechie **U13**-27
Pfählungsverletzung U3-2
Pfeiler, geschienter U42-10
–, zygomatikomaxillärer U29-16
Pfeilerschraube U43-6
Pfeilerzahn **U42**-10,6,20; U32-10
pfeilförmig U49-4
Pflaster **U28**-21f,3; U19-3; U29-11
–, wasserabweisendes U28-21
Pflasterbinde, elastische U29-11
Pflasterverband **U29**-11
Pflege, häusliche U18-1,9
PFRI U34-21
Phänomen U14-5
Phantomschmerz U16-10
Phantomzahnschmerzen U16-5
Pharmakodynamik U20-1; U19-8
Pharmakogenetik U20-1
Pharmakognosie U20-1
Pharmakokinetik U20-1; U19-11
Pharmakologie **U20**-1
Pharmakopoe U20-1
Pharmazeutik **U5**-4; U20-1
Pharmazie **U5**-4; U20-1
Pharynx **U8**-12
Philtrum U8-9
Phlebotomie **U22**-18
Phlegmone, gangränöse U13-30
Phonasthenie U11-10
Phonem U11-12
Phoniatrie U11-10
phonieren U11-13
phonisch U11-10
Phosphoreszenz U46-8
Piepser **U7**-13
Piercingschmuck U39-24
Pigmentmal **U52**-16
Pille U5-7
Pilotbohrer U32-6
Pilotbohrung U43-8
Pilotstudie U15-1
Pilz U20-26; U1-1
Pindborg-Tumor U52-7
pinseln U27-5
Pinzette **U24**-14
–, anatomische/stumpfe U32-24
–, chirurgische U32-24
Pistill U31-14
Placebogruppe U14-3
Placeboresponder U15-8
Plagiozephalus U45-4
Planstopfer U32-17
Plaque **U34**-8
–, neue U34-12
Plaquebefall U34-11
plaquebehaftet U35-13
Plaquebeseitigung U34-8
Plaquebildung U34-8
Plaquebildungsindex U34-21
Plaquefärbemittel U34-8
Plaquefärbetablette **U34**-12
–, Zwei-Ton U34-12
Plaquehemmstoff U34-8
Plaquehemmung U34-7
Plaqueindex U34-8,21
Plaqueindikator U**34**-12,8
Plaquerevelator U**34**-12
Plastik (Chirurgie) **U22**-4; **U49**-1
Plastik, V-Y U21-4
Platin-Iridium-Legierung U30-10
Platin-Rhodium-Legierung U30-10
Platinfolie **U30**-10
Platinfolienabdruck U30-10
platinhaltig (Gekrätz) U30-10
Platinkrampon U30-10
Platinstift U30-10
Platte (Osteosynthese) **U29**-17
Plattenepithel U52-2
Plattenepithelbildung U28-6
Plattenepithelkarzinom **U52**-2,18
–, orales U52-2; U51-9
Plattenepithelmetaplasie U52-2
Plattenosteosynthese U29-16
Plattenprothese **U42**-3
Platzangebot U36-16 ff
platzen **U3**-18; U13-22; U38-5
Platzhalter U32-22
Platzwunde **U3**-7

Plaut-Vincent Angina U35-15,17
Plazebo **U15**-8
Plazeboresponder U18-11
Plegie U47-11
Plica U49-8
Plikation **U49**-8
Plugger **U32**-17; U41-15
Pogonion U39-5
polierbar U31-21
Polierbürste **U32**-7
polieren U31-21; U34-11
Poliergerät U31-21
Poliermaschine U31-21
Polierpaste U10-19; U31-21
Polierrad, bimssteinhaltiges U30-18
Polierrot U30-18
Poliersatz U31-21
Polierscheibe U32-8
Polierstreifen **U32**-24
Politur U31-21
polstern **U28**-19; U42-25
Polsterung U28-19; U29-9
Polsterwatte U28-19
Polyesternaht U26-10
Polyethylen-Zahnseide U34-5
Polymerisation **U31**-19
Polymerisationsleuchte **U32**-23; U31-19
Polymerisationsschrumpfung U31-6
polymerisieren U31-6; U32-23
Polyp **U52**-1
–, antral-choanaler U52-1
–, benigner U51-5
–, gestielter U52-1
–, (nicht)neoplastischer U51-4; U52-1
Polypenabtragung U52-1
Polypektomie, endoskopische U52-1
Polypose U52-1
polypöse Wucherung U52-1
Polyposis nasi U52-1
Polytrauma U3-4
Pontik **U42**-5
–, sattelförmiger U42-5
Population **U14**-3
Poren, interkonnektierende U43-3
Porion U39-4
porös U34-18
Porzellan **U30**-4
Porzellanerde **U30**-22,4
Position **U23**-11
Positioner U37-23
Positionierungshilfe U31-2
Positionswechsel U23-11
Positronenemissionscomputertomografie U46-19
posteruptiv U10-3
Postulat U15-19
Pound(sche) Linie U39-4
Power (Statistik) U14-1
ppm U43-18
Prädiktion **U14**-29
Prädilektion U52-10
Prädisposition U13-7
Prädispositionsfaktor U14-5
präeruptiv U10-3
Präkanzerose U3-5; U51-6
– der Lippe U51-10
präkanzerös **U51**-6,5
präkarzinomatös **U51**-6,5
prämaligne U52-4
Prämedikation U5-1; U25-4; U48-2
Prämolar **U9**-6
Prämolarisierung U41-21
präoperativ U25-6
Präparat U5-1; U46-13
Präparation U21-12; U48-1
Präparationswinkel U39-5
Präparierbesteck U24-1
präparieren **U21**-12
Präparieren, scharfes U24-2
Präpariermikroskop U21-12
Präparierschere U24-4
präprothetische Chirurgie U44-1
Prävalenz U14-7
Prävalenzrate U14-7
Prävalenzstudie U15-1
präventiv **U18**-6
Präventivmedizin U18-6
Praxis **U21**-3; U6-2
Praxisalltag **U6**-2
Praxisleuchte U32-1
Praxismanagement **U6**-2
Präzisionsgeschiebe **U42**-7
Präzisionssteg U42-23
Präzisionsverankerung **U42**-7; U32-10
Prellung **U3**-13
Pressen U11-2
– (Zähne) U36-11
Presspassung U42-16
prickeln U16-17
Pricktest U3-10
Primärbehandlung U18-1
Primärheilung U28-4; U29-1
Primärkrone **U40**-17
Primärnaht U26-1; U28-3
–, aufgeschobene U26-1
–, verzögerte U26-1
Primärtumor U51-2
Primärzement U9-17
Primer-Adhäsiv **U40**-5
Proband **U14**-2
Probeexzision U21-9
Probepunktion U21-11
Problemstoffentsorgung U27-4
Processus condylaris U38-6
Profil **U39**-3
Profilanalyse U39-3
Profilansicht U39-3
Profilaufnahme U39-3
progen (Wachstum) U37-20
Progenie **U45**-10; U36-8,24
Prognathie **U45**-10; U36-8
progredient **U51**-7
progressiv **U51**-7
Progression, Hinweis auf U51-7
–, ständige U51-7
progressionsfreie Überlebensrate U51-7
Proklination **U36**-23
Prolabium U8-9
Prolaps **U13**-22
Prolapsus linguae U13-22
Proliferation U20-9
proliferativ **U51**-7
proliferieren **U51**-7
Prominentia laryngea **U8**-14
prophylaktisch **U18**-6; U34-2
Prophylaxe U18-6
– postexpositionelle U18-6
Prophylaxehelfer(in) U34-1
Prosoposchisis **U45**-2
prospektiv **U15**-6
Protease U12-9
Protein **U12**-9
Protein-Energie-Mangelsyndrom U12-3
Proteinurie U12-9
Proteoglykan U12-9
proteolytisch U12-9
Prothese U49-2
–, implantatgestützte U45-24
–, provisorische U42-9
–, schlechtsitzende U38-10
Prothesenanpassung U42-1
Prothesenbasis **U42**-17; U10-8; U32-23; U40-20
Prothesendruckstelle U13-17
Protheseneinbau U49-2
Prothesengerüst U42-15f
Prothesenhaftung **U42**-21
Prothesenhalt **U42**-21,2
Prothesenhärtung U31-19
Prothesenlager U42-18
Prothesenrand **U42**-19, U9-23
Prothesenrandfibrom U13-25
Prothesenreizfibrom U13-25
Prothesenreiniger U10-8
Prothesenretention **U42**-21,2
Prothesensattel **U42**-18
prothesentragend U10-8
Prothesenträger(in) U42-2
Prothetik, zahnärztliche **U42**-1
Prothetiker(in) U42-1; U23-4
prothetisch U42-2
Protokoll **U15**-7
Protraktion U29-3; U36-28
Protraktionsheadgear U37-18
Protrusion **U36**-23f
–, bimaxilläre U36-24
Protrusionsabweichung U36-23
Protrusionsfeder U37-11
Protrusionsstellung U36-1
Protuberantia mentalis U8-6
provisorisch U42-13
Provisorium U40-16
Provitamin U12-13
proximal **U9**-22
Prozentsatz U14-8
Prüfvariable U15-10
Pruritus U20-22
Pseudarthrose U17-15
Pseudotasche U35-13,26
Pseudozyste U13-23
Psychopharmakon **U20**-23; U5-3
PTFE-Membran U44-18
Ptose U13-22
Puder **U5**-9,8
Pullout-Test U43-17
Pulpa (dentis) **U9**-18
Pulpaeröffnung U41-2
Pulpaexstirpation U22-1
Pulpaextraktor U32-11
Pulpafreilegung U9-18
Pulpahöhle U41-5
Pulpahorn U41-5
Pulpahyperämie U13-28
Pulpakammerboden U41-5
Pulpakammerdach U41-10
Pulpakappe U40-6
Pulpakavum **U41**-5; U9-18
Pulpapolyp U52-1
Pulpaprüfer **U32**-20; U41-5
Pulpareaktion U41-2
Pulpaschmerz U16-5
Pulpastein U41-5; U13-20
Pulpatester **U32**-20; U41-5
Pulpaüberkappung **U40**-6; U9-18
Pulpaverletzung U41-2
Pulpektomie **U41**-18; U22-1
Pulpitis **U41**-2,7
– chronica aperta granulomatosa U52-1
–, eitrige U41-7
–, (ir)reversible U41-7
–, wässrige U41-7
Pulpotomie U41-18; U22-2
Puls, schwacher U4-4
pulssynchron spritzen U3-19; U13-26
Pulver **U5**-9
pulverisiert U5-9

Pulverstrahlgerät U34-11
Pumex **U30**-18
Punkteschema U14-6
Punktezahl U14-6
Punktion U3-10; U22-16; U24-5
Punktionsflüssigkeit U22-16
Punktionsnarbe U7-6
Punktionsstelle U24-5
Punktprävalenz U14-7
Punktschmerz U16-11
Pupille U8-3; U4-7,14
Pupillen, lichtstarre U4-7
–, stecknadelkopfgroße U4-14
Purpura, idiopathische thrombozytopenische U13-8
purpuraartig U13-27
purulent U13-12; U28-14
Pus **U13**-12
Push-back-Gaumenplastik U49-3; U44-17
Pusteln U28-9
Putzbewegungen U34-3
putzen (Zähne) **U34**-3 f
Putzläsionen U34-3
Putzrillen U34-15
p-Wert U14-21

Q

Quad-Helix U37-17
Quadrant **U9**-20
–, kontralateraler U9-20
–, teilbezahnter U9-20
Quadratsummen U14-34
qualvoll (Schmerzen) U16-9
Quartile U14-11
Quecksilber U30-1; U1-1
Quecksilberaustritt U30-1
Quecksilberdampf U31-14
Quecksilberentsorgung U27-4
quellen U24-18; U26-7
Querfraktur U17-1
quergestreift (Muskel) U48-16
Querhiebbohrer U32-6
Querinzision U21-9
Querschnitt U21-10,14; U33-19
Querschnittfläche U21-10
Querschnittstudie U15-1
Quetschung **U3**-13,2
Quetschwunde U3-13
Quotient U14-8

R

Rachen **U8**-12
Rachenabstrich U8-12
Rachenmandel U8-12
rad U46-10
radikulär U9-19
radioaktiv **U46**-21,1 f ; U24-7
– markiert U46-1 f
Radioaktivität U46-21
Radioiodtest U46-21
Radioisotop U46-22
Radiologe/-in U46-1
Radiologie **U46**-1
radioluzent U33-7; U46-11
Radiomimetikum U46-2
Radionuklid **U46**-22,17
Radionuklidangiografie U46-22
Radioonkologie U51-1
radiopak **U46**-11
Radiopharmakon U46-2,21
Radiosensitizer U46-23
Radiovisiografie U33-17
Radix dentis **U9**-19
– linguae U8-11
Raffnaht **U26**-18
Ramus U38-6
– parotideus U45-17
Ramusosteotomie, subkondyläre **U38**-22; U45-13
–, vertikale **U45**-13; U38-22
Randabschrägung **U40**-19
randdicht (Verschluss) U41-15
Ränder, schlecht abgrenzbare U51-3
randomisiert U15-12
Randomisierung **U15**-5
Random (Pattern-)Flap U50-12
Randsaum U35-19
Randschärfe U46-14
Randschluss U40-16; U42-16
Randspaltbildung U40-20
Randulkus U13-17
Ranula U13-23
Ranula-Exstirpation U45-18
Ranula-Marsupialisation U45-18
rasend (Schmerzen) U16-9
Raspatorium **U24**-12; U32-12
Raspel **U24**-12
Rasur, präoperative U27-14
Rate **U14**-8
–, adjustierte U14-8
–, rohe U14-8
Rathke-Tasche U52-7
Rathke-Zyste U52-18
rau (Oberfläche) U39-17
– (Stimme) U8-12
Raumforderung U13-3; U18-8; U51-3
raumfüllend U12-16
Rauschdroge **U5**-3
Rauschgift **U47**-5
Rauschmittel **U47**-5 f; U5-3
räuspern, sich U8-12; U11-6
Reagenzglas U15-18
Reagibilität U4-7
reagieren (Stimulus) **U4**-7
– (Therapie) U18-11
reagieren auf U4-7
Reaktion **U18**-11
Reaktionsfähigkeit U4-7
Reaktionsunfähigkeit **U4**-11; U47-6
Reamer **U32**-11
Reanimation U21-1; U47-25
–, kardiopulmonale U47-25
reanimieren **U47**-25
Reattachment **U35**-33
Rebound-Effekt U35-27
Recallsystem U6-16
Receiver-Operating-Characteristic Kurve U14-34
Recklinghausen-Krankheit U52-14
Rede U11-8
Rededrang U11-9
Redeflussstörung U11-16
Redegewandtheit U11-18
Redressionsgips U29-6
redselig U11-18
Reduktion U49-19
Reduktionskost U1-13
reduzieren (Dosis) U19-6
Referenzbereich U14-15
Referenzpunkte, kephalometrische U33-10; U36-22
Reformkost U1-6
refraktär **U18**-13
Refraktärzeit U18-13
Refraktur U17-1
rege **U4**-2
Regeneration, gesteuerte **U44**-22; **U35**-34
Regenerationsmembran **U35**-35,34
–, abbaubare U35-35
–, nicht resorbierbare U35-35
Regionalanästhesie U48-3
Regression **U14**-33
Regressionsanalyse, logistische U14-33
Regressionsgerade U14-33
Regressionskoeffizient U14-33
Regressionsmodell, lineares U14-35
Rehabilitation, orale U49-2
Reibahle U32-11
Reibegeräusch **U17**-14
reich an (Nährstoffen) U1-12; U26-14
reichlich vorhanden U12-17
Reihe (Patienten) U14-3
Reihenextraktion U44-2
Reihenuntersuchung U34-21
reimplantieren **U44**-12
reinigen U27-5; U28-1; U34-3 f
Reinigung, mechanische U40-2
Reinigungslotion U5-10
Reinigungsmittel U27-5
Reintitan U30-11
Reintitanimplantat U30-29
reintrudieren U36-24 f
reißen U13-22
Reizbarkeit U13-10
Reizmittel U20-14
Reizung **U13**-10; U16-3
Rekonstruktion **U49**-1
–, dentinadhäsive **U40**-5
–, multiplanare U33-20
Rekonturieren des Kondylus U38-22
Rekonturierung U39-2
Rekonvaleszenz U18-14; U25-7,14
Rekrutierungschance U15-5
Relaxans U48-16
Reliabilität **U14**-30,23
–, Inter-Beobachter- U14-30
REM **U46**-10
Remission U16-8
Remodellierung U33-18
Reoperation U21-1
Reparaturlot U31-16
Repertoire, chirurgisches U49-18
Replantation, intentionelle U44-12
replantieren **U44**-12
reponieren U28-2,26; U37-16; U38-15
Reposition (Fraktur) **U29**-2; U3-20; U17-1; U28-2 f; U38-13
–, geschlossene U17-3
Repositionierungsschiene, anteriore U38-17
Reproduzierbarkeit U14-30
Resektion **U21**-15; U22-13
Resektionsgrenzen U51-11
Resektionsränder U51-11
Resektoskop U21-15
resezieren U21-15
Residualzyste U13-23
Resilienzgeschiebe U42-4
Resilienzschiene U37-24
resistent **U18**-13
Resistenz U18-13
Resonanzkörper U11-11
resorbierbar **U26**-8
resorbieren **U10**-22

Resorption **U10**-22
–, infektionsbedingte U44-11
–, zervikale U10-22; U44-11
Resorptionsgeschwindigkeit U19-10
Resorptionszeit U26-8
Restauration U40-1
Restbeschwerden U16-1
Restgebiss U42-20
Restkamm, atrophischer U44-15
Restriktion U14-16
Resttumor U24-7; U51-2
Restwirkungen U47-23
Restwurzel U41-17
Restzyste U13-23
Resultat **U15**-27
Retainer **U37**-23; U36-29
–, extrakoronaler U37-23
–, geklebter U37-23
Retardpräparat U5-3,6 f; U19-4
Retention U36-29; U37-23
Retentionselement U42-21,23
Retentionsform **U40**-7,2
Retentionsgerät **U37**-23
Retentionsklammer U42-21
Retentionsperle U42-21
Retentionsphase U37-23; U36-17
Retentionsrille U42-21
Retentionsstelle U34-8
Retentionszylinder U42-20
Retentionszyste U13-23; U45-18
Retest-Stabilität U14-30
retinieren U9-8; U36-29; U37-23
retrahieren U32-2
Retraktion U29-3; U36-28
Retraktionsfähigkeit U32-2
Retransplantation U49-14
Retrognathie U45-10
–, maxilläre U36-14
Retroinklination **U36**-24
Retromolarbereich U35-30
retrospektiv U15-6
Retrusion **U36**-24,8
– des Oberkiefers U36-14
Retrusionsbahnwinkel U36-24
Revelator, Zwei-Ton U34-12
Reverdinläppchen U50-6
Rezept (Arznei) U19-1
rezeptfrei U5-2; U19-1
Rezeptionsassistent(in) **U6**-6
Rezeptorenblocker, H_1- U20-22
Rezeptorstellen U19-11
rezeptpflichtig U5-3; U19-1
Rezession, parodontale U35-14
Rezessionsdeckung U35-14
–, plastische U35-14
Rezessionsstatus U35-12
Rezidiv U3-5; U5-1; U37-23
–, dentales U35-27
Rezidivchemotherapie U51-17
rezidivieren U36-17
Rezidivrate U14-8
Rezidivtendenz U35-27
Rhabdomyom **U52**-10
Rhabdomyosarkom U52-3
Rhinolalie U11-17,22
Rhinophonie U11-17
Rhinoplastik U49-3
Rhythmusstörung U20-18
Ribbon-Arch Brackets U37-4
richten auf (Strahl) U46-5
richtig negativ U14-22
Richtungsventil U47-14
Ricketts-Linie U39-4
Riemen U28-26; U29-11
Riesenhämangiom U52-5
Riesenzellepulis U13-25
Riesenzellgranulom, peripheres U13-25
Riesenzellsarkom U52-3
Ring, elastischer U37-7
Ringklammer U42-6
Ringknorpel U8-14
Risiko **U25**-5
Risiko-Nutzen-Verhältnis U25-5
Risikopatient(in) U25-5
Risikopersonen U14-2
Riss **U3**-18,7; U17-1,5,11; U13-22
Rissbildung U40-10
Riss(quetsch)wunde **U3**-7; U21-14
Risszähigkeit U30-6
ritzen (Haut) U24-5
Roachklammer U42-6
Röhrengehäuse U33-1
Röhreninstabilität U46-13
Röhrenschutzhaube U33-1
Rohwert U14-6
Rollbinde U28-20
Rolllappen **U50**-15
röntgen U46-3
Röntgenanlage U46-3
Röntgenassistent(in) U6-5; U33-3; U46-1,3
Röntgenaufnahme **U46**-3; **U33**-2,4,10; U41-2
Röntgenbefund U46-1
Röntgenbereich U46-1
Röntgenbild **U33**-2; **U46**-3; U6-14
Röntgenbildbetrachter U33-4
Röntgendarstellung U46-12; U33-13
Röntgendiagnostik U46-1
Röntgendurchleuchtung U46-8
Röntgenfilm **U33**-2
Röntgenfluoreszenz U46-8
Röntgenröhre **U33**-1; U3-20
Röntgenschablone U31-13
Röntgenstereografie U33-2
Röntgenstrahler U33-1
Rosa-Flecken-Krankheit U34-11
Rosenbohrer U32-6
rostfrei (Stahl) U26-12
rostraler Bereich U22-1
Rotameter U47-14
Rotationsgeschwindigkeit U36-27
Rotationslappen **U50**-20; U35-29
Rotationsrezidiv U35-27
Rotationsstellung U29-1
Rötung U35-7,15
Rot-Weiß-Ästhetik U39-1
Route U51-11
Rückbildung U3-11
Rückbiss des Oberkiefers U36-14
Rückenlage **U23**-12 ff
Rückenlehne U7-1
Rückenmark U52-15
Rückenmarkerschütterung U3-14
Rückenmarkverletzung U3-2
Rückfall U5-1
Rückkippung U36-23
Rückneigung U36-23
Rückstände U40-2
Rückstellung U41-13
Rückstichnaht U26-17
Rückstreuung U46-6
Ruf U11-1
rufen **U11**-14
Ruhelage (Kiefer) U10-14
Ruheposition, habituelle U38-12
Ruheschmerz U16-7
Ruheschwebe U10-14; U36-12
Ruhigstellung **U29**-5
Rumpf U23-12
Rundbohrer U7-3
Runddraht U37-5
Rundlochplatte U29-16
Rundstiellappen **U50**-15 f
Ruptur **U3**-18,7; U13-22; U17-5

S

S-Ar-Go-Winkel U39-5
Sabbern **U10**-9,4
–, übermäßiges U10-9
Saccharide **U12**-6
Saccharin U12-6
Saccharose **U2**-16
Sagittalschnitt U33-20
Salbe **U5**-8; U30-24
–, antibiotische U20-9
Salbenkanüle U24-6
Salivation **U10**-9
Salvage-Chemotherapie U51-17
Salvage-Operation U51-9; U21-4
sandgestrahlt U40-14
Sandstrahlen U30-27
sanduhrförmig U41-13
Sandwich-Osteotomie U22-2
Sandwich-Plastik U45-7 f
Sarkom **U52**-3; **U51**-6
–, undifferenziertes U52-3
sarkomatös **U51**-6
Sarkomatose U52-3
Sarkozele U51-6
Sattel, interdentaler **U35**-8
sattelförmig U42-5
Satzmelodie U11-11
Säuberung U41-9
Sauerstoff-Lachgas-Gemisch U48-11
Sauerstofftherapie, hyperbare U18-8
Saugdrainage U22-16; U28-15
saugen (Aspiration) **U22**-16; U7-7
Saugerspitze U7-7
Säugetiermilch U12-8
Saugflasche U1-3
Saugkanüle **U7**-7; U24-6
Säugling U1-3
Säuglingsnahrung U1-6
Saugschluckbewegung U36-20
Saugvorrichtung U22-16; U28-15
Säulendiagramm U14-27
Saumepithel U35-4
Saumepithelbereich U35-8
Säure U39-20
Säureätzverfahren U30-19; U39-21
säurebindend **U20**-29; U19-2
Säureerosion U10-20
Säuregrad U20-29
Scaler **U32**-13; U34-9
Scan **U46**-18
Scanbreite U46-18
Scanner U46-18

Schabeisen **U24**-12; U32-12
schaben **U3**-9
Schablone **U31**-13
–, chirurgische U42-15
Schädel U8-1
Schädelbasisbruch U17-1,8
Schädelbruch **U17**-8
Schädeldachfraktur U17-8
Schädeleröffnung U45-22; U22-2
Schädelfraktur **U17**-8
Schädelimpressionsfraktur U17-3
Schädelleeraufnahme U33-11
Schädelnähte U45-4
Schädelröntgen **U33**-11; U8-1; U46-3
schaden U3-3; U13-11
Schädigung **U3**-5; U13-3 f
schädlich U3-2; U19-11 f; U27-9; U30-28
Schadstoff U27-9
Schaft U32-18
Schale **U1**-8
Schall U11-11
Schallkopf U33-12
Schallsonde U24-8
Schalltrauma U3-4
Schallwellen U33-12
Schallzahnbürste U34-3
Schanz-Krawatte **U29**-9
scharfkantig U24-2
Scharnier U32-16; U42-21; U50-19
Scharnierachsenbahn U38-3
Scharnierachsenposition U38-3
–, terminale U33-9
Schattierung U39-15
Schätzfunktion U14-18
Schätzwert U14-29
Schaumpolster U28-19
Schaumstoff-Halskrawatte U29-9
Schaumstoffpolster U29-10
Scheibe U3-6
Scheibenträger U32-5
Scheinfütterung U15-8
Scheinmedikament **U15**-8
Schema U14-6
Schere, chirurgische **U24**-4
Scheuthauer-Marie-Sainton-Syndrom U45-6
Schicht U33-19; U46-19
Schichtaufnahme **U46**-19
–, CT- U33-20
Schichtnaht U26-1
Schichtrekonstruktion, 3 D- **U33**-20
Schichtverblendung U39-22
schichtweise (Wundverschluss) U28-3
Schiebeknoten U26-6
Schiefe U14-13
Schiefschädel U45-4
schielen U8-3
Schiene **U29**-7; U17-3; U28-26; U42-22
–, gepolsterte U28-19
–, orthopädische **U37**-16
schienen **U22**-20; U37-16; U42-22
Schienenbleichung U39-19
Schienentherapie **U38**-17
Schienung U37-16; U29-7
Schifferknoten U26-6
Schimmer **U39**-18
Schlaf, hypnotischer U4-15
Schlafapnoe, obstruktive U13-18; U49-7
Schläfe U8-2
Schläfenbeinfraktur U17-8
schlaff U28-26
schlaffördernd U48-14
Schlaflosigkeit U18-13
Schlafmittel **U48**-14; U4-13; U20-23; U47-9
Schläfrigkeit U4-5; U5-18
Schlafsedierung U47-8
Schlaf-Wach-Rhythmus U4-16
Schlag U3-13; U17-9
Schlaganfall U16-2
Schlämmkreide U30-18
Schlankheitsdiät U1-13
Schlaufen (Kontraktionsbögen) U37-3
schlechtsitzend (Prothese) U38-2
schleifen **U10**-18
schleifenförmig U49-4
Schleifinstrument U32-5
Schleifkörper U32-5
Schleifmittel U3-8
Schleifpapier U10-19
Schleifscheibe **U32**-8
Schleifverfahren U30-20
Schleim **U10**-10; U11-6; U20-15,30
– aushusten U10-10
–, übel riechender U10-10
schleimbildend U52-8
Schleimhaut U8-11; U20-30
–, mastikatorische U10-15
schleimhautgetragen U42-12
Schleimhautlappen U43-5; U35-29
schleimhautprotektiv U20-29
Schleimhautreizung U16-3; U13-10
Schleimhauttransplantat U44-16, U50-1,10
Schleimhautzyste U52-18
schleimlösend **U20**-15,2
Schleimzyste U45-18
Schleudertrauma U3-2
Schleuderverband U28-20
Schlinge (Knoten) U26-6,17
– (Verband) **U29**-8
–, elektrische **U22**-11; U24-9
Schlingenelektrode U22-9
Schlingenfeder U37-11
schlingenförmig U49-4
Schlitzbrackets U37-4
Schlitzung U41-14
schluchzen **U11**-3
Schluck U8-8
Schluckbeschwerden U16-6
schlucken U1-4; U8-11; U10-15; U11-10
–, ganz U5-14
–, unzerkaut U5-7; U19-3
Schlucken, infantiles, inszerales U36-20
Schluckfunktion U45-3
Schlund **U8**-12
Schlundenge U8-12
Schlussbiss U9-4
Schlussdesinfektion U27-5
Schlüsselbein U8-12
Schlüsselwert U15-16
Schlussschraube U43-6
schmackhaft U1-5
Schmelz **U9**-15
Schmelz-Dentin-Grenze U9-16; U39-9
Schmelzabrasion U10-19
Schmelzätzen U39-21
Schmelzbildung U9-15
schmelzen U5-12
Schmelzentkalkung U10-21
Schmelzerosion U10-20
Schmelzfissuren U34-15
Schmelzflecken U9-15
Schmelzfurchen **U34**-15
Schmelzgrübchen U34-15; U9-15
Schmelzhypoplasie U9-15
Schmelzinfraktion **U44**-6
Schmelzmeißel **U32**-18
Schmelzmesser **U32**-18
Schmelzmikroabrasion U9-15; U39-23
Schmelzoberhäutchen **U34**-10; U9-15; U10-9
–, erworbenes **U34**-10
–, primäres U34-10
Schmelzparaplasie U9-15
Schmelzperle U9-15
Schmelzporositäten U34-15
Schmelzpulver U9-15
Schmelzpunkt U31-16
Schmelzriss **U44**-6
Schmelz-Zement-Grenze **U39**-9; U9-17; U35-4
Schmerz **U16**-4 ff,21
–, allodyner U16-21
–, ausstrahlender U16-10
–, bohrender U16-7
–, brennender U16-7
–, diffuser U16-4
–, dumpfer U16-4,9
–, flüchtiger U16-8; U41-7
–, klopfender U9-1
–, lanzinierender U16-7
–, lokalisierter U16-11
–, nagender U16-7
–, pathologischer U16-6
–, projizierter U16-10
–, stechender **U16**-13,7
–, übertragener U16-10
–, wandernder U16-10
Schmerzattacke U16-14
Schmerzbahn U16-20
Schmerzdauer **U16**-8
Schmerzdysfunktionssyndrom U38-10
schmerzempfindlich U13-14
Schmerzempfindlichkeit U16-6
–, gesteigerte U16-21
Schmerzempfindung **U47**-7; U16-20
Schmerzen verursachen U16-18
–, akute U16-8 f
–, anhaltende U16-8
–, diffuse U16-10
–, hartnäckige U16-8
–, heftige U16-9
–, leichte U16-9
–, myofasziale **U38**-11
–, neurogene U16-7
–, orale U16-10
–, orofaziale U38-10
–, paroxysmale U16-14
–, plötzlich einschießende U16-7
–, quälende U16-9
–, rasende U16-9
–, reißende U16-7
–, retroorbitale U16-10
–, rezidivierende U16-8
–, somatische U16-7
–, starke U16-9
–, therapierefraktäre U16-7
–, unerträgliche U16-9
–, ziehende U16-7
schmerzerfüllt U16-6
schmerzfrei U16-6,20
schmerzhaft **U16**-4,6,11
Schmerzintensität **U16**-9
schmerzlindernd U30-25; U47-7
Schmerzlinderung **U16**-19
Schmerzlokalisation **U16**-10
schmerzlos U16-6
Schmerzmittel U4-10; U5-2; U38-11; U47-7
Schmerzqualität **U16**-7
Schmerzrezidiv U16-8
Schmerzschwelle **U16**-18

schmerzstillend **U16**-20; U47-7
Schmerzsyndrom, myofasziales **U38**-11
Schmerztoleranzgrenze U16-18
Schmerzunempfindlichkeit **U47**-2; U16-6
schmerzverzerrt U16-6,12
Schmerzzustände, neuropathische U16-16
schmierig U5-8
Schmirgel U32-8
Schmirgelwirkung U10-19
Schnabeltasse U1-3
Schnappfeder U40-14
Schnarchen **U11**-5
–, nicht-apnoisches U44-17
Schnarcherschiene **U37**-25
Schneidblätter U24-4
Schneide U24-3; U32-18
Schneidekante U9-3; U10-11
schneiden **U3**-6
Schneidezahn **U9**-3
Schneidezahnkippung U36-21
schnellabbindend U30-12
Schnellaufnahme (Film) U33-3
schnellhärtend U30-5
Schnellinfusion U47-19
Schnitt **U21**-10, **U22**-2; U3-6; U21-9
Schnittfläche **U21**-10
Schnittführung U35-30
Schnittkonisation U22-12
Schnittrand U3-6; U26-12
–, chirurgischer U21-3
Schnittverletzung U3-9
Schnittwunde **U3**-6
Schock, septischer U27-1
schonen **U21**-13; U35-31
Schönheitschirurgie U39-1
Schonkost **U1**-13
Schorf **U28**-9,6
Schorfbildung U8-9
Schrägfraktur U17-1
Schramme **U3**-8 f
Schraube, monokortikale U29-15
–, selbstschneidende U29-15
Schraubenbolzen U29-15
Schraubengelenk U43-6
Schraubenimplantat **U43**-6
Schraubenkopf U8-1
Schraubenlockerung U43-6
Schraubenverbindung **U43**-6
schreien **U11**-14
schrittweise U49-4
schrumpfarm U31-6
Schrumpfausgleich U31-6
schrumpfen U28-8; U50-1
Schrumpfung U30-12
Schulterpräparation **U40**-8
Schulterstütze U23-13
Schürfwunde **U3**-8
Schüssel **U1**-8
Schüttelfrost U16-14
Schüttelmixtur U5-10
Schutz U24-2; U33-3
Schutzbrille **U7**-10
Schutzhandschuhe U27-17
Schutzschicht U30-23
Schutzvorrichtung U27-15
Schwabbel U31-21
schwach **U4**-4
Schwächegefühl U4-4
Schwächung U13-4
Schwammgold U30-8
schwammig U35-7
schwanken U14-15
Schwann-Scheide U52-14
Schwannom **U52**-14
–, malignes U52-14
Schwebe(brückenzwischen)glied U42-5
schweigsam U11-18
Schweißdrüsenadenom U52-4
Schwellendosis U46-9
Schwellenwert **U14**-24
Schwellung **U3**-15 f; **U51**-2
Schwenkarm U7-9
schwenken U5-9
Schwenklappen U35-29
Schwenkriegelprothese U42-2
schwer zugänglich U34-8
Schweregrad U20-20
schwerstbehindert U11-18
schwerverdaulich U1-7
schwerwiegend U19-14
Schwindelanfall U16-14
schwindlig U4-5
Schwindung U30-12
Schwund (Zahnfleisch) U9-12
Score U14-6,16
Screeningaufnahme U33-2
Sebum U52-18
Sechsjahrmolaren U9-7
Second-look-Operation U21-1
Sedativhypnotikum U47-9
Sedativum **U47**-8 ff; U20-23; U5-3
–, orales U48-7
sedieren **U47**-10,8
sedierend **U47**-8; U48-14; U20-22
Sedierung **U47**-8 ff; U6-9
–, leichte U47-8; U48-7
–, tiefe U47-8
Segmentbogentechnik U37-5
Segmentosteotomie **U45**-11; U22-2
Sehkraft U8-3
Sehne U3-16
Sehnennaht U26-2
–, sofortige U26-2
–, verzögerte U26-2
Sehnenriss U3-7,18
Sehnenruptur U3-7
Sehnenschmerz U16-21
Sehnervenatrophie U13-29
Sehnervenkreuzung U52-4
Sehprobentafel U8-3
Seide U26-10
Seidenligatur U26-3
Seit-zu-Seit-Anastomose U49-6
Seite, gesunde U23-16
Seitenansicht **U39**-3
Seitenkanal U41-4
Seitenlage **U23**-16,11
Seitenwandinfraktionstechnik U45-15
Seitenzahn U9-2
– der Laterotrusionsseite U9-2
Seitenzahnbereich, vorderer U9-6
Seitenzahnkomposite U30-3
seitlich (verlagern) U36-21
Sekret, eitriges U13-12
–, wässriges U28-13
Sekretolytikum **U20**-15
Sektion U14-2; U21-12
sekundär (Heilung) **U50**-7; U28-5
Sekundäranker U42-21
Sekundärkallus U17-15
Sekundärkrone **U42**-9
Sekundärzement U9-17
selbsthärtend U30-3; U31-21
Selbstlaut U11-12
selbstlimitierend U38-16
selbstschneidend U40-14; U43-2,11
Selbstverstümmelung U3-2
Selektionskriterien U25-2
Selen U12-17
Sella-Nasion-A Punkt-Winkel U39-5
Semilunarlappen **U50**-18
Senkung U13-22
Sensibilität U16-19; U41-2; U47-4
Sensibilitätsprüfung U9-18; U32-20; U41-3
Sensibilitätsstörung U3-12
Sensitivität **U14**-23
Separator **U32**-22; **U37**-12
Separiergummi **U37**-12
Sepsis U27-1
sepsisbedingt U18-12
Sequenztherapie U18-5
Serienextraktion U44-2
Serienschnitt U21-10
Serienszintigramme U46-17
Serotoninaktivität U20-3
Serumtherapie U51-18
Set-up, diagnostisches U42-13
seufzen **U11**-4
Sevofluran **U48**-12
sezernieren U28-13
sezieren **U21**-12
Seziermesser U24-3
Shunt U49-6
Sialadenektomie U45-18
Sialadenitis U45-18
Sialodochoplastie **U45**-18
Sialografie **U33**-14
Sialolith U13-20; U10-9; U33-14; U45-18
Sialolithiasis U45-18; U13-2
Sicherheitsband U37-19
Sicherheitsnadel U29-14
Sicherheitsvorkehrung U5-18; U24-5; U27-1
sichern **U26**-4
sicherstellen U15-24
Sicherung U24-2
Sicht, unter U33-16; U47-17
Sichtbarmachung **U46**-12; U32-4
Sichtkontrolle U24-8
Sichtschutz (Anästhesiebereich) **U23**-7
Sickerblutung U3-19; U13-26
sickern U23-13
Siebbeinbruch U17-8
Siebbestrahlung U46-4
siedend (heiß) U3-11
Siegelwachs U34-16
Sigmatismus **U11**-21
signalfrei U33-13
signifikant, statistisch **U14**-21
Signifikanzniveau U14-21
Signifikanztest U14-34
Silbe **U11**-12
Silbenstolpern U11-12,20
Siliciumcarbid U32-24
Silikatzement U30-7
Silizium U12-17
Single-Photon-Emissions-computertomografie U46-18
Sinterprozess U30-6
Sinus maxillaris U45-21
– paranasales U8-4
Sinusbodenanhebung **U45**-15; U49-11; U50-3
Sinusboden-Augmentation U44-18; U49-19
Sinuschirurgie, funktionelle endoskopische U25-10
Sinuslift, externer U45-15

Sinuslift, interner U45-15; U29-2
–, minimal invasiver U45-15
Sinuslift-Operation **U45**-15; U49-19
Sirup U5-11
Situationsnaht U26-1
Sitz **U42**-16; U40-17; U43-15
Sitzung U6-10
Skala U14-6
Skalpell **U24**-3
Skaphozephalus U45-4
Slot U37-4,10
smile, gummy U9-12; U39-6
SNA-Winkel U39-5
Sofortimplantat U43-2
solitär U13-3
Solitärknoten U13-16; U51-3
Solitärläsion U3-5
Somnolenz **U4**-13
Sonde **U24**-8; **U32**-1,9; U41-5
Sondenernährung U1-3
Sondenspitze U32-9
sondieren **U24**-8,3; U32-9; U35-4; U11-11
Sondierungstiefe U35-5
Sonntagsbiss U36-7
Sonograf U33-12
Sonografie **U33**-12
–, hochauflösende U33-12
Sonogramm U33-12
Sopor U4-13
sorgfältig U16-6
Spalt U17-11
Spaltbildung U40-10
Spaltchirurgie **U45**-3
spalten U3-18; U14-27; U21-9,14
Spalthauttransplantat U21-14; U50-6
Spaltmissbildung U45-2
Spaltplastik **U45**-3
Spaltzunge U8-11; U21-14; U45-2
Span (Knochen) U44-20; U50-9
Spanbläser **U7**-4
Spangröße U45-15
Spanngummi **U32**-19
spannungsfrei U42-16
Spannungskopfschmerz U16-15
Spannweite **U14**-15
Spanplastik U44-19
Spantransplantat **U44**-20,19
–, autogenes U50-2
Spargold U30-8
Sparlegierung U30-8
Spasmolytikum **U20**-19
Spasmus masticatorius **U38**-9
Spätkomplikation U25-9
Spätmorbidität U18-12
Spätschmerz U16-8
Spearman'scher Rangkorrelationskoeffizient U14-32
Spee(sche) Kurve **U36**-5; **U39**-11
Speibecken U10-10
Speichel U34-8; U40-21; U2-23
–, blutig tingierter U10-9
–, zähflüssiger U10-9
Speichelbildung **U10**-9
Speicheldrüse U33-14
Speicheldrüsenentfernung U45-18
Speicheldrüsenentzündung U45-18
Speicheldrüsengang U9-7
Speicheldrüsenstein U45-18
Speichelfluss **U10**-9
–, spärlicher U10-9
Speichelgang U9-7
Speichelgangstriktur U13-19
Speichelgangobstruktion U13-18
Speichelperkolation U40-21
Speichelpufferkapazität U10-9
Speichelsauger **U7**-7
Speichelstein U13-20; U10-9; U33-14
Speichelsteinbildung U45-18; U13-2
Speichelzyste U13-23
Speischale **U7**-8
Speise **U1**-8
speisen **U1**-4,2
Speisereste U1-6; U17-6; U34-6
Spender(in) (Organ) **U49**-15,17
–, hirntote(r) U4-18
Spenderareal U49-12
Spenderauswahl U49-15
Spender-Empfänger-Auswahl U25-2
Spenderstelle U49-15
Spezialhartgips **U30**-13; U31-12
Spezialhartgipsmodell U31-2
Spezialzahnseide U34-5
Spezifität U14-23
Spickdraht **U29**-14,13
Spickdrahtosteosynthese U29-14
Spickung U29-4,13 f
–, perkutane U29-13
Spinnennävus U52-5
Spiralbruch U17-1,7
Spiralfeder U37-11
Spitzgaumen U9-10
Spitzschädel U45-4
Splint **U22**-20
Splitter U17-2,7
Splitterbruch U17-7; U38-23
Splitterpinzette U24-14
Splitterzange U24-14
Spongiosa U17-6
Spongiosaplastik **U50**-9
Spongiosaspäne U17-2; U44-20
Spongiosatransplantat **U50**-9
Spontanfraktur U17-1
Spontanheilung U25-14; U28-4
Spontanluxation U17-4
Spontanruptur U3-18
Spontanschmerz U16-7
Sporen U27-2
Sportschutzschiene U37-25
Sprachäußerungen U11-17
Sprache **U8**-11; U11-8
–, skandierende U11-8
Sprachentwicklung U11-8
Sprachmelodie U11-11
Sprachproduktion U11-11
Sprachstörung U11-8,9
Sprachverständnis U11-8
Spraywasser (Kühlung) U7-5; U32-19
Spreader U30-12; U32-17
Sprechangst U11-17
sprechen **U11**-8,1
–, deutlich U11-8
–, fließend U11-8
Sprechhilfen U11-8
Sprechlautbildung U11-1
Sprechstimme U11-10
Sprechstörung U11-8
Sprechstunde U6-12
–, onkologische U51-1
Sprechstundenhilfe **U6**-6
Sprechweise U11-1,8
Spreizer (Guttapercha) U30-12; U32-17
Springer, unsteriler **U23**-9,4
Spritze U5-11; U27-2; U48-9
Spritzenpumpe **U47**-16
Spritzgussverfahren U31-4
Sprödigkeit U31-15
Sprühverband U28-17
Sprung U17-1
Spucke **U10**-10
spucken **U10**-10
Spülbecken **U7**-8
spülen U11-7; U22-17; U30-19; U27-5
Spülflüssigkeit U22-17; U28-11; U34-6
Spülkanüle U24-6
Spülung **U22**-17; U28-1,11; **U34**-6; U7-5
– unter Sicht U22-17
–, antibakterielle U41-11
Spurenelement **U12**-17
Sputum **U10**-10
Sputumabstrich **U10**-10
Sputumprobe **U10**-10
stabil U29-4
stabilisieren U36-29; U37-23
Stabilisierung (Fraktur) **U29**-4
Stabilisierungsschiene U38-17
Stabilisierungsstab U29-4
Stabilität U5-19
Stadieneinteilung **U51**-14
Stadium **U51**-14
–, fortgeschrittenes U51-14
Staging **U51**-14
–, chirurgisches **U51**-14
–, falsches **U51**-14
–, klinisches **U51**-14
Staging-Operation U21-4; U51-14
Stahl, rostfreier U26-12
Stahldrahtklammer U37-15
Stahleinlage U28-26
Stahlkrone U40-18
Stammeln U11-20
Standardabweichung U14-13
Standardfehler U14-18
– des Mittelwerts U14-10
Standardwert **U14**-6
stanzen U24-5
stärkehaltig U12-5
Stärkezucker U12-5
starr U42-6,22; U45-20
Station, chirurgische U21-3; U23-17
–, onkologische U51-1
stationär (Behandlung) U25-11; U27-12
Stationsschwester U23-2
Statistik **U14**-1
Status, endodontischer **U41**-2
Statuserhebung U25-1
Staubinde U28-20
Stauchungsbruch **U17**-6
Staumanschette U47-18
Stauschlauch U47-18
Stauungshyperämie U13-27
Steatozele U13-22
Stechampulle **U5**-13
stechen **U16**-13; U3-10
Stecknadel **U29**-15
Steg **U42**-23,11
–, parallelwandiger U42-23
Steggelenk U42-23
Steggeschiebe U42-11
steggestützt U42-23
Stegreiter U42-23
Stegverankerung U42-2,20,23
Steigung U14-33
Steigungswinkel, axialer U39-5

Si
St

Steilgaumen U9-10
Stein **U13**-20
–, abgegangener U13-20
steinbedingt U13-20
steinbildend U13-20
Steinbilder U13-20
Steineinklemmung U13-20
Steinextraktion U45-18
steinfrei U13-20
steinhart U40-3
Steinimpaktion U13-20
Steinleiden U13-20
Steinzertrümmerung U13-20
Stelle, opake U34-13
–, plaquebehaftete U35-15
–, unter sich gehende **U40**-13
–, wunde U13-17
Stellung **U23**-11
–, korrekte U29-1
Stenose **U13**-19; U28-10
–, hochgradige U13-19
–, inkomplette U13-19
stenosieren **U13**-19
Stensen-Gang U45-18
Stent **U22**-20; U29-7
Stentverlegung U22-20
step-back Technik U41-11
Sterbetafel U14-26
Sterbetafelmethode U14-29
Sterblichkeit U14-9
steril **U27**-1 f,7
Sterilisation U27-2
Sterilisator U27-2
Sterilisierbehälter U27-2
Sterilisiertrommel U27-2
Sterilität U27-2
Sterilzone U27-8
Steristrip® U28-21
Sternfraktur U17-8
Sternnävus U52-5,16
steuern U36-29
Stich **U3**-10; **U16**-13
Stichinzision U21-9
Stichprobe **U14**-4
Stichprobenerhebung U14-4
Stichprobenumfang U14-4
Stichprobenverfahren U14-4
Stichwunde U3-3,7
Stickstoff, flüssiger U22-8
stickstoffhaltig U12-10
Stiel U50-10 f
Stift **U29**-14 f,13; U32-10; U40-14
–, akzessorischer U41-15
–, parapulpärer **U40**-14
Stiftaufbau **U40**-15
–, gegossener U40-15
–, konfektionierter U40-15
–, vollkeramischer U40-15
–, vorgefertigter U40-15
Stiftaufbaumaterial U40-15
Stiftfixation U29-4,14 f
Stiftimplantation U49-18
Stiftkanalbohrung U41-14; U40-14
Stiftkrone U40-18
Stiftröhrchen-Apparatur U37-1
Stiftverankerung U40-14
stillen (Blutung) U13-26
– (Säugling) U1-3; U12-1; U20-31
Stimmbänder U11-10
Stimmbandlähmung U47-11
Stimmbildung U11-10,13
Stimme **U11**-10 f,23
stimmhaft U11-10
Stimmklang U11-8
Stimmlippen U11-10
Stimmlippenknötchen U11-14
Stimmlosigkeit **U11**-23
Stimmritzenkrampf U11-10
Stimmschwäche U11-10
Stimmstörung U11-23
Stimmung, gereizte U13-10
Stimulanzien U20-23
Stippelung U35-7
Stippling U35-7
Stirn U8-2
Stirnfräse U32-6
Stirnlampe U7-9
Stirnspiegel U8-1
stocken (Sprechen) U11-12,20
Stockzahn **U9**-6
Stoffauflage U28-25
Stoffwechsel U12-7
Stoffwechseldefekt U13-6
Stoffwechselprozess U20-5,11
stöhnen U11-4
Stoma **U22**-3
Stomatitis **U35**-18 f; U8-8
– aphthosa U35-18 f
– epidemica U35-18
– ulcero(membrano)sa U35-18
–, eitrige U28-14
stopfen (Amalgam) U30-1
Stopfer **U32**-17; U41-15
Stopfgold **U30**-8
Stopfgoldfolie U31-15
Stopp, okklusaler U36-7
stören U16-3
Störgröße U14-18
Störung U13-4
–, intrakapsuläre U38-12
Stoß U3-13 f; U17-9; U44-3
–, stumpfer U40-9
Stoß-auf-Stoß-Naht U26-5
Stoßherd U17-9
stottern **U11**-20,12
Strahl richten auf U46-5
Strahl(enbündel) **U46**-5,2
Strahlenbelastung **U46**-7
strahlendicht **U46**-11
Strahlendosis **U46**-9
strahlendurchlässig U33-7; U46-11
strahlenempfindlich **U46**-23
Strahlenexposition **U46**-7
Strahlenfeldbegrenzung **U46**-6
Strahlenfokussierung **U46**-6
Strahlenhärtung U46-5
Strahlenhygiene U46-7
Strahlenkater U46-2
Strahlennekrose U13-30
strahlenresistent U46-23
Strahlenschädigung U46-7
Strahlenschutz U46-2
Strahlenschutzkleidung U46-1
Strahlenschutzplakette U33-2
Strahlensensibilität U46-23
Strahlensensitizer U46-23
Strahlentrennraster U46-5
Strahlenüberdosis U46-7
Strahlenulkus U13-17
strahlenundurchlässig **U46**-11
Strahlung **U46**-2
–, ionisierende U46-20
–, ultrakurze U46-20
Strahlungsdetektor U46-7
Strahlungsenergie U46-4
Strahlungsschwächung U46-3
Straightwire-Technik **U37**-2
Strategie, abwartende U18-7
Streckung U29-3
Streckverband U29-3
Streifen U32-24
Stressfraktur **U17**-13
Streudiagramm U14-27
Streupuder U5-9
Streustrahlenraster U46-5
Streustrahlung U46-2; U33-3
Stridor U11-23
Striktur **U13**-19
Strom, elektrischer U22-9
Struktur **U39**-17
Strukturprotein U12-9
Struma U13-16
Studie, klinische **U15**-1 f
Studienabbruch **U15**-29
Studienabbruchbedingung U15-30
Studienabbruchbestimmung **U15**-30
Studienanleitung U15-7
Studienbegleitkommission **U15**-25
Studiendesign U15-7
Studienprotokoll **U15**-7
Studienteilnehmer U15-4
Stufe U40-8; U41-13
Stufenbildung **U41**-13
Stuhl(gang) U12-6; U25-6
Stuhlassistenz U7-1
Stuhlentleerung U20-13
stumm U4-11
Stumpf U26-5; U49-5
– (Fraktur) U28-2
stumpf (Spitze) U24-4
– (Verletzung) U17-3
– (Winkel) U40-19
Stumpfaufbau **U40**-15
Stumpffuge U40-9
Stumpflack U31-5
Stumpfmodell **U31**-5
stumpfstoßen **U40**-9
Stupor **U4**-11; U47-6
stuporös U4-11
Stützanker U42-10
Stützapparat U29-9
stützen U23-10; U28-26; U29-7
Stützklebeband U28-21
Stützkorsett U28-26; U29-7
Stützpfeiler **U42**-10
Stützstrumpf U29-10
Subklaviapunktion U22-18
Sublingualbügel U42-24
Subluxation **U17**-4; U38-15
Submandibulektomie **U45**-17
Substanz, antineoplastische **U20**-31
–, psychotrope **U20**-23
–, schädliche U20-12
Substrat U20-32
Subtraktionsradiografie, digitale **U33**-18
Subtraktionssialografie, digitale U33-14
Suchtgift **U5**-3
süchtig U5-3
Sulcus gingivalis **U35**-5
Sulkus, flacher U35-5
Sulkus-Blutungs-Index **U35**-10
Sulkusepithel U35-5
Sulkusflüssigkeit U35-5
Sulkusflüssigkeits-Fließrate U35-5
Sulkusformer U35-5
Sulkusvertiefung U44-15
SuperFloss® U34-5
Superhartgips U30-13
Superinfektion, nosokomiale U19-15
Suppositorium **U5**-12; U20-12
Suppuration U28-14
Suprakonstruktion **U43**-15; U42-2
Surveillance **U18**-7; U14-3; U15-7

St
Su

Suspension U5-8; U29-3; U49-7
Suspensionsdraht U29-3; U49-7
Suspensionsschlinge U49-7
süßen **U2**-16
Süßigkeiten **U2**-17
Süßstoff U12-6
Sutura **U26**-1
- zygomaticofrontalis U29-16
Sympathikusblockade U48-6
Sympatholytika U20-27
Sympathomimetika **U20**-27
Synalgie U16-10
Synapse, neuromuskuläre U48-17
Syndrom, postkommotionelles U3-14
Synergismus U20-6
Synergist U20-6
Synkope U4-4
Synotransplantat **U50**-4
Synovia U38-12
Synovialsarkom U52-3
synthetisch **U26**-10
systemisch U19-5
Szintigramm U46-17
Szintigrafie **U46**-18,22; U33-13
–, Drei-Phasen- U46-17
–, statische U46-17
Szintillation U46-17
Szintillationsdetektor U46-17
Szintiscanner U46-18

T

Tabakbeutelnaht **U26**-18
tabellarisch U14-27
Tabelle **U14**-27
Tablette **U5**-7
Tafel **U14**-27
Tafelmethode U14-29
Tagesklinik U21-3
Taille U23-16
Talg U52-18
Talgdrüse U52-18
Talgzyste U13-23
Tampon U28-24
tamponieren **U28**-24
Tantal U30-26
–, poröses U30-26
Tantaldisilizid U30-26
Tantalethoxid U30-26
Tantalkarbid U30-26
Tapen U28-21
Tape-Verband **U29**-11; U28-21
Tasche U26-16
Taschenabszess **U35**-21; U41-8
Taschenbildung U35-13
Taschenelimination, chirurgische U35-25
Taschenreduktion U34-14
Taschenrezidiv U35-29
Taschentiefe U35-9
Taschentiefenreduktion U35-25
tastbar U13-3
taub (Gefühl) **U47**-3; U16-17
Taubheit U13-6
Taubheitsgefühl U47-3; U1-1
Tauchlöten U31-16
Tauchranula U45-18
technisch durchführbar U21-4
teflonbeschichtet U26-10
teilbezahnt U9-2; U10-7
Teilchenstrahlung U46-10
Teildosen U19-7
teiljustierbar U31-1
teilluxiert U44-9
teilnahmslos **U4**-10,12
Teilnahmslosigkeit **U4**-13
Teilprothese U32-10; U42-2
–, weitspannige U9-2
Teilreaktion U18-11
Teilresektion U21-15
teilretiniert U44-3
Teilungskerbe U5-7
Teilverrenkung **U17**-4
Telekanthus U45-5
Teleskopbrücke U42-9
Teleskopkrone U40-18; U42-9
Teleskopschraube U42-9
Tempern **U31**-15
Tenalgie U16-21
Tendodynie U16-21
teratogen **U20**-33
Teratogenität U52-17
Teratogenese U20-33
Teratoid **U52**-17
Teratokarzinom **U52**-17
Teratologie **U52**-17
Teratom **U52**-17
–, embryonales U52-17
–, kongenitales U52-17
–, reifes U52-17
–, unreifes U52-17
Teratoma adultum U52-17
teratomartig **U52**-17
teratomatös **U52**-17
Termin U6-10
Terminabsage **U6**-11
Terminalanästhesie U48-8
Test, parameterfreier U14-34
–, toxikologischer U19-13
–, verteilungsunabhängiger U14-12
–, Wilcoxon U14-34
Testgruppe U15-10
Testmedikament **U15**-23,2; U5-3
Testperson **U14**-2
Teststärke, statistische U14-1
Tetanus U38-9
Textilpflaster U28-21
Therapeut(in) U18-4
therapeutisch U18-4; U19-13
Therapie **U18**-1,4
–, adjuvante zytostatische U20-31
–, auffangende kumulative unterstützende (AKUT) U35-36
–, regenerative **U35**-34
Therapieabbrecher U14-4; U15-14
Therapiearm **U15**-12
Therapieblock **U15**-11
Therapieergebnis **U15**-27
Therapiekontrolle U15-7
Therapieplan **U6**-14
therapierefraktär U16-9
Therapiereserve U18-4
therapieresistent **U18**-13
Therapieschema U19-1
Therapietreue U15-20; U18-15
Therapieversagen U18-1; U19-11
Therapieversager U15-21
Therapiewechsel **U15**-14
Therapiezugang, erweiterter **U15**-22
Thermhyperästhesie U16-17
thermisch bedingt U40-21
Thermodesinfektion U27-5
Thermodesinfektor U27-5
Thoraxröntgen U21-1; U46-3
Thrombolytika U20-16
thyreotoxisch U20-32
Tic(k) U16-12
Tiefbiss U36-12 f
Tiefenanschlag U43-10
Tiefenmarkierung **U43**-10
Tiefenschmerz U16-4,10
Tiefschlaf, künstlicher U4-14
Tiertransplantat **U50**-5
Timbre U11-8
Tinkal U30-24
Tinktur **U5**-10
Tip-back-Biegungen U37-5
Titan(ium) **U30**-11
Titandrahtnetz U30-11
Titanimplantat U30-11; U23-4
Titan-Keramikverbund U30-11
Titanlegierung U30-11
Titan-Mesh U30-11
Titanoxid U30-11
Titanpfeiler U30-23
Titanplasmabeschichtung U30-11
Titanschraube U29-15
Titanstift U30-11
Titan-Trauma-Schiene U30-11
titrieren U48-10
TMD-Gerät U37-13
TNM-Klassifikation U51-5
Tochtergeschwulst **U51**-13
Tod U15-27
tödlich U50-21
Toleranzentwicklung U19-12; U47-5
Toleranzstadium U47-20
Toleranztest U19-12
tolerierbar, klinisch U35-13
Toluidinblau U33-17
Tomografie **U46**-19
–, mehrdimensionale U46-19
Ton U11-11; U30-22
Tonfall **U11**-11,13
Tonhöhe **U11**-11
Tonsilla lingualis U8-11
- pharyngealis U8-12
Tonsillenhypertrophie U13-15
Tonsillenstein U13-20
Tönung U39-15
topisch **U19**-5
Torque(bewegung) **U36**-27
Torque-Zange U32-16
Torsion U3-16
Torsionsfraktur U17-1,7
Tortendiagramm U14-27
Torus mandibularis **U13**-25
- palatinus **U13**-25
Totalätz-Adhäsiv U40-5
Totalätzsystem U40-21
Totalprolaps U13-22
Totalprothese **U42**-3,2
Tourniquet U47-18
toxisch U19-13
Toxizität U19-13
Tracer U46-1,21 f
Tracheostoma U22-3
Tracheostomie-Kanüle U22-3
tragend U30-5
Träger U31-3
Trägheit U4-12
Tragkraft U43-14
Tragus-Orbita-Linie **U39**-4
Tragus-Subnasale-Ebene U39-4
Traktion (Fraktur) **U29**-3
Trance **U4**-15
Tränen U11-3
Tränengangsonde U45-18
Tränensäcke U8-3

Tränenträufeln U3-18
Tranquilizer U20-23; U47-10
Transferkappe **U31**-11; **U40**-17
transfixieren U29-4
Transformator U33-1
Transfusion, allogene U49-16
Transillumination **U46**-16
transkutan U19-3
Translation **U36**-22; U38-7
Transluzenz U39-16
transmukosal (Anbindung) U43-5
transparent U39-16
Transplantat **U49**-14,9, **U50**-1; U22-20
–, allogenes **U50**-3
–, autogenes U38-20
–, autologes **U50**-2
–, gefriergetrocknetes U44-19
–, mehrzeitiges U44-19
–, syngenes **U50**-4,1
–, verzögertes U44-19
–, xenogenes **U50**-5
Transplantatabstoßung U50-22
Transplantatannahme U50-1,22
Transplantatbeschaffung U44-19
Transplantatbett U50-1
Transplantatchirurgie U49-14
Transplantatempfänger(in) U14-24; U49-14; U50-3
Transplantatentnahme U49-12
Transplantatentnahme-technik U21-4
Transplantat-gegen-Wirt Reaktion **U50**-21
Transplantathebung U49-12
Transplantatlebensdauer U14-25
Transplantatversagen U49-14
Transplantatzerstörung U50-1
transplantieren **U49**-14, **U50**-1
transponieren U49-11
Transposition U36-22; U49-13
– (Lippenrot) U44-16
Transpositionslappen U49-13; U50-14; U35-29
Transsudat U28-13
transversal (Kreuzbiss) U36-15
Trapezlappen U50-17
Traubenzucker **U12**-7
Trauma **U3**-2,4
–, okklusales **U35**-20
–, stumpfes **U3**-4; U17-10
Traumapatient(in) U3-4
traumatisiert U50-7
Tray U7-11; U24-1
Treacher-Collins-Syndrom U45-6
trennen U21-14
Trennmembran U35-34
Trennscheibe U32-5,8
Trepanation **U45**-22
–, osteoklastische U45-22
–, osteoplastische U45-22
–, sellare U45-22
Trepanbohrer U32-6
Trepanfräser U43-10
Trichterbildung, apikale U41-13
trichterförmig U49-4
Trifurkation U35-24
Trigeminusneuralgie U16-16
Triggerpunkt U48-5
Trinkwasserfluoridierung U34-13
Tripel U30-18
Tripod-Fraktur U17-10
Tripodisierung **U43**-20
Trismus **U38**-9
Trituration **U31**-14
Trokar **U24**-7
Trokardorn U24-7
Trokarhülse U24-7
Trommelfell U8-15
Trommelfellruptur U3-18
Tropfen **U5**-11
Tropfflasche U5-5
trüb (Sekret) U3-3
Trübungsstadium U39-16
Trümmerfraktur **U17**-7,3; U38-23
T-Scan **U33**-8
t-Test U14-34
Tuberculum mentale U8-6
Tubocurare **U48**-17
Tubus U47-17
Tubuswechselkatheter U22-19
Tuchklemme U24-13; U26-13
Tumeszenz U3-15
Tumor **U3**-5; **U51**-2; U13-3,16
–, adenomatoider odontogener **U52**-7
–, benigner U51-5
–, bösartiger **U51**-5
–, großer U51-2
–, gutartiger U51-5
–, indurierter U51-3
–, infiltrierender U51-12
–, maligner **U51**-6
–, raumfordernder U51-3
–, voluminöser U51-2
Tumorangiogenese **U51**-15
Tumorangiogenesefaktor U51-15
tumorartig U51-2
Tumorausbreitung **U51**-11,2
–, Ausmaß der U51-11
Tumorausdehnung U51-11
Tumorbefall U51-2
Tumorbett U51-2
Tumorgröße U51-2,11
Tumorläsion U51-3f
Tumorlast U51-2,14
Tumorleiden U51-4
Tumormarker **U51**-16
–, zuverlässiger U51-16
Tumormasse **U51**-3
–, (schlecht) abgrenzbare U51-3
–, tastbare U51-3
–, verschiebliche U51-3
Tumornekrosefaktor U51-2
tumorös U51-2
Tumorpatient(in) U51-1
Tumorprogression **U51**-7
Tumorproliferation **U51**-7
Tumorremission U51-7
Tumorrest U51-2
Tumorrezidiv U51-2
Tumorrückbildung U51-2,7
Tumorschmerz(en) U16-7
Tumorschrumpfung U51-2
Tumorsitz U51-2
Tumorstaging U51-1
Tumorvakzine U51-18
Tumorverkleinerung U51-2
Tumorvirus U51-1
Tumorwachstum **U51**-7
tumorzerstörend U51-2
tunneliert (Furkation) U35-24
Tunnelmethode, subperiostale 35-32
Tunnelpräparation U35-32
Tüpfelung (Zahnfleisch) U9-12; U35-7
Tupfer **U24**-18; **U28**-23,11
–, chirurgischer U23-8,19
Tupferträger U24-18
Tupferzange U24-14,18
Tupfpräparat U24-18
Turmschädel U45-4
Turnusarzt/-ärztin U23-5
Twinkel U39-24

U

Übelkeit U20-12
übelriechend U34-20
Überanstrengung U3-17
Überbelastung **U3**-17; U42-16; U43-16
Überbiss **U36**-13
Überbissreduktion U37-24
überdecken U39-2
überdehnen **U3**-16f
überdenken U21-2
überdimensioniert U36-16
Überdosierung U19-13
Überdosis U19-7
Überdruckfraktur U17-10
Übereinstimmung U33-8
Überempfindlichkeit U13-10; U47-4
Überernährung U12-1
überessen, sich U1-1
Überfüllung U41-15,20
Übergang U43-13
Übergangsgebiss U10-1
Überhang U14-8
Überinstrumentation U41-16
Überkappung (Pulpa) U40-6,18
überkonturiert U39-2,8
Überkonturierung U40-9
Überkronung U40-18
Überlagerung U36-16
Überlastung U42-16
Überlebensrate U14-25
–, progressionsfreie U51-7
Überlebensstatistik U14-1
Überlebensvorteil U14-25
Überlebenswahrscheinlichkeit, kumulative U14-31
Überlebenszeit **U14**-25
– (Transplantat) **U50**-22
Überlebenszeitanalyse **U14**-26,25; U15-28
überprüfen U15-17; U23-6; U32-25
Überprüfung U41-2
Überreizung U13-10
überschüssig U40-12
übertragen (Gewebe) **U49**-13
Übertragung (Gewebe) U49-13
Übertragungsinfektion U27-9
Übertragungskappe **U31**-11,2
überwachen U23-6; U25-8
Überwachung **U25**-8; U18-7,14
–, anästhesiologische U47-2
–, intraoperative U21-2
Überwachungsgerät U25-8
überweisen U51-1
Überweisung **U6**-13; U21-5
Überweisungsschein U6-13
überziehen U49-9
Überzug U5-6
Uhrzeigersinn U36-27
UK-Kollumfraktur U45-1
UK-Freiendprothese U42-8
Ulcus **U13**-17

Ulcus, oberflächliches U13-17
–, perforiertes U13-17
Ulkusabheilung U28-4
Ulkusboden, granulierender U28-7
Ulkuskrater U13-17
ultrakurz (Strahlung) U46-20
Ultraschall, 3-D U33-12
–, A-Scan U33-12
–, nicht gepulster U33-12
Ultraschalldiagnostik **U33**-12
ultraschallgezielt U33-12
Ultraschalluntersuchung U33-12
Ultraschallvernebler U33-12
Ultraschallwellen U33-12
ulzerierend U13-17
Umbau (Knochen) U33-18
umformen U49-4
umhergehen **U25**-13
Umklappeffekt U46-13
Umlagerung U23-11
Umriss U39-2; U46-12
Umrissform U40-2
umrühren U5-9
Umschlag **U28**-25,20,13; U29-8
–, feuchtwarmer U20-30
Umschlagfalte (Schleimhaut) U8-10
Umschlaglappen, wrap-around **U50**-17
umschneiden (Präparation) U21-9
umschrieben (Läsion) U13-3
umspritzen (Nerv) U48-6
Umstechung U26-3
Umstechungsligatur U26-3
umwandeln U1-6, U20-4
unangenehm U16-1,3
unansehnlich U3-11
unauffällig (Befund) U25-9; U46-3
unbeaufsichtigt U23-18
unbequem U16-1
unbeweglich U29-5
unbewusst U4-1
unbezahnt **U10**-1,7; U18-10
unbezahnter Bereich U35-30
undeutlich (Sprache) U11-15
undicht U26-11; U47-15
Undichtigkeit **U40**-21
undifferenziert **U51**-8
Undurchlässigkeit (Strahlen) U46-11
unempfindlich **U47**-3; **U48**-4; U30-25
unerträglich U3-2; U16-2,9
unerwünscht U13-9; U18-12; U19-14
Unfalltod U3-4
Ungenauigkeit U31-6
ungenießbar **U1**-5
ungetrübt U4-1
ungezahnt U24-4
ungiftig U19-13
Unguentum **U5**-8
unheilbar U18-2
univariat U14-5; U14-33
Universalspender(in) U49-15
unkorreliert U14-32
unlöslich U12-11
Unpässlichkeit **U16**-1
Unruhe U25-4; U20-25
–, psychomotorische U4-12; U47-9 f
unschön (Narbe) U28-10; U35-23
unter sich gehend U42-6
Unterarm U27-6
unterbelichtet (Film) U33-2
Unterbewertung U33-20
Unterbewusstsein U4-1
unterbinden **U26**-3
Unterernährung U1-3; U12-1
Unterfüllung **U40**-4,3; U41-15,20
unterfüttern U42-17
Unterfütterung, direkte **U42**-25
Unterfütterungsgerät U42-25
Unterfütterungslappen **U50**-19
Unterkiefer U8-6 f; U38-2
Unterkieferabweichung U38-6
Unterkieferast U38-6; U45-12
Unterkieferasymmetrie U3-16
Unterkieferaugmentation U49-19
Unterkieferbewegung **U38**-3
Unterkieferbissschablone U42-14
Unterkieferdefektdeckung U49-1
Unterkieferdeflexion U38-6
Unterkieferdeviation **U38**-6
Unterkieferfraktur U45-1
Unterkiefergrenzbewegung U38-3
Unterkiefermitte U38-15
Unterkieferosteotomie **U45**-12
–, sagittale U38-22
Unterkieferprotrusion U36-24
Unterkieferrand U8-7
Unterkieferrekonstruktion U49-1
Unterkieferverrenkung **U38**-8
Unterkieferwinkel U17-1
Unterkieferwulst **U13**-25
Unterlagen U15-15
Unterlippenfistel U13-24
Unterlippenpiercing U39-24
Unterscheidungsparameter U14-5
unterschiedlich U14-14
Unterschnitt **U40**-13,4
unterspülbar U42-5
unterstützend U18-8
Untersucher U15-2
Untersuchung, diagnostische **U21**-11; U25-1
–, explorative orale U21-11
–, wissenschaftliche **U15**-2; U14-16; U33-10
Untersuchungsobjekt **U14**-2
Unterton U11-11
unversehrt U3-3
unverständlich (Sprache) U11-17
Unverträglichkeit U19-12; U50-21
unverzerrt U14-18
unwahrscheinlich U14-31
unwirksam U15-26,8
unwohl fühlen, sich U16-1
unzerkaut (schlucken) U5-7; U19-3
unzugänglich (OP) U21-6
unzusammenhängend (Sprache) U11-1,17
unzuverlässig U14-30
UPT-Sitzung U35-36
Ursache (Krankheit) U13-8
Urteilsvermögen U4-12
Usur U10-20
usuriert U10-20
U-Test, Mann und Whitney U14-34
Uvula U9-10
Uvulo-Palatoplastik, laserassistierte U44-17
Uvulovelopharyngoplastik **U44**-17

V

Vakuumlöten U31-16
Validität U14-30
Vanadium U30-26
vaporisieren **U22**-15,5
Variabilität U14-14
–, Inter-Beobachter- U14-14
–, Intra-Beobachter- U14-14
Variable **U14**-5
Variante U14-14
Varianz **U14**-14
Varianzanalyse U14-14
Variation U14-14
Variationskoeffizient U14-14
Vaselin(e) U20-30
Vasodilatanzien **U20**-17
Vasodilatation U20-17
Vasokonstriktion U20-17
Vasokonstringenzien U20-17
Vasopressin U20-21
vegetarisch **U1**-16
velopharyngeal U11-22; U45-3
Velum palatinum U9-10
Venae sectio U3-6
Veneer **U39**-22
Venenkatheter, zentraler U22-19; U24-6
Venenpunktion U22-18
Venenschnitt **U22**-18; U3-6
verabreichen U19-3; U23-3
–, intranasal U48-5
Verabreichung **U19**-3,1; U5-1; U8-8; U18-6
– (Testmedikament) **U15**-23
veränderlich U14-5
Veränderung, tumorähnliche U51-3
verankern, enossal U42-20; U45-25
Verankerung (Implantat) U45-23 f
– (Prothese) **U42**-20,4,10; U40-14,17; U43-1
Verätzung U3-11
verbacken U31-18
Verband **U28**-17,3,20; U3-1
Verbandmull **U28**-18,23; U5-8; U24-18
Verbandraum U28-17
verbinden (Wunde) **U28**-17,1,20; U49-5
Verbinder **U42**-24
Verbindung U48-5; U14-32; U40-8; U49-6
–, chemische U39-20
–, fistelartige U13-24
–, künstliche U22-3
Verbindungselement **U42**-24,6
Verbindungssteg U43-5
Verbindungsstück U42-8
verblassen U13-27
verbleibend U41-21
Verblendfraktur U40-20
Verblendkrone U40-18
Verblendmaterial U39-22
Verblendschale **U39**-22; U40-19
Verblendtechnik U39-22
Verblendung **U40**-11; U39-2,22
verblinden U15-9
verblocken U37-16; U42-22
verblockt (Einheit) U42-22
verblüfft U4-8
Verbreitung (Keime) U27-8

verbrennen (Kalorien) U12-4
Verbrennung (Wunde) **U3**-11; U28-9; U50-5
Verbrennungsschorf U28-9
Verbrühung U3-11
Verbund **U39**-20
Verbundfestigkeit U39-20
verdampfen (Gewebe) **U22**-15,5
Verdauung U1-1
Verdauungstrakt U12-3
verdichten U32-17; U41-15
Verdichtung **U13**-13
Verdichtungsareale U13-13
verdickt U35-7
verdrahten U29-13
verdrehen U3-16
Verdünnungsmittel U5-9
Verdunstung U22-15
Vereinbarung, nur nach U6-10
vereisen U48-3
verengend **U13**-19
verengt U24-17
Verengung **U13**-19
Vererbung U13-7
–, autosomal U13-7
Verfahren **U21**-4; U15-1; U45-18
–, bildgebendes U33-13
–, endoskopisches U45-19
Verfalldatum U5-19
verfälschen (Ergebnis) U15-9
verfärben (Zähne) U2-26
Verfärbung **U30**-29; U9-12; U34-11; U39-19
–, bräunliche U34-11
Verfestigung **U13**-13
verformbar U29-13
Verformung, elastische U37-10
Verfügbarkeit, biologische **U19**-10
Vergiftung U1-1
Vergiftungsnotfall U5-15
vergoldet U30-8
– (Metalldraht) U29-13
Vergoldungsbad U30-8
Vergrößerung **U13**-15; **U49**-19,2; U22-6
Vergrößerungsspiegel U32-4
Vergüten **U31**-15
Vergütungsofen U31-15
Verhalten, destruktives U3-18
Verhältnis U14-8
–, Krone-zu-Implantat **U43**-16
–, Wurzel-zu-Krone **U43**-16
Verhärtung **U13**-14
verheilen **U28**-4; U18-2
verhungern **U1**-14
Verifizierung U15-17
Verjüngung U30-20
Verkalkung U10-22
verkapselt **U51**-9
Verkapselung **U51**-9
verkeilen **U32**-22
Verklebung **U25**-10; U29-11
Verkleinerung U49-19
verknoten **U26**-6,4,16
verknüpfen **U26**-6
verkümmern U13-29
verlagern U23-13
Verlagerung U36-21; U38-7; U40-7
–, seitliche U36-21
Verlangen (Nahrung) U1-11
Verlängerung U29-3
Verlauf U13-5; U25-7
–, bogenförmiger **U39**-14
–, gutartiger U51-5
–, komplikationsfreier U25-7
–, postoperativer **U25**-7; U21-2
–, wellenförmiger **U39**-14
Verlaufskontrolle **U25**-15; U15-28; U18-14
Verlaufsuntersuchung U15-1
verlegen (Station) U23-17
Verlegung **U13**-18
verletzen **U3**-1,3
Verletzung **U3**-1 ff; U13-3; U16-1
–, stumpfe U17-3
verlieren (Zähne) **U10**-5
vermindern U20-18
vermischen U19-1
vernachlässigen U34-5
vernähen U24-5; U50-15
vernarben **U28**-10
vernebeln U47-1
Vernebler U47-14
Vernichtungsstrahlung U46-2
Verödung U13-18
verordnen **U19**-1; U18-15
verpacken **U5**-16
Verpackung U5-13,16
verpflanzen **U49**-13; **U50**-1
verreiben U31-14
Verrenkung **U3**-20, **U17**-4
Verriegelungsnagel U29-15
Verschattung, radiologische U13-13; U39-15; U46-11
Verschiebelappen **U50**-14; U44-14,29
–, apikaler U35-29
–, horizontaler/ lateraler U50-14
–, koronaler U50-14
–, myokutaner U50-14
–, Schleimhaut- U50-14
–, semilunarer **U50**-18
–, V-Y U50-14
verschieben U36-22
Verschiebung U3-20; U14-13; U17-4; U36-16; U38-7
Verschlechterung U6-10; U13-2; U14-26
Verschleiß U3-18
Verschleißfestigkeit U30-3; U40-7
verschließen **U26**-11; U5-13
verschlingen U1-4
verschlucken (Fremdkörper) U1-1; U32-1
Verschluss **U26**-11; U13-18
–, luftdichter U34-16
Verschlussmechanismus U42-11
Verschmelzung U45-2; U30-4
verschmolzen (Wurzel) U9-8
Verschmutzung U27-9
verschnaufen U34-20
verschorfen **U28**-9; U22-9
verschrauben U29-15; U42-7
verschreiben **U19**-1
verschweißt U30-8
verschwollen U3-15
versehentlich U3-6
Versenkbohrer U32-6
versenken U43-11; U44-3
Verseuchung, radioaktive U27-9
Versicherung U3-1
Versickern **U40**-21
versiegeln (Wurzelkanal) U41-4
Versiegelung **U26**-11; U30-7; U34-16; U40-3
Versiegelungslack **U34**-16
–, wasserfester U19-2
Versiegler **U34**-16; U26-11
Versorgung U18-1; U49-2
Versorgungsgefäße U49-6
verspannt U8-13
verspritzen U39-21
Verstand, bei klarem U4-3
verständigen, sich U11-8
verständlich U11-1
verstärken U26-15; U35-19; U48-11; U50-20
Verstärker U45-25
Verstärkungsnaht U49-8
verstopfen U13-18
Verstopfung U1-1; U20-13
Versuch U14-16
Versuchsserie U15-6
Versuchsteilnehmer(in) U15-4
Vertebra U29-13
verteilen (Salbe) U5-8
Verteilung U14-13; U20-1
Verteilungskoeffizient U14-12
Vertikaldimension U36-3; U10-13
vertragen (Medikament) **U19**-12
Verträglichkeit U19-12
Vertrauensbereich **U14**-17
Vertreter, gesetzlicher U25-3
verunreinigt U27-1 f; U28-12
Verunreinigung **U27**-9; U12-17; U31-15
verursachen (Verletzung) U28-16
verursacht, durch Arzt/ Ärztin **U13**-9
Verwachsung **U25**-10; U38-8,18
Verwandtentransplantat U50-3
Verwindung U36-27
Verwirrtheit U4-8 f; U47-9; U48-4
Verwischung (Röntgenbild) U33-5
verwunden **U3**-1,3
Verwundung **U3**-3
Verzahnung **U36**-7
verzerrt (Gesicht) U3-16
– (Röntgen) U46-13
Verzerrung **U14**-18; U3-16; U15-9
Verzichtserklärung U25-3
–, aufgeklärte U25-3
Verzögerer **U30**-23
verzögern U5-6; U20-7; U39-9; U48-4
Verzögerung U15-21
vestibulär U8-10
Vestibulum oris **U8**-10
Vestibulumplastik **U44**-16; U8-10; U22-4
Viabilität U44-9
Vial **U5**-13
Videosubtraktion U33-18
Vierkrallen-Fasspinzette U24-14
Vigilanz U4-2
Virostatikum U20-9
virulent U27-11
Virus, onkogenes U51-1
Visier U27-18
Visier-Osteotomie **U45**-11,7; U22-2
viskös U48-5
Vitalamputation U41-18; U22-2
–, hohe U41-18
Vitalexstirpation **U41**-18
Vitalfunktionen U25-8
Vitalindikation U18-10
Vitalitätsprüfung U9-18; U32-20

Vitamin **U12**-13
Vitamin C **U12**-15
Vitaminanreicherung U12-13
Vitaminmangel U12-13; U20-25
Vogelgesicht U8-2
Vogelschnabelzange U32-16
Vokal U11-10,12
Vokalisation U11-8
volatil U48-4
vollbezahnt U10-7
Vollhautlappen U50-6
volljustierbar U31-1
Vollkeramikkrone U40-18
Vollnarkose **U48**-1
Vollprothese U9-9; U42-2
Vollwertprodukte U1-12
Volume-Rendering-Technik **U33**-20
Volumen U40-4
voluminös U12-16
Vorbehandlung U18-5
Vorbelastung U43-14
Vorbereitungsraum U23-3
vorbeugend **U18**-6; U5-18; U34-2
Vorbiss **U45**-10
Vorbohrer **U43**-8
Vorderzähne **U9**-2
voreingenommen U14-18
Vorfall **U13**-22; U14-19
vorgefertigt U30-8; U40-17
vorgeformt U49-4
Vorhersage **U14**-29
Vorhersagewert U14-29
vorhersehen U14-29
Vorhof (Mund) **U8**-10
Vorhofplastik U22-4
Vorkehrungen U24-5
Vorkippung **U36**-23
Vorkontakte U36-9; U10-13
Vormerksystem U6-16
voroperiert U21-1
Vorrichtung U24-1; U7-1; U31-1; U32-1
vorschlagen U11-8
vorschriftsmäßig U19-1
Vorschub U46-19
Vorschubbewegung U38-7
Vorschubfeder U37-11
Vorsicht U5-18
Vorsichtsmaßnahme **U5**-18; U26-8; U23-9
Vorsorgeuntersuchung **U6**-16
Vorspannung U43-14
vorspringen U8-6; U39-3
Vorsprung U40-7
vorstülpen (Lippen) U8-6
Vorverlagerung U45-7
vorzeitig U37-12; U45-4
VR-Technik **U33**-20
VRT-Darstellung **U33**-20

W

wach **U4**-2
Wachheit U4-2
Wachheitsgrad U4-2
Wachkoma **U4**-17
Wachsaufstellung **U42**-13; U30-17
Wachsbiss U30-17
Wachseinprobe U30-17; U42-14 f
wächsern U47-3
Wachsformling U30-17
Wachsmodell U30-17
wachsmodelliert U30-17
Wachsplatten U30-17
Wachsrückstand U30-17
Wachstum U20-9
–, infiltrierendes U51-12
–, progenes U37-20
–, rotierendes U36-27
–, übermäßiges U51-2
Wachstumssteuerung U37-13
Wahleingriff U21-3,5
wahrnehmen, bewusst U48-4; U23-3
Wahrnehmung U4-1; U16-6
Wahrnehmungsvermögen U47-3
Wahrscheinlichkeit **U14**-31,1
Wahrscheinlichkeitsverteilung U14-12,31
Waller-Degeneration U13-29
Wanderlappen **U50**-16
wandern (Zahn) **U36**-21
Wange **U8**-5
Wangenabhalter **U32**-2; U24-16
Wangenbeißen U8-5; U10-11; U35-18
Wangenbrand U13-30
Wangenfettlappen U44-14
Wangenrotationslappen U50-20
Wangenschleimhaut U8-5
Warenzeichen U19-2
Wärmeallodynie U16-21
Wärmeausdehnung U31-6
wärmeerzeugend U12-4
warnen **U4**-2; U5-18
Warteraum U6-7
Wartezimmer **U6**-7
wasserabweisend U28-21
wasserdicht U26-11
wassergekühlt (Bohrer) U32-6
wasserlöslich U20-10
Wasserspritze **U7**-5
Wasserstoffionen U33-13
wässrig (Sekret) U28-13
Wattebausch **U28**-23
Wattepfropf U8-15
Watteträger U24-14
Wechselgebiss U10-1
Wechselklinge U24-3
Wechselwirkung **U19**-11; U15-21
wecken U4-2
wegschneiden U3-6
wegspülen U7-8; U34-6
wegwerfen U27-4
wegwischen U5-10
weh **U16**-4
Wehwehchen U16-4
Weiberknoten U26-6
Weichgewebemodell U31-2
Weichgewebeprolaps U13-22
Weichgewebeverlagerung U44-19
Weichgewebsimpaktion U44-3
Weichlot **U31**-16
Weichteilanästhesie U48-6
Weichteilauflösung U46-14
Weichteildehiszenz U28-16
Weichteile U33-13
Weichteilsarkom U52-3
Weichteilverletzung U3-2
Weichteilzerreißung U17-5
weinen U11-3
Weisheitszahn **U9**-8
–, retinierter U44-3
–, verlagerter U9-8
–, unvollständig durchgebrochener U9-8
Weißmacherzahnpasta U39-19
weiterentwickeln, sich U51-7
weitmaschig U28-18
wellenförmig **U39**-14
Wendelappen U50-20
Werkzeug U24-1
Wert (stat.) **U15**-15; U14-6,16
–, kalorischer U12-4
Wertepaar U14-32
Wharton-Gang U24-17; U45-18
Wickel, feuchter **U28**-24,20
Widerstandsform U40-2
Widman-Lappen-Operation, modifizierte **U35**-29
Wiederanheftung (Zahnfleisch) **U35**-33; U34-14
Wiederaufbau, plastischer U49-1
Wiederaufnahme der tägl. Aktivitäten **U25**-14
Wiederauftreten U45-9
wiederbeleben **U47**-25
Wiederbesiedelung, mikrobielle U35-33
Wiederbestellung U6-16
Wiederherstellung **U49**-1 f; U35-26
–, Achsenausrichtung U29-2
–, kraniofaziale U45-23
Wiederherstellungschirurgie **U49**-3
Wiederkehrkopfschmerzen U16-15
Wiedervereinigung **U28**-2; **U49**-5
wiederverwendbar U27-4
Wilcoxon (Rangsummen)test U14-34
wildes Fleisch U28-7
Wilson-Kurve **U39**-11
–, ausgeprägte U39-11
–, umgekehrte U39-11
wimmern U11-3
Wimpern U8-3
Winkelstück U32-5
winzig U22-5
Wirbelknochen U29-13
Wirkort U19-4; U20-3
Wirkprofil, pharmakodynamisches U19-8
Wirksamkeit **U15**-26; **U19**-9,8
Wirkstoff **U20**-2; U5-3
Wirkstofffreisetzung U19-4
Wirkung **U19**-8; U5-19; U15-26
–, anhaltende U20-3
–, antagonistische U20-6
–, biologische **U20**-3
–, koronardilatatorische U20-17
–, toxische U19-13
Wirkungsbereich, toxischer **U19**-13
Wirkungseintritt U19-8; U47-2; U48-8
Wirkungsmaximum U19-7
Wirkungsmechanismus U19-8
Wirkungsspektrum U19-8
Wirkungsstärke **U19**-9,4
Wirkungsverlängerung U20-3
Wirkungsverzögerung **U15**-21
Wirkungsweise U5-17
Wissenschaftler(in) U15-2
wissenschaftlich U47-3
wohlschmeckend U1-5
Wölbung U39-8; U42-19
Wolframkarbid **U30**-27
Wort **U11**-9
wortkarg U11-12,18
wuchern **U51**-7
Wucherung U20-31; U35-23; U13-25, U51-2
–, warzenartige U51-2
Wulstnarbe U28-10
wund U13-17; U16-11
Wundabdeckung U49-9
Wundanfrischung U28-12

Wundauflage **U28**-3; U3-3; U24-14
Wundbehandlung **U28**-1
Wundbett U28-11; U50-8
Wunddehiszenz **U28**-16; U17-5
Wunde **U3**-3f; **U28**-11
-, klaffende U3-3; U28-16
-, offene U17-3
-, tiefe U28-1
Wundexzision U28-12
Wundhaken **U24**-16
Wundheilung **U28**-5
Wundhöhle U28-3
Wundkontrolle U18-7
Wundliegen U28-19
Wundnaht **U28**-3
Wundrand U28-2; U8-9; U26-17
Wundrandausschneidung **U28**-12
Wundränder U3-3; U24-16; U26-5; U28-17
Wundrandexzision **U28**-12
wundreiben U3-8
Wundschluss **U28**-3
Wundsekret U3-3; U28-11,23
Wundspreizer **U24**-16
Wundspülung **U28**-11
Wundtoilette U28-12
Wundverband, antiseptischer U27-1
Wundverschluss **U28**-3; U26-1,4
-, schichtweiser U26-1
-, sicherer U26-4
Wundverschlussstreifen U28-21
Wundversorgung **U28**-1,5; U3-3
-, chirurgische U28-1
Würg(e)reflex U10-16; U32-3; U47-17
würgen **U10**-16
Wurzel, denudierte U35-14; U50-18
-, freiliegende U35-14; U50-18
Wurzel(ab)deckung **U35**-14
Wurzelamputation **U41**-21
Wurzeldebridement U34-14
Wurzeldentin U9-16
Wurzeldenudation U35-14
Wurzelfraktur, vertikale **U41**-17; U44-7
Wurzelfreilegung U35-14
Wurzelfüllung, retrograde U41-20; U44-12
Wurzelglättung **U34**-14; U24-10; U35-24
Wurzelhaut **U35**-2; U9-13
Wurzelheber U32-15
Wurzelkanal **U41**-4
-, akzessorischer U41-4
-, enger U41-4
-, gekrümmter U41-4
-, obliterierter U41-4
-, übersehener U41-10
Wurzelkanalaufbereitung **U41**-11,1,9
-, apikaler Endpunkt der U41-12
-, chemomechanische **U41**-11
-, maschinelle (rotierende) U41-11
Wurzelkanalbohrer **U32**-11
Wurzel(kanal)behandlung **U41**-9,1,17; U18-4
Wurzelkanaldrittel, apikales U41-10
Wurzelkanalerkrankung, wiederaufflammende U41-1
Wurzelkanalerweiterer **U32**-11
Wurzelkanalfeile **U32**-11f
Wurzel(kanal)füllung **U41**-15, 6,9,20; U9-19
Wurzelkanalfüllung, orthograde U41-19
-, retrograde **U41**-20
Wurzelkanalinstrument U41-1
Wurzelkanalspülung U41-9
Wurzelkanalstift **U30**-14
Wurzelkanalstopfer **U32**-17; U41-15
Wurzelkanalsystem U41-11
Wurzelkanalzugang **U41**-10
Wurzelkaries U9-19; U34-17
Wurzelkronenabstand U39-12
Wurzelperforation, apikale **U41**-14
Wurzelquerfraktur U44-6f
Wurzelresorption U10-22; U41-17; U44-11
-, externe U10-22
Wurzelspitze **U41**-6,1; U9-19; U33-7
Wurzelspitzenresektion **U41**-19; U22-1
Wurzelspitzenresorption, externe U10-22
Wurzelstift U29-14; U40-14f
Wurzelstiftdurchmesser U40-14
Wurzelstiftlänge U40-14
Wurzelzement **U9**-17
-, azelluläres U9-17
-, sekundäres/ zelluläres U9-17
Wurzelzementfraktur U9-17
Wurzel-zu-Krone Verhältnis U43-16
würzen **U2**-18

X

x^2 Test **U14**-34
Xenotransplantat **U50**-5
Xeroradiografie **U33**-17
Xerostomie U20-21
-, arzneimittelinduzierte U19-15

Z

Z-Plastik U49-3; U50-14
Z-Wert **U14**-6
Z-Winkel U39-5
Zahn **U9**-1
-, ankylosierter **U44**-10
-, avitaler **U41**-3
-, avulsierter **U44**-9
-, devitaler **U41**-3
-, gelockerter U37-16
-, impaktierter **U44**-3
-, lockerer U44-3
-, luxierter U44-8; U17-5
-, mehrwurzeliger U9-1; U9-19; U41-3
-, retinierter **U44**-3
-, unversehrter U30-1
-, vitaler U41-3
Zahnabbau **U10**-22
Zahnabfraktion **U10**-20
Zahnablagerungen U9-1
Zahnabrieb **U10**-19
Zahnachsenneigung U36-23
Zahnalterung U9-1
Zahnankylose **U44**-10
Zahnäquator, anatomischer **U39**-8; U40-13
Zahnarzt **U6**-1; U44-1
Zahnarztassistent(in) **U6**-4
Zahnarztelement **U7**-2
Zahnarzthocker U7-1
Zahnarztphobie U2-26; U6-1; U7-1
Zahnarztpraxis **U6**-2; U31-14
Zahnarztstuhl U7-1
Zahnarzttermin U6-10
Zahnästhetik U39-1
Zahnattrition **U10**-19
Zahnaufhellung U39-19
Zahnausfall **U10**-1
Zahnavulsion U44-9
Zahnband U34-5
Zahnbehandlungsangst U2-26; U6-1; U7-1
Zahnbehandlungstermin U6-10
Zahnbein **U9**-16
Zahnbelag **U34**-8
-, bakterieller U34-7
-, weicher U34-7
Zahnbeweglichkeit U9-1; U35-9
Zahnbewegung, kfo. **U36**-22,1
Zahnbogen **U9**-9; U37-13
-, oberer U9-9
-, verkürzter U9-9
Zahnbogenbreite U9-9; U10-3
Zahnbogenform U36-4; U39-15
-, U-förmige U9-9
Zahnbogen-Kieferbasis-Missverhältnis U36-4
Zahnbogenkorrektur, kfo. U36-1
Zahnbogenlänge **U36**-4; U37-22
Zahnbogennivellierung U36-26
Zahnbogenverkürzung U36-4
Zahnbohrer **U32**-6
Zahnbreite, mesiodistale U9-21
Zahnbreitendiskrepanz **U36**-18
Zahnbürste **U34**-3
Zahnbürstentrauma U34-3
Zahncaps U39-24
Zahncreme **U34**-4
Zahndekor **U39**-24
Zahndislokation **U44**-8
Zahndurchbruch **U10**-1,3f
Zahndurchbruchszeit U10-3
Zähne (Wundhaken) U24-16
-, bleibende **U10**-6; U36-6
-, engstehende U9-1
-, lückige U9-1
-, nachstoßende bleibende U10-2
-, schlechte U9-1
-, schmerzempfindliche U9-1; U16-5
Zähneknirschen U10-18; U38-10f
-, nächtliches U10-18
Zahnempfindlichkeit U16-5
Zahnen **U10**-4
-, spätes U10-4
Zahnengstand **U36**-16,6
Zahnentfernung **U44**-2; U10-7
-, einfache **U25**-9
-, operative U44-2
Zahnentwicklung U9-15
Zähnepressen U8-7
Zahnerhaltung U6-1; U40-1
Zahnerosion U10-20
Zahnersatz **U42**-2; U10-1; U32-7

Zahnersatz, ästhetischer U39-1
–, implantatgestützter U6-13
Zahneruption U10-3
Zahnextraktion **U44**-2
Zahnfach **U9**-13; U32-14
Zahnfarbe U39-15
zahnfarben U40-1
Zahnfäule **U34**-17; U2-6
Zahnfehlstellung U9-1
Zahnfilm, hochempfindlicher U33-7
Zahnfleisch **U9**-12; U34-14
–, empfindliches U35-4; U16-11
–, entzündetes U35-3; U16-11
–, künstliches U42-19
–, überschüssiges U9-12
–, Wiederanheftung **U35**-33
Zahnfleischabtragung U35-26
Zahnfleischästhetik U39-1
Zahnfleischbeweglichkeit U35-7
Zahnfleischbluten U35-4; U3-19; ; U13-26
Zahnfleischeiterung U28-14
Zahnfleischentzündung **U35**-15
Zahnfleischfestigkeit U35-7
Zahnfleischfurche **U35**-5
Zahnfleischhyperplasie U35-4
Zahnfleischklammer U42-6
Zahnfleischlächeln U39-6
Zahnfleischlappen U44-14
Zahnfleischmaske U35-4
Zahnfleischmesser U24-3
Zahnfleischpapille **U35**-6
Zahnfleischplastik **U35**-28
Zahnfleischrand **U35**-4; **U39**-7; U9-12
Zahnfleischrückbildung **U35**-12
Zahnfleischsattel **U35**-8
Zahnfleischschmerzen U16-10
Zahnfleischschwund **U35**-12
Zahnfleischtasche **U35**-13,25; U24-10
Zahnfleischtaschenbildung U35-13
Zahnfleischtaschenreduktion U34-14; U35-25
Zahnfleischtaschentiefe U35-9
Zahnfleischtransplantat, freies (autogenes) U50-2
Zahnfleischtüpfelung U35-7; U39-7
Zahnfleischuntersuchung U35-7
Zahnfleischverlauf U39-7
Zahnfleischwucherung U9-12
Zahnform U9-1
Zahnfraktur U17-1
Zahnfreilegung **U44**-2
zahngestützt **U42**-12
Zahngesundheit U6-1
Zahngold **U30**-9
Zahngoldlegierung U30-9
Zahnhals U9-14; U42-19
–, freiliegender U9-14
–, hypersensibler U9-14
Zahnhalskaries U34-18
–, distale U9-21
Zahnhalsline U39-9
Zahnhalsresorption U10-22
Zahnhalteapparat U35-1,16
Zahnhartsubstanz U9-1; U34-17; U10-20
Zahnheilkunde U6-1
–, ästhetische U39-1
–, konservierende U40-1
Zahnhöcker **U9**-4
Zahnhöhle U9-18
Zahnimpaktion **U44**-3
Zahnimplantat **U43**-2
Zahninfraktion U44-6
Zahnintrusion U44-8
Zahnkaries **U34**-17 f
Zahnkeimzyste U13-23
Zahnkippung U36-21
Zahnkrone **U9**-14; **U40**-18
Zahnlockerung **U44**-8
zahnlos **U10**-7; U8-7; U42-5; U44-6
Zahnlosigkeit (Zahnentfernung) U10-7
Zahnlückenstand U36-16
Zahnluxation **U44**-8
–, zentrale U44-8
Zahnmarkentzündung **U41**-7
Zahnoberhäutchen, erworbenes **U34**-10
Zahnpasta **U34**-4
–, desensibilisierende U34-4
Zahnpflege **U34**-1; U6-1
Zahnpflegemittel **U34**-4
Zahnpinzette U32-16
Zahnpressen U10-17; U38-11; U44-6
Zahnprothese **U10**-8; **U42**-2; U49-18
–, schlecht sitzende U10-8
Zahnprothetiker(in) **U42**-1
Zahnpulpa **U9**-18
Zahnpulver U34-4
Zahnputzgewohnheiten U34-3
Zahnputztechnik U34-3
Zahnregulierung **U36**-1
Zahnreihe **U9**-9
–, geschlossene U9-9
–, obere U9-9
–, verkürzte U9-9
–, V-förmige U9-9
Zahnreihen schließen **U10**-13
Zahnreimplantation **U44**-12
Zahnreinigung, professionelle U34-1,3
Zahnreinigungsband U34-5
Zahnreplantation **U44**-12
Zahnresorption **U10**-22
Zahnretention **U44**-3
Zahnschiene **U42**-22
Zahnschmelz **U9**-15; U24-11
Zahnschmerzen **U16**-5
–, akute U16-5
–, bohrende U16-5
–, pochende U16-5
–, stechende U16-5
–, unerträgliche U16-5
Zahnschmuck **U39**-24
Zahnschmuckstein U39-24
Zahnschutz **U37**-25; U8-8; U42-22
Zahnseide **U34**-5
Zahnseidenhalter U34-5
Zahnseidenspender U34-5
Zahnsonde **U32**-9
Zahnspange U37-1
Zahnspiegel **U32**-4
Zahnstein **U34**-9; U13-20; U32-13
–, subgingivaler U13-20
zahnsteinanfällig U34-9
Zahnsteinentferner **U32**-13; U34-9
Zahnsteinentfernung **U34**-14,9
Zahnsteinhaftung U34-9
zahnsteinhemmend U34-9
Zahnsteinindex U34-9,21
Zahnsteinlöser U34-9
Zahnsteinoberflächenindex U34-9,21
Zahnstellung, lückige **U36**-17,16
Zahnstocher U34-3
Zahntattoo **U39**-24
Zahntechniker(in) **U6**-5; **U42**-1
Zahntransplantation **U44**-12
–, autologe U50-2
Zahnüberzahl U36-19
Zahnüberzug U39-24
Zahnungsperiode U10-4
Zahnungsschmerzen U10-4
Zahnunterzahl **U36**-19
Zahnverbindungsschiene **U42**-22
Zahnverfärbung **U34**-11; U39-23
Zahnverlust **U10**-1,7; **U44**-9
–, physiologischer U10-5
–, spontaner U10-5
–, traumatischer U44-9
Zahnverlustrate U44-9
Zahnverpflanzung **U44**-12
Zahnverzierung U39-24
Zahnwanderung **U36**-21
Zahnwechsel U10-5
–, verfrühter U10-5
–, verzögerter U10-5
Zahnwurzel **U9**-19
–, denudierte U50-18; U35-14
–, freiliegende U50-18; U35-14
Zahnwurzelabszess U41-1
Zahnwurzelhaut **U35**-2
Zahnzange U32-15
Zahnzwischenraumreinigung U34-3
Zange **U24**-14; **U32**-16; U37-5
Zäpfchen **U5**-12; U9-10; U20-12
Zapfenzahn U9-1
Zeichen **U18**-10
Zeichensprache U11-8
Zeitpunkt der Wahl **U21**-5
Zelldifferenzierung U51-8
Zellgift U20-32
zellschädigend **U20**-32
Zelltod **U13**-30
Zelltoxizität U20-32
Zelltrümmer U13-12; U28-12
Zellwachstum U15-18
–, ungehemmtes U51-7
Zement **U30**-7; U9-17
, dualhärtender U30-7
–, provisorischer U30-7
Zementfuge U30-7
Zementhaftung U30-7
zementieren U30-7
Zementoblasten U9-17
Zementoblastom U52-7
Zementozyten U9-17
Zementspalt U30-7
Zementstopfer U30-7
Zementverbindung U30-7
Zentralwert U14-10
Zentrierring U33-6
zentrisch U10-13; U36-2,13
zerbrechen U17-1
Zerebrospinalflüssigkeit U51-13
Zerfall U5-6
–, radioaktiver U46-22
zerfetzt (Gewebe) U3-7
zergehen lassen (im Mund) U5-7
zerkauen **U10**-15
Zerlegung (Quadratsummen) U14-34
zermahlen **U10**-18
zerreißen (Gewebe) U3-18; U17-5

Zerreißung **U3**-7,18; U17-3
zerren (Muskel) U3-17
Zerrung **U3**-16 f
zersplittern (Knochen) U17-2,7
zerstören U3-18; U22-14
Zertrümmerung U17-7
Zeruminalpfropf U5-2; U17-6
zervikal U8-13
Zervix **U8**-13
ziehen (Zahn) U44-2
Zielgewebe U19-4; U46-4
Zielgröße **U14**-20
Zielsetzung **U15**-3; U41-10
Ziffer U14-6
Zink U12-17
Zinken U24-16
Zinkoxid-Eugenol-Zement U30-7,16
Zinkpaste U5-8
Zinn U30-1; U34-13
Zinnfluorid **U34**-13
Zinnoxid U30-18
Zirkoniumdioxid **U30**-6
–, Yttriumoxid stabilisiertes tetragonales polykristallines U30-6
Zirkoniumsilikat U30-18
Zirkonoxid **U30**-6
–, durchgesintertes U30-6
–, geHIPtes U30-6
–, umwandlungsverstärktes U30-6
Zirkonoxidperlen U30-6
zischen U11-21
Zischlaute U11-21
zittern U4-16; U11-10
Zone, sterile U27-8
Zottenernährung U12-3
ZSI nach Ennever U34-9
zubeißen **U10**-11
zubereiten (Arznei) **U5**-5
zubereitet U1-1
Zubereitung U19-1
Zubereitungsform U5-6
zucken **U16**-12; U8-3
Zucker **U2**-16; **U12**-6
Zuckerverbindung U12-5
Zufall U14-1
zufällig U15-5
Zufallsgenerator U15-5
Zufallsprinzip U15-12
Zufallsstichprobe U14-4
Zufallszahl U15-5
Zufallszuteilung **U15**-5
Zufuhr (Nahrungsmittel) U1-1
zuführen U12-15; U19-4
Zug (Fraktur) **U29**-3
– (kfo.) **U36**-28
– (trinken) U1-4
Zugang U22-18; U35-32; U45-22
–, geradliniger U41-10
–, offener U35-29
–, operativer **U21**-6,2; U41-17
zugänglich U32-2
Zugangsart U21-6
Zugangskavität, endodontische **U41**-10; U40-2
Zugangslappen U35-29
–, mikrochirurgischer U22-5
Zugangsöffnung U30-14
Zugangsweg U21-6; U45-12
Zugbelastung U43-14
Zügel U29-8
zugelassen U20-2
zugeteilt U15-5
Zugfeder U37-11
Zugfestigkeit U26-7
Zuggurtung U29-13
Zuggurtungsosteosynthese U29-16
Zuggurtungsplatte U29-16
Zugkraft U36-28
zuheilen U28-4
Zunge **U8**-11
–, zerfurchte U34-15
Zungenabstrich U28-23
Zungenbändchen U9-11; U3-6
Zungenbändchenexzision U44-16
Zungenbändchenplastik U44-16
Zungenbeißen U10-11
Zungenbeweglichkeit U44-16
Zungenbrennen U9-1
Zungenentzündung U8-11
Zungengitter U37-15; U36-20
Zungengrund U8-11
Zungenhalter U8-11
Zungenkarzinom U51-10
Zungenlappen, gestielter U44-14
Zungenlaute U9-23
Zungenmandel U8-11
Zungenpapille U8-11
Zungenpiercing U39-24
Zungenpressen **U36**-20; U37-15
Zungenraum einengen U36-16
Zungenreinigung U34-3
Zungenretraktor U24-16
Zungenschmerz U16-21
zungenseitig U8-11
Zungenspatel U8-11; U32-3
Zungenverwachsung U8-11
Zungenvorfall U13-22
zurechtschneiden **U49**-4; U32-5
zurückbilden, sich U35-12
zurückführen auf U3-7; U12-17
Zurücklegen (Stichprobenerhebung) U14-4
zurückschneiden **U26**-13
zurückziehen, sich U4-12; U32-2
zusammenbeißen **U10**-17
Zusammenhang U14-32; U15-2
zusammenhängend reden U11-8
zusammenpressen **U10**-17
Zusammensetzung U5-17; U39-17
zusammenzucken (Schmerz) **U16**-12
Zusatztherapie **U18**-8,4
zuschreiben U20-20
Zustand (Pulpa) **U41**-2; U10-1
–, tranceähnlicher U4-13,15
zustopfen U28-24
Zuteilung U15-4
–, blockweise U15-11
Zuverlässigkeit **U14**-30,23
Zwangsernährung U1-3; U12-3
Zweck U15-3
Zweikörperverschleiß U10-19
Zweilappenplastik nach Salyer U44-17
zweiteilen U21-14
Zweiteingriff U21-1
Zweiterkrankung U14-9
Zweitgutachten U6-13
Zwei-Ton Plaquetest-Lösung, -Revelator U34-12
zweizeitig (OP) **U50**-7; U21-4
Zwillingsblock **U37**-14
Zwillingsbrackets U37-4
Zwischenglied **U42**-5
–, eiförmiges U42-5
–, unterspülbares U42-5
Zwischenmahlzeit **U1**-10; U12-2
Zwischenpfeiler U42-10
Zwischenraumbürstchen U34-3
Zwischenräume U50-9
Zyklus U5-1
Zylinderimplantat U43-6
Zystadenom U52-4
Zyste **U13**-23
–, follikuläre U13-23
–, radikuläre U13-23
Zystenflüssigkeit, Austritt von U13-23
Zystotomie U22-2
Zytokin U51-18
Zytopathologie U13-1
Zytostatika **U20**-31 f
Zytotoxin U20-32
Zytotoxizität **U20**-32

Quellenverzeichnis der Abbildungen

Bilder in U1-3, U3-13, U9-1, U10-1, U26-4 b, U31-12, U35-3, U35-14, U36-15, U39-10, U42-11, U49-3 mit freundlicher Genehmigung von www.zahnwissen.de (© de Cassan/ZiiS).

Bild in U13-15 mit freundlicher Genehmigung von www.zahnwissen.de (© de Cassan/ZiiS/DERWeb Ltd).

Bild in U29-4 mit freundlicher Genehmigung von www.zahnwissen.de (© DERWeb Ltd).

Bilder in U5-7, U48-4 mit freundlicher Genehmigung von Dr. Stephan Schreieck, Innere Medizin, Abteilung Hämatologie und Onkologie, Universitätsklinik Innsbruck und Bezirkskrankenhaus Reutte/Tirol, Österreich.

Bild in U52-15 wurde übernommen aus KWiC-Web Fachwortschatz Medizin, 2. Auflage, 2007, Georg Thieme Verlag.

Grundsätzliches zur englischen Aussprache

Obwohl in der medizinischen Fachsprache eine Vielzahl von Fachtermini aus dem Lateinischen oder Griechischen hergeleitet sind, ist deren richtige Aussprache selbst für amerikanische Ärzte immer wieder eine Quelle der Unsicherheit. Dies gilt umso mehr für den deutschsprachigen Arzt, denn viele Fachwörter sind zwar vom Schriftbild her vertraute Internationalismen, deren Aussprache im Englischen deckt aber sich nur selten mit jener im Deutschen. Deshalb ist die Aussprache eine wesentliche Voraussetzung für die Verständigung.

Der Benutzer findet die Aussprachehinweise in der weithin bekannten internationalen Lautschrift der International Phonetic Association (IPA). Die verwendeten Symbole, die auf der neuesten IPA-Version beruhen, sind auf der Innenseite der Umschlagklappe übersichtlich mit Beispielwörtern dargestellt. Grundsätzlich wird immer die Aussprache im *Standard American English (AE)* angegeben und durch Hinweise auf Varianten im *British English (BE)* überall dort ergänzt, wo Besonderheiten vorliegen. Als Grundlage für die Aussprache im AE diente vor allem das *Medical Audio Dictionary* (Merriam-Webster, 1997), ergänzt durch Recherchen unserer Mitarbeiter in den USA.

Hinweise zur Aussprache medizinischer Fachwörter		
-itis	[aɪ͜tɪs]	gingivitis, pulpitis, gastritis, meningitis, sinusitis, arthritis, periodontitis
h(a)ema-	[hiːmə]	hematoma, hematemesis, hematocrit, hematuria
hemi-	[hemɪ]	hemifacial, hemiplegia, hemiblock, hemisphere, hemianopsia, hemizygous
syn-, **sym-**	[sɪn], [sɪm]	syndrome, syndesmosis, synchronous, synthetic, symptom, symphysis, sympathetic
dys-	[dɪs]	dysfunction, dysplasia, dystrophic, dysphagia, dyscrasia, dysostosis
pn-, **ps-**, **pt-**	silent [p]	pneumonia, pneumatic, psychologic, psoas, ptosis, ptyalin
ch	[k]	ache, trachea, tachycardia, splanchnic, technique, mechanism, parenchyma
sch	[sk]	ischial, ischemia, schedule, eschar, scheme, school
-myo-	[maɪoʊ]	myocardial, myometrium, myoneural, myotomy, electromyography, fibromyoma
-cyto-	[saɪ͜toʊ]	cytologic, cytometry, cytoplasm, cytotoxic, cytokine, leukocytosis, thrombocytopenia
pyo-	[paɪoʊ]	pyogenic, pyoderma, pyothorax, pyocyst, pyorrhea
micro-	[maɪkroʊ]	microscope, microsurgery, microbial, microorganism, microflora
bio-	[baɪoʊ]	biologic, biopsy, biochemical, bioavailability, bioassay, biomaterials, biocompatible
eu-	[ju]	euphoria, euthyroid, euthanasia, eugenic
-i *(lat. pl)*	[aɪ]	alveoli, villi, bronchi, stimuli, calculi, emboli, nuclei, rami
-ae *(lat. pl)*	[ɪ]	sequelae, vertebrae [ɪ‖eɪ], papillae, fistulae, trabeculae, fasciae, conjunctivae
-(s)tomy **-graphy** **-scopy***	main stress on vowel before the suffix!	anatomy, laparotomy; ileostomy; radiography, arthrography, sonography; endoscopy, bronchoscopy, colonoscopy

* Neben diesen hier aufgezählten Nachsilben gibt es noch eine Liste von weniger geläufigen, die durchwegs mit dem gleichen Betonungsmuster verbunden sind: **-lysis** (analysis, dialysis, hemolysis), **-metry/-ter** (cephalometry, thermometer), **-logy/-logist** (radiology/-gist), **-pathy** (neuropathy), **-schisis** (cheiloschisis), **-rrhaphy** (herniorrhaphy).

Unterschiede zwischen AE und BE in der Schreibweise

Standard American English		British English (RP)	
fetus, diarrhea, edema, maneuver, esophagus, estrogen	e	oe	*foetus, diarrhoea, oedema, manoeuvre, oesophagus, oestrogen,
pediatric, anemia, hemorrhage, etiology, cecum, feces, anesthesia	e	ae	paediatric, anaemia, haemorrhage, aetiology caecum, faeces, anaesthesia
liter, titer, center, fiber, maneuver, caliber, goiter	-er	-re	litre, titre, centre, fibre, manoeuvre, calibre, goitre
catheterize, paralyze, cauterize, analyze	-ize	-ise	*catheterise, paralyse, *cauterise, *analyse
hospitalization, mobilization, localization	-zation	-sation	*hospitalisation, *mobilisation, *localisation
color, labor, behavior, tumor, favorite, flavor, humor	-or	-our	colour, labour, behaviour, tumour, favourite, flavour, humour
homolog, catalog, dialog, analog	-og	-ogue	homologue, catalogue, dialogue, analogue
program, gram, kilogram	-am	-amme	*programme, *gramme, *kilogramme
leukoplakia, leukopenia, leukocyte	leuko-	leuco-	leucoplakia, leucopenia, leucocyte
*imbed, inquiry, inclose	in-/im-	en-/em-	embed, *enquiry, enclose
offense, license, defense	-se	-ce	offence, licence, defence
counselor, *instal, tranquilizer	-l	-ll	counsellor, install, tranquilliser

* Neben dieser Schreibweise existiert auch die *AE* bzw. *BE* Variante.